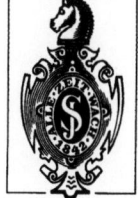

S. Koller

Risikofaktoren der Schwangerschaft

Auswertung von 7870 Schwangerschaften
der prospektiven Untersuchungsreihe
„Schwangerschaftsverlauf und Kindesentwicklung"
der Deutschen Forschungsgemeinschaft

Unter Mitarbeit von
K. H. Degenhardt, H. Michaelis, J. Michaelis und P. Netter

Mit 34 Abbildungen und 292 Tabellen

Springer-Verlag
Berlin Heidelberg New York Tokyo 1983

Professor Dr. Dr. Siegfried Koller
Institut für Medizinische Statistik
und Dokumentation der Universität
Langenbeckstraße 1, 6500 Mainz

ISBN-13: 978-3-642-69069-3   e-ISBN-13: 978-3-642-69068-6
DOI: 10.1007/978-3-642-69068-6

CIP-Kurztitelaufnahme der Deutschen Bibliothek
Koller, Siegfried:
Risikofaktoren der Schwangerschaft : Auswertung von 7 870 Schwangerschaften d. prospektiven Untersuchungsreihe
„Schwangerschaftsverlauf und Kindesentwicklung" d. Dt. Forschungsgemeinschaft / S. Koller. Unter Mitarb. von
K. H. Degenhardt . . . – Berlin ; Heidelberg ; New York ; Tokyo : Springer, 1983.
ISBN 3-540-12379-2 (Berlin, Heidelberg, New York, Tokyo)
ISBN 0-387-12379-2 (New York, Heidelberg, Berlin, Tokyo)

Satz und Bindearbeiten: G. Appl, Wemding, Druck: aprinta, Wemding

2121/3140-543210

Vorwort

Risikofaktoren der Schwangerschaft – das ist ein für den tätigen Arzt, die forschende Wissenschaft und nicht zuletzt für die Schwangere selbst stets wichtiges Thema, das sowohl als Gesamtproblem als auch in jedem Detail Bedeutung hat und Interesse beansprucht. In diesem Buch wird erstmals die ganze Vielseitigkeit von Zusammenhängen alltäglicher Expositionen der Schwangeren mit dem Verlauf und dem Ausgang der Schwangerschaft und der Entwicklung des Kindes an Beobachtungen zahlenmäßig dargestellt.

Dem Buch liegt eine sich über mehr als ein Jahrzehnt erstreckende Gemeinschaftsarbeit von 20 Frauenkliniken, Kinderkliniken und verschiedenartigen medizinischen Instituten zugrunde, in der – ermöglicht durch die Förderung der Deutschen Forschungsgemeinschaft – eine Fülle von Einzelbefunden über Schwangere und ihre Kinder zusammengetragen wurde. Die vorliegende Veröffentlichung ist eine zusammenfassende Übersichtsdarstellung über 7 870 Einlingsschwangerschaften der Jahre 1964 bis 1970 und die aus ihnen hervorgegangenen Kinder.

Sie bildet einerseits den zahlenmäßigen Hintergrund zu dem 1977 von der Deutschen Forschungsgemeinschaft als Forschungsbericht[1] veröffentlichten Vorbericht, dem der Auswertungsstand vom Mai 1976 zugrunde lag. Andererseits hat das Buch darüber hinaus eine besondere Aufgabe in der gesamten Auswertungsstrategie der Studie, nämlich die Suche nach Zusammenhängen zwischen den vielen erfaßten Merkmalen der Schwangeren, des Schwangerschaftsverlaufes und der Kinder sowie die ausführliche Darstellung des Gefundenen.

Die statistische Auswertung der außerordentlich umfangreichen Beobachtungsdaten ist ein sich ständig inhaltlich weiter entwickelnder Prozeß. Jeder Auswertungsschritt, jede neue Tabelle beantwortet eine bestimmte Fragestellung und wirft dabei oft neue noch mehr in die Tiefe und in Hintergrundzusammenhänge gehende Fragen auf, die zu weiteren Zahlengegenüberstellungen in neuen Tabellen führen. Dadurch hat sich auch das vorliegende Buch weit über sein erstes Ziel, die Darstellung der Zahlengrundlagen zum Vorbericht von 1977, hinaus entwickelt, dabei freilich auch eine erhebliche zeitliche Verzögerung in Kauf nehmen müssen.

Der Auswertung liegen rund 500 ausgewählte, zum Teil problemspezifisch verdichtete Variable bei Mutter und Kind zugrunde. Aus ihnen wird eine Übersicht über die beim systematischen „Durchkämmen" der Daten gefundenen statistischen Zusammenhänge gegeben – ohne Rücksicht darauf, ob sie klinisch wohlbekannt oder neu sind, ob sie relevant für aktuelle Probleme, ob sie sachlich trivial oder unerklärbar, vielleicht sogar Zufallsergebnisse ohne sachliche Bedeutung sind. Sie werden, so weit es möglich ist, daraufhin geprüft, ob statistische Fehlerquellen, erkennbare Hintergrundsfaktoren oder Beziehungen zu anderen Zusammenhängen eine Rolle spielen. Die angewandte statistische Methodik ist trotz der Berücksichtigung vieler Verflechtungen einfach und durchschaubar gehalten, damit die statistischen Feststellungen für den Kliniker anschaulich bleiben und er mit ihnen denken und arbeiten kann.

Differenzierte klinische Deutungen der statistischen Befunde bleiben dem Kliniker überlassen, soweit sie über die präzise Formulierung des Sachinhalts der zahlenmäßi-

---

[1] Schwangerschaftsverlauf und Kindesentwicklung – Bisherige Ergebnisse eines seit 1964 geförderten Schwerpunktprogramms (Stand Mai 1976) im Auftrag der Senatskommission für Teratologische Fragen – Forschungsbericht der Deutschen Forschungsgemeinschaft – HARALD BOLDT Verlag KG, Boppard 1977

gen Aussagen hinausgehen. Daher wurden auch keine weitergehenden Literaturstudien zu den einzelnen Problemen vorgenommen.

Das Buch ist auf eine analysierende Darstellung der Beobachtungsdaten eingestellt, auf eine explorative statistische Datenanalyse, eine Erkundung von Strukturen und Zusammenhängen, deren Einzelheiten oft weitgehend unbekannt sind. Prüfungen von Hypothesen im vollen Sinne der statistischen Testtheorie werden nur an wenigen Stellen vorgenommen. Häufiger werden dagegen aus den Daten dieses Teils I Hypothesen abgeleitet und Möglichkeiten erörtert, die dann bei der Auswertung des weiteren Datenmaterials – in der Gesamtstudie wurden 14774 Schwangerschaften erfaßt – in Teil II testtheoretisch geprüft werden können.

Im 1. Kapitel werden Programm und Durchführung der Studie beschrieben, im 2. die statistisch-methodischen Besonderheiten. Der Ergebnisteil beginnt im 3. Kapitel mit einer Darstellung der Zusammensetzung der erfaßten Schwangeren nach persönlichen, familiären, sozialen und gesundheitlichen Merkmalen und nach klinischen Befunden, sowie einer Übersicht über Verlauf und Ausgang der Schwangerschaft und das Wachstum, die Verhaltensweisen und weiteren Besonderheiten der Kinder bis zum dritten Lebensjahr.

Der Schwerpunkt liegt auf dem 4. und 5. Kapitel, in denen Zusammenhänge zwischen endogenen und exogenen Einflußfaktoren der Schwangerschaft einerseits und dem Verlauf der Schwangerschaft sowie den Befunden beim Kind andererseits dargestellt und analysiert werden. Kapitel 4 ist nach den wichtigsten Einflußfaktoren gegliedert, Kapitel 5 nach den Zielgrößen, an denen sich die Einflüsse ausgewirkt haben könnten. In beiden Kapiteln werden zum Teil dieselben Zusammenhänge behandelt, nur in einer für das jeweilige Interesse des Lesers übersichtlichen doppelten Form. Um die Darstellung aber nicht zu verdoppeln, wird die ausführliche Zahlenanalyse eines Zusammenhangs nur in einem der beiden Kapitel gebracht; im anderen wird darauf verwiesen.

Wegen der Fülle der Einzelheiten wird in Kapitel 6 eine Zusammenfassung der behandelten Themen und der wichtigsten Ergebnisse gegeben.

Für manchen interessierten Leser mag die große Zahl der Tabellen zunächst abschreckend sein. Er möge aber bedenken, daß nur so die beobachtete Wirklichkeit selbst – wenn auch schematisiert – objektiv erfaßt wird. Die vielen behandelten und zahlenmäßig dargestellten Probleme mögen den Leser zum Vergleich mit der eigenen Erfahrung und zu weiteren Forschungen und Datensammlungen anregen.

Neben den wissenschaftlichen Analysen dient das Buch durch die Ausführlichkeit und Systematik der Darstellung auch der Dokumentation der statistischen Zusammenhangsbefunde für zahlreiche auch heute noch aktuelle Einzelfragen, die sich bei Alltagsproblemen dem Arzt und der Schwangeren stellen. So ist ein Nachschlage- und Quellenwerk entstanden, das durch ein ausführliches Sachregister für die Fragen schnell die zugehörigen Daten finden läßt. Was nicht unmittelbar angegeben ist, läßt sich durch Rückfrage im Mainzer Institut aus den EDV-Speichern beantworten.

Aus der Eigenart einer kooperativen Studie ergibt sich, daß viele Auswertungsgedanken in gemeinsamen Gesprächen oder bei Sitzungsdiskussionen entstanden sind. Die Autorschaft bei der Auswertung und der Darstellung ihrer Ergebnisse beinhaltet daher nicht den Anspruch auf die Originalität der zugrunde liegenden Auswertungsgedanken.

Besonderer Dank gebührt

Herrn Prof. Dr. KARL-HEINZ DEGENHARDT,
ehem. Direktor des Instituts für Humangenetik, Frankfurt/M.

Frau Dr. HEDWIG MICHAELIS, Institut für Medizinische Statistik und Dokumentation, Mainz

Herrn Prof. Dr. JÖRG MICHAELIS, Direktor des Instituts für Medizinische Statistik und Dokumentation, Mainz

Frau Prof. Dr. Dr. PETRA NETTER, Fachbereich Psychologie der Univ. Gießen
für wissenschaftliche Mitarbeit und Beratung,

Frau G. Schneidewind-Mau
Frau E. Fernandes
Frau Ch. Krebs
für zuverlässige EDV-Arbeit,
Frl. S. Haufen
für die schwierige Manuskripterstellung,
Frau G. Stadler
für die Ausführung der Zeichnungen.
Die Studie selbst verdankt ihre Entstehung und Durchführung der großzügigen Förderung durch die Deutsche Forschungsgemeinschaft unter besonders wohlwollender Betreuung durch Herrn Dr. G. Latsch.
Dem Springer-Verlag danke ich für das Verständnis für die Eigenart des Buches, den Mut zum Risiko und die äußerst mühevolle Sorgfalt bei der Drucklegung und der Ausstattung.
Die zahlreichen Mitarbeiter der Studie, die in Kliniken und Instituten die Betreuung der Schwangeren und der Kinder und die Gewinnung der weiteren Beobachtungsdaten in dankenswerter Weise organisiert und durchgeführt haben, sind in der nachfolgenden Aufstellung genannt.

Mainz, im Juni 1983   Siegfried Koller
                                             em. Prof. Dr. phil., Dr. med.
                                             ehem. Direktor des Instituts
                                             für Medizinische Statistik
                                             und Dokumentation, Mainz

Inhaltsverzeichnis

Mitarbeiter an den Kliniken

Betreuung der Frauen	Betreuung der Kinder
Bamberg Staatl. Frauenklinik und Hebammen- schule D[1]: KRONE M[2]:BREHM, LECHNER, MEYDING, OTTO, PALM, SEIBOLD, SÜNDERHAUF	**Bamberg** Kinderabteilung d. Frauenklinik D[1]: V. AUER
Berlin Frauenklinik u. Poliklinik d. FU im Städt. Krankenhaus Moabit D: HÖRMANN M: GOLOMBIEWSKI, KOSCH, SCHAEPER	**Berlin** Kinderklinik im Städt. Krankenhaus Moabit D: BRUGSCH, SCHILLERT M[2]:BOSCH, GOLOMBIEWSKI, VOSS
Berlin Univ.-Frauenklinik d. FU D: LAX, HOFFBAUER, STAFFELDT M: BUSCH, HAMPEL, HÖBICH	**Berlin** Kinderklinik d. FU Institut f. Sozialhy- giene u. öffentl. Gesundheitswesen D: LÖSCHKE, GENZ M: KOBER, KRAETSCH, LAGRANGE, MOORE-LEWY, MOSTOWSKI, REDMANN
Bonn Univ.-Frauenklinik D: LANGENDÖRFER, PLOTZ M: BREDEBACH, NIESEN, SIEBER, SCHEYER	**Bonn** Univ.-Kinderklinik D: HUNGERLAND M: BITTSCHEIDT, SCHUSTER, HENSEN
Bonn Johanniterkrankenhaus D: BÜTTNER M: DJAWANBRACHT, HANFLAND, PIETSCH	**Bonn** Univ.-Kinderklinik D: HUNGERLAND M: BRANDT
Düsseldorf Univ.-Frauenklinik D: ELERT, HÜTHER, MÜNTEFERING M: ASSMANN, KRAMINER	**Düsseldorf** Univ.-Kinderklinik D: V. HARNACK M: ALBRECHT, JANSSEN, MORTIER, RAUTMANN, REIMOLD

[1] D: Kliniksdirektor, Chefarzt, Abteilungsleiter, verantwortl. Oberarzt
[2] M: Mitarbeiter, die bei der Datenerhebung und Betreuung der Schwangeren bzw. Kinderbetreuung
tätig waren.

Betreuung der Frauen	Betreuung der Kinder
Frankfurt/M.-Süd Univ.-Frauenklinik D: Käser, Schmidt-Matthiesen, Naujoks M: Bastert, Eckert, Fritzel, Güllner, Jakschrik, Maier, Rogosaroff, Wettich	**Frankfurt/M.-Süd** Univ.-Kinderklinik D: Hövels, Leiber, v. Lövenich M: Albrecht, Fritzel, Grubisic, Müller
Freiburg Univ.-Frauenklinik D: Winhöfer, Mey, Preisler M: Konrad, Kopecky	**Freiburg** Univ.-Kinderklinik D: Künzer M: Niederhoff, Petrykowski
Gießen Univ.-Frauenklinik D: Kepp, Langer M: Feldheim, Koch	**Gießen** Univ.-Kinderklinik D: Dost, Stibane
Hamburg Univ.-Frauenklinik D: Thomsen, Fischer M: Dreyer, Dumrese, Kressel, Mauss, Wendt	**Hamburg** Univ.-Kinderklinik D: Schäfer, Schröter M: Bode, Lücking, Neth
Hamburg Frauenklinik, Finkenau D: Dietel, Kleiminger, Bienfeld M: Kleiminger	**Hamburg** Kinderkrankenhaus Bergfelde D: Sinios M: mehrere Assistenzärzte
Hannover Niedersächsische Landesfrauenklinik D: Vasterling M: Grosse, Klusmann	**Hannover** Hannoversche Kinderheilanstalt D: Hueck M: Friedemann, Meyer, Schaumann, Zobl-Lenz
Karlsruhe Landesfrauenklinik D: Walch M: Ullmann	**Karlsruhe** Kinderklinik d. Städt. Krankenanstalten D: Vivell M: Honold
Homburg/Saar Univ.-Frauenklinik D: Limburg M: Augustin, Loskant, Oesterle, Seidel, Wolfart	**Homburg/Saar** Univ.-Kinderklinik D: Mayer, Burmeister M: Geib, Jesberger, Larbig, Sarkissian
Kiel Univ.-Frauenklinik D: Huber, Semm, Wulf, Overbeck M: Kock, Lehmann, Overbeck, Sprockhoff	**Kiel** Univ.-Kinderklinik D: Wiedemann, Manzke M: Friedrich, Tolksdorf

Betreuung der Frauen	Betreuung der Kinder

Mainz
Univ.-Frauenklinik
D: FRIEDBERG, TIETZE, K. W.
M: BRAUER, TIETZE, G.

Mainz
Univ.-Kinderklinik
D: KÖTTGEN, TOUSSAINT, W.
M: MENSEBACH, TOUSSAINT, E.

Marburg
Univ.-Frauenklinik
D: BUCHHOLZ
M: BIZER, GELDBACH, HAUSMANN,
   STRATMANN

Marburg
Univ.-Kinderklinik
D: LINNEWEH, TELLER
M: BRAASCH, LUTHER

Marburg
Stadt- u. Kreisgesundheitsamt
D: NITTNER, AUFFAHRT
M: BREYER, BRÜCK, FRANK, KORA

Marburg
Univ.-Klinik f. Kinder- und Jugend-
psychiatrie
D: HARBAUER

München
Univ.-Frauenklinik und Hebammen-
lehranstalt
D: BICKENBACH, KAISER, ZANDER
M: BAUR, GRÄSSEL, MÜLLER, SATTLER

München
Univ.-Kinderklinik, Hauner'sches
Kinderspital
D: RIEGEL, v. BERLIN-HEIMENDAHL
M: FUHRMANN, ZOBL-LENZ

Tübingen
Univ.-Frauenklinik
D: ROEMER, KNÖRR

M: KÖNIG

Tübingen
Univ.-Kinderklinik
D: BETKE, BIERICH, MICHAELIS,
   TOSBERG
M: GRÖBER, GÜNTHER, HÖRNLE,
   HUENGES, NOLTE, VOIGT

Ulm/Donau
Univ.-Frauenklinik
D: KNÖRR
M: GERLINGER, HINRICHS, MAYET

Ulm/Donau
Kinderabteilung d. Frauenklinik

M: HOHAGE, JONATHA, KLECKROVÁ,
   MEYER-HAMM

Würzburg
Missionsärztliche Klinik
D: RUMMEL, GÖTZ
M: BIERSACK, FINI-MENKE, HENRICH,
   SCHINDLER, WALD, WEIDLING

Würzburg
Univ.-Kinderklinik
D: STRÖDER
M: BECK, PREHN, RATH, SIMON

Würzburg
Säuglingskrankenhaus und Säuglings-
heim am Mönchsberg
D: FRICKE
M: AUGST, KIEFERLE

Mitarbeiter an den Instituten und Laboratorien

Zytogenetik

Berlin
Institut f. Genetik der FU
D: LÜERS
M: WIECZOREK

Bonn
Pathologisches Institut d. Universität
D: GROPP

Düsseldorf
Institut f. Humangenetik
D: SCHADE

Frankfurt/M.
Institut f. Humangenetik
D: DEGENHARDT, GEISLER

Kiel
Kinderklinik d. Universität
D: TOLKSDORF

Marburg
Institut f. Humangenetik
D: CRAMER

München
Max Planck-Institut
D: ZANG

Münster
Institut f. Humangenetik
D: LENZ, PAWLOWITZKI

Tübingen
Universitäts-Frauenklinik
D: HOLE
M: ÜBELE

Ulm/Donau
Frauenklinik d. Mediz. Naturwiss.
Hochschule
D: KNÖRR-GÄRTNER

Pathologie

Berlin-Moabit
Pathologisches Institut f. Städt.
Krankenhaus
D: KLOOS

Bonn
Pathologisches Institut d. Universität
D: KÜHL

Düsseldorf
Pathologisches Institut der Universität
D: MEESSEN
M: MÜNTEFERING

Erlangen
Pathologisches Institut d. Universität
D: BECKER

Heidelberg
Pathologisches Institut d. Universität
D: BLEYL

Lübeck
Institut f. Pathologie d. Mediz. Akademie
D: GROPP

Virologie

Freiburg
Institut f. Hygiene
D: HAAS, PETERSEN
M: BRÖSSE, KRAINICK, RÄDER,
WERCHAU

Freiburg
Universitäts-Kinderklinik
D: LUTHARDT

Stuttgart
Med. Landesuntersuchungsamt
D: ENDERS

Toxoplasmose

Berlin
Landes-Medizinal-Untersuchungsamt
D: Sylvester

Bonn
Institut f. Med. Parasitologie
D: Piekarski

Frankfurt/M.
Institut f. Zoonosenforschung
D: Schoop

Hamburg
Institut f. Schiffs- u. Tropenkrankheiten
D: Mohr

Hamburg-Eppendorf
Klinikum Eppendorf
D: Krebs

Hamburg-Finkenau
Parasitologisches Laboratorium
D: Otten

Kiel
Hygiene-Institut
D: Gärtner

Marburg
Hygiene-Institut
D: Bommer

Schleißheim
Bayer. Landesanstalt f.
Tierseuchenbekämpfung
D: Beck

Würzburg
Hygiene-Institut
D: Seeliger

Klinische Chemie

Frankfurt/M.
Zentrum f. Innere Medizin
D: Schöffling

Tübingen
Medizinische Universitäts-Klinik
D: Eggstein

Ernährungsphysiologie

Gießen
Institut f. Ernährungswissenschaft
d. Universität
D: Kübler

Gießen
Institut f. physiologische Chemie d.
Universität
D: Staudinger

Kiel
Univ.-Kinderklinik
D: Kübler

Organisationszentrale

Frankfurt/M.
Institut für Humangenetik
D: Degenhardt
M: Kleinebrecht, Prinz,
      Seitner-Svejcar

Dokumentations-
und Auswertungszentrale

Mainz
Institut für Medizinische Statistik und
Dokumentation
D: Koller, Michaelis, J., Michaelis,
      H., Netter
M: v. Aretin, Berger, Eggers-Förner,
      Friedel, Gassinger, Hahn, Knaus,
      Knorr, Lange, Mau G., Mau J.,
      Müller Ch., Müller D.,
      Paltarokas, Rosinus, Scheidt,
      Schicketanz, Schmitt, Smollich,
      Strack, Vasak, Viktor, Wellek,
      Wermuth, Wetter

1 Einleitung

1.1 Zielsetzung der Studie

Im Jahr 1961 erschütterte die Contergan-Katastrophe die deutsche Öffentlichkeit. Ein für harmlos gehaltenes Schlafmittel hatte schwerste Gliedmaßenmißbildungen des Kindes zur Folge, wenn die Mutter in einer bestimmten sensiblen Phase der Schwangerschaft dieses Medikament – auch in kleinen Mengen – genommen hatte. Damals kam den Wissenschaftlern der verschiedenen beteiligten Fachgebiete zu Bewußtsein, daß über die Unbedenklichkeit auch anderer Medikamente ebenso wie über die Unbedenklichkeit aller im täglichen Leben üblichen Expositionen durch Nahrungsmittel, Genußmittel, Strahlen, Berufsarbeit, Reisen, Impfungen usw. keine gesicherten Unterlagen existierten.

In der Teratologischen Kommission der Deutschen Forschungsgemeinschaft (Vorsitzender: Prof. Dr. K. H. DEGENHARDT) fanden ausführliche Erörterungen über die Möglichkeiten statt, durch umfangreiche Erhebungen eine empirische Datengrundlage für die Beurteilung der Risiken zu schaffen, denen eine Schwangere durch die gebräuchlichen Medikamente und durch Alltags-Expositionen ausgesetzt ist. Diese Aufgabe war für ein wissenschaftliches Forschungsprojekt ungewöhnlich. Während es sonst zweckmäßig ist, eine möglichst eng in Form einer Arbeitshypothese definierte Fragestellung zu wählen, diese mit einem möglichst geringen Versuchs- bzw. Erhebungsaufwand anzugehen, also sich auf den unbedingt nötigen Datenumfang zu beschränken und möglichst schnell eine Entscheidung über die Fragestellung zu suchen, war hier vieles anders.

1. Es gab (fast) keine Hypothese über allgemeine und über bestimmte schädliche Wirkungen der verschiedenen denkbaren Einflußfaktoren auf den Schwangerschaftsverlauf und die Kindesentwicklung. Es waren also weder die Einflußgrößen noch die Zielgrößen bekannt. Man mußte daher alles für möglich halten und nach Auffälligem suchen.

Das Ergebnis der Studie war weder vorhersehbar, noch konnte auch nur ein wünschenswertes Ziel formuliert werden. Es war als Ziel wichtig, bestimmte Häufungen – d.h. überzufälliges Zusammentreffen bestimmter Einflußfaktoren mit bestimmten Zielgrößen – als verdächtig für Schädigungen herauszuarbeiten; es konnte als Alternativziel aber ebenso wichtig sein festzustellen, daß unter den untersuchten Alltagseinflüssen keine verdächtigen Zahlenhäufungen gefunden wurden.

2. Da weder Einfluß- noch Zielgrößen vorgegeben waren, mußte die Datengewinnung bis auf den äußersten gerade noch zu bewältigenden Umfang ausgedehnt werden, um möglichst wenig denkbare Zusammenhänge zu übersehen. Trotzdem mußte man damit rechnen, gegebenenfalls nicht die wirklich kausal miteinander verknüpften Größen zu erfassen, sondern allenfalls Indikatoren für sie. Deshalb durfte auch eine etwaige theoretische Erklärbarkeit für gefundene Beziehungen keine Rolle spielen, da hinter einem anscheinend unsinnigen statistischen Zusammenhang zweier Größen vielleicht ganz andere mit ihnen korrelierte Größen mit sinnvollem Zusammenhang stehen konnten.

3. Der notwendige Beobachtungsumfang konnte nicht im voraus abgeschätzt werden. Man konnte allenfalls grobe Überschlagsrechnungen anstellen, die mit fragwürdigen Annahmen belastet waren. Wenn z.B. eine Mißbildung allgemein in 0,1% der Kinder auftritt und ein schädigender Faktor, der bei 10% der Schwangeren (als Risiko der Mißbildung) vorkommt, diese Häufigkeit auf das Fünffache steigen läßt, so wären bei 10 000 Schwangerschaften 10 Fälle zu erwarten, von denen bei den 1 000 Risikoschwangerschaften 5, bei den 9 000 anderen ebenfalls 5 Fälle auftreten würden (relatives Risiko: $\frac{5}{1000} : \frac{5}{9000} = 9$). Wenn ein solcher zu erwartender Unterschied beobachtet werden sollte, so würden 10 000 Beobachtungen nur mit geringer Wahrscheinlichkeit signifikant verschiedene Zahlen liefern. Aus verschiedenen solchen Modellüberlegungen wurde gefolgert, daß die Erfassung von 10 000 Schwangerschaften nicht ausreichen würde. Vom statistischen Standpunkt war der größtmögliche realisierbare Umfang erstrebenswert. 20 000 wurden als wünschenswerter, d.h. maximal erreichbarer Zielumfang angesehen, von denen jedoch bis 1972 nur knapp 15 000 verwirklicht wurden.

4. Die besondere methodische Problematik der epidemiologischen Forschungsrichtung brachte es mit sich, daß der am schnellsten und mit geringstem Beobachtungsumfang zu verwirklichende Ansatz einer retrospektiven Studie (case-control-study) wegen der fehlenden Definition der zu analysierenden Schäden und wegen allzu großer methodischer Schwierigkeiten nicht in Frage kam. Was bei der Klärung der Contergan-Schäden möglich war, war für die neue umfassende Aufgabenstellung nicht mehr möglich. Aber auch bei dem einzig in Frage kommenden Ansatz einer prospektiven Longitudinalstudie (Kohortenstudie) war eine Reihe methodischer Schwierigkeiten, z. B. hinsichtlich der Beobachtungsgenauigkeit, vorhersehbar (KOLLER 1972). Sie konnten bei den Planungsüberlegungen fast durchweg als bei der künftigen Auswertung weitgehend methodisch beherrschbar angesehen werden. Sie werden im Buch ausführlich behandelt werden. Aber schon bei der Planung war es klar, daß eine völlig einwandfreie und zu endgültigen Ergebnissen führende Studie nicht würde erreicht werden können.

5. Die Datenerhebung mußte aus Gründen der Organisation und des erheblichen systematisch zu erbringenden Beobachtungsaufwandes auf große Kliniken beschränkt bleiben. Damit war zwangsläufig eine Selektion der erfaßbaren Schwangeren verbunden, die in regionaler, sozialer Hinsicht, in Lebensgewohnheiten und im Gesundheits-Krankheitsbewußtsein sicher nicht voll dem Bevölkerungsdurchschnitt entsprechen. Doch wurde diese Selektion nicht als schwerwiegendes Hindernis zur Erforschung ätiologischer Assoziationen der beabsichtigten Art beurteilt, obwohl es Konstellationen gibt, in denen die Selektion die Problembearbeitung behindern kann. Die Selektionsprobleme werden im Buch an vielen Stellen eingehend behandelt werden.

6. Die Studie kann keine endgültigen Entscheidungen bringen:
   a) In positiver Hinsicht: Zahlenhäufungen (Assoziationen) können bei der großen Zahl von zahlenmäßigen Gegenüberstellungen auch zufällig auftreten. Sie konnten durch Drittfaktoren bedingt sein. Beim „Durchkämmen" eines großen Datenmaterials kann man bei Feststellung statistischer Häufungen nur Hypothesen für etwaige Zusammenhänge aufstellen, sie aber – zunächst – nicht „testen".
   b) In negativer Hinsicht: Fehlende Assoziationen sind kein Beweis für Unschädlichkeit. Einen solchen Beweis, der von Laien so oft gewünscht wird, kann es im strengen Sinne überhaupt

nicht geben. Eine vorhandene Schädigung könnte der Erfassung entgehen, weil man nicht die richtigen Variablen für die Einfluß- oder Zielgrößen beobachtet hat.

Für die Zielsetzung der Studie wurden noch weitere Gesichtspunkte diskutiert:

Der relativ schnelle Erfolg der Ursachenforschung bei der Thalidomid-Embryopathie war großenteils dadurch bedingt, daß eine vorher extrem seltene Mißbildung plötzlich gehäuft auftrat; daher war eine neu eingeführte exogene Noxe als ätiologischer Faktor von vornherein wahrscheinlich. (Später wiederholte sich diese Konstellation z. B. bei der pulmonalen Hypertonie im Zusammenhang mit Menocil). Ob aber Mißbildungen, die seit langem bekannt waren, und bei denen keine Häufigkeitszunahme – freilich fehlten exakte Statistiken – vermutet wurde, mit neu eingeführten Medikamenten oder Noxen in einem ätiologischen Zusammenhang stehen könnten, erschien nicht sehr plausibel. Als möglicherweise schädigende Faktoren, die in der Studie vielleicht entlarvt werden könnten, mußten daher auch alteingeführte Medikamente und alltäglich seit langem übliche Expositionen erfaßt und analysiert werden, die allgemein für harmlos galten. Freilich erschien ein in diesem Sinne ungewisses Bemühen um die Entdeckung von Mißbildungsursachen zwar wichtig und notwendig, aber auch nicht sonderlich erfolgversprechend.

Daraus ergab sich eine wesentliche Verbreiterung der Zielsetzung: Zwar sollte die Klärung der Ätiologie von Mißbildungen das erste Hauptziel bleiben, aber außerdem sollte die mit viel Aufwand zu erhebende Datenmenge zur Analyse des vielfachen Netzes von Beziehungen zwischen den Einflußgrößen auf die Schwangerschaft und ihren Verlauf sowie der Entwicklung des Kindes unter Benutzung aller damals erfaßbaren Kriterien verwendet werden. Dies kam im Namen des Projektes zum Ausdruck, das von der ursprünglich beabsichtigten Beschränkung auf Häufigkeit und Ätiologie von Mißbildungen frei wurde und den Gesamtkomplex „Schwangerschaftsverlauf und Kindesentwicklung" mit seinen Zusammenhängen erfassen sollte. Mit dieser Entscheidung war der Charakter der Studie als „explorative Statistik" festgelegt, – eine Bezeichnung, die es allerdings damals noch nicht gab. Die dabei gesammelten Daten sollten gegebenenfalls auch die Ausgangsbasis für später zu planende epidemiologische Studien über das weitere Schicksal der erfaßten Mütter und Kinder jenseits des 3. Lebensjahres abgeben.

In den Jahren 1962/63, als die Planungsmöglichkeiten der Studie diskutiert wurden, gab es in Deutschland nur wenig Erfahrungen über epidemiologische

Untersuchungsreihen und ihre methodologischen Grundlagen (vgl. KOLLER GMDS-Tagung 1962). Die Aussagemöglichkeiten aus den Contergan-Studien wurden noch heftig diskutiert. Man war sich aber andererseits darüber klar, daß es keine anderen besseren Wege der ätiologischen Forschung bei Problemen gab, in denen experimentelle Ansätze von vornherein aus ethischen Gründen ausschieden. In dieser Situation entschied sich der Senat der Deutschen Forschungsgemeinschaft am 8.7. 1963 positiv für die Finanzierung des Forschungsvorhabens „Schwangerschaftsverlauf und Kindesentwicklung" als Schwerpunktprojekt im Rahmen der Arbeiten der Teratologischen Kommission der DFG (DFG-Bericht 1963 S. 31–32). Das Projekt wurde wegen seiner grundsätzlichen Bedeutung ohne Unterbrechung bis 1978 finanziert. In Übereinstimmung mit dem Leitungsgremium der Studie und der Teratologischen Kommission wurde mit Frühjahr 1972 die Aufnahme weiterer Schwangerer eingestellt. Die Datenerhebung bei den Kindern lief bis 1975. Daran schlossen sich die Auswertungsarbeiten an, soweit sie nicht schon parallel zur Datenerhebung erfolgt waren.

Wegen der methodischen Entscheidung für den prospektiven Ansatz wurde die Studie zunächst intern, dann aber in weiteren Kreisen als „PU" (Prospektive Untersuchungsreihe) bezeichnet. Diese Abkürzung wird auch im folgenden vielfach verwendet werden.

Das amerikanische „National Collaborative Perinatal Project", das schon 1958 begann, war anfänglich ein Vorbild für die PU; später entwickelten sich die Studien unterschiedlich.

Die Aktualität der gewonnenen Daten und der an ihnen durchgeführten Analysen ist für die meisten Probleme – außer den Gebieten mit besonders großen Fortschritten in Diagnostik und Therapie – trotz der seit der Datenerhebung vergangenen Jahre noch voll gegeben.

Noch einige Worte zur Erörterung und zur Beachtung von *Risiken:* Der „mündige Bürger" soll grundsätzlich bei jeder Entscheidung wahrheitsgemäß über etwaige Risiken voll informiert werden und frei entscheiden. Dies ist auch die Grundlage der deutschen Bevölkerungspolitik. Insofern haben alle Gefährdungs- und Risikoziffern eine außerordentliche weitreichende, nicht übersehbare Bedeutung. In allen öffentlichen Medien wird die Bevölkerung mit wissenschaftlichen Ergebnissen vertraut gemacht, wobei nach dem Auswahlprinzip der Interessantheit oft über Gefährdung im Alltag besonders berichtet wird. Ohne daß diese Berichterstattung nun falsch ist, entstehen beim jeweils betroffenen Leser Sorgen und Ängste, die bei universellem Betroffensein in die Nähe einer Massenhysterie führen können. Gerade in der Medizin erleben wir oft das öffentliche Aufbauschen von Risiken.

Im Zusammenhang mit unserer Problematik besteht noch ein weiterer Anlaß zu besonderen Überlegungen über Risikoziffern: Schwangerschaft und Kindesgesundheit werden mit ihrer Gefährdung häufig – mehr oder weniger objektiv – dargestellt und nehmen im psychologischen Effekt auf spezielle Weise an dem angeblichen Unheil teil, das die moderne Wissenschaftsentwicklung über uns gebracht haben soll und uns und unseren Kindern und Enkeln noch bringen wird. Bei vielen entsteht durch die Verbreitung von Zukunftsängsten das resignierende oder aktiv-ablehnende „ohne mich".

Viele kleine Imponderabilien fließen ein in die großen Horrorperspektiven, die für die Welt von morgen und übermorgen entworfen werden. Dieser Hintergrund, dem zur Zeit die ganze Bevölkerung ausgesetzt ist, macht jeden übersensibel gegen die Inkaufnahme von Gefährdungen. Der Wunsch für ein Kind stand stets der Angst vor den Risiken der Schwangerschaft gegenüber, zu der heute eine übersteigerte Angst über Gesundheit und Lebensqualität des Kindes hinzukommt. Bei der Entscheidung zur bewußten Elternschaft kommen dann die Risikoziffern in ihrer Einbettung in die Kommentierungstendenzen der Medien und auf dem Hintergrund der Hinwendung der Öffentlichkeit zum behinderten Kind zur Geltung, so daß das gesteigerte Risikobewußtsein wohl nicht selten zum Verzicht auf ein Kind führt.

Dies ist jedoch meist eine falsche subjektive Wertung von Risikoziffern. Auch wenn im Buch später Risikosteigerungen z. B. durch Zigarettenrauchen von Müttern und Vätern und durch andere Faktoren dargestellt werden, bleiben die Zahlen „relativ" niedrig und sollen keinesfalls so gedeutet werden, daß Raucher und andere Risikogruppen ihre Entscheidungssituation als strikte Alternative „Kind oder Zigarette" empfinden; auch die Entscheidung „Kind und Zigarette" ist anzuerkennen. Ein anderes Beispiel: Das Risiko für ein Kind mit Down'scher Krankheit steigt mit dem Alter der Mutter. Bewußte Elternschaft sollte – nicht nur aus diesem Grund allein – zur Zeugung des Kindes in günstigerem Alter führen. Aber der unbedingte Verzicht von 40jährigen Frauen auf ein Kind ist daraus keinesfalls abzuleiten, insbesondere da heute frühzeitig genug durch eine Amniozentese eine etwaige Chromosomenanomalie festgestellt und ein Schwangerschaftsabbruch legal vorgenommen werden kann. Ein anderes Kind dieser Eltern im nächsten Jahr hat die größten Chancen, frei von dieser Krankheit zu sein.

Mit diesen Bemerkungen soll betont werden, daß diese Studie trotz der speziellen Bearbeitung von Risiken in keiner Weise zur Angst vor Schwangerschaft und Kind beitragen will.

1.2 Erhebungsprogramm

Die Entwicklung der Zielsetzung führte zur Planung einer möglichst breiten Datenerfassung. Es sollte, soweit möglich, alles das beobachtet, erfragt und dokumentiert werden, was in irgend einem Zusammenhang mit dem jeweiligen individuellen Schwangerschaftsverlauf und der Entwicklung des Kindes stehen oder diese kennzeichnen könnte. Gegenüber diesem Maximalziel war die Beschränkung auf das Erreichbare Gegenstand vieler Planungsbesprechungen, an denen Spezialisten aller einschlägigen Fachgebiete beteiligt waren. Deren Forderungen zur Perfektion der medizinischen Untersuchungstechnik konnten nur teilweise erfüllt werden, weil die Durchführung der Untersuchungen meist in den Händen vieler gynäkologischer bzw. pädiatrischer Klinikassistenten lag, deren einheitliche Schulungs- und Ausbildungsmöglichkeit begrenzt war. Bei rückblickender Beurteilung des Erhebungsprogramms ist auch der Wissensstand in der Planungszeit 1963/64 zu berücksichtigen, in der z.B. die Neonatologie noch im Anfang ihrer Entwicklung stand.

Das Erhebungsprogramm sollte seine größte Dichte zu zwei Zeiten haben:

1. bei der Aufnahme der Schwangeren in die Studie im 2. oder 3. Schwangerschaftsmonat (I. Hauptuntersuchung).
2. bei der Untersuchung des Kindes nach der Geburt.

Bei der Aufnahmeuntersuchung der Schwangeren wurden die üblichen gynäkologischen und allgemein-klinischen Untersuchungen durchgeführt. Eine besonders hohe Intensitätsstufe war nicht erreichbar, z.B. kein obligatorischer einheitlicher Kreislaufbelastungstest und kein EKG. An Blutuntersuchungen wurden Hb-, BSG-, Leukozyten- und Blutgruppenbestimmungen vorgeschrieben. Eisen-, Kreatinin- und Transaminasenwerte wurden nicht bei allen Frauen bestimmt, sondern nur bei klinischer Indikation, daher waren diese Bestimmungen epidemiologisch wenig ergiebig.

Dagegen wurden vier spezielle Tests konsequent vorgenommen:

Sabin-Feldman-Test (SFT)   - gegen Toxoplasma
und Komplement-   gondii
Bindungsreaktion (KBR)

KBR bzw. HHT nach   - gegen Mumps,
Entwicklung einheitlicher   Röteln und
Bestimmungsmethoden   Cytomegalie.

Besonderer Wert wurde auf eine ausführliche Anamnese gelegt. Die Grundbefragung erfolgte durch den Arzt bei der Aufnahmeuntersuchung und wurde im sogenannten Leitblatt dokumentiert. Zur Ergänzung wurde der Schwangeren ein Fragebogen mitgegeben, auf dem Ereignisse seit der letzten Menstruation besonders gefragt wurden. Hierbei spielten Krankheiten, Medikamente (seit vorletzter Menstruation erfragt), seelische Belastungen, Kontrazeption, Strahlenexpositionen, Erwünschtheit des Kindes, Kohabitationszeiten, ferner frühere Schwangerschaften mit ihren etwaigen Besonderheiten eine besondere Rolle. Ferner wurden Lebensgewohnheiten wie Rauchen und Alkoholgenuß bei der Schwangeren und beim Mann erfragt, Ernährungsgewohnheiten, Berufs- und Hausarbeit, Sport, Reisen, Verwendung von Chemikalien im Haushalt und vieles andere. Die Formulierung der jeweiligen Fragen ist ggf. im späteren einschlägigen Kapitel angegeben.

Bei der Aufnahme in die Studie wurden die Frauen aufgefordert, in monatlichen Abständen zur Untersuchung wiederzukommen und in den dazwischenliegenden 4 Wochen ein vorgedrucktes Tagebuch-Formular auszufüllen, das zur laufenden Ergänzung der Angaben über den Schwangerschaftsverlauf – vom Erleben der Schwangeren her gesehen – diente. Krankheiten und Medikamente waren die Hauptpunkte, sowie Änderungen in der Lebensführung (Berufsarbeit, körperliche Betätigung, Rauchen, Alkohol, Ernährung usw.) gegenüber den früheren Angaben. Die ärztlichen Feststellungen entsprachen der Grunduntersuchung.

Bei den Untersuchungen in der Mitte des 2. und des 3. Trimenons (2. und 3. Hauptuntersuchung) wurden die Blutuntersuchungen wiederholt, die schon bei der Aufnahmeuntersuchung durchgeführt worden waren. Die sonstigen klinischen Feststellungen, z.B. Blutdruck, Ödeme zu den Zeitpunkten der Hauptuntersuchungen wurden bei der statistischen Auswertung besonders beachtet.

Den Frauen wurde eingeschärft, bei Blutungen und anderen Schwangerschaftsbeschwerden die Klinik aufzusuchen. Es konnten dadurch die meisten Fehlgeburten, die wegen des frühen Beginns der Beobachtung erfaßbar waren, auch klinisch beobachtet werden. Zwar waren damals die Hormonbestimmungen noch nicht weit genug entwickelt, um zur Beobachtung des Schwangerschaftsverlaufs und eines etwaigen Absterbens der Frucht eingesetzt zu werden. Es gelang aber, in einem erheblichen Ausmaß pathologische und auch zytogenetische Unter-

PU-Erhebungs -und Untersuchungsablauf

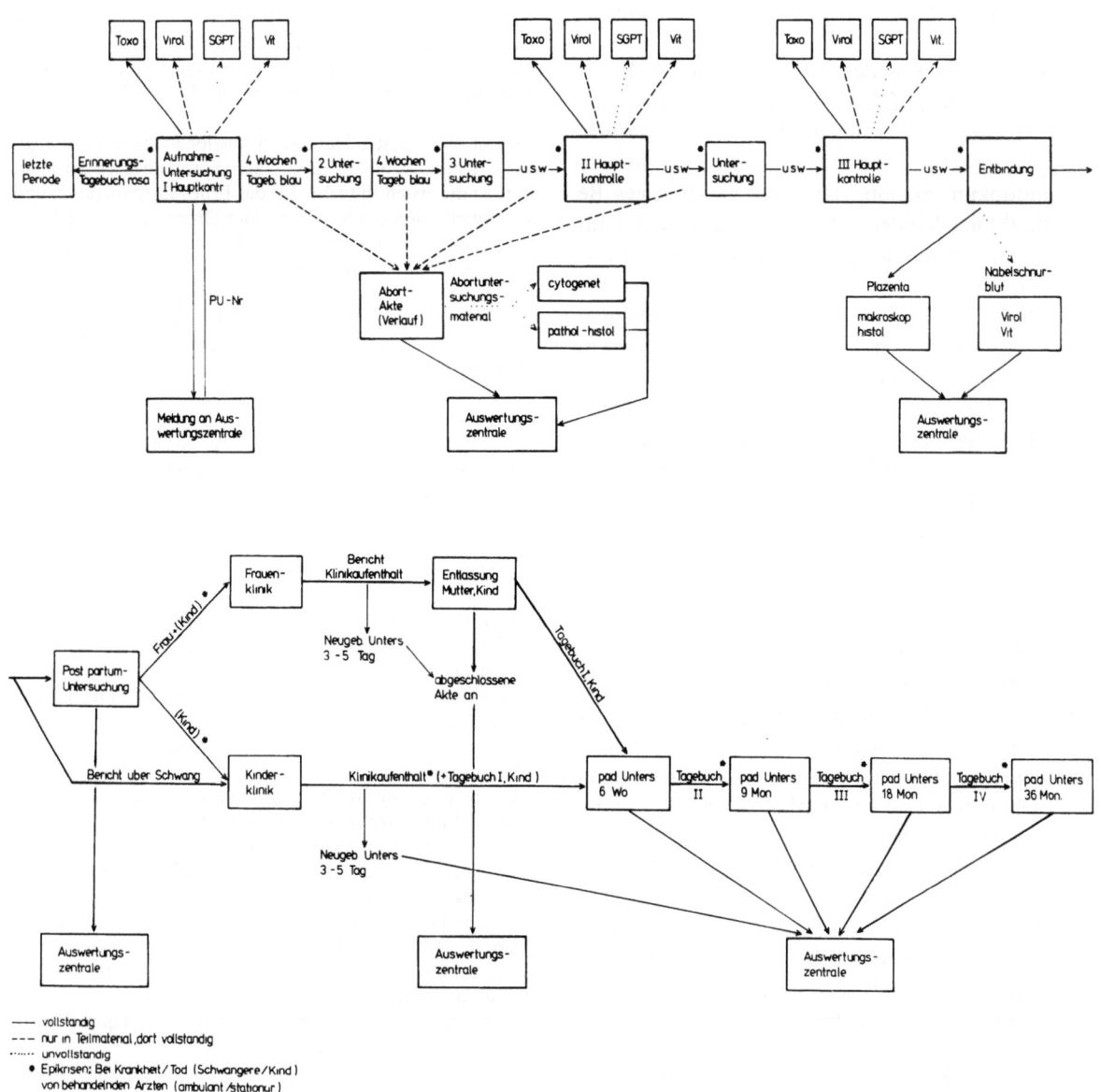

Abb. 1. Untersuchungsablauf

suchungen bei den Aborten durchzuführen, deren Einzelheiten ein wichtiger Teil des Erhebungsprogramms waren.

Die Frauen sagten bei der Aufnahme zu, auch die Entbindung in derselben Klinik vornehmen und das Kind später zu den vorgesehenen Terminen in der mitarbeitenden Kinderklinik am Ort untersuchen zu lassen. Somit war eine vollständige Beobachtung vom 1. Vierteljahr der Schwangerschaft bis zum Beginn des vierten Lebensjahres des Kindes vorgesehen und wurde in den meisten Fällen auch verwirklicht (vgl. Abschn. 2,1). Im Falle eines Krankenhaus-

aufenthaltes der Frau oder des Kindes wurde ein Durchschlag der Epikrise auch von unbeteiligten Kliniken dem Dokumentationszentrum der PU zur Verfügung gestellt. Plazenta und Nabelschnur wurden zunächst vom Geburtshelfer befundet, dann in Formalin fixiert und an die mitarbeitenden Pathologischen Institute in vorgeschriebener Verpackung gesandt. Dort wurden nach einem von Prof. BECKER ausgearbeiteten Schema eine makroskopische und eine eingehende histologische Untersuchung vorgenommen. Teile der Plazenta wurden tiefgefroren aufbewahrt und können noch für geeignete weitere

Untersuchungen verwendet werden – wie übrigens auch tiefgefrorene Seren der virologischen Untersuchungen.

Der Geburtsverlauf wurde ausführlich dokumentiert.

Die erste Inspektion des Kindes erfolgte im Kreißsaal und wurde ausführlich dokumentiert. Zwischen dem 3. und 5. Lebenstag erfolgte eine gründliche fachpädiatrische Untersuchung mit vorgedruckter Befunddokumentation, damit ein gleichartiges Befundbild aller Kinder mit besonderer Berücksichtigung aller somatischen Auffälligkeiten erreicht wurde. Weitere pädiatrische Untersuchungen wurden im Alter von 6 Wochen, 9, 18 und 36 Monaten mit altersgemäß modifizierten Befunderhebungsprogrammen in den örtlich mitarbeitenden Kinderkliniken durchgeführt. Für die Zwischenzeiten erhielten die Frauen vorgedruckte Tagebuchformulare zur Eintragung wesentlicher Fakten über die normale bzw. gestörte Entwicklung des Kindes. Der Schwerpunkt der ärztlichen und mütterlichen Beobachtungen lag in möglichst umfassenden Feststellungen über die somatische, speziell die statomotorische Entwicklung des Kindes, über Krankheiten, neurologische Befunde, über sein intellektuelles, gefühlsmäßiges und kommunikatives Verhalten.

Die perinatale Sterblichkeit (Totgeburten und Todesfälle in der ersten Lebenswoche) konnten vollständig erfaßt werden. In den meisten Fällen konnte eine Obduktion und eine pathologische Befundung durchgeführt werden.

Einen schematischen Überblick über den Untersuchungsgang gibt Abb. 1.

Die Dokumentations- und Auswertungszentrale in Mainz erhielt sofort nach der Aufnahme einer Schwangeren in die PU ein Meldeblatt von der aufnehmenden Klinik. Von Mainz aus wurde eine „PU-Nummer" zugeteilt, unter der sämtliche Akten dieser Schwangeren und ihres Kindes geführt wurden. Die vollen personellen Identifikationsdaten sind in der Klinik vorhanden und unterliegen der üblichen ärztlichen Geheimhaltung.

Die Mainzer Zentrale erhielt die ausgefüllten Erhebungsbogen erst nach Beendigung der Schwangerschaft (Fehlgeburt, Geburt). Von den weiteren Untersuchungsstellen (Plazenta, Virologie, Zytogenetik, Pathologie) wurden die Befunde nach Abschluß der Untersuchungen direkt nach Mainz geschickt. Die pädiatrischen Nachuntersuchungen wurden nach ihrer Durchführung unmittelbar an die Zentrale geschickt.

Freilich waren nicht selten Mahnungen erforderlich, insbesondere wenn wegen spezieller krankhafter Befunde ein wissenschaftliches Interesse des untersuchenden Arztes vorlag.

1.3 Organisation der Studie

An der Studie nahmen insgesamt 21 Frauenkliniken, z.T. zu verschiedenen Zeiten und mit unterschiedlicher Intensität, und örtlich benachbarte Kinderkliniken teil. Die Liste der teilnehmenden Kliniken und der hauptsächlich mitarbeitenden Ärzte ist am Schluß des Vorworts auf S. V–XII wiedergegeben.

Parallel zu den ersten Planungsdiskussionen in der Teratologischen Kommission der Deutschen Forschungsgemeinschaft wurden die ersten Entwürfe für das Erhebungsprogramm und die Organisation der Studie in einer Dreiergruppe von K.-H. DEGENHARDT, Frankfurt/M., K. KNÖRR, damals Tübingen, und S. KOLLER, Mainz, erarbeitet. In einer Reihe von Sitzungen mit hinzugezogenen Spezialisten der verschiedenen beteiligten Fachgebiete (außer Gynäkologen, Pädiatern und Humangenetikern auch Internisten, Neurologen, Pathologen, Mikrobiologen, Cytogenetiker, Psychologen) wurde allmählich das Erhebungsprogramm festgelegt und die Möglichkeit der technischen und organisatorischen Realisierung erörtert. Durch die sukzessive Fertigstellung der einzelnen Programmteile waren nicht alle Teile schon für die ersten aufgenommenen Schwangeren und deren Kinder verfügbar. So konnten z.B. die einheitlichen Befunderhebungen bei den älteren Kindern und die virologischen Befundungen erst verspätet einsetzen. Daraus entwickelte sich folgende Organisationsstruktur:

Leitung und Organisation der Studie („Koordinationszentrale"):
K.-H. DEGENHARDT, Institut für Humangenetik, Frankfurt/M. mit einem Sekretariat. Aufgaben:
- Gewinnung und Erhaltung mitarbeitender Frauen- und Kinderkliniken
- Organisation von Sitzungen zur Entwicklung des Erhebungsprogramms
- Erarbeitung von Werbungsgrundlagen für die Teilnahme von Schwangeren an der PU und Informationsgrundlagen
- Informierung der Öffentlichkeit über die PU
- Erarbeitung geeigneter Finanzierungsvorschläge für die Anstellung bzw. Fallhonorierung von Ärzten und Hilfpersonal
- Organisation übergreifender Arbeitstechniken (Plazenta-, Abort- und Serumversand)
- Schulung der klinischen Mitarbeiter zur einheitlichen Befund- und Anamneseserhebung
- Beratung der Kliniken und Institute zur Behebung arbeitstechnischer Schwierigkeiten
- Information über den Arbeitsstand bei den einzelnen Kliniken
- Veranstaltungen von Zusammenkünften zum Erfahrungsaustausch und zur Vermittlung von Informationen über den internationalen Forschungsstand
- Einberufungen von Berichtstagungen mit der Deutschen Forschungsgemeinschaft
- Einberufung von Zusammenkünften der Beratergruppen.

Dokumentations- und Auswertungszentrale:
S. KOLLER, Institut für Medizinische Statistik und Dokumentation, Mainz. Aufgaben:
- Dokumentationsgerechte Ausarbeitung der Frage- und Befundbogen und Tagebuchformulare, Korrektur der Druckfahnen
- Meldestelle für Erstaufnahme von Schwangeren
- Sammlung aller Dokumentationsbogen über Befunde und Befragungen aller mitarbeitenden Kliniken und Institute. Vollzähligkeitskontrolle. Rückfragen
- Schulung der klinischen Mitarbeiter zur dokumentationsgerechten Ausfüllung der Formulare

- Verschlüsselung der zur primären Auswertung vorgesehenen Daten
- Entwicklung der EDV-Programme für Eingabe, Speicherung und Abruf aller verschlüsselten Daten („Datei", „Datenbank")
- Stufenweise Entwicklung der Auswertungsprogramme in sachlicher und maschinentechnischer Hinsicht
- Beantwortung statistischer Anfragen zu aktuellen Themen
- Erstellung von Ergebnistabellen nach dem jeweiligen Stand der laufenden Arbeit. Ad hoc-Zwischenergebnisse für wissenschaftliche Veröffentlichungen der Mitarbeiter der Kliniken und Institute zu zahlreichen Einzelthemen
- Geltendmachung statistisch-methodischer Gesichtspunkte bei der Erörterung von Zwischenergebnissen
- Systematische Auswertung der Daten und Vorlage der statistischen Analysen für Zwischenberichte
- Entwürfe für textliche Darstellungen der Zwischenergebnisse unter Betonung der statistischen Aussagemöglichkeiten
- Erörterung der Entwürfe mit den Beratergruppen und Ausarbeitung ihrer Vorschläge
- Erstellung und Vervielfältigung der Berichtsmanuskripte
  1. Zwischenbericht 1971
  2. Zwischenbericht 1974
  DFG-Zwischenbericht: Forschungsbericht Schwangerschaftsverlauf und Kindesentwicklung, Verlag Boldt, Boppard, 1977 (zitiert als Vorbericht)
  Vorliegende Buchveröffentlichung

In den Frauenkliniken wurde nach Möglichkeit ein festes Mitarbeiterteam für die Untersuchungen eingesetzt, das aus einem Arzt und einer Hebamme/Krankenschwester/MTA. ggf. einer Arzthelferin/Schreibkraft bestand. Je nach Personallage wurden die Mitarbeiter von der Klinik gestellt oder von der DFG finanziert.

Die Erfassung von Schwangeren im 1. Trimenon gestaltete sich an einzelnen Orten schwierig; es war nicht immer gelungen, die niedergelassenen Ärzte zur Kooperation zu gewinnen und davon zu überzeugen, daß sie durch Aufnahme ihrer Patientinnen in die PU ihre Patientinnen nicht verlieren, sondern durch Information über die gründlichen Befunde Vorteile haben würden. Insgesamt blieb die Erfassung von Frühschwangeren in mehreren Kliniken erheblich hinter der Erwartung zurück.

Die Beteiligung örtlich benachbarter Kinderkliniken wurde meist reibungslos vereinbart. In einem Ort (Marburg) wurde die pädiatrische Betreuung durch Kinderärztinnen, die im Gesundheitsamt tätig waren, vereinbart.

Für die Arbeiten in den Frauenkliniken wurde eine ins Einzelne gehende Arbeitsanweisung (Frau B. KÖNIG, Tübingen, und Frau H. MICHAELIS, Mainz) ausgearbeitet und an alle Kliniken verschickt. Für die Kinderkliniken wurde auf eine solche schriftliche Anweisung verzichtet und statt dessen eine persönliche Schulung der Mitarbeiter in den Untersuchungstechniken vorgenommen.

Die Versendung von Untersuchungsmaterial wurde nach den von der Koordinationszentrale ausgearbeiteten Richtlinien seitens der Frauenklinik durchgeführt. Die Sendungen gingen an die in der Liste der mitarbeitenden Institute aufgeführten Stellen; bei mehreren Instituten wurde eine klinikweise Zuordnung vereinbart. Es wurde versandt:

Serum zur Untersuchung auf Toxoplasma-Antikörper
Serum zur virologischen Untersuchung (Antikörper zu Röteln, Mumps, Zytomegalie)
Serum zur klinischen Laboruntersuchung (wegen zu langer Versanddauer wieder eingestellt)
Serum zur Untersuchung auf Vitaminspiegel (ab 1969 für 6 Kliniken)

Abortmaterial zur pathohistologischen Untersuchung
Abortmaterial zur embryologischen Untersuchung
Abortmaterial zur zytogenetischen Untersuchung
Plazenta zur histologischen Untersuchung.

Die Untersuchungsergebnisse wurden im Prinzip zunächst den Frauenkliniken zugesandt und den Akten beigefügt, mit denen zusammen sie an die Mainzer Zentrale geschickt wurden. Bei Materialstau und verzögerten Untersuchungen gingen die Befunde auch direkt nach Mainz.

Bei Inanspruchnahme von Ärzten außerhalb der Klinik und besonders bei Krankenhausaufenthalt der Schwangeren oder des Kindes wurde ein vorgefertigter Brief versandt, in dem auf die Studie verwiesen und um die Zusendung eines Doppels der Epikrise, des Arztbriefes oder um Mitteilung der Diagnose oder Befunde gebeten wurde. Im Todesfall wurde um Zusendung des Obduktionsprotokolls gebeten. Diese Sonderauskünfte bilden einen wesentlichen Teil der Information über die Krankheiten von Mutter und Kind.

Kritisch ist zur Organisation der Studie zu sagen, daß die Vorbereitungsphase der Studie zu kurz war. Die Prüfung der einzelnen Fragestellungen auf Mißverständlichkeit erfolgte zwar in der Tübinger Frauenklinik unmittelbar nach dem Entwurf; aber eine breite Prüfung durch Unbeteiligte ließ sich wegen der wissenschaftspolitischen Dringlichkeit des Beginns der Studie nicht durchführen. Entsprechend wurden auch die später entworfenen Teile nur einer sehr begrenzten und kurzen Testphase unterworfen.

Im Zusammenhang hiermit steht die weitere kritische Feststellung, daß eine Überprüfung der Gleichmäßigkeit der Befunderhebung nur in Ansätzen vorhanden war. Die Schulung der klinischen Mitarbeiter bei einigen wenigen zu diesem Zweck durchgeführten Zusammenkünften reichte nicht aus, um tatsächliche Gleichartigkeit zu erhalten. Die von Klinik zu Klinik etwas unterschiedliche Alltagsroutine schlug letzten Endes doch durch und bewirkte bei einer Reihe von Kliniken auch bei anamnestischen Angaben Unterschiede in der Häufigkeit der Befunde zwischen den Kliniken. Die unterschiedliche Alltagsroutine wirkte sich erst recht bei den nicht für die Studie speziell standardisierten Untersuchungen, wie z. B. Urinbefunden, aus.

Der Wechsel der Mitarbeiter war in den Frauenkliniken größer als in den Kinderkliniken.

In der „Perinatal Study" in den USA wurden an jedem Ort qualifizierte „regional project directors" eingesetzt, die die Vollständigkeit und Gleichartigkeit der Datenermittlung garantieren sollten, was allerdings wohl auch nicht völlig zufriedenstellend funktionierte. Die Einsparung der Kosten hierfür hat in der PU eine breitere klinikspezifische Heterogenität bewirkt, was jedoch deshalb nicht allzu tragisch zu nehmen ist, weil auch sonst eine völlige Homogenität nicht zu erreichen gewesen wäre und bei der statistischen Auswertung stärkere Klinikunterschiede berücksichtigt werden können.

1.4 Datenverarbeitung

Datenarten

Bei einer vollständigen Beobachtung eines Schwangerschaftsverlaufs und der Kindesentwicklung bis zum Alter von 3 Jahren fallen 200 DIN A 4-Seiten vorgedruckter Erhebungsbogen mit etwa 4400 Angaben an. Dabei sind nach dem Verwendungszweck folgende Arten sachlicher Merkmale enthalten:

- primäre Merkmale, deren unmittelbare Verwendung in den Tabellen von vornherein vorgesehen ist
- Kontrollmerkmale, die zur Überprüfung von Primärmerkmalen dokumentiert werden

- erklärende, ergänzende Merkmale, die im Falle wichtiger oder unerwarteter Tabellenergebnisse nachträglich zur Interpretation herangezogen werden sollen.

Außerdem sind technische und organisatorische Merkmale wichtig, z. B. Identifikationsmerkmale der Einzelfälle, der Kliniken, der Jahrgänge, Kennzeichnung von Untersuchungsverfahren, Untersuchungstermine, die z. B. zur Beurteilung von Wachstumsmessungen der Kinder unentbehrlich sind.

Das Mitführen von Kontrollmerkmalen erwies sich gelegentlich als zweischneidig, wenn Unstimmigkeiten zwischen dem primären und dem Kontrollmerkmal auftraten, z. B. zwischen Alter und Geburtsjahr oder zwischen anamnestischen Angaben über frühere Schwangerschaften oder zwischen mütterlichen und ärztlichen Angaben über die statomatorische Entwicklung des Kindes. Selbst wenn dann etwaige Widersprüche als solche verschlüsselt wurden, verlagerte sich damit die Diskrepanz nur einen Schritt weiter, nämlich auf die Interpretation. Die Kontrollvariablen bieten nur bei Fehlen der Angabe bei der Primärvariablen eine echte Hilfe; auch wenn die primäre Variable einen Ausreißerwert annimmt, erhält die Kontrollvariable eine Entscheidungsfunktion. Bei sonstigen Widersprüchen ist aber ihre Kenntnis eher hinderlich als förderlich.

Von großem Nutzen ist die Miterhebung von erklärenden, ergänzenden Merkmalen, die erst zum besseren Verständnis von Ergebnissen herangezogen werden sollen. Dabei kann es sich um technische Merkmale handeln, wie den Jahrgang oder den Klinikbezug, um Selektionsindikatoren wie z. B. den Grund zur Aufnahme in die Studie oder die Schwangerschaftswoche bei der Aufnahme. Sachliche Zusatzmerkmale, die ursprünglich nicht für die primäre Auswertung vorgesehen waren, können neue Erhebungen ersparen, wenn sie aus den vorhandenen Daten nachträglich zur Erklärung von Assoziationen herangezogen werden können. Beispiel hierfür ist die Medikamentenerfassung nach dem ersten Trimenon der Schwangerschaft. Im ursprünglichen Konzept sollten Medikamente in Analogie zum Thalidomidproblem nur während der Determinationsphasen der Organbildung erfaßt werden, da nur in dieser Zeitspanne Mißbildungen als mögliche Medikamentenschäden zu erwarten waren. Jedoch wurden alle während der ganzen Schwangerschaft erhaltenen Medikamente erfragt. Tatsächlich hat sich inzwischen das wissenschaftliche Interesse auch auf die späteren Medikamente erweitert. Für deren Analyse ist nun keine neue Studie erforderlich, sondern nur eine Nachverschlüsselung dieser Angaben, die zunächst nicht für die Auswertung vorgesehen waren.

Datenprüfung und Verschlüsselung

Für die Verschlüsselung der Daten waren folgende Vorentscheidungen zu treffen:

1 a. Vollständige Verschlüsselung aller erhobenen Angaben und vollständige Übernahme auf Datenträger – Lochkarten, Magnetbänder. Oder

1 b. Verschlüsselung nur ausgewählter Angaben, soweit sie für eine erste Auswertungsphase wichtig erschienen.

2. Durchführung von unmittelbaren Plausibilitätsprüfungen der Daten und von Konsistenzprüfungen zusammenhängender Daten auf Gleichartigkeit
    a) durch Maschinenprogramme auf der EDV, oder
    b) durch geistige bzw. „manuelle" Arbeit der Mitarbeiter bei der Verschlüsselung.

Beide Komplexe sind untereinander gekoppelt. Die Entscheidung fiel für 1 b mit 2 b. Viele der erfaßten Merkmale stehen in zeitlicher Entwicklungsfolge, z. B. die Erfragung oder Untersuchung derselben Merkmale in jedem Schwangerschaftsmonat. Daher ist die Prüfung der Daten auf innere Konsistenz eine Grundaufgabe der Arbeitsgruppen, die die Eingangskon-

trolle der Formulare und die Verschlüsselung der Daten vornehmen. Es war arbeitstechnisch zwingend, diese Konsistenzprüfung durch eingearbeitete Hilfskräfte manuell vornehmen zu lassen. Eine Originalübernahme der Daten in die EDV und eine Konsistenzprüfung durch Maschinenprogramme wäre am Programmieraufwand und der Umständlichkeit der Nachprüfungsverfahren und der Korrektureingaben gescheitert. Soweit einzelne Arbeitsgänge gegeneinander abtrennbar waren, wurden spezielle Arbeitsgruppen gebildet, die besonders geschult wurden.

Bei der Eignungsprüfung und Hauptkontrolle der Erhebungsbogen, die in der Arbeitsgruppe von Frau H. MICHAELIS durchgeführt wurden, bestand ständiger Kontakt mit den PU-Ärzten in den Kliniken; hier wurden alle für die Weiterverarbeitung erforderlichen Rückfragen gehalten. Obwohl in mehr als der Hälfte der Fälle, insbesondere in den späteren Jahren, keine Mahnungen und Rückfragen nötig waren, blieb der Arbeitsumfang der Dokumentationskontrollen erheblich.

Die Verschlüsselung der Daten erfolgte stufenweise. Zunächst wurde bei der Hauptkontrolle für eine vorläufige Übersicht eine Auswahl von Variablen getroffen, die auf einer Lochkarte den Schwangerschaftsverlauf bis zur Geburt des Kindes in den wichtigsten Punkten charakterisierte (Arbeitsgruppe Frau H. MICHAELIS). Diese Daten wurden im Laufe der Bearbeitung vielfach als Schnellauswertung verwendet. In der zweiten Stufe, die zur Erstellung von 45 weiteren Lochkarten pro Fall führte, wurde (Arbeitsgruppe Frau P. NETTER) eine weitere Auswahl von ca. 1 000 Variablen über den Schwangerschaftsverlauf und die Entwicklung des Kindes bis zur 6-Wochen-Untersuchung getroffen. Die dritte Verschlüsselungsstufe umfaßte die weiteren Daten der Kinder bis zum 3. Lebensjahr (Arbeitergruppe Frau P. NETTER).

Da die Erhebungsbogen sukzessive eintrafen, ergibt es sich zwangsläufig, daß jede frühere Auswertungsstufe auf eine unterschiedliche Fallzahl, eine unterschiedliche Variablenmenge und einen unterschiedlichen Kontrollstand bezogen ist.

Das Prinzip der Verschlüsselung besteht in allen Stufen aus einem gemischten System mehrerer Verfahren. Entweder wurden die Angaben vom Dokumentationsbogen mit den dort vorgegebenen Kodierziffern direkt übernommen (Vorverschlüsselung), oder es wurden bei offenen Fragen alle vorgekommenen Antworten zu einem *Thesaurus* zusammengestellt und einzeln (z. B. bei Medikamenten) oder in Gruppen (z. B. bei Krankheiten) verschlüsselt. Oder es wurde bei sachlich oder zeitlich zusammenhängenden Fragen, die unter Umständen auf verschiedenen Dokumentationsbogen stehen, ein zusammenfassender übersichtlicher *Kombinationsschlüssel* entwickelt (z. B. ein Verlaufsschlüssel für Ödeme: schon im ersten Trimenon vorhanden, erstmals im zweiten, erstmals im dritten angegeben, keine Ödeme angegeben).

Bei diesen Aufgaben zeigte sich der Vorteil der *persönlichen Verschlüsselung durch eingearbeitete Mitarbeiter* gegenüber einer Verlagerung dieser Kombinationsverschlüsselung auf EDV-Programme: Bei teilweise fehlenden Angaben kann der Mitarbeiter aus der Art der Ausfüllung der übrigen Angaben oft erkennen, ob „nein" gemeint ist oder ob ein echtes „unbekannt" vorliegt. Damit kann – bei geringer Irrtumschance – die oft bei der Auswertung störende Zahl der Fälle „ohne Angabe" vermindert werden, was per EDV-Programm recht schwierig wäre.

Dagegen sind drei wichtige weitere Kategorien von zusammengesetzten Variablen ausschließlich *durch EDV-Programme definiert*, auf die bei der Ergebnisdarstellung noch besonders eingegangen werden wird.

1. Variable, die aus mehreren Einzelangaben zusammengesetzt wurden, z. B. statomotorisch frühentwickelte (spätentwickelte) Kinder.

2. Variable, die aus mehreren qualitativen Beobachtungsdaten mittels einer gewichteten Wertung zusammengesetzt werden, wobei z. B. auch Gewichtungen mit einfachen oder multiplen Regressionsrechnungen ermittelt werden. Hierher gehört z. B. auch die klinisch bereits übliche Definition der Mangelgeburten („small-for-date-babies"); sie wurde auch gegenüber anderen Definitionsmöglichkeiten auf Effizienz geprüft.

3. Variable, die durch Felderaufteilung einer Kontingenz- oder Korrelationstafel entstehen, wobei besonders die Fälle mit gegensätzlichen Ausprägungen der korrelierten Variablen beachtet werden, z. B. die Fälle von unreifer Plazenta bei reifem Kind und von reifer Plazenta bei unreifem Kind. Durch die quantitative Definition solcher „Kontrastvariablen" kann gegebenenfalls eine klinisch besonders relevante Information gewonnen werden.

Die Vorverschlüsselung wurde z. B. für die histologischen Plazentabefunde, den Geburtsverlauf, die Angaben der virologischen Untersuchungen und für ausgewählte Punkte des bei der Aufnahme ausgefüllten sogenannten Leitblattes und des ersten Tagebuchs der Mutter angewandt.

Bei den Medikamenten wurde keine Auswahl getroffen. *Im ersten Trimenon wurde jedes Medikament* mit Schwangerschaftswochen und Applikationsform *verschlüsselt*. Für den zweiten Schwangerschaftsabschnitt ab 13. Woche wurden nur bestimmte auch für die spätere Schwangerschaft als vielleicht noch schädlich angesehene Medikamentengruppen, die von der zuständigen Beratergruppe benannt wurden, verschlüsselt.

Die Verschlüsselung der ausgewählten *Angaben zum Kind* gliederte sich in zwei Abschnitte. In der ersten Arbeitsstufe wurden alle Untersuchungsbefunde, Auffälligkeiten und Krankheiten des Kindes bis zur 14. Lebenswoche erfaßt. Dieser Abschnitt ging bereits in einige frühere Auswertungen ein. Die ursprünglich gesetzte Grenze „6-Wochen-Untersuchung" mußte dabei erweitert werden, da allzu häufig diese Untersuchung zu einem späteren als dem vorgeschriebenen Zeitpunkt durchgeführt wurde und es aus Gründen der statistischen Auswertung unbedingt notwendig war, eine Zeitgrenze (14. Woche) festzulegen, bis zu der fast alle diese Untersuchungen erfolgt waren.

Die 9-, 18- und 36-Monatsuntersuchungsbogen wurden nicht mit allen Datenpunkten signiert, sondern nach Absprache mit den kooperierenden Pädiatern nur im Hinblick auf wichtige ausgewählte Merkmale. So wurden – außer allen Hinweisen auf etwaige kongenitale Defekte – das neurologische Gesamturteil, der Muskeltonus, die Hodendeszension, ferner Gewicht und Länge zu allen verfügbaren Zeitpunkten erneut verschlüsselt. Für Hüftgelenk und Füße wurden die zu den einzelnen Zeitpunkten von der ersten pädiatrischen Neugeborenenuntersuchung an vorhandenen Angaben für Entwicklungsstudien vollständig übernommen. Dagegen wurde z. B. auf die Verschlüsselung der Hautfarbe aus der Erfahrung heraus verzichtet, daß bei abnormer Farbe eine Krankheitsdiagnose gestellt oder zumindest der Verdacht auf eine Krankheit vom untersuchenden Arzt ausgesprochen wird, die dann sowieso verschlüsselt werden mußte.

Aus den *Tagebüchern* der Mütter über das Kind wurden Daten ausgewählt, die einen Parameter für soziale und psychische Entwicklungsfaktoren des Kindes darstellen und vor allem den Zeitpunkt des Erlernens bestimmter psychologischer und statomotorischer Funktionen erkennen lassen.

Zur *Verschlüsselung der Krankheiten* wurde zunächst getrennt für jede einzelne Arbeitsphase ein Sammelbogen angelegt, der alle Krankheiten, angeborene Fehlentwicklungen und besondere Auffälligkeiten enthält und die Prüfung der Konsistenz durch die ärztlichen Mitarbeiter sowie die Verschlüsselung erleichtert. Dies war auch deshalb notwendig, weil diese Angaben nicht immer auf dem dafür vorgesehenen Platz eingetragen waren, sondern auch an anderen Stellen oder auf besonderen Blättern, z. B. Krankenhausepikrisen, standen.

Die *Verschlüsselungskontrolle* erfolgte bei der Einarbeitung jeder einzelnen Mitarbeiterin zunächst vollständig durch eine unabhängige Neuverschlüsselung der Dokumentationsbogen, dann durch Kontrolle der vorgelegten Ablochbelege an Hand der Unterlagen durch bereits eingearbeitete Kräfte, wobei individuell die Vollständigkeit der Kontrolle entsprechend dem Einarbeitungsstand reduziert wurde. Nach Einarbeitung wurde die Kontrolle auf Stichproben von Akten beschränkt; an diesen wurde grundsätzlich festgehalten.

Dieser Verzicht auf eine lückenlose Kontrolle war einerseits aus Kostengründen unerläßlich; andererseits war so das Arbeitsinteresse bei der relativ eintönigen Arbeit am ehesten aufrecht zu erhalten. Selbstverständlich war als Konsequenz eine gewisse bleibende Restfehlerquote zu erwarten. Diese ist bei den einzelnen Datenpunkten unterschiedlich. Sie ist bei den vorverschlüsselten Angaben am geringsten, sie ist auch niedrig bei bestimmten Aufmerksamkeit erfordernden Angaben, wie z. B. Medikamenten oder bei der Bestimmung von Schwangerschaftswochen; sie ist dagegen z. B. höher bei Krankheitsangaben mit verschiedenen Bezeichnungsweisen und bei Einstufungen in verschiedene Schweregruppen trotz ausführlicher schriftlicher Anweisungen.

Diese Fehlermöglichkeiten konnten aus folgenden Gründen in Kauf genommen werden: Das Ziel der Auswertung war nicht eine exakte verallgemeinerungsfähige Häufigkeitsermittlung für die einzelnen Variablen, sondern war nur auf den internen Häufigkeitsvergleich zwischen verschiedenen Untergruppen ausgerichtet. Dafür war die Vergleichbarkeit, ggf. die gleichmäßig fehlerbehaftete Vergleichbarkeit, aber nicht die absolute Richtigkeit erforderlich. In den Fällen, in denen sich wichtige Assoziationen ergaben, insbesondere mit Mißbildungen, war ohnehin eine auf die einzelnen Originalakten zurückgreifende Richtigkeitskontrolle mit Überprüfung zusätzlicher Begleitfaktoren prinzipiell vorgesehen. Dabei wurden Fehlverschlüsselungen erkannt, allerdings nur die Falschpositiven, die der jeweils interessierenden Befundsgruppe zu Unrecht zugeordnet waren. Die Erkennung der Falschnegativen, also das Übersehen des Befundes beim Signieren bleibt unerkannt, stört bei den Häufigkeitsvergleichen auch nicht, da das Übersehen nicht mit dem geprüften Assoziationsmerkmal positiv oder negativ assoziiert sein kann.

Die *Organisation der Verschlüsselung* hat sich so entwickelt, daß ursprünglich Ablochbelege für etwa 50 Lochkarten für eine vollständige Schwangerschaft und Kindesbeobachtung angelegt wurden. Über die Lochkarten wurden die Daten auf Magnetbänder übernommen. Ab Ende 1971 wurde die Verschlüsselung und Dateneingabe über ein NIXDORF-Datenaufnahmegerät 620/35 durchgeführt. Die im vorliegenden Teil I bearbeiteten Daten wurden allerdings ausschließlich über Lochkarten eingegeben. Die früheren Zwischenauswertungen aus der laufenden Arbeit spiegelten den Arbeitsstand zu einem bestimmten Zeitpunkt wider. Dabei waren Selektionseinflüsse nicht zu vermeiden, indem Akten über Schwangerschaften, die mit einem Abort endeten, früher zur Verschlüsselung kamen als Akten mit überlebenden Kindern.

Um verallgemeinerungsfähige Zahlenergebnisse ohne solche arbeitstechnische Selektionseinflüsse zu erhalten, wurde ein Block mit zeitlich lückenlos aufeinander folgenden Schwangerschaften definiert, der als Teil I der vorliegenden Auswertung zugrunde liegt und 7870 auswertbare Schwangerschaften umfaßt, die überwiegend zwischen 1964 und 1969 – letztes Erfassungsdatum in einzelnen Kliniken bis 1971 – in die PU aufgenommen worden sind.

Elektronische Datenverarbeitung

Die Datenübernahme von Lochkarten auf Magnetband erfolgte stapelweise nach Arbeitsstand in den einzelnen Arbeitsgruppen. Überprüfung auf unerlaubte Zeichen erfolgte z.T. bei der Eingabe, z.T. nach Zusammenführung der Datensätze für die einzelnen Personen. Prüfung auf Vollzähligkeit der Übernahme der Ablochbelege, d.h. letzten Endes der Dokumentationsunterlagen für Mutter und Kind, erfolgte ebenfalls nach Zusammenführung. Plausibilitätsprüfungen, d.h. Prüfungen auf Vereinbarkeit von Daten untereinander, z.B. zwischen Primär- und Kontrollvariablen, wurden überwiegend auf personelle Verschlüsselungsarbeit verlegt; nach Einführung des NIXDORF-Datenaufnahmegerätes wurden zahlreiche Plausibilitätsprüfungen im Aufnahmeprogramm fixiert.

Die Datenspeicherung erfolgte index-sequentiell für Schwangerschaftsfälle mit fester Folge der Daten der Eingabelochkarten. Nachträge und Korrekturen wurden gesammelt und in Spezialläufen eingegeben und ihrerseits am Ausdruck geprüft.

Die elektronische Datenverarbeitung wurde bis 1977 auf der CD 3300 des Universitätsrechenzentrums durchgeführt. Die Anlage war weit überlastet und hatte in den letzten Jahren hohe Ausfallzeiten. Sie wurde im Herbst 1977 abgebaut. Die Datenverarbeitung der PU wurde anschließend auf die IBM 370/158 des Landesrechenzentrums[1] in Mainz verlegt. Der Datentransport wurde z.T. mit einem Kleinbus, der zeitweise von der Deutschen Forschungsgemeinschaft zur Verfügung gestellt worden war, z.T. über ein programmierbares Remote-Batch-Terminal (EAI) vorgenommen.

Die umfangreichsten typischen EDV-Arbeiten waren folgende:

1. Datenkontrolle (Fehlerprüfungen, Plausibilitätsprüfungen, Nachträge, Korrekturen).

2. Variablen-Neudefinitionen

Erstellen von zusammenfassenden Variablen aus mehreren Einzelvariablen durch BOOLE'sche Ausdrücke. Diese Aufgabe tritt in sehr vielen verschiedenen Formen auf; als einer der komplizierteren Fälle sei das Plazenta-Reife-Diskrepanzmaß genannt, durch das eine divergierende Entwicklung der histologischen Reifemerkmale gegenüber ihrer Größen- und Gewichtsentwicklung gekennzeichnet wird.

Durchführung von einfachen und multiplen Regressionsrechnungen zur Schätzung einer beobachtbaren Variable (z.B. Geburtsgewicht des Kindes aus Tragzeit, Körperlänge, klinischer Reife u.a.). Errechnung des Schätzwertes für jedes Kind, Berechnung der Differenz zum Beobachtungswert, Standardisierung mittels Division durch die zugehörige Standardabweichung; Kurzbezeichnung: Regressions-Residuum des Geburtsgewichtes.

Mehr als die Hälfte aller endgültig verarbeiteten Variablen wurde neu definiert. Die Programme zu Neudefinitionen konnten sehr umfangreich sein.

3. Ausdruck von Einzelfall-Listungen

Dabei standen Such-, Kontroll- und Ergänzungsaufgaben im Vordergrund. Besonders wichtig waren Listen der zu definierten Untergruppen (z.B. Medikamenten) oder auch zu Befundkombinationen gehörenden Einzelfälle, für die dann je eine Reihe weiterer Merkmale ausgedruckt wurden.

Matched-pairs-Suchaufgaben gehören ebenfalls dazu.

4. Variablen-Profile*

Für jede einfach oder zusammengesetzt definierte Variable

werden zweidimensionale Kontingenztafeln durch Gegenüberstellung mit jeder anderen Variable aufgestellt und ausgedruckt. Dadurch entstehen sehr aussagereiche „statistische Gruppenprofile" für die verschiedenen (maximal 5 zugelassen) Ausprägungen der Profilvariablen, z.B. für Nichtraucherinnen, Wenigraucherinnen und Vielraucherinnen, deren Unterschiede in der Häufigkeitsverteilung jeder anderen Variablen, z.B. beim Blutdruck oder bei der perinatalen Sterblichkeit des Kindes tabelliert werden. Durch diese in zwangsläufiger Vollständigkeit erstellten Übersichten wird die Analyse auf alle erfaßbaren Einflußfaktoren hingelenkt, die etwa bestimmte sachlich wichtige Assoziationen beeinflußt haben könnten.

Die schnelle Orientierung über die deutlichen Assoziationen wird durch Berechnung und Ausdruck von χ^2-Werten, $P_{(\chi^2)}$-Werten, Spalten- und Zeilenprozentzahlen erleichtert. In einem Anhang wird ferner eine Schnellübersicht ausgedruckt, in der nur alle Kombinationsklassen, bei denen die χ^2-Komponente den Wert 3,9 übersteigt, mit dem Vorzeichen der Differenz zwischen Beobachtungs- und Erwartungswert angezeigt werden: Auf den häufig auftretenden Kleinzahleffekt (hohe χ^2-Komponenten bei Beobachtungszahlen von 1 oder 2 bei sehr kleinen Erwartungswerten) wurde durch ein Sonderzeichen hingewiesen.

5. Mehrdimensionale Kontingenztafeln**

Wegen der vielfachen Interdependenzen der Variablen war die möglichst hohe Mehrdimensionalität von Kontingenztafeln erforderlich. 3-, 4- und 5-dimensionale Tabellen wurden schon auf der CD 3300 erstellt; höhere Dimensionen ließen sich auf der IBM 370/158 bis zu einer Grenze von 9000 Kombinationsfeldern gewinnen, wobei noch bis 5 Selektionskriterien für die Beschränkung auf Unterkollektive hinzugefügt werden können.

Voraussetzung für die einheitliche Durchführung dieser Tabellierungsaufgaben war die Vereinheitlichung der Variablenarten. Es durften nicht mehr qualitative und quantitative Variable nebeneinanderstehen und unterschiedliche Auswertungstechniken erforderlich machen. Daher wurden grundsätzlich alle quantitativen Variablen durch Klasseneinteilung für die gleiche Bearbeitungstechnik wie qualitative Variable umgeformt (vgl. auch Abschn. 2.3.2). Durch die maschinell durchgeführte Klassenzuteilung für jede Variable jedes Einzelfalles entstand das „Klassenband", von dem sämtliche hier dargestellten Auswertungen durchgeführt wurden.

1.5 Zielsetzung dieses Berichtes

Das vorliegende Buch beruht auf der Auswertung einer vollständigen Reihe von 7870 Einlingsschwangerschaften aus 20 Frauenkliniken. Für jede Klinik wurde eine Schlußnummer der laufenden Numerierung festgelegt, die von dem unterschiedlichen Bearbeitungsstand der Kliniken abhing. Insgesamt umfaßt die Auswertung 8641 PU-Aufnahmen, von denen 684 Frauen ausfielen, weil sie an weiteren Untersuchungen nicht teilnahmen oder weil keine Gravidität vorlag. Ferner wurden 87 Mehrlingsschwangerschaften, die gesondert ausgewertet werden sollen, hier nicht berücksichtigt.

---

[1] Der Leitung des Landesrechenzentrums sei für die Eingliederung der PU-Läufe in die Arbeiten des Rechenzentrums auch an dieser Stelle besonders gedankt

* Programmentwicklung anfangs durch E. FERNANDES; Weiterentwicklung durch N. WERMUTH

** Programmentwicklung durch E. SCHEIDT, J. BERGER, N. Wermuth

Frühere Auswertungen sind nach dem jeweiligen Stand der laufenden Arbeit vorgenommen worden, wobei sich, wie schon ausgeführt, die relativ schnell abgeschlossenen Fälle etwas überproportional angehäuft hatten. Diese Selektion ist hier ausgeschaltet. Somit kann der Teil I als pars pro toto angesehen werden, der sich nur durch die frühere Beobachtungszeit und etwas andere Anteilszahlen der beteiligten Kliniken vom später auszuwertenden Teil II unterscheidet.

Es gibt eine große Zahl von Merkmalen, für die eine Darstellung der Zahlenverhältnisse bei diesen 7870 Schwangerschaften ausreicht. Für andere wird die Präzisierung der Zahlen am Gesamtmaterial erforderlich sein. Das besondere Ziel der zweiphasigen Auswertungsstrategie besteht aber darin, daß in *Teil I durch systematisches Suchen und Durchkämmen der zwei- und mehrdimensionalen Kontingenztafeln eine große Zahl deutlicher Assoziationen gefunden wird, die gegebenenfalls zu sachlichen Zusammenhangshypothesen* führen. Da diese Assoziationen durch Suchen gefunden wurden, gibt es in demselben Material im allgemeinen keine Möglichkeit, sie durch einen unabhängigen Test zu bestätigen; sie bleiben einstweilen unbestätigte Hypothesen. *Teil II* enthält dagegen unabhängige weitere Schwangerschaften. An ihnen können die in Teil I gewonnenen *Hypothesen echt im Sinne der statistischen Testtheorie geprüft werden.*

Freilich sind Organisation und Erhebungsverfahren in Teil I und II gleich; insofern sind die Teile nicht völlig unabhängig voneinander. Prüfungen der gefundenen Zusammenhänge an anderen deutschen und ausländischen Beobachtungsreihen bleiben unbedingt erforderlich. Die im DFG-Vorbericht dargestellten Ergebnisse beruhen auf demselben Datenmaterial. Nur ist inzwischen die Analyse erheblich weiter und tiefer fortgeführt worden. Dabei haben sich auch einige kleinere Zahlenänderungen durch Einzelkontrollen ergeben, so daß bei Zahlenunterschieden die Zahlen dieses Berichtes die endgültigen sind.

In vielen Studien besteht die Veröffentlichungspraxis, „signifikante" Einzelergebnisse isoliert zu veröffentlichen, bei denen der Leser nicht erfährt, wieviele andere Ergebnisse als nicht veröffentlichungswürdig unterdrückt wurden. Durch eine solche Veröffentlichungsselektion können gegebenenfalls Zufallsergebnisse unzulässig herausgestellt werden. Im Gegensatz dazu wird in diesem Buch jedes Ergebnis vor dem Hintergrund einer Fülle anderer Ergebnisse, bei denen auch *„Zufalls-Assoziationen"* enthalten sind, besser beurteilbar.

Trotz der sehr umfassenden Auswertung gibt es noch Originaldaten, abgeleitete und zusammenge-

setzte Variable, die auch hier noch nicht voll ausgewertet sind. Dies ist grundsätzlich unvermeidlich und würde auch bei noch höherer Auswertungsintensität gelten. Bei 500 Variablen gibt es allein fast 125000 zweidimensionale Tabellen und über 20 Millionen dreidimensionale, so daß es schon von diesem Umfang her klar ist, daß nur ein Ausschnitt bearbeitet werden kann.

Im vorliegenden Bericht werden auch die Organisation, die Datenerhebung und die Datenverarbeitung mit ihren *Schwachstellen* realistisch dargestellt. Durch die schonungslose *Offenlegung* erhält der Leser die Möglichkeit, die Ergebnisse, ihre Interpretation und Verallgemeinerungsfähigkeit im einzelnen zu prüfen. Darüber hinaus dienen sie zur Beurteilung der in den späteren PU-Jahren (Teil II) erfolgten Verbesserung der Datenerhebung und zu Vergleichen mit anderen Studien, sowie zu Anregungen für epidemiologisch-ätiologische Studien anderer Institutionen.

Einige der Schwachstellen beziehen sich nicht speziell auf die PU, sondern decken untersuchungstechnische Heterogenitäten in den Kliniken auf, die in der Alltagsroutine bestehen und auch in anderen multizentrischen Studien auftraten (vgl. L. HORBACH u.a. 1976). Wenn diese Feststellungen auch nicht zu den eigentlichen Aufgaben der PU gehören, so werden die Kliniker doch hieraus die Mahnung zur Verbesserung der Kliniksroutine ableiten.

Dieses Offenlegungsprinzip entspricht dem im Laufe des letzten Jahrzehnts immer klarer gewordenen Bewußtsein, daß es keine medizinisch-statistische Großstudie gibt, die in ihrer praktischen Durchführung die bei der Planung zugrunde gelegten Wunschvorstellungen erfüllt. Bei manchen Studien sind nach der Veröffentlichung der Ergebnisse spezielle Kommissionen gebildet worden, die in mühevollem Einblick in die Originaldaten Fehlerquellen erkundet und analysiert haben, z.B. bei der amerikanischen Diabetes-Studie (UGDP). Während frühere Veröffentlichungen auf die damalige Meinung Rücksicht nahmen, daß alles eigentlich in Ordnung sein müsse und nur allenfalls einige wenige Hinweise auf Schwierigkeiten bei einer qualitativ anspruchsvollen Arbeit tragbar seien, wissen wir heute, daß bei einer Großstudie zahlreiche unscheinbare Besonderheiten und erkennbare Mängel unvermeidlich sind, die zeit-, orts- und organisationsgebunden sind und in jeder Studie anders liegen. Die Offenlegung der bei der Datenanalyse erkannten Schwachstellen und die Darstellung ihrer methodischen Berücksichtigung oder Ausschaltung ist keine Wertminderung der eigenen Arbeit, sondern entspricht dem heutigen internationalen Standard einer wissenschaftlichen Veröffentlichung.

2.1 Vollständigkeit der Datenerhebung. Kontinuität der Beteiligung

Nach dem eben betonten Prinzip, auch Lücken und Schwachstellen der Studie offenzulegen, müssen nun die Vollständigkeit und Einheitlichkeit der Datenerhebung geprüft und die Arten der Lücken und der Uneinheitlichkeit dargestellt werden.

Die Vollständigkeit der Angaben ist bei der Aufnahmeuntersuchung bei einfachen anamnestischen Fragen hundertprozentig. Fragen nach seelischer Belastung haben 1,0% Ausfälle, Fragen nach der Familienanamnese 1,7%, Zigarettenrauchen 4,2%, Alkoholtrinken des Mannes 5,0%, Häufigkeit des Geschlechtsverkehrs vor der letzten Periode 12,8%, Kontrazeption 3,7% Ausfälle. Von den ärztlichen Befunden bei der ersten Untersuchung fehlt der Blutdruck bei 1,4%, der Urinbefund in 9,7%.

Bei der zweiten und dritten Hauptuntersuchung ist der Anteil der fehlenden Befunde etwas höher. Toxoplasma-Antikörper fehlen bei allen Untersuchungen in 6,0%.

Die erst später eingeführten Untersuchungen fehlen unvermeidlicherweise zu einem großen Teil, z. B. Röteln-Virologie in 56%. Fakultative Angaben waren ebenfalls selten, z. B. Leukozytenzahlen sind in 47% nicht angegeben, Papanicolaou-Befunde bei 53%.

Die Tagebuchangaben sind unterschiedlich vollständig. Angaben über Kaffee, Tee usw. fehlen in 4,0%, über Obstgenuß in 3,6%, über Fleisch und Eier in 14,0%.

Angaben über Einzelheiten bei der Geburt fehlen in einem merklichen Prozentsatz, weil im Kreißsaal nicht immer bekannt war, daß es sich um eine „PU-Geburt" handelt, so daß die Dokumentationsunterlagen nicht da waren, und außerdem 3,2% der Geburten nicht in der PU-Klinik erfolgten. Es fehlen z. B. in 7,6% der Geburten Angaben über Fruchtwasserfarbe, in 5,9% über die Geburtsdauer, in 9,7% über das Gewicht der frischen Plazenta. APGAR-Zahlen nach 1 Minute fehlen in 21,5%, wobei zu berücksichtigen ist, daß in einer Klinik diese Angabe grundsätzlich abgelehnt wurde.

Bei der Neugeborenenuntersuchung fehlen die Angaben bei den 226 Entbindungen außerhalb der PU-Klinik. Auch sonst gibt es Lücken aus Gründen der klinischen Vordringlichkeit anderer Maßnahmen, z. B. Verlegung in die Kinderklinik. Angaben über den Kopfumfang fehlen in 3,9%. Angaben über Ödeme in 23,7% der Lebendgeborenen, überwiegend wohl infolge des Nichtankreuzens eines „Nein". Bei 48,2% der Neugeborenen wurde kein Hämoglobin bestimmt. Bei den späteren Kinderuntersuchungen werden die Lücken größer. Die Mütter kommen nicht zu jedem vorgesehenen Termin. Die Lücken bei den 6-Wochen-Untersuchungen sind besonders groß, weil das Erhebungsprogramm und der Dokumentationsbogen für die frühesten Kinder zu diesem Zeitpunkt noch nicht entwickelt waren. Z. B. fehlen für den 6-Wochen-Termin in 34,7% Angaben über das Gewicht des Kindes, Fontanellengröße und andere Werte. Diese Ausfallquote setzt sich zusam-

Tabelle 2.1-1 Vollzähligkeit der Kinderuntersuchungen

6 Wochen	9 Monate[a]	18 Monate	36 Monate	Zahl der Untersuchungen der Kinder	Anzahl	%
–	–	–	–	0	979	14,2
+	–	–	–	1	340	4,9
–	+	–	–	1	104	1,5
–	–	+	–	1	77	1,1
–	–	–	+	1	306	4,4
+	+	–	–	2	259	3,7
+	–	+	–	2	58	0,8
+	–	–	+	2	81	5,6
–	+	+	–	2	69	1,0
–	+	–	+	2	72	1,0
–	–	+	+	2	213	3,1
+	+	+	–	3	292	4,2
+	+	–	+	3	155	2,2
+	–	+	+	3	149	2,2
–	+	+	+	3	481	7,0
+	+	+	+	4	3 280	47,4
4614	4712	4619	4737		6915	100

[a] enthält auch die anfangs mit 6 und 12 Monaten durchgeführten Untersuchungen

men aus 33,3% fehlenden 6-Wochen-Bogen und 1,4% fehlenden Angaben auf vorhandenen 6-Wochen-Bogen.

In den späteren Kinder-Untersuchungen sind die Angaben fast immer vollständig, wenn die Untersuchungen durchgeführt wurden. Merkliche Lücken finden sich nur bei etwas schwerer zu beurteilenden Merkmalen, wie Beckenschiefstand, und beim neurologischen Gesamturteil, für das bei durchgeführten Untersuchungen folgende Ausfälle vorliegen: bei 9 Monaten 9,8%; 18 Monaten 6,3%; 36 Monaten 5,7%.

Die Tagebücher der Mütter über das Verhalten der Kinder sind weniger vollzählig als Untersuchungen der Kinder. Von den 5596 Frauen, die mindestens einmal vom 9-Monatstermin an ihr Kind vorgestellt haben, liegt bei 4462 (79,7%) mindestens ein Tagebuch vor. Da das Tagebuch weniger häufig vorliegt, als Untersuchungen zum entsprechenden Zeitpunkt durchgeführt wurden, war die vielfach durchgeführte Doppelbefragung nach demselben Sachverhalt auf beiden Formularen zweckmäßig. So wurde z. B. die Frage nach ruhigem oder unruhigem Schlaf bei der 3-Jahres-Untersuchung in 70% nach den Angaben auf beiden Formularen verschlüsselt, in 29% nur nach dem Untersuchungsbogen, ohne daß ein Tagebuch ausgefüllt wurde. In wenigen Fällen lag nur das Tagebuch vor, das mit der Post eingeschickt wurde, während die Untersuchung selbst fehlte.

Die Kontinuität der Erfassung der Kinder zu den einzelnen Untersuchungszeiten geht aus vorstehender Übersicht hervor. Von 7870 erfaßten Einlingsschwangerschaften haben 6915 Kinder die Perinatalperiode überlebt. Von diesen wurden 979 (14,2%) später überhaupt nicht mehr erfaßt, 827 (12,0%) noch einmal, 752 (10,9%) zweimal, 1077 (15,6%) dreimal und 3280 (47,4%) vollständig bei allen vier weiteren Untersuchungen.

5936 (85,9%) der nach einer Woche lebenden Kinder sind mindestens bis zum 6-Wochen-Termin, 5596 (80,9%) mindestens 9 Monate, 5233 (75,7%) mindestens 18 Monate und 4737 (68,5%) noch zum 3-Jahres-Termin beobachtet worden.

In Anbetracht des Zeitabstandes von 3½ Jahren nach Ersterfassung und der wenig straffen dezentralisierten Organisation der nachgehenden Erfassung bei säumiger Wiedervorstellung des Kindes ist das Ergebnis durchaus erfreulich. Die methodischen Probleme, die der Ausfall mit sich bringt, werden in Abschn. 2.3.2.4 behandelt.

2.2 Einheitlichkeit bei der Datenerhebung

Einheitlichkeit bei den Kliniken

Durch einheitliche Dokumentationsunterlagen für die ärztlichen Untersuchungen, Befragungen und Tagebücher wurde ein standardisierter Rahmen für das gesamte Erhebungsprogramm erreicht. Allerdings konnten einige Teile erst später vereinbart und danach erst gedruckt werden, so daß anfangs Erhebungslücken bestanden, die auch nachträglich nicht geschlossen werden konnten, weil die Kinder inzwischen das jeweilige Beobachtungsalter überschritten hatten.

Bei den ärztlichen Untersuchungen der Schwangeren wurden auf dem Dokumentationsbogen nur Stichwörter angegeben; die Ausführung richtete sich nach der Klinikroutine und den persönlichen Gewohnheiten der Ärzte. Daß sich dabei erhebliche klinikspezifische Unterschiede eingestellt haben, war zu erwarten. Sie sind jedoch so groß, daß sie wenigstens auszugsweise dargestellt werden müssen. Hierin wird eine Verpflichtung der PU-Bearbeitung gesehen, da es sonst keine ähnlich ausführliche Datensammlungen aus vielen Kliniken gibt, die über die Gleichartigkeit von Befunderhebungen informieren

können. Diese Feststellungen bilden eine gewisse Ergänzung zum Projekt „Qualitätssicherung in der Gynäkologie", das auf die operative Gynäkologie ausgerichtet ist (STARK, BERK, SCHMIDT 1982). Ob solche Unterschiede statistisch belanglos bleiben oder zu Störfaktoren für Assoziationen werden, hängt von dem Zusammentreffen mit den klinikspezifischen Abweichungen bei anderen Variablen ab. (Abschn. 2.3.2).

Eine besonders kritische klinische Meßgröße ist der diastolische Blutdruck. Hier bestehen starke Unterschiede zwischen den einzelnen Kliniken. Ein niedriger Druck bis zu 70 mmHg bei der Aufnahmeuntersuchung wurde in der Tübinger Klinik in 70%, in Marburg nur bei 34% bei jeweils mehr als 1000 Aufnahmen festgestellt. Die Häufigkeiten hohen Drucks schwanken entsprechend; ebenso auch die Verteilung der systolischen Werte.

Die Häufigkeit von Ödemen schwankte in denselben Kliniken zwischen 1% und 13% und stieg in anderen Kliniken – allerdings bei kleineren Fallzahlen – über 20%. Es ist wohl nicht anzunehmen, daß es sich um echte regionale Unterschiede handelt; vermutlich sind es „nur" untersuchungstechnische Verschiedenheiten.

Auch die gynäkologisch-fachlichen Befunde sind nicht einheitlich. Bei der Befundung der Portio-Oberfläche liegt der Häufigkeitsbereich z. B. bei Ektopien zwischen 2% und 25%, bei Erosionen zwischen 2% und 22%. Bei Lageanomalien des Uterus schwanken die Zahlen zwischen 5% und 15%. Das Klinikmuster für häufige und seltene Befunde ist nicht einheitlich; manche Kliniken haben bei allen diesen Befunden hohe Zahlen, andere nur bei bestimmten Befunden.

Auch der Umfang der Untersuchungen schwankt erheblich, sofern sie nicht im Programm explizit als bindend vorgeschrieben sind. Im Dokumentationsbogen für die Aufnahmeuntersuchung ist z. B. ein Scheidenabstrich mit Eintragungen über Trichomonaden und Soor vorgesehen. Nur bei 43% der Fälle finden sich Eintragungen; der Anteil schwankt in den Kliniken zwischen 1% und 97%, in den beiden schon genannten Kliniken mit mehr als 1000 Aufnahmen sind es 74% und 19%. Wenn dann Untersuchungen durchgeführt wurden, schwankten die Anteile der o. B.-Fälle auch deutlich zwischen 72% und 97%. Nun könnte man denken, daß der untersuchende Arzt nach dem Allgemeineindruck auf Untersuchungen verzichtet, bei denen er keinen Befund erwartet. Dann müßte eine Korrelation zwischen dem Anteil der Untersuchten und der Häufigkeit der Befunde bestehen, indem bei wenig Untersuchungen relativ viele positive Befunde vorliegen müßten. Diese Korrelation ist auch, freilich nur andeutungsweise, vorhanden. In den beiden größten Kliniken mit großem Unterschied der Untersuchungsfrequenz ist jedoch der Anteil der o.-B.-Fälle mit 76% und 79% annähernd gleich. Freilich sind hier regionale Einflüsse nicht auszuschließen. Man ist jedenfalls nicht berechtigt, die Fälle ohne Eintragung als o.B.-Fälle anzusehen.

Die Eintragungen in den Tagebüchern hängen primär von den Auffassungen der Frauen selbst ab, die die Fragen beantworten. Dadurch können regionale, bildungsbedingte und soziale Unterschiede zutage kommen. Klinikeinflüsse kann es auch im Gespräch mit den Frauen bei der Verständlichmachung der Fragen geben.

Angaben über Übelkeit und Erbrechen zeigen etwas geringere Schwankungen als die oben genannten ärztlichen Befunde. Fehlen beider Symptome schwankt zwischen 20% und 30%. Eine häufig von den Frauen in der Anamnese angegebene Beschwerde ist die Verstopfung. Hier ist die regionale Heterogenität weniger deutlich. Es findet sich bei den größeren Kliniken nur ein Schwankungsbereich von 20% bis 26%.

Angaben über allgemein gebräuchliche Medikamente sind ziemlich einheitlich. Z. B. findet sich für phenacetinhaltige

Medikamente nur ein Bereich zwischen 13% und 20%. Die Häufigkeit, mit der die Schwangerschaft als erwünscht bezeichnet wird, schwankt zwischen 54% und 88%.

Bei den Kinderuntersuchungen wurde in einigen Fällen zur Überwindung von ungleichen Klinikroutinen durch die Vorschrift der dokumentierten Einzelschritte der Untersuchung eine Art operationaler Definition der Befundsbegriffe angestrebt, so z. B. bei den Befunden an Oberschenkel und Hüfte (vgl. Abschn. 5.3.7), bei denen die pauschale Beurteilung durch eine diagnostische Sammelbezeichnung (z. B. Hüftgelenksluxation bzw. -dysplasie) entweder ganz vermieden oder nur neben den Teilbefunden aufgeführt wurde. So wurde bei der Neugeborenenuntersuchung z. B. nach dem Ortolani-Einschnapp-Phänomen und nach der Abspreizbehinderung gefragt. Obwohl bei den Mitarbeiterschulungen gerade hierauf besonderer Wert gelegt wurde, bestehen deutliche Unterschiede zwischen den Kliniken. Die meisten positiven Befunde liegen bei der Tübinger Klinik vor, in der das Ortolani-Phänomen in 10,7% gefunden wurde, während es in allen übrigen Kliniken nur 0,9% ausmachte. Die Abspreizbehinderung wurde dagegen gleich häufig (3,3 bzw. 3,1%) festgestellt. Ausführliche Untersuchungen hierüber in Abschn. 5.3.7.

Generell wurde für jede wichtige topographische oder funktionelle Position bei den Kindern zunächst nach „unauffällig" ☐ – „auffällig" ☐ gefragt, um ja nichts zu übersehen. Zutreffendes war anzukreuzen. Dann wurde gefragt: „Falls auffällig, inwiefern" mit freier Zeile zur individuellen Beantwortung. Außerdem wurden die jeweils wichtigsten Auffälligkeiten unter „z. B." im einzelnen angegeben. Auch wenn damit zu rechnen war, daß die nicht als Beispiele aufgeführten Befunde eher übersehen werden könnten, so schien das Kompromiß zwischen Perfektion und Übersichtlichkeit noch am ehesten den Anforderungen der PU-Aufgabe gerecht zu werden.

Bei den Angaben über die geistige Entwicklung des Kindes ist die Unterschiedlichkeit relativ groß, zum Teil auch durch Diskrepanzen zwischen den Eintragungen der Mütter und den Feststellungen des Arztes bei der Untersuchung.

Beispiel: „Sprechen von 1- bis 2-Wort-Sätzen" wurde in einigen Kliniken bei der 18-Monatsuntersuchung streng ausgelegt, so daß dort mehr als 60% der Kinder als „noch nicht" klassifiziert wurden, in vielen anderen Kliniken waren es nur 20%.

Diese statistischen Feststellungen betreffen keine Sondersituation der PU, sondern geben die Wirklichkeit der klinischen Alltagsroutine wieder. Sie ist in erstaunlich hohem Ausmaß uneinheitlich. Diese Tatsache hat schon früher dazu geführt, daß bei epidemiologischen Übersichten regionale Unterschiede aufgrund lokaler Untersuchungsergebnisse nicht anerkannt wurden (z. B. die Bronchitisvergleiche zwischen England, USA und Norwegen). Trotzdem ist für eine einheitliche klinische Diagnostik, wie sie von der Öffentlichkeit eines Landes als selbstverständlich vorausgesetzt wird, eine höhere Gleichartigkeit erforderlich, als sie die Vergleiche ergeben haben. Die Bestrebungen für eine Qualitätssicherung in der Befunderhebung und der Diagnostik in der Medizin sind dringlich.

Eine heute zu planende Studie dürfte z. B. sich nicht mehr auf die subjektive Blutdruckmessung durch den Arzt beschränken, sondern müßte eine objektive apparative Registrierung in allen Kliniken fordern, die zur Planungszeit der PU noch nicht verfügbar war. Im vorliegenden Bericht wird keine vollständige Übersicht über die Heterogenität der einzelnen klinischen Befunde gegeben. Für die in Kap. 4 behandelten Einflußfaktoren sind die vom Durchschnitt stark abweichenden Kliniken einzeln angegeben, für die kindlichen Befunde in Tabelle 3.7.3-3

Einheitlichkeit im Zeitablauf

Bei einer Langzeitstudie ist die Einheitlichkeit der Datenerhebung auch im Zeitablauf zu prüfen. Da die Beteiligung der einzelnen Kliniken zeitlich ungleichmäßig ist, muß bei Heterogenität der Erfassung eines Merkmals von Klinik zu Klinik auch eine Heterogenität im Zeitablauf resultieren. Die statistische Durcharbeitung zeigt, daß die zeitlichen Unterschiede erheblich geringer sind als die örtlichen.

Immerhin zeigt sich für empfindliche Merkmale, wie z. B. den diastolischen Blutdruck, eine Zunahme der Hypotonikerinnen im Laufe der Jahre von 39,1% bis 1965 gegen 50,9% ab 1967. Schlüsselt man diese Befunde kombiniert nach Ort und Zeit auf, so ergibt sich, daß in einigen Kliniken die Blutdruckverteilung zeitlich konstant blieb, in anderen deutliche signifikante Änderungen vorkamen. So fand sich z. B. in einer Klinik eine starke Zunahme der Hypotonikerinnen von 1967 auf 1968 auf Kosten der Frauen mit mittleren Druckwerten, ohne daß ein Wechsel des Untersuchers stattgefunden hatte. Klinikinterne Schulungen, neue Instruktionen sind nachträglich nicht festzustellen. Dieses Beispiel soll nur gebracht werden, um die Schwierigkeiten der Konstanthaltung von Befunderhebung mit subjektiver Komponente hervorzuheben.

Die Feststellung von Ödemen nimmt mit den Jahren ab (11,5% bis 1965 gegen 7,8% ab 1967. Lageanomalien des Uterus werden zunächst in 7,8%, in den letzten Jahren mit 12,0% angegeben; Ektopien und Erosionen zeigen keinen zeitlichen Unterschied.

Beim Kind nehmen die Fußauffälligkeiten mit der Zeit zu; die o. B.-Fälle sind von 77,7% auf 63,1% gesunken. Der häufigste Befund, Senk- und Spreizfuß, hat von 13,8% auf 21,5% zugenommen. Die Angabe, daß die Kinder mit 18 Monaten noch keine 1- bis 2-Wort-Sätze bilden können, ist von 24,9% auf 34,0% gestiegen. Bei diesem Merkmal sind starke Klinikunterschiede schon erwähnt worden. Es fand sich aber bei keiner Klinik ein Zeittrend, so daß der Befund der zeitlichen Verschiebung durch die zeitlich wechselnde Klinikbeteiligung im ganzen zu erklären ist.

Von besonderem Interesse ist die Prüfung der Kontinuität der Plazentabefunde. Hier war durch die weit überwiegende Zentralisierung der Untersuchungen in der Hand von Prof. BEK-KER eine besonders hohe Einheitlichkeit gegeben. Überraschenderweise fand sich trotzdem ein deutlicher zeitlicher Trend, der sich besonders bei der Beurteilung des Lumens der Plazentagefäße bemerkbar machte. „Überwiegend weite" Gefäße wurden in den ersten Jahren in 17,9%, in den letzten nur in 4,5% angegeben. Dafür stieg die Zahl der „regional verschiedenen" Lumina. Beschränkt man sich auf die Kliniken, deren Plazenten ausschließlich von Prof. BECKER befundet wurden, so ergeben sich ganz ähnliche Zahlen. Die Häufigkeit der Feststellung von Kalkablagerungen stieg bei B.'s Befundungen von 31% auf 54%. Damit wird deutlich, daß auch bei strikter personeller Einheitlichkeit ein persönlicher Lernprozeß in Gang kommen kann. Es sei noch hervorgehoben, daß Prof. BECKER selbst diesen statistisch erwiesenen und nur statistisch erweisbaren Lerneffekt anerkannt hat[1].

---

[1] Siehe „Vorbericht" S. 76–77

2.3 Methodische Zielsetzung: Explorative Analyse von Assoziationen

2.3.1 Rechnerische Feststellung von Assoziationen Vierfelder-Tafeln (Alternativmerkmale)

Ursache-Wirkungs-Beziehungen bewirken als statistische Konsequenz das Vorhandensein von Assoziationen. Ein klares Verständnis dieser Beziehung ist Voraussetzung für das Verständnis der späteren Ausführungen.

Ein zahlenmäßiges Beispiel soll zur Erläuterung dienen: Frauen, die mit den Zeichen einer drohenden Fehlgeburt in die Studie aufgenommen wurden, beenden – selbstverständlich – häufiger ihre Schwangerschaft mit einer Fehlgeburt als andere Frauen. Die für die Tabelle verfügbaren Zahlen der PU sind in Tabelle 2.3.1-1 angegeben.

Bei den mit Abortus imminens aufgenommenen Schwangeren trat in 37,5% eine Fehlgeburt ein, bei den anderen in 8,5%. Der Unterschied ist sehr deutlich.

Zur Prüfung der Möglichkeit, ob es sich doch vielleicht nur um Unterschiede handeln könnte, wie sie ohne Sachzusammenhang nur durch Zufall auftreten könnten, wird eine χ^2-Berechnung (Chi-Quadrat) vorgenommen. Hierzu wird ein schematisches

Modell, die sogenannte „Nullhypothese" durchgerechnet, die auf der Annahme beruht, daß die beiden Merkmale unabhängig von einander seien. Dann müßten die Prozentzahlen der Aborte für beide Frauengruppen untereinander gleich und damit auch mit der Aborthäufigkeit in der Gesamtheit der Frauen gleich sein. Man multipliziert die Aborthäufigkeit (724:7594 = 9,53%) mit den am rechten Rand stehenden Anzahlen der beiden Frauengruppen und erhält die sogenannten „Erwartungswerte" für Aborte unter rechnerischer Annahme der Unabhängigkeit. ($277 \cdot 0,0953 = 26,4$; formelmäßig: $e_{11} = n_{1.} \cdot n_{.1} : n$)

Natürlich „erwartet" niemand die „Erwartungswerte", weil niemand die Unabhängigkeitsannahme ernstlich in Erwägung ziehen würde. Aber die einzige logisch mögliche Berechnungsbasis für die Prüfung einer Abhängigkeit besteht darin, daß man die zahlenmäßigen Konsequenzen der Unabhängigkeit durchrechnet und sie ggf. als im Widerspruch zur Wirklichkeit stehend erkennt und ablehnt.

Die beobachtete Abortzahl in der ersten Zeile links (104) ist wesentlich größer als ihr Erwartungswert (26,4). Ob dieser Unterschied aber nicht vielleicht doch noch im Rahmen der Zufallsschwankungen liegen könnte, wird durch die Berechnung der Maßzahl χ^2 geprüft.

Dabei werden für jedes Feld der Tabelle die Differenzen zwischen Beobachtungs- und Erwartungszahl gebildet, quadriert und durch die Erwartungszahl dividiert. Die Summe dieser vier Quotienten („χ^2-Komponenten") ergibt das χ^2. Es ist

$$\chi^2 = \frac{(n_{11} - e_{11})^2}{e_{11}} + \frac{(n_{12} - e_{12})^2}{e_{12}} + \frac{(n_{21} - e_{21})^2}{e_{21}} + \frac{(n_{22} - e_{22})^2}{e_{22}}$$

Die Erklärung des Rechenverfahrens wurde deshalb so ausführlich gegeben, weil das Prinzip später genau so auf umfangreichere Tabellen angewandt wird. Im hier vorliegenden einfachen Fall der 2×2-Tafel (Vierfeldertafel) sind alle Differenzen zwischen Beobachtungs- und Erwartungswerten gleich. Damit vereinfacht sich die Berechnung

$$\chi^2 = (n_{11} - e_{11})^2 \cdot \left(\frac{1}{e_{11}} + \frac{1}{e_{12}} + \frac{1}{e_{21}} + \frac{1}{e_{22}} \right) =$$

$$(n_{11} - e_{11})^2 \cdot \left(\frac{1}{e_{11}} + \frac{1}{e_{12}} \right) \cdot \frac{n}{n_{.2}} = \frac{(n_{11} - e_{11})^2}{e_{11}} \cdot \frac{n}{n_{.2}} \cdot \frac{n}{n_{2.}}$$

wenn die χ^2-Komponente nur für das Feld mit n_{11} berechnet wird, was oft rechnerisch besonders bequem ist.

Im obigen Beispiel ergibt sich $\chi^2 = 261,9$. Allein durch Zufallseffekte könnte bei einer Vierfeldertafel (1 „Freiheitsgrad") ein Wert

Tabelle 2.3.1-1 Assoziation zwischen Aufnahme mit drohender Fehlgeburt und Eintritt der Fehlgeburt. Beobachtete Zahlen

Drohende Fehlgeburt bei Aufnahme in die PU	Beendigung der Schwangerschaft		zusammen
	bis 196 Tage p.m. (Fehlgeburt)	nach 196 Tagen p.m. (ausgetragen)	
+	$n_{11} = 104$	$n_{12} = 173$	$n_{1.} = 277$
−	$n_{21} = 620$	$n_{22} = 6697$	$n_{2.} = 7317$
zusammen	$n_{.1} = 724$	$n_{.2} = 6870$	$n = 7594$[a]

[a] Die Gesamtzahlen in dieser und den späteren Tabellen sind niedriger als die Gesamtzahl 7870 aller beobachteten Frauen. Hier fehlen 276 Frauen, bei denen der Grund der Aufnahme nicht angegeben war

Tabelle 2.3.1-2 Erwartungswerte zu Tabelle 2.3.1-1

Drohende Fehlgeburt bei Aufnahme	Beendigung		zusammen
	bis 196 Tage	später als 196 Tage	
+	$e_{11} = 26,4$	$e_{12} = 250,6$	277
−	$e_{21} = 697,6$	$e_{22} = 6619,4$	7317
zusammen	724	6870	7594

$\chi^2 = 3{,}84$ mit der Wahrscheinlichkeit von 5% überschritten werden

$\chi^2 = 6{,}64$ mit der Wahrscheinlichkeit von 1% überschritten werden

$\chi^2 = 10{,}83$ mit der Wahrscheinlichkeit von 0,1% überschritten werden

Das beobachtete χ^2 liegt weit jenseits der 0,1%-Grenze. Es ist also extrem unwahrscheinlich, daß ein so hohes χ^2 – als Repräsentant der Unterschiede zwischen Beobachtungs- und Erwartungswerten – rein zufällig zustande kommen könnte, wenn in Wirklichkeit Unabhängigkeit vorliegt. Man muß also diese Möglichkeit und damit das Unabhängigkeitsmodell verwerfen. Die beiden Variablen sind voneinander abhängig. Abhängigkeit bedeutet nur die Widerlegung der Unabhängigkeit.

Bei kleinen Fallzahlen in einer Vierfeldertafel, z. B. wenn die kleinste Zahl oder ihr Erwartungswert unter 5 liegen, muß statt der χ^2 – Rechnung eine Berechnung unter Zugrundelegung der hypergeometrischen Verteilung durchgeführt werden (FISHERS „exakter Test").

Diese Ausführungen gelten für die Prüfung einer vorgegebenen Hypothese. Welche Bedeutung die χ^2-Rechnung später in diesem Buch für die Bewertung von Assoziationen hat, die beim Suchen gefunden wurden, wird in diesem Abschnitt an späterer Stelle erläutert.

Bedeutung von „Assoziationen"

Aus der Darstellung des statistischen Vergleichsverfahrens geht hervor, daß „Abhängigkeit" gleichbedeutend mit „Zusammenhang" zweier Merkmale ist. In demselben Sinne wird von „Assoziation" gesprochen. Man erkennt dies an einer überzufälligen „Häufung" einer bestimmten Merkmalskonstellation, die auch in einem „Unterschied zwischen den Häufigkeiten" zum Ausdruck kommt. Alle diese Ausdrücke

Assoziation – Häufung – Häufigkeitsunterschied – Zusammenhang – Abhängigkeit

werden im folgenden in gleicher Bedeutung gebraucht werden. Bei quantitativen Variablen gehört auch das Wort „Korrelation" in diese Reihe.

Dabei werden die ersten Bezeichnungen „Assoziation", Häufung, Häufigkeitsunterschiede bevorzugt werden, weil sie auch sprachlich bedeutungsneutral sind, während die beiden letzteren allzu leicht als Kausalbeziehungen ausgelegt werden könnten. Eine Ursache-Wirkungsbeziehung darf – zunächst – keinesfalls aus einer bestehenden Assoziation gefolgert werden. So ist sogar bei dem sehr klaren Sachverhalt unseres Beispiels die Variablenkategorie „Aufnahme in die PU mit Abortus imminens" nicht die „Ursache" des später eingetretenen Abortes. Selbstverständlich besteht eine „Abhängigkeit".

Die Sachdeutung einer Assoziation ist nicht einheitlich und schematisch möglich, sondern hängt von der jeweiligen Sachproblematik ab und gegebenenfalls von der Verzerrung durch erhebungstechnische, selektionsbedingte und mit Verknüpfungen und Definitionseigentümlichkeiten der Variablen zusammenhängende Fehlerquellen. Auf diese Störfaktoren und die Möglichkeiten ihrer Ausschaltung wird in Abschn. 2.3.2 und an vielen Stellen der späteren statistischen Analysen eingegangen werden.

Rechnerische Bearbeitung umfangreicherer Kontingenztafeln

Das erste Beispiel war dadurch besonders einfach, daß beide miteinander verknüpfte Variable nur zwei Ausprägungen hatten (Alternativmerkmale). Die Prüfung einer stärker gegliederten Tabelle (allgemeine Bezeichnung: Kontingenztafeln; deutsche Bedeutung: Anteilstafeln; Tabellen mit Mehrfachgliederung) auf Unabhängigkeit wird an Tabelle 2.3.1-3 gezeigt. Hier wird die Abhängigkeit der Aborthäufigkeit vom Alter der Schwangeren geprüft. Es werden fünf Altersklassen und drei Klassen des Schwangerschaftsausgangs, Früh- und Spätaborte sowie ausgetragene Schwangerschaften unterschieden.

Die Kennzeichnung der Tabellenfelder erfolgt (wie in Tabelle 2.3.1-1) durch zwei Indizes; der erste gibt die Zeile, der zweite die Spalte an. Allgemeine Kennzeichnung des Feldes in der Zeile i und der Spalte j ist für die Beobachtungszahlen n_{ij} und die zugehörigen Erwartungszahlen e_{ij}. Die Summation wird durch einen Punkt an der Indexstelle bezeichnet, an der über die einzelnen Zahlen summiert ist, was am rechten und unteren Rand der linken Tabelle (a) zu erkennen ist. Die im Tabellenteil (b) angegebenen Prozentzahlen dienen der Veranschaulichung der Unterschiede und werden später nur gelegentlich angegeben. Zur χ^2-Berechnung werden sie nicht benötigt.

Die Erwartungswerte entstehen, wie für Tabelle 2.3.1-2 erklärt wurde, aus der Durchrechnung des Modells der Unabhängigkeit beider Variablen in der gesamten Tabelle. Dann müßte in allen Zeilen (Altersklassen) die Verteilung der Schwangerschaftsausgänge genau so sein wie im Gesamtmaterial, also

$$490 : 258 : 6982 = 6{,}34\% : 3{,}34\% : 90{,}32\%.$$

Zur Berechnung der Erwartungswerte multipliziert man die Zeilensummen $n_{i.}$ mit den relativen Anteilen der in der untersten Zeile stehenden Spaltensummen ($n_{.j} : n$). Der Erwartungswert für das Feld ij ist also

$$e_{ij} = \frac{n_{i.} \cdot n_{.j}}{n}$$

Die Prüffunktion für Unabhängigkeit entspricht auch im allgemeinen Falle der beliebig gegliederten „Kontingenztafeln" der bei der Vierfeldertafel angegebenen Formel. Es ist

$$\chi^2 = \sum_{i,j} \frac{(n_{ij} - e_{ij})^2}{e_{ij}}$$

In jedem Feld wird die Differenz von Beobachtungs- und Erwartungszahl quadriert und durch die Erwartungszahl dividiert. Die χ^2-Komponenten jedes einzelnen Feldes werden zu χ^2 addiert. In Tabelle 2.3.1-3 ergibt sich $\chi^2 = 77{,}98$. Die Höhe von χ^2 ist von der Zahl der Tabellenfelder abhängig. Bei k Zei-

Tabelle 2.3.1-3 Alter der Schwangeren und Ausgang der Schwangerschaft

Alter	Frühaborte 1.–4. Monat			Spätaborte ab 5. Monat			ausgetragen			zus.	Früh-aborte	Spät-aborte	ausgetra-gen	zus.
	beob.	erw.	χ^2-Kompo-nente	beob.	erw.	χ^2-Kompo-nente	beob.	erw.	χ^2-Kompo-nente					
bis 19 J.	n_{11} 14	e_{11} 25,5	5,22	n_{12} 15	e_{12} 13,5	0,18	n_{13} 374	e_{13} 364,0	0,27	$n_{1.}$ 403	3,5	3,7	92,8	100
20–24	n_{21} 113	e_{21} 126,5	1,43	n_{22} 45	e_{22} 66,6	7,00	n_{23} 1837	e_{23} 1802,0	0,68	$n_{2.}$ 1995	5,7	2,3	92,1	100
25–29	n_{31} 165	e_{31} 197,6	5,37	n_{32} 100	e_{32} 104,0	0,16	n_{33} 2852	e_{33} 2815,4	0,48	$n_{3.}$ 3117	5,3	3,2	91,5	100
30–34	n_{41} 121	e_{41} 102,7	3,26	n_{42} 70	e_{42} 54,1	4,69	n_{43} 1429	e_{43} 1463,2	0,80	$n_{4.}$ 1620	7,5	4,3	88,2	100
35 u. mehr	n_{51} 77	e_{51} 37,7	40,92	n_{52} 28	e_{52} 19,9	3,34	n_{53} 490	e_{53} 537,4	4,18	$n_{5.}$ 595	12,9	4,7	82,4	100
zusam-men	$n_{.1}$ 490	490,0	56,20	$n_{.2}$ 258	258,1	15,37	$n_{.3}$ 6982	6982,0	6,41	n 7730	6,34	3,34	90,32	100

a Beobachtungs- und Erwartungszahlen. χ^2-Berechnung

b Prozentzahlen von
100 Schwangerschaften derselben
Altersklasse

len und l Spalten ist die „Zahl der Freiheitsgrade" $(k-1)$ $\cdot(l-1)$; im Beispiel $4 \cdot 2 = 8$.
Wie hoch dasjenige χ^2 ist, das bei einer bestimmten Zahl von Freiheitsgraden unter Zugrundelegung des Unabhängigkeitsmodells noch mit einer Wahrscheinlichkeit P von 5% bzw. 1% bzw. 0,1% überschritten wird, ist aus mathematisch berechneten Tabellen ablesbar, die in jedem Lehrbuch der Statistik abgedruckt sind. So entsprechen z.B. einer Überschreitungswahrscheinlichkeit

	5%	1%	0,1%
bei 2 Freiheitsgraden die Werte	5,99	9,21	13,82
3 Freiheitsgraden die Werte	7,81	11,34	16,27
5 Freiheitsgraden die Werte	10,07	15,09	20,52

übliche Kennzeichnung $\cdot \rightarrow \mid \leftarrow * \rightarrow \mid \leftarrow ** \rightarrow \mid \leftarrow ***$
der Lage eines beobachteten χ^2-Wertes:

Bei der Kennzeichnung durch Sternchen oder – wie später im Buch bei Vierfeldertafeln durch Plus- oder Minuszeichen – wird dann weder der genaue χ^2-Wert noch die Zahl der Freiheitsgrade angegeben.[2]
χ^2-Werte, die niedriger als das zur 5%-Grenze gehörende χ^2 sind, bleiben ohne Kennzeichnung oder erhalten einen Punkt. Dafür wird auch die Formulierung „liegt im Zufallsbereich" gebraucht werden.
Die zugrunde liegenden Wahrscheinlichkeitsberechnungen setzen voraus, daß die Erwartungswerte nicht sehr klein sind. Man toleriert, daß etwa ein Fünftel der Erwartungswerte unter 5 liegt. Bei Erwartungswerten unter 1 gelten die Wahrscheinlichkeiten nicht mehr.
In Tabelle 2.3.1-3 ist das beobachtete $\chi^2 = 77,98$ weit größer als das bei Unabhängigkeit zu erwartende $\chi^2_{(8;0,001)} = 26,1$. Die Altersabhängigkeit der Aborthäufigkeit ist gesichert. Die Abort-

ziffern steigen mit dem Alter an. Der deutlichste Effekt liegt bei den älteren Frauen für Frühabort vor.

Besonderheiten bei der Bearbeitung von Kontingenztafeln bei explorativen Analysen

Das χ^2-Verfahren ist für die methodische Situation einer Hypothesenprüfung entwickelt worden. Die P-Wahrscheinlichkeiten gelten für den Fall, daß eine vorgegebene Hypothese an der einen vorliegenden Tabelle geprüft wird. In vollem Gegensatz steht die hier vorliegende Aufgabe, zahlreiche Tabellen daraufhin durchzumustern, ob man irgendwo Zusammenhänge vermuten kann. Es ist eine *Erkundungs-*, eine *explorative Aufgabe*. Hierfür braucht man eine *Skala der Deutlichkeit und Stärke einer Assoziation*. In dieser Skala muß berücksichtigt sein, wie sehr die Zahlenbesetzung der Tabellenfelder von der Verteilung bei Unabhängigkeit abweicht und ob man solche Abweichungen als reines Zufallsergebnis erwarten kann. Das ist nun wiederum genau die Aussage, die das χ^2-Verfahren liefert, nur mit einer anderen Nuancierung. Die „Überschreitungswahrscheinlichkeiten" 5%, 1% und 0,1% bedeuten nach wie vor, daß unter 1000 Tabellen mit wirklicher Unabhängigkeit der Merkmale in 50 Fällen bzw. 10 bzw. 1 Fall die entsprechenden χ^2-Stufen überschritten werden. Bei den Tausenden von Tabellen, die bei der PU-Auswertung durchgesehen werden, sind das schon erhebliche Mengen, die *nur zufällig eine Deutlichkeitskennzeichnung* erhalten, natürlich besonders viele bei einem einfachen Zeichen, wesentlich weniger mit einem Doppelzeichen und noch weniger mit einem Dreifachzeichen. Man kann nur sagen, daß sie im Verhältnis 40:9:1 stehen. Aber wie viele und

---

[2] Bei einem genauen Zahlenvergleich wird $\chi^2_{beob.}$ dem aus der Lehrbuchtabelle entnommenen χ^2-Grenzwert gegenübergestellt, bei dem als Index die Zahl der Freiheitsgrade und die zur Beurteilung herangezogene Grenzwahrscheinlichkeit angegeben werden; im Beispiel wäre es $\chi^2_{(8;0,001)} = 26,1$.

welche es sind, ist unbekannt, bis weitere Studien die Spreu vom Weizen trennen.

Die Kennzeichnung der gefundenen Assoziationen und ihrer Deutlichkeitsstufen erfolgt durch einheitliche Symbole:

	in mehrfach gegliederten Kontingenztafeln für Assoziationen insgesamt	in Vierfeldertafeln für	
		Häufungen	Verminderungen
schwach	*	+	−
mäßig deutlich	**	+ +	− −
sehr deutlich	***	+ + +	− − −

Bei den mehrfach gegliederten Kontingenztafeln entspricht dem Prinzip des χ^2-Verfahrens, die Tabelle als Ganzes zu betrachten und eine einzige Gesamtaussage über die Höhe des χ^2-Wertes zu machen. Aber damit hat man sich auch bei Hypothesenprüfungen nicht zufrieden gegeben, sondern durch Untergliederungstechniken genauer zu bestimmen gesucht, an welchen Teilen der Tabelle Unabhängigkeit gilt und an welchen nicht. Diese Untergliederungstechniken konnten durch Sachüberlegungen gesteuert sein.

In der hier vorliegenden Situation der Suche nach Assoziationen, wo auch immer sie zu finden sind, tritt die Steuerung der Suche durch Sachüberlegungen oft in den Hintergrund, weil man – infolge von nicht übersehbaren Dritteinflüssen – alles für möglich zu halten hat. So könnten sich in einer größeren Kontingenztabelle verschiedene Zusammenhänge an ganz verschiedenen Stellen der Tabelle bemerkbar machen, so daß eine Gesamtaussage über ein χ^2 der ganzen Tabelle nur den ersten Rahmen für die Assoziationssuche abgibt. So können z. B. in einer Assoziationstabelle zwischen Unter- bzw. Übergewicht der Mutter und dem Gewicht des Kindes sich vielerlei Zusammenhänge überlagern, etwa Erbeinflüsse, Stoffwechsel, Konstitutionsverknüpfungen von Krankheiten, wobei z. B. der Diabetes zur vorverlegten Entbindung und damit nicht zum eigentlich zugehörigen hohen Geburtsgewicht des Kindes führt – usw. usw. So erschien es sinnvoll, die Assoziation des Untergewichts der Mutter getrennt von denen des Übergewichts zu betrachten. Dies führte in der Konsequenz zu einer Aufsplitterung der größeren Kontingenztafeln in Vierfeldertafeln, denn in jedem Feld könnte sich ein besonderer Zusammenhang ausgewirkt haben. Auch deshalb wurden in den Profilen (s. Abschnitt 1.4) für jedes Tabellenfeld auch die χ^2-Komponente ausgedrückt, aus der sich leicht das χ^2 für die zugehörige Vierfeldertafel errechnen ließ. So ist in Kap. 4 und 5 jede Variablenkombination so behandelt worden, als sei sie das (1,1)-Feld einer Vierfeldertafel und alle übrigen Felder sinngemäß auf (1,2), (2,1) und (2,2) verteilt. Bei sehr kleinen Zahlen wurde das Fisher-Verfahren angewandt. Bei quantitativen und ordinalen Variablen wurde auf das Verhalten des Nachbarfeldes geachtet: bei Kompensation einer Häufung durch eine Verminderung im Nachbarfeld wurde die Häufung als vermutlich zufällig ignoriert; bei gleichsinnigen Abweichungen wurden sie zusammengefaßt.

Diese Prozeduren wären bei Hypothesenprüfungen strikt verboten; beim explorativen Suchen nach Assoziationen gehören sie zur Suchtechnik. Freilich begibt man sich dabei noch etwas tiefer in den Dschungel des „data snooping" hinein. Aber man erfüllt die Hauptaufgabe, alle erkennbaren Hinweise auf Assoziationen zu sammeln und zur sichtenden Prüfung an anderen Daten vorzubereiten.

Eine nicht ganz korrekte Handhabung der χ^2-Berechnungen in diesem Buch sei noch erwähnt: Alle Schwangerschaften wurden wie unabhängige Beobachtungen aller Merkmale bearbeitet, obwohl unter den 7870 Schwangerschaften 498 (5,9%) eine schon bei einer früheren Schwangerschaft erfaßte Frau betrafen. Dies hat im Prinzip auch einen geringen Einfluß auf die χ^2-Berechnung. Da aber die Maßzahlen ohnehin nur orientierenden Charakter haben, konnte diese statistische Inkorrektheit in Kauf genommen werden.

Das vorliegende Buch ist ganz auf die Suche nach Zusammenhängen eingestellt. Eine Prüfung der gefundenen Assoziationen soll dann am Teil II der Daten erfolgen. Diese Aufgabenteilung ist dadurch besonders sinnvoll, daß der Nachprüfung dieselbe Erhebungstechnik zugrunde liegt. Trotzdem sind weitere Nachprüfungen wichtiger Befunde durch neue unabhängige Studien notwendig. Leider divergieren die Fragestellungen und Datenerhebungen auch in Studien mit ähnlicher Zielsetzung erheblich, so daß Vergleiche mit vorhandenen Studien nicht oft möglich sind, sondern neue Studien abgewartet werden müssen.

Verwendung klassifizierter Variablen

Bei der Datenerhebung treten qualitative, quantitative und Ordnungsmerkmale nebeneinander auf. Nach den Prinzipien der statistischen Methodik erfordert jede Art zur optimalen Auswertung andere Verfahren, z. B. bei quantitativen Variablen die Schätzung von Parametern wie Mittelwert, Varianz, die dann z. B. Varianzanalysen zulassen.

Für die vorliegende Auswertung ist jedoch die Entscheidung getroffen worden, für alle Variablenarten eine einheitliche Bearbeitungstechnik zu benutzen. Durch Klassifizieren kann man auch quantitative Variable so umformen, daß sie genau so bearbeitet werden können wie qualitative Daten, z. B. mit Häufigkeitsvergleichen, Kontingenztafeln und χ^2-Verfahren. Dies hat für Massenauswertungen an Hunderten von Variablen große Vorteile. Außerdem kann man an Kontingenztafeln aus klassifizierten – ursprünglich quantitativen – Variablen wichtige Unregelmäßigkeiten der Verteilung, Heterogenität usw. besser und deutlicher erkennen als beim Arbeiten mit Mittelwerten, Varianzen und Korrelationskoeffizienten.

2.3.2 Berücksichtigung von Einflußfaktoren

2.3.2.1 Haupttypen der Einflußfaktoren

Die Interpretation der Zusammenhänge im Beispiel der Assoziation zwischen dem Alter und dem Ausgang der Schwangerschaft ist nicht so einfach, wie man es sich zunächst vorstellt. Geht aus den Zahlen sicher hervor, daß die Aborthäufigkeit vom Alter der Schwangeren abhängt? Was könnte als störende Fehlerquelle in Betracht kommen?

a) Ältere Frauen könnten früher zur Untersuchung in die Klinik kommen und so in einer früheren Schwangerschaftswoche in die PU. Dann hätten sie eine größere Chance, daß eine Fehlgeburt beobachtet wird, als später kommende jüngere Frauen, die nur noch kürzere Zeit unter Abortrisiko stehen würden.

b) In einer speziellen Klinik könnten besonders viele ältere Schwangere erfaßt worden sein. In dieser Klinik werden auch – durch besonders gute Kontakte zu den niedergelassenen Ärzten und erfolgreiche lokale Werbung – die Schwangeren besonders früh erfaßt, so daß relativ viele Fehlgeburten beobachtet werden können. Wenn diese Klinik mit großen Zahlen an der PU-Studie beteiligt ist, könnte durch dieses zufällige Zusammentreffen zweier voneinander unabhängiger Häufungen im Gesamtmaterial eine künstliche, nur durch „klinikspezifische Heterogenität" bedingte Assoziation auftreten.

c) Die Abhängigkeit der Aborthäufigkeit besteht gar nicht gegenüber dem Alter der Schwangeren, sondern gegenüber einem anderen, mit dem Alter zusammenhängenden Faktor, z. B. der Zahl der vorangegangenen Schwangerschaften.

Diese *drei Haupttypen von Einflußfaktoren* müssen grundsätzlich vor jeder Interpretation einer Assoziation in Betracht gezogen werden. In allgemeiner Formulierung handelt es sich dabei

a) um unterschiedliche statistische Strukturen der Vergleichsgruppen, die verschiedene Risikoexpositionen bedingen

b) um Heterogenitätseffekte, die bei zufällig unterschiedlicher Häufigkeitskonstellation in einzelnen Materialteilen die Konstellationsbesonderheiten eines Teils als Assoziation im Gesamtmaterial erscheinen lassen

c) um mehrdimensionale Assoziationen, deren Abhängigkeitsstrukturen durch multifaktorielle Analysen geklärt werden müssen.

a) und b) sind eigentliche *Störfaktoren,* deren Wirkung bei der Analyse von Assoziationen soweit wie möglich ausgeschaltet werden sollten.

Die Erkennung von c) ist Ziel der Zusammenhangsanalysen. Statistisch-formal sehen allerdings die drei Fälle gleichartig aus: Es bestehen Assoziationen zu Drittgrößen.

Bei einzelnen Variablen bestehen außer den eben genannten Haupttypen der Fehlerquellen noch zusätzliche Irrtumsmöglichkeiten, auf die dann speziell eingegangen wird.

Grundsätzlich besteht immer auch die weitere Möglichkeit, daß auch ohne Vorhandensein spezieller störender Einflußfaktoren – „einfach zufällig" – eine schwache oder gelegentlich auch eine deutliche Assoziation auftritt, die als solche nicht unmittelbar erkennbar ist.

2.3.2.2 Erkennung von Einflußfaktoren

Die in der Studie universell angewandte Technik zur Erkennung von Einflußfaktoren ist die Aufstellung von „Profilen" für die Gruppen der Träger bestimmter Merkmale. Es wurden 478 klassifizierte Variable zur Hauptauswertung ausgewählt, wobei sowohl unmittelbar beobachtete bzw. erfragte als auch zusammengefaßte und aus mehreren Beobachtungswerten zusammengesetzte Variable benutzt wurden. Für diese auf einem Auswertungsband stehenden Variablen war ein Profil-Erstellungs-Programm geschrieben worden, das für eine Profil-Variable zweidimensionale Kontingenztafeln mit allen übrigen 477 Variablen erstellte, für jedes Tabellenfeld Erwartungswerte, χ^2-Komponenten und Prozentwerte zu den Randsummen errechnete und übersichtlich ausdruckte. Über eine Zwischenspeicherung wurden zum Schluß Ergebnisübersichten über die χ^2-Werte und die Tabellenfelder mit besonders hohen Abweichungen zwischen Beobachtungs- und Erwartungswerten (χ^2-Komponente über 3,9) ausgedruckt.

So entstanden für jede Auswertungsgröße vollständige Übersichten über alle Assoziationen zu anderen Größen, die sowohl Störfaktoren als auch sachlich unmittelbar oder mittelbar bedeutsame Einflußfaktoren sein konnten. Bei den weiteren Auswertungsschritten waren die Faktoren dann zur klärenden Analyse zu berücksichtigen, wobei ggf. mehrdimensional gegliederte Kontingenztafeln zu erstellen waren. Die Interdependenz der Einflußfaktoren bildet eine wesentliche Schwierigkeit für die analysierende Auswertung, aber auch eine besondere Erkenntnischance.

2.3.2.3 Ausschaltung von Störfaktoren

Ein Störfaktor wirkt dadurch verzerrend, daß er in seinen einzelnen Unterklassen unterschiedliche Verteilungen bei den Assoziationstafeln zweier (oder mehrerer) anderer Variablen aufweist und bei Zusammenwerfen der Unterklassen künstliche Assoziationseffekte bei diesen Variablen bewirkt.

Beispiel: Zwei Variable X und Y mit je 2 Klassen seien voneinander unabhängig. Eine dritte Variable Z bewirkt aber verschiedene Verteilungen von X und Y in den Teiltafeln Z_1 und Z_2:

Tabelle 2.3.2-1 Modell für künstliches Auftreten einer Assoziation durch Überlagerung zweier durch einen Störfaktor Z unterschiedlichen Teiltafeln (Heterogenitätseffekt)

	B		zusammen		B		zusammen
	+	−			+	−	
Z_1:A +	40	60	100	Z_2:A +	450	50	500
−	360	540	900	−	450	50	500
zus.	400 $\chi^2=0$	600	1 000	zus.	900 $\chi^2=0$	100	1 000

	B		zusammen
	+	−	
Summe Z_1+Z_2:A +	490 (E=390)	110 (E=210)	600
−	810 (E=910)	590 (E=490)	1 400
zusammen	1 300 $\chi^2=104,7$	700	2 000

In der Summentabelle besteht dann eine außerordentlich hohe Assoziation; das Feld $(A+B+)$ ist um 100 Fälle stärker besetzt, als es aus der Unabhängigkeitshypothese folgen würde.

Die Ursache für diesen Effekt liegt darin, daß sowohl die Variable A in Z_1 und Z_2 unterschiedliche Verteilungen aufweist $(100:900$ in Z_1 gegen $500:500$ in $Z_2)$ als auch B $(400:600$ in Z_1 gegen $900:100$ in $Z_2)$. In Z_2 ist also sowohl $A+$ als auch $B+$ gegenüber Z_1 gehäuft, obwohl A und B auch in Z_2 keine Assoziation aufweisen. Erst durch das Zusammenwerfen der heterogenen Teile ist die Assoziation zwischen A und B als statistisches Kunstprodukt entstanden. Dieser Fehler wird als Heterogenitätseffekt bezeichnet (vgl. 2.3.1).

Die künstliche Assoziation verschwindet sofort wieder, wenn man auf die einzelnen Teiltafeln Z_1 und Z_2 zurückgeht. Man kann dann auch die Erwartungswerte der einzelnen Felder der Teiltafeln addieren und erhält „bereinigte Erwartungswerte"; in diesem Falle ist für das Feld $(A+B+)$ der Erwartungswert in Z_1

$$\frac{100 \cdot 400}{1000} = 40 \text{ und in } Z_2 \frac{500 \cdot 900}{1000} = 450.$$

Deren Summe ergibt 490 in Übereinstimmung mit dem Beobachtungswert. Diese rechnerische Bereinigung der Erwartungswerte durch Addition der entsprechenden Werte aus den nach der Störgröße aufgespaltenen Teiltafeln führt also zur Ausschaltung des Störfaktors.

Das eben für eine Vierfeldertafel gezeigte Ausschalten des Einflusses einer störenden Alternativgröße gilt in erweiterter Form auch für größere Kontingenztafeln und Einflußfaktoren mit mehr als zwei Klassen. Es seien die Klassen der Variablen X durch den ersten Index $i = 1\ldots k$ bezeichnet, die Klassen der zweiten Variablen Y durch den zweiten Index $j = 1\ldots l$ und die Klassen der auszuschaltenden Einflußgröße Z durch den dritten Index (mit $t = 1\ldots w$), wobei der Punkt die Summation über alle Fälle dieser Indexposition bedeutet. Dann besteht die Gesamttabelle der X-Y-Assoziation aus den folgenden Werten, bei denen die Summation über die Störgröße Z durch einen Punkt an der 3. Stelle bezeichnet ist:

$n_{11.}\, n_{12.}\ldots$	$n_{1l.}$	$n_{1..}$	
$n_{21.}\, n_{22.}\ldots$	$n_{2l.}$	$n_{2..}$	
.			
.			
$n_{k1.}\, n_{k2.}\ldots$	$n_{kl.}$	$n_{k..}$	
$n_{.1.}\, n_{.2.}\ldots$	$n_{.l.}$	n	

Für diese Beobachtungswerte können zunächst die unbereinigten Erwartungswerte aus den Randsummen berechnet werden:

$$e_{ij.} = \frac{n_{i..} \cdot n_{.j.}}{n}$$

Summation der Erwartungswerte der Teiltafeln

Eine Bereinigung durch Ausschaltung der Störgröße Z wird für jedes Feld einzeln durchgeführt, indem man auf die Teiltafeln $XY|Z$ zurückgeht, die formal so aussehen wie die obige Gesamttafel XY, aber für jede Z-Klasse getrennt aufgestellt werden. Sie unterscheiden sich in der Bezeichnungsweise dadurch, daß alle Felder der ersten Z-Klasse in der dritten Indexstelle keinen Punkt, sondern eine 1 haben, die nächste Teiltafel hat überall eine 2 an der dritten Indexstelle usw. In jeder Teiltafel t errechnet man die Erwartungswerte

$$e_{ijt} = \frac{n_{i.t} \cdot n_{.jt}}{n_{..t}}$$

wobei $n_{..t}$ die Fallzahl der Teiltafel t bedeutet.

Durch die Summation der Erwartungswerte für eine bestimmte ij-Position in allen Teiltafeln erhält man einen *bereinigten Erwartungswert*, in dem der durch Z bedingte Heterogenitätseffekt ausgeschaltet ist („indirekte Standardisierung")

$$e_{ij.korr.} = \sum_{t=i}^{w} e_{ijt}$$

χ^2-Berechnungen unter Benutzung von Teiltafeln

Mit diesen bereinigten Erwartungswerten kann man wieder eine χ^2-Berechnung vornehmen, um festzustellen, ob auch nach Ausschaltung von Z noch eine Assoziation zwischen X und Y besteht. Das bereinigte $\chi^2_{korrig.}$ wird im Falle einer Vierfeldertafel

$$\chi^2_{korrig.} = \frac{(n_{11.} - e_{11.korr.})^2}{e_{11.korr.}} + \frac{(n_{12.} - e_{12.korr.})^2}{e_{12.korr.}} + \frac{(n_{21.} - e_{21.korr.})^2}{e_{21.korr.}} + \frac{(n_{22.} - e_{22.korr.})^2}{e_{22.korr.}}$$

Das korrigierte χ^2 ist nicht immer niedriger als das ursprüngliche χ^2; es kann auch – sogar erheblich – höher sein, wenn der störende Drittfaktor die Assoziation in den einzelnen Untergruppen verwischt hatte.

Das hier benutzte $\chi^2_{korrig.}$ ist eine deskriptive Maßzahl, die mit dem ursprünglichen χ^2 verglichen werden soll. Zur Orientierung wird es auch zur Einteilung der korrigierten Assoziation in Deutlichkeitsstufen entsprechend den Werten bei 5%, 1% und 0,1% Überschreitungswahrscheinlichkeit verwendet, obwohl diese Wahrscheinlichkeiten hier nicht gelten. $\chi^2_{korrig.}$ ist keine Testgröße, da für die vorauszusetzende Heterogenität der Teiltafeln keine sinnvolle Verteilungsannahme bei Zugrundelegung einer Nullhypothese über die XY-Assoziation in den Teiltafeln gemacht werden kann. $\chi^2_{korrig.}$ ist eine Maßzahl, die im Vergleich zum ursprünglichen χ^2 die Veränderung durch Ausschaltung der Störvariablen kennzeichnet. $\chi^2_{korrig.}$ dient – wie auch das ursprüngliche χ^2 – nur zur Abstufung der Stärke der Assoziationen, die freilich nicht ganz gleichartig ist, aber als Hinweis ausreicht.

Ein wesentlicher Vorzug der Verwendung von $\chi^2_{korrig.}$ liegt darin, daß das Verfahren uneingeschränkt und für alle umfangreicheren Kontingenztafeln verwendbar ist.

Besonderes Augenmerk ist bei der Anwendung auf die Beachtung der Homogenität der Assoziationen in den einzelnen Teiltafeln zu richten. Folgende Fälle sind bei der Analyse einer im Gesamtmaterial deutlichen Assoziation wichtig:

a) In allen Untertafeln bestehen keine deutlichen Assoziationen; bei der Summierung der Erwartungswerte verschwindet die Assoziation. Der ausgeschaltete Drittfaktor war für die ursprüngliche Assoziation verantwortlich.

b) Nur in einer oder in wenigen Untertafeln besteht eine Assoziation der ursprünglichen Art, in den anderen fehlt die Assoziation. Dann sind die besonderen Bedingungen dieser Untertafeln gegenüber den anderen zu untersuchen.

Als Schwierigkeit ist beim Vergleich der Assoziation in den Untertafeln die Verringerung der Beobachtungszahlen zu beachten. Dadurch wird zwangsläufig bewirkt, daß die Assoziationen schwächer werden bzw. verschiedentlich fehlen können. Wenn lediglich dieser Effekt wirksam ist, wird bei der Summation der Erwartungswerte das $\chi^2_{korrig.}$ sich nur unwesentlich vom ursprünglichen χ^2 unterscheiden. Dann ist der Drittfaktor für die analysierte Assoziation unwesentlich.

c) In den Untertafeln bestehen entgegengesetzte Assoziationen. Hier ist zu vermuten, daß der Drittfaktor Z wesentliche sachliche Einflüsse auf die XY-Assoziation repräsentiert.

Unsere Arbeitsweise erfordert noch eine methodenkritische Diskussion: Im methodischen Schrifttum wird eine ähnliche Problematik meist von der anderen Seite her – nämlich der Zusammenfassung mehrerer sich auf dieselbe Fragestellung beziehender Datensammlungen behandelt, wobei Lösungen vorwiegend für Vierfeldertafeln angegeben werden. FLEISS hat eine übersichtliche Darstellung der von COCHRAN und MANTEL-HAENSZEL entwickelten Methoden für diese Aufgabenstellung gegeben.

Die Ausarbeitung von FLEISS muß deshalb hier erwähnt werden, weil er darin die in diesem Buch benutzte Methode der Addition der Erwartungswerte unter den „methods to be avoided" dargestellt hat (S. 121–123). Seine Einwände gegen dieses Verfahren bei der speziellen auf eine Hypothesenprüfung abgestellten Zusammensetzungsaufgabe brauchen hier nicht erörtert zu werden. Die generelle Unbrauchbarkeit folgerte er aber aus einem Zahlenbeispiel, bei dem die Addition der Erwartungswerte durch einen Rechenfehler zu einem unsinnigen Ergebnis führte.

Mit dem geschilderten Verfahren kann man nicht nur Störfaktoren, z.B. Heterogenität zwischen verschiedenen Kliniken ausschalten, sondern auch beliebige andere Einflußgrößen. Dabei kann die Ausschaltung sowohl künstlich hervorgerufene Assoziationen entzerren, als auch Überlagerungen entdekken, durch die vorhandene Assoziationen verwischt wurden.

Von den wichtigsten allgemeinen Einflußfaktoren
– Alter der Schwangeren
– Zeitpunkt der Aufnahme in die PU
– Tragzeit bzw. Reife
– Klinik
sind die drei ersten meist in einer bestimmten Richtung wirksam; entweder steigt oder fällt die Häufigkeit eines Merkmals mit dem Alter. Dagegen kommt es nicht vor, daß gerade die mittleren Altersklassen besonders hohe oder niedrige Werte aufweisen. Ähnlich ist auch bei der Tragzeit (abgesehen von Übertragungen) und der Reife eine Konsistenz in der Richtung von Abweichungen zu erwarten.

Ausschaltung unterschiedlicher PU-Aufnahmezeiten bei Assoziation mit Frühaborten

Eine in Kap. 4 routinemäßig eingearbeitete Korrektur betrifft die Aufnahmezeiten in die PU bei der Analyse der Häufigkeit von Frühaborten (bis 4. Monat p. m.). Diese Korrektur ist notwendig, weil es möglich ist, daß Frauengruppen mit einem bestimmten Merkmal früher (oder später), als es dem Durchschnitt entspricht, in die PU aufgenommen werden und demzufolge eine höhere (oder geringere) Wahrscheinlichkeit dafür haben, daß ein Abort während der PU-Beobachtungszeit eintritt. Dieser Störeinfluß muß rechnerisch korrigiert werden. In Kap. 4 wird gleichzeitig noch eine Alterskorrektur vorgenommen, weil ältere Schwangere häufiger abortieren als jüngere.

Die Ausschaltung zweier Störfaktoren aus einer Assoziationsrechnung erfordert bei exakter Durchführung vierdimensionale Kombinationstafeln, aus denen alle Untertafeln weiter bearbeitet werden, in denen die beiden Assoziationsvariablen gegenübergestellt werden, und zwar in jeder Konstellation der Störvariablen. Die Addition der in den Teiltafeln errechneten Erwartungswerte ergibt die gesuchten bereinigten Erwartungswerte.

Dieses sehr arbeitsaufwendige Verfahren wurde für das hier zu erörternde Problem in folgender Weise vereinfacht, wobei die Rechnungen unmittelbar an einem Beispiel „Durchfall im 1. Trimenon – Frühaborte" unter Ausschaltung der Aufnahmezeiten und des Alters dargestellt werden.

Tabelle 2.3.2-2 Ausschaltung des Störfaktors „Aufnahmewochen"

Aufnahmewoche (p.m.)	Durchschnittl. Frühabortquoten (%) a	Frauen mit Angaben üb. Durchfall b	Frauen mit Durchfall beobachtet c	Frauen mit Durchfall erwartet nach Gesamtquote d	Erwartete Frühaborte a·c	a·d
Bis 6.	11,58	382	18	11,65	2,08	1,35
7. u. 8.	7,26	1816	72	55,39	5,23	4,02
9. u. 10.	6,82	2243	69	68,42	4,71	4,67
11. u. 12.	4,02	2145	51	65,43	2,05	2,63
13. u. später	0,76	1282	30	39,11	0,23	0,30
zusammen		7868	240	240	14,30	12,97

In der Tabelle ist deutlich, daß Frauen mit Durchfall im 1. Trimenon etwas früher als der Durchschnitt in die PU aufgenommen werden; bis zur 8. Woche sind es im Durchschnitt 27,9%, bei den Frauen mit Durchfall 37,5%. Das bedingt eine erhöhte Erwartung für Frühaborte: 14,30 anstatt der bei durchschnittlichen Aufnahmezeiten zu erwartenden 12,97. Der Quotient

dieser beiden Zahlen 1,103 gibt den Störeffekt durch die früheren PU-Aufnahmen der Frauen mit Durchfall wieder. Andererseits ist zu prüfen, wie die Durchfall-Frühabort-Assoziation durch Alterseinflüsse gestört sein könnte. Es werden hier nur zwei Altersklassen unterschieden. Ferner werden die Zahlen auf die Datendefinition des Kap. 4 beschränkt.

Tabelle 2.3.2-3 Ausschaltung des Störfaktors „Alter"

Alter: unter 30 J.		Frühabort		zusammen	Alter: 30 J. u. mehr		Frühabort		zusammen
		ja	nein				ja	nein	
Durchfall:	ja	4 (E=7,04)	154	158	Durchfall:	ja	3 (E=5,43)	67	70
	nein	229	4839	5068		nein	159	1861	2020
zusammen		233 (4,46%)	4993	5226	zusammen		162 (7,75%)	1928	2090

Für beide Altersklassen zusammen ergibt sich der Erwartungswert für Frühaborte bei Frauen mit Durchfall als 12,47; in der ursprünglichen Tabelle ohne Altersgliederung war er 12,31. Dieser Erwartungswert muß noch entsprechend der früheren Aufnahmezeit korrigiert werden, so daß sich der Erwartungswert für Frühaborte bei Frauen mit Durchfall zu

$$12,47 \cdot 1,103 = 13,8$$

ergibt, wie er in Tabelle 4.2.5-1 angegeben ist. Die niedrige Zahl der Frühaborte ist durch diese Korrektur, die eine Erhöhung des Erwartungswertes erbrachte, noch etwas deutlicher geworden.

Die vereinfachte Ausschaltung der Störfaktoren „Aufnahmezeit" und „Alter" besteht darin, daß beide Korrekturen nicht kombiniert und gleichzeitig durchgeführt werden, sondern getrennt für beide Störfaktoren und erst im Ergebnis verbunden werden. Es ist dies nur ein Näherungsverfahren, bei dem nicht berücksichtigt ist, ob etwa die älteren Frauen mit Durchfall eine andere Aufnahmewochen-Verteilung haben als die jüngeren. Die genaue Rechnung hätte den korrigierten Erwartungswert 13,7 ergeben. Das geschilderte Verfahren wurde jedenfalls für die Vergleiche des Kap. 4 ohne diese Perfektionierung als ausreichend angesehen.

Erkennung und Ausschaltung der klinikspezifischen Heterogenität

Die klinikspezifische Heterogenität ist dagegen völlig unregelmäßig. Ihr störender Einfluß beruht gerade auf „Zufälligkeiten" in der Merkmalshäufung bei der einen oder anderen Klinik, wenn diese gerade gleichsinnig oder gegensinnig zusammentreffen. Diese Eigentümlichkeit läßt ein einfaches überschlägiges Prüfverfahren aus den Routinetabellen der PU zu: Man entnimmt den Profilen der auf Assoziation zu betrachtenden Variablen X und Y die χ^2-Komponenten und die Vorzeichen der Abweichungen, wie sie für die Kombinationstafel jedes Merkmals mit den Kliniken ausgedruckt werden, und stellt sie für die 12 Kliniken mit Fallzahlen über 300 nebeneinander und beurteilt die Ähnlichkeit der klinikspezifischen Abweichungen nach einem einfachen Vorzeichentest oder dem Wilcoxon-Rangtest.

Wenn diese Tests einen wesentlichen Klinikeinfluß anzeigen, muß die Assoziation XY klinikweise analysiert werden. Die bereinigten Erwartungswerte zeigen dann an, ob die Assoziation verschwunden ist oder auch nach Ausschaltung des Klinikeinflusses bestehen bleibt.

Beispiel: Es wurde eine Assoziation zwischen der diastolisch gemessenen Hypotonie und der Erwünschtheit der Schwangerschaft gefunden.

Tabelle 2.3.2-4 Assoziation zwischen Blutdruck der Schwangeren und Erwünschtheit der Schwangerschaft (ohne Ausschaltung der Klinikheterogenität $\cdot \chi^2 = 41,0$; $p < 0,1\%$)

Diastolischer Blutdruck (Erstuntersuchung)

Schwangerschaft	bis 70 mmHg		71–89 mmHg		90 mmHg u. mehr		zusammen
	beob.	erw.	beob.	erw.	beob.	erw.	
erwünscht	2156	2272,1	2234	2156,7	526	487,2	4916
nicht erwünscht	1034	917,9	794	871,3	158	196,8	1986
zusammen	3190		3028		684		6902

Bei Hypotonikerinnen ist die Schwangerschaft gehäuft unerwünscht. Da die Blutdruckmessung von Klinik zu Klinik stark schwankt, (vgl. Abschn. 2.2) und die Befragung auch Klinikunterschiede zeigt, ist der Klinikeffekt zu prüfen. Für die weiteren Betrachtungen werden mittlerer und hoher Blutdruck

zusammengefaßt, so daß eine Vierfeldertafel entsteht, in der $\chi^2 = 38,3$ ist.
Wendet man auf die 12 größeren Kliniken den Vorzeichentest an, so ergibt sich:

Tabelle 2.3.2-5 χ^2-Komponenten und Vorzeichen der Abweichung für zwei Merkmale gemäß der Klinik-Assoziation

Merkmal	Klinik											
	1	2	3	5	7	9	10	11	14	15	16	18
Hypotonie	0,0−	15,5−	19,8−	82,7−	58,0+	15,3+	11,3−	4,8+	26,6−	11,5+	147,4+	0,0−
unerwünschte Schwangersch.	2,7−	0,2−	68,1−	1,0−	43,0+	0,2+	30,4−	0,2+	0,2+	0,2+	62,7+	2,5−

Daraus ergibt sich für den Vorzeichentest:

Tabelle 2.3.2-6 Vorzeichentest für die Klinikabweichungen

		Hypotonie		zusammen
		+	−	
unerwünschte	+	5	1	6
Schwangerschaft	−	−	6	6
	zus.	5	7	12

Im Test findet sich das Verhältnis von gleichen zu verschiedenen Vorzeichen mit 11 : 1. Damit ist der Klinikeinfluß auf die Assoziation gesichert, denn die Wahrscheinlichkeit für zufällige Zahlenverhältnisse 11 : 1 oder 12 : 0 ist nur 0,6%.
Bei einem noch weiter vereinfachten Verfahren werden nur die Angaben über Häufungen und Verminderungen in den einzelnen Kliniken verwendet, die im vorliegenden Buch für die meisten Merkmale angegeben sind. In Abschn. 3.7.4 und in den Kapiteln 4 und 5 sind die Kliniken mit Häufungen und Verminderungen benannt, wenn ihre Merkmalshäufigkeit vom Gesamtdurchschnitt so stark abweicht, daß die zugehörige χ^2-Komponente über 3,9 beträgt; die Kliniknummer steht in Kursivdruck, wenn die χ^2-Komponente mehr als 20,0 beträgt.
Daraus wird ein einfacher Index für die Übereinstimmung der Klinikabweichungen vom Durchschnitt, die für den verzerrenden Bias verantwortlich ist, gewonnen, wobei es genügt, nur die 8 größten Kliniken (3, 5, 7, 9, 11, 14, 15, 16) einzubeziehen, die gleichzeitig auch die Kliniken mit Merkmalsbevorzugungen sind. Ist die Klinik k bei einem Merkmal x als gehäuft angegeben, so erhält sie den Wert +1, bei Angabe im Kursivdruck +3; bei Verminderungen −1 bzw. −3. Der Index, den auch der Leser gegebenenfalls selbst aufstellen kann, erfaßt den Einfluß der Klinikheterogenitäten auf die Assoziation der Merkmale x und y. Er ist

Klinik-Verzerrungs-Index $\sum_{k} x_k \cdot y_k$

Dieser Index wird zahlenmäßig besonders beeinflußt, wenn in einer Klinik die beiden Assoziationsmerkmale jeweils χ^2-Komponenten über 20 aufweisen. Im obigen Beispiel ergibt sich

	Klinik							
	3	5	7	9	11	14	15	16
Hypotonie	−1	−3	+3	+1	+1	−3	+1	+3
unerwünschte Schwangerschaft	−3	0	+3	0	0	0	0	+3

Der Index wird 21. Er wird durch die jeweils gleichsinnigen Häufungen bzw. Verminderungen in den Kliniken 3, 7 und 16 bestimmt. Aus der Erfahrung an zahlreichen Beispielen hat sich ergeben, daß bei niedrigen Indexwerten der Klinik-Bias keine wesentliche Verzerrung der xy-Assoziation bewirkt, sondern erst Werte über 12 bis 15 (oder unter −12 bis −15) die Assoziation stören und eine rechnerische Ausschaltung der Klinikheterogenität erforderlich machen. Dies ist im Beispiel der Fall.
Die Tabelle 2.3.2-4 wird nun für jede Klinik einzeln aufgestellt. In Tabelle 2.3.2-7 wird für alle Kliniken das linke untere Feld mit Beobachtungs- und Erwartungszahlen, sowie den χ^2-Werten angegeben, wobei durch Zusammenfassung aller Blutdruckwerte über 70 mmHg Vierfeldertafeln entstehen.

Tabelle 2.3.2-7 Beobachtungs- und Erwartungszahlen für Hypotonikerinnen mit unerwünschter Schwangerschaft

Klinik	beobachtet	erwartet	χ^2 innerhalb jeder Klinik
1	40	38,9	0,1
2	19	17,7	0,2
3	43	43,3	0,0
4	8	6,4	0,7
5	15	18,4	1,0
6	26	25,1	0,1
7	134	130,8	0,5
9	72	71,7	0,0
10	11	11,8	0,1
11	66	58,3	3,1
12	2	1,7	0,1
13	31	29,4	0,2
14	94	84,0	2,6
15	53	53,3	0,0
16	335	328,6	0,7
17	17	12,1	3,8
18	36	32,5	0,9
19	4	3,4	0,4
20	25	25,1	0,0
21	3	3,4	0,1
zusammen	1 034	995,9	14,6

In keiner einzelnen Klinik ist die Assoziation deutlich; einmal (Klinik 17) wird gerade die 5%-Stufe erreicht, was bei 20 Kliniken auch zufällig einmal zu erwarten ist. In den Kliniken mit den stärksten Abweichungen bei den Merkmalshäufigkeiten (3, 7, 10, 16) liegen die Assoziationen im Zufallsbereich.
Die Addition der Erwartungswerte ergibt 995,9. Gegenüber dem aus der Gesamttabelle 2.3.2.-4 berechneten Erwartungswert 917,9 hat sich der bereinigte Erwartungswert stark an die Beobachtungszahl 1034 angenähert. Es ergibt sich $\chi^2_{\text{bereinigt}}$ =3,96 gegenüber $\chi^2_{\text{unbereinigt}}$=38,3. Die Assoziation ist damit als Effekt der Klinikheterogenität erkannt und hat keine sachliche Bedeutung.

2.3.2.4 Multivariate Ursache-Wirkungs-Analyse

Typen von Zusammenhängen

Grundsätzlich bestehen folgende Typen von Assoziationen bzw. direkten und indirekten Zusammenhängen, die z. T. schon früher erwähnt wurden, aber hier systematisch dargestellt werden sollen.

a) Wenn zwischen zwei Größen (Faktoren, Merkmale, Variable) ein Ursache-Wirkungsverhältnis besteht, so ist zu berücksichtigen, daß jede dieser beiden Größen in ein Netz anderer Variablen eingebettet ist, die untereinander in Beziehung stehen. Man muß damit rechnen, daß man den eigentlichen Grundzusammenhang in einer statistischen Studie gar nicht unmittelbar erfaßt, sondern nur *Indikatoren* für die beiden Grundgrößen. Eine Assoziation zwischen solchen Indikatoren könnte bei erster Betrachtung unsinnig erscheinen. Deshalb dürfen nicht erklärbare Assoziationen nicht verworfen werden.

b) Wenn zwischen zwei Variablen eine Assoziation (Korrelation) gefunden wird, so muß man zur Deutung folgende Möglichkeiten in Betracht ziehen (KOLLER 1963).

b 1. Rechnerische und formal-definitorische Assoziation (Korrelation) Beispiel: Zahl früherer Aborte und Zahl früherer Schwangerschaften sind trivial korreliert. Daraus folgt, wenn man das Alter als Indikator für die Zahl früherer Schwangerschaften nimmt, die Korrelation zwischen Zahl früherer Aborte und Alter der Frau. Ob nun bei diesem Zusammenhang noch eine über die formal-definitorische Relation hinausgehende Beziehung vorliegt, läßt sich nur durch die Drei-Variablen-Analyse erkennen, also ob bei gleicher Zahl früherer Schwangerschaften die Zahl früherer Aborte mit dem Alter steigt.

b 2. Gemeinsame Abhängigkeit beider Variablen von dritten oder noch weiteren Variablen (Hintergrundsvariablen), die nur durch den gemeinsamen Einfluß auf die beiden betrachteten Variablen eine „Scheinkorrelation" bewirken (Gemeinsamkeitskorrelation). So steigt z. B. die Aborthäufigkeit mit dem Alter der Frau, aber es steigt auch der Kaffeekonsum bzw. sinkt der Colakonsum mit dem Alter. Durch den Hintergrundfaktor Alter ergibt sich der Scheinzusammenhang, daß die Aborthäufigkeit mit dem Kaffeeverbrauch steigt, bzw. mit dem Colaverbrauch sinkt. Diese Scheinkorrelationen werden tatsächlich in unseren Daten gefunden:

Tabelle 2.3.2-8 Altersabhängigkeit einiger Merkmale als Beispiele für Scheinkorrelationen zwischen Genußmittelkonsum und Zahl früherer Aborte

Alter	Frauen mit 2 u. mehr früheren Aborten (%)	Frauen mit Cola-Verbrauch (%)	Frauen mit „häufigem" Kaffeeverbrauch (%)	Einnahme von Herzmitteln (%)
bis 19 J.	1,2	51,0	39,3	0,7
20–24 J.	4,0	47,5	43,9	1,9
25–29 J.	8,9	36,1	45,1	2,5
30–34 J.	14,8	31,2	47,1	4,6
35 u. mehr	20,8	27,0	49,8	8,3
zusammen	9,4	38,1	45,2	3,2

Tabelle 2.3.2-9 Beispiele für Wirkung des Drittfaktors Alter auf einige Assoziationen zwischen Verbrauch von Kaffee, Cola und Herzmitteln einerseits und der Zahl früherer Aborte andererseits

Merkmale der Frauen	Anzahl	darunter mit 2 u. mehr früheren Aborten Anzahl	%	Erwartungswerte nach Gesamtzahlen (pauschal) E_1	nach Altersbereinigung E_2	Assoziation bei Bezug auf E_1 χ^2	Stufe	E_2 χ^2	Stufe
Verbrauch von Cola-Getränken	2876	229	8,0	270,5	242,6	11,3	***	1,3	·
Häufiger Kaffeegenuß	3419	331	9,7	321,6	328,0	0,6	·	0,1	·
Einnahme von Herzmitteln	248	39	15,7	23,3	28,9	12,1	***	4,1	*

Das Beispiel des Verbrauchs von Colagetränken zeigt sehr offenkundig auch dem ungeübten Leser den Einfluß des dahinterstehenden Drittfaktors Alter. Ältere Frauen, die häufiger mehrere Fehlgeburten in der Anamnese haben, trinken seltener Cola. Daher haben Colatrinkerinnen seltener mehrere Fehlgeburten in der Anamnese. Der Unterschied ist sehr deutlich ($\chi^2 = 11,3$; + + +). Nach Altersbereinigung, d.h. nach Errechnung der Erwartungswerte in jeder Altersklasse, ist die Differenz zwischen Beobachtungs- und Erwartungswert nur noch gering; χ^2 geht auf einen unerheblichen Wert zurück (1,3; .).

Die Gegenüberstellungen zeigen ferner, daß die Abhängigkeit vom Drittfaktoren sehr stark sein muß, um wirksam zu werden. So reicht z.B. die Altersabhängigkeit des Merkmals „häufiger Kaffeegenuß" nicht aus, um eine signifikante Assoziation zur Häufigkeit mehrerer Fehlgeburten in der Anamnese zu bewirken.

Die Einnahme von Herzmitteln zeigt trotz der geringeren Zahlen eine deutliche Altersabhängigkeit. Die Altersbereinigung reduziert die Assoziation zur Fehlgeburtenanamnese erheblich; allerdings bleibt noch ein gewisser Rest, der im χ^2-Wert zum Ausdruck kommt, der noch jenseits der 5%-Marke liegt. (Deshalb mußte geprüft werden, ob etwa die beobachtete Schwangerschaft häufiger durch Fehlgeburt endete; das war nicht der Fall).

In den obigen Beispielen war die Rolle des Drittfaktors Alter auf die Assoziationsmerkmale sehr klar. Aber schon wenn man Kaffee und Blutdruck nimmt oder den Zusammenhang zwischen Körpergewicht des Neugeborenen oder perinataler Sterblichkeit einerseits und Einnahme von Valium andererseits (Hintergrundfaktor: Frühgeburt; Valium im 2. und 3. Trimenon als Indikator für behandelte Frühgeburtsbestrebungen), so fällt es dem Ungeübten recht schwer, eine vorschnelle kausale Deutung der gefundenen Assoziation zu vermeiden. Auch hier ist eine multivariate Analyse mit gleichzeitiger kombinierter Untergliederung nach den beteiligten vorder- und hintergründigen Variablen erforderlich.

b. 3 Eine besondere Form des Einflusses einer dritten Variablen liegt bei der sogenannten *Heterogenitätskorrelation* vor, die schon mehrfach erwähnt wurde. Hierbei spielen Unterschiede zwischen Kliniken eine große Rolle (vgl. Beispiel in 2.3.2.3)

Weniger bekannt, aber in unseren Daten gelegentlich sehr deutlich, ist der *Einfluß fehlender Teile des Datenmaterials*. Als der Zusammenhang zwischen dem Toxoplasmose-Titer und der Aborthäufigkeit untersucht wurde, fand sich die höchste Abortziffer bei den Schwangeren, bei denen diese Titerbestimmung gar nicht vorgenommen war. Es stellte sich dann schnell heraus, daß die Titerbestimmung besonders bei denjenigen Schwangeren fehlte, die mit drohendem Abort in die Klinik – und auch in die Studie – aufgenommen wurden und bei denen der Abort vor der Titerbestimmung stattfand. Fehlende Datenteile können auch zu sehr schwer erkennbaren Verzerrungen von Assoziationen führen.

Das Besondere dieser Heterogenitätskorrelation liegt gegenüber der Gemeinsamkeitskorrelation darin, daß die heterogenen Teilgruppen sich nicht immer leicht als Gruppen oder Teilmengen oder Träger bestimmter Variablen erkennen lassen, wie das letzte Beispiel zeigt. Gerade datentechnisch bedingte Teilgruppen sind besonders schwer zu durchschauen.

Bei allen Variablen gibt es Fälle ohne Angabe, sei es daß die Eintragungen vergessen wurden, sei es daß das Formular fehlte. Lücken aus diesen Gründen können als zufällig und ohne Einfluß auf untersuchte Assoziationen angesehen werden. Man kann sie bei der Analyse einfach ausschalten. Es kann aber auch andere Fälle geben: Z.B. könnte die Beantwortung schwierig oder unangenehm sein und eine Selektion bewirken, z.B. bei der Frage nach der Erwünschtheit der Schwangerschaft. Da dies voraussehbar war, wurde hier im ärztlichen Befragungsbogen die Antwortkategorie „keine klare Antwort" zum Ankreuzen vorgegeben. Damit ist eine gesonderte Bearbeitung möglich. Im allgemeinen wurde zunächst unterstellt, daß die Fälle ohne Angabe keine verzerrende Selektion bewirken und bei den Assoziationstabellen fortgelassen werden können. Kontrollzählungen über etwaige Selektionseinflüsse wurden daher nur bei Verdacht auf diese Möglichkeit vorgenommen und dann in den Rahmen der sonstigen multivariaten Analysen eingebaut.

Manchmal war der verzerrende Effekt von Datenlücken von vornherein klar und mußte zur Eliminierung unvollständig dokumentierter Fälle führen, z.B. bei der Analyse von Verlaufsdaten (Schwangerschaftsgestose) und von Daten, die auf Zeiträume bezogen sind (Erkältungskrankheiten bis zu 3 Jahren).

c) Ceterum censeo: Es gibt – bei einer größeren Zahl von Zusammenhangsanalysen zwangsläufig – Assoziationen, die nicht durch störende Einflußfaktoren bedingt sind, denen aber auch keine Sachbeziehung zugrunde liegt. Solche Zufallsassoziationen sind in Kap. 4 und 5 vorhanden.

Technische Bearbeitung multivariater Beziehungen

Die technische Bearbeitung der multivariaten Beziehungen kann auf verschiedene Weisen geschehen:

1. Durch Aufstellung mehrdimensionaler Kontingenztafeln.

1a Wenn z.B. r Variable untereinander kombiniert werden, von denen die erste a_1, die zweite a_2 ... die r-te a_r Ausprägungen hat, so ergibt die vollständige r-dimensionale Aufgliederung

$$a_1 \cdot a_2 \cdot a_3 \ldots \ldots a_r$$

durch Beobachtungszahlen zu besetzende Tabellenfelder. Die komplette r-dimensionale Kontingenztafel mit allen Zwischen- und Randsummen umfaßt

$$(a_1 + 1) \cdot (a_2 + 1) \cdot (a_3 + 1) \ldots \ldots (a_r + 1)$$

Tabellenfelder. In Abschn. 3.6.2.2 ist ein Beispiel einer vierdimensionalen Tabelle gegeben, in der $a_1 = 2$, $a_2 = 4$, $a_3 = 3$, $a_4 = 4$ ist. Diese Tabelle enthält 96 theoretische Tabellenfelder mit Beobachtungszahlen und 300 Felder mit allen Zwischen- und Teilsummen. Die reale Tabelle ist allerdings kleiner, weil dabei einige Kombinationen nicht vorkommen können. Weitere mehrdimensionale Analysen sind in den Abschnitten 4.3.8 u. a. dargestellt worden.

Grundsätzlich steigt die Zahl der Tabellenfelder sehr schnell mit der Zahl der Variablen, so daß bald eine Atomisierung der Fallzahlen eintritt, die eine effektive Behandlung unmöglich macht. Schon bei r Alternativmerkmalen gibt es 2^r Beobachtungsfelder und 3^r Felder mit Beobachtungszahlen, Zwischen- und Randsummen.

In der Praxis ist trotz aller Nachteile die r-dimensionale Kontingenztafel die einzig völlig reale Darstellung eines r-dimensionalen Zusammenhangs, aus der das Vorhandensein von Assoziationen insgesamt und in allen Teilgruppen, sowie ihre Gleichartigkeit oder Unterschiedlichkeit in den Teilgruppen in Abhängigkeit von den Konstellationen der übrigen Variablen beurteilt werden können. Dies kann allerdings nur deskriptiv geschehen.

Diese multivariate deskriptive Analyse ist bis in die letzten Verzweigungen hinein unmittelbar problembezogen und verständlich.

1 b. Im allgemeinen folgt auf die erste analytisch differenzierende Phase ein synthetisierender Wiederaufbau aus den durch die Zerlegung gewonnenen Bausteinen. Handelt es sich um die Ausschaltung von einem Störfaktor oder von mehreren Störfaktoren, so ist die „indirekte Standardisierung" das geeignete Verfahren. Dabei werden die störenden Effekte, die durch ungleiche Gewichte (Häufigkeitsverteilungen) in den Vergleichsgruppen die Vergleiche gestört hatten, durch gleiche Gewichtung ausgeschaltet. Das einfachste Verfahren ist die „indirekte Standardisierung', die schon in Abschn. 2.3.2.3 für einen Störfaktor dargestellt wurde. Bei mehreren Störfaktoren wird genau so vorgegangen, nur erhöht sich die Zahl der Untergruppen, in denen die Erwartungswerte berechnet werden, erheblich. Hat der erste Störfaktor a_1 Klassen, der zweite a_2, so müssen die Erwartungswerte in den doppelt gegliederten Untergruppen, also in $a_1 \cdot a_2$ Untertabellen errechnet werden (Beispiel in Abschn. 4.3.8). Eine Vereinfachung auf $(a_1 + a_2)$ Untertabellen ist in Tabelle 2.3.2-2 und 3 dargestellt.

1 c. Aus dem System der Assoziationstafeln aller Untergruppen lassen sich mathematische Modelle aufstellen. Z. B. ist eine Typologie der möglichen Zusammenhangsstrukturen in 3-, 4- und höherdimensionalen Merkmalskonstellationen entwickelt worden (WERMUTH), die die sogenannten log-linearen Modelle in Deutschland für die medizinische Forschung publik gemacht und weiterentwickelt hat. Diese Verfahren werden später bei der Behandlung der Gestose-Definition angewandt werden (Abschn. 5.1.2.4).

Bei quantitativen Variablen benutzen die Varianzanalyse und ihre Weiterentwicklungen, z. B. MANOVA, die vollständigen empirischen Gliederungen der Daten in Untergruppen nach allen Variablen; hier nicht angewandt.

Bei allen Verfahren nach 1 c bestehen Schwierigkeiten bei der sachlichen Interpretation der Ergebnisse, weil die Ergebnisse in abstrakten Maßzahlen und Systembezeichnungen ausgedrückt werden.

2. Ohne Verwendung höherdimensionaler Aufgliederungen in Untertabellen kann durch die systematische Analyse aller Zweier-Assoziationen oft eine vertiefte Erkenntnis gewonnen werden. Zahlreich viel verwendete multivariate Verfahren beruhen allein auf den Zweierassoziationen, z. B. die multiplen Regressionen, die partiellen Korrelationen, die Diskriminanzanalyse, die Faktorenanalyse. Diese Verfahren sind für quanti-

tative Variable entwickelt worden und sind optimal anwendbar, wenn eine multivariate Normalverteilung vorliegt.

Im Zusammenhang mit der PU-Auswertung wurde kürzlich von NAUMANN-RECHENBERG-TRAMPSCH, Giessen, ein Anordnungssystem angegeben, in dem zusammenhängende Variablenkomplexe ohne Verwendung von Sachhypothesen zusammengestellt werden.

Das System der Zweierkorrelationen liefert also unter bestimmten Voraussetzungen ein indirektes Bild auch der Korrelationen in den Untergruppen höherer Ordnung, so daß man diese nicht zu bilden braucht. Wenn eine Heterogenität bei den Assoziationen der Untergruppen im Spiel ist, können die Verfahren allenfalls gewisse Widersprüche feststellen.

Im vorliegenden Buch werden fast ausschließlich Verfahren nach 1 a und 1 b gebraucht. Dabei bleiben alle methodischen Schritte für den Mediziner einsichtig und werden nicht durch mathematischen Überbau verdeckt. Die Analyse erfolgt gewissermaßen unter Sichtkontrolle.

Bedingungen für die Ausschaltung störender Einflußgrößen

Die Feststellung einer Assoziation zwischen einer Einflußgröße X und einer Zielgröße Y ist gleichbedeutend mit einem Vergleich der Häufigkeit der Zielgröße in den Fällen, in denen die Einflußgröße vorliegt ($X+$), mit denen, in denen sie nicht vorliegt ($X-$). Dieser Vergleich kann nur dann sachlich verwertbare Ergebnisse liefern, wenn die ($X+$)-Gruppe und die ($X-$)-Gruppe miteinander „vergleichbar" sind. Eine der Bedingungen hierfür ist die Strukturgleichheit: alle Variablen, die mit Y korreliert sind z. B. Lebensalter, Risikofaktoren, müssen in ihrer Häufigkeitsverteilung in beiden Gruppen übereinstimmen. Beispiele für die Nichterfüllung dieser Bedingung sind in Abschn. 2.3.2.3 und 2.3.2.4 nachzulesen.

Die schematische strikte Erfüllung dieser Bedingung bringt aber andere Schwierigkeiten mit sich. So gibt es z. B. Variablen Z, die mit der Zielgröße dadurch korreliert sind, daß sie klinisch zum Erscheinungsbild von Y im engeren oder weiteren Sinne gehören. Wenn man nun diese nach den vorstehend beschriebenen Methoden der Erwartungswertberechnung in den nach Z gegliederten Untergruppen ausschaltet, dann erschwert man damit unzulässigerweise den Nachweis einer Assoziation von X mit Y.

Beispiele:

a) Man untersucht den Einfluß eines Merkmals der Schwangeren, z. B. Gewicht der Mutter, auf das Geburtsgewicht des Kindes. Als auszuschaltende Einflußgröße mag dabei an das Alter der Mutter gedacht werden. Soll man aber auch die Tragzeit ausschalten? Man würde dann Untergruppen bilden, die sich auf eine Altersgruppe der Mutter und eine bestimmte Tragzeit beziehen. Man würde dann feststellen, ob das Gewicht der Mutter bei gegebener Tragzeit mit dem Gewicht des Kindes korreliert. Das ist eine sinnvolle Frage, die methodisch auch mit „Regressionsresiduen, zu denen auch die Kategorie der „small-for-date-babies" gehören, bearbeitet werden kann. Hier wäre also die Ausschaltung der mit dem Geburtsgewicht eng verknüpften Tragzeit berechtigt, wodurch allerdings eine gewisse Modifikation der primären Fragestellung entsteht.

b) Man untersucht den Einfluß einer Herzkrankheit der Mutter auf Morbus Down beim Kind. Soll man zwecks Erzielung einer strikten Vergleichbarkeit das Alter der Mutter und das Vorhandensein einer Vierfingerfurche beim Kind durch Untergruppenbildung ausschalten? Das Alter der Mutter muß ausgeschaltet werden, sonst bewirkt das Alter als gemeinsam beeinflussende Drittgröße eine irreführende

Gemeinsamkeitsassoziation. Wenn man aber die Vierfinger-furche durch Untergruppenbildung ausschalten würde, riskierte man eine völlige Verzerrung der Vergleiche:

In der Gruppe ohne kindliche Vierfingerfurche würden die wenigen Down-Kinder ohne dieses Merkmal bei herzkranken und nicht herzkranken Müttern verglichen werden. In der Gruppe mit Vierfingerfurchen haben fast alle Kinder das Down-Syndrom. Eine Assoziation mit mütterlichen Merkmalen kann sich nicht ausbilden. Die Ausschaltung der Vierfingerfurche dürfte also nicht erfolgen.

c) In abgeschwächtem Ausmaß findet sich das Problem bei der Frage der Ausschaltung des Merkmals „Fehlen einer Nabelschnurarterie" bei Assoziationen mit kindlichen Mißbildungen. In der amerikanischen Studie (HEINONEN u.a.) wurde diese Ausschaltung vorgenommen. In unserer Studie hatte sich eine so enge Assoziation des Fehlens einer Nabelschnurarterie zu einigen schweren kindlichen Mißbildungsformen ergeben, daß wir eine Ausschaltung dieser – prognostisch sicher sehr wichtigen Indikatorvariablen – bei Ursache-Wirkungs-Analysen für unzulässig halten.

d) Ein weiteres Beispiel ist die Erhöhung der perinatalen Sterblichkeit bei den Kindern von Frauen, die weibliche Sexualhormone erhalten hatten. Dabei handelt es sich überwiegend um gefährdete Schwangerschaften durch Blutungen, Abort- und Frühgeburtsneigungen, zu deren Behandlung die Hormone verwendet wurden. Diese Schwangerschaften endeten besonders häufig mit Frühgeburten. Wenn man als Drittvariable die Schwangerschaftsdauer ausschaltet, so verschwand die perinatale Übersterblichkeit in den Untergruppen. Damit ist das Sterblichkeitsproblem auf ein Tragzeitproblem zurückgeführt, bei dem die hormonell behandelte Grundstörung der Schwangerschaft eine plausible Erklärung der Befunde liefert. Doch auch noch danach besteht die Frage, ob damit das Problem geklärt ist oder noch eine restliche Unsicherheit verbleibt.

Das Fazit dieser Überlegung ist: Bei jeder Ausschaltung von Einflußgrößen beim multivariaten Vergleich sind stets die sachliche Zulässigkeit und Notwendigkeit der Ausschaltung der Variablen zu prüfen. Schlimmstenfalls kann man vorhandene Assoziation durch zu weitgehende Ausschaltungen künstlich zum Verschwinden bringen; d.h. man kann Assoziationen „zu Tode bereinigen".

Dieses Problem tritt bei allen multivariaten Verfahren auf, bei denen Störeinflüsse eliminiert werden sollen, um strukturelle Vergleichbarkeit zu erzielen. Insbesondere ist es auch bei matched-pair-Verfahren wichtig.

In gewissem Gegensatz zum Verfahren der Bereinigung zum Zweck einer besseren Ursache-Wirkungs-Analyse steht die Frage nach zusammengesetzten Risiko-Indizes, die hier nur in Abschn. 4.3.10 behandelt wird. Dort handelt es sich darum, aus allen prognostisch wirksamen Variablen, sofern sie vor dem Eintritt des Zielereignisses beobachtet werden können, einen Risiko-Index zu konstruieren, der ggf. auch Variable enthalten darf, die zum Erscheinungsbild der Zielvariablen gehören.

2.3.3 Verwendung zusammengesetzter problemspezifischer Variablen

2.3.3.1 Unzulänglichkeit beobachteter Variablen

Assoziationen zwischen „Einflußgrößen", die in irgendeiner Weise die Schwangerschaft und die Entwicklung des Kindes beeinflussen könnten, und „Zielgrößen", die die Besonderheiten in der Schwangerschaft und beim Kind kennzeichnen, sind das methodische und sachliche Kernstück der Studie. Dabei geht es um Zusammenhangsfragen zwischen Variablen, die allerdings oft nur das statistische Schattenbild meist organisch-funktionaler Zusammenhänge sind. Es ist wichtig, daß die Variablen „problemspezifisch" sind. Wenn z.B. der Zusammenhang zwischen der Ernährung der Schwangeren und der Wachstumsentwicklung des Kindes betrachtet wird, so stecken darin viele Dutzende von Einzelproblemen, von denen jedes durch eine oder mehrere Variablen – unvollständig – gekennzeichnet wird. Unter den beobachteten bzw. erfragten Variablen gehören zur Ernährung der Schwangeren u.a.: Gewicht, Relativgewicht, Gewichtszunahme vor und in der Schwangerschaft, Kostform, Vorliebe für bzw. Widerwillen oder Allergien gegen bestimmte Speisen, Genuß von rohem Fleisch, Eiern, Getränken, Obst. Ferner wurden in sechs Kliniken Vitaminspiegelbestimmungen vorgenommen.

Das Wachstum des Kindes kann primär aus folgenden Variablen erschlossen werden: Länge, Gewicht, Kopfumfang bei der Geburt und den folgenden Beobachtungszeiten; aber diese Variablen allein genügen nicht, es müssen z.B. die Schwangerschaftsdauer und der Reifegrad bei der Geburt zusätzlich herangezogen werden.

Aus diesen beobachteten Variablen ergibt sich bereits eine Fülle von Assoziationen, die einzeln aufzustellen und zu beurteilen sind. Ob aber die Assoziationen problemspezifisch für den Zusammenhang zwischen Ernährung und vor- oder nachgeburtlichem Wachstum des Kindes sind, muß stets sorgfältig geprüft werden.

Beispiel: Die Gewichtszunahme der Schwangeren während der Schwangerschaft und das Geburtsgewicht des Kindes hängen eng miteinander zusammen. Diese Assoziation trägt aber nichts zum Ausgangsproblem bei:

a) Das Gewicht des Kindes wird beim Gewicht der Schwangeren mitbestimmt

b) Die Fruchtwassermenge stört die Zusammenhänge

c) Die Hauptursache für den Zusammenhang ist die Dauer der Schwangerschaft. Z.B. hat bei 7-Monatskindern die Schwangere noch nicht so viel zugenommen; außerdem ist das Kind noch untergewichtig.

In diesem Sinne wird hier gesagt, daß die Variablen für das Grundproblem nicht „problemspezifisch" sind.

Vielfach kann die Problemspezifität von Variablen durch einfache Untergruppenbildung verbessert werden, wenn das eigentliche Problem nur in bestimmten Untergruppen sachlich relevant ist. Die Einengung eines Problems auf Untergruppen, insbesondere auf solche vorher unbekannter Art, ist wohl die wichtigste Erkenntnismöglichkeit bei multivariaten explorativen Analysen. Dazu hilft auch die Einzelbetrachtung jedes Tabellenfeldes bei umfangreicheren Kontingenztabellen.

2.3.3.2 Gleichsinnig zusammengesetzte Variable

Um die Aussagekraft der beobachteten Variablen zu erhöhen, wurden verschiedentlich aus mehreren beobachteten Variablen zusammengesetzte Variable gebildet. Im eben dargestellten Zusammenhangskomplex wäre es z.B. nicht ausreichend, für die Gewichtsentwicklung des Kindes bis zu 6 Wochen das zu diesem Untersuchungstermin festgestellte Gewicht oder die absolute oder relative Zunahme gegenüber dem Geburtsgewicht zu nehmen. In der späteren Analyse des 6-Wochen-Gewichtes wird dieses einem auf das Kind bezogenen speziell errechneten Sollgewicht gegenübergestellt, das aus einer linearen Regression aus folgenden Bestandteilen errechnet ist:

Sollgewicht mit 6 Wochen = A + B. Tragzeit + C. Geburtsgewicht + D. Termin der 6-Wochen-Untersuchung.

Zur Beurteilung wird die Differenz zwischen Ist- und Sollgewicht bestimmt und durch die Standardabweichung aller dieser Differenzen dividiert. Als Kurzbezeichnung dafür wird „Regressionsresiduen" verwendet; sie wurden für verschiedene Variable berechnet.

Verschiedentlich werden auch einfache Punktwertungen vorgenommen; z. B. wird aus verschiedenen Beschwerden, z. B. Magen-, Herz- usw. Beschwerden ein Beschwerde-Score für vegetative Störungen gebildet, wobei jede angegebene Beschwerde mit einem Punkt zum Score beiträgt.

Wichtig sind Reife-Meßzahlen, die für das Kind und für die Plazenta aus den beobachteten Variablen entwickelt wurden (s. Abschn. 3.6.5.2 und 3.7.1.3).

2.3.3.3 Diskrepanz-Indikatoren

Die Bildung zusammengesetzter Variabler aus korrelierten Beobachtungsgrößen zur verstärkten Herausarbeitung eines Gesichtspunktes ist bei Score-Bildungen und Regressionsrechnungen üblich und findet sich auch in anderen Anwendungsgebieten der Biometrie, z. B. in der Psychologie. Dagegen findet die Herausarbeitung von Diskrepanzen und Kontrasten bisher wenig Beachtung, was übrigens nicht nur für die Anwendungsgebiete, sondern auch für die mathematisch-statistische Theorie gilt.

In gewissem Sinne sind die in 2.3.1.2 geschilderten Regressions-Residuen auch als Diskrepanz-Indikatoren verwendbar. Z. B. wird bei den Körpermaßen, die bei der Geburt erhoben werden, der Kopfumfang mittels einer Regressionsgleichung aus Körperlänge, Körpergewicht, Tragzeit und klinischer Reife geschätzt; dann wird der wirkliche Kopfumfang gegenüber dem aus der Regressionsgleichung geschätzten in ein Regressions-Residuum des Kopfumfanges umgewandelt (Abschn. 3.7.1.3). Herausragende negative Werte dieses Residuums kann man als biometrische Definition der Mikrozephalie ansehen, denn der Kopfumfang ist in diesen Fällen wesentlich kleiner, als man nach den übrigen Körpermaßen erwarten würde.

In der Medizin sind oft pathologische Erscheinungen durch eine Diskrepanz bestimmter Merkmale gegenüber anderen Merkmalen, die üblicherweise mit ihnen funktionell – d. h. auch in statistischer Korrelation – verbunden sind, bedingt. Diskrepanz-Indikatoren sind für einige spezielle Probleme längst klinisch üblich, z. B. der klassische Färbeindex (Hb-Gehalt gegen Erythrozytenzahl), Differenzen zwischen systolischem und diastolischem Blutdruck, der Natrium-Kalium-Quotient, der Kalium-Calzium-Quotient u. a. Es ist daher wichtig, in klinisch-statistischen Analysen besonders auf Diskrepanzen von solchen Einflußgrößen zu achten, deren harmonisches Zusammenpassen man in der normalen Entwicklung erwartet. So erwarten wir z. B. einen gleichsinnigen Reifungsprozeß in der Größenentwicklung der Plazenta und den histologisch erkennbaren Umgestaltungsprozessen, ferner auch in der Reifung von Plazenta und Kind. In Abschn. 3.6.5.3 werden hierfür Diskrepanz-Indikatoren als Variable benutzt werden, die deutliche Assoziationen zu pathologischen Erscheinungen zeigen.

2.3.3.4 Risiko-Indikatoren

Bei Schwangerschafts- und Perinatalstudien kann die statistische Auswertung zwei miteinander verbundene, aber methodisch unterschiedliche Zielsetzungen haben:
a) sachbezogene Analyse der biologischen Zusammenhänge
b) Bildung zusammengesetzter prognostischer Risikoindikatoren für pathologische Verläufe.

(a) ist mehr grundlagenwissenschaftlich ausgerichtet, (b) mehr auf unmittelbare praktische Anwendbarkeit. Im vorliegenden Bericht steht im allgemeinen (a) im Vordergrund. Dem entspricht die in Abschn. 2.3.2.4 betonte *empirische Sachanalyse der Zusammenhänge* ohne Überbau mathematischer Modelle. An einigen Stellen, z. B. bei der Behandlung der Effekte von Genußgiften (Zigaretten, Alkohol, Kaffee bei Frau und Mann) wurden auch zusammenfassende Risikowertungen vorgenommen.

(b) steht dagegen in anderen Studien mehr im Vordergrund; z. B. in der amerikanischen Perinatalstudie wurde die Mißbildungsanalyse nach diesem Prinzip vorgenommen. Auch die Münchener Perinatalstudie ist im wesentlichen auf Risikoerfassung und -gewichtung ausgerichtet.

3 Statistische Übersichten

3.1 Die Entwicklung der Datengewinnung nach Kliniken, Jahren und Schwangerschaftswochen

An der PU beteiligten sich insgesamt 21 Frauenkliniken, die meisten von ihnen über den gesamten Zeitraum der Studie, einige während kürzerer Zeiten. Insgesamt wurden in die PU
14 774 Frauen
aufgenommen.
Dem hier bearbeiteten Teil I liegen 8641 in 20 Kliniken erfaßte Frauen zugrunde.
Bei 33 Patientinnen konnte die Schwangerschaft nicht bestätigt werden. Auch 11 Schwangerschaftsabbrüche wurden nicht ausgewertet. Weitere 640 Schwangere (7,4%) schieden aus der PU so vorzeitig aus, daß eine Auswertung nicht vorgenommen werden konnte. Die Mehrlingsschwangerschaften werden gesondert ausgewertet und sind in diesem Bericht nicht enthalten. Somit verbleiben in Teil I insgesamt
7870 Einlingsschwangerschaften
für die Auswertung. Für Teil II verbleiben 5773 auswertbare Einlingsschwangerschaften.

In der folgenden Tabelle 3.1-1 sind die teilnehmenden Kliniken mit ihren Aufnahmezahlen, den auswertbaren Schwangerschaften und dem Ausgang einzeln aufgeführt.

Von den Geburten sind 96,8% in der PU-Klinik erfolgt. Von den Fehlgeburten wurden 679 (90,5%) in der PU-Klinik be-

Tabelle 3.1-1 Datenumfang bei den teilnehmenden Kliniken

Klinik Nr. Ort	Gesamt- zahl der Aufnah- men in PU	Auswertungsblock I						
		Einbezog. Fälle letzte Nr.	Verluste (kei- ne Gravidität[a], Interruptio[b], Ausgeschiede- ne	Auswertbare Schwangerschaften				
				Anzahl (ohne Mehr- lings- geburten)	Ausgang der Schwangerschaft			
					Abort	Mehr- lings- geburt	Einlingsgeburt		
							lebend geb.	tot geb.	zus.
1 Bamberg	601	419	29	385	42	5	342	1	343
2 Berlin-Moabit	344	344	30	312	29	2	279	4	283
3 Berlin-Charlbg.	1650	1008	41	956	87	11	866	3	869
4 Bonn-Venusberg	498	142	5	135	11	2	122	2	124
5 Düsseldorf	941	555	89	459	23	7	431	5	436
6 Frankfurt a. M.	651	295	28	266	23	1	242	1	243
7 Giessen	623	420	10	407	39	3	361	7	368
8 Freiburg[c]	31	.	.	.	.	.	.	.	.
9 Hamburg-Eppendorf	931	590	52	530	36	8	486	8	494
10 Hamburg-Finkenau	520	375	50	320	24	5	291	5	296
11 Hannover	551	431	29	398	36	4	359	3	362
12 Karlsruhe	56	56	14	41	1	1	40	–	40
13 Homburg	602	299	51	243	45	5	196	2	198
14 Marburg	1943	1185	116	1057	112	12	936	9	945
15 München	766	469	52	413	43	4	364	6	370
16 Tübingen	1876	1201	35	1159	139	7	1011	9	1020
17 Würzburg	657	205	18	184	6	3	178	–	178
18 Kiel	538	335	15	319	28	1	279	12	291
19 Bonn-Johanniter	41	41	1	39	3	1	36	–	36
20 Ulm	691	173	12	158	14	3	143	1	144
21 Mainz	263	98	7	89	9	2	79	1	80
zusammen	14774	8641	684	7870	750	87	7041	79	7120

[a] Schwangerschaft nicht bestätigt: 33 (Ovarialzyste, Uterus myomatosus, Scheinschwangerschaft)
[b] Interruptio: 11
[c] Wegen zu geringen Datenumfangs nicht in Auswertung einbezogen

Tabelle 3.1-2 Jährliche Aufnahme in die PU (Teil I) (ohne Mehrlingsschwangerschaften)

Klinik-Nr.	1964	1965	1966	1967	1968	1969	1970	zus.
1	20	63	37	62	86	88	29	385
2	3	56	77	88	81	7	–	312
3	–	109	175	200	232	230	10	956
4	–	–	–	2	72	61	–	135
5	10	166	108	70	90	15	–	459
6	–	26	62	96	82	–	–	266
7	–	81	68	80	81	88	9	407
9	7	73	114	125	152	58	1	530
10	–	42	66	66	50	79	17	320
11	–	23	49	33	114	108	71	398
12	–	–	–	23	18	–	–	41
13	–	3	50	39	101	50	–	243
14	–	90	292	305	305	65	–	1057
15	–	17	106	172	118	–	–	413
16	16	168	225	304	237	209	–	1159
17	–	–	86	56	42	–	–	184
18	–	–	26	66	101	93	33	319
19	–	–	2	30	7	–	–	39
20	–	–	–	–	39	119	–	158
21	–	–	–	–	7	46	36	89
zusammen	56	917	1543	1817	2015	1316	206	7870

handelt, so daß hier eine bemerkenswert vollständige Erfassung vorliegt.

Die zeitliche Entwicklung der PU-Aufnahmen gibt Tabelle 3.1-2

Die Gliederung der Aufnahmen nach Schwangerschaftswochen[1] zeigt die Schwerpunkte in der 8. bis 12. Schwangerschaftswoche.

Es war vorgesehen, daß die Aufnahmen nur bis zum Ende des dritten Schwangerschaftsmonats p.m. erfolgen sollten. Der weit überwiegende Teil der Frauen ist auch innerhalb dieses Zeitraums zur Erstuntersuchung gekommen (90,1%).

Um den Anlauf des Projektes zu fördern, wurden anfangs Frauen auch nach der 13. Woche in die PU aufgenommen. Am höchsten war ihr Anteil an allen Aufnahmen in den Universitätskliniken Düsseldorf und Hamburg-Eppendorf. Für alle Kliniken beträgt der Anteil 9,8%. In diesen Fällen fehlen klinische Untersuchungsbefunde und Laborwerte für das 1. Trimenon; ferner könnte die Zuverlässigkeit der Angaben über den Verlauf der Schwangerschaft in den ersten drei Monaten herabgesetzt sein.

68,6% der Schwangeren kamen zwischen der 8. und 12. Woche zur Aufnahme, 15,2% vor der 8. Schwangerschaftswoche. Häufigste Aufnahmewoche war die 10. mit 15,0% (= 8. Woche der Fruchtentwicklung).

Tabelle 3.1-3 Aufnahmen in die PU nach Schwangerschaftswochen (Teil I)

Klinik Nr.	Aufnahmewoche														zusammen	% Aufnahme bis zur 13. Woche
	1.–3.	4.–5.	6.	7.	8.	9.	10.	11.	12.	13.	14.	15.	16. und später			
01	–	4	22	50	68	64	69	57	35	9	5	–	2	385	98,2
02	–	1	25	37	45	38	49	29	35	20	13	9	11	312	89,4
03	1	8	40	91	122	132	132	153	131	77	33	19	17	956	92,8
04	–	–	10	19	29	21	20	16	14	4	2	–	100	135	98,5
05	–	–	4	15	28	48	59	53	50	44	35	23	100	459	65,6
06	1	–	8	22	39	31	45	36	36	13	16	5	14	266	86,8
07	–	–	20	63	66	64	63	52	69	9	1	–	–	407	99,8
09	–	3	13	33	45	55	49	65	74	66	44	32	51	530	76,0
10	–	3	17	37	48	39	46	40	33	23	16	9	9	320	89,4
11	–	2	6	34	36	62	71	61	41	34	19	13	19	398	87,2
12	–	–	3	7	7	5	7	7	3	–	1	–	1	41	95,1
13	1	3	12	29	31	34	32	24	29	15	10	9	14	243	85,6
14	1	15	52	121	137	157	157	130	124	65	35	31	32	1057	90,7
15	1	2	26	51	57	45	78	72	49	18	6	4	4	413	96,6
16	–	8	59	153	154	159	159	129	265[a]	56	10	4	3	1159	98,5
17	–	3	4	17	26	31	28	17	21	11	9	5	12	184	85,9
18	1	–	1	20	41	39	57	40	48	25	20	8	19	319	85,3
19	–	–	1	2	1	4	9	5	5	7	4	–	1	39	87,2
20	–	–	1	8	13	23	35	34	37	4	3	–	–	158	98,1
21	–	–	–	4	10	15	13	19	8	6	1	4	9	89	84,3
zusammen	6	52	324	813	1003	1066	1178	1039	1107	506	283	175	318	7870	100
%	0,1	0,7	4,1	10,3	12,7	13,6	15,0	13,2	14,1	6,4	3,6	2,2	4,0	100	90,1
%-Summen	0,1	0,8	4,9	15,2	27,9	41,5	56,5	69,7	83,8	90,2	93,8	96,0	100		

[a] In Tübingen ist die Zahl der Aufnahmen in der 12. Woche auffallend hoch. Es handelt sich aber offenbar nicht um eine großzügige Handhabung der Aufnahmedaten. Menstruations-, Aufnahme- und Entbindungsdaten sind untereinander konsistent; die Tragzeit stimmt mit der der Nachbarwochen überein

[1] Bei internationalen Vergleichen ist darauf zu achten, daß es bei uns üblich ist, mit einer Ordinalzahl die „x-te Schwangerschaftswoche" anzugeben, während z.B. in der ICD die Zahl der vollendeten Schwangerschaftswochen, also z.B. „(x-1) abgeschlossene Wochen" zugrunde gelegt wird. Im vorliegenden Bericht bedeutet also z.B. 40ste Woche 274 bis 280 Tage p.m.

3.2 Die Strukturelemente der erfaßten Schwangeren

3.2.1 Materialselektion durch die Beteiligungsbedingungen für Kliniken und Schwangere

Schon die Entscheidung der einzelnen Klinikdirektoren zur Beteiligung oder zur Nichtbeteiligung an der PU bedeutet eine gewisse Selektion in regionaler und sozialer Hinsicht, ferner im Hinblick auf wissenschaftliche Interessenrichtungen und untersuchungstechnische Erfahrungen.

Die erfaßten Schwangeren sind nicht repräsentativ für alle Schwangeren in der BRD; es handelt sich ja nur um solche, die

1. im I. Trimenon ihrer Schwangerschaft eine der mitarbeitenden großen Kliniken aufsuchen;
2. zu regelmäßigen monatlichen Untersuchungen und zur Entbindung in dieser Klinik bereit sind, sowie ihr Kind bis zum Alter von 3 Jahren in der Kinderklinik zu bestimmten Zeiten untersuchen lassen wollen;
3. interessiert, intelligent und lese- und schreibgewandt genug sind, um die Eintragungen in die Tagebücher vorzunehmen.

Damit ist faktisch eine Bevorzugung der städtischen deutschen Bevölkerung verbunden. Auch die Zusammensetzung nach Alter, Familienstand usw. dürfte von der aller Schwangeren in der Bundesrepublik Deutschland etwas abweichen.

Indirekt können noch andere Selektionsfaktoren wirksam werden, z. B. frühere Behandlungen in der betreffenden Frauenklinik, insbesondere Sterilitätsbehandlungen. Aktueller Aufnahmegrund können Beschwerden, Blutungen o. a. sein. Selektionsfaktoren dieser Art wurden durch spezielle Fragen erfaßt (s. 3.2.3).

Selektionsfaktoren für bestimmte Materialteile sind weiterhin gegeben durch

- unterschiedliche Aufnahmezeiten, da in späteren Schwangerschaftswochen aufgenommene Frauen z. B. nur noch ein geringes Risiko für eine Fehlgeburt haben;
- unterschiedliche Einhaltung der Untersuchungstermine der Schwangeren, da z. B. Lücken in den letzten Schwangerschaftsmonaten die Diagnose einer EPH-Gestose behindern;
- unterschiedliche Einhaltung der Untersuchungstermine der Kinder, da z. B. verspätete Vorstellungen die Erkennung von Früh- und Spätentwicklern im Vergleich zu den termingemäß Untersuchten erschweren.

Trotzdem ist zu sagen, daß Selektionen der genannten Art eine ätiologisch ausgerichtete Studie nicht generell gefährden, wenn sie auch die Auswertung durch die Notwendigkeit, diese Faktoren in Vergleichen zu berücksichtigen, erheblich erschweren.

3.2.2 Alter und Zahl der vorangegangenen Schwangerschaften

Alter

Das Alter der Schwangeren ist in Verbindung mit der Parität einer der wesentlichsten Einflußfaktoren für den Verlauf einer Schwangerschaft. Um eine einheitliche Altersdefinition für alle Fälle zu gewinnen, gleichgültig, ob die Schwangerschaft ausgetragen wurde oder nicht, wurde als Alter einer Schwangeren ihr Alter am ersten Tag der letzten Menstruation festgelegt.

Von den 7870 Schwangeren standen die meisten im Alter von 25 bis 29 Jahren; noch 7,7% waren über 35 Jahre. Gegenüber der Geburtenstatistik der Bundesrepublik 1958 waren mehr 25- bis 34-Jährige und weniger unter 20 Jahren in der Studie.

Tabelle 3.2.2-1 Altersgliederung der Schwangeren

Alter	Anzahl	%	Geburtenstatistik Bundesrepublik 1968[a] %
bis 19	408	5,2	11,9
20–24	2032	25,8	28,7
25–29	3179	40,4	33,3
30–34	1645	20,9	17,4
35 u. mehr	606	7,7	8,7
zusammen	7870	100	100

[a] Umrechnung auf vollendete Lebensjahre am ersten Tag der letzten Menstruation vor der Schwangerschaft. Basiszahlen aus: Natürliche Bevölkerungsbewegung 1968. Statistisches Bundesamt Wiesbaden, Stuttgart und Mainz. S. 35

In den einzelnen Kliniken wich die Altersstruktur z. T. erheblich von der des Gesamtmaterials ab. In Tabelle 3.2.2-2 sind die Altersgliederungen für jede Klinik angegeben. Im Homogenitätstest ergibt sich $\chi^2 = 283,6$ bei 76 Freiheitsgraden jenseits der 0,001-Grenze, was zu erwarten war.

Zahl der vorangegangenen Schwangerschaften

Die Zahl der Erstgraviden überwiegt mit 34,6%. Es folgen die Zweitgraviden mit 31,9%; die dritte Schwangerschaft lag bei 18,6% vor und 14,9% hatten ihre vierte oder weitere Schwangerschaft. Die einzelnen Kliniken zeigen auch hierin gewisse Unterschie-

Tabelle 3.2.2-2 Gliederung der Schwangeren nach Alter und Zahl der vorangegangenen Schwangerschaften und nach Kliniken

Klinik	Alter der Schwangeren (in Prozenten)					Zahl d. vorangegangenen Schwangerschaften			
	unter 20	20–24	25–29	30–34	35 u. mehr	0	1	2	3 u. mehr
1	7,8	24,7	41,6	20,5	5,5	31,6	29,2	21,1	18,0
2	10,9	34,0	32,4	17,0	5,8	42,3	33,3	14,4	9,9
3	2,7	21,7	44,9	24,5	6,3	38,4	35,6	15,7	10,4
4	1,5	21,5	46,7	22,2	8,1	38,5	32,6	24,4	4,4
5	3,7	27,7	43,8	21,4	3,5	30,9	34,4	21,4	13,3
6	7,1	28,9	39,8	17,7	6,4	41,4	28,6	15,4	14,7
7	11,3	29,7	32,2	17,9	8,8	24,6	33,4	22,4	19,7
9	3,4	29,1	40,0	23,4	4,2	37,0	34,7	17,5	10,8
10	1,6	22,5	43,4	22,8	9,7	26,9	35,0	20,0	18,1
11	7,0	22,6	41,7	22,4	6,3	36,4	34,2	17,3	12,1
12	2,4	24,4	36,6	19,5	17,1	36,6	34,1	24,4	4,9
13	10,2	27,0	29,5	20,1	13,1	32,4	29,1	16,0	22,5
14	6,0	22,7	40,2	21,0	10,1	32,3	30,0	20,6	17,2
15	5,3	31,2	33,7	20,3	9,4	33,2	32,0	17,9	16,9
16	2,6	27,0	41,4	19,6	9,4	33,6	28,5	19,8	18,0
17	6,0	35,9	39,1	12,0	7,1	50,5	27,2	12,5	9,8
18	4,7	22,3	46,4	21,0	5,6	29,8	33,2	21,3	15,7
19	7,7	23,1	46,2	15,4	7,7	79,5	15,4	2,6	2,6
20	4,4	20,9	42,4	24,1	8,2	35,4	31,6	16,5	16,5
21	6,7	19,1	39,3	25,8	9,0	37,1	36,0	13,5	13,5
zusammen	5,2	25,8	40,4	20,9	7,7	34,6	31,9	18,6	14,9

Tabelle 3.2.2-3 Altersgliederung der Schwangeren nach der Zahl früherer Schwangerschaften

Zahl früherer Schwangerschaften	Alter der Schwangeren					zusammen
	unter 20 J.	20–24	25–29	30–34	35 u. mehr	
0	11,3	38,6	37,0	10,7	2,4	100
1	3,4	26,4	45,9	19,4	4,9	100
2	1,0	16,1	42,8	28,8	11,4	100
3 u. mehr	0,2	7,1	33,4	38,0	21,4	100
insgesamt	5,2	25,8	40,3	20,9	7,7	100

de. Auch hier gibt der Homogenitätstest Abweichungen, wie sie zufällig seltener als in 0,1% vorkommen. Es liegen also echte Unterschiede in der Alters- und Schwangerschaftszusammensetzung der in den Kliniken erfaßten Frauen vor.

Die Altersgliederung nach der Zahl der vorangegangenen Schwangerschaften ist in Tabelle 3.2.2-3 angegeben.

Daraus und aus Abb. 2 geht deutlich das Ausmaß der Altersverschiebung mit steigender Schwangerschaftszahl hervor. Die Zahl der Erstgraviden im Alter von 30 und mehr Jahren ist 355, das sind 4,5% aller Schwangeren.

Zahl der vorangegangenen Geburten (Parität)

Die Zahl der vorangegangenen Geburten ist dann kleiner als die Zahl der vorangegangenen Schwangerschaften, wenn Fehlgeburten stattgefunden hatten. Unter den 7120 Frauen, die nach Ablauf der Fehlgeburtszeit, also nach 28 Wochen vor der Entbindung stehen[2], sind

(47,0%) Erstgebärende	(I-Parae)
(34,6%) Zweitgebärende	(II-Parae)
(18,4%) Dritt- und Mehrgebärende	(III-, IV- usw. Parae)

Die verschiedenen Definitionen für die Zahl früherer Schwangerschaften bzw. Geburten sind in Tabelle 3.2.2-4 enthalten

Durch die Erfassung der früheren Fehlgeburten ergibt sich ein sehr deutlicher Unterschied zwischen der Zahl der früheren Schwangerschaften und der der früheren Geburten. Ein korrekter Vergleich mit der allgemeinen Geburtenstatistik ist nicht möglich, da dort nur die „Lebendgeburtenfolge" für ehelich Lebendgeborene erfaßt wird. Immerhin zeigt sich, daß in der PU die Erstgebärenden stärker vertreten sind.

---

[2] Der Begriff I-Para usw. bezieht sich im deutschen gynäkologischen Sprachgebrauch im Grunde nur auf Frauen am Ende der Schwangerschaft oder unter der Geburt (KÄSER-YALLASKA). Der englische und französische Sprachgebrauch ist anders

Tabelle 3.2.2-4 Zahl vorangegangener Schwangerschaften und Geburten

Zahl früherer Schwanger-schaften bzw. Geburten	Schwangere mit ... früheren Schwanger-schaften		Schwangere mit ... früheren Geburten		Gebärende mit ... früheren Geburten		Mütter ehelich Le-bendgeborener nach der Zahl früherer Lebendgeborener aus d. Geburten-statistik d. Bundes-republik 1968
	Anzahl	%	Anzahl	%	Anzahl	%	%
0	2720	34,6	3644	46,5	3335	47,0	40,0
1	2508	31,9	2701	34,5	2456	34,6	32,0
2	1463	18,6 ⎫	1489	19,0	1303	18,4	28,0
3 u. mehr	1172	14,9 ⎭					
zusammen	7863	100	7834	100	7094	100	100

Tabelle 3.2.2-5 Schwangere mit ausgetragener Schwangerschaft nach Parität, Zahl der Fehlgeburten und Alter

Alter	I-Parae mit ... Fehlgeburten				II-Parae mit ... Fehlgeburten				III- u. mehr Parae mit ... Fehlgeburten			
	0	1	2 u. mehr	zus.	0	1	2 u. mehr	zus.	0	1	2 u. mehr	zus.
bis 19 J.	287	24	3	314	50	3	–	53	6	1	–	7
20–24 J.	971	163	48	1182	430	96	17	543	86	20	2	108
25–29 J.	914	245	99	1258	803	259	80	1142	298	110	41	449
30–34 J.	255	96	55	406	345	121	77	543	310	110	49	469
35 u. mehr J.	55	34	25	114	70	39	25	134	135	56	41	232
zusammen	2482	562	230	3274	1698	518	199	2415	835	297	133	1265

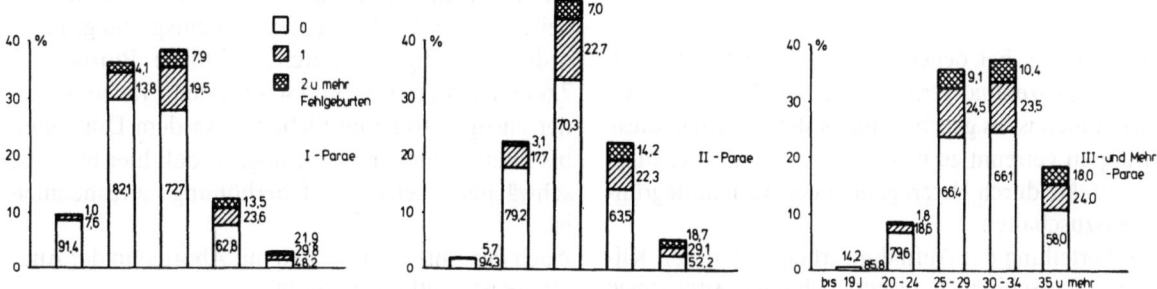

Abb. 2. Altersverteilung der I-, II- und Mehr-Parae mit Anteil der Frauen mit 0, 1 und 2 und mehr vorangegangenen Fehlge-burten

Eine kombinierte Übersicht über Alter, Parität und frühere Fehlgeburten ist in Tabelle 3.2.2-5 für die Frauen mit ausgetra-genen Schwangerschaften angegeben.

Die prozentuale Altersgliederung der I, II, III-Parae und innerhalb jeder Gruppe die Gliederung nach früheren Fehlgeburten ist in Abb. 2 dargestellt.
Man erkennt auch hier deutlich die Verlagerung der höheren Paritäten in höhere Altersklassen sowie die mit dem Alter steigende Zahl früherer Aborte. Bei 20 bis 24-jährigen Erstgebärenden hatten 82,4% vorher keine Fehlgeburt, bei 30 bis 34-Jährigen dagegen nur 62,8%. Bei Zweitgebärenden und auch bei höherer

Parität sind diese Häufigkeiten nur unwesentlich an-ders.

Im Vergleich zur Bundesstatistik, bei der die doppelte Gliede-rung nach Alter und ehelicher Lebendgeburtfolge für 1968 zur Verfügung steht, sind auch in jeder Paritätsklasse die Alters-gruppen von 25 bis 34 Jahre übererfaßt. Besonders gering er-faßt sind die jungen Erstgebärenden unter 20 Jahren, die in der Bundesstatistik 24% der Erstgebärenden ausmachen, in der PU nur 10%.
Der Anteil der „alten Erstgebärenden" mit 30 und mehr Jah-ren beträgt in der PU 7,5% im Gegensatz zum Anteil 4,5% der alten Erstgraviden; der Unterschied geht auf die in dieser Gruppe besonders hohe Zahl früherer Fehlgeburten zurück.

3.2.3 Aufnahmegründe

Die Gründe, derentwegen eine Schwangere schon in den ersten drei Monaten in eine Klinik zur Beratung bzw. Untersuchung ihrer Schwangerschaft geht und damit die erste Vorbedingung für ihre Erfassung in der PU erfüllt, können zu Einseitigkeiten in der Zusammensetzung der PU führen, z. B. frühere Sterilitätsbehandlung, Beschwerden, Blutungen usw. Es war daher grundsätzlich wichtig und von Anfang an vorgesehen, jeder Frau eine spezielle Frage über den Grund zur Aufnahme in die PU vorzulegen. Damals gab es ja noch keine „Schwangeren-Vorsorgeuntersuchungen" im Rahmen der gesetzlichen Krankenversicherung. Es ergab sich als Grund für das Aufsuchen der Klinik und damit als Aufnahmegrund bei 7729 Frauen, bei denen diese Frage beantwortet wurde:

	Anzahl	%
Abortus imminens	277	3,6
frühere Sterilitätsbehandlung	301	3,9
frühere Behandlungen aus anderen Gründen	774	10,0
Schwangerschaftsbeschwerden	562	7,3
ohne Schwangerschaftsbeschwerden:		
– Klinikentbindung erwünscht	3450	44,6
– zur laufenden Kontrolle	423	5,5
– zur Bestätigung der Schwangerschaft	1940	25,1

Die Gründe, bei denen Selektionen möglich sind, bleiben prozentual gering. Bei der Prüfung von Assoziationen ist es gegebenenfalls stets möglich, diese Gruppen getrennt zu bearbeiten und damit etwaige Störeffekte durch Heterogenität der Aufnahmegründe auszuschalten.

Die Verteilung der Aufnahmegründe ist in den Kliniken unterschiedlich, ferner auch nach Alter sowie nach Zahl und Ausgang früherer Schwangerschaften.

3.2.4 Ausgang früherer Schwangerschaften

Es ist verständlich, daß Frauen, bei denen eine oder mehrere frühere Schwangerschaften ungünstig ausgegangen waren, bei einer neuen Schwangerschaft besonders häufig und früh eine Klinik aufsuchen, um von Anfang an eine gute Betreuung zu sichern, besonders wenn das Kind erwünscht ist. Es ist anzunehmen, daß hierdurch eine selektive Überrepräsentation von Frauen mit früheren Kinderverlusten bei der PU hervorgerufen wird. Die Zahlen sind in Tabelle 3.2.4-1 angegeben.

Tabelle 3.2.4-1 Anteil der Frauen mit früheren Schwangerschaftsverlusten insgesamt und nach der Zahl früherer Geburten bzw. Schwangerschaften

Schwangerschafts-anamnese der Frauen	Anteil der Frauen mit früheren Schwangerschaftsverlusten gemäß Vorspalte in folgenden Gruppen		
	Frauen insgesamt %[a]	Frauen mit nur einer früh. Geburt (Schwangerschaft) %[b]	Frauen mit 2 od. mehr früheren Geburten (Schwangerschaften) %[c]
mindestens eine Totgeburt	9,0	6,1	14,2
mindestens ein neonataler[d] Sterbefall	7,6	4,0	13,9
ein Abort	30,5	25,2	35,5
2 oder mehr Aborte	14,4	–	28,0

[a] Totgeburten- und Neonataltod-Anamnesen auf 100 Frauen mit früheren Geburten
Abort-Anamnese auf 100 Frauen mit früheren Schwangerschaften
[b] Wie (a), nur auf 100 Frauen mit nur einer früheren Geburt (Schwangerschaft)
[c] Wie (a), nur auf 100 Frauen mit 2 oder mehr früheren Geburten (Schwangerschaften)
[d] neonatal: in der ersten Lebenswoche

Wenn man bedenkt, daß die Totgeborenenquote damals etwa bei 1,0 bis 1,2% lag, beträgt der Anteil der Frauen mit totgeborenen Kindern in der PU etwa das Fünf- bis Sechsfache der Erwartung nach der Bevölkerungsstatistik. Er ist zweifellos selektiv weit überhöht.

Die neonatale Sterblichkeit lag in den 60er Jahren bei etwa 1 bis 2%. Demgegenüber entspricht größenordnungsmäßig die durchschnittliche Prozentzahl 7,6 in der Anamnese und 4,0 bei den Frauen mit einer einzigen früheren Geburt etwa dem Doppelten bis Dreifachen der Erwartung, so daß hier nur eine schwächere selektive Überhöhung anzunehmen ist.

Auch der Anteil der Frauen mit Aborten in der Anamnese ist deutlich überhöht.

Freilich gibt es für diesen Vergleich keine amtlichen Statistiken. Zum Vergleich können nur die Abortziffern aus den in der PU selbst erfaßten Schwangerschaften herangezogen werden. In Abschn. 3.6.2.2 werden ausführliche Berechnungen hierüber angegeben, sie beziehen sich freilich nur auf Schwangerschaften, die seit der Aufnahmezeit, also seit der 8. bis 12. Woche beobachtet wurden. Auf die 7. Woche zurückgerechnet ergibt sich ein Prozentsatz von etwa 15%. Bei zwei Schwangerschaften würden daraus – unter Voraussetzung der Unabhängigkeit – 28% für mindestens eine Fehlgeburt, für genau eine Fehlgeburt 26%, bei 3 Schwangerschaften 39% für mindestens eine bzw. 33% für genau eine Fehlgeburt werden.

Aber die Frauen selbst beobachten ja ihre eigene Gravidität von der ersten ausgebliebenen Periode an, also rechnerisch ab der 5. Woche p. m., so daß die eigenen Erinnerungszahlen höher liegen könnten. Freilich sind Frühestaborte und verspätete Blutungen für die Frau nicht unterscheidbar, sie werden auch leicht in der Erinnerung unterdrückt, so daß die Angaben über frühere Aborte unsicher sind. Angaben über frühere Abtreibungen sind nicht ausdrücklich vermerkt worden. Man könnte vermuten, daß sie einfach mit in die Abortzahl eingerechnet wurden, aber das ist fraglich.

Legen wir trotzdem 15% als von den Frauen selbst beobachtbare Abortziffer zugrunde, so können die oben angegebenen Ziffern als Erwartungswerte ohne Selektion mit den Häufigkeitsangaben der Tabelle 3.2.4-1 und Tab. 3.6.2-11 verglichen werden. Dann zeigt sich eine selektive Überhöhung der Zahlen für die Abortanamnesen, die besonders bei Frauen mit nur einer früheren Schwangerschaft festzustellen ist (25% gegen 15%). Bei Frauen mit zwei früheren Schwangerschaften ist mit 40% gegen 26% für (genau) eine Fehlgeburt ebenfalls eine deutliche Überhöhung vorhanden; bei drei und mehr Schwangerschaften ist sie nicht mehr erkennbar.

Die Art der Selektion wird noch deutlicher bei Betrachtung nur der letzten vorangegangenen Schwangerschaft. Hier ist die Abortziffer mit 32,0% auf mehr als das Doppelte gegenüber der Erwartung erhöht.

3.2.5 Kinderwunsch

Die direkte Befragung der Schwangeren durch den Arzt, ob die jetzige Schwangerschaft zu diesem Zeitpunkt erwünscht sei, wird in vielen Fällen nicht wahrheitsgemäß beantwortet. In unseren Fragebögen war deshalb neben dem „ja" und „nein" auch die Angabe „unklare Antwort" vom Arzt ankreuzbar. Diese Angabe erfolgte jedoch nur bei 6,4% der Fälle, während 26,9% offen bekannten, daß die Schwangerschaft unerwünscht sei.

Es gibt wenig vergleichbare Statistiken über den Kinderwunsch oder über die Häufigkeit unerwünschter Schwangerschaften. Sowohl Kinderwunsch wie die Ablehnung der Schwangerschaft werden natürlich – außer von den biologischen Faktoren der Fortpflanzungsfähigkeit – direkt oder indirekt durch eine Fülle von Faktoren, wie Alter, Familienstand, bzw. Zahl der Ehejahre, Zahl der Kinder und Sozialstatus beeinflußt, die alle berücksichtigt werden müßten, wenn man den Kinderwunsch in Beziehung zum Ausgang der Schwangerschaft analysieren will. Ferner ist zu berücksichtigen, daß die Erhebung vor der allgemeinen Diskussion und vor der gesetzlichen Neuregelung des Schwangerschaftsabbruches (§ 218 StGB) erfolgte. „Unerwünscht" in der PU bedeutet ja gleichzeitig, daß die Schwangere zur weiteren Betreuung der Schwangerschaft durch die Klinik bereit war. Es handelt sich also wohl stets um eine milde Form der Unerwünschtheit; Frauen, die ihre Schwangerschaft so strikt ablehnen, daß sie einen illegalen Abbruch suchen, dürften in der PU nicht enthalten sein. Die 11 Abbrüche waren medizinisch begründet.

Ein mehr indirekter Indikator für den Wunsch zu dieser Gravidität ist die im Bogen formulierte Frage,

ob die Konzeption trotz Verhütungsmaßnahmen erfolgt ist. Obwohl im Gesamtkollektiv 26,9% der Schwangeren angeben, daß die Schwangerschaft zu diesem Zeitpunkt nicht erwünscht war, geben nur 6,6% an, daß die Schwangerschaft trotz Verhütungsmaßnahmen erfolgt ist. Daraus ist zu entnehmen, daß dieser Tatbestand entweder weniger bereitwillig als die manifeste Ablehnung der Schwangerschaft zugegeben wird oder daß damals die Kontrazeption auch bei kinderunwilligen Paaren nicht konsequent durchgeführt wurde. 82,7% der Frauen, die die Schwangerschaft als zu diesem Zeitpunkt unerwünscht bezeichnen, hatten noch nie Ovulationshemmer genommen, dagegen 73,2% derer, die sie als erwünscht bezeichneten. Daraus geht wohl Schicksalsergebenheit und Gleichmut gegenüber der Schwangerschaft und Inaktivität gegenüber der Empfängnisregelung bei einem erheblichen Teil der Frauen hervor. Andererseits gibt es Frauen, die die Schwangerschaft bejahen, aber vorher die Pille genommen hatten – Modellfälle der bewußten Empfängnisregelung. Dies wird noch deutlicher bei der Zeitanalyse, bis zu welcher Zeit vor der letzten Periode die Pille genommen wurde.

Tabelle 3.2.5-1 Letzte Einnahmezeit von Ovulationshemmern und Erwünschtheit der Schwangerschaft

Zeit der letzten Einnahme von Ovulationshemmern	Anzahl mit Angabe über Einnahme von Ovulationshemmern und Erwünschtheit d. Schwangerschaft	Anteil erwünschter Schwangerschaften
über LP hinaus	36	30,6
bis unter 2 Mon. vor LP	249	82,7
über 2 Mon. vor LP	212	83,0
genommen, ohne Angabe, wann zuletzt	1096	79,4
nie genommen	5025	68,5
zusammen	6618	71,1

Frauen, die die Pille über die letzte Periode hinaus genommen haben, lehnen meist (69%) die Schwangerschaft ab. Hier sind vermutlich Fälle enthalten, in denen die Frauen wegen unregelmäßiger Einnahme konzipiert haben. Dagegen bejahen Frauen, die vor Eintritt der Schwangerschaft die Pille abgesetzt haben, mit 83% die Schwangerschaft; das sind deutlich mehr als bei Frauen, die nie die Pille genommen haben.

In der folgenden Tabelle sind einige weitere Zusammenhänge des Kinderwunsches mit anderen Merkmalen dargestellt:

Tabelle 3.2.5-2 Erwünschtheit der Schwangerschaft in Teilgruppen

Merkmal	Klassen	Insgesamt		Verheiratete Erstgravide		Frauen mit mindestens 2 Kindern	
		Fallzahl	Anteil erwünschter Schwangersch.	Fallzahl	Anteil erwünschter Schwangersch.	Fallzahl	Anteil erwünschter Schwangersch.
Alter	unter 20 J.	364	44,5	93	73,1	7	(14.3)
	20–24 J.	1 881	67,2	744	79,2	129	38,0
	25–29 J.	2 966	78,2	872	87,6	452	50,2
	30–34 J.	1 535	73,9	268	94,8	490	47,6
	35 u. mehr J.	547	58,5	52	90,4	262	34,7
Familienstand	Verheiratet vor LP seit wenig. als 5 J.	4 180	79,0	1 635	86,9	371	45,8
	seit 5–9 J.	1 599	76,2	189	94,2	555	52,1
	seit 10 u. mehr J.	602	50,8	38	94,7	355	31,5
	Verheiratet nach LP	594	33,5	115	43,5	11	45,5
	Ledig bei Geburt	125	22,4	–	–	12	41,7
Zahl vorangegangener Geburten	0	3 407	78,0	2 029	85,1	–	–
	1	2 517	76,4	–	–	–	–
	2 u. mehr	1 340	44,9	–	–	1 340	44,9
Zahl vorangegangener Fehlgeburten	0	5 146	68,2	–	–	866	43,5
	1	1 458	77,8	–	–	319	44,8
	2 u. mehr	689	80,4	–	–	155	52,3
Ausgang der letzten Schwangerschaft	Geburt	3 190	62,5	–	–	1 134	42,0
	Fehlgeburt	1 543	86,5	–	–	201	59,7
Frühere Sterilitätsbehandlung	nein	6 056	68,9	1 633	82,6	1 165	43,9
	ja, im letzten halben Jahr	195	99,0	98	100,0	7	100,0
	ja, früher	502	90,6	167	98,2	58	63,8
Ovulationshemmer	vor LP abgesetzt	1 557	80,4	476	92,5	225	50,2
	nie genommen	5 025	68,5	1 340	82,0	988	44,0
insgesamt (ohne unklare Angaben)		7 293	71,3	2 029	85,1	1 340	44,9

Der Kinderwunsch ist am stärksten
- bei Frauen zwischen 25 und 34 Jahren
- bei Frauen mit 0 oder 1 Kind
- bei Frauen mit Fehlgeburten, insbesondere nach Fehlgeburt bei der letzten Schwangerschaft
- bei Frauen mit Sterilitätsbehandlung.

Der Kinderwunsch ist am schwächsten
- bei sehr jungen und sehr alten Frauen
- bei ledigen Frauen
- bei Frauen mit zwei und mehr Kindern.

Diese Unterschiede entsprechen denen, die 1977 bei der Statistik der Schwangerschaftsabbrüche nach dem reformierten § 218 beobachtet wurden.

Der Anteil erwünschter Schwangerschaften ist bei unter 20-Jährigen gering, nimmt dann im mittleren Lebensalter stark zu und sinkt bei über 35-Jährigen wieder ab.

Die jetzige Schwangerschaft ist bei Frauen mit keinem und mit bereits einem Kind bis zum Alter von 30 Jahren etwa gleich häufig erwünscht, ein drittes Kind wird jedoch bei mehr als der Hälfte der Fälle abgelehnt. Jenseits von 30 Jahren wünschen die Kinderlosen noch mit sehr hohen Anteilen das erste Kind, insbesondere wenn sie schon Fehlgeburten hatten. Auch die 35-jährigen Frauen mit einem Kind wünschen mit 70% ihr zweites Kind.

Die Bejahung der jetzigen Schwangerschaft ist bei Frauen mit Aborten häufiger als bei Frauen ohne bisherige Fehlgeburten, wobei in den meisten Gruppen bei mehreren Fehlgeburten der Kinderwunsch häufiger ist als bei einer.

Die Zusammenhänge gehen graphisch aus der – zunächst vielleicht kompliziert erscheinenden – Abb. 3 hervor, in der die Häufigkeit der Erwünschtheit der Schwangerschaft dargestellt wird. Die drei großen Blöcke sind die Frauen mit 0 – 1 – 2 und mehr Kindern, bei denen der Erwünschtheitsgrad deutlich abnimmt.

Innerhalb jedes Blockes zeigen die Linien die Abhängigkeit der Erwünschtheit vom Alter. Jeder dieser Punkte ist der Mittelwert aus den Längen der drei schmalen Säulen, die für jede Alters-Paritäts-Klasse die Abhängigkeit von früheren Fehlgeburten angeben. Dabei steigt oft die Höhe der Säule von links nach rechts, d. h. bei früheren Fehlgeburten ist in den meisten Gruppen, auch bei höherer Parität,

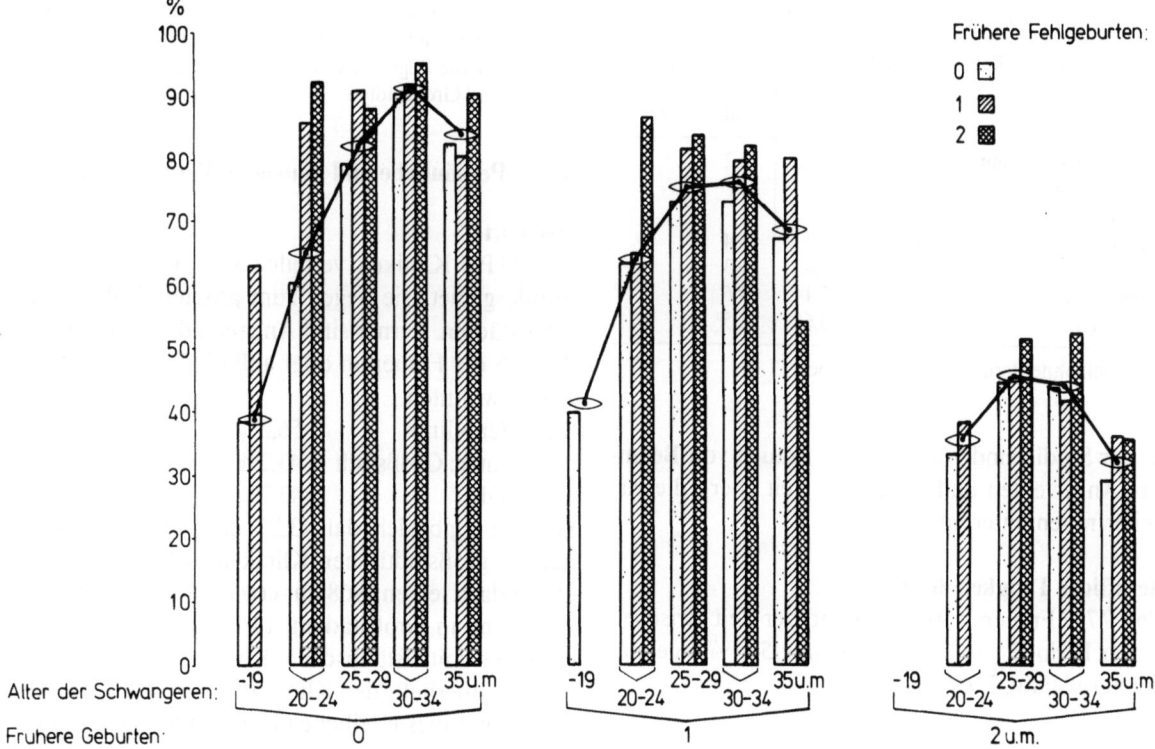

Alter der Schwangeren:

Frühere Geburten:

Abb. 3. Anteil erwünschter Schwangerschaften nach Alter, vorangegangenen Geburten und Fehlgeburten

der Kinderwunsch größer als bei Frauen ohne Fehlgeburten.

Nach den Daten der PU sieht es so aus, als ob frühere Fehlgeburten den Kinderwunsch steigern. Dabei ist allerdings zu berücksichtigen, daß die PU nur schwangere Frauen umfaßt und daß eine gewisse Überrepräsentation von Frauen mit früheren Fehlgeburten vorliegt (vgl. Abschn. 3.2.4).

Die Teilnahme an der psychoprophylaktischen Geburtsvorbereitung ist bei Frauen, die die Schwangerschaft bei der Erstbefragung bejaht haben, deutlich größer als bei den anderen (39% gegen 30%).

Der Anteil erwünschter Schwangerschaften ist bei Ledigen naturgemäß sehr gering; wobei diejenigen, die noch während der Beobachtungszeit heiraten, bereits bei der Aufnahme etwas häufiger angeben, daß die jetzige Schwangerschaft erwünscht ist, was möglicherweise darauf schließen läßt, daß die bevorstehende Heirat bei der Aufnahme in die Studie bereits geplant ist. Die Konzeptionsverhütung ist dagegen bei Ledigen seltener als bei Verheirateten.

In der Tabelle sind zum Vergleich mit der Gesamtzahl der Frauen auch die Häufigkeiten erwünschter Kinder bei denselben Merkmalen für verheiratete Erstgravide und für Frauen angegeben, die bereits zwei oder mehr Kinder haben. Kinderlos Verheiratete wünschen sehr häufig, und zwar bis ins hohe Alter, ein Kind, während zwei vorangegangene Geburten den Kinderwunsch auf 50% und darunter sinken

lassen. Trotzdem hat ein größerer Teil von ihnen (81,5%) nie die Pille genommen, während es bei den verheirateten Erstgraviden (73,8%) der Fall war.

Wenn die letzte Schwangerschaft durch Fehlgeburt endete, wird die neue Schwangerschaft häufiger bejaht („Ersatzkind"), als wenn sie durch Geburt endete. Dies gilt auch für Frauen, die bereits zwei oder mehr Kinder geboren haben.

Weitere Details über verschiedene, insbesondere familiäre und psychologische Charakteristika der Erwünschtheit der Schwangerschaft, z.B. eine Gliederung in „Planer", „Unbeschwerte", „Pechvögel" und „Leichtsinnige" sind im Vorbericht 1977 enthalten. Weitere ausführliche Untersuchungen dazu bei P. NETTER.

3.3 Soziale, berufliche und häusliche Verhältnisse

3.3.1 Soziale und berufliche Gliederung

Berufliche Stellung des Mannes

Als Indikator für die soziale Struktur eignet sich die Angabe über die „Stellung im Beruf" beim Vater. Zum Vergleich steht eine Sonderzählung des Statistischen Bundesamtes zur allgemeinen Geburtenstatistik 1960 zur Verfügung. Dabei ergibt sich

Tabelle 3.3.1-1 Berufliche Stellung des Vaters

Vater: Stellung im Beruf	Anzahl	%	Bundesrepublik Geburten- statistik 1960
Selbständige und mit- helfende Familien- angehörige	805	10,8	16,2
Beamte	1170	15,7	6,4
Angestellte	2664	35,8	16,3
Arbeiter	2393	32,1	59,6
Studenten	418	5,6	1,5[a]

[a] einschl. ohne Beruf und ohne Angabe

In der Studie sind vor allem die Frauen von Beamten, Angestellten und Studenten weit über-, die Arbeiterfrauen unterrepräsentiert.

Berufliche Tätigkeit der Frau

Von 7777 Frauen waren während der Zeit zwischen letzter Periode und 1. Untersuchung 54,1% regelmäßig berufstätig, 3,9% zeitweise.

Tabelle 3.3.1-2 Berufstätigkeit der Schwangeren zu Beginn der Schwangerschaft

Tätigkeit	Anzahl	%
nicht berufstätig	3069	39,5
berufstätig	4207	54,1
zeitweise berufstätig	307	3,9
Studentin	194	2,5
zusammen	7777	100

Der Unterschied in der beruflichen Tätigkeit gegenüber der Zeit vor der Schwangerschaft ist vermutlich gering.

Wie aus der Bundesstatistik hervorgeht, ist die Erwerbstätigkeit von Frauen wesentlich von Familienstand und Alter abhängig. Daher wurde zur Ermittlung eines Vergleichswertes der Bundesrepublik für die verheirateten Frauen ein gewogenes Mittel der Erwerbsquoten der einzelnen Altersklassen nach der Altersstruktur der PU gebildet. Bei gleicher Altersverteilung wie in der PU wären 1968 in der Bundesrepublik von den verheirateten Frauen 43,4% Erwerbspersonen (Statist. Jahrbuch 1969) gegenüber 54,1% (+3,9% Teilzeitbeschäftigte) in der PU, ohne daß in der Bundesstatistik eine bestehende Schwangerschaft berücksichtigt ist.
Die PU-Zahlen und die der amtlichen Statistik sind allerdings auch begrifflich nicht vollständig äquivalent. Insbesondere sind in den Grenzfällen, in denen die Ausübung eines „Berufs" bzw. einer „Erwerbstätigkeit" nicht ohne weiteres klar ist, wie Teilzeitbeschäftigung als Putzfrau, Mithilfe in einer selbständigen Tätigkeit des Ehemannes oder Vaters („mithelfende Familienangehörige"), keine gleichartigen Angaben zu erwarten. Trotzdem erlauben die Zahlen einen pauschalen orientierenden Vergleich.
Gleichsinnig mit dem höheren Anteil erwerbstätiger Frauen in der PU sind folgende Strukturfaktoren zu nennen: Die geringere Zahl von Kindern, insbesondere der höhere Anteil von Frauen ohne Kinder; die Sozialstruktur mit mehr ausgebildeten Frauen, die Regionalstruktur mit einem großen Anteil von Städten und Großstädten.

3.3.2 Persönliche und häusliche Verhältnisse

Wohnort

Die 20 PU-Kliniken verteilen sich über das ganze Bundesgebiet; sie liegen zum größten Teil aber in Großstädten. Ferner sind Angaben darüber vorhanden, ob die Frauen in oder außerhalb der Stadt der Klinik wohnten.

Stadt der Klinik	56,3%
darunter: Großstadt	43,2%
außerhalb	43,7%

Danach ergibt sich, daß 43,2% der Frauen im Ort einer der großstädtischen Kliniken wohnten. Im Vergleich dazu lebten 1968 nur etwa 32% der Gesamtbevölkerung in Großstädten. 13,1% der Frauen stammen aus mittelstädtischen Klinikorten und 43,7% lebten außerhalb der Klinikorte. Je nach dem Klinikort sind dies ländliche Gebiete oder auch Städte. Insgesamt sind Bewohner von Ballungsgebieten und Mittelstädten stärker in der PU vertreten. Entsprechend unterpräsentiert ist kleinstädtische und ländliche Bevölkerung.

Familienstand

Von 7866 Frauen des PU-Kollektivs waren bei der Beendigung der Schwangerschaft 1,7% ledig, und zwar bei Schwangeren mit Fehlgeburten 4,4%. Von den ausgetragenen Kindern waren 1,4% nichtehelich geboren. Unter Einrechnung der 37 Frauen mit 22 ausgetragenen Kindern, die bei Aufnahme in die PU verwitwet oder geschieden waren, sind 1,7% der Kinder nichtehelich (BRD 1968: 4,8% der Geburten). Während der Beobachtungszeit der Schwangerschaft heirateten 6,6%, nach der LP 8,5%. Bezieht man diese Relation auf alle verheirateten Frauen mit Erstparität, dann wurden etwa 18% dieser Gruppe als Ledige schwanger. Im Bundesgebiet erfolgten 1968 34,7% der Erstgeburten in den ersten 7 Monaten nach der Eheschließung. Diese Gruppen sind in der PU untererfaßt.

Tabelle 3.3.2-1 Familienstand

Familienstand	Anzahl	%
ledig	134	1,7
Heirat während Beobachtungszeit	519	6,6
verheiratet	7173	91,2
verwitwet	10	0,1
geschieden	27	0,3
geschieden während Beobachtungszeit	3	0,0
zusammen	7866	100

Ehedauer

Die Frauen in der PU waren entsprechend ihrem höheren Durchschnittsalter, aber entgegen der relativ niedrigen Parität länger verheiratet als die Frauen mit einer (ehelichen) Geburt 1968 im Bundesgebiet.

Tabelle 3.3.2-2 Ehedauer in vH der Verheirateten

Zeit vor letzter Periode	PU	BRD 1968[a]
bis zu 1 Jahr	24,9	29,7
1 bis unter 2 Jahre	11,8	11,4
2 bis unter 3 Jahre	12,3	9,7
3 bis unter 5 Jahre	19,4	16,2
5 bis unter 10 Jahre	22,8	22,4
10 u. mehr Jahre	8,8	10,6
zusammen	100	100

[a] Umrechnung entsprechend dem Alter auf den 1. Tag der letzten Menstruation vor der Schwangerschaft

Weniger als ein Jahr vor der letzten Periode hatten 24,9% der PU-Frauen geheiratet (einschl. der Eheschließungen nach der LP) im Vergleich zu 29,7% im Bundesgebiet.
Bis zur Ehedauer von 10 Jahren war der Anteil der PU-Frauen in den Zeitklassen jeweils höher. Allerdings kamen in die PU weniger Frauen, die 10 und mehr Jahre verheiratet sind, vermutlich wegen ihrer höheren Parität und der damit verbundenen größeren häuslichen Belastung.

Häusliche Verhältnisse

Die Arbeitszeit im Haushalt ist sicherlich unterschiedlich für Frauen, die berufstätig, teilbeschäftigt oder ohne Erwerbstätigkeit sind. Die Zeit, die für die tägliche Hausarbeit aufgewendet wird, schwankt interpersonell in einem weiten Bereich. Dabei ist zu berücksichtigen, daß für „Arbeitszeit im Haushalt" keine Definition gegeben wurde, sondern diese der Auffassung der Schwangeren überlassen blieb.

Tabelle 3.3.2-3 Tägliche Arbeitszeit im Haushalt

Stunden	Anzahl	%
0 bis unter 2	372	6,0
2 bis unter 4	1731	27,7
4 bis unter 6	1400	22,4
6 bis unter 8	710	11,4
8 bis unter 10	668	10,7
10 u. mehr	1246	20,0
unregelmäßig	111	1,8
zusammen	6238	100

20% der Frauen gaben eine Arbeitszeit von 10 und mehr Stunden an. Die Hälfte arbeitete täglich zwischen 2 und 6 Stunden.
„Oft schwere Gegenstände tragen" wurde von 16,0% der Frauen angegeben; durch Rauch, Dunst oder Autoabgase in der Wohnung fühlten sich 7,5% der Frauen belästigt. Chemische Präparate verwendeten in Haushalt, Garten oder Landwirtschaft 48,4% der Frauen. Diese Zahlen sind höher, als vermutet wurde. Nähere Angaben darüber in Abschn. 3.4.4 und 4.4.4.
Sport betrieben in dieser Zeit 23% der Frauen.
In der Zeit von der letzten Periode bis zur Aufnahme in die PU unternahmen 34,3% der Frauen eine Reise. Da diese Zeitspanne durchschnittlich etwa 10 Wochen beträgt, erscheint diese Zahl bemerkenswert hoch.
Als Schlafdauer gaben 68,6% der PU-Frauen 8 und mehr Stunden an, 9 Stunden und mehr 27,3%, weniger als 7 Stunden 7,3%.

3.3.3 Seelische Belastungen

Seelische Belastungen, nach denen – insbesondere für die letzten drei Monate vor der Aufnahmeuntersuchung – speziell gefragt wurde, werden recht häufig angegeben:

	Anzahl	%	darunter erwünschte Schwangersch. %
a) keine seelische Belastung	5373	68,9	77,2
b) Tod von Angehörigen (auch kombiniert mit c, d)	125	1,6	79,0
c) Ärger in Familie, Ehe	2081	26,7	56,2
d) Ärger im Beruf (auch kombiniert mit c)	217	2,8	54,2

Es ist zu vermuten, daß diese Belastungen auch mit der Erwünschtheit der Schwangerschaft in Beziehung stehen. Einen deutlich verringerten Anteil erwünschter Schwangerschaften findet man in der Gruppe, die Ärger in Familie, Ehe oder Beruf angeben.

3.4 Lebens- und Verbrauchsgewohnheiten

3.4.1 Ernährung, Körpergewicht, Vitaminversorgung

Ernährungsgewohnheiten

Einflüsse der Ernährung auf Schwangerschaft und Kindesentwicklung können entweder durch zu reichliche oder zu geringe oder durch einseitige Nahrungsmittelaufnahme zustande kommen. In der Studie ist der Indikator für den ersten Komplex ein Über-/Untergewicht der Mutter und die Gewichtszunahme während der Schwangerschaft. Einseitige Ernährung ist durch eine Reihe von Fragen speziell erfaßt worden, und zwar wurde gefragt nach
- bestimmten Ernährungsformen
- reichlichem Obstgenuß mit Angabe der bevorzugten Obstarten
- Eßgewohnheiten (scharf gebratene Speisen, nicht durchgebratenem Fleisch, rohem Fleisch, Eiern, scharfen Würzen)
- nichtalkoholischen Getränken (Kaffee, Tee, Milch, Cola, Fruchtsäfte)
- ferner nach Ekel vor und Vorliebe für bestimmte Speisen.
Die Verschlüsselung erfolgte nach den Angaben im ersten Tagebuch und bezieht sich im wesentlichen auf die vorangegangene Schwangerschaftszeit. Diese Ernährungsgewohnheiten

sind untereinander statistisch verknüpft, ferner auch mit zahlreichen anderen Persönlichkeits- und Verhaltensmerkmalen der Frauen.

a) Bestimmte Ernährungs- und Diätformen
Die Angaben wurden in folgende Klassen eingeteilt:

keine besondere Ernährungsform	6934	(91,4%)
vegetarische Kost, Rohkost	38	(0,5%)
eiweißreiche und kalorienarme Kost	27	(0,4%)
salzarme Kost, Krankendiät	278	(3,7%) } 615-(8,2%)
„Diät" ohne nähere Angabe	310	(4,1%)
	7587	100%
fehlende Angaben	283	3,6%

Es fehlen zwar nur bei 3,6% der Schwangeren die Angaben zur Frage nach der Ernährungsform; da aber nur etwa 9% eine besondere Ernährungsform angeben, könnte dieser Ausfall möglicherweise stark ins Gewicht fallen. Am Beispiel der Diabetikerinnen wurden die Ausfälle kontrolliert; bei ihnen waren die Angaben vollständig, so daß auch generell keine gravierende Selektion anzunehmen ist.

b) Genuß von Obst
Im ersten Tagebuch hatten die Schwangeren die Frage zu beantworten: „Haben Sie reichlich Obst gegessen?" Dann war – ohne direkte Beantwortung dieser Frage – anzukreuzen, ob Zitronen, Apfelsinen, Grapefruit, Äpfel, Bananen, sonstiges; es konnten mehrere Obstarten angekreuzt werden. Bei der Auswertung wurde unterschieden:

Citrusfrüchte (evt. kombiniert mit anderen)	5212	(68,7%)
Äpfel (evt. kombiniert mit Bananen)	1706	(22,5%)
nur Bananen	114	(1,5%)
keine der genannten Früchte angekreuzt	555	(7,3%)
	7587	(100%)
keine Angabe	283	(3,6%)
	7870	

Die Frauen, die keine Angabe gemacht haben, sind weitgehend dieselben, die auch zu anderen Fragen im Tagebuch nichts angegeben haben. Es ist nicht anzunehmen, daß sich hier eine systematische Selektion hinsichtlich des Obstgenusses verbirgt. Die Frauen, für die „reichlicher Obstgenuß" nicht zutrifft, dürften überwiegend in der vierten Gruppe „ohne Ankreuzung" enthalten sein.

c) Genuß von Fleisch und Eiern
Die Fragen nach dem Genuß von Fleisch und Eiern sowie der Verwendung von Gewürzen waren bei den vorgegebenen Antworten „nein – selten – häufig" anzukreuzen. Die Fragen wurden wegen der Erfassung möglicher Indikatoren für damit verbundene Risikofaktoren gestellt. Es ergab sich, wenn man nur die Antwortenden zugrunde legt:

	nein	selten	häufig
scharf gebratene Speisen	29,8%	56,7%	6,7%
nicht durchgebratenes Fleisch	75,1%	22,8%	2,1%
rohes Fleisch	57,4%	38,7%	3,8%
Eier	6,6%	35,0%	43,7%

Die Fragen		
Vorliebe für bestimmte Speisen	87	(1,1%)
Ekel vor bestimmten Speisen	77	(1,0%)

wurden nur selten mit „nein" beantwortet, aber man kann hierbei das Fehlen der Antwort wohl als „nein" auffassen.

Körpergewicht
Das Körpergewicht ist von der Körperlänge und vom Alter abhängig. In Tabelle 3.4.1-1 sind die Korrelationstabellen über Länge und Gewicht für drei Altersklassen angegeben. Die Korrelation ist am deutlichsten bei den Jüngeren ($r = +0{,}408$) und verringert sich dann auf 0,351 und 0,365. Man erkennt außerdem beim Vergleich der Längenverteilung zwischen 25 und 34 Jahren und 35 und mehr Jahren deutlich den Akzelerationseinfluß; die Frauen mit Körperlänge ab 170 cm sind bei den Ältesten nur in 14,0% vertreten, in der mittleren Altersklasse dagegen in 21,7%.

Bei der Analyse von Zusammenhängen wird später überwiegend das Relativgewicht benutzt werden. Es ist als Quotient von Istgewicht durch ein nach Alter und Länge definiertes Durchschnittsgewicht[3] be-

Tabelle 3.4.1-1 Korrelationstabelle für Körperlänge und -gewicht in drei Altersklassen

Länge (cm)	Gewicht (kg)								zusammen
	unter 50	50,1 –55	55,1 –60	60,1 –65	65,1 –70	70,1 –75	75,1 –80	über 80	
a) unter 25 J.									
unter 155	44	28	18	5	2	2	–	–	99
155–159	90	93	69	35	18	9	5	2	321
160–164	94	188	200	89	46	21	11	4	653
165–169	40	157	176	138	82	28	19	19	659
170–174	8	25	87	103	71	22	15	19	350
175 u. mehr	–	3	7	19	14	12	10	5	70
zusammen	276	494	557	389	233	94	60	49	2152
b) 25–34 J.									
unter 155	41	42	33	17	10	4	2	–	149
155–159	91	165	162	84	55	23	15	8	603
160–164	115	283	348	241	118	59	40	32	1236
165–169	35	178	348	319	182	94	61	70	1287
170–174	6	57	148	213	138	86	37	38	723
175 u. mehr	–	5	18	35	52	26	25	24	185
zusammen	288	730	1057	909	555	292	180	172	4183
c) Alter 35 J. u. mehr									
unter 155	3	4	11	6	4	1	1	–	30
155–159	2	22	20	20	22	7	3	3	99
160–164	2	14	31	46	30	23	12	13	171
165–169	1	5	23	36	27	18	17	15	142
170–174	–	2	6	9	8	13	6	10	54
175 u. mehr	–	–	1	1	1	7	3	5	18
zusammen	8	47	92	118	92	69	42	46	514

[3] Durchschnittsgewicht nach den Geigy-Tafeln S. 588. Dort sind Werte der amerikanischen Lebensversicherungsgesellschaften auf metrische Maße umgerechnet angegeben. Der genannte Quotient wird auch als „Schall-Index" bezeichnet

rechnet. Die Abgrenzung von relativem Unter- und Übergewicht wurde – willkürlich – bei den Quotientenwerten 0,95 und 1,15 vorgenommen.

Was die benutzte Definition unter Zugrundelegung der amerikanischen Lebensversicherungswerte für unsere Frauengruppe wirklich bedeutet, ist aus Tabelle 3.4.1-2 zu erkennen, in der für die einzelnen Längen- und Gewichtsgruppen die Aufteilung in Unter-, Normal- und Übergewicht angegeben ist.
Die Überschneidungen beruhen darauf, daß die Sollwerte nach einzelnen cm- und kg-Werten angegeben sind und außerdem in Tabelle 3.4.1-2 das Alter nicht berücksichtigt ist. Aber man kann doch eine pauschale Übersicht über den Effekt der Einteilung gewinnen. Die Verteilung der Relativgewichte nach dem Alter zeigt Tabelle 3.4.1-3.
Die verbleibende Altersabhängigkeit ist unregelmäßig und zeigt an, daß dieser Index nicht ganz befriedigend ist.

Von Bedeutung ist auch die Gewichtsentwicklung vor der Schwangerschaft, sowie die Gewichtszunahme in der Schwangerschaft.

Der Gewichtsverlauf *vor* der Schwangerschaft war recht unterschiedlich. Immerhin war bei 15,8% eine Differenz um 5 kg oder mehr im Verlaufe des letzten Jahres angegeben worden. Im einzelnen fand sich:

– Abnahme um 5 kg oder mehr in 4,4%
– Abnahme um 3–4,9 kg in 4,9%
– Abnahme um 1–2,9 kg in 10,9%
– Konstanz oder Änderung um weniger als 1 kg in 27,4%
– Zunahme um 1 bis 2,9 kg in 26,9%
– Zunahme um 3–4,9 kg in 14,1%
– Zunahme um 5 kg oder mehr in 11,4%

Die Gewichtszunahme der Frauen *in* der Schwangerschaft betrug bei den Frauen, bei denen diese Angaben vorliegen

Tabelle 3.4.1-2 Verteilung der Unter- und Übergewichtsgruppen nach Länge und Gewicht ohne Berücksichtigung des Alters

Länge (cm)	unter 50 kg				50,1 b. u. 55 kg				55,1 b. u. 60 kg				60,1 b. u. 65 kg			
	Anz.	unter-	mittel-	über-gewichtig (%)	Anz.	unter-	mittel-	über-gewichtig (%)	Anz.	unter-	mittel-	über-gewichtig (%)	Anz.	unter-	mittel-	über-gewichtig (%)
unter 150	20	50	50	–	8	–	100	–	3	–	–	100	4	–	–	100
150–154	68	67,6	32,4	–	66	6,1	93,9	–	59	–	69,5	30,5	24	–	33,3	66,7
155–159	183	86,9	13,1	–	280	32,9	67,1	–	251	1,2	96,8	2,0	139	–	56,8	43,2
160–164	211	100,0	–	–	485	58,4	41,6	–	579	7,8	92,2	–	376	0,5	85,9	13,6
165–169	76	100	–	–	340	92,9	7,1	–	547	36,0	64,0	–	493	0,6	99,2	0,2
170–174	14	100	–	–	84	100	–	–	241	69,3	30,7	–	325	6,2	93,8	–
175 u. mehr	–	.	–	–	8	100	.	.	26	100	–	–	55	49,1	50,9	–
zusammen	572				1271				1706				1416			

Länge (cm)	65,1 b. u. 70 kg				70,1 b. u. 75 kg				75,1 b. u. 80 kg				80,1 kg u. mehr			
	Anz.	unter-	mittel-	über-gewichtig (%)	Anz.	unter-	mittel-	über-gewichtig (%)	Anz.	unter-	mittel-	über-gewichtig (%)	Anz.	unter-	mittel-	über-gewichtig (%)
unter 150	3	–	–	100	1	–	–	100	1	–	–	100	–	–	–	100
150–154	13	–	–	100	6	–	–	100	2	–	–	100	–	–	–	100
155–159	95	–	9,5	90,5	39	–	–	100	23	–	–	100	13	–	–	100
160–164	194	–	36,1	63,9	103	–	1,9	98,1	49	–	–	100	49	–	–	100
165–169	291	–	71,8	28,2	140	–	19,3	80,7	97	–	1,0	99,0	104	–	–	100
170–174	217	0,5	95,4	4,1	121	–	62,0	38,0	58	–	5,2	94,8	67	–	–	100
175 u. mehr	67	6,0	94,0	–	45	–	91,1	8,9	38	–	47,4	52,6	34	–	2,9	97,1
zusammen	880				455				282				267			

Tabelle 3.4.1-3 Relativgewichte nach Altersklassen

Relativgewicht Index	unter 20 J.	20–24	25–29	30–34	35 und mehr	zusammen
untergewichtig <0,95	21,7%	24,3%	28,1%	28,8%	18,6%	26,2%
mittelgewichtig 0,95–1,15	56,3%	56,2%	55,1%	51,3%	51,9%	54,4%
übergewichtig >1,15	22,0%	19,5%	16,8%	19,8%	29,5%	19,4%
zusammen	100	100	100	100	100	100

weniger als 5 kg	in	8,3%
5 bis 9,9 kg	in	41,0%
10 bis 14,9 kg	in	40,6%
15 kg und mehr	in	10,0%

Beide Verläufe sind kombiniert in der folgenden Tabelle für Unter-, Mittel- und Übergewichtige sowie in Abb. 4 angegeben. Dabei sind Frauen mit Tragzeiten bis zu 250 Tagen nicht enthalten.

Zunächst erkennt man aus dem Vergleich der letzten Spalten am rechten Rand der Tabelle, daß von den Untergewichtigen 29% im letzten Jahr um mindestens ein Kilo abgenommen haben, in den beiden anderen Gruppen nur 18% bzw. 16%. Umgekehrt haben von den Übergewichtigen besonders viele zugenommen (69%) gegenüber 56% bei den Mittel- und 41% bei den Untergewichtigen.

Während der Schwangerschaft haben die Übergewichtigen in 18% weniger als 5 kg zugenommen, bei den Untergewichtigen waren es nur 4%.

Betrachtet man das Zusammentreffen aller drei Gewichtsvariablen im Inneren der drei Tabellen, so fällt folgendes auf: In allen drei Tabellen sind die Felder rechts oben gegenüber den darunter stehenden Feldern besonders stark besetzt, d. h. Schwangere, die im letzten Jahr erheblich abgenommen hat-

ten, nahmen in der Schwangerschaft häufig sehr stark zu. Das gilt für alle drei Gewichtsklassen. Untergewichtige, die vorher abgenommen hatten, nahmen in der Schwangerschaft mehr zu als Untergewichtige, die vorher zugenommen hatten. Übergewichtige mit einer nur mäßigen früheren Abnahme bilden die Gruppe, die in der Schwangerschaft am wenigsten zugenommen haben.

Vitaminversorgung

In einem im April 1969 genehmigten Sonderprogramm wurde Blut von PU-Schwangeren aus einigen mitarbeitenden Frauenkliniken untersucht, um ihre Versorgung mit verschiedenen Vitaminen zu objektivieren. Mit Hilfe chemischer und biochemischer Tests wurden Meßgrößen für Vitamin A (Serum-Retinol), A-Provitamin (Serum-Carotinoide), Vitamin E (Serum Tocopherole), Thiamin (Vitamin B_1; Erythroc. GOT) ermittelt; die Untersuchungen fanden in Gießen und Kiel statt.

Von den Untersuchungen erfolgte nur ein kleiner Teil an den in diesem Bericht analysierten 7870 Schwangerschaften. Deshalb wird hier auf eine ausführliche Darstellung verzichtet. Eine erste Übersicht ist im Vorbericht der DFG enthalten; Einzelheiten hat Ch. BESKE (1973) gegeben. Danach ist die Versorgung mit B_1 schon im ersten Trimenon, im letzten Drittel auch die mit A, B_2 und B_6 (nach anderen Untersuchungen auch Folsäure) nicht immer gesichert.

Tabelle 3.4.1-4 Vorausgegangene Gewichtsveränderung und Zunahme in der Schwangerschaft bei Unter-, Mittel- und Übergewichtigen (Tragzeiten über 250 Tage)

Vorausgegangene Gewichtsdifferenz	Zunahme in Schwangerschaft				zusammen	
	< 5,0 kg	5,0–9,9	10,0–14,9	15,0 u. m.	horizontal	vertikal
a) Untergewicht						
Abnahme um 3,0 kg u. mehr	5,5	27,9	49,2	17,5	100	13,1
Abnahme um 1,0–2,9 kg	2,7	36,3	49,8	11,2	100	15,9
Konstanz	2,9	40,2	46,8	10,1	100	34,7
Zunahme um 1,0–2,9 kg	6,3	44,6	40,2	8,9	100	24,0
Zunahme um 3,0 kg u. mehr	5,2	40,1	41,3	13,4	100	12,3
zusammen	4,3	39,0	45,3	11,4	100	100
b) Mittleres Gewicht						
Abnahme um 3,0 kg u. mehr	8,6	37,7	38,9	14,8	100	8,2
Abnahme um 1,0–2,9 kg	6,1	38,4	47,3	8,2	100	9,9
Konstanz	5,7	42,7	42,2	9,4	100	26,0
Zunahme um 1,0–2,9 kg	6,6	43,7	39,5	10,2	100	30,6
Zunahme um 3,0 kg u. mehr	9,2	40,9	39,4	10,5	100	25,3
zusammen	7,2	41,7	40,9	10,3	100	100
c) Übergewicht						
Abnahme um 3,0 kg u. mehr	15,5	34,5	32,1	17,9	100	8,3
Abnahme um 1,0–2,9 kg	23,3	45,2	23,3	8,2	100	7,3
Konstanz	17,6	40,9	32,7	8,8	100	15,8
Zunahme um 1,0–2,9 kg	15,0	42,7	35,2	7,1	100	22,6
Zunahme um 3,0 kg u. mehr	18,1	42,5	29,6	9,7	100	46,0
zusammen	17,5	41,8	31,1	9,5	100	100

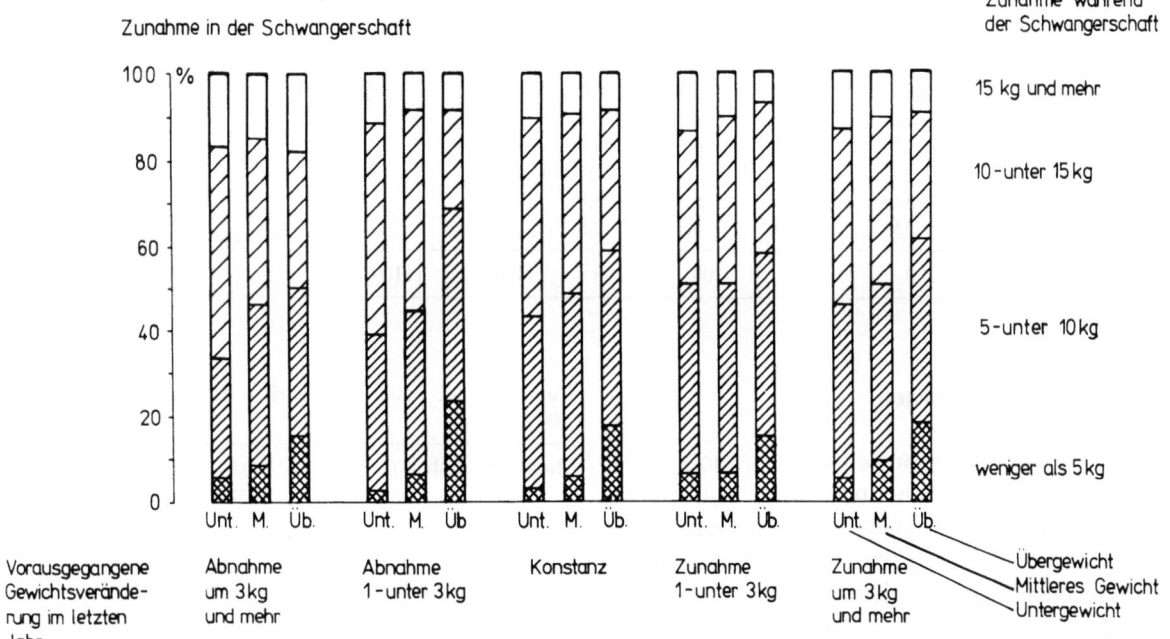

Abb. 4. Gewichtszunahme in der Schwangerschaft nach der vorangegangenen Gewichtsveränderung im letzten Jahr bei Unter-, Mittel- und Übergewichtigen (Tragzeit über 250 Tage)

3.4.2 Getränke

Die Befragung nach den Getränken erstreckte sich auf die täglichen nicht-alkoholischen Getränke mit den vorgegebenen Antworten nein – selten – häufig. Es ergab sich

Tabelle 3.4.2-1 Nicht-alkoholische Getränke

	nein	selten	häufig	nein	selten	häufig	nein	selten	häufig
	a) Alter unter 25 J.			b) 35 J. und mehr			c) insgesamt		
Kaffee	19,4	37,5	43,1	19,3	30,9	49,8	19,6	35,1	45,2
Tee	31,2	38,7	30,1	36,6	35,5	27,9	32,1	37,5	30,4
Milch	23,7	29,6	46,7	30,1	26,1	43,8	24,0	29,5	46,5
Cola	51,9	43,4	4,7	73,0	25,4	1,6	61,9	35,2	2,9

Tabelle 3.4.2-2 Alkoholgenuß bei Mann und Frau

Alkohol	Gar nicht od. gelegentlich	gelegentlich viel[a]	täglich wenig	täglich mehrmals	gar nicht od. gelegentlich	gelegentlich viel[a]	täglich wenig	täglich mehrmals	gar nicht od. gelegentlich	gelegentlich viel[a]	täglich wenig	täglich mehrmals
	a) Alter der Frau unter 25 J.				*b) Alter der Frau 35 J. und mehr*				*c) insgesamt*			
Frau	96,1	.	3,7	0,3	93,9	.	5,9	0,2	95,1	.	4,7	0,2
Mann	69,4	7,3	20,4	2,8	64,8	5,7	24,5	4,9	67,8	7,3	21,5	3,4

[a] Diese Frage wurde nur für den Mann gestellt

Insgesamt fehlen nur 4,0 der Angaben, und zwar überwiegend bei Fällen, bei denen das erste Tagebuch nicht zurückgegeben wurde. Die Altersabhängigkeit ist nur bei Colagetränken stark.
Nach Alkoholkonsum wurde die Schwangere für sich selbst und für den Mann gefragt.

Die Angaben scheinen recht zurückhaltend gemacht worden zu sein.
Die Verbrauchsgewohnheiten sind untereinander stark korreliert. So gibt es z. B. keine Frauen, die Zigaretten rauchen und Alkohol, aber keinen Kaffee trinken. Weitere Assoziationen der Gewohnheiten untereinander sind in Abschn. 4.3.10 behandelt.

Tabelle 3.4.3-1 Rauchgewohnheiten der Schwangeren bei Aufnahme

Rauchgewohnheit	unter 20 J.	20–24	25–29	30–34	35 u. mehr	zusammen
Nichtraucherin	63,9	63,0	70,3	76,9	75,6	69,9
gelegentlich	16,0	15,7	13,3	10,1	11,3	13,3
regelmäßig bis 5 Zig. tägl.	11,3	8,9	6,5	5,6	4,1	7,0
6–10 Zig. tägl.	5,0	7,3	5,4	4,6	5,7	5,7
10 u. mehr Zig. tägl.	3,9	5,0	4,3	2,8	3,4	4,1
zusammen	100	100	100	100	100	100

3.4.3 Rauchgewohnheiten

69,9% der Schwangeren behaupteten von sich im
1. Tagebuch, Nichtraucherinnen zu sein, 13,3% gaben „gelegentliches", 16,8% „regelmäßiges" Rauchen an. Die Abhängigkeit vom Alter ist deutlich;
die jüngeren Frauen rauchen mehr.

Angaben zum Rauchen fehlen bei 4,2%, vor allem
wenn das erste Tagebuch nicht zurückgegeben wurde (vgl. später 4.3.9).

Die Angaben über das Rauchen sind sicher bei vielen Frauen nicht ganz korrekt. Damit ist bei allen
epidemiologischen Studien über etwaige Schäden
des Rauchens zu rechnen. Jedoch ist die Gruppen-
einstufung sicher in dem Sinne richtig, daß Frauen
in der nächsthöheren Expositionsgruppe mehr rauchen als die in den niedrigeren Gruppen; aber nur
darauf kommt es hier an.

Die Fragen über das Rauchen des Mannes wurden
etwas differenzierter gestellt:

Rauchgewohnheiten:
gar nicht☐   nur gelegentlich☐   regelmäßig☐
Zigaretten tgl. 1–5☐   tgl. 6–10☐   tgl. über 10☐
Zigarren- oder Pfeifenrauchen   schwach/mäßig☐   stark☐
Die Mengenangaben der Zigaretten konnten für gelegentli-
ches oder regelmäßiges Rauchen eingetragen werden.

Bei der Auswertung wurde auf die Unterscheidung
zwischen den subjektiven Angaben „raucht gar
nicht" und „raucht nur gelegentlich" verzichtet.
Personen, für die die allgemeine Frage nicht beantwortet war, haben in der speziellen Zigarettenfrage
keine von den übrigen Personen abweichende Verteilung der Zigarettenzahlen.
Für „gelegentliche" Raucher und „regelmäßige"
Raucher wurden folgende Verbrauchsangaben gemacht:

	„nicht" oder „gelegentlich"	„regelmäßig"
1– 5 Zigaretten	10,5%	8,1%
6–10 Zigaretten	1,1%	24,8%
über 10 Zigaretten	0,2%	61,7%

Tabelle 3.4.3-2 Rauchgewohnheiten des Mannes (auf jeweils 100 Angaben)

Rauchgewohnheit	insgesamt	Alter der Frau	
		unter 25 J.	35 J. u. mehr
allgemein			
raucht gar nicht oder nur gelegentlich	53,6	50,8	48,9
raucht regelmäßig	46,4	49,2	51,1
Zigaretten (tägl.)			
keine (auch keine Angabe)	49,8	44,3	46,6
1–5	9,4	9,8	9,7
6–10	12,1	14,3	14,7
über 10	28,7	31,6	29,0
Zigarren/Pfeife			
keine (auch keine Angabe)	81,7	81,1	85,7
schwach	17,0	17,8	13,1
stark	1,3	1,0	1,2

Die Altersabhängigkeit ist in den betrachteten Altersklassen – nach dem Alter der Frau gegliedert –
nicht sehr stark ausgeprägt.

Über die Rauchgewohnheiten in der damaligen Zeit
liegen nur für Berlin vergleichbare Angaben vor.
Dort wurde 1967 in einer Zusatzerhebung zum Mikrozensus in 1% der Haushalte nach den Rauchgewohnheiten der Personen über 15 Jahre gefragt
(GLOWINSKY 1968). Als Nichtraucher wurden Personen mit Angaben „raucht nicht" oder „nur ab und
zu" eingestuft.

In den beiden Berliner PU-Kliniken waren
– bei den Frauen 78% Nichtraucherinnen, 22%
  Raucherinnen
– bei ihren Männern 50% Nichtraucher, 50% Raucher

In der Mikrozensus-Erhebung waren unter den Verheirateten im Alter unter 45 Jahren dagegen
– bei den Frauen 66% Nichtraucherinnen, 34%
  Raucherinnen
– bei den Männern 33% Nichtraucher, 67% Raucher

Die Zahlen der PU weisen bei beiden Geschlechtern erheblich weniger Raucher auf. Die Unterschiede könnten zum Teil auf sozialen und regionalen Unterschieden beruhen, die durch die Lage der beiden PU-Kliniken bedingt sind. Die in der PU auch in Berlin übererfaßten Beamten und Angestellten rauchen weniger als die in der PU untererfaßten Arbeiter (Mikrozensus: bei den 30 bis 39jährigen Männern 59% gegen 73% Raucher). Diese Differenz reicht aber nicht zur Erklärung der niedrigen PU-Zahlen aus, so daß man darüber hinaus noch eine zusätzliche Selektion der in der PU erfaßten Familien im Hinblick auf Gesundheitsbewußtsein und Lebensführung vermuten kann.

Die Rauchgewohnheiten sind bei den beiden Partnern natürlicherweise stark korreliert. Hier mag eine kleine Zusammenstellung genügen:

Tabelle 3.4.3-3 Rauchgewohnheiten des Mannes in vH für jede Rauchgewohnheitsgruppe der Frau

Rauchgewohnheiten der Frau	allgem. Rauchgewohnheiten des Mannes	
	raucht gar nicht oder gelegentlich	raucht regelmäßig
raucht nicht	59,4%	40,6%
gelegentlich	50,9%	49,1%
regelmäßig bis 5 Zig.	35,1%	64,9%
1–10 Zig.	27,1%	72,9%
über 10 Zig.	26,1%	73,9%

Immerhin raucht ein Viertel der Männer, die stark rauchende Frauen haben, nicht oder nur gelegentlich, wobei wir allerdings nicht wissen, wieviele Exraucher dabei sind.

Der Zusammenhang ist nicht nur durch den gemeinsamen Alterseinfluß zu erklären, sondern geht weit darüber hinaus. Zusammenhangsanalysen, die von gemeinsam betrachteten Gewohnheiten der Eltern ausgehen, werden in Abschn. 4.3.10 behandelt.

3.4.4 Gebrauch von Chemikalien

Die Befragung der Schwangeren erstreckte sich auch auf den Gebrauch von Chemikalien. Dabei wurden erfaßt:

Chemische Präparate
- in Haus und Garten (Insekten-, Ungeziefer-, Unkraut-, Rattenbekämpfung, Pflanzenschutz; Düngung)
- in der Landwirtschaft (wie oben)
- Wasch-, Spül- und Putzmittel
- Körperpflegemittel.
Eine erhebliche Schwierigkeit bei der Verschlüsselung der mit Namen erfaßten einzelnen Präparate bestand darin, daß im

Laufe der Zeit trotz Beibehaltung desselben Namens häufig die Zusammensetzung geändert wurde. Ferner war die Zusammensetzung manchmal nur mit Schwierigkeiten, manchmal überhaupt nicht in Erfahrung zu bringen, so daß die Zusammenfassung in Gruppen mit ähnlicher Zusammensetzung – um größere Zahlen zu erhalten – nicht voll gelang.

Da uns aus der Literatur bisher keine Schädigungsvermutungen über Wasch-, Spül-, Putz- und Körperpflegemittel bekannt geworden waren, wurde **nur die Gruppe der chemischen Präparate in Haus, Garten und Landwirtschaft verschlüsselt** und weiter bearbeitet. Die Liste dieser Präparate geht vom Stalldung bis zu E 605 mit hoher akuter Giftigkeit.

Nach verfügbaren Literaturangaben (KLIMMER, PERKOW) wurde folgende Gliederung vorgenommen:
1. Organische Phosphorverbindungen, z.B. E 605 (224 Nennungen, 4,0%; 205 zugeteilte Schwangere, 5,6%)
2. Chlorierte Kohlenwasserstoffe, z.B. DDT, Lindan (241 Nennungen, 4,3%; 222 zugeteilte Schwangere, 6,0%)
3. Mischgruppe von (1) und (2), meist mit Lindan oder Dichlorvos, z.B. FLIT-Fliegenspray, sowie Insektizide ohne nähere Angaben (1 686 Nennungen, 30,0%; 1 485 zugeteilte Schwangere, 40,4%)
4. Sonstige Chemikalien und Mittel unbekannter Zusammensetzung (ohne Düngemittel) (583 Nennungen, 10,4%; 292 zugeteilte Schwangere, 7,9%)
5. Düngemittel (2 891 Nennungen, 51,4%; 1 472 zugeteilte Schwangere, 40,0%)

Die hinzugefügten Zahlen geben Zahlen der Nennungen (maximal drei in Haus und Garten und drei in der Landwirtschaft) wieder, sowie als %-Zahl deren Anteil auf 100 Schwangere. Dabei sind dies unechte Anteile, da Mehrfachzählungen möglich waren.
Für die Zuteilung der **Schwangeren** zu den 5 Gruppen war dasjenige Präparat ausschlaggebend, das zur Gruppe mit der niedrigsten Nummer gehörte.

3.4.5 Haustiere

Angaben über die Haltung von Haustieren im Haushalt der Schwangeren sollten in den Tagebüchern der Schwangeren eingetragen werden; nur bei 3,4% fehlten die Angaben.

Tabelle 3.4.5-1 Haustiere im Haushalt der Schwangeren

Tierart	%
Hund	7,4
Katze	4,3
Kanarienvogel	2,6
Sittich	6,8
Hamster, Meerschweinchen	1,7
Papageien, exotische Vögel	0,6

Dabei sind Frauen mit mehreren Tierarten mehrfach gezählt. Tiere in der Landwirtschaft und in anderen Haushalten, z.B. der Eltern sind nicht erfaßt.

3.5 Gesundheitliche Verhältnisse der Schwangeren

3.5.1 Krankheitsanamnese

Bei der Aufnahmeuntersuchung wurde ausführlich nach früheren Krankheiten gefragt. Zur Erinnerung war angegeben: „z. B. Kinderkrankheiten, Herz- und Lungenkrankheiten, Vergiftungen, Allergien, Geschlechtskrankheiten, Unfälle – insbesondere nach Nierenkrankheiten und Diabetes fragen". Tabelle 3.5.1-1 gibt eine Übersicht über die Ergebnisse.

Tabelle 3.5.1-1 Anamnestisch angegebene Krankheiten der Schwangeren

Krankheit	Anzahl	%
Tuberkulose	392	5,0
Nierenkrankheiten	1306	16,6
Herz-Kreislaufkrankheiten	653	8,3
Diabetes	74	0,9
Allergie	1734	22,0
Schilddrüsenkrankheiten (einschl. Vergrößerung bei Aufnahmeuntersuchung)	1178	15,0

Bei der Familienanamnese, bei der nur pauschal nach „Krankheiten in der Familie, z. B. Diabetes" gefragt wurde, ergab sich[4]

Tabelle 3.5.1-2 Krankheiten in der Familienanamnese

	Familie der Schwangeren		Familie des Mannes	
	Anzahl	%	Anzahl	%
Diabetes	631	8,2	509	6,6
Nervenkrankheiten, Schwachsinn	219	2,8	163	2,1
Mißbildung	159	2,1	122	1,6

Die Höhe dieser Zahlen ist in keiner Weise verallgemeinerungsfähig, sondern ist völlig von der Art der Befragung abhängig. Daß die Angaben über die Familie des Mannes bei allen drei Krankheiten gleichmäßig nur 75 bis 80% der Angaben über die Familie der Frau ausmachen, zeigt die Abhängigkeit von der Auskunftsbereitschaft. Die Angaben dienen später nur als Untergliederungsmerkmale für Assoziationen.

3.5.2 Krankheiten während der Schwangerschaft

Bei der Aufnahmeuntersuchung und im ersten Tagebuch wurde nach den Krankheiten seit der LP gefragt. Befragungstechnisch gehören diese „retrolektiv"[5] gestellten Fragen noch zur

Anamnese; sachlich sind es überwiegend bereits Krankheiten während der Schwangerschaft. Krankheiten im weiteren Verlauf der Schwangerschaft wurden bei den monatlichen Untersuchungen ermittelt und in den Tagebüchern erfragt.

Für eine zusammenfassende Übersicht wurde der Gesundheitszustand der Schwangeren zur Zeit der Aufnahmeuntersuchung in die Klassen „krank" (genauer: „krankheitsbelastet") und „gesund" eingeteilt, je nachdem, ob eine schwere oder chronische Krankheit, ein schwerer Unfall vorangegangen war oder noch vorlag. In diesem Sinne „krank" waren 41,0%. Bei zunehmendem Alter gegliedert, ergibt sich eine deutliche Steigerung; es fanden sich

unter 20 J. – 35,3% Krankheitsbelastete
20–24 J. – 38,1%
25–29 J. – 41,2%
30–34 J. – 43,5%
35 u. mehr J. – 46,9%

Im Schwangerschaftsverlauf sind Infektionskrankheiten im ersten Vierteljahr besonders erfaßt worden, wobei die Diagnosenbezeichnung durch die Schwangere bzw. den Arzt oft unklar ist. Je nach der Art der Angaben wurde „Grippe" mit Angabe der Schwangerschaftswoche verschlüsselt; außerdem wurde eine summarische Einteilung in „Fiebererkrankungen" und „sonstige Erkrankungen" im ersten Vierteljahr vorgenommen. Krankheitsangaben in der weiteren Schwangerschaftszeit wurden – abgesehen von Komplikationen der Schwangerschaft – nicht verschlüsselt.

Zahlenmäßig ergab sich:
– Fiebererkrankungen in den ersten 12 Wochen
2514 (31,9%)
Unter der Bezeichnung „Grippe" fanden sich
– in den ersten 4 Schwangerschaftswochen
201 (2,6%)
– in der 5. bis 8. Woche   214 (2,7%)
– in der 9. bis 12. Woche   198 (2,5%)
Die drei Grippe-Zahlen sind sehr gleichmäßig, obwohl die erste nur anamnestisch und die letzte großenteils aus zeitlich begleitender Beobachtung gewonnen wurden. Das spricht für die Güte der Anamnese.

Im Mikrozensus des Statistischen Bundesamtes wurde im April 1966 erstmalig und später in mehrjährigen Abständen eine Stichprobenerhebung über den Gesundheitszustand der Bevölkerung durchgeführt. Die Zahlen beziehen sich auf einen 4-Wochen-Zeitraum. Es fanden sich für die Frauen zwischen 15 und 40 Jahren folgende Zahlen:

		Grippe	Infektionen der oberen Luftwege	akut Kranke
April	1966	1,63%	·	·
Oktober	1970	1,30%	1,47%	7,05
Oktober	1972	3,08%	2,35%	10,58
April	1974	2,15%	1,50%	4,71
Mai	1976	1,64%	1,11%	6,38
April	1978	1,55%	1,42%	6,03

---

[4] Ohne Ausschaltung von Mehrfachzählungen

[5] Von FEINSTEIN in die Epidemiologie eingeführter Ausdruck, der die rückwärtig nach dem Ereignis folgende Datengewinnung kennzeichnen soll, wie es bei jeder Anamnese der Fall

ist. Dieser Ausdruck soll die häufige Verwechslung dieser Art der Datenerfassung mit einem retrospektiven Planungsansatz der ätiologischen Fragestellung verhindern.

Die Erhebungstermine liegen stets außerhalb der Wintergipfel der Grippe und Atmungsinfektionen. In der PU handelt es sich um ein mehrjähriges Mittel über alle Jahreszeiten.

Daher müssen die Zahlen etwas höher als die des Mikrozensus liegen. Die Übereinstimmung ist daher – trotz der Unklarheit über den Grippebegriff bei Laienbefragungen – ausreichend.

Dagegen sind die in der PU für 3 Monate gefundenen Häufigkeiten für „Fiebererkrankungen" weit höher als die dreifachen Werte der Zahlen im Mikrozensus für alle „akut" Kranken. Dies ist zweifellos durch die Aufforderung bedingt, unbedingt alle, auch leichte Gesundheitsstörungen, z.B. auch Erkältungen, Schnupfen, Husten anzugeben.

In den ersten 12 Wochen treten vielerlei Beschwerden auf:

Magenbeschwerden	588	(7,5%)
Verstopfung	1701	(21,6%)
Kreislaufstörungen	393	(5,0%)
Kopfschmerzen	369	(4,7%)
Rücken- und Gliederschmerzen	361	(4,6%)
Müdigkeit	213	(2,7%)
Schlafstörungen	59	(0,7%)
Angst, Nervosität	68	(0,9%)
Depression	42	(0,5%)
Appetitmangel	51	(0,6%)
Herzbeschwerden	78	(1,0%)
Durchfall	240	(3,0%)
Hautkrankheiten	144	(1,8%)

Faßt man diese Beschwerden, (ohne Durchfall und Hautkrankheiten) als vegetative Störungen zusammen und zählt für die einzelnen Frauen die von ihnen angegebenen Beschwerden, so ergibt sich folgendes Bild

keine vegetativen Beschwerden	4923	(62,6%)
eine Beschwerde	2200	(28,0%)
zwei Beschwerden	558	(7,1%)
drei und mehr Beschwerden	189	(2,4%)

Die Beschwerdezahlen sind mit zahlreichen Merkmalen der Frauen assoziiert, die auf stärkere Empfindlichkeit und Störanfälligkeit hinweisen. Bemerkenswert ist eine starke Assoziation mit Übelkeit ohne Erbrechen (34,5% gegen 24,2% insgesamt). Weitere Analysen der Beschwerdezahlen finden sich bei P. NETTER.

Faßt man alle Angaben über Beschwerden und Krankheiten in den ersten 12 Wochen zusammen und zählt sie, so sind nur 24,2% der Schwangeren davon frei gewesen.

Es gaben an

0 Krankheiten/Beschwerden	1902	(24,2%)
1 Krankheiten/Beschwerden	2417	(30,7%)
2 Krankheiten/Beschwerden	1681	(21,4%)
3 Krankheiten/Beschwerden	921	(11,7%)
4 Krankheiten/Beschwerden	467	(5,9%)
5 Krankheiten/Beschwerden	271	(3,4%)
6 Krankheiten/Beschwerden	115	(1,5%)
7 u. mehr Krankheiten/Beschwerden	96	(1,2%)

Die letzten Gruppen werden später als Indikator für eine hohe Mitteilungsbereitschaft dieser Frauen verwendet werden.

Auf krankhafte Befunde, die als Risikofaktoren für Schwangerschaft und Entbindung und den Gesundheitszustand des Kindes aufzufassen sind (z.B. Gestosezeichen wie Proteinurie, Ödeme, Hypertonie, Praeeklampsie) wird in Abschn. 5.1.2 näher eingegangen werden. Immerhin hatten etwa 40% der Schwangeren mit mindestens eins dieser Zeichen.

Begleiterscheinungen wie Übelkeit und Erbrechen, sowie Blutungen werden in Abschn. 3.5.4 und 3.5.5 sowie als Einflußfaktoren in Abschn. 4.2.3, 4.2.8 und 4.3.5 behandelt.

3.5.3 Medikamenteneinnahme

Allgemeiner Medikamentenkonsum

Eine allgemeine Übersicht über die Medikamenteneinnahme und die Erörterung der persönlichkeitsspezifischen Grundlage für die Neigung zu häufigem und vielfältigem Medikamentengebrauch ist im DFG-Forschungs-Vorbericht gegeben worden (S. 49 ff.). Hier soll eine tabellarische Zusammenfassung genügen.

Tabelle 3.5.3-1 Krankheitsbelastete und unbelastete Frauen nach der Zahl der von ihnen in den ersten Wochen eingenommenen Medikamente

Anzahl der im 1. Trimenon eingenommenen Präparate (ohne Tees, Salben und Vitamine)	Frauen insgesamt	krankheitsbelastete Frauen	Nicht-krankheitsbelastete „gesunde" Frauen
0	21,3	16,1	24,9
1–3	53,2	50,0	55,4
4 u. mehr	25,5	33,9	19,7
zusammen	100	100	100

Auch von den bis zur Aufnahmeuntersuchung gesunden Frauen hat der weit überwiegende Teil, nämlich 75,1%, in den ersten 12 Schwangerschaftswochen Medikamente genommen. Ein wesentlicher zeitlicher Trend ist im Laufe der Beobachtungsjahre nicht zu erkennen; der Medikamentenverbrauch hat von 1964/65 auf 1969/70 etwas zugenommen.

Natürlich gibt es regionale Unterschiede; ein Gefälle von den Großstädten zu den Gebieten außerhalb der Klinikstädte ist nur gering ausgeprägt.

Dagegen findet sich ein sehr starker Zusammenhang zu den im vorigen Abschnitt genannten Score der vegetativen Beschwerden.

Dieser Zusammenhang findet sich fast gleichartig bei den Krankheitsbelasteten und den Unbelasteten, nur sind die Häufigkeitsziffern bei den Unbelasteten zu den geringeren Medikamentenzahlen hin verschoben.

Ein weiterer zentraler Zusammenhang ist die Altersabhängigkeit.

Tabelle 3.5.3-2 Frauen nach der Zahl der angegebenen vegetativen Beschwerden und der eingenommenen Medikamente (%)

Anzahl der im 1. Trimenon eingenommenen Präparate (ohne Tees, Salben und Vitamine)	Anzahl der vegetativen Beschwerden			
	0	1	2	3 u. mehr
	a) alle Frauen			
0	30,2	6,7	5,9	3,7
1–3	54,7	55,5	38,5	29,6
4 u. mehr	15,0	37,8	55,6	66,7
	b) Krankheitsbelastete Frauen			
0	24,0	6,6	4,1	2,6
1–3	54,3	49,6	34,2	26,5
4 u. mehr	21,6	43,8	61,6	70,9
	c) Nicht-krankheitsbelastete Frauen			
0	33,9	6,8	7,9	5,6
1–3	55,0	60,3	43,2	34,7
4 u. mehr	11,2	32,9	48,9	59,7

Tabelle 3.5.3-3 Frauen der verschiedenen Altersklassen nach der Zahl der in den ersten 12 Wochen eingenommenen Medikamente (%)

Anzahl der im 1. Trimenon eingenommenen Medikamente (ohne Tees, Salben und Vitamine)	Alter der Schwangeren				
	bis 19 J.	20–24	25–29	30–34	35 u. mehr
0	30,9	24,4	19,5	18,7	20,6
1–3	52,4	53,9	54,5	51,9	47,7
4 u. mehr	16,7	21,7	25,9	29,4	31,7
zusammen	100	100	100	100	100

Die Altersabhängigkeit trifft sowohl für Krankheitsbelastete als auch für Unbelastete zu; sie bringt sekundär Beziehungen zu speziellen Krankheiten mit sich, ferner zur Zahl und zum Ausgang früherer Schwangerschaften, zum Verlauf der beobachteten Schwangerschaft (mehr Blutungen, Aborte, mehr kurze Tragzeiten, höhere perinatale Sterblichkeit bei Älteren).

Sehr groß ist die Abhängigkeit der Medikamentenzahl von der Aufnahmewoche in die PU.

Je früher die Schwangeren in die Klinik und damit in die PU kommen, umso mehr Medikamentenarten werden in den ersten 12 Wochen genommen, bzw. angegeben. Dabei überlagern sich mehrere Effekte:

– bei früheren Aufnahmen ist die Erfassung der Medikamente vollständiger
– unter den frühen Aufnahmen sind mehr Frauen mit Beschwerden
– bei längerer ärztlicher Betreuung ist die Möglichkeit des Wechsels von Medikamenten größer.

Tabelle 3.5.3-4 Zahl der in den ersten 12 Wochen genommenen Medikamente in Abhängigkeit von der Aufnahmewoche

Aufnahmewoche (p.m.)	Zahl der Medikamente			
	0	1 bis 3	4 u. mehr	zusammen
bis 6. Woche	11,5	51,0	37,5	100
7. u. 8. Woche	16,6	50,7	32,8	100
9. u. 10. Woche	20,1	53,5	26,3	100
11. u. 12. Woche	21,8	55,0	23,2	100
13. Woche u. später	32,2	53,8	14,0	100
Frauen insgesamt	21,3	53,2	25,5	100

Einzelne Medikamente

Die Verschlüsselung erlaubt grundsätzlich, für jedes einzelne Medikament die Häufigkeit des Gebrauchs und die Beziehung zu allen erfaßten Merkmalen zu analysieren. Zur Rationalisierung des Vorgehens wurde eine Zusammenfassung zu den in der folgenden Tabelle angegebenen Gruppen vorgenommen; andere Zusammenfassungen sind auch möglich. Sehr kleine Gruppen wurden fortgelassen. Die Prozentzahlen der Tabelle geben die Häufigkeit der Frauen in jeder Altersklasse an, die Medikamente der jeweiligen Gruppe erhalten bzw. genommen haben, d.h. daß die Medikamente entweder bei den Angaben des Arztes oder im Tagebuch der Frau erwähnt sind (Tabelle 3.5.3-5).

Die Tabelle enthält Mehrfachzählungen; die Summe ergibt 214,9%, obwohl 21,3% der Schwangeren keine Medikamente genommen hatten.

Applikationsform, Dosis, Mengen und Zeiten der Verabreichung der Medikamente sind vielfach, wenn auch oft lückenhaft angegeben. In die bisherige Auswertung sind sie nicht einbezogen worden.

Das Spektrum der Indikationen für die einzelnen Medikamentengruppen geht im wesentlichen aus der Gruppendefinition hervor. Die tatsächliche volle Anwendungsbreite läßt sich jedoch aus den verfügbaren Angaben nicht ausreichend erschließen; deshalb wurde darauf verzichtet.

Dagegen lassen sich Häufigkeitsbeziehungen zwischen der Einnahme von Präparaten der verschiedenen Gruppen, die im 1. Trimenon eingenommen wurden, statistisch erfassen.

Da uns solche Zusammenstellungen bisher nicht bekannt sind und Kliniker und Pharmakologen interessieren dürften, sei die Tabelle aller Gruppenkombinationen vollständig wiedergegeben (Tabelle 3.5.3-6).

In der Tabelle sind in den Zeilen und Spalten die Medikamentengruppen in derselben Reihenfolge angegeben. Im Dreieck links von der Diagonale sind zur schnellen Übersicht die Assoziationen

Tabelle 3.5.3-5 Einnahmefrequenzen von Gruppen von Pharmaka im 1. Trimenon nach Alter der Schwangeren

Medikamentengruppe	Alter der Schwangeren					insgesamt
	unter 20 J. %	20–24 J. %	25–29 J. %	30–34 J. %	35 J. u. mehr %	%
Laxantien	12,3	17,8	22,4	24,1	22,6	21,1
Antacida	3,7	4,7	5,9	7,4	7,4	5,9
Verdauungsenzyme	2,7	3,5	5,6	6,9	8,4	5,4
Phenacetinhalt. Substanzen	11,5	12,3	13,0	14,3	12,9	13,0
Analgetika: Morphinderivate	1,7	1,0	1,4	1,7	1,3	1,4
Analgetika: Spasmolytika	4,2	5,0	5,5	6,3	7,4	5,6
Analgetika: Antipyretika	10,8	12,4	11,7	12,4	13,5	12,1
Halsschmerztabletten	3,9	5,8	5,7	4,1	3,8	5,2
Expectorantien	9,1	6,0	6,2	6,4	6,8	6,4
Schnupfenmittel	2,9	6,9	7,3	7,1	4,8	6,8
Sympathikomimetika	6,1	6,5	7,1	6,9	6,6	6,8
Gefäßdilatatoren	0,5	0,7	0,6	0,9	0,5	0,7
Mittel gg. Varizen, Haemorrhoiden	1,0	3,7	4,4	5,7	9,4	4,7
Psychotonika, Analeptika	0,5	1,1	1,1	1,0	2,0	1,1
Mineralstoffpräparate	6,4	10,7	10,3	9,6	9,4	10,0
Vitamine A, B, C, Eisen	15,7	20,5	24,0	23,6	19,8	22,3
Antiemetika, Antihistaminika	17,0	17,5	17,1	16,9	15,4	17,0
Tranquilizer	6,9	9,6	12,8	15,4	17,3	12,5
Neuroleptika, Thymoleptika	0,7	0,5	1,1	1,5	0,8	1,0
Barbiturathalt. Sedativa u. Hypnot.	1,2	1,5	2,5	2,6	2,2	2,2
Barbituratfreie Hypnotika	1,0	0,8	0,7	0,7	1,5	0,8
Barbituratfreie Sedativa	2,2	3,3	3,9	4,1	5,5	3,8
Weibliche Sexualhormone	20,3	21,2	22,0	25,7	29,2	23,0
Cortison-Präparate	1,7	2,3	2,7	3,0	2,5	2,6
Schilddrüsenhormone	0,5	1,3	1,0	1,5	0,8	1,1
Sulfonamide	7,9	6,7	7,1	6,9	6,9	7,0
Antibiotika	6,1	6,1	6,5	6,3	6,9	6,4
Secale-Präparate	0,7	0,5	1,0	1,4	2,0	1,0
Antihypertonika u. Diuretika	0,3	0,3	1,2	1,1	2,6	1,0
Herzglycoside, Koronardilatatoren	0,7	1,9	2,5	4,6	8,3	3,2
Antidiabetika	0,7	0,8	0,5	0,8	0,5	0,7
Anticonvulsiva	0,7	0,5	0,3	0,2	0,2	0,3
Vaginalstoffe	3,4	3,4	2,6	2,6	2,0	2,8
Fallzahl	408	2032	3179	1645	606	7870

nach Richtung und Stärke gekennzeichnet. Im Dreieck rechts stehen in den entsprechenden Kombinationsfeldern spiegelbildlich zur Diagonalen die Fallzahlen, in denen beide Medikamente im 1. Vierteljahr genommen wurden. Unter den Fallzahlen stehen die für Unabhängigkeit der beiden Medikamente errechneten Erwartungswerte.

Man erkennt eine recht große Anzahl von Assoziationen. Bei etwa einem Drittel der Zweier-Kombinationen finden sich positive oder negative Assoziationen. Dabei spielt freilich die Einteilung eine Rolle, denn eine Assoziation von Halsschmerztabletten, Expektorantien und Schnupfenmitteln ist trivial. Wenn Antibiotika gegeben werden, sind oft auch Sulfonamide und Barbiturate verabreicht worden. Antibiotika und Tranquilizer, Antibiotika und Barbiturate sind positiv assoziiert. Barbiturathaltige und barbituratfreie Hypnotika und Sedativa sind positiv assoziiert, phenacetinhaltige und phenacetinfreie

Analgetika ebenfalls. Die Assoziationen der Corticoid-Präparate mit Mineralstoff-, Vitaminpräparaten, Antiemetika und Tranquilizern beruhen auf der gemeinsamen Gabe dieser Medikamente bei Hyperemesis.

Auf die zahlreichen weiteren positiven Assoziationen soll nicht näher eingegangen werden; es sei lediglich darauf hingewiesen, daß gemeinsam in einzelnen Kliniken bevorzugte Medikamente oder gemeinsame Altersabhängigkeiten positive Assoziationen bewirken können. Ferner liegt eine methodisch bedingte Tendenz zur positiven Assoziation als Effekt der gemeinsamen Beobachtungsdauer vor, die bei Aborten verkürzt ist.

Die negativen Assoziationen finden sich hauptsächlich bei den weiblichen Geschlechtshormonen und – wohl wegen der kleinen Zahlen nur schwach ausgeprägt – beim Insulin. Die Geschlechtshormone sind positiv assoziiert mit allen Medikamenten, die auch

Medikamentengruppe	Zahl der Frauen	1 Lax.	2 Antacid.	3 Verd. enzyme	4 Phenacet.	5 Morph.	6 Spasmolyt.	7 Antipyr.	8 Halsschm. mitt.	9 Expectorantien	10 Schnupfenmitt.	11 Sympath. mim.	12 Gefäßdilat.	13 Varizenmitt.	14 Analept.	15 Mineralst. präp.
1 Laxantien	1658		140 119,7 +	139 109,9 +++	266 265,0 ·	33 27,9 ·	126 114,5 ·	236 246,9 ·	113 105,0 ·	116 129,5 ·	153 137,5 ·	135 138,8 ·	16 14,0 ·	116 94,9 ++	38 23,0 +++	223 203,5 ·
2 Antacida	463	+		76 30,7 +++	87 74,0 ·	8 7,8 ·	40 32,0 ·	81 69,0 ·	43 29,3 ++	42 36,2 ·	43 38,4 ·	54 38,8 ++	2 3,9 ·	35 26,5 ·	10 6,4 ·	68 56,8 ·
3 Verdauungsenzyme	425	+++	+++		67 67,9 ·	13 7,2 +	49 29,4 +++	75 63,3 ·	36 26,9 ·	30 33,2 ·	39 35,3 ·	68 35,6 +++	2 3,6 ·	33 24,3 ·	4 5,9 ·	71 52,2 ++
4 Phenacetinhaltige Mittel	1025	·	·	·		23 17,3 ·	105 70,8 +++	205 152,6 +++	99 64,9 +++	116 80,1 +++	108 85,0 ++	101 85,8 ·	5 8,6 ·	67 58,7 ·	17 14,0 ·	99 125,8 −−
5 Morphinderivate	108	·	·	+	·		41 7,5 +++	28 16,1 ++	6 6,8 ·	12 8,4 ·	9 9,0 ·	16 9,0 +	1 0,9 ·	6 6,2 ·	2 1,5 ·	13 13,3 ·
6 Spasmolytika	443	·	·	+++	+++	+++		88 66,0 ++	31 28,1 ·	36 34,6 ·	35 36,8 ·	48 37,1 ·	4 3,7 ·	28 25,4 ·	12 6,2 +	56 54,4 ·
7 Antipyretika-Analgetika	955	·	·	·	+++	++	++		98 60,5 +++	135 74,6 +++	112 79,2 +++	92 80,0 ·	10 8,0 ·	57 54,8 ·	18 13,3 ·	112 117,2 ·
8 Halsschmerzmittel	406	·	++	·	+++	·	·	+++		77 31,7 +++	92 33,7 +++	34 34,0 ·	6 3,4 ·	23 23,2 ·	8 5,6 ·	62 49,8 ·
9 Expectorantien	501	·	·	·	+++	·	·	+++	+++		115 41,6 +++	42 42,0 ·	3 4,2 ·	30 28,7 ·	7 7,0 ·	54 61,5 ·
10 Schnupfenmittel	532	·	·	·	++	·	·	+++	+++	+++		58 44,6 +	− 4,5 −	30 30,5 ·	8 7,4 ·	74 65,3 ·
11 Sympathikomimetika	537	·	++	+++	·	+	·	·	·	·	+		2 4,5 ·	40 30,7 ·	8 7,5 ·	92 65,9 +++
12 Gefäßdilatatoren	54	·	·	·	·	·	·	·	·	·	−	·		2 3,1 ·	1 0,8 ·	4 6,6 ·
13 Varizen- u. Hämorrheidenmittel	367	++	·	·	·	·	·	·	·	·	·	·	·		12 5,1 ++	60 45,0 +
14 Analeptika	89	+++	·	·	·	·	+	·	·	·	·	·	·	++		12 10,9 ·
15 Mineralstoffpräparate	787	·	·	++	−−	·	·	·	·	·	·	+++	·	+	·	
16 Vitamin- u. Eisenpräparate	1752	·	+++	+++	·	·	·	·	++	·	+++	+++	·	++	·	+++
17 Antiemetika	1338	·	++	+++	·	+++	+++	·	·	−	·	+	·	·	·	+++
18 Tranquilizer	987	·	·	++	·	+++	+++	·	·	·	·	++	+++	·	·	+++
19 Neuroleptika	81	−	++	+	·	·	·	·	·	·	·	·	·	·	·	·
20 Barbiturate	171	·	·	·	·	+++	+++	+	·	·	·	·	+	·	·	++
21 Barbituratfreie Hypnotika	62	·	·	·	·	+++	+++	+++	·	·	·	·	+++	·	·	·
22 Barbituratfreie Sedativa	302	·	++	+++	·	+++	·	++	·	·	·	·	+++	·	·	·
23 Weibliche Sexualhormone	1810	·	−−−	·	−−−	+++	+	−−	−	−−	−−	−−	+++	−	·	·
24 Cortisonpräparate	203	·	·	·	·	·	·	·	·	·	·	+	·	·	·	+++

16 Vit-amine	17 Anti-emet.	18 Tran-quil.	19 Neuro-lept.	20 Barbi-turate	21 Barbit. freie Hypn.	22 Barbit. freie Sedat.	23 weibl. Sex. horm.	24 Corti-son	25 Thyr. horm.	26 Sulfon-amide	27 Anti-biot.	28 Secale	29 Anti-hyper-tens.	30 Herz-glyko-side	31 Anti-diabet.	32 Anti-con-vuls.	33 Vagi-nal-stoffe
450 453,0 ·	328 345,4 ·	275 255,2 ·	13 20,9 −	43 44,2 ·	19 16,0 ·	80 78,1 ·	454 468,0 ·	47 52,5 ·	19 22,8 ·	140 141,7 ·	117 129,3 ·	18 21,2 ·	23 20,4 ·	62 63,9 ·	9 13,8 ·	3 6,7 ·	56 56,4 ·
158 126,5 +++	122 96,6 ++	68 71,3 ·	12 5,9 ++	13 12,4 ·	5 4,5 ·	34 21,8 ++	97 130,7 −−−	19 14,5 ·	7 6,4 ·	44 39,6 ·	28 36,1 ·	8 5,9 ·	7 5,7 ·	27 17,8 +	2 3,8 ·	1 1,9 ·	11 15,7 ·
164 116,1 +++	118 88,7 +++	84 65,4 ++	11 5,4 +	16 11,3 ·	3 4,1 ·	38 20,0 +++	123 120,0 ·	17 13,5 ·	6 5,8 ·	47 36,3 ·	39 33,1 ·	11 5,4 +	7 5,2 ·	27 16,4 ++	2 3,5 ·	− 1,7 ·	12 14,5 ·
262 280,0 ·	208 213,9 ·	167 157,8 ·	12 13,0 ·	28 27,3 ·	12 9,9 ·	57 48,3 ·	242 289,3 −−−	20 32,5 −	8 14,1 ·	92 87,6 ·	100 79,9 +	15 13,1 ·	18 12,6 ·	60 39,5 +++	5 8,5 ·	4 4,2 ·	32 34,8 ·
36 29,5 ·	43 22,5 +++	47 16,6 +++	4 1,4 ·	31 2,9 +++	7 1,0 +++	18 5,1 +++	59 30,5 +++	6 3,4 ·	− 1,5 ·	9 9,2 ·	16 8,4 ++	4 1,4 ·	3 1,3 ·	10 4,2 ++	1 0,9 ·	− 0,4 ·	5 3,7 ·
114 121,0 ·	124 92,4 +++	133 68,2 +++	6 5,6 ·	40 11,8 +++	12 4,3 +++	25 20,9 ·	147 125,0 +	17 14,0 ·	4 6,1 ·	56 37,9 ++	63 34,5 +++	10 5,7 ·	8 5,5 ·	30 17,1 +++	− 3,7 −	− 1,8 ·	21 15,1 ·
239 260,9 ·	179 199,2 ·	154 147,0 ·	12 12,1 ·	36 25,5 +	20 9,2 +++	63 45,0 ++	232 269,7 −−	32 30,2 ·	13 13,1 ·	94 81,6 ·	96 74,5 ++	21 12,2 ++	11 11,8 ·	49 36,9 +	7,9 −−	3,9 −	22 32,5 −
134 110,9 ++	76 84,7 ·	59 62,5 ·	4 5,1 ·	9 10,8 ·	7 3,9 ·	21 19,1 ·	94 114,6 −	10 12,9 ·	7 5,6 ·	44 34,7 ·	63 31,7 +++	5 5,2 ·	3 5,0 ·	16 15,6 ·	− 3,4 ·	1 1,7 ·	14 13,8 ·
144 136,9 −	84 104,5 ·	73 77,1 ·	8 6,3 ·	19 13,4 ·	4 4,8 ·	25 23,6 ·	114 141,4 −−	9 15,9 ·	8 6,9 ·	49 42,8 ·	67 39,1 +++	9 6,4 ·	7 6,2 ·	26 19,3 ·	2 4,1 ·	2 2,0 ·	16 17,0 ·
186 145,3 +++	105 111,0 ·	83 81,9 ·	9 6,7 ·	15 14,2 ·	8 5,1 ·	28 25,1 ·	122 150,2 −−	23 16,8 ·	7 7,3 ·	37 45,5 ·	55 41,5 +	9 6,8 ·	7 6,6 ·	23 20,5 ·	4 4,4 ·	− 2,2 ·	20 18,1 ·
203 146,7 +++	135 112,0 +	104 82,7 ++	9 6,8 ·	17 14,3 ·	13 5,2 +++	41 25,3 +++	125 151,6 −−	26 17,0 +	10 7,4 ·	63 45,9 ++	45 41,9 ·	15 6,9 ++	4 6,6 ·	38 20,7 +++	− 4,4 −	3 2,2 ·	13 18,3 ·
10 14,8 ·	14 11,3 ·	23 8,3 +++	3 0,7 ·	5 1,4 +	− 0,5 ·	3 1,8 ·	26 15,2 +++	2 1,7 ·	− 0,7 ·	13 4,6 +++	5 4,2 ·	4 0,7 ++	2 2,5 ·	1 0,7 ·	− 0,5 ·	− 0,2 ·	3 1,8 ·
127 100,3 ++	74 76,6 ·	63 56,5 ·	5 4,6 ·	11 9,8 ·	4 3,6 ·	23 17,3 ·	86 103,6 −	16 11,6 ·	2 5,0 ·	34 31,4 ·	31 28,6 ·	4 4,7 ·	7 4,5 ·	29 14,1 +++	3 3,0 ·	1 1,5 ·	10 12,5 ·
23 24,3 ·	18 18,6 ·	15 13,7 ·	1 1,1 ·	3 2,4 ·	− 0,9 ·	8 4,2 ·	32 25,1 ·	2 2,8 ·	1 1,2 ·	11 7,6 ·	8 6,9 ·	5 1,1 ++	5 1,1 ++	5 3,4 ·	− 0,7 ·	− 0,4 ·	2 3,0 ·
337 214,7 +++	201 164,0 +++	162 121,1 +++	10 9,9 ·	32 21,0 ++	6 7,6 ·	44 37,1 ·	241 221,9 ·	40 24,9 +++	20 10,8 ++	69 67,3 ·	80 61,4 ++	15 10,1 ·	11 9,7 ·	43 30,3 +	6 6,5 ·	− 3,2 −	33 26,8 ·
	501 365,5 +++	279 269,6 ·	29 22,1 ·	47 46,7 ·	24 16,9 +	101 82,5 +	474 497,5 +++	117 55,5 ·	27 24,0 ·	139 149,7 ·	133 136,6 ·	25 22,4 ·	20 21,6 ·	68 67,5 ·	6 14,5 −−	4 7,1 ·	61 59,6 ·
+++		271 205,9 +++	26 16,9 +	54 35,7 +++	19 12,9 +	83 63,0 ++	336 377,6 −−	103 42,4 +++	23 18,4 ·	123 114,3 ·	112 104,3 ·	19 17,1 ·	19 16,5 ·	65 51,5 +	4 11,1 −	1 5,4 −	47 45,5 ·
·	+++		32 12,5 +++	74 26,3 +++	21 9,5 +++	72 46,5 +++	528 278,6 +++	59 31,2 +++	14 13,5 ·	102 84,3 +	121 77,0 +++	25 12,6 +++	17 12,2 ·	67 38,0 +++	5 8,2 ·	5 4,0 ·	39 33,6 ·
·	+	+++		7 2,2 ++	2 0,8 ·	10 3,8 ++	28 22,9 ·	2 2,6 ·	2 1,1 ·	8 6,9 ·	4 6,3 ·	1 1,0 ·	3 1,0 ·	5 3,1 ·	1 0,7 ·	− 0,3 ·	4 2,8 ·
·	+++	+++	++		9 1,7 +++	23 8,1 +++	80 48,3 +++	6 5,4 ·	5 2,4 ·	17 14,6 ·	27 13,3 +++	4 2,2 ·	5 2,1 ·	16 6,6 +++	2 1,4 ·	3 0,7 +	9 5,8 ·
+	+	+++	·	+++		13 2,9 +++	22 17,5 ·	4 2,0 ·	− 0,9 ·	10 5,3 +	6 4,8 ·	2 0,8 ·	− 0,8 ·	5 2,4 ·	− 0,5 ·	− 0,3 ·	5 4,0 ·
+	++	+++	++	+++	+++		92 85,2 ·	19 9,6 ++	9 4,1 +	24 25,8 ·	23 23,6 ·	8 3,9 +	10 3,7 ++	31 11,6 +++	− 2,5 ·	1 1,2 ·	7 10,3 ·
·	−−	+++	·	+++	·	·		52 57,3 ·	21 24,8 ·	149 154,7 ·	153 141,1 ·	29 23,1 ·	22 22,3 ·	53 69,7 ·	14 15,0 −	3 7,3 ·	71 61,5 ·
+++	+++	+++		·	·	++	·		2 2,8 ·	18 17,4 ·	22 15,8 ·	3 2,6 ·	4 2,5 ·	7 7,8 ·	− 1,7 ·	− 0,8 ·	6 6,9 ·

Medikamenten-gruppe	Zahl der Frauen	Medikamentengruppe														
		1 Lax.	2 Ant-acid.	3 Verd. enzyme	4 Phen-acet.	5 Morph.	6 Spas-molyt.	7 Anti-pyr.	8 Hals-schm. mitt.	9 Expec-toran-tien	10 Schnup-fenmitt.	11 Sym-path. mim.	12 Gefäß-dilat.	13 Vari-zenmitt.	14 Ana-lept.	15 Mine-ralst. präp.
25 Schilddrüsen-hormone	88	.	.	.	.	.	.	.	.	.	.	.	.	.	.	+ +
26 Sulfonamide	548	.	.	.	.	.	+ +	.	.	.	.	+ +	+ + +	.	.	.
27 Antibiotika	500	.	.	.	+	+ +	+ + +	+ +	+ + +	+ + +	+	.	.	.	.	+ +
28 Sekale-präparate	82	.	.	+	.	.	.	+ +	.	.	.	+ +	+ +	.	+ +	.
29 Antihyper-tensiva, Diuretika	79	.	.	.	.	.	.	.	.	.	.	.	.	.	+ +	.
30 Herzglykoside Coronardilatatoren Antifibrill. Mittel	247	.	+	+ +	+ + +	+ +	+ + +	+	.	.	.	+ + +	.	+ + +	.	+
31 Antidiabetika, Insulin	53	.	.	..	.	.	−	− −	.	.	.	.	.	.	.	.
32 Anticonvulsiva	26	.	.	.	.	.	.	−	.	.	.	.	.	.	.	−
33 Vaginalstoffe	218	.	.	.	.	.	.	−	.	.	.	.	.	.	.	.

Tabelle 3.5.3-5 Assoziation zwischen Medikamenten verschiedener Gruppen bei 6413 Schwangeren in den ersten 12 Schwanger-schaftswochen. Nur Schwangere, die in den ersten 12 Wochen überhaupt Medikamente genommen haben

Erklärung für die Eintragungen in den Kombinationsfeldern:
rechtes oberes Dreieck:
1. Zeile: beobachtet
2. Zeile: erwartet bei Unabhängigkeit
3. Zeile: Zeichen für Richtung und Stärke der Assoziation.
linkes unteres Dreieck:
Zeichen für Richtung und Stärke der Assoziation (spiegelbildliche Wiederholung vom rechten oberen Dreieck)

bei drohendem Abort gegeben werden. Da sie häufig an Frauen verabreicht werden, deren Schwangerschaft früh im 1. Trimenon mit Abort endet, kommt eine negative Assoziation z. B. auch mit den Mitteln zustande, deren Häufigkeit besonders deutlich von der Länge der Beobachtungszeit abhängt, z. B. Analgetika, Erkältungsmittel.
Eine andere Wertung scheint die negative Assoziation der Geschlechtshormone zu den Antacida zu erfordern; Frauen mit Antacida-Einnahme, die oft schon vor der Aufnahme in die PU erfolgt war und anamnestisch berichtet wurde, haben besonders selten Fehlgeburten (s. Abschn. 4.2.5) (beobachtet 17 gegen 39,3 erwartet). Deshalb ist auch die Assoziation mit den bei drohenden Fehlgeburten gegebenen Hormonen deutlich negativ (beobachtet 97; erwartet 130,7).
In Kapitel 4 wird die Frage von Zusammenhängen

16 Vit-amine	17 Anti-emet.	18 Tran-quil.	19 Neuro-lept.	20 Barbi-turate	21 Barbit. freie Hypn.	22 Barbit. freie Sedat.	23 weibl. Sex. horm.	24 Corti-son	25 Thyr. horm.	26 Sulfon-amide	27 Anti-biot.	28 Secale	29 Anti-hyper-tens.	30 Herz-glyko-side	31 Anti-diabet.	32 Anti-con-vuls.	33 Vagi-nal-stoffe
·	·	·	·	·	·	+	·	·		4 7,5 ·	7 6,9 ·	2 1,1 ·	3 1,1 ·	7 3,4 ·	2 0,7 ·	1 0,4 ·	1 3,0 ·
·	·	+	·	·	+	·	·	·	·		69 42,7 +++	9 7,0 ·	16 6,8 ++	25 21,1 ·	6 4,3 ·	1 2,2 ·	16 18,6
·	·	+++	·	+++	·	·	·	·	·	+++		10 6,4 ·	8 6,2 ·	24 19,3 ·	2 4,1 ·	2 2,0 ·	33 17,0 +++
·	·	+++	·	·	·	+	·	·	·	·	·		– 1,0 ·	9 3,2 ++	– 0,7 ·	1 0,3 ·	4 2,8
·	·	·	·	·	·	++	·	·	·	++	·	·		11 3,0 +++	1 0,7 ·	– 0,3 ·	– 2,7
·	+	+++	·	+++	·	+++	–	·	·	·	·	·	++	+++	1 2,0 ·	1 1,0 ·	8 8,4
– –	–	·	·	·	·	·	·	·	·	·	·	·	·	·	·	– 0,2	1 1,8
·	–	·	+	·	·	·	·	·	·	·	·	·	·	·	·	·	1 0,9 ·
·	·	·	·	·	·	·	·	·	·	·	+++	·	·	·	·	·	

Tabelle 3.5.3-6 Einnahme bestimmter Präparate im 2. oder 3. Trimenon

Medikament	Einnahmezeit				
	2. Trimenon	3. Trimenon	2. u. 3. Trimenon	insgesamt	%
Tetracyclin	66	67	7	140	1,8
Chloramphenicol	78	97	4	179	2,3
Rifampicin	–	–	–	–	–
Glutamycin	–	2	–	2	0,0
Tuberculostatica	4	1	2	7	0,1
Diazepam	532	543	373	1 448	18,4
Wehenhemmer	39	47	9	95	1,2
Cortisonpräparate	80	66	33	179	2,3

zwischen einzelnen Medikamenten und dem Schwangerschaftsverlauf sowie der Kindesentwicklung geprüft werden. Die Prüfung kann sich zunächst auch nur auf einzelne Medikamente und Medikamentgruppen beziehen; Kombinationen von Medikamenten können, wenn entsprechende klinische oder pharmakologische Fragestellungen vorliegen, ebenfalls analysiert werden. Dosierungen und Mengen können wegen der unvollständigen Angaben nicht bearbeitet werden.

Außer dem Medikamentenverbrauch im 1. Trimenon sind auf Veranlassung der Beratergruppen der PU auch einzelne Medikamente, die später verabreicht wurden, in die bisherige Auswertung einbezogen worden. Tabelle 3.5.3-7 enthält einen Überblick über die Applikationshäufigkeiten.

3.5.4 Blutungen, drohende Fehlgeburt

Zu den häufigen Störungen der Schwangerschaft gehört das Auftreten von Blutungen, die entweder in Fortsetzung der früheren Menstruationsperiodik oder außerhalb dieser auftreten. Die Wertung dieser Blutungen ist sehr unterschiedlich. Einerseits können sie als Bagatellen im Sinne einer noch nicht vollständigen Anpassung an die Schwangerschaft angesehen werden, andererseits können sie einen Abortus imminens anzeigen. Klare diagnostische Kriterien für die beiden Möglichkeiten gibt es außer der Stärke der Blutungen und – ex post – dem Eintritt eines Abortes wohl nicht; systematische Hormonuntersuchungen konnten zur Zeit der Studie noch nicht durchgeführt werden.

Da die Blutungshäufigkeit mit fortschreitender Schwangerschaftsdauer abnimmt, ist die Häufigkeit ihrer Beobachtung nach der Aufnahme einer Frau in die PU von der Schwangerschaftswoche der Aufnahme abhängig. Da aber bei der Aufnahme auch nach Blutungen seit der letzten regelmäßigen Menstruationsblutung gefragt wird und es sich hierbei nur um wenige Wochen Zeitdifferenz handelt, sind die Blutungen wohl als recht zuverlässig erfaßt anzusehen.

Freilich gibt es Fälle, in denen eine Unterscheidung zwischen der letzten Blutung vor der Schwangerschaft und einer schwächeren in üblicher Periodik folgenden Schwangerschaftsblutung kaum möglich ist. Eine weitere Schwierigkeit für die Verschlüsselung bieten Fälle mit leichten kurzdauernden Schmierblutungen, die vermutlich nicht gleichartig von den Schwangeren berichtet werden. Eine dritte Schwierigkeit der Verschlüsselung liegt bei den Fällen vor, in denen eine massive Blutung unmittelbar als Beginn eines Abortes eintritt. Dann ist es möglich, daß die gesondert gestellte Frage nach einer Blutung nicht bejaht wird.

Die Verschlüsselung der Blutungen wurde in zwei getrennten Arbeitsgängen vorgenommen. Einerseits wurden „deutliche Blutungen" verschlüsselt, dabei wurden Schmierblutungen bis zu drei Tagen außer acht gelassen, Blutungen vor Aborten ebenfalls, wenn sie nur drei Tage oder noch kürzere Zeit vor dem Abort begannen. Im anderen Arbeitsgang wurde für alle Frauen, die Blutungen angegeben hatten, der Zeitpunkt der ersten Blutung p.m. verschlüsselt.

Insgesamt ergab sich, daß 4832 Frauen (von 7840, bei denen Angaben über Blutungen oder drohenden oder vollendeten Abort vorlagen) keine Blutungen angegeben hatten (61,6%). Eine genauere Aufteilung ex post, bei der die schwereren Befunde vorangestellt und bei den leichteren Befunden nicht mehr gezählt wurden, ergab:

Tabelle 3.5.4-1 Blutungen und Abortbeobachtungen

a) vollendeter Abort (mit oder ohne Angabe von Blutungen)	750	9,6%
b) drohender Abort bei Aufnahme (mit oder ohne Angabe von Blutungen) ohne a	173	2,2%
c) drohender Abort später (mit oder ohne Angabe von Blutungen) ohne a, b	387	4,9%
d) Blutungen ohne a, b, c außerhalb des Rhythmus	1194	15,2%
innerhalb des Rhythmus	142	1,8%
e) Schmierblutungen ohne a, b, c, d	362	4,6%
f) keine Blutungen	4832	61,6%
zusammen	7840	

Gliedert man nach den Angaben über die bei der Aufnahme berichteten bisherigen Blutungen, so haben bis dahin 81,0% keine Blutungen gehabt, 3,5% kamen mit drohendem Abort, 10,6% gaben Blutungen außerhalb und 2,0% innerhalb des Rhythmus an, 2,8% berichteten über Schmierblutungen.

Die Blutungen in Fortsetzung der Menstruationsperiodik wurden nur bis zur 8. Woche, also bis zur zweimaligen abgeschwächten Schwangerschaftsblutung berichtet. Freilich besteht hier auch die Frage, ob die als „letzte Menstruationsblutung" angesehene Blutung dies auch wirklich war oder ob diese falsch datiert war und eine „Schwangerschaftsblutung" vielleicht die letzte normale Blutung war. Darüber könnte die Tragzeit dieser Schwangerschaften Auskunft geben. Es fand sich jedoch kein Hinweis auf eine solche Verschiebung.

Als Folge der mit den Blutungen zusammenhängenden Aborte nimmt die Häufigkeit der Frauen mit Blutungen bei späteren Aufnahmen ab, weil Frauen

Tabelle 3.5.4-2 Blutungen und Abortus imminens nach Aufnahme

Aufnahme-woche (p.m.)	Aufnah-men	keine Blutung, kein Abortus imminens		Abortus imminens		Schmier-blutungen		stärkere Blutungen				Blutungen u. Abortus imminens insgesamt
		bis Auf-nahme	bis Ende der Schwan-gerschaft[a]	bei Auf-nahme	später	vor	nach Aufnahme	innerhalb Rhythmus vor Aufnahme		außerhalb Rhythmus vor	nach Aufnahme	
bis 8.	2 183	83,2	56,4	3,4	10,3	2,2	2,9	1,9		9,3	13,7	43,6
9. u. 10.	2 237	81,0	62,3	3,7	5,9	2,6	2,6	1,6		11,1	10,1	37,7
11. u. 12.	2 139	79,9	65,4	4,1	5,4	3,4	1,7	1,9		10,7	7,5	34,6
13. u. später	1 268	79,2	68,7	2,6	4,0	3,3	1,9	3,2		11,8	4,6	31,3
zusammen	7 827	81,0	62,5	3,5	6,7	2,8	2,3	2,0		10,6	9,5	37,5

[a] einschl. 64 Frauen mit Abort, bei denen weder Blutungen noch Abortus imminens angegeben waren

mit früheren Blutungen wegen eines erfolgten Abortes nicht mehr zur Aufnahme in die PU kommen.

Von den Frauen, die über Schwangerschaftsblutungen berichten, hatten 36% mehr als eine einmalige Blutung.

Gliedert man die Angaben über die Häufigkeit der Blutungen nach dem Zeitpunkt der ersten Blutung, so ergibt sich Tabelle 3.5.4-3.

Tabelle 3.5.4-3 Woche der ersten Blutung

Schwangerschafts-woche p.m.	Woche der ersten Blutung		darunter Abortus imminens bei Aufnahme
bis 4.[a]	375	12,8%	6,1%
5.–8.	798	27,2%	13,5%
9.–12.	707	24,1%	14,0%
13.–16.	313	10,7%	5,8%
17.–20.	94	3,2%	1,1%
21.–24.	88	3,0%	1,1%
25.–28.	54	1,8%	–
29. u. später	189	6,4%	0,5%
ohne Zeitangabe	317	10,8%	8,2%
zusammen	2935	100	9,4%

[a] Hierbei dürfte es sich vielfach um Irrtümer bei der Datierung der letzten Regelblutung handeln

Die Häufigkeit von Blutungen steigt mit dem Alter der Schwangeren (Tabelle 3.5.4-4).

Zusammenhänge der Blutungshäufigkeit bestehen weiterhin mit der Zahl früherer Aborte, mit gynäkologischen Befunden, Medikamenten und kindlichen Befunden. Sie werden in den späteren Abschnitten der Zusammenhangsanalyse (4.3.5 und 5.1.2.1) behandelt.

Der tatsächliche Eintritt eines Abortes in den oben angeführten Blutungsgruppen geht aus Tabelle 3.5.4-5 hervor.

Tabelle 3.5.4-5 Angaben über Blutung, Abortus imminens und eingetretene Aborte

Angaben über Blutungen und Abortus imminens	Schwangere	Aborte
Abortus imminens mit und ohne Erwähnung von Blutungen		
– bei Aufnahme	277	37,5%
– als spätere Diagnose	522	25,9%
nur Schmierblutungen	403	10,2%
deutliche Blutungen		
– innerhalb des Rhythmus	159	9,4%
– außerhalb des Rhythmus	1 573	24,1%
keine Blutungen	4 895	1,3%

Tabelle 3.5.4-4 Blutungen nach dem Alter der Schwangeren

Alter	Abortus imminens mit oder ohne Blutungs-angaben	Kein Abortus imminens				zusammen
		Schmier-blutun-gen	Blutungen		keine Blu-tungen	
			außerhalb d. Rhyth-mus	innerhalb d. Rhyth-mus		
bis 19 Jahre	6,9	4,7	17,6	2,5	68,2	100
20–24 Jahre	8,7	4,4	19,3	1,7	65,9	100
25–29 Jahre	11,0	5,6	18,8	1,8	62,9	100
30–34 Jahre	10,8	4,9	22,3	2,1	60,0	100
35 Jahre u. mehr	11,5	6,6	25,2	3,7	53,0	100
zusammen	10,2%	5,1%	20,1%	2,0%	62,5%	100

Die Zahlen geben allerdings nicht ganz zuverlässig die Risikobelastung von Blutungen hinsichtlich des Eintretens eines Abortes an, sondern sind durch Inkonsistenzen bei der Angabe von Blutungen überlagert. Jedenfalls fallen die Blutungen außerhalb des früheren Menstruationsrhythmus deutlich als prognostische Risiken auf, die nicht sehr viel geringer sind als die, die vom Arzt deutlich als „Abortus imminens" bezeichnet worden sind.

Auf den Shirodkar'schen Eingriff bei abortgefährdeten Frauen mit früheren Aborten wird in Abschn. 4.3.5 eingegangen.

3.5.5 Übelkeit und Erbrechen

Übelkeit und Erbrechen, die meist in der Frühschwangerschaft morgens auftreten, sind Beschwer-

den im Schwangerschaftsverlauf, die meist nur als unangenehm, aber selten als gravierend angesehen werden. Nur eine ausgesprochene Hyperemesis gravidarum ist behandlungsbedürftig. Die Beschwerdeskala zeigt fließende Übergänge. Die Erscheinungen beginnen wenige Wochen nach der Konzeption und hören meist im Beginn des zweiten Trimenons auf. Als Ursachen werden u. a. endokrine Veränderungen, Stoffwechselbelastungen sowie auch psychische Faktoren angesehen.

In der Tagebuch-Befragung der Schwangeren bei der Aufnahme in die PU wird bereits ausführlich nach Übelkeit und Erbrechen gefragt; die Fragen werden in den weiteren Tagebüchern fortgesetzt. Bei der Verschlüsselung wird Wert auf die Kennzeichnung des Schweregrades, ferner auf die zeitliche Fixierung des Beginns der Beschwerden gelegt. Eine Übersicht über die Häufigkeit des Auftretens dieser Symptome gibt die folgende Tabelle.

Tabelle 3.5.5-1 Übelkeit und Erbrechen in der Frühschwangerschaft

Übelkeit, Erbrechen		bis zur 1. Untersuchg.		zwischen 1. Untersuchung und 20. Woche		überhaupt bis zur 20. Woche	
		Anzahl	%	Anzahl	%	Anzahl	%
−	−	2074[a]	26,4	2042	26,9	1159	15,3
−	+	411	5,2	531	7,0	366	4,8
+	−	1900	24,1	1358	17,9	1521	20,1
+	+	3485	44,3	3649	48,1	4534	59,8
zusammen		7870	100	7580[b]	100	7580	100

[a] enthält 264 Fälle, bei denen durch das Fehlen des ersten Tagebuches keine Angaben vorlagen, darunter 29 Aufnahmen mit Abortus imminens
[b] keine Angabe bei 290 Fällen, z. B. bei inzwischen eingetretenen Aborten, bei denen spätere Tagebücher nicht mehr zurückgegeben wurden

Die meisten Schwangeren, die überhaupt Übelkeit und/oder Erbrechen bekommen, haben bereits vor der Aufnahme in die PU den Beginn dieser Beschwerden gehabt (89%). Nur etwa 15% aller Schwangeren sind von diesen Beschwerden freigeblieben.

Es sind großenteils dieselben Frauen, die bei der Aufnahme und später über diese Beschwerden berichten. Dies zeigt Tabelle 3.5.5-2.

Tabelle 3.5.5-2 Angaben über Übelkeit und Erbrechen zu zwei Zeiten

	Übelkeit	Erbrechen	Angaben bei 1. Untersuchung								zusammen
			− −		− +		+ −		+ +		
			Anzahl	%	Anzahl	%	Anzahl	%	Anzahl	%	
Beschwerden	−	−	1159	61,5	102	25,3	412	22,2	369	10,8	2042
zwischen 1.	−	+	121	6,4	143	35,5	47	2,5	220	6,4	531
Untersuchung	+	−	238	12,6	20	5,0	871	46,8	229	6,7	1358
und 20. Woche	+	+	368	19,5	138	34,2	530	28,5	2613	76,2	3649
zusammen			1886	100	403	100	1860	100	3431	100	7580

Von denen, die bei der PU-Aufnahme beschwerdefrei waren, sind 61,5% auch weiterhin beschwerdefrei geblieben.
Eine Übersicht über den Beginn von Übelkeit gibt Tabelle 3.5.5-3, allerdings haben nur etwa zwei Drittel der Frauen, die über Übelkeit berichtet haben, den Zeitpunkt des Beginns angegeben.

Tabelle 3.5.5-3 Beginn der Übelkeit

Beginn der Übelkeit (Woche p.m.)	Anzahl	Von 100 Schwangeren mit Übelkeit
1.–4.	1101	29,3
5.–8.	2399	63,8
9. u. später	262	7,0
zusammen	3762	100

Der Häufigkeits- und Stärkegrad des Erbrechens wurde von Dreiviertel der über Erbrechen berichtenden Schwangeren angegeben.

Tabelle 3.5.5-4 Grad des Erbrechens

Häufigkeits- u. Stärkegrad	Anzahl	Von 100 Schwangeren mit Erbrechen
gelegentlich	2204	57,8
täglich	488	12,8
täglich mehrmals „alles"	1118	29,3
zusammen	3810	100

Tabelle 3.5.5-5 Altersabhängigkeit von Übelkeit und Erbrechen (Angaben bei der Aufnahme). In vH jeder Altersgruppe

Alter	Übelkeit: − Erbrechen: − %	− + %	+ − %	+ + %	zusammen %
bis 19 J.	24,5	6,1	13,7	55,6	100
20–24 J.	23,6	6,4	20,4	49,6	100
25–29 J.	27,5	5,0	25,0	42,5	100
30–34 J.	25,8	4,3	27,6	42,2	100
35 u. mehr	32,0	4,4	29,7	33,8	100
zusammen	26,4	5,2	24,2	44,3	100

Das Auftreten beider Beschwerden ist in jüngerem Alter am häufigsten und sinkt dann ab. Übelkeit allein steigt mit dem Alter, ebenso auch das Fehlen beider Beschwerdearten. In etwa 5% tritt Erbrechen ohne Übelkeitsgefühl mit nur geringer Reduktion bei Älteren auf.
Mit dem Altersverlauf ist auch eine Abhängigkeit von der Zahl früherer Schwangerschaften verbunden. Zu- und Abnahme entsprechen – in stark abgeschwächtem Maße – der Altersabhängigkeit; so sinkt die Häufigkeit der + +-Gruppe nur von 46,9%

bei Erstgraviden auf 40,2% bei 3 und mehr früheren Schwangerschaften. Die Spanne beträgt nur etwa ein Drittel der Spanne zwischen der ersten und letzten Altersklasse.
Eine echte Hyperemesis gravidarum wurde 229mal (2,9%) als ärztliche Diagnose angegeben.
Untersucht man den Zusammenhang zwischen Übelkeit/Erbrechen und den im vorangehenden Abschnitt dargestellten Blutungen, so fällt auf, daß bei Abortus imminens die Frauen ohne Übelkeit/Erbrechen überzufällig gehäuft sind (248 gegen 208,7 erwartet). Das Gleiche trifft für Frauen mit Blutungen außerhalb des Rhythmus zu (473 gegen 410,9 erwartet).
Übelkeit und Erbrechen werden in den späteren Zusammenhangsanalysen noch mehrfach eine wesentliche Rolle spielen. Dabei wird sich die Gruppe der Schwangeren ohne diese Beschwerden nicht als günstige, sondern als ungünstige Risikogruppe erweisen (Abschn. 4.2.3), was sich bereits hier andeutet.

3.5.6 Strahlenexposition, Impfungen

Strahlenexposition
Berufliche Strahlenexposition gaben 75 Frauen an (1,0%).

Röntgenuntersuchungen in den ersten 20 Wochen wurden von 876 Frauen (11,1%) berichtet, und zwar
- 610mal (7,8%) an Rumpf und Kopf (außer Zähnen)
- 54mal (0,7%) an Extremitäten
- 212mal (2,7%) an Zähnen.

Frauen mit Röntgenaufnahmen bzw. Durchleuchtungen im Thoraxbereich hatten, wie zu erwarten ist, gehäuft Lungen- und Herzkrankheiten. Bei Extremitätenaufnahmen waren Unfälle gehäuft.
Bei Zahnaufnahmen finden sich starke Zigarettenraucherinnen gehäuft; im übrigen erscheinen sie eher um Gesundheit besorgt zu sein (mehr Zahnaufnahmen bei Frauen, die im ersten Trimenon verreisen; häufig prophylaktische Geburtsvorbereitung).

Impfungen
Impfungen während der ersten zwölf Schwangerschaftswochen wurden besonders erfragt. Es wurden angegeben:

	bei der Schwangeren	bei Haushaltsangehörigen
Grippeimpfungen	: 45	28
Pockenimpfungen	: 8	135
Polioimpfungen	: 64	235
Rötelnimpfungen	: 2	–
Mehrfachimpfungen (z.B. gegen Keuchhusten, Tetanus, Diphtherie)	: 45	138
Sonstige	: 4	13
	168 (2,1%)	549 (7,0 auf 100 Schwangere)

3.5.7 Titerverteilung gegen Toxoplasmose, Röteln, Mumps, Cytomegalie

Die Aufnahme der vier serologischen bzw. virologischen Nachweisverfahren führte dank der Förderung durch die DFG zu Fortschritten
- in der Standardisierung der Methodik und
- in der Ausstattung und Erweiterung der Laboratorien.

Die epidemiologische Analyse der Durchseuchungshäufigkeiten wurde in mehreren Veröffentlichungen dargestellt (BERGER, J., PIEKARSKI, G.).

Durch infektionskinetische Modelluntersuchungen wurden z. T. neue Erkenntnisse über Infektion, Immunität und Reaktivierung gewonnen.

Statistische Grundlage der epidemiologischen Auswertungen sind die altersspezifischen Prävalenzziffern. Bei Eintritt in die Studie hatten im bearbeiteten Teil I

	Alter unter 25 J.	Alter 35 J. und mehr
60,7% der Frauen Antikörper gegen Toxoplasma gondii	54,4%	73,5%
92,6% der Frauen Antikörper gegen Röteln	89,5%	96,3%
73,4% der Frauen Antikörper gegen Mumps	74,5%	70,2%
52,1% der Frauen Antikörper gegen Cytomegalie	51,1%	58,4%

Insgesamt ergab sich aus der Analyse, daß unter 1000 Personen pro Jahr
- 40 mindestens einmal mit Toxoplasma gondii,
- 90 mindestens einmal mit Rötelnviren,
- 490 mindestens einmal mit Mumpsviren,
- 50 mindestens einmal mit Cytomegalieviren

in einen derartigen „Kontakt" kommen, daß sich empfängliche Individuen infizieren, d. h. serologisch reagieren.

Besondere Bedeutung kommt der Ernährung und der Tierhaltung im Zusammenhang mit der Durchseuchung der Bevölkerung zu. Aus der PU ergab sich:

Die Durchseuchung mit Röteln, Mumps und Cytomegalie ist von den erfragten Ernährungsfakten und von der Tierhaltung unabhängig.

Die Durchseuchung mit Toxoplasma gondii ist erhöht, wenn Verzehr von rohem Fleisch angegeben wird. Verzehr von Eiern bewirkt keine Erhöhung. Wichtig war ferner die Feststellung, daß in Familien mit Katzen, die als Überträger der Toxoplasmose verfemt waren, die Durchseuchung nicht erhöht war.

3.5.8 Mütterliche Todesfälle

Die hier bearbeiteten Schwangerschaften stammen aus den Jahren 1964 bis 1971. Entsprechend dem damaligen Stand der Müttersterblichkeit sind auch in der PU mütterliche Todesfälle zu erwarten.

1968 betrug die mütterliche Sterblichkeit (Komplikationen der Schwangerschaft, der Geburt und des Wochenbettes) 5,1 auf 10000 Lebend- und Totgeborene. Dabei sind auch einige Sterbefälle im frühen Stadium der Schwangerschaft enthalten, z. B. nach Extrauterin-Graviditäten oder Abtreibungen, bei denen die Schwangerschaft nicht in der PU erfaßt worden wäre. Nach der Bundesstatistik waren auf 7110 Geburten etwa 3 bis 4 mütterliche Todesfälle zu erwarten.

Tatsächlich sind 4 Todesfälle eingetreten (5,6 auf 10000 Geburten).

1. 35 J.: Tod 3 Stunden post partum an akuter gelber Leberatrophie.
   Kind: reife männliche Totgeburt
2. 38 J.: nach Operation wegen Strangileus und Peritonitis.
   Kind: Abgestorben in 25. Schwangerschaftswoche bei Operation
3. 31 J.: Tod 5 Stunden post partum; Chorionamnionitis, Afibrinogenämie. Schnittentbindung.
   Kind: reife Lebendgeburt
4. 33 J.: Tod 14 Stunden post partum an massiver Lungenembolie.
   Kind: reife Lebendgeburt

3.6 Ausgang der Schwangerschaft

3.6.1 Übersicht

Von den in diese Auswertung eingegangenen 7870 Schwangerschaften (ohne Zwillinge) endeten 750 (9,5%) durch Fehlgeburt; 7120 wurden ausgetragen. Unter den Ausgetragenen waren 79 totgeboren, 126 starben in der ersten Lebenswoche. Bis zu diesem Zeitpunkt liegt eine vollständige Nachbeobachtung des Kindes vor. Nach der Entlassung aus der Frauen- bzw. Kinderklinik ließen sich nicht mehr über alle Kinder lückenlose Informationen gewinnen. Deshalb kann für den weiteren Sterblichkeitsverlauf keine Aussage mehr gemacht werden.

Sehr umfangreich sind die Angaben über den Geburtsverlauf, das Neugeborene selbst und die Plazenta. Die führenden statistischen Auswertungsgrößen sind dabei die

- Schwangerschaftsdauer, insbesondere die Abgrenzung der Fehl- und Frühgeburten,
- Kindslage, Entbindungsart,
- Reife des Kindes nach klinischen Merkmalen und Längen-, Gewichts- und Umfangsmaßen,
- Mißbildungen und Auffälligkeiten.

Eine Auswertung der Fehlgeburten mit Herausarbeitung der Risikofaktoren für Fehlgeburten und der Assoziationen mit weiteren potentiellen Einflußfaktoren ist in der vorliegenden Studie wegen des frühen Beginns der Datenerhebung im ersten Vierteljahr der Schwangerschaft – im Gegensatz zu den meisten anderen Studien – gut möglich und wird ausführlich dargestellt.

3.6.2 Fehlgeburten

3.6.2.1 Häufigkeit nach Schwangerschaftswochen

Eine spontane Fehlgeburt (Spontanabort) ist ein häufiger Ausgang einer Schwangerschaft. Darunter ist im weitesten Sinne jedes Absterben einer Frucht – und ihre Ausstoßung – zu verstehen, die nach der Einnistung des befruchteten Eies in die Gebärmutterschleimhaut erfolgt. Es ist leicht vorstellbar, daß der Vorgang der Einnistung und die Umgestaltung des umgebenden Gewebes zu einem funktionierenden Ernährungssystem des Eies und die eigene Zellteilung und Organisation des Eies so komplizierte Vorgänge sind, daß sie nicht immer optimal ablaufen und zum Untergang der Frucht führen. Im weiteren Verlauf der intrauterinen Entwicklung, deren einzelne Phasen präzis zeitlich koordiniert ablaufen, können dann phasenspezifische Störungen auftreten, die ihrerseits zu Mißbildungen oder zum Absterben des Embryos bzw. des Feten führen können. Hinzu können genetisch bedingte Entwicklungsstörungen kommen, die in bestimmten Entwicklungsphasen organische Fehlentwicklungen bedingen und Koordinationsstörungen verursachen und zur Fehlgeburt führen.

Die systematische Erfassung von Fehlgeburten ist sehr schwierig; daher gibt es im Schrifttum nur wenige detaillierte Angaben (Abb. 6).

Eine wichtige orientierende Pauschalzahl ist die allgemein oft beobachtete Quote von 9 bis 12 Fehlgeburten von 100 zur Beobachtung gekommenen Schwangerschaften. Sie findet sich auch in der vorliegenden Studie (750 Aborte von 7870 Schwangerschaften $= 9,5\%$). Die Pauschalzahl ist jedoch für weitere Analysen und für Vergleiche mit dem Schrifttum unbrauchbar, weil die Häufigkeit der Aborte in außerordentlichem Maß von mehreren Einflußfaktoren abhängt, die für statistische Vergleiche den Charakter von schwerwiegenden Störfaktoren haben:

a) Zeitpunkt (Schwangerschaftswoche) der Aufnahme in die Studie. Früh Aufgenommene – z. B. in der 6. oder 7. Woche[6] p. m., durchleben noch einen großen Teil der Abort-gefährdeten Zeit in der Studie; Aborte bei ihnen würden erfaßt werden. Spät Aufgenommene z. B. in der 12. Woche haben schon einen großen Teil dieser Risikozeit überstanden und nur noch einen wesentlich kleineren Teil vor sich.

b) Blutungen in der Frühschwangerschaft können das Aufsuchen einer Klinik, in der sie für die PU

erfaßt werden, bewirkt haben. Frauen mit Abortus imminens als Aufnahmegrund haben natürlich eine sehr hohe Risikoerwartung, daß ein Abort wirklich eintritt.

c) Die Abortwahrscheinlichkeit steigt stark mit dem Lebensalter der Schwangeren an; insbesondere ab 30 Jahre.

d) Ein ungünstiger Ausgang früherer Schwangerschaften durch Abort, perinatalen Tod u. a. beeinflußt stark die Erwartung, daß auch die beobachtete Schwangerschaft durch Abort endet.

Je nach dem, wie sich eine Gruppe von Schwangeren nach diesen vier Faktoren zusammensetzt, wird die Abortziffer hoch oder niedrig sein. Darum ist es unerläßlich, bei allen späteren Vergleichen von Abortziffern in Frauengruppen, die hinsichtlich der Wirkung eines potentiellen Einflußfaktors, z. B. eines Antiemeticums, verglichen werden sollen, die Einflüsse dieser Störfaktoren auszuschalten. Zunächst sollen sie hier quantitativ dargestellt werden.

Ein möglicher wesentlicher Einflußfaktor auf die Abortquote ist der Familienstand. Immerhin waren 653 Schwangere (8,3%) bei der Aufnahme in die PU noch ledig, von denen 519 während der Beobachtungszeit heirateten. Von denen, die bei der Beendigung der Schwangerschaft ledig waren, hatten 25,0% eine Fehlgeburt. Es wäre jedoch vorschnell, hierin einen Indikator für artefiziell eingeleitete Aborte zu sehen, die auch dem – speziell im Dokumentationsbogen danach gefragten – Klinikarzt unverdächtig geblieben sein könnten. Es ist vielmehr so, daß die ledigen Schwangeren mit einer Fehlgeburt nicht geheiratet haben, oder anders gesagt, nicht mehr als Schwangere während der Beobachtungszeit zur Eheschließung gekommen sind. Dieser Selektionsvorgang bewirkt kompensatorisch, daß die Frauen, die während der Beobachtungszeit geheiratet haben, nur 2,0% Fehlgeburten hatten. Faßt man beide Teilgruppen zusammen und fügt noch die entsprechenden Zahlen der Geschiedenen und Verwitweten hinzu, so ergeben sich insgesamt 8,6% Aborte für die bei der PU-Aufnahme Nicht-Verheirateten, was etwa der Erwartung unter Berücksichtigung der Altersgliederung und der PU-Aufnahmezeiten entspricht.

Zeitpunkt der Aufnahme in die Studie

Aus Tabelle 3.6.2-1 und Abb. 5 ist die Überlagerung des Zeitpunktes der Aufnahme der Schwangeren in die Studie mit der Zeitspanne der Aborte zu erkennen. Je früher die Schwangeren in die Studie aufgenommen wurden, umso größer ist die Wahrscheinlichkeit, einen Abort als Ausgang der Schwangerschaft zu erfassen.

Die Zeitverteilung der Aborte ist zweigipfelig. Möglicherweise entsteht diese Kurve durch Überlagerung zweier Kurven, deren erste ein beobachtbares Maximum bei etwa der 10. bis 12. Woche, deren zweite aber erst ein Maximum bei etwa 21 Wochen hat. Möglicherweise handelt es sich um zwei ätiologisch verschiedenartige Aborttypen. Für eine weitere Analyse sollen daher Früh- und Spätaborte (ab Be-

---

[6] i-te Schwangerschaftswoche = (i-1) vollendete Schwangerschaftswochen

Tabelle 3.6.2-1 Aborte nach Aufnahmewochen

Aufnahme-woche	Anzahl der Schwanger-schaften	Beendigung durch Aborte			
		früh (1.–4. Mon.)	spät (5. Mon. u. später)	zus.	%
1.–3.	6	4	–	4	66,7 ⎫ 34,5
4.–5.	52	12	4	16	30,8 ⎭
6.	324	35	13	48	14,8
7.	813	63	26	89	10,9
8.	1 003	77	36	113	11,3
9.	1 066	79	30	109	10,2
10.	1 177	82	39	121	10,3
11.	1 039	63	29	92	8,9
12.	1 106	56	35	91	8,2
13.	506	12	17	29	5,7
14.	283	4	7	11	3,9
15.	175	3	9	12	6,9 ⎫ 5,1
16. u. mehr	318	–	13	13	4,1 ⎭
zusammen	7868	490	258	748	9,7

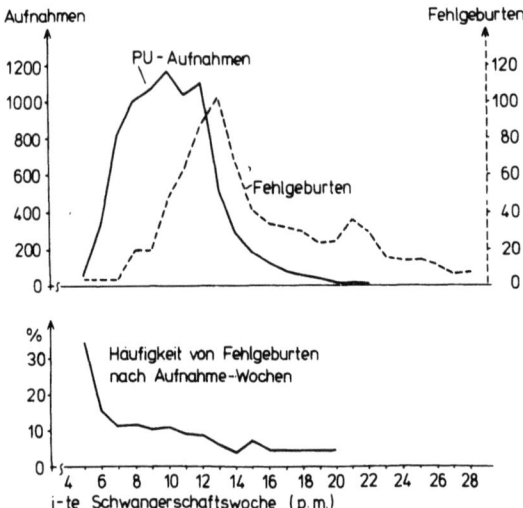

Abb. 5. Oberteil: Verteilung der PU-Aufnahmen und der Fehlgeburten nach Schwangerschaftswochen
Unterteil: Häufigkeit von Fehlgeburten nach Aufnahmewochen

ginn des 5. Monats) getrennt analysiert werden. Wenn es sich um zwei Typen handelt, so dürfte es allerdings im Bereich der 16. bis 18. Woche ein breites Überschneidungsgebiet geben.
Eine wichtige Grundlage für die Unterscheidung der Früh- und Spätaborte ist der im 1. Trimenon beobachtete hohe Anteil von Chromosomen-Aberrationen (47%) unter den zytogenetisch untersuchten Spontanaborten. Von der 14. bis etwa zur 20. Woche halten sich die Chromosomen-Aberrationen dann in der Größenordnung um 20–30%, in den späteren Schwangerschaftszeiten fehlen sie fast ganz. Eine detaillierte Graphik hat DEGENHARDT (1973) gegeben.

In Tabelle 3.6.2-2 ist der Zusammenhang zwischen der Aufnahmewoche und dem Eintritt eines Aborts zweidimensional dargestellt. Man erkennt hieran deutlich, daß die später Aufgenommenen eine Zeitspanne mit hohen Abortrisiken ohne Abort überstanden haben.

Der Quotient der Zahl der Aborte bei Frauen, die in einer bestimmten Schwangerschaftswoche aufgenommen wurden, durch diese Frauenzahl (rechte Randspalte der Tabelle) ist in der Abb. 5 dargestellt.
Die in Tabelle 3.6.2-2 als Kästchen eingerahmten Zahlen geben die 56 Aborte an, die in der Aufnahmewoche selbst eingetreten sind. Freilich handelt es sich dabei vielfach um Schwangere, die mit Blutungen wegen einer drohenden Fehlgeburt eine Klinik aufgesucht haben und sich dort zur Teilnahme an der Studie bereiterklärt haben. Dies ist eine Selektionsgruppe, die die Abortziffern verzerrt.

Wahrscheinlichkeit für eine Fehlgeburt in Abhängigkeit von der erreichten Dauer der Schwangerschaft

Aus den zeitlich genau gegliederten Daten über die Aufnahmewoche und die Beendigung der Schwangerschaft durch Fehlgeburt (Tabelle 3.6.2-1) läßt sich die Wahrscheinlichkeit für eine Fehlgeburt für die einzelnen Schwangerschaftswochen errechnen. Da diese Fragestellung nicht eindeutig, sondern mit unterschiedlichen Ansätzen beantwortet werden kann, sollen fünf Wege dargestellt werden, von denen die ersten beiden in der vorstehenden Tabelle horizontal von links nach rechts orientiert sind, die anderen vertikal.
1. Man verwendet die in Tabelle 3.6.2-1 angegebenen Aborthäufigkeiten, die sich allein auf die Schwangeren der jeweiligen Aufnahmewoche beziehen und die Aborte in der Aufnahmewoche mit enthalten.
2. Bei (1) bleibt allerdings ein Teil der vorhandenen Information ungenutzt, denn z. B. für Aborte ab der 10. Woche kann man auch die Schwangeren heranziehen, die schon in der 9., 8., 7. ... Woche aufgenommen wurden und zu Beginn der 10. Woche noch eine intakte Schwangerschaft hatten. In Ta-

Tabelle 3.6.2-2 Frauen mit Aborten nach Ereigniswochen und Aufnahmewochen

Aufnahme-woche	Aufgenommene Schwang.	Woche des Aborts																									zus.	Aborthäufigkeit auf 100 Schwangerschaften
		5.	6.	7.	8.	9.	10.	11.	12.	13.	14.	15.	16.	17.	18.	19.	20.	21.	22.	23.	24.	25.	26.	27.	28.	29. u. später		
1.–3.	6	1	.	1	.	1	1	.	.	.	.	.	.	.	.	.	.	.	.	.	.	.	.	.	.	.	4	(66,7)
4.–5.	52	2	2	.	.	1	.	2	.	1	3	.	1	.	.	1	.	.	2	.	.	1	.	.	.	.	16	30,8
6.	324	.	1	1	3	3	4	2	2	8	5	4	2	2	.	2	2	1	1	2	.	3	.	.	.	.	48	14,8
7.	813	.	.	1	11	5	7	9	7	11	6	4	2	5	4	.	.	2	6	3	1	2	.	1	.	2	89	10,9
8.	1003	.	.	.	5	7	13	15	12	12	6	2	5	7	4	2	4	3	3	5	1	1	3	1	1	1	113	11,3
9.	1066	.	.	.	.	2	13	16	14	13	9	6	6	3	6	1	4	3	4	.	1	2	.	1	2	3	109	10,2
10.	1177	.	.	.	.	.	8	11	16	16	14	11	6	6	7	3	5	5	5	1	2	2	.	1	1	1	121	10,3
11.	1039	.	.	.	.	.	.	9	21	17	9	4	3	4	1	3	1	9	1	1	3	1	2	.	.	3	92	8,9
12.	1106	.	.	.	.	.	.	.	15	16	11	3	6	2	4	4	5	5	4	1	.	2	1	1	3	3	91	8,2
13.	506	.	.	.	.	.	.	.	.	8	3	.	1	3	1	3	1	3	1	1	.	1	1	.	2	.	29	5,7
14.	283	.	.	.	.	.	.	.	.	.	3	.	1	.	.	1	2	1	1	.	.	1	1	.	1	.	11	3,9
15.	175	.	.	.	.	.	.	.	.	.	.	2	1	.	1	3	1	2	.	.	1	.	1	.	.	.	12	6,9
16.	118	.	.	.	.	.	.	.	.	.	.	.	.	1	.	.	1	.	.	1	.	.	.	1	.	.	4	(3,4)
17.	74	.	.	.	.	.	.	.	.	.	.	.	.	.	1	.	.	1	1	.	.	.	.	.	.	1	4	(5,3)
18.	44	.	.	.	.	.	.	.	.	.	.	.	.	.	.	.	.	.	.	1	1	.	.	.	.	.	2	(4,5)
19.	28	.	.	.	.	.	.	.	.	.	.	.	.	.	.	.	.	1	.	.	.	.	.	.	.	.	1	.
20.	18	.	.	.	.	.	.	.	.	.	.	.	.	.	.	.	.	.	.	1	.	.	.	.	.	.	1	.
21.	14	.	.	.	.	.	.	.	.	.	.	.	.	.	.	.	.	.	.	.	.	.	.	.	.	.	–	.
22.	10	.	.	.	.	.	.	.	.	.	.	.	.	.	.	.	.	.	.	.	.	.	.	.	.	.	–	.
23.	2	.	.	.	.	.	.	.	.	.	.	.	.	.	.	.	.	.	.	.	.	.	.	.	.	.	–	.
24.	4	.	.	.	.	.	.	.	.	.	.	.	.	.	.	.	.	.	.	.	.	1	.	.	.	.	1	.
25.	2	.	.	.	.	.	.	.	.	.	.	.	.	.	.	.	.	.	.	.	.	.	.	.	.	.	–	.
26.	2	.	.	.	.	.	.	.	.	.	.	.	.	.	.	.	.	.	.	.	.	.	.	.	.	.	–	.
27.	–	.	.	.	.	.	.	.	.	.	.	.	.	.	.	.	.	.	.	.	.	.	.	.	.	.	–	.
28.	2	.	.	.	.	.	.	.	.	.	.	.	.	.	.	.	.	.	.	.	.	.	.	.	.	.	–	.
zusammen	7868	3	3	3	19	19	46	64	87	102	69	41	34	32	29	23	24	36	29	16	14	14	11	6	7	17	748	9,5

(Die Werte 34,5 stehen am rechten Rand bei den ersten beiden Zeilen.)

belle 3.6.2-2 ist die Gruppe dieser Aborte deutlich umrandet. Die Aborte in der Aufnahmewoche sind hierbei nicht enthalten. Die 332 Aborte dieses Bereichs sind auf die am Anfang der 10. Woche in der Studie beobachteten bestehenden 3217 Schwangerschaften bezogen (3264 Aufnahmen bis zum Ende der 9. Woche abzüglich 47 bis dahin eingetretene Aborte); es ergibt sich eine Quote von 10,3 %. Bei Durchführung dieser Berechnung für alle Wochen ergeben sich die in Tabelle 3.6.2-4 in der zweiten Spalte stehenden Quoten. Die wiederholte Einbeziehung der schon früher in die PU Aufgenommenen kann allerdings die Abortquoten ändern, falls diese vom Aufnahmezeitpunkt beeinflußt werden.

3. Man kann die Wahrscheinlichkeiten für das Auftreten einer Fehlgeburt für jede Schwangerschaftswoche bestimmen. Dazu stellt man die Zahl der am Anfang einer Woche vorhandenen Schwangerschaften – wie bei (2) – fest und dann die in dieser Woche eingetretenen Fehlgeburten dieser Gruppe, wobei die Aborte in der Aufnahmewoche selbst nicht einbezogen werden. Aus diesen – als Wahrscheinlichkeiten aufgefaßten Häufigkeiten q_t – bildet man dann wie bei der Bearbeitung einer Sterbetafel die auf mehrere aufeinander folgende Wochen (von der i-ten bis zur w-ten Woche) bezogenen Abortwahrscheinlichkeiten

$$Q_{i;w} = 1 - (1-q_i) \cdot (1-q_{i+1}) \cdot (1-q_{i+2}) \ldots (1-q_w)$$

Aus den Zahlen der Tab. 3.6.2-2 ergeben sich für den Anfang der 9. Schwangerschaftswoche

$$Q_{9;28} = 1 - \left(1 - \frac{19-2}{2170}\right) \cdot \left(1 - \frac{46-8}{3217}\right) \ldots \left(1 - \frac{7}{7101}\right) \cdot$$
$$\left(1 - \frac{17}{7086}\right) = 0,1065$$

Die Berechnungsschritte sind in Tabelle 3.6.2-3 ausführlich dargestellt.

4. Bei dem eben dargestellten Ansatz sind die 56 Aborte fortgefallen, die in der PU-Aufnahmewoche eingetreten sind. Um diese mit einzubeziehen, müßte man am besten die Zeitskala auf Einzeltage statt der Wochen umstellen. In grober Näherung kann man aber auch die Wochenmitte als Zeitbezug wählen und annehmen, daß jeweils die Hälfte der PU-Aufnahmen und der Abgänge vor und nach der Wochenmitte stattfinden. Man setzt dabei die für die Wochenmitte angenommene Zahl der unter Abortrisiko stehenden Schwangeren als durchschnittliche Bezugszahl für die Aborte aller Wochentage an. Dieses bei demographischen Berechnungen durchaus übliche Verfahren ist zwar am Anfang der PU-Aufnahmezeiten zweifellos etwas ungenau, soll aber hier durchgerechnet werden.

In Tabelle 3.6.2-3 sind die Grundzahlen und die einzelnen Berechnungsschritte für Verfahren 4, die denen des Verfahrens 3 entsprechen, angegeben. Die Grundzahlen weichen von denen des Verfahrens 3 zum Teil erheblich ab. Trotzdem zeigen die sich ergebenden Wahrscheinlichkeiten für künftige Aborte nur geringe Unterschiede.

5. Als letzte Berechnungsart sei ein mathematischer Ansatz in der Art eines stochastischen Prozesses als MARKOW-Ketten-Modell erwähnt. Dieses Verfahren haben J. MAU und S. WELLEK entwickelt und 1976 ausführlich dargestellt. Mit diesem Modell war es gelungen, auch bei Unterscheidung mehrerer Verlaufstypen (z. B. mit und ohne Erbrechen bzw. Übelkeit) und bei mehreren Abgangsursachen (z. B. Ausscheiden aus der Studie) unter Zugrundelegung von Übergangsmatrizen bereinigte Abortrisiken zu ermitteln. Hier wird nur die Abortwahrscheinlichkeit insgesamt verwendet.

Für die Standardfehler gilt folgendes:
Die Abortziffern nach Verfahren (1) und (2) sind einfache Häufigkeiten

$$q_i = \frac{a_i}{n_i} \text{ mit den Standardfehlern } s_{q_i} = \sqrt{\frac{q_i(1-q_i)}{n_i}},$$

Tabelle 3.6.2-3 Berechnung der Abortwahrscheinlichkeiten nach Sterbetafel-Verfahren

i-te Woche p.m.	PU-Aufnahmen	Geburten	Fehlgeburten		Schwangere unter Abortrisiko		Aborthäufigkeit (%) in i-ter Woche bezogen auf		Wahrscheinlichkeit (%) künftiger Aborte ab i-ter Woche berechnet aus Spalte	
			insges.	ohne die in Aufnahmewoche	Anfang i-te Woche	Mitte i-te Woche	Wochenanfang[a]	Wochenmitte		
	a	b	c	d	e	f	g = d : e	h = c : f	g	h
(bis) 5.	52	–	3	1	6	31	16,67	9,68	(27,96)	(21,98)
6.	324	–	3	2	55	216	3,64	1,39	13,55	13,47
7.	813	–	3	1	376	781	0,27	0,38	11,95	12,25
8.	1 003	–	19	14	1 186	1 678	1,18	1,13	11,71	11,92
9.	1 066	–	19	17	2 170	2 694	0,78	0,71	10,65	10,91
10.	1 177	–	46	38	3 217	3 783	1,18	1,22	9,95	10,28
11.	1 039	–	64	55	4 348	4 836	1,26	1,32	8,88	9,17
12.	1 106	–	87	72	5 323	5 833	1,35	1,49	7,71	7,96
13.	506	–	102	94	6 342	6 544	1,48	1,56	6,45	6,56
14.	283	–	69	66	6 746	6 853	0,98	1,01	5,04	5,08
15.	175	–	41	39	6 960	7 027	0,56	0,58	4,10	4,11
16.	118	–	34	34	7 094	7 136	0,48	0,48	3,56	3,55
17.	74	–	32	32	7 178	7 199	0,45	0,44	3,09	3,09
18.	44	–	29	29	7 220	7 228	0,40	0,40	2,66	2,66
19.	28	–	23	23	7 235	7 238	0,32	0,32	2,27	2,27
20.	18	–	24	24	7 240	7 237	0,33	0,33	1,95	1,95
21.	14	–	36	36	7 234	7 223	0,50	0,50	1,63	1,65
22.	10	1	29	29	7 212	7 202	0,40	0,40	1,58	1,58
23.	2	4	16	16	7 192	7 183	0,22	0,22	1,18	1,18
24.	4	9	14	14	7 174	7 165	0,20	0,20	0,97	0,97
25.	2	8	14	14	7 155	7 145	0,20	0,20	0,77	0,77
26.	2	11	11	11	7 135	7 125	0,15	0,15	0,57	0,57
27.	–	8	6	6	7 115	7 108	0,08	0,08	0,42	0,42
28.	2	10	7	7	7 101	7 094	0,10	0,10	0,34	0,34
später	–	7 069	17	17	7 086	(7 078)	0,24	(0,24)	0,24	(0,24)

[a] ohne die Aborte in der Aufnahmewoche

wobei die Abortzahlen a_i und die zugrundeliegenden Beobachtungszahlen n_i bei beiden Verfahren unterschiedlich bestimmt werden.

Bei Verfahren (3) und (4) ist der Standardfehler für das Produkt der Wahrscheinlichkeiten zu berechnen, in der jeweils folgenden Woche nicht zu abortieren ($p_i = 1 - q_i$).

Für die Woche i allein gilt wiederum die obige Formel, wobei als a_i nur die Aborte der i-ten Woche eingesetzt werden. Für jedes Produkt von der Woche i bis zur Woche w ist näherungsweise die folgende Varianzformel anzusetzen:

$$P_{i;w} = P_i \cdot P_{i+1} \cdot P_{i+2} \cdots \cdots P_w$$

$$s_{P_{i,w}}^2 = P_{i,w}^2 \left(\frac{s_{P_i}^2}{P_i^2} + \frac{s_{P_{i+1}}^2}{P_{i+1}^2} + \cdots \cdots \cdots \frac{s_{P_w}^2}{P_w^2} + R \right)$$

Dabei wird Unabhängigkeit der einzelnen P-Werte voneinander angenommen, so daß das Korrelations-Restglied $R = 0$ wird. Da die P_i-Werte nahe bei 1 liegen, vereinfacht sich die Formel zu

$$s_{P_{i,w}}^2 = P_{i,w}^2 \left(\frac{q_i}{n_i} + \frac{q_{i+1}}{n_{i+1}} + \cdots + \frac{q_w}{n_w} \right) = s_{Q_{i,w}}^2$$

In Tabelle 3.6.2-4 sind die Ergebnisse der verschiedenen Berechnungsverfahren für die künftigen Abortwahrscheinlichkeiten nebeneinander gestellt.

Die Unterschiede zwischen den Verfahren sind von der 9-ten Woche an unerheblich. Anfangs bewirken die kleinen Grundzahlen etwas größere Differenzen. Die Unterschiede sind für die Verfahren typisch: Im ersten Verfahren sind die Zufallsfehler relativ hoch; jede Beobachtung geht auch nur an einer Stelle in die Berechnung ein. Beim zweiten Verfahren geht fast jeder Fall mehrfach in die benachbarten Zahlen ein, und zwar gehen die frühen Zahlen in die späteren Schätzungen ein. Daher sind die Standardfehler für die späteren Zeiten niedriger, aber die benachbarten Zahlen sind miteinander durch einen gleichen gemeinsamen Anteil verbunden. In den Verfahren 3 und 4 werden die Abortquoten jeder Woche unter Verwendung der Quoten der folgenden Wochen, also rückwärts errechnet, wie es bei der Berechnung von Sterbetafeln üblich ist. Hier gehen die späteren Beobachtungen in die Schätzungen der früheren Wahrscheinlichkeiten ein. Auch im letzten Verfahren sind die aufeinander folgenden Quoten miteinander verbunden. Verfahren (2) bis (5) haben demnach kumulativen Charakter.

Die angegebenen auf der Binomialverteilung beruhenden Standardabweichungen sollen nur der allgemeinen Informa-

Tabelle 3.6.2-4 Wahrscheinlichkeiten künftiger Aborte für einzelne Schwangerschaftswochen nach verschiedenen Berechnungsverfahren mit Standardfehlern

i-te Schwanger-schaftswoche	1 Aborte der in der i-ten Woche aufgenommenen Schwangeren (m) %	2 Aborte der am Anfang der i-ten Woche bestehenden Schwanger-schaften %	3 4 5 Wahrscheinlichkeit für Aborte in der i-ten oder späteren Woche		
			Sterbetafel-Berechnung		Markow-Ketten-modell (o)
			Bezug: Wochen-anfang (o) %	Bezug: Wochen-mitte (m) %	%
6.	30,8 ± 6,4	30,9 ± 6,2	13,6 ± 2,6	13,5 ± 0,9	15,7 ± 2,3[a]
7.	14,8 ± 2,0	16,5 ± 1,9	12,0 ± 0,6	12,3 ± 0,5	12,5 ± 0,6
8.	10,9 ± 1,1	12,5 ± 1,0	11,7 ± 0,6	11,9 ± 0,5	12,1 ± 0,5
9.	11,3 ± 1,0	11,2 ± 0,7	10,7 ± 0,5	10,9 ± 0,4	11,0 ± 0,4
10.	10,2 ± 0,9	10,3 ± 0,5	10,0 ± 0,4	10,3 ± 0,4	10,3 ± 0,4
11.	10,3 ± 0,9	9,4 ± 0,4	8,9 ± 0,4	9,2 ± 0,4	9,3 ± 0,4
12.	8,9 ± 0,9	8,2 ± 0,4	7,7 ± 0,4	8,0 ± 0,3	8,1 ± 0,3
13.	8,2 ± 0,9	6,9 ± 0,3	6,5 ± 0,3	6,6 ± 0,3	6,8 ± 0,3
14.	5,7 ± 1,0	5,4 ± 0,3	5,0 ± 0,3	5,1 ± 0,3	5,4 ± 0,3
15.	3,9 ± 1,2	4,4 ± 0,2	4,1 ± 0,2	4,1 ± 0,2	4,5 ± 0,2
16.	6,9 ± 1,9	3,9 ± 0,2	3,6 ± 0,2	3,6 ± 0,2	3,9 ± 0,2
17.	3,4 ± 1,7	3,5 ± 0,2	3,1 ± 0,2	3,1 ± 0,2	3,5 ± 0,2

(m): mit Aborten in der PU-Aufnahmewoche
(o): ohne Aborte in der PU-Aufnahmewoche

[a] Untere Schranken für s nach CRAMER-RAO. Die oberen Schranken liegen um etwa 20% höher (Mündl. Mitteilung von S. WELLEK)

tion über die Unsicherheitsbereiche entsprechend der Berechnungstechnik und der Größe der verwendeten Zahlen dienen. Da bei den beobachteten Schwangeren das Abortrisiko gegenüber dem allgemeinen Durchschnitt durch Selektion erhöht ist, können die angegebenen Standardfehler nicht zur Berechnung von Vertrauensbereichen für die Abortquoten in der Gesamtbevölkerung benutzt werden. Dabei sei daran erinnert (vgl. Abschn. 1.1), daß die Bestimmung von Zahlen, die für den Bevölkerungsdurchschnitt gelten, nicht das Ziel der Studie ist, sondern daß die Suche nach Assoziationen das Hauptziel ist.

So wird z. B. die Abhängigkeit der Abortquoten vom Lebensalter auch bei Vorhandensein einer Selektion im Prinzip richtig erfaßt sein, auch wenn das Gesamtniveau möglicherweise zu hoch liegen könnte.

Die Assoziationen der Aborthäufigkeiten mit anderen Faktoren sollen im allgemeinen in Analogie zur sonstigen Methodik der Auswertung nach dem Verfahren (1) erfolgen, das keine Mehrfachzählungen der Beobachtungen enthält. Die Aufnahmen werden dabei in 5 Gruppen zusammengefaßt werden (vgl. Abschn. 2.3.2.3). Bei einigen Zusammenhängen werden auch die Ergebnisse nach kumulativen Verfahren dargestellt werden.

Korrektur der selektiven Überhöhung der Abortwahrscheinlichkeiten

Wenn man versucht, die selektive Überhöhung der beobachteten Abortziffern zu schätzen, kann man mehrere Wege gehen. Die Zahlen der Rechnungen sind dem nachfolgenden Abschn. 3.6.2.2 entnommen.

a) Man kann z. B. von der gravierendsten erfaßten Selektion ausgehen, nämlich von den Frauen mit einer Fehlgeburt bei der letzten Schwangerschaft. In Abschn. 3.2.4 ergab sich,

daß diese Frauengruppe mit 1643 (198 Aborte) etwa doppelt so hoch ist wie nach der beobachteten Abortwahrscheinlichkeit zu erwarten ist. Man könnte somit etwa 820 Frauen mit 99 Aborten als selektive Übererfassung vom Gesamtmaterial absetzen. Dann ergäben sich 649 Aborte von 7048 Schwangeren anstatt 748 Aborte von 7868 Schwangeren, also 9,21% anstatt 9,51%. Dies würde eine Reduktion der Abortwahrscheinlichkeit um etwa 3% ihres Wertes bedeuten.

b) Man kann auch die überhöhten Anteile der Frauen mit früheren Aborten auf ein geschätztes Durchschnittsmaß umrechnen, wobei die Anteile der Graviditätsnummern den tatsächlichen Anteilen in der PU entsprechen, die Ziffern für frühere Aborte aber aus den Ausgängen der PU-Schwangerschaften geschätzt sind. Dieses Modell ergäbe:

eine frühere Schwangerschaft (32%) mit 15% Aborten; zwei frühere Schwangerschaften (19%), davon 28% mit mindestens einem Abort; drei und mehr frühere Schwangerschaften (15%), davon 45% mit mindestens einem Abort. Das würde einen Anteil von 17% Frauen mit früheren Aborten ergeben; tatsächlich sind es 29%. Reduzierte man deren Zahl 2306 um 41% (12% von 29%), so müßte man 945 Fälle mit 108 Aborten (41% von 263) als überhöht streichen und erhielte die Abortzahl 640 von 6925 (9,24%), also fast dieselbe Korrektur wie eben. Die überhöhten Zahlen von Frauen mit früheren perinatal gestorbenen Kindern fallen mengenmäßig nicht sehr ins Gewicht.

Außerdem wird in Abschn. 3.6.2.2 geschätzt werden, wie stark die Überhöhung der Abortziffern durch die im Verhältnis 3,5 : 1 überrepräsentierte PU-Aufnahme mit Abortus imminens sein könnte. Dies kann wochenweise für die Fälle mit Angaben über den Aufnahmegrund korrigiert werden (Tabelle 3.5.2-5). Überträgt man diese Ergebnisse proportional auf alle Frauen und kürzt sie weiter um die eben geschätzten 3% für die Übererfassung von Frauen mit früheren Aborten, wobei die Korrekturen – mangels genauerer Schätzungen – proportional in allen Gestationszeiten vorgenommen wurden, so ergeben sich (nach Verfahren 2) folgende bereinigte künftige Abortwahrscheinlichkeiten (%):

Tabelle 3.6.2-5 Häufigkeit künftiger Aborte ab i-ter Woche nach Korrektur für selektive Überhöhungen

6.	7.	8.	9.	10.	11.	12.	13.	14.	15.	16.	17. Woche p. m.
25,1	15,8	11,7	10,5	9,6	8,8	7,6	6,3	4,9	4,0	3,6	3,2

Vergleichbare Angaben über Abortwahrscheinlichkeiten nach dem Gestationsalter finden sich z.B. im amerikanischen Schrifttum.
Eine Studie von HARLAP u.a. aus der Kaiser-Permanente-Foundation in Kalifornien ergibt Abortwahrscheinlichkeiten, die etwa um ein Drittel niedriger liegen; allerdings sind im Verhältnis zur PU dort mehr jüngere Frauen und mehr Erstgravide vertreten. In einer New Yorker Studie (SHAPIRO u.a.) liegen die Abortziffern etwas höher.

In Abb. 6 sind die aus der PU erhaltenen Abortwahrscheinlichkeiten ohne und mit Selektionskorrektur den kalifornischen und New Yorker Ziffern gegenübergestellt.

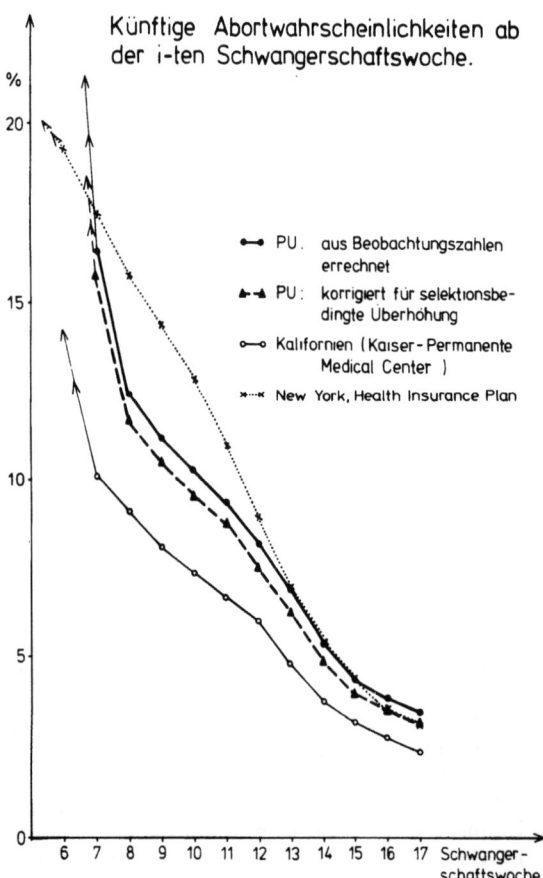

Abb. 6. Fehlgeburten mit Selektionskorrektur im Vergleich zu US Statistik

Eine brauchbare Schätzung des Gesamtverlustes der Schwangerschaften post conceptionem läßt sich infolge der erkennbaren Unzuverlässigkeit der früheren Quoten durch Extrapolationen nach links nicht vornehmen.

3.6.2.2 Abhängigkeit von Aufnahmegrund, Alter, früheren Aborten und Abortus imminens als Aufnahmegrund

Die vorangegangenen Tabellen ändern ihre Schwerpunkte, wenn man zwischen den Frauen, deren Aufnahmegrund eine drohende Fehlgeburt war, und den anderen unterscheidet, bei denen dies nicht der Fall war. Von den 277 Schwangeren (3,6% der Frauen mit Angabe über Aufnahmegründe), die mit drohender Fehlgeburt aufgenommen wurden, abortierten 104 (37,5%), von den 7452 Frauen, die andere Aufnahmegründe angaben, abortierten dagegen 620 (8,3%). Die Abortquote in der Aufnahmewoche allein war 23% in der Abortus-imminens-Gruppe, bei den anderen 4%.
Die Aborte nach Aufnahme mit Abortus imminens finden nicht nur im unmittelbaren Anschluß an die Aufnahme statt, sondern auch noch nach Monaten. Auch die Spätabortquote, die im allgemeinen 3,3% beträgt – unabhängig vom Aufnahmetermin –, steigt bei der genannten Gruppe auf 9,4%.
Es handelt sich also um einen gravierenden Einflußfaktor, der für weitere Auswertungen ausgeschaltet werden muß.

In Tabelle 3.6.2-6 ist ein Vergleich der nach Verfahren 2 ermittelten künftigen Abortwahrscheinlichkeiten für die Aufnahmen mit Abortus imminens und alle übrigen Aufnahmegründe dargestellt. In der Risikogruppe liegen die Wahrscheinlichkeiten überwiegend zwischen 20% und 30%; noch ab der 15. Woche gelten 15% als Prognoseziffer für späteren Abort. Die Ziffern sind drei- bis viermal so hoch wie in der Hauptgruppe mit anderen Aufnahmegründen.
Für verallgemeinerungsfähige künftige Abortquoten dürften allerdings die Abortus-imminens-Aufnahmen nicht völlig ausgeschaltet werden, denn es gibt sie ja zu jedem Zeitpunkt im Gesamtkollektiv der Schwangeren. Um einen Überblick zu gewinnen, ob die Abortus-imminens-Gruppe gegenüber ihrem natürlichen Anteil zu hoch ist, gehen wir von der Zahl der Abortus-imminens-Fälle aus, die nach der PU-Aufnahme eingetreten sind. Diese Fälle verteilen sich über mehrere Wochen. Um daraus einen Erwartungswert für eine einzige Woche ab-

zuleiten, wird zunächst aus Tabelle 3.6.2-7 die durchschnittliche Wochenzahl ermittelt, die zwischen der Aufnahmewoche und der Abortwoche liegt. Teilt man die Abortus-imminens-Fälle durch diese durchschnittliche Wochenzahl, so erhält man einen groben Schätzwert für die in einer einzelnen Woche zu erwartende Zahl von Abortus-imminens-Fällen. Insgesamt ergeben sich bis zur 15. Woche 273 Fälle gegenüber einer Erwartungszahl 78,6. Das entspricht einer selektiven Überhöhung von 1:3,5.

Tabelle 3.6.2-6 Anteil künftiger Aborte ab i-ter Woche nach Grund des ersten Klinikbesuchs und Schwangerschaftswoche sowie korrigierte Ziffern nach Ausschaltung der selektiven Überhöhung der Aufnahmen mit Abortus imminens

i-te Schwangerschaftswoche	Häufigkeit künftiger Aborte ab i-ter Woche			
	Aufnahmen mit Abortus imminens	alle übrigen Aufnahmen	insgesamt[a]	insges. korrigiert für selektive Überhöhung der Aufnahmen mit Abortus imminens
6.	(100)	24,0	29,6	24,8
7.	(63,6)	14,8	16,2	16,0
8.	(34,1)	11,5	12,3	11,9
9.	34,8	10,2	11,0	10,6
10.	27,4	9,6	10,2	9,8
11.	24,6	8,8	9,3	9,0
12.	24,7	7,5	8,1	7,7
13.	24,4	6,3	6,9	6,5
14.	20,2	4,9	5,3	5,0
15.	17,6	4,0	4,4	4,1
16.	15,4	3,6	3,9	3,7
17.	13,1	3,2	3,5	3,3

[a] Nur Fälle mit Angaben über den Aufnahmegrund
( ) Zahl der Schwangeren unter 50

Man muß also die bei der Aufnahme erfaßten Abortus-imminens-Fälle von insgesamt 277 auf 79 reduzieren, um die „unvermeidliche" Zahl bei der Aufnahme zu erhalten. Man kann dies für jede Aufnahmewoche einzeln errechnen, z.B. kann man in der 7. Woche statt 30 nur 13 Fälle ansetzen. So ergeben sich (nach Verfahren 2) bereinigte Abortziffern, die in der letzten Spalte der Tabelle 3.6.2-6 angeführt sind. Diese Zahlen sind die Basis für die endgültige Schätzung in Tabelle 3.6.2-5.

Lebensalter

Schwangerschaften im höheren Lebensalter haben allgemein ein höheres Risiko einer spontanen Fehlgeburt. In Tabelle 3.6.2-8 sind die Übersichtszahlen des Gesamtmaterials wiedergegeben.
Die Abortziffern sind bis etwa zum Alter von 30 Jahren nur wenig altersabhängig, steigen dann aber stark an. Die Elimination der Abortus-imminens-Aufnahmen, die übrigens nicht altersabhängig sind, reduziert die Ziffern etwas, ohne das Gesamtbild zu ändern.

Um auszuschließen, daß der Altersanstieg auf etwaigen früheren Beobachtungsbeginn bei den Älteren zurückzuführen

Tabelle 3.6.2-7 Prüfung der selektiven Erhöhung der Aufnahmen mit Abortus-imminens

Aufnahmewoche	Abortus imminens bei Aufnahme	Abortus imminens nach Aufnahme	Durchschnittliche Wochenzahl zwischen Aufnahme bis Abort	Erwartungswert für Abortus-imminens während einer Woche
bis 5.	6	9	8,3	1,1
6.	7	49	8,6	5,7
7.	30	96	7,4	13,0
8.	31	70	7,0	10,0
9.	41	65	6,0	10,8
10.	41	67	5,6	12,0
11.	48	51	5,1	10,0
12.	40	64	5,7	11,2
13.	15	16	7,1	2,3
14.	9	9	8,8	1,0
15.	5	8	5,3	1,5
zusammen	273	504		78,6

Tabelle 3.6.2-8 Abortziffern nach dem Alter der Schwangeren

Alter	alle Schwangeren[a]	Schwangere ohne Abortus-imminens-Aufnahmen	
		beobachtet	korrigiert auf gleiche Zeitverteilung der Aufnahmen
bis 19 J.	7,1	6,1	6,7
20–24 J.	7,8	7,0	7,2
25–29 J.	8,3	7,0	7,0
30–34 J.	11,6	10,4	10,0
35 u. mehr	17,3	15,6	15,2
insgesamt	9,5	8,3	8,3

[a] Die Abortziffern weichen geringfügig von denen der Tabelle 2.3.1-3 ab, da dort die Fälle fehlen, in denen die Schwangerschaftsdauer nicht genau bekannt ist

Tabelle 3.6.2-9 Künftige Aborthäufigkeit nach Alter und Schwangerschaftswochen

Schwangerschaftswoche	Alter				
	bis 20	20–24	25–29	30–34	35 u. mehr
7	.	14,8	12,9	20,0	31,4
8	10,5	11,8	9,9	15,5	20,2
9	12,5	10,0	9,4	12,5	18,3
10	11,5	9,6	8,2	12,3	16,9
11	8,3	7,9	7,4	12,1	17,0
12	7,4	7,0	6,9	11,0	13,0
13	5,6	5,9	6,7	8,8	10,9
14	4,5	4,4	5,3	6,9	9,4
15	4,3	3,0	4,7	5,6	7,6
16	4,2	2,6	4,3	5,1	5,9

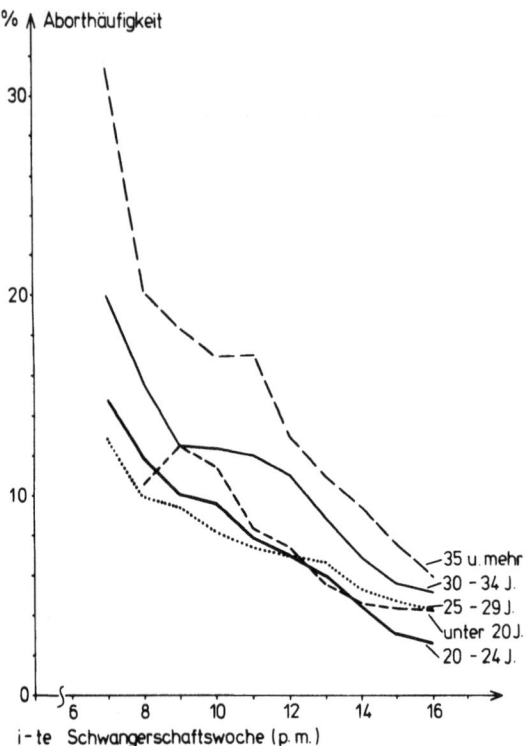

Abb. 7. Künftige Aborthäufigkeit ab der i-ten Schwangerschaftswoche nach dem Alter

miteinander vergleichbar sind, wenn man die Altersgliederung und die Beobachtungszeiten außer Acht läßt. Die Wahrscheinlichkeit, daß eine zu Beginn der 8. Woche beobachtete Schwangerschaft in der weiteren Folgezeit durch Fehlgeburt endet, beträgt im Durchschnitt 12%, bei den unter 30-Jährigen etwa 10% und steigt bei den 35-Jährigen und Älteren auf 20%.

Ob der Zusammenhang mit dem Lebensalter wirklich nur auf das Alter zurückgeht oder ob dabei frühere Schwangerschaften mit etwaigen kleineren oder größeren Restschäden mitwirken, wird an Tabelle 3.6.2-10 geprüft. Dabei sollen nur diejenigen Schwangeren betrachtet werden, die ohne gynäkologisch-geburtshilfliche Gründe in die Studie aufgenommen wurden. Deren Abortquote steigt von 6,5% bei den unter 30-Jährigen auf 11,4% bei den Älteren. Den Zusammenhang zwischen Parität und Alter unter Ausschluß gynäkologisch-geburtshilflicher Aufnahmegründe zeigt Tabelle 3.6.2-10.

Über-30-jährige Erstgebärende sind durch Aborte deutlich stärker gefährdet als jüngere Erstgebärende (erste Zeile der Tabelle). Hier herrscht der Alterseffekt vor. Bei den jungen Frauen unter 25 Jahren ist dagegen die Zahl der vorangegangenen Geburten ein gravierender Faktor; bei zwei und mehr vorangegangenen Geburten steigt das Abortrisiko fast auf das Dreifache der Werte bei Gleichaltrigen ohne vorangegangene Geburt.

Bei den in Klammern gesetzten Prozentzahlen sind die Ungleichmäßigkeiten der Aufnahmewochen in die PU durch gleichmäßige Gewichtung mit der Verteilung des Gesamtmaterials nach vier Aufnahme-Wochengruppen ausgeschaltet. Ferner sind bei den Randsummen rechts und unten auch die Unterschiede in der Besetzung der jeweils anderen Achse durch Bezug auf die Gesamtverteilung ausgeschaltet. So ist z. B. die Randhäufigkeit rechts in der ersten Zeile (7,9%) dadurch gewonnen, daß die bereits nach Aufnahmewochen vereinheitlichten Prozentzahlen der drei Altersklassen (5,9% – 6,5% – 12,4%) mit den Gesamtverteilungszahlen der Altersklassen (2097 – 2644 – 1823 als Anteile von 6564) gewichtet wurden. Da in der zweiten und dritten Zeile dieselbe Gewichtung vorgenommen wurde, sind die drei eingeklammerten

ist, wurde eine Standardisierung durch Umrechnung auf die durchschnittlichen Aufnahmezeiten vorgenommen. Die dadurch bedingten Änderungen sind nur gering.
Berechnet man für die einzelnen Schwangerschaftswochen die künftig zu erwartenden Abortquoten nach Verfahren 2, dann ergeben sich Tab. 3.6.2-9 und Abb. 7.

Die stärksten Altersunterschiede ergeben sich in den frühen Schwangerschaftsphasen; bei den Spätaborten sind die Unterschiede geringer.
Aus dieser Graphik erkennt man besonders deutlich, daß Durchschnittsaussagen über die Abortquote in mehreren Beobachtungsgruppen nicht zuverlässig

Tabelle 3.6.2-10 Zusammenhang zwischen Parität, Alter und Abortziffern unter Ausschluß gynäkologisch-geburtshilflicher Aufnahmegründe

Zahl vorange- gangener Geburten	Alter der Schwangeren											
	bis 24 Jahre			25–29 Jahre			30 Jahre u. mehr			zusammen		
	Schwanger- schaften	Aborte	%	Schwanger- schaften	Aborte	%	Schwanger- schaften	Aborte	%	Schwanger- schaften	Aborte	%
0	1386	78	5,6 (5,9)	1124	77	6,9 (6,5)	456	58	12,7 (12,4)	2966	213	7,2 (7,9)
1	586	42	7,2 (7,5)	1090	66	6,1 (6,0)	664	69	10,4 (10,3)	2340	177	7,6 (7,7)
2 u. mehr	125	18	14,4 (14,2)	430	29	6,7 (6,8)	703	81	11,5 (11,4)	1258	128	10,2 (10,5)
zusammen	2097	138	6,6 (8,0)	2644	172	6,5 (6,4)	1823	208	11,4 (11,5)	6564	518	7,9 (8,3)

Tabelle 3.6.2-11 Aborte nach dem Ausgang früherer Schwangerschaften (ohne Erstgravide). Unbereinigte Zahlen

Schwangerschaftsanamnese[a]	Schwangerschaften	darunter					Aborte	
		Frühaborte	%	Spätaborte	%		zus.	%
Frühere Totgeburten	375	23	6,1	22	5,9		45	12,0
1 früherer Abort	1540	111	7,2	48	3,1		159	10,3
2 u. mehr frühere Aborte	726	78	10,7	71	9,8		149	20,5
Abort bei letzter Schwangerschaft	1617	145	9,0	88	5,4		233	14,4
1 früherer Frühabort	1355	100	7,4	56	4,1		156	11,5
2 u. mehr frühere Frühaborte	457	57	12,5	35	7,7		92	20,1
1 u. mehr frühere Spätaborte	709	62	8,7	59	8,3		121	17,1
frühere neonatale Todesfälle	314	25	8,0	21	6,7		46	14,6
keine Besonderheiten	2880	201	7,0	99	3,4		300	10,4

[a] Mehrerfassung in verschiedenen Zeilen möglich. Aufnahmen mit Abortus imminens enthalten

Prozentzahlen am rechten Rand miteinander vergleichbar. Dabei hat sich z. B. die Reihenfolge der Abortziffern bei 0 und 1 vorangegangener Geburt umgekehrt, was dadurch bedingt ist, daß die über 30-Jährigen mit 0 Geburten mit einer hohen Abortquote ursprünglich ein relativ geringes Gewicht hatten, was bei Bezug auf die Gesamtverteilung verstärkt wurde, so daß die Durchschnittsquote erheblich höher wurde. – Entsprechendes gilt für den Vergleich der Spalten der Tabelle. Dort hat sich in der jüngsten Altersklasse die Abortziffer von 6,6% auf 8,0% erhöht, was durch die vergrößerte Gewichtung der Frauen mit zwei und mehr vorangegangenen Geburten bedingt ist. Durch diese Umgewichtungen ändert sich auch der Gesamtdurchschnitt.

Der Wert der hier vorgenommenen zweifachen direkten Standardisierung erscheint jedoch dadurch etwas zweifelhaft, weil z. B. für die jüngste Altersklasse eine – freilich mit den anderen Altersklassen vergleichbare – Abortziffer von 8,0% resultiert, die nur dadurch zustande kommt, daß für die Altersgruppe eine so hohe Zahl von Multiparae angenommen wird, wie sie

altersmäßig nicht vorkommen kann. Deshalb wird sonst im Buch die indirekte Standardisierung durch Berechnung bereinigter Erwartungswerte vorgezogen, weil bei diesem Verfahren keine unnatürlichen Gewichtungen vorkommen.

Ausgang früherer Schwangerschaften

Da die Abortquote mit dem Alter und mit der Zahl früherer Schwangerschaften steigt, ist der Ausgang der früheren Schwangerschaften von besonderer Bedeutung. Tabelle 3.6.2-11 gibt eine erste Übersicht, aus der hervorgeht, daß im allgemeinen ein ungünstiger früherer Ausgang die Abortquote in der beobachteten Schwangerschaft deutlich erhöht.

Es ist bemerkenswert, daß nach diesen pauschalen Ergebnissen eine einzige frühere Fehlgeburt das Risiko einer neuen Fehlgeburt nicht erhöht, obwohl

Tabelle 3.6.2-12 Analyse der Abhängigkeit der Aborthäufigkeit von der Zahl früherer Aborte

frühere Schwangerschaften	frühere Aborte	Aufnahmewochen													
		bis 6. Woche			7.–10. Woche			11.–12. Woche			13. Woche u. später			zusammen		
		Anzahl	Aborte beob.	erw.	Anzahl	Aborte beob.	erw.	Anzahl	Aborte beob.	erw.	Anzahl	Aborte beob.	erw.	Anzahl	Aborte beob.	erw.
0	0	105	10	(10)	1360	117	(117)	717	45	(45)	484	15	(13)	2666	187	(187)
1	0	68	10	11,0	907	80	83,6	559	46	43,5	313	12	15,0	1847	148	153,1
	1	49	9	8,0	330	34	30,4	160	10	12,5	83	7	4,0	622	60	54,9
	zus.	117	19	.	1237	114	.	719	56	.	396	19	.	2469	208	.
2	0	33	8	5,4	359	30	37,4	176	20	16,6	118	6	8,5	686	64	67,9
	1	34	3	5,6	313	32	32,6	155	11	14,6	68	6	4,9	570	52	57,7
	2	18	3	3,0	116	20	12,1	30	3	2,8	22	3	1,6	186	29	19,5
	zus.	85	14	.	788	82	.	361	34	.	208	15	.	1442	145	.
3 u. mehr	0	4	2	1,5	131	21	25,5	84	13	13,0	40	4	4,1	259	40	44,1
	1	13	4	4,8	180	30	35,0	98	10	15,1	56	3	5,7	347	47	60,6
	2 u. mehr	48	18	17,7	301	68	58,5	129	25	19,9	60	9	6,2	538	120	102,3
	zus.	65	24	.	612	119	.	311	48	.	156	16	.	1144	207	.
zusammen	0	210	30	27,9	2757	248	263,5	1536	124	118,1	955	37	42,6	5458	439 (8,0%)	452,1
	1	96	16	18,4	823	96	98,0	413	31	42,2	207	16	14,6	1539	159 (10,3%)	173,2
	2 u. mehr	66	21	20,7	417	88	70,6	159	28	22,7	82	12	7,8	725	149 (20,6%)	121,8
	zusammen	372	67	.	3997	432	.	2108	183	.	1244	65	.	7721	747 (9,7%)	(747,1)

darin die Untergruppe derer enthalten ist, die bei Fehlgeburt in der beobachteten Schwangerschaft für künftige Schwangerschaften ein besonders hohes Abortrisiko haben. Zwei und mehr frühere Aborte sind mit dem doppelten Abortrisiko verbunden, und zwar insbesondere mit Spätaborten.

Teilt man die früheren Aborte in Früh- und Spätaborte, so zeigt sich erwartungsgemäß, daß nach früheren Spätaborten auch die Spätaborte stärker erhöht sind; eine Aufgliederung nach der Zahl der früheren Spätaborte ist in der vorliegenden Auswertung nicht vorgenommen worden.

Perinatale Todesfälle in früheren Schwangerschaften sind ebenfalls mit vermehrten Spätaborten assoziiert.

Diese pauschalen Übersichtsvergleiche müssen noch in den Untergliederungen nach Alter, Aufnahmewoche und Aufnahmegrund analysiert werden. Es könnte ja z. B. sein, daß Frauen mit zwei früheren Aborten besonders früh in die Klinik gehen, so daß schon aus diesem Grund die Frühabortquote überhöht sein könnte.

Analyse der Abhängigkeit von der Zahl früherer Aborte

Aus der Tabelle 3.6.2-10 war hervorgegangen, daß bei einem früheren Abort das Risiko, daß die bestehende Schwangerschaft mit einem Abort endet, nicht erhöht ist, dagegen bei zwei oder mehr früheren Aborten sehr stark. Nun sind Schwangere mit mehreren früheren Aborten eine Gruppe, die auch durch andere vielleicht mitwirkende Faktoren gekennzeichnet ist; sie weist zwangsläufig durch höhere Schwangerschaftszahlen meist auch höheres Alter auf; möglicherweise suchen diese Frauen auch früher die Klinik auf. Es ist also notwendig, diese Faktoren in einer mehrdimensionalen Analyse gleichzeitig zu berücksichtigen.

In Tabelle 3.6.2-12 sind als – Beispiel für diese Arbeitstechnik – die Details der Analyse angegeben.

Die ursprünglichen Übersichtsvergleiche wurden an den in der Tabelle rechts unten stehenden Beobachtungszahlen vorgenommen. Es ergaben sich bei den Frauen mit 0 – 1 – 2 oder mehr früheren Aborten für die Abortquote bei der beobachteten Schwangerschaft:

Zahl früherer Aborte	
0	8,0% (82,7% des Durchschnitts)
1	10,3% (106,5% des Durchschnitts)
2	20,6% (212,9% des Durchschnitts)

Bei einem und erst recht bei mehreren früheren Aborten ist die Durchschnittsquote 9,7% überschritten. Schaltet man nun den Einfluß der Aufnahmezeit und der Zahl der Schwangerschaften aus, so muß man Erwartungswerte für diese Abstufung innerhalb jeder der nach Schwangerschaftszahl und Aufnahmewochen gegliederten Teilgruppen, also in jedem durch Striche abgegrenzten Tabellenfeld vornehmen. Innerhalb der 16 Teilgruppen errechnet man den Erwartungswert für Aborte – unter der Annahme der Unabhängigkeit von Schwangerschaftsausgang und früherer Abortzahl. So ergaben sich z. B. in der Gruppe mit 3 und mehr Schwangerschaften für die Aufnahmezeit 7.–10. Woche die Erwartungswerte für einen Abort der bestehenden Schwangerschaft.

Zahl der früheren Aborte:

0	$\dfrac{119 \cdot 131}{612} = 25,5$	gegenüber 21 eingetretenen Aborten
1	$\dfrac{119 \cdot 180}{612} = 35,0$	gegenüber 30 eingetretenen Aborten
2 und mehr	$\dfrac{119 \cdot 301}{612} = 58,5$	gegenüber 68 eingetretenen Aborten

Insgesamt wurden nach Durchrechnung aller 16 Teilgruppen

Zahl der früheren Aborte:

0	452,1 Aborte erwartet, 439 beobachtet (97,1% des Durchschnitts)
1	173,2 Aborte erwartet, 159 beobachtet (91,8% des Durchschnitts)
2 und mehr	121,8 Aborte erwartet, 149 beobachtet (122,3% des Durchschnitts)

Die ursprünglich sehr großen Differenzen sind stark zurückgegangen. Die χ^2-Berechnung ergab ursprünglich $\chi^2 = 115,7$ (***). Nach Bereinigung ging der Wert auf $\chi^2 = 8,43$ zurück und lag damit im (*)-Bereich.

Dieser Vergleich bezieht sich auf die Gruppen in ihrer hinsichtlich der Zahl ihrer Schwangerschaften zwar wirklichen, aber ungleichartigen Struktur.

Zu einer vergleichenden Aussage über die Frauen mit 0, 1, 2 früheren Aborten darf man aber nur Frauen mit mindestens 2 Schwangerschaften heranziehen. Faßt man diese acht Teilgruppen zusammen, so ergeben sich die Abortziffern

Zahl früherer Aborte:

0	112,0 Aborte erwartet, 104 beobachtet (92,9% des Durchschnitts)
1	117,7 Aborte erwartet, 99 beobachtet (84,1% des Durchschnitts)
2 u. mehr	121,8 Aborte erwartet, 149 beobachtet (122,3% des Durchschnitts)

Die Überhöhung bei 2 und mehr früheren Aborten ist somit bei diesem gültigen Vergleich nach Ausschaltung der Störfaktoren zwar nicht so stark wie bei den unkorrigierten Zahlen, aber noch durchaus deutlich ($\chi^2 = 11,3$; **). Bei einem einzigen früheren Abort ist die Abortquote sogar noch etwas – aber noch innerhalb der Zufallsgrenzen – günstiger als ohne frühere Aborte.

In Abschn. 4.3.1 werden die Berechnungen noch durch Unterscheidung von Früh- und Spätaborten sowie von Altersklassen verfeinert.

Weitere exogene und endogene Merkmale werden in Kap. 4 und 5 auf Assoziationen mit der Aborthäufigkeit geprüft. Dabei muß außer den eben behandelten Einflußgrößen noch eine zusätzliche Schwierigkeit beachtet werden: Bei der Aufnahmeuntersuchung der Frauen wurden nicht immer alle vorgesehenen Fragen gestellt und alle Untersuchungen vorgenommen; manchmal werden die Frauen dazu speziell wiederbestellt. Wenn nun inzwischen ein Abort oder eine Krankheit eintritt, so fehlen bestimmte Befunde, so daß in der statistischen Auswertung unsinnigerweise das Fehlen eines Befundes mit hohen Abortzahlen assoziiert sein kann. Deshalb muß man bei der Analyse diese Datenlücken systematisch ausschließen und darf nicht – was die Analyse vereinfacht hätte – aus dem Gesamtmaterial Erwartungswerte für die Detailvergleiche errechnen.

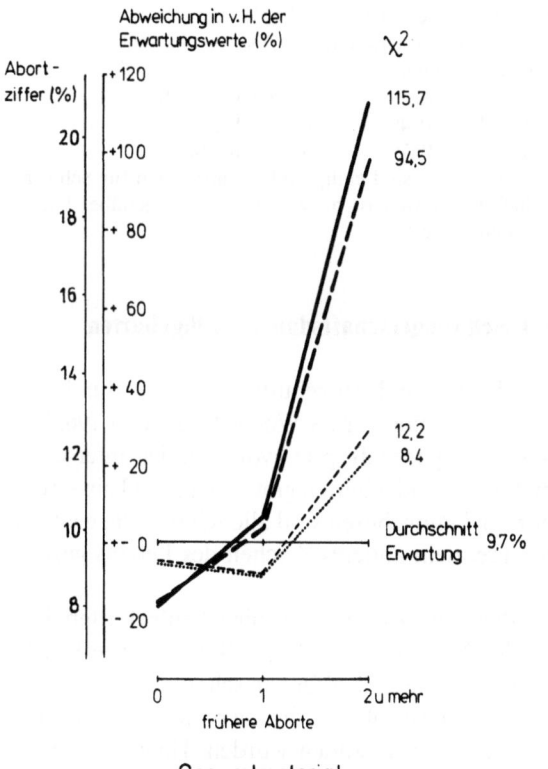

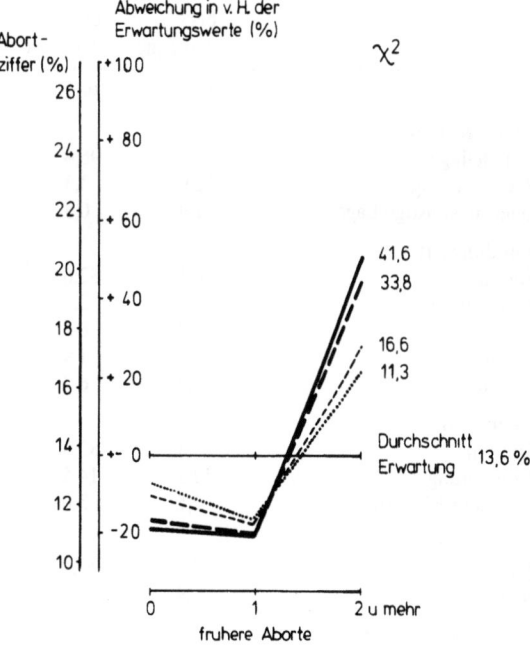

Gesamtmaterial

Nur Schwangere mit 2 u. mehr früheren Schwangerschaften

——— unkorrigiert

▬ ▬ ▬ Ausschaltung ungleicher Aufnahmezeiten

– – – – Ausschaltung ungleicher Schwangerschaftszahlen

·········· Ausschaltung ungleicher Aufnahmezeiten und Schwangerschaftszahlen

Abb. 8. Abhängigkeit der Aborthäufigkeit von der Zahl früherer Aborte

3.6.3 Geburtsverlauf

Die Geburt ist sehr ausführlich dokumentiert. Es wurde jedoch nur ein Teil der Daten in die Liste der bisher ausgewerteten Standardvariablen aufgenommen. Der Grund dafür liegt in der seit der Zeit 1964 bis 1970 eingetretenen Verbesserung der Beobachtungsverfahren.

Bei den dokumentierten Geburten lag
– in 95,4% Schädellage,
– in 4,2% Beckenendlage,
– in 0,4% Quer- oder sonstige Lage

vor. Die Entbindungsarten für Schädel- und Beckenendlage sind in Tabelle 3.6.3-1 zusammengestellt. Der eigentliche Normalfall, nämlich Spontangeburt bei Schädellage kam in 81,9% vor.

Die Frequenz der einzelnen Entbindungsarten ist in den einzelnen Kliniken unterschiedlich. Auffallend ist der Schwankungsbereich der Sectiofrequenz zwischen 1% und 15%.

Die zeitliche Entwicklung soll in diesem Bericht nicht näher dargestellt werden, da die Beobachtungszeit hier nur bis 1970 geht. Es sei lediglich die kontinuierliche Zunahme der Vakuumextraktionen erwähnt.

Tabelle 3.6.3-1 Entbindungsarten bei Schädel- und Beckenendlage

Entbindungsart	Schädellage	Beckenendlage
spontan	85,8%	4,8[a]%
Manualhilfe einschl. manueller Extraktion	.	68,6 %
Sectio auch nach Anwendung von Zange/Vakuum	5,6%	26,6 %
Sectio auch nach Anwendung von Vakuum	1,9%	.
Vakuum	6,7%	.
zusammen	100	100

[a] Sehr kleine Früchte

Einige weitere Zahlen unterrichten pauschal über Fakten des Geburtsverlaufes. Die zahlreichen Abhängigkeiten dieser Werte untereinander und von der Kindslage und der Entbindungsart sind hier unberücksichtigt geblieben.

Die Frage, ob die Geburt spontan erfolgte oder eingeleitet wurde, war in 7054 Fällen beantwortet. Ergebnis: 82,6% spontan; 14,3% mit einer, 3,0% mit zwei und mehr Einleitungen. Röntgenuntersuchungen zur Geburt erfolgten in 156 Fällen (3,0%). Zum Geburtsverlauf selbst wurden folgende Angaben gemacht:

Tabelle 3.6.3-2 Entbindungsdaten nach Tragzeit

Merkmal	bei Tragzeiten	
	bis 260 Tage	über 260 Tage
	%	%
Lage des Kindes		
Schädellage	85,2	96,4
Beckenendlage	12,9	3,3
Quer- u. sonstige Lage	1,9	0,3
Entbindungsart		
Spontan	74,1	82,6
Manualhilfe	9,1	2,2
Sectio insges.	12,9	6,6
Zange	0,9	1,9
Vakuum	3,0	6,7
Einleitungen		
Spontan	85,3	82,5
1 Einleitung	12,2	14,5
2 u. mehr Einleitungen	2,5	3,0
Wehenschwäche		
primär	7,2	10,9
sekundär	6,9	10,0
Dauer der Eröffnungszeit		
unter 1 Std.	2,1	1,6
1 bis unter 5 Std.	47,5	44,2
5 bis unter 10 Std.	36,5	37,5
10 bis unter 15 Std.	8,7	11,1
15 bis unter 20 Std.	3,1	3,3
20 u. mehr Std.	2,1	2,4
Dauer der Austreibungszeit		
bis 10 Min.	47,2	36,3
11–20 Min.	25,2	27,2
21–40 Min.	14,3	19,3
über 40 Min.	13,3	17,2
Geburtsdauer insges.		
unter 5 Std.	47,8	42,1
5 bis unter 10 Std.	36,3	38,3
10 bis unter 15 Std.	9,9	12,5
15 Std. und mehr	6,0	7,1
Blasensprung (Zeit vor Geburt)		
unter 30 Min.	29,3	24,8
30 bis unter 60 Min.	8,7	10,7
1 bis 2 Std.	7,1	13,3
über 2 bis 3 Std.	5,7	8,7
über 3 bis 5 Std.	5,9	11,4
über 5 bis 12 Std.	14,5	16,6
über 12 bis 24 Std.	10,2	8,4
über 24 Std.	18,5	6,1
Plazentalösung		
spontan	68,6	77,0
Expression, Crédé	14,9	15,2
manuell, instrumentell	16,4	7,8
Zeichen vorzeitiger Lösung der Plazenta	5,9	0,5

Primäre Wehenschwäche: 10,6%
Sekundäre Wehenschwäche: 9,7%
Tageszeit der Geburt:

0– 4 Uhr: 15,2%	> 12–16 Uhr: 18,5%
> 4– 8 Uhr: 15,4%	> 16–20 Uhr: 16,5%
> 8–12 Uhr: 19,7%	> 20–24 Uhr: 14,8%

In Tabelle 3.6.3-2 sind einige Entbindungsdaten für Schwangerschaften mit Dauern bis zu 260 Tagen gegenüber länger dauernden dargestellt.

3.6.4 Schwangerschaftsdauer, Frühgeburten

Fehlgeburten und Totgeburten sind nur durch die Zeitmarke „Ende der 28. Woche", also den 196. Tag der Schwangerschaft (p.m.) voneinander unterschieden. Für Lebendgeburten gibt es dagegen keine Zeitgrenze; lebendgeboren sind alle Kinder, die geatmet oder irgendein anderes Zeichen des Lebens gezeigt haben.

Trotzdem gibt es einige wenige Fehlgeburten jenseits der 28. Woche, nämlich z. B. mazerierte Früchte, deren Absterben offenbar schon vor dem Ende der 28. Woche erfolgt ist, die aber noch nicht vor diesem Termin ausgestoßen wurden. Dagegen gibt es definitionsgemäß keine Totgeburten vor dem Ende der 28. Woche, aber Lebendgeburten, auch wenn sie gleich nach der Geburt gestorben sind. Ob bei sehr kleinen Kindern echte Zeichen des Lebens vorhanden waren oder reflexartige Zeichen, hat der Geburtshelfer zu entscheiden. Das Urteil des Geburtshelfers, das für die Verschlüsselung maßgebend war, kann auch im Gegensatz zu der Termindefinition stehen, wenn das Datum der letzten Regelblutung nicht ganz sicher ist und die Reifezeichen nicht für einen Abort sprechen.

Zwischen der 2. und der 30. Woche liegen folgende Beendigungen der Schwangerschaft vor:

Tabelle 3.6.4-1 Fehl-, Tot- und Lebendgeburten in der Nähe der 28. Schwangerschaftswoche (p.m.) (ohne Fälle mit unsicherer Terminangabe)

	23.	24.	25.	26.	27.	28.	29.	30. Woche
Fehlgeburt	16	14	14	11	6	7	17	
Totgeburt	1	–	2	1	4	–	4	
Lebendgeburt	13	8	9	7	6	16	15	
darunter neonatal verstorbene	12	8	9	6	5	8	10	

Bei ausgetragenen Schwangerschaften (d. h. ohne Fehlgeburten) beträgt die Dauer (p. m.)
Die Niederkünfte konzentrieren sich mit 80,1% auf die Zeit der 39. bis 42. Woche. Die Berechnung eines

Tabelle 3.6.4-2 Dauer bei ausgetragenen Schwangerschaften (p. m.)

Dauer			Geborene		lebend-	totge-	Knaben[a]		Mädchen[a]		Knaben auf 100 Mädchen
vollendete Wochen	Nummer der Woche	Tage	Anzahl	%	geboren	boren	Anzahl	%	Anzahl	%	
bis 27	bis 28.	bis 196	51	0,7	43	8	30	0,9	20	0,6	
28	29.	197–203	16	0,2	16	–	8	0,2	8	0,2	
29	30.	204–210	19	0,3	15	4	10	0,3	9	0,3	
30	31.	211–217	23	0,3	21	2	10	0,3	13	0,4	
31	32.	218–224	24	0,3	18	6	10	0,3	14	0,4	
32	33.	225–231	27	0,4	24	3	19	0,5	8	0,2	
33	34.	232–238	60	0,9	52	8	26	0,7	34	1,0	106,6
34	35.	239–245	83	1,2	78	5	43	1,2	40	1,2	
35	36.	246–252	125	1,8	120	5	72	2,0	53	1,6	
36	37.	253–259	218	3,1	211	7	120	3,3	98	2,9	
37	38.	260–266	410	5,9	402	8	217	6,0	193	5,7	117,7
38	39.	267–273	944	13,5	938	6	503	13,9	439	13,0	
39	40.	274–280	1 619	23,2	1 613	6	861	23,9	757	22,5	
40	41.	281–287	1 904	27,3	1 898	6	946	26,2	957	28,4	
41	42.	288–294	1 128	16,2	1 128	–	573	15,9	553	16,4	106,5
42	43.	295–301	260	3,7	258	2	123	3,4	137	4,1	
43	44.	302–308	61	0,9	60	1	34	0,9	27	0,8	
44 u. mehr	45. u. später	309 u. später	11	0,2	11	–	4	0,1	7	0,2	94,2
zusammen			6983	100	6906	77	3609	100	3367	100	107,2

[a] Bei einigen Niederkünften außerhalb der mitarbeitenden Kliniken war das Geschlecht des Kindes nicht angegeben

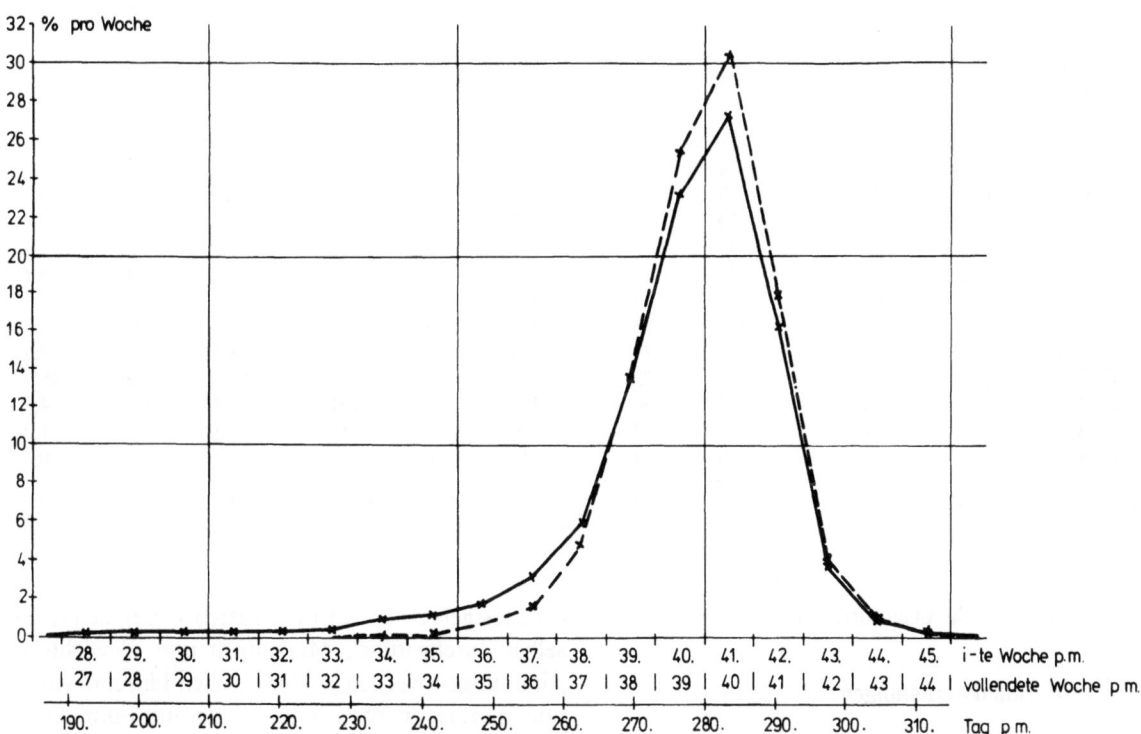

Abb. 9. Häufigkeitsverteilung der Schwangerschaftsdauern (ohne Fehlgeburten)
——— alle Kinder
- - - - reife Kinder

Mittelwertes, wie sie üblich ist, besagt deshalb nicht viel, weil der Zahlenwert sehr vom Anteil der erfaßten Frühgeburten abhängt; sie könnten z.B. in Großkliniken gehäuft – gegebenenfalls auch vermindert – zur Beobachtung kommen. In unserer Reihe beträgt der Mittelwert 276,9 Tage mit einer Standardabweichung s = 16,5. Bei Beschränkung auf die Tragzeiten von der 29. Woche an wird der Mittelwert 277,6 und s = 13,6. (Vgl. auch Abschn. 5.1.4)

In Abb. 9 ist die Häufigkeitsverteilung der Tabelle 3.6.4-2 graphisch dargestellt.

Als Frühgeburten werden in späteren Analysen die Kinder mit Tragzeiten bis zu 260 Tagen angesehen. Die Kurve zeigt aber, daß jede scharfe Abtrennung nach der Dauer allein willkürlich ist. Vielmehr müssen Reifemerkmale herangezogen werden.

Das Geschlechterverhältnis liegt mit 107,2 Knaben auf 100 Mädchen (= 51,7% Knaben) geringfügig über der Bundeszahl 105,7 (51,4% Knaben) im Jahr 1968. Der Unterschied liegt im Zufallsbereich, ebenfalls auch die Unterschiede zwischen den Tragzeiten.

Eine Gliederung der Tragzeiten nach der klinischen Reifebeurteilung ist in Tabelle 3.6.4-3 angegeben. Die Unterschiede sind erwartungsgemäß deutlich. Schaltet man die unreif Geborenen aus, so ergeben sich die Zahlen der vorletzten Spalte. Der Mittelwert beträgt 279,6 Tage mit Standardabweichung 10,6. Schaltet man auch noch die Grenzfälle an der unteren Grenze der Reife aus, so erhält man einen Mittelwert von 280,6 Tagen mit s = 9,7. Diese Verteilung (letzte Spalte) ist in Abb. 9 als gestrichelte Linie dargestellt.

Angaben über die Körpermaße und die gesundheitlichen Verhältnisse der Neugeborenen folgen in Abschn. 3.7.

Tabelle 3.6.4-3 Dauer der Schwangerschaften (p.m.) nach klinischer Beurteilung des Reifegrades

	unreif (a) Anzahl	untere Grenze der Reife (b) Anzahl	reif (c) Anzahl	überreif (d) Anzahl	a+b+c+d insgesamt Anzahl	%	b+c+d Anzahl	%	c+d Anzahl	%
bis 24. Wo.	14	–	–	–	14	0,2	–	–	–	–
25. Wo.	7	–	–	–	7	0,1	–	–	–	–
26. Wo.	10	–	–	–	10	0,2	–	–	–	–
27. Wo.	7	–	–	–	7	0,1	–	–	–	–
28. Wo.	8	–	–	–	8	0,1	–	–	–	–
29. Wo.	16	–	–	–	16	0,2	–	–	–	–
30. Wo.	18	–	–	–	18	0,3	–	–	–	–
31. Wo.	18	2	1	–	21	0,3	3	·	1	·
32. Wo.	20	3	–	–	23	0,3	3	·	–	–
33. Wo.	22	2	–	–	24	0,4	2	·	–	–
34. Wo.	48	6	4	–	58	0,9	10	0,2	4	0,1
35. Wo.	48	23	9	–	80	1,2	32	0,5	9	0,1
36. Wo.	38	38	39	2	117	1,7	79	1,2	41	0,7
37. Wo.	53	61	95	–	209	3,1	156	2,4	95	1,6
38. Wo.	23	89	284	–	396	5,8	373	5,8	284	4,8
39. Wo.	22	91	805	4	922	13,6	900	14,0	809	13,6
40. Wo.	7	70	1489	20	1586	23,3	1579	24,6	1509	25,3
41. Wo.	3	39	1745	73	1860	27,4	1857	29,0	1818	30,5
42. Wo.	1	15	956	123	1095	16,1	1094	17,1	1079	18,1
43. Wo.	–	4	203	44	251	3,7	251	3,9	247	4,1
44. Wo.	–	1	52	7	60	0,9	60	0,9	59	1,0
45. Wo.	–	–	10	1	11	0,2	11	0,2	11	0,2
zusammen	383	444	5692	274	6793	100	6410	100	5966	100

3.6.5 Plazenta, Nabelschnur, Fruchtwasser

3.6.5.1 Merkmalsverteilungen

Für die histologische Untersuchung der Plazenta wurde ein ausführliches Arbeitsverfahren und ein zugehöriger Dokumentationsbogen von Prof. Becker festgelegt; er hat die meisten Untersuchungen selbst durchgeführt. Messungen und Gewichtsbestimmungen wurden an der frischen Plazenta vorgenommen; sie wurden später an der mit Formalin fixierten Plazenta wiederholt; wegen der erheblich unterschiedlichen Veränderungen werden nur die frischen Werte in der Statistik verwendet.

Im folgenden werden nur diejenigen Plazentabefunde dargestellt, die entweder den Reifezustand der Plazenta oder Ereignisse und Besonderheiten der Plazenta- und Nabelschnurentwicklung in möglichem Zusammenhang mit der Kindesentwicklung charakterisieren.
Eine Übersicht über die allgemeinen Häufigkeiten der Merkmale gibt Tabelle 3.6.5-1.

Tabelle 3.6.5-1 Häufigkeit von Befunden an Plazenta, Nabelschnur, Eihäuten, Fruchtwasser

Merkmal	Allgemein %	Bei Kindern mit Tragzeit über 270 Tg. %
Plazenta		
Plazentagewicht (g)	6432	
unter 400 g	3,8	2,0
400 b. u. 500	15,4	13,9
500 b. u. 600	30,0	29,7
600 b. u. 700	29,8	31,5
700 b. u. 800	14,1	15,4
800 u. mehr	6,9	7,5
Haftfläche[a] (cm)	6143	
unter 200	3,2	2,0
201–250	7,2	6,1
251–300	18,8	17,9
301–350	25,1	25,2
351–400	25,7	27,3
401–450	10,0	10,5
451–500	5,7	6,4
501 u. mehr	4,2	4,6
Zotten kollagenisiert	6063	
ja	4,0	3,8
nein	96,0	96,2
Lumen der Plazentagefäße	6069	
überwiegend eng	75,6	77,0
überwiegend weit	11,6	10,4
regional verschieden	12,9	12,6
Unreife Zotten	5584	
viele	14,8	14,0
vereinzelte	17,0	16,7
keine	68,1	69,2
Stammzottengefäße	6065	
überwiegend obliteriert	0,3	0,1
vereinzelt obliteriert	1,1	1,1
überw. rekanalisiert	0,2	0,3
einseitig eingeengt	5,7	6,1
o. B.	92,7	92,4
Kalkablagerung	6066	
ja	41,2	43,2
nein	58,8	56,8
Infarkte	5925	
keine	80,2	79,8
nur mikroskopische	13,8	14,0
wenige makroskopische	3,8	3,9
viele makroskopische	2,3	2,2
Reifevergleich Plazenta-Foet	6057	
Plazenta reifer	0,5	0,1

Tabelle 3.6.5-1 (Fortsetzung)

Merkmal	Allgemein %	Bei Kindern mit Tragzeit über 270 Tg. %
Foet reifer	6,1	6,0
gleich reif	93,4	93,9
Zeichen vorzeitiger Lösung der Plazenta	6715	
ja	1,1	0,5
Nabelschnur, Eihäute, Fruchtwasser		
Ansatz der Nabelschnur	5934	
zentral	5,9	5,9
leicht exzentrisch	37,5	37,8
stark exzentrisch	47,7	48,1
randständig	8,2	7,6
häutig	0,7	0,5
Nabelschnurgefäße	6009	
2 Gefäße	0,6	0,6
3 Gefäße	99,4	99,4
Nabelschnurumschlingung	6900 0,4	0,4
Leukozyten	6070	
in Chorionplatte	3,9	3,2
in Dezidualplatte	1,3	1,2
in Nabelschnur	2,9	2,3
Fruchtwassermenge	6086	
Hydramnion	2,0	1,3
normal	85,5	85,0
wenig	12,6	13,7
Fruchtwasserfarbe	6583	
klar, hell	80,4	79,6
trüb	3,6	3,8
grün	11,2	12,2
erbsbreiartig	3,0	3,4
braun	1,8	1,0

[a] Länge (cm) × Breite (cm) gibt bis auf einen – nicht ganz konstanten – Proportionsfaktor die Haftfläche an

Aus der Gegenüberstellung der Befundshäufigkeiten bei allen Schwangerschaften und den voll ausgetragenen erkennt man, daß fast alle Merkmale als Reifeindikatoren in Frage kommen könnten, wenn auch die Unterschiede nur schwach sind.
In Tabelle 3.6.5-2 werden einige weitere Plazentabefunde genauer nach der Tragzeit aufgegliedert, wobei es besonders auf die kurzen Zeiten mit deutlicher Unreife ankommt.

Um einen ersten Überblick über die Eignung dieser Merkmale als Indikatoren für eine Unreife der Plazenta zu erhalten, wurde die Häufigkeit des jeweiligen Befundes bei Tragzeiten bis 250 Tage durch entsprechende Häufigkeit bei normaler Dauer über 270 Tage dividiert; der Quotient ist im Teil B) der Tabelle angegeben. Das Fehlen der praepartalen Zottenverkleinerung und die fehlende Einengung der Stammzottengefäße (ohne die nur regional fehlenden) erweisen sich als wirksamste Indikatoren, die bei den kurzen Tragzeiten 22- bis 24mal so häufig

Tabelle 3.6.5-2 Histologische Plazentabefunde als Unreifeindikatoren

Tragzeitgruppen / Tage	praepartale Zottenverkleinerungen ja	nein		Kernbrücken-bildung ja	nein oder reg. fehlend		Einengung der Stammzottengefäße ja oder reg. fehlend	nein		Umwandlung der Kapillaren in Sinusoide ja	nein		Zottenstromaverdrängung durch Sinusoide in allen od. vielen Einzelzotten	nein oder in wenigen Einzelzotten		Kalkablagerungen ja	nein		Jugendliche Zotten keine	vereinzelte	viele		Leukozyteninfiltration in Chorionplatte nein	ja	
	Anz.	Anz.	%	Anz.	Anz.	%	Anz.	Anz.	%	Anz.	Anz.	%	Anz.	Anz.	%	Anz.	Anz.	%	Anz.	Anz.	Anz.	%	Anz.	Anz.	%
A) Häufigkeiten nach Tragzeitgruppen																									
a) bis 250	157	106	40,3	134	129	49,0	163	100	38,2	124	139	52,9	120	148	55,2	74	216	74,5	135	30	50	23,3	234	20	7,9
b) 251–260	196	15	7,1	184	27	12,8	198	13	6,2	176	35	16,6	175	36	16,6	93	152	62,0	132	41	50	22,4	243	13	5,1
c) 261–270	554	15	2,6	543	26	4,6	558	10	1,8	523	46	8,1	524	46	8,1	234	429	64,7	411	131	100	15,6	668	27	3,9
d) 271 u. mehr	3787	68	1,8	3743	112	2,9	3793	63	1,6	3587	268	7,0	3577	284	7,4	1889	2466	56,6	3011	728	611	14,0	4547	149	3,2
zusammen	4694	204	4,2	4604	294	6,0	4712	186	3,8	4410	488	10,0	4396	514	10,5	2290	3263	58,8	3689	930	811	14,9	5692	209	3,5
B) Wertigkeit (relative Sensitivität) als Unreifeindikator																									
Quotient der Befundhäufigkeiten a) durch d)	$\frac{40,3}{1,8}=22,5$			$\frac{49,0}{2,9}=16,9$			$\frac{38,2}{1,6}=23,9$			$\frac{52,9}{7,0}=7,6$			$\frac{55,2}{7,4}=7,5$			$\frac{74,5}{56,6}=1,3$			$\frac{23,3}{14,0}=1,7$				$\frac{7,9}{3,2}=2,5$		

sind wie bei der normalen. Bei anderen Merkmalen kommt die Abhängigkeit von der Tragzeit nur in geringerem Maße zum Ausdruck. Die Assoziation der Merkmale untereinander wird weiter unten behandelt.

Da in den kurzen Tragzeiten eine sehr hohe perinatale Sterblichkeit vorliegt, ist es unvermeidlich, daß statistische Abhängigkeiten von der Tragzeit nicht nur bei physiologisch echten Reife- bzw. Unreifemerkmalen auftreten, sondern auch bei Merkmalen mit Sterblichkeitseinflüssen, also mit pathologischen Befunden vermengt sind (z. B. bei den Leukozyteninfiltraten).

Die Abhängigkeit des Plazentagewichtes von der Tragzeit ist aus Tabelle 3.6.5-3 zu erkennen. Es handelt sich um das Frischgewicht, das unmittelbar nach der Geburt bestimmt wurde. Die Tabelle enthält in Analogie zur vorangegangenen Tabelle die Tragzeitklassen in den Zeilen und Prozentzahlen innerhalb der Tragzeitklassen, d.h., z.B. unter 100 Fällen mit Schwangerschaftsdauer von 261 bis 270 Tagen wogen 4,6% der Plazenten unter 400 g, 33,8% zwischen 501 und 600 g usw. Man sieht aus der Tabelle, daß der Zusammenhang zwischen Plazentagewicht und Tragzeit nicht wie bei den vorher betrachteten Merkmalen auf eine Sonderstellung bei den ganz kurzen Tragzeiten beschränkt ist, sondern sich durch die ganze Tabelle hindurchzieht und sich sogar bis zu den überlangen Tragzeiten fortsetzt.

Als ein physiologisch besonders bedeutsamer Indikator für die Funktion der Plazenta ist ihre Haftfläche anzusehen, die aus den meist angegebenen Maßen für Länge und Breite zu erkennen ist. Die Haftfläche ist in etwa zum Produkt aus Länge und Breite proportional. Bei den mit dem Produkt Länge × Breite durchgeführten statistischen Analysen ist das Produkt kurz als „Haftfläche" bezeichnet. Tabelle 3.6.5-4 zeigt die Abhängigkeit von der Tragzeit, die ebenso deutlich ist wie die des Plazentagewichtes.

Ähnliche Zusammenhänge wie mit der Schwangerschaftsdauer bestehen auch mit dem Geburtsgewicht und der Länge des Kindes. Die statistische Analyse zeigt allerdings, daß die Assoziationen mit dem Plazentagewicht deutlicher sind als mit der Plazentafläche.

Bei der näheren statistischen Analyse zeigte sich nun, daß die Unterschiede in der Bestimmung der Plazentamaße zwischen den einzelnen Kliniken – vielleicht durch unterschiedliche Behandlung der Plazenta vor der Messung, vielleicht aus anthropologischen Gründen – recht erheblich waren, so daß zur Vermeidung von klinikspezifischen Sekundäreffekten die Mittelwertsunterschiede eliminiert wurden (vgl. Tabelle 3.6.5-5). Bezeichnet man mit x_{ij} den i-ten Wert der Klinik j, mit $\bar{x}_{.j}$ den Mittelwert in dieser Klinik und mit $\bar{x}_{..}$ den Gesamtmittelwert, so wird statt des Originalwertes x_{ij} mit dem korrigierten Wert

$$x_{ij\,(korr.)} = x_{ij} - (\bar{x}_{.j} - \bar{x}_{..})$$

gerechnet. So wird z.B. das Plazentagewicht aller Fälle der Klinik 1 generell um 51,8 g, die Haftfläche um 16,7 cm² erhöht.

In Tabelle 3.6.5-6 wird eine Übersicht über die Korrelationen zwischen den einzelnen Variablen untereinander gegeben; in den beiden letzten Spalten stehen außerdem die Korrelationen

Tabelle 3.6.5-3 Plazentagewicht (frisch; in g) nach Tragzeitklassen

Tragzeitklassen (Tage p.m.)	Plazenten (%) in den Gewichtsklassen (g) bis 400	401–500	501–600	601–700	701–800	über 800	zus.	Anzahl
197–250	19,6	28,1	30,6	9,6	5,0	7,1	100	281
251–260	4,7	22,4	28,9	29,2	10,1	4,7	100	277
261–270	4,6	18,8	33,8	27,9	10,7	4,1	100	755
271–290	2,2	14,4	30,3	31,3	14,7	7,2	100	4184
291 u. mehr	1,2	10,9	26,6	32,4	19,5	9,4	100	768

Tabelle 3.6.5-4 Haftfläche der Plazenta (Länge (cm) × Breite (cm)) nach Tragzeitklassen

Tragzeitklassen (Tage p.m.)	Plazenten (%) in den Haftfläche-Klassen (cm²)								zus.	Anzahl
	bis 200	201–250	251–300	301–350	351–400	401–450	451–500	über 500		
197–250	12,3	16,0	15,2	16,4	4,1	2,6	3,3	4,5	100	269
251–260	5,6	12,4	19,5	24,1	22,2	10,2	3,0	3,0	100	266
261–270	3,0	9,6	20,8	30,1	20,6	9,3	4,2	2,4	100	708
271–290	2,3	6,3	18,1	25,7	26,7	10,4	6,3	4,3	100	4 007
291 u. mehr	0,7	4,9	16,8	22,4	30,8	11,3	6,8	6,3	100	733

Tabelle 3.6.5-5 Mittelwert und Standardabweichung für Plazentagewicht (frisch) und Haftfläche (frisch) nach Kliniken; außerdem gewogener Gesamtmittelwert und gewogene Standardabweichung, sowie F-Wert der Varianzanalyse

Klinik	Nr.	Anzahl d. Plac.	Placentagewicht (g)		Placenta-Haftfläche (cm²)	
			$\bar{x}$	s	$\bar{x}$	s
Bamberg	1	277	545,2	113,1	328,7	78,1
Berlin-Moab.	2	250	595,9	128,3	331,6	78,4
Berlin-Charl.	3	755	597,1	126,8	345,3	76,1
Bonn	4	113	594,5	116,5	349,2	79,4
Düsseldorf	5	306	613,8	134,5	367,8	116,7
Frankfurt	6	199	612,7	111,3	345,1	95,7
Gießen	7	330	631,4	134,6	358,3	83,5
Hambg.-Eppend.	9	270	656,8	122,5	373,6	89,8
Hambg.-Finkenwerd.	10	224	594,5	132,6	281,1	72,1
Hannover	11	300	610,8	133,1	367,4	90,8
Homburg-Saar	13	123	574,9	118,2	367,5	102,7
Marburg	14	686	575,9	115,4	353,1	78,7
München	15	124	561,2	99,2	302,4	80,3
Tübingen	16	923	591,9	119,3	334,9	72,3
Würzburg	17	149	601,2	122,7	371,2	81,8
Kiel	18	236	633,8	120,4	362,3	78,3
Bonn-Johann.	19	17	638,8	125,2	317,2	50,7
Ulm	20	160	562,0	126,2	320,0	78,0
Mainz	21	57	555,7	134,8	355,2	90,3
insgesamt		5 499	597,0	125,4	345,4	85,0
Varianzanalyse						
F			13,3		20,5	
P			<0,001		<0,001	

Tabelle 3.6.5-6 Korrelationen zwischen histologischen und metrischen Plazentamaßen sowie Tragzeit und Kindsgewicht

	1	2	3	4	5	6	7	8	9	10
1 Praepartale Zottenverkleinerung	·	+0,615	+0,567	+0,076	+0,563	+0,537	+0,120	+0,079	+0,398	+0,286
2 Kernbrückenbildung	+0,615	·	+0,618	+0,077	+0,644	+0,629	+0,107	+0,075	+0,409	+0,297
3 Einengung der Stammzottengefäße	+0,567	+0,618	·	+0,069	+0,528	+0,509	+0,139	+0,095	+0,421	+0,307
4 Kalkablagerung	+0,076	+0,077	+0,069	·	+0,099	+0,093	+0,011	+0,004	+0,099	+0,049
5 Umwandlung der Kapillaren in Sinusoide	+0,563	+0,644	+0,528	+0,099	·	+0,917	+0,090	+0,054	+0,308	+0,228
6 Zottenverdrängung durch Sinusoide	+0,537	+0,629	+0,509	+0,093	+0,917	·	+0,096	+0,054	+0,313	+0,228
7 Plazentagewicht[a]	+0,120	+0,107	+0,139	+0,011	+0,090	+0,096	·	+0,481	+0,276	+0,570
8 Plazenta-Haftfläche[a]	+0,079	+0,075	+0,095	−0,004	+0,054	+0,054	+0,481	·	+0,215	+0,442
9 Tragzeit	+0,398	+0,409	+0,421	+0,099	+0,308	+0,313	+0,276	+0,215	·	·
10 Geburtsgewicht Kind	+0,286	+0,297	+0,307	+0,049	+0,228	+0,228	+0,570	+0,442	·	·

[a] mit Klinikskorrektur

mit der Tragzeit und dem Geburtsgewicht des Kindes. Die Korrelationen zwischen den histologischen Merkmalen sind hoch; die zwischen Haftfläche und Gewicht der Plazenta ebenfalls. Die Korrelationen zwischen beiden Gruppen sind geringer. Ferner zeigt sich, daß die histologischen Variablen höher mit der Tragzeit, die Größen- und Gewichtsmaße dagegen höher mit dem Geburtsgewicht der Kinder korreliert sind.

3.6.5.2 Zusammenfassende Plazenta-Reife-Zahl

Aus den Plazentabefunden soll nun eine zusammenfassende Indexzahl abgeleitet werden, die als Indikator für den Reifegrad der Plazenta angesehen werden kann (vgl. auch Koller 1981). Vom statistischen Standpunkt eignen sich dazu alle Variablen, die mit der Tragzeit korreliert sind; dabei erweisen sich nach den obigen Tabellen die histologischen Variablen nur für die frühen Unreifestadien als trennscharf und lediglich das Plazentagewicht und die Plazentahaftfläche für einen weiten Bereich der Tragzeit aussagekräftig. Auf die ebenfalls mit der Tragzeit korrelierten Leukozyteninfiltrate in der

Chorionplatte wurde verzichtet, da diese Korrelation nicht physiologisch bedingt ist, sondern pathologische Ursachen hat.

Als Konstruktionsmethode für die „Plazentazahl" wurde die multiple lineare Regression angewendet.

In ausführlichen Berechnungen erwiesen sich von den histologischen Variablen nur die praepartale Zottenverkleinerung, die Kernbrückenbildung und die Einengung der Stammzottengefäße als ausreichend aussagekräftig. Die Umwandlung der Kapillaren und die Zottenverdrängung durch Sinusoide in Einzelzotten, die im Falle des Fehlens jeweils deutlich im Sinne der Unreife sprachen, gaben durch ihre Korrelation mit den vorgenannten Variablen keine zusätzliche Information mehr, so daß sie einzeln – und auch in versuchsweise durchgeführten Kombinationskodierungen – zu der multiplen Regression keinen Beitrag mehr ergaben.

In Tabelle 3.6.5-7 sind die Hauptwerte einer Regressionsberechnung angegeben, im oberen Teil für die Schätzung der

Tabelle 3.6.5-7 Regressionsschätzung von Tragzeit und Geburtsgewicht aus Plazentavariablen (n = 5318)

Variable	Werte-bereich x-Skala	$\bar{x}$	s	Regres-sions-koeff. b	$t = \frac{b}{s_b}$	$b\bar{x}$	$b' = \frac{b}{2}$	Gewichts-übertragung von b' auf x'	Verschie-bung auf Skalen-anfang 1
						a) Tragzeit; multipler Korrelationskoeffizient r = +0,528				
1 Zottenverkleinerung	1 und 2	1,963	0,19	13,19	10,1	25,89	6,6	7 und 14	1 und 8
2 Kernbrückenbildung	1 und 2	1,950	0,22	12,03	10,2	23,46	6,0	6 und 12	1 und 7
3 Stammzotten-Einengung	1 und 2	1,969	0,17	18,02	12,7	35,49	9,0	9 und 18	1 und 10
4 Plazentagewicht (in 100 g)	unter 10	5,972	1,23	2,17	12,6	12,94	1,1	unter 10 (bleibt)	unter 10 (bleibt)
5 Plazenta-Haftfläche (in 100 cm²)	unter 10	3,455	0,82	1,74	6,8	6,02	0,9	unter 10 (bleibt)	unter 10 (bleibt)
Tragzeit (Tage) additive Konstante a = 173,56		$\bar{y} = 277,36$	15,84			103,80			

Variable	Werte-bereich x-Skala	$\bar{x}$	s	Regres-sions-koeff. b	$t = \frac{b}{s_b}$	$b\bar{x}$	$b' = \frac{b}{170}$	Gewichts-übertragung von b' auf x'	Verschie-bung auf Skalen-anfang 1
						b) Geburtsgewicht des Kindes; multipler Korrelationskoeffizient r = +0,656				
1 Zottenverkleinerung	1 und 2	1,963	0,19	254,43	6,2	499,4	1,5	1,5 und 3	1 und 2,5
2 Kernbrückenbildung	1 und 2	1,950	0,22	304,69	8,1	594,3	1,8	2 und 4	1 und 3
3 Stammzotten-Einengung	1 und 2	1,969	0,17	344,02	7,6	677,4	2,0	2 und 4	1 und 3
4 Plazentagewicht (in 100 g)	unter 10	5,972	1,23	197,93	36,3	1181,9	1,2	unter 10 (bleibt)	unter 10 (bleibt)
5 Plazenta-Haftfläche (in 100 cm²)	unter 10	3,455	0,82	142,58	17,6	492,6	0,8	unter 10 (bleibt)	unter 10 (bleibt)
Geburtsgewicht additive Konstante a = −96,1		$\bar{y} = 3349,0$	563,2			3445,6			

Zielgröße „Tragzeit", im unteren Teil für die Zielgröße „Geburtsgewicht". Die Schätzgleichungen lauten jeweils:

$$y = a + b_1x_1 + b_2x_2 + b_3x_3 + b_4x_4 + b_5x_5.$$

Die ersten drei Spalten beziehen sich auf den Wertebereich der fünf Variablen, in der 4. Spalte ist der Regressionskoeffizient b angegeben. Es folgt eine Signifikanzberechnung für die b-Werte in der Form des Vielfachen t des Standardfehlers von b unter dem hier nicht voll zutreffenden Modell der linearen Regression quantitativer Variabler. Zur Orientierung über die durchschnittlichen Beiträge der Variablen zur Regressionsschätzung ist die Spalte $b\bar{x}$ angegeben, deren Summe $(\bar{y} - a)$ ergibt.

Hinter dem Doppelstrich erfolgt die Umwandlung der Regressionsgleichung in einen Punkte-Score. Dabei wird – unter Vernachlässigung von a – eine proportionale Veränderung der Regressionskoeffizienten b in b' so vorgenommen, daß b_4' und b_5' näherungsweise 1 werden.

Durch geeignete Division, in der oberen Tabelle durch 2, in der unteren durch 170 ergibt sich ein Punktesystem b' für die Merkmale, das der Regressionsgleichung entspricht, jedoch nicht mehr die ursprüngliche Summe ergibt.

Nun kann man die Gewichte von b' auf die x-Skala verlagern,

wodurch sich die x' ergeben. Weiterhin braucht der Anfangspunkt der Skala nicht durch die Gewichtung verändert zu werden; in einem Punkte-Score kann der für Unreife typische Punktewert stets als 1 angenommen werden; nur der Abstand zum Alternativwert muß derselbe sein wie bei der Gewichtsskala. Daraus ergibt sich die endgültige Punkte-Skala.

Im unteren Teil b) der Tabelle 3.6.5-7 ist eine entsprechende Rechnung mit dem Geburtsgewicht als Zielgröße durchgeführt worden. Der multiple Korrelationskoeffizient ist hierbei mit +0,656 höher als mit der Tragzeit (+0,528). Die gerundeten Koeffizienten b' sind für die fünf Einflußgrößen bei der

Tragzeit   7 : 6 : 9 : 1 : 1 und beim
Geburtsgewicht   1,5 : 2 : 2 : 1 : 1

Bei der Tragzeitschätzung haben die histologischen Variablen gegenüber den metrischen ein erheblich höheres Gewicht; dies ging bereits aus der Korrelationsmatrix 3.6.5-6 hervor. Die Größenmerkmale der Plazenta treten dagegen bei der Schätzung des Geburtsgewichtes in den Vordergrund.

Zur Konstruktion einer einheitlichen Plazentazahl als Reifeindikator soll nun eine mittlere Abstufung der Proportionen angesetzt werden, und zwar

4 : 4 : 5 : 1 : 1

Tabelle 3.6.5-8 Klassierung der Plazentazahl unter Berücksichtigung der histologischen Unreifezeichen

Plazenta-zahl	Zahl der histologischen Unreifezeichen				Zusammen			
	3	2	1	0				
	Punktezahl der histologischen Merkmale							
	3	7 oder 8	11 od. 12	16				
5	2	·	·	·	2			I. allgemein un-
6	13	·	·	·	13			reife Plazenta
7	14	·	·	·	14			
8	11	0	·	·	11			
9	18	2	·	·	20			
10	13	1	·	·	14			
11	7	3	·	·	10			
12	7	3	0	·	10			
13	3	6	1	·	10			
14	6	9	0	·	15			
15	1	9	1	·	11			
16	1	17	3	·	21			
17	3	17	10	0	30			
18	0	4	16	1	21			
19	1	5	28	4	38			
20	0	0	37	27	64	304	5,70%	
21	0	2	33	119	154			II. kleine Pla-
22	0	3	24	426	453	607	11,39%	zenta, ggf. mit Unreifezeichen
23	0	0	8	795	803			III. mittelgroße
24	0	0	1	1215	1216			reife Plazenta
25	0	0	4	1116	1120	3 139	58,90%	
26	0	0	1	676	677			IV. große reife
27	0	0	0	342	342	1 019	19,12%	Plazenta
28	0	0	0	169	169			
29	0	0	0	56	56			V. sehr große
30	0	0	0	27	27			reife Plazenta
31	0	0	0	7	7			
32	0	0	0	1	1	260	4,88%	
zusammen	100	81	167	4981	5329			
	1,88%	1,82%	3,13%	93,47%			100%	

Daraus ergibt sich als Punktwertung:
- Praepartale Zottenverkleinerung
  nicht vorhanden 1; vorhanden 5
- Kernbrückenbildung
  nicht vorhanden, regional fehlend 1; vorhanden 5
- Einengung der Stammzottengefäße
  nicht vorhanden 1; vorhanden, regional fehlend 6

Gewicht der Plazenta (frisch)   in 100 g
Haftflächenindikator   in 100 cm^2
(Länge × Breite)

Die Plazentazahlen liegen zwischen 5 für extrem unreife und 32 für sehr große reife Plazenten. Tabelle 3.6.5-8 gibt eine Übersicht über die Häufigkeitsverteilung. Dabei ist außerdem danach unterschieden worden, welchen Beitrag die histologischen Merkmale zur Punktezahl gebracht haben.

Man erkennt eine deutliche Abstufung:
3 histologische Unreifezeichen überwiegen bis zu Reifezahlen von 12–14
2 histologische Unreifezeichen überwiegen bis zu Reifezahlen 19
1 histologisches Unreifezeichen überwiegt bis zu Reifezahlen 22
Aus den Häufigkeitsverteilungen bot sich eine Gliederung in fünf Gruppen an, die im rechten Teil der Tabelle dargestellt ist. Dabei verlaufen in den unteren Klassen Größe und Histologie nicht völlig konkordant. So kann z.B. die Plazentazahl 12 z.B. durch einen Flächenwert von 350 cm^2 und ein Gewicht von 650 g, also bei einer mittelgroßen Plazenta zustande kommen.
Die Plazentazahl ist – wie zu erwarten – mit allen Reifemaßen des Kindes verbunden, wie die folgende Tabelle zeigt:

Tabelle 3.6.5-9 Zusammenhang der Plazentazahl mit kindlichen Reifemerkmalen

Merkmal	Häufigkeit in den einzelnen Klassen der Plazentazahl					
	I	II	III	IV	V	insgesamt
Klinische Bezeichnung des Kindes als „reif"	48,9	74,3	91,9	96,4	97,3	88,4
Tragzeit über 270 Tage	43,8	70,3	81,6	87,1	88,1	79,5
APGAR-Wert (nach 5 Min.) 9 oder 10	72,7	93,8	96,6	96,3	94,8	94,8
Geburtsgewicht über 3 500 g	15,7	11,3	36,6	70,4	84,6	41,2
Länge über 52 cm	12,6	11,0	27,6	47,9	67,8	30,6
Kopfumfang 36 cm u. mehr	12,5	11,6	20,4	38,6	51,6	24,6
Relatives Untergewicht	22,1	28,9	8,0	0,8	0,8	9,6
Maturitas retardata placentae	43,1	9,3	2,9	3,3	2,7	6,1
Perinatale Sterblichkeit	21,9	2,9	0,9	0,3	2,3	2,3

Tabelle 3.6.5-10 Zusammenhang der Plazentazahl mit konstitutionellen und anamnestischen Merkmalen, sowie mit dem Schwangerschaftsverlauf

Merkmal	Häufigkeit in den einzelnen Reifeklassen der Plazentazahl					
	I	II	III	IV	V	insgesamt
Alter der Schwangeren über 35 Jahre	6,5%	7,2%	6,0%	6,6%	11,2%	6,5%
Erstgravidität	32,4%	41,6%	36,7%	31,8%	28,3%	35,7%
4 u. höhere Gravidität	18,9%	12,9%	12,3%	15,2%	15,5%	13,5%
2 oder mehr Aborte in Anamnese	15,0%	9,2%	7,2%	8,8%	10,8%	8,4%
Shirodkar-Eingriffe	10,7%	4,6%	3,3%	2,6%	2,7%	3,7%
Schwangere mit Übergewicht	18,4%	16,6%	19,1%	19,8%	28,4%	19,3%
Blutungen im 2.–4. Schw.Monat	33,3%	20,6%	19,0%	19,5%	22,3%	20,3%
Gewichtszunahme in der Schwangerschaft über 10 kg	35,3%	43,2%	52,1%	59,2%	65,3%	52,1%
Ödeme, Beginn ab 2. oder 3. Trimenon	25,2%	25,8%	27,1%	30,2%	35,8%	27,8%

Mit dem Alter der Schwangeren besteht nur ein geringer Zusammenhang. Bei Erstgraviden sind die höheren Klassen der Plazentazahl etwas seltener. Unreife Plazenten sind bei Aborten in der Anamnese deutlich gehäuft, aber auch bei übergroßen Plazenten. Schwangere mit Übergewicht am Anfang der Gravidität haben höhere Plazentazahlen. Besonders deutlich ist die Zunahme der Plazentazahl bei Frauen mit starker Gewichtszunahme und mit Ödemen, die erst im 2. oder 3. Trimenon auftreten. Hier kommen allerdings beobachtungs-bedingte Fehlerquellen ins Spiel, weil die Tragzeiten in Klasse I erheblich geringer sind als in Klasse V und daher Merkmale, die erst am Ende der Schwangerschaft häufig werden, wie z.B. stärkere Ödeme und Gewichtszunahmen sowie die Gestose, zwangsläufig in Klasse I seltener sein und bis Klasse V ansteigen müssen.

3.6.5.3 Reife- und Diskrepanz-Maß der Plazenta

Die Plazentazahl ist als allgemeines Übersichtsmaß zur Kennzeichnung des Ausreifungsstandes der Plazenta unter gleichmäßiger Berücksichtigung der feingeweblichen Merkmale und der Größenentwicklung konstruiert worden und gilt daher gewissermaßen für den physiologischen Regelfall. Pathologische Abweichungen sind aber nicht selten durch eine Störung dieses Gleichmaßes gekennzeichnet, also durch Diskrepanz zwischen den histologischen und den metrischen Merkmalen. Um dies quantitativ zu erfassen, braucht Tabelle 3.6.5-8 nur in anderer Anordnung geschrieben zu werden. In Tabelle 3.6.5-11 sind die beiden Bestandteile der Plazentazahl, nämlich die metrischen und die histologischen als Achsen dargestellt worden.

Die Gliederung der Reifezahl stellt sich nun in Tabelle 3.6.5-11 als Gliederung senkrecht zur Diagonalen von links oben nach rechts unten dar. Histologische und metrische Merkmale sind gleichartig berücksichtigt.

Eine Klassierung entsprechend der Gleichartigkeit oder Ungleichartigkeit beider Merkmalsgruppen ist dagegen in Tabelle 3.6.5-12 durchgeführt worden. Dabei zeigen die Klassen B und D diskrepante Entwicklungen an:

Tabelle 3.6.5-12 Klassifikation der histologischen und metrischen Plazentamerkmale zur Unterscheidung harmonischer und disharmonischer Ausreifungen

Plazenta-größe	Zahl der histologischen Unreifezeichen					
	3	2	1	0	zusammen	%
2	2	2	1	1	6	0,11
3	13	1	1	4	19	0,36
4	14 A	3	3	27 D	47	0,88
5	11	3	C 10	119	143	2,68
6	18	6	16	426	466	8,74
7	13	9	28	795	845	15,86
8	7	9	37	1215	1268	23,78
9	7	17	33	1116 E	1173	22,01
10	3	17	24	676	720	13,51
11	6 B	4	8	342	360	6,76
12	1	5	1	169	176	3,30
13	1	–	4	56	61	1,14
14	3	2	1	27	33	0,62
15	1	3	–	7	11	0,21
16	–	–	–	1	1	0,02
zusammen	100	81	167	4981	5329	
%	1,88	1,52	3,13	93,47		100

B sind große unreife Plazenten
D sind kleine reife Plazenten.

Die Abgrenzungen zwischen den Klassen sind in gewissem Maße willkürlich; aber sie genügen, um das Prinzip zu demonstrieren und seine Ergiebigkeit zu prüfen. Die Klassen sind die folgenden:

A	gleichmäßig sehr unreife Plazenta	1,37%
B	große unreife Plazenta	2,74%
C	kleine bis mittelgroße Plazenta mit einem Unreifezeichen	2,42%
D	sehr kleine reife Plazenta	2,83%
E	mittelgroße und große reife Plazenta	90,64%

Die Effektivität dieser Gliederung liegt in der Gegenüberstellung von B und D. Beide sind in einer Hinsicht reif, in der anderen unreif. Zum Vergleich kann man am ehesten die Klasse E heranziehen, die in beiderlei Hinsicht reife Plazenten enthält. Daß A am ungünstigsten liegt, ist selbstverständlich; auch

Tabelle 3.6.5-11 Zusammensetzung der Plazenta-Reifezahl aus histologischen und metrischen Merkmalen

Plazenta-größe[a]	Zahl der histologischen Unreifezeichen				Klassen-einteilung
	3	2	1	0	
2	2	2	1	1	unreife Plazenta
3	13	1	1	4	
4	14	3	3	27	
5	11	3	10	119	kleine Plazenta ggf. Unreifeverdacht
6	18	6	16	426	
7	13	9	28	795	mittelgroße reife Plazenta
8	7	9	37	1215	
9	7	17	33	1116	
10	3	17	24	676	große reife Plazenta
11	6	4	8	342	
12	1	5	1	169	reife sehr große Plazenta
13	1	–	4	56	
14	3	2	1	27	
15	1	3	–	7	
16	–	–	–	1	

[a] Summe der Hunderterstellen des Plazentagewichtes (100 g) und der Haftfläche (100 cm², Länge × Breite)

für C ist eine ungünstige Position zu erwarten. Die Ergebnisse einiger Gegenüberstellungen zeigt Tabelle 3.6.5-13.

Das Merkmalsmuster ist bei B und D unterschiedlich. Beide Klassen sind gegenüber den Fällen mit voller Plazentareife deutlich stärker gefährdet. Die kleinen reifen Plazenten (D) kommen gehäuft bei Erstgraviden, nach früherer Sterilitätsbehandlung und bei langer Dauer der Menstruationsblutung vor. Die großen unreifen Plazenten (B) sind häufig bei Frauen mit höherer Graviditätszahl und mit Aborten und Totgeburten in der Anamnese, ohne daß die Altersstruktur nach oben verschoben ist. Dagegen finden sich bei B wenig Mangelgeburten (Untergewicht im Verhältnis zur Tragzeit), was mit der Häufung von Ödemen beim Neugeborenen zusammenhängen könnte. Bei D sind dagegen Untergewichte außerordentlich häufig.

Bei der Gegenüberstellung mit den kindlichen Reifemaßen, auf die hier nicht im einzelnen eingegangen werden soll, treten die ursprünglichen speziellen

Tabelle 3.6.5-13 Zusammenhang zwischen harmonischer/disharmonischer Plazentaentwicklung und anderen Merkmalen der Schwangeren und des Schwangerschaftsverlaufs

Merkmal	Häufigkeit (%) in den einzelnen Plazenta-Disharmonie-Klassen					
	A	B	C	D	E	insgesamt
Perinatale Sterblichkeit	69,4	9,1	2,1	5,8	0,9	2,3
Schwangere über 35 Jahre	10,3	6,5	8,5	8,5	6,4	6,5
Erstgravide	23,1	23,0	41,5	44,2	35,8	35,7
3. u. höhere Gravid.	26,9	25,7	13,4	12,3	12,9	13,5
2 u. mehr Aborte in Anamnese	26,9	15,7	7,0	9,7	7,8	8,4
Totgeburten in Anamnese	6,4	13,1	7,0	3,9	3,9	4,3
Blutungen in d. Schwangerschaft (2.–4. Monat)	50,0	25,5	25,5	25,5	19,3	20,3
Klin. Bezeichnung d. Kindes als „reif"	9,0	68,0	71,6	63,6	91,6	88,4
Tragzeit üb. 270 Tg.	5,1	60,5	66,2	62,6	82,1	79,5
APGAR-Wert nach 5 Min. 9 od. 10	36,2	81,3	91,5	91,4	96,3	94,8
Diabetes der Schwangeren	1,3	3,9	0,0	0,6	0,9	1,0
Sterilitätsbehandlung	5,9	9,1	11,8	17,9	9,4	9,8
Lange Dauer d. Menstruationsblutung (7–8 Tage)	14,9	18,8	16,3	24,7	14,8	15,3
RH-Antikörper (vor Entbindung)	8,3	17,4	10,0	2,2	2,8	3,4
Austauschtransfusion b. Geburt	6,4	9,2	9,2	1,9	2,0	2,4
Maturitas retardata placentae	17,1	66,4	52,1	2,6	2,8	6,1
Relatives Untergew.[a]	32,5	7,3	15,3	43,4	8,1	9,6
Allgemeine u. lokale Ödeme des Neugeborenen	37,5	19,8	11,8	9,2	10,4	10,8

[a] siehe 3.7.1.1

Assoziationen zwischen Plazenta und Tragzeit bzw. Geburtsgewicht wieder hervor. Klasse B mit histologisch unreifer, aber großer Plazenta ist besonders gehäuft bei kurzer Tragzeit; Klasse D mit reifer, aber kleiner Plazenta bei geringem Kopfumfang und niedriger Körperlänge.

Weitere Assoziationen in Abschn. 5.1.7.1

3.6.6 Mehrlinge

Im Teil I der PU entfielen auf 7207 Schwangerschaften, die mit Einlings- oder Mehrlingsgeburten endeten, 87 Mehrlingsgeburten (1,2%). Im Bundesdurchschnitt waren es 1968 etwa ebensoviele, nämlich 1,02%. Wieviele Mehrlinge unter den Fehlgeburten waren, ist nicht feststellbar.

Eine statistische Zusammenhangsanalyse etwaiger Einflußfaktoren auf Mehrlingsschwangerschaften wird in diesem Buch nicht vorgenommen. Bisher ist eine spezielle Studie über Reifevergleiche bei Zwillingen von C. GASSINGER durchgeführt worden, deren Ergebnisse im DFG-Vorbericht enthalten sind (S. 86 ff.).

3.7 Gesundheitliche Verhältnisse des Neugeborenen

3.7.1 Kindliche Reife

Der Reifegrad des Neugeborenen ist die entscheidende Basisgröße für seine Überlebenschancen, seine Anfälligkeit gegenüber Krankheiten und seine weitere Entwicklung. Zur Senkung der Säuglingssterblichkeit und zur Verminderung der Risikofaktoren für Entwicklungsstörungen und Krankheiten ist eine eingehende Analyse der mit der kindlichen Reife verbundenen Probleme wichtig.

Der Kliniker beurteilt nach subjektivem Gesamteindruck und einzelnen Merkmalen ein Kind als „unreif" oder „reif". Die dabei benutzten Merkmale sind in Abschn. 3.7.1.2 angegeben. Sie sind dort zu einer statistisch verwendbaren Skala, der „Reifezahl" zusammengestellt.

Die statistisch formale Definition der Unreife ist eng mit dem zeitlichen Begriff der Frühgeburt verbunden, ferner mit einem niedrigen Kindesgewicht. International gebräuchliche Definitionen legen die Gefährdungsgrenze

– bei 2500 g Geburtsgewicht oder
– bei 260 Tagen Tragzeit p. m.

fest, wenn nur ein Merkmal zur Definition benutzt wird.

Die eindimensionale Definition befriedigt jedoch nicht, daher ist es seit langem üblich, Gewicht und

Tragzeit gemeinsam zu benutzen. Man grenzt Kinder ab, deren Geburtsgewicht gegenüber der Schwangerschaftsdauer zu niedrig ist („small-for-date-babies"), ein Prinzip, das mit dem Namen LUBCHENKO verknüpft ist. Dabei werden auf Grund einer Korrelationstafel für jede Tragzeit diejenigen Grenzgewichte ermittelt, unterhalb deren jeweils 10% der Kinder liegen. Eine entsprechende an die PU-Daten angepaßte Definition wird in 3.7.1.1 dargestellt.

3.7.1.1 Länge und Gewicht

Länge und Gewicht der Neugeborenen sind in den Tabellen 3.7.1-1 und 3.7.1-2 sowie in der Graphik 10 zusammengestellt.

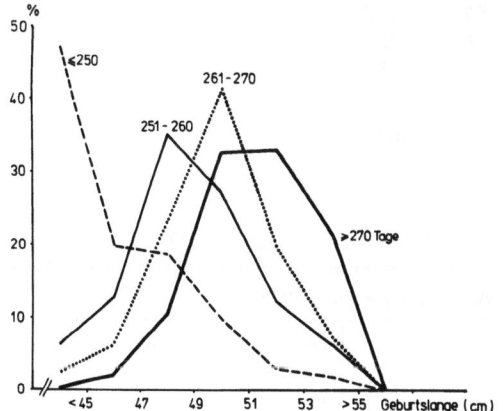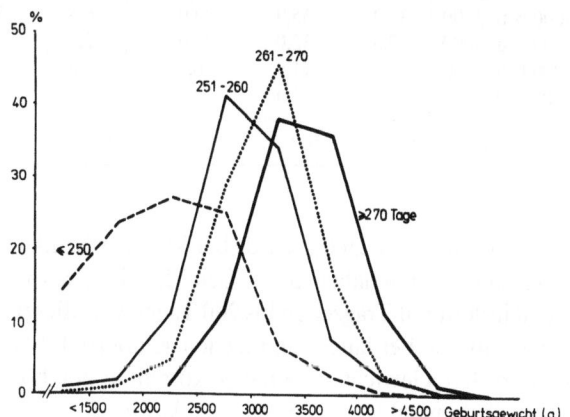

Abb. 10. Länge und Gewicht bei der Geburt nach Tragzeitgruppen

Tabelle 3.7.1-1 Körperlänge des Neugeborenen nach Geschlecht und Schwangerschaftsdauer

Länge cm	Beide Geschlechter	Knaben	Mädchen	Beide Geschlechter nach Tragzeit (Tg.)			
				197–250	251–260	261–270	271 u. mehr
< 45	2,8	2,9	2,8	38,7	2,7	1,2	0,1
45	0,9	0,8	0,8	8,5	3,4	1,2	0,2
46	1,4	1,2	1,6	10,1	3,7	1,8	0,7
47	2,4	1,8	2,9	9,7	9,1	4,5	1,3
48	5,1	3,8	6,5	11,0	15,4	9,5	3,5
49	8,6	7,1	10,1	7,5	19,8	13,6	7,2
50	15,9	14,0	18,0	6,9	16,4	21,8	15,8
51	16,2	15,2	17,4	2,8	11,1	19,7	16,9
52	16,0	16,7	15,2	1,9	8,7	10,4	18,1
53	12,9	14,5	11,1	0,9	3,4	9,2	14,8
54	9,2	10,9	7,4	1,6	3,7	5,2	10,7
55 u. mehr	8,8	11,1	6,3	0,3	2,7	1,9	10,8
zusammen	100	100	100	100	100	100	100

Eine **Körperlänge** von mehr als 51 cm fand sich bei 46,9% der Kinder, und zwar bei den Knaben 53,2%, bei den Mädchen 40,0%. Scheidet man die Kinder mit einer kurzen Tragzeit unter 270 Tagen aus, so steigt dieser Anteil von 46,9% auf 54,4%. Knaben sind bei der Geburt länger als Mädchen; der Unterschied beginnt aber erst ab 46 cm. Wie bei der Tragzeit ist bei Frühgeborenen kein Unterschied.

Die Körperlänge zeigt deutliche Klinikunterschiede, die wohl weitgehend anthropologisch als Nord-Südgefälle zu deuten sind. So ist der Anteil der Kinder mit 52 und mehr cm Länge, der im Durchschnitt 46,9% beträgt, in

– Kiel	47,6%
– Hamburg	49,3%
– Hannover	54,0%
dagegen in	
– Tübingen	28,5%
– Ulm	38,3%
– München	34,1%[7]

Das **Körpergewicht** der Neugeborenen zeigt folgende Verteilung:

[7] In der Münchener Perinatalstudie war 1971 dieser Anteil 41,7%

Tabelle 3.7.1-2 Körpergewicht der Neugeborenen nach Geschlecht und Tragzeit

Gewicht	Beide Ge-schlechter	Knaben	Mädchen	Beide Geschlechter nach Tragzeit (Tage p.m.)			
				197–250	251–260	261–270	271 u. mehr
unter 1500 g	1,4	1,3	1,4	14,5	1,0	0,1	–
1500 b. u. 2000	1,4	1,4	1,4	23,7	2,0	1,0	–
2000 b. u. 2500	3,2	2,8	3,5	27,1	11,3	4,8	1,0
2500 b. u. 3000	15,5	13,2	17,9	25,2	41,2	28,9	11,7
3000 b. u. 3500	37,9	35,9	40,0	6,8	34,2	45,7	39,0
3500 b. u. 4000	30,5	32,0	29,0	2,5	7,6	16,6	35,8
4000 b. u. 4500	9,1	11,9	6,1	0,3	2,3	2,6	11,2
4500 u. darüber	1,1	1,4	0,6	–	0,3	0,2	1,3
zusammen	100	100	100	100	100	100	100

Ein Gewicht unter 2500 g wurde bei 6,0% der Kinder festgestellt, bei Knaben 5,5%, bei Mädchen 6,3%. Bei Kindern mit Tragzeiten bis 260 Tagen war dieser Anteil 40,7%, bei länger getragenen Kindern 1,7%. Das größere Gewicht der Knaben kommt in den höheren Prozentzahlen ab 3500 g zum Ausdruck.

Die Klinikunterschiede sind beim Körpergewicht nicht so deutlich wie bei der Körperlänge. Es fand sich für die Kinder mit 3500 g und mehr in

– Kiel	54,6%
– Hamburg	43,0%
– Hannover	45,2%

dagegen in

– Tübingen	40,2%
– Ulm	36,6%
– München	34,7%

Ähnliche Unterschiede fanden sich auch beim Plazentagewicht, wie z. B. aus Tabelle 3.6.5-5 hervorgeht.

Aus den Daten lassen sich Häufigkeitsäquivalenzen zwischen den drei Grundmaßen der Neugeborenen aufstellen:

Die untere 5%-Grenze liegt für
– die Tragzeit bei 248 Tagen
– die Länge bei 46 cm
– das Gewicht bei 2350 g

Die 50%-Grenze ("Median") liegt für
– die Tragzeit bei 280 Tagen
– die Länge bei 51 cm
– das Gewicht bei 3770 g.

Hier sind alle Kinder mit Tragzeit über 196 Tage eingeschlossen. Zum Vergleich seien die entsprechenden Zahlen aus der Bundesstatistik 1975 angegeben, bei denen nur bei 2,5% der Kinder die Angaben fehlten.

Die Bundeszahlen für 1975 sind für höhere Gewichte über 3500 g etwas geringer (38,0% gegen 40,7% in der Studie 1964–1970). Es fällt ferner auf, daß die Geschlechtsunterschiede in der Gewichtsverteilung

Tabelle 3.7.1-3 Lebend- und Totgeborene 1975 nach Geburtsgewicht und Geschlecht in der Bundesrepublik Deutschland (aus: Bevölkerungsbewegung 1975)

	beide Geschlechter	Knaben	Mädchen
unter 2000 g	2,3	2,2	2,4
2000 b. u. 2500	4,0	3,6	4,5
2500 b. u. 3000	16,5	13,9	19,3
3000 b. u. 3500	39,1	36,6	41,9
3500 b. u. 4000	28,7	31,7	25,5
4000 b. u. 4500	8,1	10,3	5,8
4500 u. mehr	1,2	1,7	0,7
zusammen	100	100	100
Gesamtzahl	605 201	311 600	293 599
davon mit Gewichts-angaben	603 664	310 841	292 823

in den Bundeszahlen bei gleicher Tendenz stärker ausgeprägt sind als in der PU.

Länge und Gewicht sind stark miteinander korreliert ($r = +0,67$).

Der Zusammenhang ist in Tabelle 3.7.1-4 für die voll ausgetragenen Kinder mit 271 und mehr Tagen Tragzeit dargestellt.

Bei einer Länge von 48 cm wiegen 4,2% 3500 g und mehr, bei 52 cm sind es 52,9%, bei 55 und mehr cm 92,8%.

Der Unterschied zwischen Knaben und Mädchen besteht zunächst in der Verteilung der Tragzeiten, indem zwischen der 36. und 40. Woche mehr Knaben und danach mehr Mädchen geboren werden; die Unterschiede liegen allerdings noch im Zufallsbereich (vgl. Abschn. 3.6.4). Die Unterschiede bei Länge und Gewicht verhalten sich dagegen anders, indem die Knaben deutlich in den höheren Längen- und Gewichtsklassen überwiegen. Bei voller Tragzeit über 270 Tage sind die hohen Längen- und Gewichtsklassen ebenfalls bei den Knaben stärker be-

Tabelle 3.7.1-4 Länge und Gewicht ausgetragener Neugeborener (271 Tage p.m. und darüber)

Länge cm	Gewicht (g)							zusammen		Anteil (%) 3500 und mehr
	1500 b.u. 2000	2000 b.u. 2500	2500 b.u. 3000	3000 b.u. 3500	3500 b.u. 4000	4000 b.u. 4500	4500 und mehr	Anzahl	%	
	Knaben									
< 45	–	1	–	–	–	1	–	2	0,1	·
45	–	4	1	–	–	–	–	5	0,2	·
46	1	3	9	–	–	–	–	13	0,5	·
47	–	4	18	4	–	–	–	26	0,9	·
48	–	6	42	20	3	–	–	71	2,6	4,2
49	–	3	58	74	8	–	–	143	5,2	5,6
50	–	2	68	232	75	3	–	380	13,7	20,5
51	–	–	34	252	134	13	–	433	15,6	33,5
52	–	–	17	224	233	37	–	511	18,5	52,8
53	–	–	2	123	261	70	1	457	16,5	72,6
54	–	–	6	55	174	103	10	348	12,6	82,5
55 u. mehr	–	–	–	20	144	178	37	379	13,7	94,7
zusammen	1	23	255	1004	1032	405	48	2768		
%	–	0,8	9,2	36,3	37,3	14,06	1,7		100	53,6
	Mädchen									
< 45	–	1	–	–	3	–	–	4	0,2	·
45	1	3	3	–	–	–	–	7	0,3	·
46	–	7	13	2	1	–	–	23	0,9	·
47	–	5	28	8	1	–	–	42	1,6	·
48	–	9	61	44	5	–	–	119	4,5	4,2
49	–	1	111	119	18	–	–	249	9,4	7,2
50	–	1	97	299	72	3	–	472	17,9	15,9
51	–	1	43	277	149	12	–	482	18,2	33,4
52	–	1	16	204	225	23	–	469	17,8	52,9
53	–	–	3	95	200	43	2	343	13,0	71,4
54	–	–	–	42	147	39	1	229	8,7	81,7
55 u. mehr	–	–	1	21	85	79	17	203	7,7	89,2
zusammen	1	29	376	1111	906	199	20	2642		
%	–	1,1	14,2	42,1	34,3	7,5	0,8		100	42,6
	zusammen									
< 45	–	2	–	–	3	1	–	6	0,1	·
45	1	7	4	–	–	–	–	12	0,2	·
46	1	10	22	2	1	–	–	36	0,7	·
47	–	9	46	12	1	–	–	68	1,3	·
48	–	15	103	64	8	–	–	190	3,5	4,2
49	–	4	169	193	26	–	–	392	7,2	6,6
50	–	3	165	531	147	6	–	852	15,8	18,0
51	–	1	77	529	283	25	–	915	16,9	33,7
52	–	1	33	428	458	60	–	980	18,1	52,9
53	–	–	5	218	461	113	3	800	14,8	72,1
54	–	–	6	97	321	142	11	577	10,7	82,1
55 u. mehr	–	–	1	41	229	257	54	582	10,8	92,8
zusammen	2	52	631	2115	1938	604	68	5410		
%	–	1,0	11,7	39,0	35,8	11,2	1,3		100	48,3

setzt. Dies ist aber offenbar in erster Linie durch die Körperlänge bedingt, denn bei gleicher Länge zeigen die zugehörigen Gewichte keine wesentlichen Unterschiede mehr. Die Abb. 11 demonstriert für die ausgetragenen Kinder und den Anteil jeweils hoher Werte, daß bei vorgegebener Länge kein Geschlechtsunterschied der Gewichte besteht, während bei vorgegebenem Gewicht die Knaben deutlich länger sind.

Die Abhängigkeit von Länge und Gewicht der Kinder von Länge und Gewicht der Mütter wird in Abschn. 5.2.3 dargestellt.

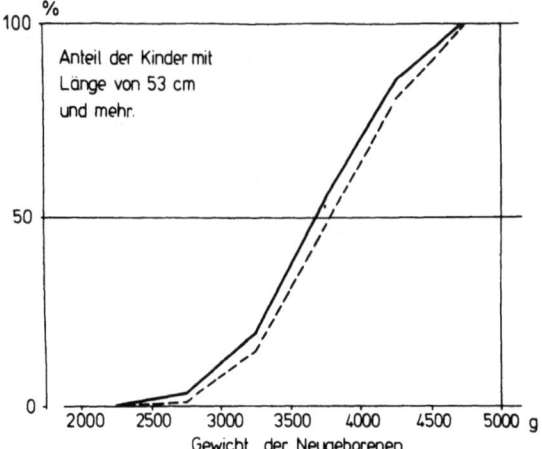

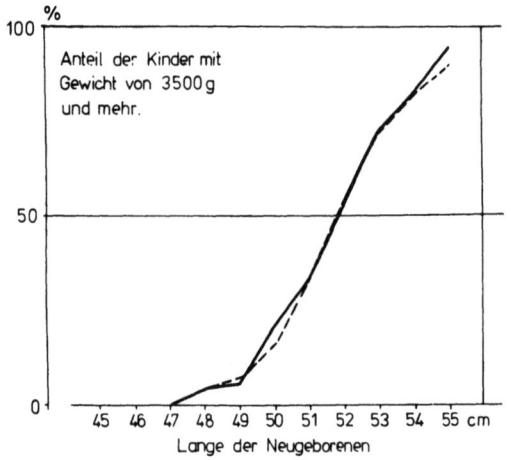

— Knaben
--- Mädchen

Abb. 11. Länge und Gewicht bei ausgetragenen Neugeborenen. Anteil hoher Längen- und Gewichtsklassen in Abhängigkeit vom Wert der jeweils anderen Variablen

Relativ untergewichtige Kinder

Als relativ untergewichtige Kinder wurden diejenigen bezeichnet, die innerhalb der Gruppe der lebend- und totgeborenen Kinder gleicher Tragzeit zu den im Gewicht niedrigsten 10% gehören. Zur statistischen Realisierung wurde

a) die lineare Regression des Gewichtes auf der Basis der Tragzeit als unabhängiger Variablen berechnet und die Parallele zur Regressionslinie im Abstand von −1,645 s gezogen, wobei s die Standardabweichung der Abweichungen der beobachteten Gewichte von den Regressionswerten ist,

b) bei Gruppeneinteilungen der Tragzeiten in 5-Tage-Gruppen der untere 10%-Punkt exakt bestimmt und eine Kurve 3. Grades durch diese Punkte − mit Besetzungszahlen der Gruppen gewichtet − berechnet.

In Abb. 12–13 sind die Ergebnisse dargestellt. Die 10%-Linien nach a) und b) stimmen im mittleren Be-

reich weitgehend überein, unterscheiden sich aber bei kurzen und langen Tragzeiten. In diesem Bericht wird die Abgrenzung nach b) benutzt, während im DFG-Vorbericht a) verwendet[8] wurde.

Die Formel[9] für die Ausgleichskurve der 10%-Punkte ist für
- Knaben: $45\,234,5 − 603,93 \times + 2,6438 \times^2 − 0,0036641 \times^3$
- Mädchen: $45\,113,5 − 603,93 \times + 2,6438 \times^2 − 0,0036641 \times^3$

Da der Geschlechterunterschied bei den empirisch ermittelten 10%-Punkten unregelmäßig schwankte, wurde einheitlich eine mittlere Gewichtsdifferenz von 130 g angenommen.

In jeder Tragzeitklasse wurde der 10%-Punkt als derjenige Fall bestimmt, der als erster oberhalb von einem Zehntel der Fallzahl der Klasse liegt, also z. B. bei einer Fallzahl von 52 der sechste Fall. Wegen der starken Zufallsabhängigkeit der Lage dieses Punktes bei kleinen Beobachtungszahlen wurde zur Kennzeichnung des Unsicherheitsbereiches die innere und äußere Toleranzgrenze bestimmt, d. h. die Grenzen, unterhalb (bzw. oberhalb) derer der 10%-Punkt der unbekannten Grundverteilung mit einer Sicherheit von 95% liegen dürfte. Auch diese Bestimmung erfolgte parameterfrei, also ohne Annahme einer bestimmten Verteilungsform der Werte. Dabei wurden die Konfidenzgrenzen der empirischen Bestimmung einer 10%-Häufigkeit nach der Binomialverteilung in die Rangordnungswerte der jeweils vorliegenden Verteilung der Körpergewichte umgesetzt.

Beispiel: Bei n = 52 liegen die binomischen Konfidenzgrenzen einer Häufigkeit von 10% bei 3,5% und 21,5% (KOLLER: Graphische Tafeln 1969). Diesen Grenzen entspricht der 2. und der 12. Fall. Deren Werte, bzw. andere von der Fallzahl abhängige Werte sind in Abb. 12, 13 als Grenzen der jeweiligen Unsicherheitsbereiche der empirischen 10-Perzentile eingezeichnet.

Die 10-Perzentil-Kurve schneidet alle Unsicherheitsbereiche und ist den empirischen Daten gut angepaßt.

In den Abbildungen sind auch die Kurven für die Gewichts-Mittelwerte eingezeichnet, die zu den jeweiligen Tragzeitgruppen gehören. Dabei fällt auf, daß in der Klasse von 250 bis 254 Tagen bei beiden Geschlechtern eine Abweichung ihrer Durchschnittsgewichte nach oben vorliegt. Möglicherweise hängt dies damit zusammen, daß zu dieser Zeit bevorzugt operative Entbindungen bei diabetischen Müttern, bei Rh-Inkompatibilität und aus anderen Indikationen vorgenommen wurden, wodurch sich etwas höhere Kindsgewichte häufen.

Es wäre nun sicher nicht berechtigt, alle untergewichtigen Kinder gleich zu werten. Ein relatives Untergewicht bei einem ausgetragenen Kind bedeutet

---

[8] Die dort verwendeten Gleichungen[9] für die 10-Perzentil-Parallelen zur Regressionslinie waren
- für Knaben   −3235,7   +21,986 ×
- für Mädchen −3169,2   +21,329 ×,
wobei das 1,282-fache der Residual-Standardabweichung (s = 431,3 für Knaben und s = 418,7 für Mädchen) bereits eingerechnet ist

[9] Es sei darauf hingewiesen, daß es sich nur um Anpassungskurven handelt, bei denen den Koeffizienten keinerlei biologische Bedeutung zukommt

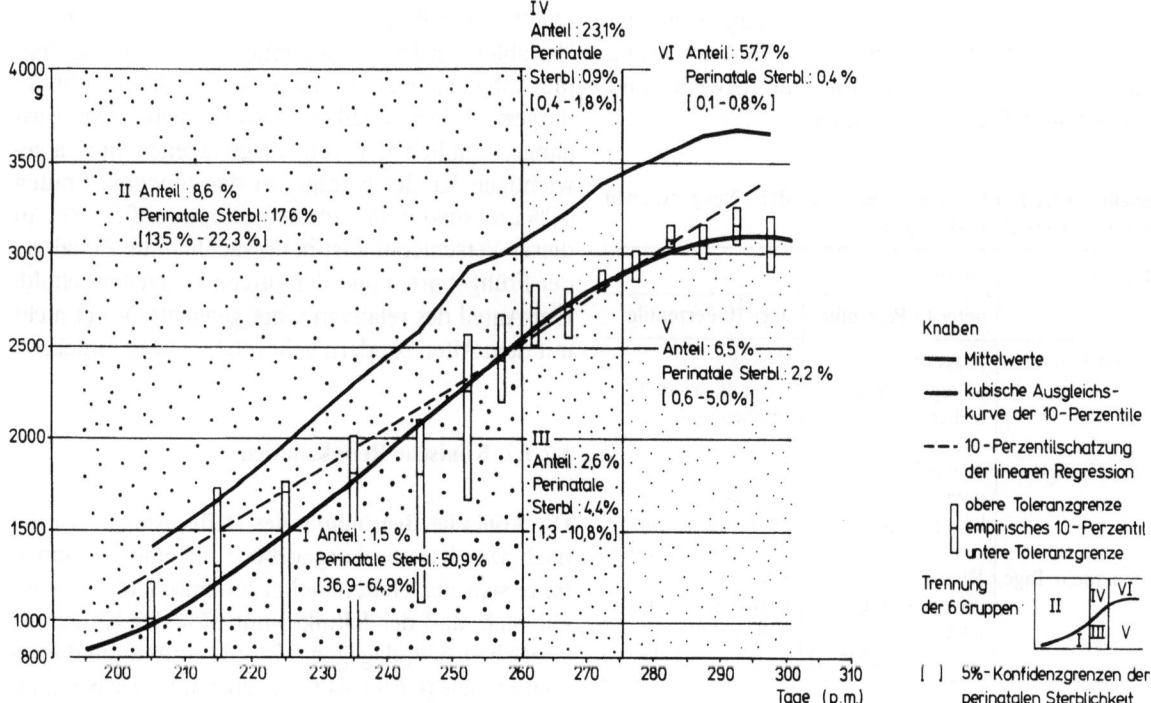

Abb. 12. Knaben nach Tragzeit und Gewicht. Relatives Untergewicht (unterer 10-Perzentil-Bereich) unter Berücksichtigung der Tragzeit

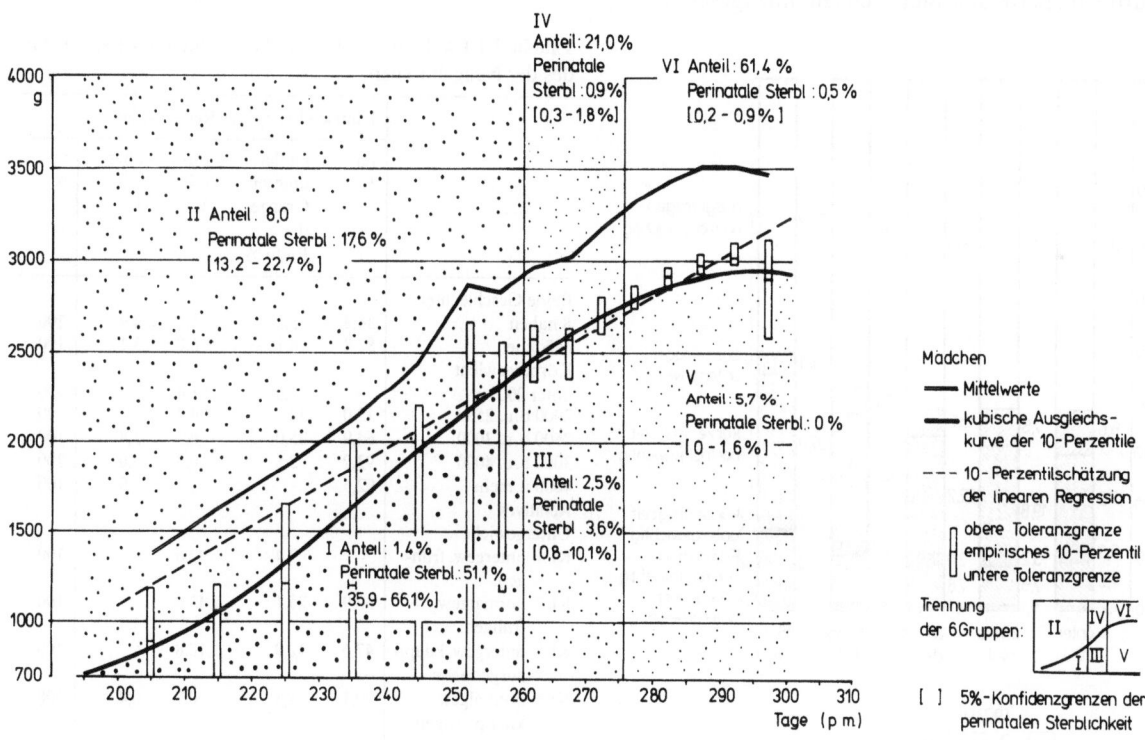

Abb. 13. Mädchen nach Tragzeit und Gewicht. Relatives Untergewicht (unterer 10-Perzentil-Bereich) unter Berücksichtigung der Tragzeit

zweifellos etwas anderes als ein Untergewicht bei kurzer Tragzeit. Deshalb wurde für die Auswertung eine kombinierte Variable für Untergewicht und Tragzeit mit 6 Klassen verwendet:

Tabelle 3.7.1-5 6-Klassen-Gliederung der Neugeborenen nach Untergewicht und Tragzeit

Tragzeit	Gewicht	
	unter 10-Perzentile	über 10-Perzentile
bis 260 Tage	Klasse 1 untergewichtig frühgeboren (1,47%)	Klasse 2 normalgewichtig frühgeboren (8,24%)
261–275 Tage	Klasse 3 untergewichtig knapp ausgetragen (2,55%)	Klasse 4 normalgewichtig knapp ausgetragen (21,97%)
276 u. mehr Tage	Klasse 5 untergewichtig voll ausgetragen (6,09%)	Klasse 6 normalgewichtig voll ausgetragen (59,68%)

Diese Klassen sind in der Abb. 12 und 13 durch unterschiedlich punktierten Hintergrund gekennzeichnet. Zur Kennzeichnung ihrer klinischen Bedeutung wurde die perinatale Sterblichkeit hinzugesetzt.

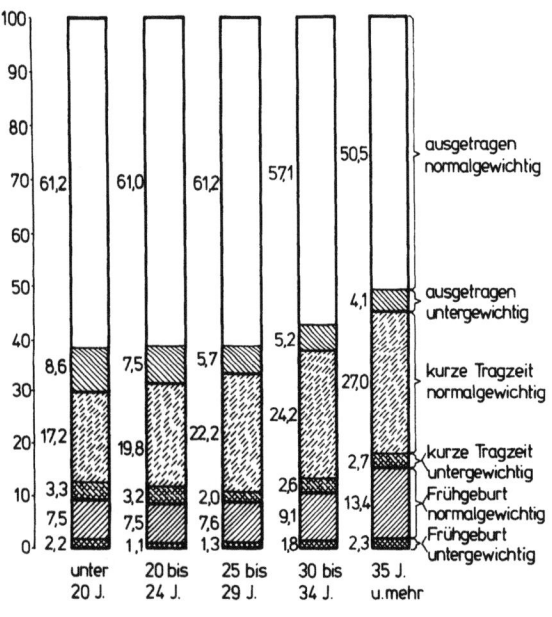

Abb. 14. Kinder nach Tragzeit und Relativgewicht und nach dem Alter der Mutter (lebend- und totgeborene Kinder)

Die Tragzeit-Reife-Klassen sind von verschiedenen Variablen der Mutter abhängig. Als Beispiel sei hier die Abhängigkeit vom mütterlichen Alter in Abb. 14 dargestellt. Der Anteil der besonders günstigen Ausgänge, nämlich der voll ausgetragenen normalgewichtigen Kinder beträgt bei den jüngeren Frauen 61% und sinkt in der ältesten Gruppe auf 50,5%. An dieser Verschiebung ist hauptsächlich die Zunahme der Frühgeburten und der kurzen Tragzeiten schuld. Der Anteil des relativen Untergewichtes steigt nicht mit dem Alter, sondern geht relativ etwas zurück.

3.7.1.2 Klinische Reifekriterien

Die klinische Beurteilung des Reifezustandes wurde nach vier Klassen vorgegeben; für eine von ihnen hatte sich der Geburtshelfer zu entscheiden. Es ergab sich, daß der Kliniker nur 83% der Kinder als „reif" beurteilt, dagegen 5,7% als „unreif" und etwa ebenso viele (6,6%) als Grenzzustand zwischen „reif und unreif". Die Gliederung der Reifebeurteilung nach Geschlechtern sowie nach absoluten und relativen Gewichtsklassen zeigt die Tabelle 3.7.1-6.

Tabelle 3.7.1-6 Klinische Gesamtbeurteilung des Reifezustandes der Neugeborenen

	Klinisch beurteilter Reifezustand				
	reif %	an der unteren Grenze der Reife %	un-reif %	über-reif %	zus. %
Beide Geschlechter					
Knaben	84,4	5,3	5,4	4,9	100
Mädchen	82,8	8,1	6,0	3,1	100
Körpergewicht					
unter 2000 g	–	1,6	98,4	–	100
2000 b. u. 2500	12,0	32,7	54,4	·[a]	100
2500 b. u. 3000	64,9	25,0	6,7	3,4	100
3000 b. u. 4000	93,2	2,5	0,3	4,0	100
4000 u. mehr	92,6	·	·	7,0	100
Relatives Untergewicht					
Kl. 1 untergew. früh-geb.	–	7,4	92,6	–	100
Kl. 2 normalgew. frühgeb.	30,9	25,1	43,6	·	100
Kl. 3 untergew. knapp ausgetragen	47,6	32,9	18,8	·	100
Kl. 4 normalgew. knapp ausgetragen	90,1	8,8	0,7	0,4	100
Kl. 5 untergew. voll ausgetragen	74,5	15,5	1,5	8,7	100
Kl. 6 normalgew. voll ausgetragen	93,3	1,1	0,1	5,5	100

[a] Positionen mit 1 oder 2 Fällen wurden durch (·) gekennzeichnet, weil es sich möglicherweise um Ankreuzungs- oder Codierfehler handeln könnte

Man erkennt, daß ein Drittel der normalgewichtigen Frühgeborenen klinisch als reif beurteilt wurde.

Ein weiteres besonders wichtiges Kriterium für den Zustand des Kindes nach der Geburt ist der **AP-GAR-Wert** nach einer Minute und nach 5 Minuten. Dem liegt folgendes Dokumentationsschema zu Grunde:

Merkmale	Punktezahl:		
	0	1	2
Herschlag-Frequenz	kein Herzschlag	unter 100/min.	100/min. u. mehr
Atembewegungen	keine	langsam unregelmäßig	regelmäßig
Muskeltonus	schlaff	schwache Beugung der Extremitäten	aktive Bewegung
Reflexantwort auf Katheterisieren der Nase (Test nach Reinigung des Mund- und Rachenraumes)	keine Antwort	Grimassieren	Husten, Niesen
Hautfarbe	blau, blaß	Körper rosig, Extremitäten blaß	völlig rosig
Summe			

Die Verteilung der Summenzahl des APGAR-Schemas zeigt Tabelle 3.7.1-7

Tabelle 3.7.1-7 Verteilung der APGAR-Summenzahl

APGAR-Score	nach 1. Minute %	nach 5 Minuten %
0–2	3,0	1,9
3–5	5,2	1,0
6–8	16,6	3,3
9	14,3	5,0
10	60,9	88,8
zusammen	100	100

Dreiviertel der Neugeborenen haben schon nach einer Minute gute APGAR-Werte von 9 oder 10; nach 5 Minuten 94%.

Zur genaueren Beurteilung der Reife in der Studie können die genau dokumentierten Angaben über **die einzelnen klinischen Reifezeichen** herangezogen werden. Eine größere Zahl von Variablen – meist nur ja-nein-Merkmale – wurde draufhin geprüft, ob Zusammenhänge mit der Schwangerschaftsdauer und dem Geburtsgewicht bestanden, da andere, eindeutige Außenkriterien fehlten. Nachdem eine gewisse Vorauswahl getroffen war, wurden multiple Regressionen gerechnet, um die Wertigkeit der einzelnen Faktoren zu ermitteln. Mit dieser Methode gelingt es, die Aussagekraft der einzelnen Faktoren

auf eine unabhängige Variable, die in unserem Fall vor allem die Schwangerschaftsdauer war, zu errechnen. Je nach Wertigkeit bekommt ein Merkmal eine bestimmte Gewichtung in Form von Punkten zugeordnet, die Summe der Punkte für alle Merkmale stellte in unserem Fall die Reifezahl dar. Das Verfahren entspricht dem in 3.6.5 für die Plazentazahl dargestellten Vorgehen.

Aus praktischen Gründen beschränkten wir uns schließlich auf eine relativ geringe Anzahl von Faktoren, nämlich Lanugohaarbewuchs, Fingernägelwachstum, Fettpolster, Genitalentwicklung, Hautmazeration und den APGAR-Score. Die letzten Maße, Hautmazeration und APGAR-Score, erscheinen in dieser Reihe als Reifeindikatoren problematisch, weil sie auch mit pathologischen Prozessen verbunden sein können. Sie wurden aber trotz aller Bedenken hineingenommen, da vor allem der AP-GAR-Wert statistisch ein gutes Maß für die funktionelle Reife darstellt und die Korrelationen mit Schwangerschaftsdauer und Geburtsgewicht befriedigend waren.

Die Zusammensetzung der Reifezahl ist in Tabelle 3.7.1-8 angegeben.

Tabelle 3.7.1-8 Punktesystem für die kindliche Reifezahl

Klinische Merkmale	Knaben	Mädchen
Lanugo reichlich	1	1
nicht, wenig, mittel	3	2
Fingernägel kürzer als Kuppe und/ oder erreichen die Kuppe	1	1
erreichen und/oder überragen die Kuppe	2	2
überragen die Kuppe, überlang	3	3
Fettpolster schwach	1	1
regelrecht, stark	2	2
Genitale: Hoden fest im Inguinalkanal, nicht auffindbar	1	
z. T. im Hodensack, ausstreichbar	2	
im Hodensack	4	
Gr. Schamlippen bedecken nicht		1
bedecken unsicher		2
bedecken geschlossen		3
Mazeration an Füßen und Händen (Waschfrauenhände)		
nein	1	1
ja	3	3
APGAR-Wert nach 1 Min. bis 5	1	1
6, 7, 8	2	2
9, 10	3	3

Die Punktezahl erstreckt sich von 6 bis 16 bei Mädchen und bis 18 bei Knaben. Die ungleiche Skalierung bei den Geschlechtern bringt es mit sich, daß entweder die Tabellen, die die kindlichen Reifezahlen enthalten, für die Geschlechter getrennt aufgestellt werden, oder daß bei gleichen Gliederungen die Besetzungen der Klassen für Knaben und Mädchen unterschiedlich sind. Eine Übersicht über die Werteverteilung geben die nachfolgenden Zahlen über die Lage der 5%-, 10%- und 25%-Perzentilgrenzen

- bis 5% haben Reifezahlen bis 11 bei Knaben; bis 9 bei Mädchen
- bis 10% haben Reifezahlen bis 12 bei Knaben; bis 10 bei Mädchen
- bis 25% haben Reifezahlen bis 13 bei Knaben; bis 11 bei Mädchen

Die statistisch gewonnene Reifezahl wird in Tabelle 3.7.1-9 der klinischen Reifebeurteilung gegenübergestellt.

Die Reifezahl hat mit den Beobachtungswerten über Schwangerschaftsdauer, Geburtsgewicht, Geburtslänge und Kopfumfang die folgenden Korrelationen:

	Dauer	Gewicht	Länge	Kopfumfang
Knaben	0,49	0,42	0,46	0,35 (n = 2488)
Mädchen	0,48	0,51	0,43	0,42 (n = 2294)

Tabelle 3.7.1-9 Kindliche Reifezahl nach Geschlecht und klinischem Reifegrad

Reifezahl	Knaben						Mädchen						zusammen										
	unreif	unt. Grenze	reif	über-reif	zusammen		unreif	unt. Grenze	reif	über-reif	zusammen		unreif		unt. Grenze		reif		überreif		zusammen	
					An-zahl	%					An-zahl	%	An-zahl	%	An-zahl	%	An-zahl	%	An-zahl	%	An-zahl	%
6	3	–	–	–	3	0,1	3	1	–	–	4	0,1	6	2,6	1	0,3	–	–	–	–	7	0,1
7	6	–	–	–	6	0,2	21	3	–	–	24	0,8	27	11,6	3	0,8	–	–	–	–	30	0,5
8	6	–	3	–	9	0,3	24	8	4	–	36	1,2	30	12,9	8	2,1	7	0,1	–	–	45	0,7
9	20	7	2	–	29	0,9	25	26	20	–	71	2,4	45	19,3	33	8,7	22	0,4	–	–	100	1,6
10	15	3	11	–	29	0,9	24	40	80	1	145	4,9	39	16,7	43	11,4	91	1,7	1	0,4	174	2,9
11	13	14	33	–	60	1,9	20	48	201	6	275	9,3	33	14,2	62	16,4	234	4,5	6	2,4	335	5,5
12	10	21	92	4	127	4,0	5	45	434	9	493	16,7	15	6,4	66	17,4	526	10,0	13	5,2	620	10,2
13	12	31	219	8	270	8,6	2	35	744	20	801	27,2	14	6,0	66	17,4	963	18,4	28	11,2	1071	17,5
14	10	30	376	15	431	13,7	3	21	847	20	891	30,2	13	5,6	51	13,5	1223	23,3	35	13,9	1322	21,7
15	9	31	807	24	871	27,6	–	1	72	17	90	3,1	9	3,9	32	8,4	879	16,8	41	16,3	961	15,7
16	2	14	981	37	1034	32,8	–	–	100	20	120	4,1	2	0,9	14	3,7	1081	20,6	57	22,7	1154	18,9
17	–	–	106	33	139	4,4	–	–	–	–	–	–	–	–	–	–	106	2,0	33	13,2	139	2,3
18	–	–	110	37	147	4,7	–	–	–	–	–	–	–	–	–	–	110	2,1	37	14,7	147	2,4
zusammen	106	151	2740	158	3155		127	228	2502	93	2950		233		379		5242		251		6105	

3.7.1.3 Zusammengesetzte Reife-Maßzahlen

Zusammengesetzte Reife-Maßzahlen wurden aus folgenden fünf Variablen gebildet:
- Körperlänge des Neugeborenen
- Körpergewicht des Neugeborenen
- Kopfumfang des Neugeborenen
- klinische Reifezahl des Neugeborenen
- Schwangerschaftsdauer.

Die Grenzen waren

Die Zusammensetzung dieser untereinander korrelierten Variablen zu Gesamtaussagen erfolgte nach verschiedenen Prinzipien.

Zusammensetzung nach Perzentilstufen

Für jede Variable wurden – bei Knaben und Mädchen getrennt – die Perzentilgrenzen bestimmt, unterhalb deren 5%, 10% und 25% der Kinder lagen.[10]

[10] Diese Grenzen weichen etwas von denen des Gesamtmaterials ab, weil hier nur die berücksichtigt werden, für die alle benötigten Merkmale, auch die der Reifezahl, vorhanden waren

Tabelle 3.7.1-10 Perzentilgrenzen für 5 Reifemerkmale

	5%		10%		25%	
	Knaben	Mädchen	Knaben	Mädchen	Knaben	Mädchen
Schwangerschaftsdauer (Tage)	254	257	262	272	265	273
Körperlänge (cm)	47,0	46,0	48,0	47,0	49,5	49,0
Körpergewicht (g)	2500	2510	2790	2750	3120	3020
Kopfumfang (cm)	31,5	31,8	32,8	32,3	33,8	33,3
klin. Reifezahl	11	9	12	10	13	11

Für einen zusammenfassenden Reifeindex wurde folgende Punkteskala gebildet:

Lage des Beobachtungswertes

unterhalb der 5%-Grenze:	1 Punkt
zwischen 5%- und 10%-Grenze:	2 Punkte
zwischen 10%- und 25%-Grenze:	3 Punkte
oberhalb der 25%-Grenze:	4 Punkte

Bei 5 Merkmalen ergibt sich der Skalenwert 5, wenn alle 5 Merkmale im untersten 5%-Perzentil liegen. Der höchstmögliche Wert ist 20.

Für die Kinder, bei denen diese Perzentilskala 1 aufgestellt werden konnte, ergab sich folgende Verteilung:

Skalenwert

5	1,2%	10	0,7%	15	3,0%
6	0,5%	11	0,8%	16	3,8%
7	0,5%	12	1,1%	17	5,9%
8	0,5%	13	1,2%	18	9,8%
9	0,6%	14	2,0%	19	17,8%
				20	50,6%

Die Hälfte aller Kinder besitzt eine Kombination der 5 Merkmale, bei denen alle Werte oberhalb der 25%-Grenze liegen.

Regressionsresiduen der Neugeborenenmaße

Die Beurteilung des relativen Untergewichts (Abschn. 3.7.1.2) war nach dem Regressionsprinzip erfolgt, wobei unter Berücksichtigung der Tragzeit als unabhängiger Variablen Grenzen für die Definition der untergewichtigen Kinder festgelegt wurden. Dieses Prinzip wurde nun erweitert, um bei fünf kindlichen Merkmalen isolierte Unter- und Überschreitungen der normalen Variationsbereiche zu erkennen. In die Beurteilung wurden die schon genannten fünf Merkmale einbezogen. Unter Verwendung eines multiplen linearen Regressionsmodells wurde jede Variable aus den vier anderen geschätzt (Sollwert unter Berücksichtigung der übrigen Neugeborenenmaße).

Die Rechnungen wurden an einem Teilmaterial von 4782 Kindern, für die alle fünf Werte vorlagen, durchgeführt.
Bezeichnet man

– die Schwangerschaftsdauer	mit	D	(in Tagen)
– die Körperlänge	mit	L	(in cm)
– die Reifezahl	mit	RZ	(spez. Einheit)
– den Kopfumfang	mit	U	(in cm)
– das Körpergewicht	mit	G	(in g),

Für jede Variable bildet man als Residuum die Differenz zwischen Beobachtungswert und Regressions-Schätzwert. Aus den Residuen wird ihre Standardabweichung errechnet. Die Standardabweichungen der Residuen sind:

	Knaben	Mädchen
$s_{RZ} =$	1,486	1,4042
$s_D =$	10,454	10,512
$s_U =$	1,2488	1,1368
$s_G =$	282,697	271,899
$s_L =$	1,5402	1,5398

Die Berechnung schließt mit der Standardisierung dieser Residuen mittels Division durch die jeweilige Standardabweichung ab, wobei jede Variable allgemein mit X bezeichnet wird:

$$\text{Standardis. Residuum} = \frac{\text{Beob. (X)} - \text{Regr. (X)}}{s_x}$$

Beispiel:

	Beobachtungswerte	standardisierte Regressions-Residuen
Reifezahl	13	−0,35
Dauer	279 Tage	−0,19
Kopfumfang	34 cm	−1,10
Gewicht	3970 g	+2,42
Länge	51 cm	−1,27
Geschlecht	Mädchen	

Obwohl alle Werte durchaus im üblichen Variationsbereich liegen, stellt sich bei der Berechnung heraus, daß das Gewicht von 3970 g gegenüber allen anderen Variablen isoliert zu hoch ist.

Für diese Residuen wurde eine Standardnormalverteilung angenommen und die Perzentilgrenzen an den Stellen $\pm 1,645$ und $\pm 1,282$ festgelegt. Daraus wurden fünf Klassen gebildet:

– unterhalb	−1,645	(unterste 5%)
– zwischen	−1,645 und −1,282	(zwischen den unteren 5%- und 10%-Grenzen)
– zwischen	−1,282 und +1,282	(mittlere 80%)
– zwischen	+1,282 und +1,645	(zwischen den oberen 10%- und 5%-Grenzen)
– oberhalb	+1,645	(oberste 5%)

Obwohl die Voraussetzungen für dieses Verfahren nicht streng erfüllt sind (keine Normalverteilungen, keine Linearität), entsprechen die Klasseninhalte ungefähr den Erwartungen.

so sind die Regressionsgleichungen für Knaben:
- Regr. (RZ) $= 0,04045 \cdot D - 0,0122 \cdot U + 0,000781 \cdot G + 0,0314 \cdot L - 0,23$
- Regr. (D) $= 1,681 \cdot U + 0,003522 \cdot G + 1,247 \cdot L + 2,001 \cdot RZ + 113,1$
- Regr. (U) $= 0,0210 \cdot D + 0,001453 \cdot G + 0,1057 \cdot L - 0,00863 \cdot RZ + 17,9$
- Regr. (G) $= 2,575 \cdot D + 74,44 \cdot U + 112,17 \cdot L + 28,25 \cdot RZ - 6089,3$
- Regr. (L) $= 0,02707 \cdot D + 0,1608 \cdot U + 0,00333 \cdot G + 0,03374 \cdot RZ + 26,5$

und für Mädchen:
- Regr. (RZ) $= 0,03287 \cdot D + 0,0567 \cdot U + 0,001084 \cdot G - 0,0139 \cdot L - 1,20$
- Regr. (D) $= 1,847 \cdot U + 0,00386 \cdot G + 1,076 \cdot L + 1,848 \cdot RZ + 124,0$
- Regr. (U) $= 0,216 \cdot D + 0,001396 \cdot G + 0,1196 \cdot L + 0,03727 \cdot RZ + 17,1$
- Regr. (G) $= 2,583 \cdot D + 79,85 \cdot U + 103,21 \cdot L + 40,77 \cdot RZ - 5915,9$
- Regr. (L) $= 0,02309 \cdot D + 0,2195 \cdot U + 0,00331 \cdot G - 0,01676 \cdot RZ + 26,1$

Tabelle 3.7.1-11 Untere und obere Abweichungsklassen der standardisierten Residuen der Neugeborenenmaße (n = 6183)

Residuum	unterhalb −1,645	zwischen −1,645 u. −1,282	zwischen −1,282 u. +1,282	zwischen +1,282 u. +1,645	oberhalb +1,645
Dauer	5,3	3,9	82,5	4,2	4,1
Länge	3,9	4,5	80,8	4,8	6,0
Gewicht	4,6	5,1	81,4	3,8	5,0
Kopfumfang	3,2	3,9	84,9	3,9	4,0
klin. Reifezahl	6,2	4,5	81,3	3,8	4,2

Die Regressionsresiduen geben isolierte Über- oder Unterentwicklungen einer Größe an, die sich vom Entwicklungsstand der anderen Maße abheben, und eignen sich dadurch zur Individualdiagnostik. So kann z.B. ein deutliches negatives Residuum beim Kopfumfang ein Indikator für Mikrozephalie, ein starkes positives für einen Hydrozephalus sein. Ebenso kann isoliertes Über- und Untergewicht diagnostisch noch wichtiger sein als das nur an der Tragzeit orientierte relative Untergewicht (unterhalb der 10-Perzentile). Isolierte Abweichungen der Tragzeit könnten auf Irrtümer bei der Datumsangabe der letzten Menstruationsblutung hinweisen.

Die Reifezahl-Residuen weisen auf Unreife oder Überreife gemäß den klinischen Merkmalen gegenüber der Entwicklung der äußeren Körpermaße hin. Dies wird ergänzt durch die Gegenüberstellung mit der Plazentazahl, bei der diskrepante Entwicklungen des Kindes gegenüber der Plazentareifung erfaßt werden.

Die Assoziationen der Schwangerschafts- und weiteren Kindesmerkmale mit den hier eingeführten Reife- und Entwicklungsindikatoren der Neugeborenen werden in Abschn. 5.2 behandelt.

Die Regressionsresiduen können nur für die Kinder berechnet werden, für die alle benötigten Merkmale vorhanden sind. Eine Lücke besteht dabei für die klinische Reifezahl bei unreifen bzw. früh gestorbenen Kindern, wenn die Fragen nach den klinischen Einzelmerkmalen (z.B. Fettpolster, Fingernägel) wegen sofortiger Verlegung der Neugeborenen nicht beantwortet wurden.

Wegen des zirkulären Ansatzes der multiplen Regressionen sind die Residuen miteinander korreliert. Das wirkt sich dann so aus, daß z.B. ein stark positives Residuum bei einem Merkmal die anderen Residuen in eine negative Richtung drängt.

(1,1%) totgeboren, 126 (1,8%) starben in den ersten sieben Tagen. Die Zahlen liegen nur wenig oberhalb der entsprechenden Werte der Bundesrepublik Deutschland, die in den am stärksten besetzten Jahren 1966 bis 1969 bei 2,6–2,7%, und zwar 1,1% für die Totgeborenenquote und bei 1,6% für die neonatale Sterblichkeit lagen. Für die in Krankenhäusern erfolgten Geburten stimmen die Quoten mit denen aller Geburten überein, da 96,8% der Geburten in Anstalten stattfanden.

Aus der Bevölkerungsstatistik ist die Abhängigkeit der Säuglingssterblichkeit vom Geschlecht des Kindes, vom Familienstand der Mutter, von ihrem Alter, von der Zahl der vorangegangenen Geburten und von der sozialen Stellung bekannt. In unserer Studie finden sich diese Einflüsse in mehr oder weniger starkem Ausmaß wieder. Außerdem läßt sich zusätzlich der Einfluß früherer Fehlgeburten ermitteln, ferner die Abhängigkeit von der Schwangerschaftsdauer und dem Ausgang früherer Schwangerschaften. Zusammenhänge mit Einflüssen auf die Schwangerschaft und mit dem Schwangerschaftsverlauf selbst werden in Abschn. 5.1.5 dargestellt.

Tabelle 3.7.2-1 Perinatale Sterblichkeit im Vergleich zu den Bundeszahlen

	Knaben	Mädchen	insges.	ehel.	nicht ehel.
PU (Teil I)	3,0	2,8	2,9	2,9	4,0
Bundesrepublik Deutschland, 1968	2,9	2,4	2,6	2,5	4,7

3.7.2 Perinatale Sterblichkeit

3.7.2.1 Allgemeine Einflußfaktoren

Bei den 7120 ausgetragenen Einlings-Schwangerschaften betrug die perinatale Sterblichkeit 2,9%. Unter den 205 gestorbenen Kindern[11] waren 79

---

[11] Durch genaue Überprüfung der Informationen zur Entscheidung über die Zugehörigkeit der Kinder zur Gruppe der Totgeborenen bzw. der neonatal Gestorbenen haben sich einige Änderungen gegenüber den Zahlen im Vorbericht ergeben, in dem 207 perinatale Todesfälle angegeben wurden

Seit der damaligen Datenerhebung ist die perinatale Sterblichkeit außerordentlich stark gesunken:

	Bundesrepublik Deutschland		
	perinatale Sterblichkeit	Totgeburten	neonatale Sterblichkeit
1965	2,86%	1,66%	1,22%
1970	2,64%	1,64%	1,02%
1975	1,93%	1,16%	0,77%
1980	1,16%	0,63%	0,53%

Man darf jedoch daraus nicht folgern, daß Analysen der damaligen Verhältnisse heute überholt seien. Trotz allgemeiner Verbesserungen ist die Struktur der Sterblichkeit der damaligen Struktur in vieler Hinsicht ähnlich geblieben. So sei z. B. erwähnt, daß der Anteil der Kinder mit einem Geburtsgewicht unter 2500 g 1973 bei 71% lag, 1980 immer noch bei 63% und damit auch jetzt noch den Schwerpunkt der perinatalen Sterblichkeit bildet.

Alter und Parität

Nach dem Alter der Mutter ergeben sich in der PU die folgenden Zahlen, denen aus der allgemeinen Statistik nur die vergleichbaren Totgeborenenquoten gegenübergestellt werden können. Die neonatale Sterblichkeit nach dem Alter der Mutter ist dort nicht berechnet worden. Ersatzweise ist aus einer Sondererhebung 1960 die gesamte Säuglingssterblichkeit der ehelichen Kinder angeführt. Für die Parität gilt Entsprechendes.

Die Totgeborenenquote und die neonatale Sterblichkeit zeigen bis zum Alter von 30 Jahren keine wesentlichen Unterschiede; danach steigen sie fast sprunghaft an. Bei Erst- und Zweitgebärenden ist die perinatale Sterblichkeit günstig und steigt bei höherer Geburtenzahl stark an.

Die gemeinsame Abhängigkeit der perinatalen Sterblichkeit von der Parität und dem Alter der Mutter ist in Tabelle 3.7.2-3 wiedergegeben.

Wegen der sehr unterschiedlich großen Basiszahlen sind die 5%-Konfidenzbereiche angegeben.

In den Altersklassen unter 30 Jahren steigt die perinatale Sterblichkeit mit höherer Parität an; danach liegt das Minimum bei den II-Parae.

Im Vergleich hierzu sei die Sonderzählung 1973 der Bundesstatistik angeführt, in der die Säuglingssterblichkeit des ganzen ersten Lebensjahres, aber ohne Totgeburten, ermittelt wurde (Abb. 15).

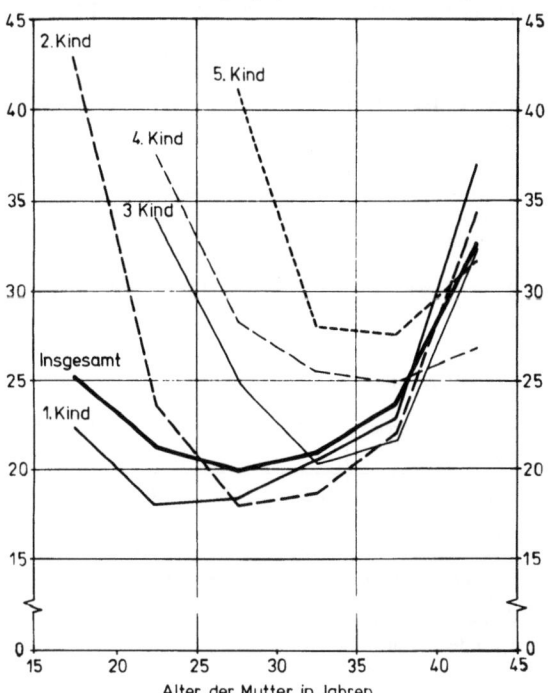

Abb. 15. Säuglingssterblichkeit 1973 der ehelichen Kinder nach der Gesamtgeburtenfolge und dem Alter der Mutter (aus: Ch. Höhn „Entwicklung der Säuglingssterblichkeit und ihre Einflußgrößen. Ergebnis einer Sonderauszählung für das Jahr 1973")

Tabelle 3.7.2-2 Perinatale Sterblichkeit nach dem Alter der Mutter und der Parität

Alter	PU (Teil I; 1964–1970)			Bundesgebiet Deutschland	
	Totgeb.	neonatal gestorben	perinatal gestorben	Totgebor. 1968	gesamte Säuglingssterbl. (ehel. Kinder) 1960
bis 19 Jahre	0,5	1,3	1,8	0,9	3,5
20–24 Jahre	1,1	1,1	2,4	0,8	2,9
25–29 Jahre	0,8	1,6	2,3	0,9	2,7
30–34 Jahre	1,7	2,7	4,5	1,2	3,1
35 u. mehr Jahre	1,6	3,0	4,8	2,2	3,9
	1,1	1,8	2,9	1,1	3,0
Vorangegangene Geburten					
0	1,0	1,6	2,6	·	2,5
1	0,9	1,4	2,3	·	2,9
2 u. mehr	1,8	2,7	4,5	·	4,0

Tabelle 3.7.2-3 Perinatale Sterblichkeit nach Alter der Mutter, Parität und Zahl der Fehlgeburten

Alter		I-Parae mit .... Fehlgeburten				II-Parae mit .... Fehlgeburten				III-Parae mit .... Fehlgeburten			
		0	1	2 u. m.	zusammen	0	1	2 u. m.	zusammen	0	1	2 u. m.	zusammen
bis 19 J.	Anzahl	287	24	3	314	50	3	–	53	6	1	–	7
	perinat. gestorben	4	–	–	4	1	–	–	1	1	–	–	1
	%	1,4	.	.	1,3	.	.	.	1,9	.	.	.	.
	Konfidenzbereich (%)	0,4–3,7	.	.	0,4–3,2	.	.	.	0–10,0	.	.	.	.
20–24 J.	Anzahl	971	163	48	1182	430	96	17	543	86	20	2	108
	perinat. gestorben	20	3	2	25	11	1	2	14	1	3	–	4
	%	2,1	1,8	.	2,1	2,6	1,0	.	2,6	1,2	.	.	3,7
	Konfidenzbereich (%)	1,3–3,7	0,5–5,2	.	1,4–3,1	1,3–4,6	0–5,4	.	1,4–4,3	0–6,4	.	.	1,0–9,5
25–29 J.	Anzahl	914	245	99	1258	803	259	80	1142	298	110	41	449
	perinat. gestorben	16	5	5	26	18	7	2	27	9	5	1	15
	%	1,8	2,0	5,1	2,1	2,2	2,7	2,5	2,4	3,0	4,5	.	3,3
	Konfidenzbereich (%)	1,1–2,9	0,7–4,7	1,9–11,4	1,4–3,0	1,4–3,5	1,1–5,5	0,3–8,7	1,3–3,5	1,4–5,6	1,5–10,3	.	1,9–5,3
30–34 J.	Anzahl	255	96	55	406	345	121	77	543	310	110	49	469
	perinat. gestorben	10	5	8	23	7	5	1	13	17	7	3	27
	%	3,9	5,2	14,5	5,7	2,0	4,1	1,3	2,4	5,5	6,4	.	5,8
	Konfidenzbereich (%)	1,9–7,1	1,6–11,8	6,5–24,2	3,6–8,4	0,9–4,1	1,5–9,4	0,1–6,9	1,2–4,1	3,3–8,7	2,7–12,8	.	4,0–8,3
35 u. mehr	Anzahl	55	34	25	114	70	39	25	134	135	56	41	232
	perinat. gestorben	4	3	2	9	–	–	1	1	4	5	4	13
	%	7,3	.	.	7,9	.	.	.	0,7	3,0	8,9	.	5,6
	Konfidenzbereich (%)	2,0–17,8	.	.	3,6–14,5	.	.	.	0,0–4,1	0,8–7,6	2,8–19,7	.	4,0–9,6
zusammen –	Anzahl	2482	562	230	3274	1698	518	199	2415	835	297	133	1265
	perinat. gestorben	54	16	17	87	37	13	6	56	32	20	8	60
	%	2,2	2,8	7,4	2,7	2,2	2,5	3,0	2,3	3,8	6,7	6,0	4,7
	Konfidenzbereich (%)	1,6–2,9	1,6–4,5	4,4–11,7	2,2–3,3	1,6–3,0	1,3–4,5	1,1–6,4	1,7–3,0	2,6–5,3	4,2–10,2	2,7–11,6	3,6–6,0

· bedeutet: Geburtenzahl unter 50.

Man sieht in der Bundesstatistik noch viel deutlicher als in der PU, daß das Minimum der Sterblichkeit sich mit höherer Parität ins höhere Alter verschiebt. Die günstigsten Werte liegen für das erste Kind im Alter von 20 bis 24 Jahre, für das zweite Kind im Alter 25 bis 30 Jahre. Diese Altersklassen kommen bei der jeweiligen Parität am häufigsten vor. Höhere Gefährdungen bestehen nicht nur bei Frauen, die ein Kind später als im Optimalalter bekommen, sondern auch für Geburten vor diesem Alter, wie die Kurven außerordentlich deutlich zeigen.

Ob vorangegangene Fehlgeburten die perinatale Sterblichkeit – entsprechend Parität und Alter der Mutter – erhöhen, ist aus Tabelle 3.7.2-3 nicht unmittelbar abzulesen. Die untere Schlußzeile, in der für die Summe aller Altersklassen die perinatale Sterblichkeit bei Fehlgeburten gegenüber den Zahlen ohne Fehlgeburten erhöht ist, unterliegt der Fehlerquelle, daß die Frauen mit Fehlgeburten erheblich älter sind als die anderen. So sind z.B. bei I-Parae ohne Fehlgeburten 12% älter als 30 Jahre, bei denen mit einer Fehlgeburt 23% und bei denen

mit mehreren Fehlgeburten 35%. Entsprechendes gilt auch für II-Parae (24%–31%–51%) und auch die höheren Paritäten (vgl. Tabelle 3.7.2-3).

Man muß also, um die perinatalen Sterbeziffern vergleichen zu können, auch innerhalb der Altersklassen vergleichen, wobei die Zahlen allerdings oft klein sind. Dabei verhalten sich die Frauen mit einer und die mit mehreren Fehlgeburten ganz verschieden. Prüft man unter Berücksichtigung der altersspezifischen Ziffern für

I-Parae mit 1 Fehlgeburt: beob. 16 Sterbefälle, erwartet 14,7
II-Parae mit 1 Fehlgeburt: beob. $\underline{13}$ Sterbefälle, erwartet $\underline{11,4}$
zusammen $\overline{29}$ $\overline{26,1}$

so zeigt sich keine signifikante Erhöhung der Sterblichkeit bei einer früheren Fehlgeburt. Dagegen ist für

I Parae mit mehreren Fehlgeburten: beob. 17 Sterbefälle, erwartet 8,2
II Parae mit mehreren Fehlgeburten: beob. 6 Sterbefälle, erwartet 4,6; zusammen: beob. 23, erw. 12,8.

Tabelle 3.7.2-4 Perinatale Sterblichkeit (auf 100 Lebend- und Totgeborene) nach Geburtsgewicht

Geburtsgewicht (g)	PU (Teil I) 1964–1970				Bundesrepublik Deutschland 1973			
	Totgeborene	in 1. Wo. gestorben	perinatale Sterblichkeit	Lebend- und Totgeborene Anz.	Totgeborene	in 1. Wo. gestorben	perinatale Sterblichkeit	Lebend- und Totgeborene Anz.
unter 1000 }	22,9	61,5	84,4	96	12,8 } 18,3	79,4 } 56,7	92,2 } 75,0	2476
1000–1499 }					21,4	43,8	65,2	4361
1500–1999	13,1	15,2	28,3	99	11,6	17,1	28,7	8178
2000–2499	4,0	8,0	12,0	225	3,5	4,4	7,9	24979
2500–2999	1,0	1,9	2,9	1096	} 0,5	0,5	1,0	342881
3000–3499	0,3	0,3	0,6	2686				
3500–3999	0,4	0,1	0,5	2163	} 0,3	0,2	0,5	254362
4000–4499	0,3	0,2	0,5	644				
4500–4999 } 5000 u. mehr }	1,3	–	1,3	75	3,5	1,1	4,6	1218
	1,1	1,8	2,8	7084	0,9	1,4	2,3	638455

Bei zwei und mehr vorangegangenen Aborten ist die perinatale Sterblichkeit auf etwa das Doppelte erhöht. Dies entspricht dem klinischen Urteil der Gynäkologen, die erst zwei und mehr Aborte als Risikofaktor ansehen. So war die Risikodefinition auch in der Münchner Perinatalstudie 1975, bei der die perinatale Sterblichkeit dieser Gruppe etwa das 2,5fache des Durchschnitts betrug.

Geburtsgewicht und Schwangerschaftsdauer

Die Abhängigkeit der perinatalen Sterblichkeit von Geburtsgewicht und von der Schwangerschaftsdauer ist außerordentlich stark. Die perinatale Sterblichkeit beträgt bei Kindern unter 1500 g etwa 85% und sinkt dann schnell ab. Beim Gewicht von 2500 g flacht sich der Abfall ab; vom Gewicht 3000 g ab ist die Sterblichkeit ziemlich konstant. Ein Wiederanstieg bei sehr hohem Gewicht, der in der Bundesstatistik sehr stark hervortritt, ist in unserer Studie nur schwach angedeutet.

Seit 1971 wird das Gewicht des Neugeborenen bei der standesamtlichen Meldung einer Geburt und eines Säuglingstodesfalls erfaßt. Dadurch ist auch die perinatale Sterblichkeit nach Geburtsklassen in der Gesamtstatistik bekannt.

Bemerkenswert ist die Tatsache, daß in den niedrigsten Gewichtsklassen[12] die Neonatalsterblichkeit deutlich über der Totgeburtenquote liegt, während sich bei den höheren Gewichtsklassen ab 3500 g die Reihenfolge umkehrt. Der Vergleich der PU-Zahlen mit denen der Bundesstatistik zeigt weitgehend ähnliche Verläufe; die Bundeszahlen von 1973 sind fast überall niedriger als die zeitlich früheren der PU,

was der allgemeinen Senkung der perinatalen Sterblichkeit in diesem Zeitraum entspricht.

Die Schwangerschaftsdauer ist der eigentliche Grundfaktor für die eben beschriebene Abhängigkeit vom Geburtsgewicht, das nur seiner besseren Feststellbarkeit wegen in der Bevölkerungsstatistik benutzt wird. In unserer Studie war die Tragzeit gut erfaßbar, Zweifelsfälle wurden ausgeschaltet.

Tabelle 3.7.2-5 zeigt die perinatale Sterblichkeit in Abhängigkeit von der Tragzeit nach Schwangerschaftswochen. Das Minimum liegt bei 42 Wochen, also bei einer Dauer von 288 bis 294 Tagen p. m.; die Zahlen sind allerdings nicht groß genug, um das Minimum genau zu lokalisieren, denn die 4 letzten Ziffern der Tabelle sind nicht signifikant von einander unterschieden.

Diese Abhängigkeit der perinatalen Sterblichkeit von der Tragzeit und damit vom Geburtsgewicht ist außerordentlich groß. 68% der perinatal gestorbenen Kinder hatten ein Geburtsgewicht unter 2500 g, 77% der perinatal Gestorbenen hatten eine Tragzeit bis höchstens 260 Tage. Diese Tatsachen rechtfertigen alle Bemühungen, Frühgeburten zu verhindern und damit die Lebensaussichten der Kinder entscheidend zu verbessern.

3.7.2.2 Die Todesursachen

Die Ursachen der perinatalen Sterblichkeit sind in Tabelle 3.7.2-6 nach der Internationalen Klassifikation der Weltgesundheitsorganisation (ICD) 8. Revision 1968 verschlüsselt. Zum Vergleich sind die Zahlen der neonatalen Todesfälle der Bundesstatistik 1968 angegeben. Eine Statistik über die Ursachen der Totgeburten gibt es in der Bundesrepublik nicht. Deshalb sind die Angaben aus der PU von allgemeinerem Interesse. Die Zahlen der PU können auch an

---

[12] Bei sehr niedrigen Gewichten ist die Zahl der Totgeborenen auch dadurch klein, daß hier die Deklaration als Fehlgeburt möglich sein kann

Tabelle 3.7.2-5 Perinatale Sterblichkeit nach der Dauer der Schwangerschaft

Dauer d. Schwanger-schaft in Wochen p. m.	Geborene	Totge-borene	in 1. Woche verstorben	perinatal verstorben	Perinatale Sterblichkeit
bis 28	51	8	40	48	94,1
29–30	35	5	16	21	60,0
31–32	45	8	13	21	46,7
33–34	87	12	20	32	36,8
35–36	208	11	12	23	11,1
37–38	627	15	6	21	3,3
39	941	6	5	11	1,2
40	1618	5	6	11	0,7
41	1903	5	5	10	0,5
42	1127	–	2	2	0,2
43 u. mehr	331	3	1	4	1,2
zusammen	6973	78	126	204	2,9

einigen Punkten eine Verbindung zwischen Mortalitäts- und Morbiditätsstatistik herstellen.

Die Statistik ist in Tabelle 3.7.2-6 nach dem Geschlecht gegliedert; der Vergleich mit den Bundeszahlen gilt nur für die neonatalen Todesfälle. In beiden Statistiken bestehen die gleichen Häufungen. In der PU dürfte die höhere Zahl bei den intrakraniellen Blutungen durch genauere Feststellungen und Angaben bedingt sein. Die Nummern 776 und 777 zeigen kompensatorische Unterschiede, indem in der PU häufiger Hypoxie angegeben wird, in der allgemeinen Statistik Unreife ohne nähere Angaben. In der PU sind mehr Rh-Schäden festgestellt worden. Die Nr. 769 enthält in der allgemeinen Statistik To-

desfälle von Mehrlingen, diese fehlen im Teil I der PU, der nur Einlinge enthält.

In Tabelle 3.7.2-7 sind die Todesursachen nach der Schwangerschaftsdauer aufgegliedert; außerdem ist die Zahl der Obduktionen jeder Todesursachenkategorie angegeben. Bemerkenswert ist das Überwiegen der neonatalen Sterblichkeit bei den kurzen Tragzeiten, wobei Hypoxie und Unreife ohne nähere Angaben im Vordergrund stehen. Totgeburten überwiegen erst etwa ab 35 Wochen gegenüber der neonatalen Sterblichkeit. Die in den Tabellen sich andeutenden Unterschiede sollten an größerem Material präzisiert werden.

Tabelle 3.7.2-6 Perinatale Sterblichkeit – Todesursachen nach Geschlecht. – Vergleich mit Bundesstatistik

ICD 1968		Totgeborene				in 1. Wo. gestorben				Bundesstatistik 1968 in 1. Wo. gestorben			
		M	W	insges.	auf 100 Geborene	M	W	insges.	auf 100 Lebend-geborene	M	W	insges.	auf 100 Lebend-geborene
Angeborene Mißbildungen													
740	Anenzephalus	–	1	1	0,01	2	1	3	0,04	78	100	178	0,02
741	Spina bifida	–	–	–	–	–	1	1	0,01	31	57	88	0,01
742	Angeb. Hydrozephalus	–	–	–	–	–	–	–	–	67	51	118	0,01
743/45	Übr. angeb. Mißbildg. d. Nervensystems	–	–	–	–	1	1	2	0,03	30	34	64	0,01
746	Angeb. Mißbild. d. Herz.	–	–	–	–	2	–	2	0,03	434	265	699	0,07
747	Sonst. angeb. Mißbild. d. Kreislaufsystems	–	–	–	–	–	2	2	0,03	8	8	16	0,00
748	Angeb. Mißbild. d. Atmungs-organe	–	–	–	–	–	–	–	–	17	13	30	0,00
749	Gaumen- u. Lippenspalte	–	–	–	–	–	–	–	–	6	7	13	0,00
750/51	Angeb. Mißbild. der Verdauungsorgane	1	–	1	0,01	1	–	1	0,01	81	51	132	0,01
752	Angeb. Mißbild. der Geschlechtsorgane	–	–	–	–	–	–	–	–	2	1	3	0,00
753	Angeb. Mißbild. der Harnorgane	1	–	1	0,01	1	–	1	0,01	17	10	27	0,00
754/55	Angeb. Mißbild. der Gliedmaßen	–	–	–	–	–	–	–	–	16	9	25	0,00
756	Sonst. angeb. Mißbild. d. Muskel- u. Skelettsyst.	1	–	1	0,01	2	–	2	0,03	29	34	63	0,01
757/58	Sonst. angeb. Mißbild.	–	–	–	–	–	–	–	–	37	35	72	0,01
759	Angeb. Mißbildungssyndrome mehr. Organsyst.	1	–	1	0,01	2	–	2	0,03	177	150	327	0,03
740–759	insges.	4	1	5	0,07	11	5	16	0,23	1030	825	1855	0,19
Bestimmte Ursachen der perinatalen Mortalität													
760	Schädig. d. Neugeb. d. chron. Krankh. der Mutter	–	–	–	–	–	–	–	–	11	4	15	0,00

Tabelle 3.7.2-6 (Fortsetzung)

ICD 1968		Totgeborene				in 1.Wo. gestorben				Bundesstatistik 1968 in 1.Wo. gestorben			
		M	W	insges.	auf 100 Geborene	M	W	insges.	auf 100 Lebend-geborene	M	W	insges.	auf 100 Lebend-geborene
761	Schäd. d. Neugeb. d. sonst. Krankh. d. Mutter	4	3	7	0,10	2	1	3	0,04	27	20	47	0,00
762	Schäd. d. Neugeb. d. Schwang.-Toxik.	6	7	13	0,18	–	1	1	0,01	18	21	39	0,00
763	Schädig. d. Neugeb. d. Infektion d. Mutter	1	1	2	0,03	–	–	–	–	4	6	10	0,00
764	Regelw. Geb. b. Anomal. d. Beckenkn.	–	–	–	–	–	–	–	–	5	7	12	0,00
765	Regelw. Geb. m. Angabe e. Mißverhältn.	–	–	–	–	–	–	–	–	4	3	7	0,00
766	Regelw. Geb. m. Fehllage d. Frucht	–	–	–	–	–	–	–	–	58	32	90	0,01
767	Regelw.-Geb. b. abnorm. Wehentätigkeit	–	–	–	–	–	–	–	–	2	4	6	0,00
768	Regelw. Geb. m. sonst. Komplik.	–	–	–	–	–	–	–	–	30	17	47	0,00
769	Schädig. d. Neugeb. d. s. Komplik. in der Schw.	–	–	–	–	1	1	2	0,03	591	540	1131	0,12
770	Schädig. d. Neugeb. d. Veränderg. d. Plazenta	9	6	15	0,21	3	3	6	0,09	165	111	276	0,03
771	Schädig. d. Neugeb. d. Veränderg. d. Nabelschnur	4	2	6	0,08	1	–	1	0,01	101	60	161	0,02
772	Geburtsverletzg. ohne Ang. d. Ursache	1	–	1	0,01	13	14	27	0,38	1168	593	1761	0,18
773	Schädig. d. Neugeb. d. Beendig. d. Schwang.	1	–	1	0,01	–	–	–	–	–	–	–	–
774	Hämolyt. Krankh. d. Neugeb. m. Kernikterus	–	–	–	–	–	–	–	–	96	74	170	0,02
775	Hämolyt. Krankh. d. Neugeb. o. Kernikterus	5	6	11	0,15	6	6	12	0,17	88	73	161	0,02
776	Anoxie, Hypoxie d. n. anderw. einzuordn. Zust.	2	5	7	0,10	16	21	37	0,53	2230	1480	3710	0,38
777	Nicht näher bez. Unreife	1	–	1	0,01	8	11	19	0,27	2837	2152	4989	0,51
778	Sonst. Zustände d. Fetus	–	1	1	0,01	1	–	1	0,01	196	120	316	0,03
779	Fetaltod aus unbek. Ursache	6	3	9	0,13	–	–	–	–	–	–	–	–
760–779	insges.	40	34	74	1,04	51	58	109	1,55	7631	5317	12948	1,34
	Andere Todesursachen	–	–	–	–	1	–	1	0,04	229	173	402	0,04
	(darunter 551 Sonst. Eingeweidebrüche)					(1)	–	(1)	(0,01)	(11)	(6)	(17)	(0,00)
	Alle Todesursachen	44	35	79	1,11	63	63	126	1,79	8890	6315	15205	1,57

Tabelle 3.7.2-7 Perinatale Sterblichkeit – Todesursachen nach Schwangerschaftsdauer

ICD 1968		Schwangerschaftsdauer								zusammen			davon obduziert
		bis 28. Woche		29.-34. Woche		35.-38. Woche		39 Wo. u. mehr					
		Tot geb.	in 1.Wo. gestorb.	Tot geb.	in 1.Wo. gestorb.	Tot geb.	in 1.Wo. gestorb.	Tot geb.	in 1.Wo. gestorb.	Tot geb.	in 1.Wo. gestorb.	zus.	
Angeborene Mißbildungen													
740	Anencephalus	–	–	–	–	1	1	–	2	1	3	4	4
741	Spina bifida	–	–	–	–	–	1	–	–	–	1	1	1
742	angeb. Hydrocephal.	–	–	–	–	–	–	–	–	–	–	–	–
743/45	Übr. angeb. Mißbild. d. Nervensystems	–	2	–	–	–	–	–	–	–	2	2	2
746	angeb. Mißbild. d. Herzens	–	–	–	1	–	–	–	1	–	2	2	2
747	Sonst. angeb. Mißb. d. Kreislaufsyst.	–	–	–	–	–	–	–	2	–	2	2	2
748	Angeb. Mißbild. d. Atmungsorgane	–	–	–	–	–	–	–	–	–	–	–	–
749	Gaumen- u. Lippenspalte	–	–	–	–	–	–	–	–	–	–	–	–
750/51	Angeb. Mißbild. d. Verdauungsorg.	–	–	1	–	–	1	–	–	1	1	2	–
752	Angeb. Mißbild. d. Geschlechtsorg.	–	–	–	–	–	–	–	–	–	–	–	–
753	Angeb. Mißbild. d. Harnorgane	–	–	–	1	1	–	–	–	1	1	2	2
754/55	Angeb. Mißbild. d. Gliedmaßen	–	–	–	–	–	–	–	–	–	–	–	–

Tabelle 3.7.2-7 (Fortsetzung)

ICD 1968	Schwangerschaftsdauer								zusammen			davon obduziert
	bis 28. Woche		29.–34. Woche		35.–38. Woche		39 Wo. u. mehr					
	Tot geb.	in 1. Wo. gestorb.	Tot geb.	in 1. Wo. gestorb.	Tot geb.	in 1. Wo. gestorb.	Tot geb.	in 1. Wo. gestorb.	Tot geb.	in 1. Wo. gestorb.	zus.	
756 Sonst. angeb. Mißb. d. Muskel- und Skelettsysteme	–	–	–	–	–	–	1	2	1	2	3	3
757/58 Sonst. angeb. Mißbild.	–	–	–	–	–	–	–	–	–	–	–	–
759 Angeb. Mißbildg. Syndrome mehrerer Organsysteme	–	–	–	–	1	1	–	1	1	2	3	3
740–759 insges.	–	2	1	2	3	4	1	8	5	16	21	19
Bestimmte Ursachen der perinat. Mortalität												
760 Schädig. d. Neugeb. d. chron. Krankh. d. Mutter	–	–	–	–	–	–	–	–	–	–	–	–
761 Schädig. d. Neugeb. d. sonst. Krankh. d. Mutter	1	–	1	1	2	2	3	–	7	3	10	6
762 Schädig. d. Neug. d. Schwang.-Toxik.	1	–	8	–	3	–	1	1	13	1	14	10
763 Schäd. d. N. durch Infekt d. Mutter	1	–	–	–	1	–	–	–	2	–	2	2
764 Regelw. Geb. bei Anom. d. Beckenkn.	–	–	–	–	–	–	–	–	–	–	–	–
765 Regelw. Geb. m. Ang. ein. Mißverhältn.	–	–	–	–	–	–	–	–	–	–	–	–
766 Regelw. Geb. m. Fehllage d. Frucht	–	–	–	–	–	–	–	–	–	–	–	–
767 Regelw. Geb. b. abnorm. Wehentätigkeit	–	–	–	–	–	–	–	–	–	–	–	–
768 Regelw. Geb. m. sonst. Komplik.	–	–	–	–	–	–	–	–	–	–	–	–
769 Schäd. d. N. d. sonst. Komplik. d. Schw.	–	1	–	1	–	–	–	–	–	2	2	1
770 Schäd. d. Neugeb. d. Veränderung d. Plazenta	1	5	4	1	5	–	5	–	15	6	21	19
771 Schäd. d. Neugeb. d. Veränderung d. Nabelschnur	–	1	1	–	2	–	3	–	6	1	7	6
772 Geburtsverletzg. o. Ang. d. Ursache	–	7	1	14	–	3	–	2	1	27[a]	28	28
773 Schäd. d. Neugeb. d. Beendigung d. Schwangerschaft	–	–	–	–	1	–	–	–	1	–	1	1
774 Hämolyt. Krankh. d. Neugeb. mit Kernikterus	–	–	–	–	–	–	–	–	–	–	–	–
775 Hämolyt. Krankh. d. Neugeb. ohne Kernikterus	2	–	8	8	1	4	–	–	11	12	23	15
776 Anoxie, Hypoxie d. n. anderw. einzuordn. Zustände	–	10	–	16	3	5	4	5	7	37[a]	44	37
777 nicht näher bez. Unreife	–	15	1	4	–	–	–	–	1	19	20	8
778 Sonst. Zustände d. Fetus	–	–	–	–	1	1	–	–	1	1	2	2
779 Fetaltod aus unbekannter Ursache	2	–	1	–	4	–	2	–	9	–	9	8
760–779 insges.	8	39	25	45	23	15	18	8	74	109	183	143
Andere Todesursachen	–	–	–	–	–	–	–	1	–	1	1	1
Alle Todesursachen	8	41	26	47	26	19	19	17	79	126	205	163

[a] Ein Fall ohne Angabe der Schwangerschaftsdauer

3.7.3 Anomalien, Mißbildungen, Auffälligkeiten

3.7.3.1 Begriffe

Aus einer allgemein biologischen Betrachtungsweise ist jede bei Geburt nachweisbare strukturelle und/oder funktionelle Abweichung vom normalen Entwicklungsgang im submikroskopischen, mikroskopischen oder makroskopischen Bereich eine angeborene Entwicklungsstörung = angeborene Anomalie. Die Grenzen zum physiologischen Bereich sind durch die dem Menschen eigene genetisch fixierte Variabilität des Phänotypus festgelegt mit einem schwer faßbaren Unsicherheitsbereich. Dieser biologische Begriff einer angeborenen Anomalie, die die normale Variabilität überschreitet, erfaßt demnach sowohl die anatomisch strukturell morphologischen, als auch die sekundär abhängigen und die primären funktionellen Entwicklungsstörungen, denen im subzellulären Bereich biochemische Phänomene der Entwicklungsentgleisung zugrundeliegen, die auf den zellulären und Gewebebereich übergreifen. Die Bezeichnung angeborene Anomalie = Entwicklungsstörung sensu latiori wird dieser Auffassung am meisten gerecht. Im angelsächsischen Sprachgebrauch hat sich hierfür zeitweise die Bezeichnung „birth defects" eingebürgert.

Hiervon läßt sich ein struktureller Mißbildungsbegriff abgrenzen, der im internationalen Sprachgebrauch als „congenital malformation" sensu strictiori bezeichnet wird. Hierbei handelt es sich um strukturelle anatomische Abweichungen von der Form, Größe und Differenzierung eines oder mehrerer Organe bzw. Organsysteme oder des gesamten Organismus außerhalb der physiologischen Variabilität. In diesem Sinne ist eine angeborene Mißbildung die Folge einer pränatal, bevorzugt in der sensiblen Embryonalperiode (3. bis 8. Woche p.c.) entstandenen irreversiblen Entwicklungsstörung mit mehr oder weniger schweren Defekten der Formbildung, des Wachstums, der Gewebedifferenzierung und der sekundär abhängigen Funktionsstörungen.

Diese grundsätzlichen begrifflichen Klärungen legen jedoch die Erkennung und Zuordnung von Mißbildungen im Einzelfall nicht fest. Während bei „schweren" Mißbildungen (= major congenital malformations), die oft die Lebensfähigkeit des Kindes beeinträchtigen, die Anwendung des Mißbildungsbegriffs ziemlich klar ist, werden die Unsicherheiten umso größer, je geringer und funktionell weniger bedeutsam die Abweichungen für das Leben und das Wohlbefinden eines Kindes sind. In diesem schwer faßbaren Unsicherheitsbereich verliert auch der Mißbildungsbegriff mehr und mehr seinen Sinn. Es kommt hinzu, daß in weiten Kreisen der Bevölke-

rung der Terminus „Mißbildung" einen stark negativen Akzent hat und nur für wirklich schwere Defekte gebilligt wird. In diesem Sinne könnte man postulieren, daß es keine „leichten Mißbildungen" gibt, sondern nur „Auffälligkeiten", „Besonderheiten", „seltene oder atypische morphologische Ausprägungen". Im wissenschaftlichen Schrifttum haben sich diese behutsamen Bezeichnungen jedoch nicht eingebürgert; der wissenschaftliche Gebrauch dieser Bezeichnungsabstufungen würde auch in gewissem Gegensatz zu der Tatsache stehen, daß Schweregrade typischer Organmißbildungen sich in sogenannten teratologischen Reihen von der schwersten bis zur geringsten Ausprägung einordnen lassen.

In dieser Studie werden wir zur Abstufung des Schwere- und Bedeutsamkeitsgrades der Mißbildungen/Anomalien folgende Bezeichnungen verwenden:

a) schwere Mißbildungen

b) deutliche Auffälligkeiten (auch: leichte Mißbildungen)

c) geringe Auffälligkeiten (auch: Anomalien im engeren Sinne).

Bei Zusammenstellung nach Organen, die sowohl a- als auch b-Kinder umfassen, wird die Bezeichnung „Mißbildungen/Anomalien" verwendet.

Es war Richtlinie bei den pädiatrischen Untersuchungen in der Neugeborenenperiode und bei nachfolgenden Kontrollen bis zum Ende des 3. Lebensjahres, möglichst **alle Abweichungen von der Norm** zu registrieren. Dies betrifft demnach alle Kategorien bis in den Übergangsbereich zu den physiologischen Variationen. Die fließenden Übergänge zwischen den Grenzfällen der Norm und den leichten Abweichungen sind unter der Kategorie der „geringen Auffälligkeiten" zusammengefaßt. Alles was subjektiv vom Untersucher nicht als eindeutiger morphologischer und/oder funktioneller Defekt angesehen wird, aber auch nicht als normal empfunden wird, kommt dieser Kategorie zu. Das subjektive Urteil des Untersuchers tritt dabei in den Vordergrund.

Auch für deutlichere Defektzustände gibt es fließende Übergänge im Schweregrad (= Expressivität); jede Grenzziehung von leicht nach schwer ist willkürlich und zweifellos im internationalen Vergleich uneinheitlich. Sie muß für jede Studie so genau wie möglich klargelegt werden. In der vorliegenden Studie geht es aber nicht – oder nur nebenher – darum, Häufigkeiten für den Vergleich mit anderen Untersuchungsreihen zu gewinnen, sondern fast ausschließlich um material-interne Vergleiche, bei denen die Anomalien als Zielgrößen unter korrelations-statistischen Aspekten mit den verschiedensten Einflußfaktoren, besonders in der frühen Gravidität, in Verbindung gebracht werden, um Zusammenhänge aufzudecken.

In der systematischen Gliederung angeborener morphologischer Defekte wird bei den schweren Mißbildungen auf die von der WHO vorgelegte 8. Revision der internationalen Klassifikation der Krankheiten, Schäden und Todesursachen (ICD) Bezug genommen, die. in Sektion XIV in den Kategorien 740–759 die wesentlichen Mißbildungstypen enthält. Die Gliederung ist auch für Auffälligkeiten der verschiedenen Grade geeignet.

Die in der PU vorgenommene Definition von (a) ist aus den Einzelbeschreibungen in Tabelle 3.7.3-1 ersichtlich, die Abgrenzungen von (b) und (c) aus den Diagnosen-Spalten der Tabelle 3.7.3-3. Grundsätzlich wird unterschieden zwischen Einzelmißbildungen und multiplen Mißbildungen, wobei die Syndrome eine besondere Kategorie bilden.

Bei einer Einzelmißbildung handelt es sich im Prinzip um einen morphologischen Defekt (oder mehrere zusammenhängende Defekte) in **einem** Organsystem. Da aus den Dokumentationsunterlagen bei der Nennung mehrerer Mißbildungen in einem Organsystem die Erkennung der Zusammengehörigkeit aber schwierig ist und oft nur von der gewählten Nomenklatur abhängt, wurde im folgenden nur zwischen

– Mißbildungen in einem Organsystem (Einzelmißbildung),
– Mißbildungen in mehreren Organsystemen (Mehrfachmißbildungen) und
– zusammengehörenden Mißbildungen an mehreren Organsystemen (Syndromen)

unterschieden.

In Tabelle 3.7.3-1 ist dabei eine Gliederung nach der am schwersten erscheinenden Mißbildung vorgenommen worden.

In der Abgrenzung der Einzelmißbildungen von ähnlichen, aber in multiple Mißbildungen einbezogenen Mißbildungstypen ergeben sich Ansätze für die Klärung ursächlicher Beziehungen.

Die Gliederung der ICD ist nur als Systematik für die Lokalisation von Einzelmißbildungen geeignet, Unter die Kategorie 759 der ICD fallen alle multiplen Mißbildungen; diese Zusammenfassung ist unbefriedigend.

Die von Frau J. A. C. WEATHERALL vorgenommene Erweiterung der Systematik (Europ. Teratol. Kongreß 1976) wird nachfolgend parallel zur ICD verwendet werden. An ihrem System ist besonders bemerkenswert, daß die einzelnen Komponenten multipler Mißbildungen bzw. Auffälligkeiten in ihrem Zusammentreffen durch Buchstaben übersichtlich erfaßt werden können.

Charakteristische Syndrome werden als eine eigene Mißbildungskategorie betrachtet; typische abnormale Kernsymptome werden dabei nicht getrennt als eigene Anomalien registriert, wenn sie diagnostisch für das Syndrom von Bedeutung sind. Als Beispiel sei hier das Down-Syndrom genannt. Anomale Papillarmuster, Epikanthus, Überstreckbarkeit der Gelenke werden also dabei nicht gesondert gezählt; sie treten ggf. erst bei den Einzelbefunden der Auffälligkeiten in 3.7.3.4 auf.

Die Gliederung der Anomalien in die drei Klassen (a) „schwere Mißbildungen" – (b) „deutliche Auffälligkeiten" – (c) „geringe Auffälligkeiten" – sollte nicht als tiefgründige, grundsätzliche Systematik überschätzt werden; sie dient lediglich als erste arbeitstechnische Übersicht. Die wirklichen Zielgrößen der späteren Assoziationen sind die einzelnen Mißbildungstypen, die ihrerseits nicht einheitlich, sondern nach ihrem Ausprägungsgrad einer der drei Klassen zugeordnet wurden, wobei für genaue statistische Analysen noch eine gründliche, meist fachärztliche Durcharbeitung der Befundsbeschreibungen erfolgte, bei der sich meist eine Reduktion der Diagnosezahlen ergab.

Bei den „Mißbildungen" und „Auffälligkeiten" sind zwei Möglichkeiten der Zählung zu unterscheiden:

– Personenzählung: Ein Kind kann mehrere verschiedenartige und verschieden schwere Befunde, Mißbildungen oder Auffälligkeiten haben. Es wird der schwersten Klasse zugeordnet und nur einmal gezählt.
– Befundzählung: Die Befundkategorien werden einzeln gezählt. Ein Kind mit mehreren Auffälligkeiten wird bei jeder Art der Auffälligkeit mitgezählt. Würde man alle Befunde zusammenzählen, so ergäbe sich eine wesentlich höhere Zahl als die der Kinder mit solchen Befunden.

3.7.3.2 Häufigkeit von Mißbildungen

Im Schrifttum schwanken die Angaben über die Häufigkeit „schwerer" und „leichter" Mißbildungen außerordentlich stark. Trotz der weitgehenden grundsätzlichen Übereinstimmung über die Definitionsprinzipien bleibt ein erheblicher subjektiver und beobachtungstechnischer Spielraum in der realen Erfassung, Erkennung und Zuordnung der Einzelfälle. Deshalb können Häufigkeitsvergleiche zwischen verschiedenen Beobachtungsreihen nur eine sehr beschränkte Bedeutung haben. Maßgebend sind vor allem zwei Gesichtspunkte:

1. Das Alter der Kinder bei der Beobachtung, die einmalig sein oder eine ganze Altersspanne überdecken kann, wobei auch die Selektion durch schon früher gestorbene Kinder zu berücksichtigen ist.

2. Die Beobachtungstechnik und die Organisation des Einsatzes der verschiedenen Beobachtungstechniken einschließlich der Aufmerksamkeit des Untersuchers und des Zeitaufwandes bei der einzelnen Untersuchung.

In der PU sind folgende Besonderheiten zu berücksichtigen:

Der Untersuchungsrhythmus sah Untersuchungen des Kindes nach der Geburt in der ersten Woche, mit 6 Wochen, 9, 18 und 36 Monaten vor. Die Mütter haben sich nicht streng an die Termine gehalten, sondern Termine ausgelassen und verschoben. Bei der Auswertung wurde die Information, die bis zur 6-Wochen-Untersuchung (manchmal erst in der 14. Woche durchgeführt) vorlag, als ein Komplex mit einem zusammenfassenden Gesundheitsurteil K_1 verschlüsselt, dann in einem späteren Arbeitsgang die weitere Information aus den 9-, 18- und 36-Monats-Untersuchungen. Auch hier wurde ein Gesamturteil (K_2) verschlüsselt; freilich waren die Unterlagen dazu unvollständig; immerhin liegt bei 81% der die Perinatalperiode überlebenden 6913 Kinder mindestens eine der 9-, 18-, 36-Monats-Untersuchungen dokumentiert vor.

Insgesamt sind bei 122 Kindern „schwere Mißbildungen", über die im nächsten Abschnitt eingehend berichtet wird, festgestellt worden. Dies ergibt bei Bezug auf die 7042 ausgetragenen Kinder, für die Untersuchungsbefunde vorliegen[13], eine Quote von 1,73%.

Bei genauerer Betrachtung der Zahlenverhältnisse sind folgende Beobachtungszeiten zu unterscheiden:

Schwere Mißbildungen

bei Geburt und im ersten Vierteljahr erkannt	86	Bezugszahl 7042	Geborene mit Untersuchungsbefunden (1,22 auf 100 Geborene)
nach dem ersten Vierteljahr bis zu 3 Jahren zusätzlich erkannt	36	Bezugszahl 5510	Kinder (ohne im **ersten** Vierteljahr festgestellte schwere Mißbildungen), über die nach dem 1. Vierteljahr Information über die Gesundheitsverhältnisse vorliegt. (0,65 auf 100 Kinder mit Information jenseits des 1. Vierteljahres).

Unter Berücksichtigung der Beobachtungszeiten ergibt sich daraus folgende Häufigkeitsangabe für schwere Mißbildungen bis zum Alter von 9 bzw. 18 oder 36 Monaten, wobei mit der neuen Bezugszahl auch in Rechnung gestellt ist, daß in den damaligen Beobachtungsjahren nur etwa 96% der Geborenen das erste Lebensvierteljahr überschritten. Dann ergibt sich als Mißbildungsquote

$$0,0122 + 0,988 \cdot 0.0065 = 0,0186 = 1,86\%$$

Der Unterschied zur obigen einfachen Pauschalrechnung (1,73%) ist unerheblich.

Die Beobachtungstechnik ist für die verschiedenen Mißbildungsarten und Beobachtungssituationen (Beobachtung bei der Vorstellung des Kindes ohne bestimmten Verdacht; Diagnose bei Gesundheitsstörungen, Obduktion bei Verstorbenen) unterschiedlich. Dazu zwei Beispiele:

Die klarsten Ergebnisse liefern operationale Definitionen der diagnostischen Begriffe, wie es weitgehend bei den Hüftgelenksbefunden in der PU verwirklicht wurde. Hier dürften die Häufigkeitsangaben weitgehend richtig sein, weil diese Kinder fast vollständig unter Beobachtung geblieben sind. Die trotzdem verbliebenen Unklarheiten sind in 5.3.7 dargestellt.

Zur Feststellung von Herz- und Gefäßmißbildungen sind dagegen keine einheitlichen spezialistischen Untersuchungen vorgenommen worden. Es ist daher damit zu rechnen, daß eine gewisse Zahl von ihnen unentdeckt geblieben ist, wenn die Träger dieser Mißbildungen nicht in frühem Alter gestorben sind und obduziert wurden. Nur bei Obduktionen ist die wahre Häufigkeit von Herz- und Gefäßmißbildungen zu erkennen; allerdings nur in der Selektionsgruppe der Gestorbenen, so daß es keine wahren und verallgemeinerungsfähigen Häufigkeitsfeststellungen geben kann.

Zur praktischen Demonstration der Schwierigkeit internationaler Vergleiche wird am Schluß des Abschn. 3.7.3.4 eine Gegenüberstellung der gemeldeten Fehlbildungen in den USA, in England und Wales, in der Bundesrepublik Deutschland mit den PU-Zahlen vorgenommen. Im Anschluß daran wird über die in der amerikanischen Perinatal-Studie gefundenen Mißbildungshäufigkeiten berichtet, die bei zwei verschiedenen Verschlüsselungen erhebliche Unterschiede aufwiesen.

---

[13] Die präzise Angabe der Bezugszahl für die schweren Mißbildungen – wie auch später für andere Auffälligkeiten – ist nicht so einfach, wie der Leser vermuten mag. Die Bezugszahl als der Nenner der Häufigkeitsberechnung soll alle Kinder enthalten, für die der jeweilige Befund, wenn er vorhanden war, angegeben worden wäre. Die Zahl ist jedoch dokumentationstechnisch nicht exakt faßbar. So sind z. B. 226 Kinder nicht in der mitarbeitenden Klinik zur Welt gekommen und haben daher nicht die üblichen Dokumentationsformulare. Die in der Dokumentationszentrale verfügbaren Mitteilungen über diese Kinder sind sehr unterschiedlich umfangreich und hätten gegebenenfalls das Vorhandensein einer schweren Mißbildung enthalten können. Als Anhaltspunkt dafür wurde die Angabe des Geburtsgewichtes genommen. Wenn dies mitgeteilt wurde, kann man annehmen, daß auch eine schwere Mißbildung mitgeteilt worden wäre

3.7.3.3 Schwere Mißbildungen

In der folgenden Übersicht wird eine umfassende Information über die 122 beobachteten, als schwer[14] klassifizierten Mißbildungen gegeben. In der Reihenfolge wurde das Anordnungsprinzip von WEATHERALL benutzt; dabei wurden die zugehörigen ICD-Nummern[15] der 8. Revision (1968) hinzugefügt. Besonderer Wert wurde auf eine ausführliche Darstellung der mehrfachen Mißbildungen gelegt, die in der Internationalen Klassifikation unbefriedigend berücksichtigt sind (vgl. Abschn. 3.7.3.1). Für sie ist

nur eine Sammelnummer 759 „Mehrfache Mißbildungen" vorgesehen, während hier die Mehrfachkennzeichnung nach Weatherall durch Buchstaben und Buchstabenkombinationen benutzt wird.

In Tabelle 3.7.3-1 ist für jedes der 122 Kinder sowohl die Personen- als auch die Befundzählung verwirklicht. Für Kinder mit Einzelmißbildungen fallen beide Prinzipien ohnehin zusammen. Kinder mit Mißbildungen an mehreren Organsystemen sind bei jedem von einer Mißbildung betroffenen Organsystem aufgeführt, aber nur einmal mit vollem Diagnosetext – und zwar bei der am schwersten erscheinenden Mißbildung –. Bei den anderen betroffenen Organsystemen (Spalte 4) ist nur die Buchstabenkombination der jeweils mitbetroffenen Organe angegeben; der wichtigste Buchstabe ist betont.

---

[14] Einstufung nach gründlicher Durchsicht der Unterlagen durch mehrere Spezialisten und Zustimmung durch K. H. DEGENHARDT
[15] International Classification of Diseases

Tabelle 3.7.3-1 Schwere Mißbildungen

Gruppe (Weatherall)	Art, Organsystem ICD-Nr. (8. Revis.)	Lfd. Nr.	Mißbildung vorgenannter Art	weitere Mißbildungen	zu Syndrom gehörend	totgeb. gestorb. lebt	Obdukt.
A	ZNS 740–743	1	Anenzephalus	–		+ 18 Std.	obduz.
		2	Mikrozephalus	–		lebt	
		3	Mikrozephalus	–		lebt	
		4	Mikrozephalus	–		lebt	
		5	Mikrozephalus	–		lebt	
		6	Mikrozephalus	–		lebt	
		7	Mikrozephalus	–		lebt	
		8	Hydrozephalus, Kleinhirnhypoplasie	–		lebt	
		9	Hydro-Porenzephalus	–		lebt	
		10	Myelomeningozele	–		+ 2 Std.	–
		11	Hydrozephalus internus	–		lebt	
		12	Hydrozephalus internus	–		lebt	
		13	Agyres Gehirn	–		+ 4 Std.	obduz.
		14	Turrizephalus	–		lebt	
		15	Anenzephalus	Bauchhoden, Aplasie d. Skrotums (K), Nierenmißbildung (N), Hypoplasie d. Nierenarterien (I)		+ 12 Tg.	obduz.
		16	Anenzephalus	Omphalozele (U), Ventrikel-Septum-Defekt (I), Hufeisenniere (N), atyp. Leberlappung (J)		+ 3 Min.	obduz.
		17	Anenzephalus	Bauchspalte (U), Transposition d. großen Gefäße (I), Zwerchfellhernie (F), Velumspalte (D)		totgeb.	obduz.
		18	Anenzephalus	Lippen-Kiefer-Gaumenspalte (D), multiple amniogene Mißbildungen d. Extremitäten (S)		+ 2 Tg.	obduz.
		19	Multiple Hirnmißbildungen	Zyklopie (B), Otozephalie (C), Monstrum (W)	W	+ 15 Min.	obduz.
		20	Meningomyelozele, Hydrozephalus	Lückenschädel (G), Klumpfuß (Q)		+ 12 Tg.	obduz.
		21	Meningomyelozele	Solitäre Nabelschnurarterie (I), Rektumaplasie (J), Kryptorchismus, rudimentäre Hoden (K), Blasenspalte (N), Syndaktylie (O), Spaltfuß (S), Bauch-Darmspalte (U), Spaltbecken (T)		+ 19 Mon.	obduz.
		22	Myelozele	Lückenleistenschädel (G), Rippenmißbildung (T)		lebt	
		23	Meningomyelozele, Hydrozephalus	Dolichozephalus, Lückenschädel (G)		+ 4 Mon.	–
		24	Myelozele, Hydrozephalus	Lückenschädel (G), Hüftluxation bds. (R), Beinverdrehung im Kniegelenk (S) Wirbel und Rippenanomalien (T)		+ 7 Wo.	–
		25	Meningomyelozele, Hydrozephalus	Rippenmißbildung (T)		+ 8 Mon.	–
		26	Meningomyelozele, Hydrozephalus	Hüftgelenksdysplasie bds., starke Coxa valga (R), Hackenfuß bds. (S)		lebt	
		27	Meningomyelozele, Hydrozephalus	Hüftgelenksluxation (R), Klumpfuß bds. (Q)		lebt	

Tabelle 3.7.3-1 (Fortsetzung)

Gruppe (Weatherall)	Art, Organsystem ICD-Nr. (8. Revis.)	Lfd. Nr.	Mißbildung vorgenannter Art	weitere Mißbildungen	zu Syndrom gehörend	totgeb. gestorb. lebt	Obdukt.
		28	Meningomyelozele, Hydrozephalus	Mesenterium commune, Pankreaszysten (J), Zystennieren (N), Klumpfüße (Q)		+45 Min.	−
		29	Meningomyelozele	Darmdilatation (Pseudo-Hirschsprung) (J)		+24 Tg.	obduz.
		30	Hirnmißbildung	Hypospadie (K), Spaltbildung der Wirbelsäule (T)		+13 Mon.	obduz.
		31	Mikrozephalus	Aplasie d. re. musc. pectoralis (T)		lebt	
		32	Dysraphie Th 10 – L 2	Zwerchfelldefekt (F), Hypoplasie li. Lunge (H), Synostose 4/5 Rippe (T)		Totgeb.	obduz.
		(69)	Mikrozephalus	D–I–K			
		(108)	Mikrozephalus	X	X		
		(99)	Hydrozephalus	D–I–U			
		(110)	Hydrozephalus	I–X	X		
B	*Auge* 744	33	Buphthalmus li	−		lebt	
		34	Gliom der Retina re	−		lebt	
		35	Mikrophthalmus, großes Optikuskolobom	−		lebt	
		36	Hochgradige, angeborene Sehschwäche, ständig undulierender Nystagmus	−		lebt	
		37	Angeborener Katarakt	−		lebt	
		38	Erhebl. zentrales Narbenkolobom bds.	−		lebt	
		39	Iriskolobom	Lippen-Kiefer-Gaumenspalte (D), Syndaktylie (O), Schnürfurchen an Fingern u. Zehen (S)		lebt	
		40	Kongenitale Netzhautmißbildung bds.	Syndaktylie II–IV Zehen bds. (O)		lebt	
		(19)	Zyklopie	A–C–W	W		
C	*Ohr* 745	(19)	Otozephalie	A–B–W	W		
		(75)	Ohrmuschelmißbildung	J			
		(71)	Taubheit (?)	I–N			
D	*Lippen-Kiefer-Gaumen-Spalten* 749	41	Lippen-Kiefer-Gaumen-Spalte	−		lebt	
		42	Gaumenspalte	−		lebt	
		43	Lippen-Kiefer-Gaumen-Spalte	−		lebt	
		44	Lippen-Kiefer-Gaumen-Spalte	−		lebt	
		45	Lippen-Kiefer-Gaumen-Spalte	−		lebt	
		46	Lippen-Kiefer-Gaumen-Spalte	−		lebt	
		47	Gaumen-Uvula-Spalte	−		lebt	
		48	Lippen-Kiefer-Gaumen-Spalte	−		lebt	
		49	Lippen-Spalte	−		lebt	
		(39)	Lippen-Kiefer-Gaumen-Spalte	B–O–S			
		(95)	Lippen-Kiefer-Gaumen-Spalte	T–Y			
		(96)	Lippen-Kiefer-Gaumen-Spalte	Q–T			
		(99)	Lippen-Kiefer-Gaumen-Spalte	A–J–U			
		(97)	Gespaltene Uvula	O–T			
		(17)	Velumspalte	A–F–I–U			
		(18)	Lippen-Kiefer-Gaumen-Spalte	A–S			
		(69)	Lippen-Kiefer-Gaumen-Spalte	A–I–K			
		(72)	Lippen-Kiefer-Gaumen-Spalte	I			
E	*Zunge Speiseröhre* 750		−				
F	*Zwerchfell* 551,3 756,8	50	Zwerchfellhernien bds.	−		+12 Mon.	obduz.
		(32)	Zwerchfelldefekt	A–H–T			
		(84)	Zwerchfellhernie	J–N			
		(17)	Zwerchfellhernie	A–D–I–U			
G	*Schädel, Gesichtsknochen* 756, 748,0,1	(20)	Lückenschädel	A–G			
		(22)	Lücken-Leistenschädel	A–T			
		(23)	Lückenschädel	A			
		(24)	Lückenschädel	A–R–T			
H	*Kehlkopf, Luftröhre, Lunge* 748, 2–9	(121)	Lungen-Hypoplasie	N–Q–Z	Z		
		(32)	Lungen-Hypoplasie	A–F–T			

Tabelle 3.7.3-1 (Fortsetzung)

Gruppe (Weatherall)	Art, Organsystem ICD-Nr. (8. Revis.)	Lfd. Nr.	Mißbildung vorgenannter Art	weitere Mißbildungen	zu Syndrom gehörend	totgeb. gestorb. lebt	Obdukt.
I	*Herz, Kreislauf* 746–747	51	Kompliz. Herzfehler m. Rechts-Links-Shunt	–		+8 Wo.	–
		52	Atresie d. Pulmonalostiums mit offenen foetalen Blutwegen	–		+6 Tg.	obduz.
		53	Pulmonalatresie	–		+7 Mon.	–
		54	Fallot'sche Trilogie	–		+10 Tg.	obduz.
		55	Aortenisthmusstenose	–		lebt	
		56	Cor triloculare biatriatum, off. Foramen ovale, off. Ductus Botalli, Truncus arteriosus communis	–	+2 Tg.	obduz.	
		57	Transposition d. gr. Gefäße, 1 Ramus d. li Koronararterie fehlt	–		+8 Tg.	obduz.
		58	Coarctatio aortae vor Mündung d. Ductus Botalli	–		Totgeb.	obduz.
		59	Transposition d. gr. Gefäße mit Ventrikel-Septum-Defekt u. Pulmonalstenose (op.)	–		lebt	
		60	Gr. Ventrikel-Septum-Defekt mit Atrium-Defekt (op.)	–		lebt	
		61	Ventrikel-Septum-Defekt mit Links-Rechts-Shunt, relat. Tricuspidal- und Pulmonalstenose	–		lebt	
		62	Aortenatresie	–		+4 T.	obduz.
		63	Kompl. Lungenvenentransposition, Hypoplasie d. Vorhof u. Kammer li., Hypertrophie re. Kammer, Ektasie d. Truncus pulmonalis	–		+19 Tg.	obduz.
		64	Cardiomegalie	Polycystische Nieren (N)		+ wen. Min.	obduz.
		65	Gr. Ventrikel-Septum-Defekt, Mißbild. d. gr. Gefäße	Hufeisenniere (N)		+10 Std.	obduz.
		66	Aortenstenose, Aorten-Isthmusstenose	Embryonal gelappte Nieren (N)		+9 Wo.	obduz.
		67	Ventrikel-Septum-Defekt, Aorten-Isthmusstenose, weit off. Ductus Botalli	Poly-, Syndaktylie (O), Hypospadie (K)		+12 Tg.	obduz.
		68	Ventrikel- u. Vorhof-Septum-Defekt	Uterus subseptus (N)		Totgeb.	obduz.
		69	Vit. cordis, solitäre Nabelschnurarterie	Mikrozephalus (A), Kiefer-Gaumen-Spalte (D), Hypospadie (K)		+4 Mon.	–
		70	Fallot'sche Pentalogie	Hypoplast. cystische Beckenniere, Atresia d. li. Ureters (N)		+4 Mon.	obduz.
		71	Multiple Stenosen d. Lungenschlagader, off. Ductus Botalli	Gehörschädigung (C), Nierenbeckenerweiterung (N)		lebt	
		72	Transposition d. gr. Gefäße, Dextrocardie, Single-Ventrikel, Pulmonalstenose	Lippen-Kiefer-Gaumen-Spalte (D)		+14 Mon.	–
		(107)	Ventrikel-Transposition, Rotation d. Herzens um Längsachse	X	X		
		(109)	Ductus Botalli persistens	X	X		
		(21)	Solitäre Nabelschnurarterie	A–J–K–N–O–T–U			
		(16)	Ventrikel-Septum-Defekt	A–J–N–U			
		(99)	Solitäre Nabelschnurarterie	A–D–U			
		(110)	Cor triloculare	A–X			
		(122)	Aplasie d. Nierenarterien	J–K–N–Q–Z			
		(120)	Solitäre Nabelschnurarterie	N–T–Z			
		(17)	Transposition d. großen Gefäße	A–D–F–U			
		(111)	Vitium cordis, Atrioventrikulärer Kanal	X	X		
		(15)	Hypoplasie d. Nierenarterien	A–K–N			
J	*Verdauungsorgane* 751	73	Duodenalstenose, Malrotation	–		lebt	
		74	Oesophagusatresie, Oesophago-Trachealfistel	–		+14 Tg.	–
		75	Mesenterium commune, Ductus omphalo-entericus	Ohrmuschelmißbildung (C)		+2 Tg.	–

Tabelle 3.7.3-1 (Fortsetzung)

Gruppe (Weatherall)	Art, Organsystem ICD-Nr. (8. Revis.)	Lfd. Nr.	Mißbildung vorgenannter Art	weitere Mißbildungen	zu Syndrom gehörend	totgeb. gestorb. lebt	Obdukt.
		76	Rectumstenose, Meckelsches Divertikel	Klumpfuß bds. (Q)		+ 2 Std.	–
		(21)	Rectumaplasie	A–I–K–N–O–S–U			
		(83)	Analatresie	K–N–O–T–U			
		(122)	Analatresie	I–K–N–Q–Z	Z		
		(16)	Atyp. Leberlappung	A–I–N–U			
		(84)	Mesenterium commune	F–N			
		(28)	Mesenterium commune	A–N–Q			
		(29)	Pseudo-Hirschsprung	A			
K	*Männliche Genital-Defekte 752, 1–4 752,8*	77	Hodenteratom	–		Totgeb.	obduz.
		(67)	Kryptorchismus, Hypospadie	I–Q			
		(15)	Kryptorchismus, Skrotumaplasie	A–I–N			
		(21)	Kryptorchismus, rudimentäres Skrotum	A–I–J–N–O–S–T–U			
		(83)	Genitalspalte	J–N–O–T–U			
		(30)	Hypospadie	A–T			
		(69)	Hypospadie	A–D–I			
		(122)	Beckenhoden	I–J–N–Q–Z	Z		
L	*Weibl. äuß. Genitaldefekte 752,6*			–			
M	*Unbestimmbares Geschlecht 752,0*			–			
N	*Sonstige Genital-Defekte 752,5 Nieren 753*	78	Uretermißbildung	–		+ 5 Std.	obduz.
		79	Nierenmißbildung	–		+ 13 Std.	obduz.
		80	Grob zystische Nieren, Hypoplasie d. Nierenbecken u. Harnblase, Atresie d. Ureteren	–		+ 2 Std.	obduz.
		81	Zystenniere, Ureterstenose	–		lebt	
		82	Blasenhalsstenose, Hydronephrose, Hydroureter bds.	–		lebt	
		83	Ureterstenose, Blasenspalte	Analatresie (J), Genitalspalte (K), Syndaktylie (O), Brustwirbelspalte, Spaltbecken (T), Bauch-Darmspalte (U)		+ 8 Wo.	obduz.
		84	Beckenniere, Ureterstenose	Zwerchfellhernie (F), Mesenterium commune (J)		+ 5 Tg.	obduz.
		(65)	Hufeisenniere	I			
		(122)	Aplasie d. Nieren u. Ureter	I–J–K–Q–Z			
		(66)	Embryonal gelappte Nieren	I			
		(15)	Nieren-Ureter-Mißbildung	A–I–K			
		(64)	Polyzystische Nieren	I			
		(68)	Uterus subseptus	I			
		(120)	Nierenagenesie	I–T–Z			
		(16)	Hufeisenniere	A–I–J–U			
		(70)	Hypoplastische zystische Beckenniere, Ureteratresie	I			
		(71)	Nierenbeckenerweiterung	C–I			
		(28)	Zystenniere	A–J–Q			
		(21)	Blasenspalte	A–I–J–K–O–S–T–U			
		(121)	Nierenaplasie	H–K–Z	Z		
O	*Poly-Syndaktylie 755, 0–1*	85	Syn- u. Polydaktylie Hand	–		lebt	
		86	Syn- u. Polydaktylie Fuß	–		lebt	
		87	Syndaktylie Hand	Finger li zweigliedrig (P)		lebt	
		(91)	Syndaktylie Hand	S			
		(67)	Polydaktylie Hand, Syndaktylie der Zehen bds.	J–K			
		(21)	Syndaktylie	A–I–J–K–N–S–T–U			
		(83)	Syndaktylie	J–K–N–T–U			
		(97)	Dreigliedriger Daumen	D–T			

Tabelle 3.7.3-1 (Fortsetzung)

Gruppe (Weatherall)	Art Organsystem ICD-Nr. (8. Revis.)	Lfd. Nr.	Mißbildung vorgenannter Art	weitere Mißbildungen	zu Syndrom gehörend	totgeb. gestorb. lebt	Obdukt.
		(39)	Syndaktylie Hand	**B**–**D**–**S**			
		(40)	Syndaktylie Zehen	**B**			
P	*Reduktionsdeformitäten d. Gliedmaßen* 755, 2–4	88	Femuraplasie li	–		lebt	
		89	Fehlen d. Endphalangen II.–IV. Finger li	–		lebt	
		(87)	Finger li zweigliedrig, Syndaktylie Hand	**O**			
Q	*Klumpfuß* 754		(Klumpfuß nicht als schwere Mißbildung verschlüsselt; tritt daher hier nicht als Einzelmißbildung auf)				
		(20)	Klumpfuß bds.	**A**–**G**			
		(122)	Klumpfuß bds.	**I**–**J**–**K**–**N**–**Z**	**Z**		
		(76)	Klumpfuß bds.	**J**			
		(121)	Klumpfuß bds.	**H**–**N**–**Z**	**Z**		
		(96)	Klumpfuß bds.	**D**–**T**			
		(27)	Klumpfuß bds.	**A**–**R**			
		(28)	Klumpfuß bds.	**A**–**J**–**N**			
R	*Angeborene Hüftgelenksverrenkung* 755,6		(Angeborene Hüftgelenksluxation u. -dysplasie nicht als schwere Mißbildung verschlüsselt; tritt daher hier nicht als Einzelmißbildung auf)				
		(24)	Hüftgelenksluxation bds.	**A**–**G**–**S**–**T**			
		(91)	Hüftgelenksdysplasie bds.	**S**–**T**			
		(27)	Hüftgelenksdysplasie bds.	**A**–**Q**			
		(26)	Hüftgelenksdysplasie bds.	**A**–**S**			
S	*Sonstige Mißbildungen d. Extremitäten* 755,5, 755,7	90	Beinverkürzung	–		lebt	
		91	Spalthand	Syndaktylie li Hand (O)		lebt	
		92	Multiple Kontrakturen aller Extremitäten	Hüftgelenksdysplasie bds. (R), Totalskoliose d. Wirbelsäule (T)		+ 8 Std.	obduz.
		(21)	Spaltfuß	**A**–**I**–**J**–**K**–**N**–**O**–**T**–**U**			
		(24)	Beinverdrehung in Kniegelenk	**A**–**G**–**R**–**T**			
		(18)	Amniogene Mißbildungen d. Extremitäten	**A**–**D**			
		(39)	Schnürfurchen an Fingern u. Zehen	**B**–**D**–**O**			
		(26)	Hackenfüße	**A**–**R**			
T	*Wirbelsäule, Rippen, Chondrodystrophie* 756,1–756,6 756,8 (part.)	93	Ektodermale Dysplasie	–		lebt	
		94	Hemi-Chondrodysplasie	–		lebt	
		95	Erheblicher Minderwuchs	Lippen-Kiefer-Gaumenspalte (D), abnormes Chromosom C9 (Y)		lebt	
		96	Chondrodystrophie	Gaumenspalte (D), Klumpfuß (Q)		+ 20 Min.	obduz.
		97	11 Rippen bds.	Uvula gespalten (D), dreigliedr. Daumen (O)		lebt	
		(21)	Spaltbecken	**A**–**I**–**J**–**K**–**N**–**O**–**S**–**U**			
		(83)	Brustwirbelspalte, Spaltbecken	**I**–**K**–**N**–**O**–**U**			
		(22)	Rippenmißbildung	**A**–**G**			
		(30)	Spaltbildung Wirbelsäule	**A**–**K**			
		(32)	Synostose 4./5. Rippe	**A**–**F**–**H**			
		(24)	Wirbel- u. Rippenanomalien	**A**–**G**–**R**–**S**			
		(25)	Rippenmißbildung	**A**			
		(91)	Totalskoliose der Wirbelsäule	**R**–**S**			
		(31)	Aplasie d. re. Musc. pectoralis	**A**			
		(120)	Wirbelmißbildung, Arthrogrypose	**J**–**N**–**Z**	**Z**		
U	*Nabelbruch, Bauchwandbruch* 551, 1–2	98	Kindskopfgroße Omphalozele	–		+ 2 Tg. Totgeb.	obduz.
		99	Totaler Prolaps d. Eingeweide	Hydrozephalus (A), Kiefer-Gaumenspalte (D), Solitäre Nabelschnurarterie (I),			–
		(21)	Bauch-Darmspalte	**A**–**I**–**J**–**K**–**N**–**O**–**S**			

Tabelle 3.7.3-1 (Fortsetzung)

Gruppe (Weatherall)	Art Organsystem ICD-Nr. (8. Revis.)	Lfd. Nr.	Mißbildung vorgenannter Art	weitere Mißbildungen	zu Syndrom gehörend	totgeb. gestorb. lebt	Obdukt.
		(83)	Bauch-Darmspalte	J–K–N–O–T			
		(16)	Omphalozele	A–I–J–N			
		(17)	Bauchspalte	A–D–F–I			
V	*Haut, Haar, Nägel* 757		Nicht bei schweren Mißbildungen ausgewertet (s. Tab. 3.7.3)				
W	*Sonstige und nicht näher bezeichnete Mißbildungen, Monstren* 758, 759,1,2	100	Teratoblastom	–		+3 J.	obduz.
		101	Schilddrüsenaplasie	–		+16 Mon.	obduz.
		(19)	Monstrum (Zyklopie)	A–B–C	W		
X	*Morbus Down* 759,3	102	Morbus Down	–	X	lebt	
		103	Morbus Down	–	X	lebt	
		104	Morbus Down	–	X	lebt	
		105	Morbus Down	–	X	lebt	
		106	Morbus Down	–	X	lebt	
		107	Morbus Down	Transposition d. Ventrikel, Rotation d. Herzens um Längsachse (I)	X	lebt	
		108	Morbus Down	Mikrozephalus (A)	X	lebt	
		109	Morbus Down	Ductus Botalli persistens (I)	X	lebt	
		110	Morbus Down	Hydrozephalus (A), Vitium cordis (I)	X	+12 Mon.	obduz.
		111	Morbus Down	Vitium cordis (I)	X	+22 Mon.	–
Y	*Sonstige chromosomale Mißbildungssyndrome* 759,4–5	112	M. Klinefelter	–	Y	lebt	
		113	M. Klinefelter	–	Y	lebt	
		114	M. Klinefelter	–	Y	lebt	
		115	M. Klinefelter	–	Y	lebt	
		116	M. Klinefelter	–	Y	lebt	
		117	M. Turner	–	Y	lebt	
		(95)	Abnormes Chromosom C9	D–T	Y		
Z	*Sonstige angeborene Mißbildungssyndrome* 759 Rest	118	Situs inversus totalis	–	Z	lebt	
		119	Rubinstein-Syndrom	–	Z	lebt	
		120	M. Potter	Solitäre Nabelschnurarterie (I), Nierenagenesie (N), Wirbelmißbildungen, Arthrogrypose (T)	Z	Totgeb.	obduz.
		121	M. Potter	Hypoplasie d. Lungen (H), hochgradige Klumpfüße (Q), Nierenaplasie (N)	Z	+1 Std.	obduz.
		122	M. Potter	Aplasie d. Nierenarterien, Solitäre Nabelschnurarterie (I), Analatresie (J), Beckenhoden (K), Aplasie d. Nieren und Ureteren (N), Klumpfüße (Q)	Z	Totgeb.	obduz.

Die 122 Kinder sind durchnumeriert, und zwar in der Reihenfolge, in der die Hauptmißbildung in der systematischen Anordnung steht. In jeder Organgruppe stehen zuerst die Einzelmißbildungen, dann folgen die mehrfachen, bei denen diejenigen mit Schwerpunkt in einer anderen Gruppe nur mit den Gruppenbuchstaben und ohne die weitere Angabe über Tod usw. aufgeführt sind.

Die Gruppierung nach Kennbuchstaben ist in England entwickelt worden, um die Meldungen der bei der Geburt erkennbaren Fehlbildungen übersichtlich zu ordnen. Dabei sind nach unserem Sprachgebrauch alle schweren Mißbildungen, aber auch einige „deutliche Auffälligkeiten", z.B. Klumpfüße, mit eigenen Gruppen vertreten, weil sie bei diesen Meldungen häufig vorkommen.

In der Liste sind bei den einzelnen Kindern nicht alle Auffälligkeiten aufgeführt, die bei ihnen vorkamen, sondern nur die vom teratologischen Standpunkt bemerkenswerten.

Unter den 122 Kindern mit schwerer Mißbildung haben

61 Einzelmißbildungen und

40 Mehrfachmißbildungen (ohne Syndrome)

21 Syndrome.

Eine Organübersicht ergibt:

Tabelle 3.7.3-2 Übersicht über die schweren Einfach- und Mehrfach-Mißbildungen

Gruppe	Bezeichnung	Einzel-mißbildungen Zahl d. Kinder	Mehrfachmißbildungen						
			Zahl der Kinder mit vorstehendem Organ-Schwerpunkt	darunter mit ... weiteren Mißbildungen				Zahl der Kinder mit anderen Miß-bildungs-Schwerpunkten
				1	2	3	4 u. m.	
A	ZNS	14	18	3	7	3	5	4
B	Auge	6	2	1	–	1	–	1
C	Ohr	–	–	–	–	–	–	3
D	L-K-G-Spalten	9	–	–	–	–	–	9
F	Zwerchfell	1	–	–	–	–	–	3
G	Schädel	–	–	–	–	–	–	4
H	Lunge	–	–	–	–	–	–	2
I	Herz-Kreislauf	13	9	5	2	2	–	11
J	Bauch	2	2	1	1	–	–	7
K	Männl. Geschlechtsorg.	1	–	–	–	–	–	7
N	Niere	5	2	–	1	–	1	13
O	Poly-Syndaktylie	2	1	1	–	–	–	7
P	Reduktion an Gliedm.	2	–	–	–	–	–	1
Q	Klumpfuß	x	x	–	–	–	–	7
R	Hüftgelenksverrenkg.	x	x	–	–	–	–	4
S	Extremitäten, Sonstig.	1	2	1	1	–	–	5
T	Wirbelsäule	2	3	–	3	–	–	10
U	Nabelbruch	1	1	–	–	1	–	4
W	Sonstiges	2	–	–	–	–	–	1
X	Morbus Down	(5)	5	4	1	–	–	–
Y	Sonst. chron. Mißbildg.	(6)	–	–	–	–	–	1
Z	Sonstige Syndrome	(2)	3	–	–	1	2	–

x hier nicht gezählt

Mißbildungen der verschiedenen Organe sind sehr unterschiedlich an den Organkombinationen bei Mehrfachmißbildungen beteiligt. So sind z. B. die Nieren typisch bei den Kombinationen mit Mißbildungen am Herz-Kreislaufsystem gehäuft.

3.7.3.4 Die beobachteten Auffälligkeiten

Die Zahl der Kinder mit deutlichen Auffälligkeiten („leichten Mißbildungen") betrug 1716. Geringe Auffälligkeiten hatten 2772 Kinder. Diese Zahlen beruhen auf der ersten bewußt weitgespannt angelegten Verschlüsselung, bei der auch angedeutete Befunde, fragliche und Vermutungsdiagnosen einbezogen wurden. Diese Verschlüsselung mit weiter diagnostischer Fassung diente dazu, bei den späteren umfassenden Zusammenhangsprüfungen nichts zu übersehen. Für tiefergehende Analysen wurden vielfach noch genaue, oft fachärztlich durchgeführte Wertungen der einzelnen Befundbeschreibungen vorgenommen, bei denen korrekte, eng definierte Diagnosen von den unscharf beschriebenen unsicheren Randfällen abgegrenzt wurden.

Die bei weiter Definition gezählten 1716 Kinder mit deutlichen Auffälligkeiten ergeben bei Bezug auf 6900 Geborene

mit Untersuchungsbefunden[16] einen Anteil von 24,9%; auf eine differenziertere Häufigkeitsberechnung unter Berücksichtigung der Beobachtungszeit sei wegen des Wechsels der diagnostischen Zuteilung verzichtet. 826 wurden in den Dokumentationsunterlagen bis zum Ende des 1. Vierteljahres angegeben, von denen nur 362 auch später dieser Gruppe zugeordnet wurden; 297 rechneten später nur noch als Kinder mit „geringen Auffälligkeiten", 17 als „schwere Mißbildungen". Dagegen kamen bei der späteren Beobachtung 907 Kinder hinzu, die vorher nicht deutlich auffällig waren.

Kinder mit geringen Auffälligkeiten (2772) haben einen Anteil von 40,2%. Für Kinder ohne Auffälligkeiten verbleiben 34,5%, wobei jeweils auch unabhängig davon bestehende Krankheiten eingeschlossen sind.

Die Verschlüsselungskategorie „geringe Auffälligkeiten" wurde erst für die Kinder ab Alter 9 Monate eingeführt. Auffälligkeiten, die schon bei der Neugeborenenuntersuchung oder mit 6 Wochen festgestellt wurden, wurden ernster genommen („deutliche" Auffälligkeiten) als entsprechende Befunde, die erst später erstmalig festgestellt wurden. (Diese strengere Beurteilung der frühen Befunde wurde später bei der Verschlüsselung des in diesem Buch nicht bearbeiteten Teils II fallen gelassen.)

Die hohen Zahlen werden nur verständlich, wenn man die in diesen Kategorien zusammengefaßten Befunde mit weitgespannter Definition (einzeln) betrachtet. Dabei fallen von den

---

[16] Diese (geschätzte) Zahl ist geringer als die Bezugszahl 7042 für die schweren Mißbildungen, da für die Auffälligkeiten bei den außerhalb der Klinik Geborenen keine vollständige Beobachtung und Dokumentation vorliegt, sofern die Kinder nicht in den Untersuchungsrhythmus eingebracht wurden

an der Grenze zur „Mißbildung" stehenden, aber in der vorangegangenen Zusammenstellung in Abschn. 3.7.3.3 nicht enthaltenen Befunde besonders die Hüftgelenksdysplasien ins Gewicht. Bei der hier zu Grunde gelegten „weiten" Definition sind Einheitlichkeit und Sicherheit der Diagnosen in gewissem Maße unbestimmt. Neben den 173 Fällen „sicherer" Hüftgelenksdysplasien[17] gibt es das Vierfache davon (726), in denen trotz der detaillierten Dokumentation der Einzelbefunde nur die Vermutung einer Hüftgelenksdysplasie ausgesprochen werden konnte. Selbst eine therapeutische Maßnahme, wie z. B. das Anlegen einer Spreizhose, konnte nicht als sicheres diagnostisches Zeichen gewertet werden, wenn es nur kurzfristig geschah und bei späteren Untersuchungen kein abnormer Hüftgelenksbefund erhoben und auch textlich kein Bezug auf einen Therapieerfolg genommen wurde.

Die „fraglichen" und „sicheren" Dysplasien nach der weiten Definition wurden in einem späteren Arbeitsgang noch schärfer gesiebt, wobei insbesondere Röntgenbefunde einbezogen wurden. Dabei reduzierte sich die Zahl der Dysplasien auf 118 sichere und 616 fragliche.

Bemerkenswert häufig waren die Syndaktylien an den Füßen mit 51 Fällen, von denen vier nur als geringe Auffälligkeit gewertet wurden; ferner Klumpfuß mit 32 Fällen (davon 14mal „Klumpfußhaltung").

In der nachstehenden Aufstellung (Tabelle 3.7.3-3) werden alle Befunde in der Gliederung der Auswertungsserie 7c aufgeführt. Es handelt sich um eine Befundstatistik, bei der jedes Kind so oft vorkommt, wie einer der aufgeführten Befunde bei ihm auftritt. Befunde, die zu mehreren Zeitpunkten erhoben wurden, sind meist nur einmal aufgeführt, besonders bei der letzten Untersuchung mit 36 Monaten oder in einer zusammenfassenden Übersicht. Manche Befunde sind auch in mehreren Variablen-Nummern enthalten, wenn dies für statistische Vergleiche zweckmäßig war.

Für jede Klassifikationskategorie ist angegeben, bei wie vielen Kindern, die nach der Gesamtbeurteilung als Kinder mit schweren Mißbildungen, mit deutlichen oder mit geringen Auffälligkeiten eingestuft wurden, sie vorkommt. Dabei kann die Zuordnung durch das jeweils betrachtete Merkmal bedingt sein, oft aber auch durch andere Merkmale.

Die für eine Tabellenzeile kennzeichnenden Befunde sind gezählt, wenn sie in der jeweiligen Beobachtungsspanne mindestens einmal in den Dokumentationsunterlagen angegeben waren, z. B. auch dann, wenn sie bei späteren Untersuchungen nicht mehr auftraten.

In solchen Fällen wurde der Befund bei der Eingruppierung in den mittleren Tabellenspalten nicht mehr bei den Kindern mit deutlichen oder geringen Auffälligkeiten berücksichtigt; wenn keine anderen Auffälligkeiten vorhanden waren, wurde das Kind als „ohne Auffälligkeit" eingestuft.

Wenn ein Merkmal nicht zur Einstufung in die Mißbildungs- und Auffälligkeitsgruppe beiträgt, so ist bei n Fällen der Befundkategorie zu erwarten, daß

$n \cdot 0{,}017$ bei Kindern mit schweren Mißbildungen
$n \cdot 0{,}244$ bei Kindern mit deutlichen Auffälligkeiten
$n \cdot 0{,}394$ bei Kindern mit geringen Auffälligkeiten

vorkommen. Diese Relation findet sich z. B. bei der Fovea coccygea (Nr. 296/6).

Felder, in denen die beobachtete Fallzahl zahlenmäßig deutlich über dieser zufallsbedingten Erwartungszahl liegt, sind durch ein Pluszeichen (+) gekennzeichnet.

Das Pluszeichen in einem Feld kann bedeuten,

a) daß das Merkmal zur Einstufung in die jeweilige Auffälligkeitsgruppe – ggf. entscheidend – beiträgt. Beispiel: Hämangiome, die mehr als stecknadelkopfgroß sind, rechnen als deutliche Auffälligkeiten.

b) daß das Merkmal mit einem oder mehreren anderen Merkmalen korreliert ist, die in eine Auffälligkeitsgruppe gehören. Beispiel: Mongoloide Lidachsenstellung (17 Fälle) ist gehäuft bei schweren Mißbildungen; zufällig wären nur 1,8 Fälle zu erwarten. Diese Lidachsenstellung gehört zum Morbus Down, der zu den schweren Mißbildungen zählt (10 Fälle). Außerdem tritt sie noch bei 7 anderen schweren Mißbildungen auf, bei denen sie nicht zum Krankheitsbild gehört.

c) daß das Merkmal gehäuft in Kliniken festgestellt wird, die alle Befunde sehr gründlich erheben und somit auch mehr Kinder mit Auffälligkeiten gefunden haben (klinikspezifische Heterogenität).

Die Zahlen der Tabelle 3.7.3-1 und 3.7.3-3 (in der Spalte „schwere Mißbildungen") stimmen verschiedentlich nicht überein. Wenn z. B. in der zweiten Tabelle die Zahlen aus Beobachtungen an älteren Kindern stammen, fehlen die Befunde für die inzwischen gestorbenen Kinder, die in der vorangegangenen Tabelle enthalten waren.

Zahlenmäßig überwiegen unter den deutlichen Auffälligkeiten die Hämangiome (Kavernome) bei 557 Kindern. 14 kamen bei Kindern mit schweren Mißbildungen vor; die übrigen waren nur geringfügig.

Bei den Spaltbildungen wurden außer den deutlich ausgeprägten Formen auch alle „Mini-Formen" und fraglichen und ungenau beschriebenen Befunde einbezogen. Bei den Gesichtsspalten wurden z. B. eine Kerbe im Gaumen an einer für Spalten üblichen Stelle, sowie auch eine gespaltene Uvula als geringe Auffälligkeit mitgezählt.

Eine fachpädiatrische Überprüfung der Befundbeschreibungen der 46 als urogenitale Spalten verschlüsselten Fälle ergab, daß nur ¾ als sicher anzusehen war.

---

[17] In die Assoziationsanalysen der Kap. 4 und 5 wurden davon nur 133 einbezogen

Tabelle 3.7.3-3 Übersicht über die wichtigsten morphologischen Auffälligkeiten der Kinder (erste weitgespannte Verschlüsselung)

Organ	Var.[a] Nr.	Bezeichnung	Beobachtungszeit	Fälle mit Angaben	Fallzahl der Kategorie	darunter bei Kindern				spezielle Diagnosen (Beispiele) und Verschlüsselungshinweise[e][f]		Kliniken[g] mit	
						mit schweren Mißbildungen[b][c]	mit deutlichen Auffälligkeiten[b]	mit geringen Auffälligkeiten[b]	ohne Auffälligkeiten[d]	deutliche Auffälligkeiten	geringe Auffälligkeiten	Häufung	Verminderung
Haut	285	*Morpholog. Auffälligkeiten* 2 Tumor	insges.	6900	47	2	24+	17	4	–	Lipom, Xanthom, Fibrom	–	14
		3 zusätzl. Mamille			30	–	29+	1	–	xxxx	–	7	–
		4 Ichthyosis			15	–	12+	2	1	xxxx	–	–	–
		5 Pigmentauffälligk.			732	13	300+	383+	36	Café-au-lait-Fleck ab 9 Mon.	Pigmentnaevi, Café-au-lait-fleck bis 14. Woche	*2, 3, 7, 11, 13, 14,* 17, 19	*4, 5, 9, 16, 18*
		6 Tierfellnaevus			3	–	3	–	–	xxxx	–		
		7 Teleangiektasie			34	–	10	13	11	–	–	11, 18	–
		8 Hämangiom, wenn nicht bei 2–7			474	4	456+	9	5	groß- u. kleinflächig	stecknadelkopfgroß	3	13
		10 sonst. Auffälligk.			152	4	37	82	29	–	Nägel-, Behaarungsanomalien	16, 17, 20	3, 14
	158	*Naevi flammei*	1. Woche 6. Woche	4575						auf Fragebogen angekreuzt; nicht als Auffälligkeit speziell verschlüsselt; nur bei zusätzlicher Erwähnung gemäß Text berücksichtigt			
		1 Stirn			45	1	12	24	8			–	–
		2 Nasensteg			38	–	11	20	7	„	„	3	–
		3 Lider			126	1	37	69	19	„	„	6, 15	–
		4 Oberlippe			5	–	1	1	3	„	„	*3, 16*	–
		5 Nacken			888	5	295+	390	198	„	„	2, 5, 7, 18	3, 4, 10, 13, 20
		7 kombiniert			455	6	177+	202	70	„	„	*7, 21*	6, 13, 17, 20
		6, 8 sonstige u. ohne Angabe d. Lokalisat.			318	–	137+	133	48	„	„	1, 7, 11, *16*	3
	467	*Hämangiome, Naevi* 1 Hämangiom, Cavernom	insgesamt	4641	577	5	557+	9	6	groß- u. kleinflächig	stecknadelkopfgroß	–	–
		2–5 Naevi flammei			2245	25	564	1100+	556	bei Kindern *ohne* Hämangiom wie bei Nr. 158		–	–
Kopf	287	*Gesicht, Kiefer, Nase* 2 Septumdeviation	ab 9. Mon.	5637	581	11	198+	364+	8	bis 14 Wochen beobachtet	erstmals ab 9 Monate beobachtet	–	–
		3 verschied. Auffälligkeiten			125	3	116+	6	–	Mikrogenie, Spalten, numerische Zahnfehler	Gesichtsasymmetrie, auffällige Nasenform	–	–
	458	*Spalten* 2 Gesicht	insgesamt	6900	41	18+	18+	2	3	Minispalten, gespaltene Uvula	–	11	–
	173	*Ober-, Unterkiefer* 2 Mikrogenie	bis 14. Wo	6900	161	12+	105+	32	12	auf Fragebogen angekreuzt	Diagnose unsicher	1, 7, *16*	2, 3, 6, 14, 15
		3 Mikrognathie			38	2	26+	6	4	„	„	15, 16	–
		4 sonst. Auffälligkeiten im Gesicht			103	24+	20	42	17	„	„	3, 21	–
	291	*Mund* 2 Zahnanomalie	insgesamt	6900	72	5+	53+	9	5	doppelte, gespaltene Zähne: Zähne bei Geburt vorhanden	–	*16,* 18	–
		3 Makroglossie			42	5+	15	14	8	–	–	9	–
		4 hoher Gaumen			152	7	49+	84+	12	–	xxxx	2, 7, 18	3, 5
		5 sonst. Auffälligk.			176	4	55	92+	25	–	Zungenbändchen zu kurz, an Spitze ansetzend	16	7, 9, 14
	460	*Fazialislähmung* 1 vorhanden	insgesamt	6900	64	3	26+	27	8	bis 4 Wochen beobacht.	erstmals ab 9 Mon. beobacht.	3, 6, 7	–
	288	*Ohr* 2 Mikrotie	insgesamt	6900	20	3	16+	1	–	xxxx	–	7	
		4 Stellungsanomalie			146	12+	70+	54	10	sehr tiefer Sitz	asymmetrische Stellung	⎫ *1, 7, 16,* 21	2, 5, 6, 9, 10, 13, *14,* 17, 20
		6 Formanomalie			518	13	165+	247+	93	gespaltenes Läppchen	Helixrand fehlt, eingekrempelt, asymmetr. Größe	⎭	
		3 Schwerhörigkeit			4	2	2	–	–	–	–	⎫ 2, 16, 21	14
		5 Anhängsel			45	2	40+	3	–	auch kombiniert mit 4, 6	–		
		7 sonst. Auffälligk.			23	2	9	9	3	Knorpeldefekt	Hautsinus	⎭	
	263	*Gehör* 2, 3 Schwerhörigkeit	36. Mon.	5182	21	4+	6	10	1	–	Schwerhörigkeit (auch fraglich)	–	–
	289	*Auge* 2 Mißbildungen	insgesamt	6900	9	6+	3+	–	–	Katarakt,[c] Kolobom[c]	–	–	–
		3 deutl. Auffälligk.			86	3	74+	7	2	Liddefekt, Heterochromie	–	–	–

Tabelle 3.7.3-3 (Fortsetzung)

Organ	Var.ᵃ Nr.	Bezeichnung	Beobachtungszeit	Fälle mit Angaben	Fallzahl der Kategorie	darunter bei Kindern				spezielle Diagnosen (Beispiele) und Verschlüsselungshinweiseᵉ ᶠ		Klinikenᵍ mit	
						mit schweren Mißbildungenᵇ ᶜ	mit deutlichen Auffälligkeitenᵇ	mit geringen Auffälligkeitenᵇ	ohne Auffälligkeitenᵈ	deutliche Auffälligkeiten	geringe Auffälligkeiten	Häufung	Verminderung
		4 Tränennasengangstenose			137	2	101+	27	7	xxxx	–	16	–
		5 Epikanthus			549	15	181+	341+	12	–	xxxx	1, 3, 7, 11, 18	5, 6, 9, 13, *14*, 15, 16, 17
		6 Strabismus			621	7	195+	365+	54	–	–	**3**, 11, 15, 17, 21	5, 9, 14
		7 sonst. Auffällig.			208	6	68+	116+	18	Lidspalten eng, weit, asymmetrisch	Asymmetrien, Exophthalmus	1, 16, 21	9, 13
	290	*Lidachsenstellung*	bis 14. Wo.	6900									
		1 mongoloid			96	17+	27	38	14	–	auf Fragebogen angekreuzt	15, 16	14
		2 antimongoloid			17	3	6	7	1	–	"	16	–
	264	*Bulbusstellung*	36. Monat	5189									
		2 Strabismus			277	7	88+	175+	7	bis 14 Wochen beobacht.	ab 9. Monat beobachtet	3, 12	–
		3 fragl. Strabismus			105	2	37+	61+	5	"	"	*1, 15*	9, 14
	261	*Schädel*	36 Monate	5202									
		2 makrozephal			77	2	26	43	6	–	auf Fragebogen angekreuzt	1, 5, 18, 19	11
		3 mikrozephal			21	11+	9	1	–	auf Fragebogen angekreuzt	–	16	–
		4 brachyzephal			16	1	6	8	1	–	auf Fragebogen angekreuzt	–	–
		5 dolichozephal			29	1	6	20	2	–	"	1, 18	–
		6 platyzephal			3	–	3	–	–	–	"	–	–
		7 plagiozephal			10	–	4	4	2	–	"	–	–
		8 oxyzephal (Turmschädel)			6	1	4+	1	–	auf Fragebogen angekreuzt	–	–	–
		9 caput quadratum			54	2	19	31	2	–	auf Fragebogen angekreuzt	*1*	–
		10 sonst. Auffällig. der Form			107	6	39+	58+	4	abgeflachte hintere Schädelgrube	klaffende Nähte	*1*, 11	14
		11 vorspringende Nähte			8	–	4	3	1	Nähte verdickt	–	–	–
		12 Verknöcherungsanomal.			1	–	1	–	–	Schaltknochen	–	–	–
		13 Kombinationen			34	2	10	22	–	–	–	1, 18	–
	224	*Craniotabes*	9 Monate	4697									
		2 vorhanden			57	–	21	32+	4	–	–	16	–
	245	*Ossifikation*	18 Monate	4496									
		2, 4 verzögert			198	5	69+	110+	14	–	Verzögerung angekreuzt	3, 7, 11, 12	10, 16, 20
ZNS	174	*ZNS-Diagnose*	bis 14. Wo.	6900									
		1 Hirnblutung			53	7+	3	7	36	nicht als morpholog. Auffälligkeit verschlüsselt; Zuteilung nach anderen Kriterien		14	–
		2 Hypoxäm. Hirnschad.			5	–	2	2	1	"	"	–	–
		3 Hydrozephalus			16	12+	2	2	–	"	"	9, 13	–
		4 Meningitis, Encephalitis			8	1	2	4	1	"	"	–	–
		5 Hirnschaden ohne nähere Angaben			15	3+	5	5	2	"	"	15	–
		6 Hemisymptomaik			2	–	1	–	1	"	"	16	–
	305	*ZNS-Symptom*	ab 9. Mon.	5637									
		3 retardiert, debil			17	–	11+	5	1	debil, deutlich retard.	retardiert ohne Schwereangaben	–	–
		5 Spastik			27	1	11+	13	2	nicht als morphol. Auffälligkeit verschlüsselt; Zuteilung nach anderen Kriterien		–	–
		6 Affektkrämpfe			30	1	9	15	5	–	–	–	–
		7 patholog. EEG			35	3	8	22+	2	–	patholog. EEG	16	–
		8, 10 kleine Auffälligk.			48	–	14	32+	2	–	–	–	–
		9 Epilepsie	14	–	8+	5	1	–	–	–	–	18	–
		11 Zehengang			7	–	4	2	1	–	–	–	–
		12, 14 sonst. Hirnschäd.			23	2	13+	8	–	–	–	3	–
		15 Kombinationen			27	4+	14	8	1	–	–	11, 16	–
	235 •	*Krämpfe*	9 Monate	4648									
		1 vorhanden			36	2	14	13	7	–	als Krankheit verschlüsselt	–	–
		2 fraglich			5	–	3	2	–	–	–	15	–
	162	*Neurolog. Urteil*	6 Wochen	2390									
		2 fragl. patholog.			148	6+	60+	62	20	–	–	18, 20	1, 10, 17
		3 sicher patholog.			20	5+	10	4	1	–	–	–	–
	237	*Neurolog. Urteil*	9 Monate	4250									
		1 fragl. patholog.			149	7+	72+	58	12	–	–	13, *20*	10
		2 sicher patholog.			31	8+	14	7	2	–	–	*20*	–
	254	*Neurolog. Urteil*	18 Monate	4333									

Tabelle 3.7.3-3 (Fortsetzung)

Organ	Var.[a] Nr.	Bezeichnung	Beobachtungszeit	Fälle mit Angaben	Fallzahl der Kategorie	darunter bei Kindern				spezielle Diagnosen (Beispiele) und Verschlüsselungshinweise[e f]		Kliniken[g] mit	
						mit schweren Mißbildungen[b c]	mit deutlichen Auffälligkeiten[b]	mit geringen Auffälligkeiten[b]	ohne Auffälligkeiten[d]	deutliche Auffälligkeiten	geringe Auffälligkeiten	Häufung	Verminderung
Hals/ Thorax		1 fragl. patholog.			45	2	20	21	2	–	–	2, 6, 20	–
		2 sicher patholog.			17	4+	9	4	–	–	–	20	–
	277	*Neurolog. Urteil*	36 Monate	4469									
		1 fragl. patholog.			40	–	13	24	3	–	–	20	–
		2 sicher patholog.			22	5+	8	8	1	–	–	20	–
	293	*Hals-Thorax*	insgesamt	6900									
		2 Aplasien u.a.			18	6+	10+	2	–	Muskelaplasie, Gabelrippe	–	–	
		3 Trichterbrust			170	5	150+	12	3	xxxx	–	3, 20	14
		4 and. Thoraxdeformitäten			681	16	216+	432+	17	gespaltenes Sternum, angeborene Brustdeformität	Thoraxasymmetrie	1, 4, 7, 11, 12, 16, 20, 21	2, 3, 5, 9, 10, 15, 17
		5 Kurzhals			63	6+	15	36+	6	xxxx	–	3	–
		6 Schulter			34	1	6	27+	–	–	Asymmetrie, Hochstand		
		7 Sonstiges			44	3	15	19	7	–	Herzbuckel		
	468	*Schiefhals, Schiefhaltg.* 1 nicht ausgleichbar	insges.	6900	46	–	26+	12	8	Schiefhals nicht ausgleichbar	–	3, 9, 18	14
		2 ausgleichbar			62	4	20	28	10	Ausgleichbarkeit fraglich, Schiefhaltg. ausgleichbar		11, 15	14
	457	*Herzmißbildung*	insgesamt	6900									
		1, 2 schwer, leicht			39	25+	11+	2	1	xxxx[c]	–	9	–
		3 Verdacht			137	11+	51+	49	26	–	–	7, 16, 18	6, 14
	294	*Drüsen*	insgesamt	6900									
		2 Hypothyreose			11	2	5	1	3	–	–	–	–
		3 Hyperthyreose			1	–	–	1	–	–	–	–	–
		4 Brustdrüsen geschwollen	bis 14. Wo.		278	1	88+	126	63	–	–	2, 7, 14	1, 5, 10, 14
		5 Struma	bis 14. Wo.		107	5+	41+	36	25	deutl. Struma	fragl. Struma	16	1, 2, 3, 9, 10, 14
Rücken	296	*Rücken* 3 Spina bifida occulta	insgesamt	2731	14	3	8+	2	1	Spina bifida occulta, Wirbelkörperspaltung	–	6, 20	–
		4 Fisteln			10	–	8+	1	1	xxxx	–	3, 18	–
		5 sonst. Auffälligk.			19	1	6	9	3	–	schräge Analfalte	1, 18	–
		6 Fovea coccygea			1453	19	378	589	467	–	nicht als Auffälligkeit verschlüsselt; Zuteilung nach anderen Kriterien	3, 7, 14, 18	2, 5, 11, 15, 19
	458	*Spalten* 1 Rücken (auch 296/3)	insgesamt	6900	38	16+	17+	3	2	xxxx[c]	–	20	
	267	*Skoliose* 1 vorhanden	36. Monat	4699	74	3	33+	35	3	wenn vor 14 Wochen angegeben	erstmals ab 9 Monate angegeben	14, 20	–
	268	*Kyphose* 1 vorhanden	36. Monat	4697	89	4	33	51	1	wenn vor 14 Wochen angegeben	erstmals ab 9 Monate angegeben	6, 7, 12	5, 11, 16
	251	*Beckenschiefstand* 1 vorhanden	36. Monat	4624	21	2	8	10	1	–	auf Fragebogen angekreuzt	2, 3	
Bauch	297	*Bauch* 2, 4, 5 Mißbildungen, Auffälligkeiten	insgesamt	6900	49	15+	16	12	6	Hernien (Nabel, Zwerchfell, Leisten, Rektumstenose)	Hakenmagen, Nebenmilz	–	–
		3 Pylorusstenose			45	–	34+	10	1	Pylorusstenose, -hypertrophie	Verdacht		
	269	*Leistengegend* 2 Bruch bis 14. Wo. festgestellt	insgesamt	6900	114	3	40+	54	17	auf Fragebogen angekreuzt	Auf Fragebogen angekreuzt	10, 16	14
		3 Bruch ab 9. Mon. festgestellt			89	–	24	61+	4	„	„	1, 11	14
		4 Bruchpforten bis 14. Wo. festgestellt			235	4	70	122+	39	„	„	7, 12, 17, 18	2, 3, 5, 6, 11, 14
		5 Bruchpforten ab 9 Mon. festgestellt			392	4	121+	243+	24	„	„	3, 7, 11, 18, 20	1, 4, 5, 9, 10, 13, 14, 16
Anal- Uro- genital- Gebiet	299	*Anal-Urogenital-Gebiet* 2 Auffälligk. am Damm	ab 9 Mon.	5637	13	–	7+	6	–	–	–	16	–
		3 Penis, Skrotum zu klein, zu groß			217	6	74+	127+	10	–	–	3, 16	6, 7, 14
		4, 5 Mißbildungen, sonstige Auffälligk.			67	24+	42+	1	–	Spalten[c], Doppelniere[c], Labien auffällig	–	–	–
	271	*Testes*	36 Monate	2452									

Tabelle 3.7.3-3 (Fortsetzung)

Organ	Var.[a] Nr.	Bezeichnung	Beobachtungszeit	Fälle mit Angaben	Fallzahl der Kategorie	mit schweren Mißbildungen[b c]	mit deutlichen Auffälligkeiten[b]	mit geringen Auffälligkeiten[b]	ohne Auffälligkeiten[d]	deutliche Auffälligkeiten	geringe Auffälligkeiten	Häufung	Verminderung
		2 eins. Pendelhoden			119	1	40+	77+	1	auf Fragebogen angekreuzt	–	–	7
		3 bds. Pendelhoden			200	5	68+	122+	5	–	–	1, 7, 11	3, 9
		4 eins. Kryptorchismus, andere Seite o. B.			37	1	9	26+	1	–	–	6, 20	–
		5 eins. Kryptorchismus, andere S. Pendelhoden			15	–	4	11	–	–	–	2	–
		6 bds. Kryptorchismus			25	–	9	14	2	–	–	–	–
	272	*Hydrozele*	36 Monate	1415									
		1 vorhanden			16	1	4	9	2	auf Fragebogen angekreuzt	–	–	–
	270	*Vorhaut*	36 Monate	1867									
		3 Phimose			309	6	77	186	40	auf Fragebogen angekreuzt	–	3, *20*	–
	458	*Spalten*	insgesamt	6900									
		3 urogenital. Spalten			46	3	37+	5	1	Hypospadie, Epispadie	–	16	–
Hüfte	464	*Hüftgelenksdysplasie*	insgesamt	5691									
		1 sicher; beob. vor 14. Wo.			77	2	68+	6	1	nach Zusammenfassung d. Befunde	–	7	–
		2 sicher; beob. nach 14. Wo.			96	3	82+	10	1	nach Zusammenfassung d. Befunde	–	–	–
		3 leicht, fraglich; beob. vor 14. Wo.			542	12	155	278	97	–	–	11, 14, *16*	5, 9, *10*, 13, 17, 18, 20, 21
		4 leicht, fraglich; beob. nach 14. Wo.			184	1	68	111	4	–	–	2, 3, 11, 14	5, 10, 16
Extremitäten	300	*Arm-, Bein-Auffälligk.*	ab 9 Mon.	5637									
		2 überstreckb. Gelenke			143	5	59+	79+	–	–	xxxx	7, 18	5, 14
		3 Asymmetrien von Länge od. Umfang			44	–	28+	15	1	unterschiedliche Länge	unterschiedlicher Umfang	16	–
		4 Dysmelie			1	1	–	–	–	–	–	–	–
		5 Haltungsanomalien			83	–	34+	45+	4	–	Bewegungseinschränkungen	*1, 11*, 16, 21	14
		6 sonst. Auffälligk.			28	2	12+	14	–	Coxa valga, habituelle Ellbogenluxation, fehlende Kniescheibe	Coxa valga	1	7
	301	*Fuß*	ab 9 Mon.	5637									
		2 Senkfuß, Spreizfuß			1293	13	394+	872+	14	–	auch Kombinationen mit Senk-, Spreizfüßen	1, *3*, 4, 7, 11, 12, 15	2, *5*, 9, 13, *14*, 19, 20
		3 Knickfuß			248	2	69	173+	4	–	xxxx	*3, 10*, 14	7, 11, 16
		4 Sichelfuß			44	–	16	28+	–	–	xxxx	16	–
		5a Klumpfuß	insgesamt		32	7+	11+	14	–	xxxx	Klumpfußhaltung auch vorübergehend	*2*	–
		6 Hackenfuß	ab 9 Mon.		50	–	17	32+	1	–	xxxx	–	–
		7a Syndaktylie	insgesamt		51	6+	41+	4	–	xxxx	–	18	–
		8a Polydaktylie	insgesamt		2	1	1	–	–	xxxx	–	–	–
		9 sonst. Auffälligk.	ab 9 Mon.		193	3	54	133+	3	–	Hammerzehe, Hallux valgus	–	–
		10 Kombinationen			297	5	132+	156+	4	–	–	–	–
	302	*Hand*	insgesamt	5637									
		2a Klinodaktylie			101	5	36+	60+	–	xxxx	schwache Ausprägung	*2, 3*	5, 10, 11, 14, 16
		2b Vierfingerfurche			130	7	49+	73+	1	xxxx	schwache Ausprägung	7, 16, 20	2, 3, 6, 10, 14
		2c kurze, plumpe Finger			18	–	13+	5	–	xxxx	schwache Ausprägung	15	–
		2d schmale, lange Finger			17	1	8+	8	–	xxxx	schwache Ausprägung	–	–
		2e Daumen atypisch			8	1	1	6+	–	–	xxxx	–	–
		2f Kleinfinger atypisch			16	–	9+	7	–	Dubois, Kamptodaktylie	schwache Ausprägung	–	–
		2g Fehlen v. Phalangen			2	1	1	–	–	xxxx	–	–	–
		2h Syndaktylie			5	4	1	–	–	schwere Mißbildung[c]	–	–	–
		2i Polydaktylie			4	2	2	–	–	xxxx	–	–	–
Sonstiges	303	*Syndrome*	ab 9 Mon.	5637									
		2 Körperasymmetrie			4	2	2	–	–	–	–	–	–
		4 nephrot. Syndrom			3	–	1	2	–	–	–	–	–
		5 M. Down			10	10+	–	–	–	schwere Mißbildung[c]	–	–	–
		6 M. Klinefelter			5	4+	–	1	–	schwere Mißbildung[c]	–	–	–

Tabelle 3.7.3-3 (Fortsetzung)

Organ	Var.ª Nr.	Bezeichnung	Beobachtungszeit	Fälle mit Angaben	Fallzahl der Kategorien	darunter bei Kindern				spezielle Diagnosen (Beispiele) und Verschlüsselungshinweise^ef		Kliniken^g mit	
						mit schweren Mißbildungen^bc	mit deutlichen Auffälligkeiten	mit geringen Auffälligkeiten^b	ohne Auffälligkeiten^d	deutliche Auffälligkeiten	geringe Auffälligkeiten	Häufung	Verminderung
		7 Antikörpermangelsyndrom			1	–	–	1	–	–	–	–	–
		8 Rubinstein-Syndrom			1	1	–	–	–	schwere Mißbildung^c	–	–	–
		9 polyepiphysäre Dyspl.			1	–	1	–	–				
		10 Debré-de Toni-Franconi-Syndrom			1	–	1	–	–				
		11 Klippel-Trenaunay-Weber-Syndrom			1	–	1	–	–				
		12 ektodermale Dyspl.			1	1	–	–	–	schwere Mißbildung^c			
		13 M. Turner			1	1	–	–	–	schwere Mißbildung^c			
		14 Situs inversus totalis			1	1	–	–	–	schwere Mißbildung^c			
		15 M. Potter			3	3	–	–	–	schwere Mißbildung^c			
	275	*Muskeltonus*	36 Mon.	4697									
		2 hyperton. Rigor, auch Einzelregion			12	1	6	4	1	auf Fragebogen angekreuzt	–		
		3 hypoton., auch Einzelregion			42	10+	11	20	1	auf Fragebogen angekreuzt	–	7, 9	
Insgesamt	456	Vergleichszahlen des Gesamtmaterials Fälle mit Beurteilung der Mißbildungs- bzw. Auffälligkeitsbefunde	insgesamt	6900		1,7%	24,4%	39,4%	34,5%				

ª Die Variablen-Nummern (Auswertungsserie 7c) sind hier und in den späteren Tabellen angegeben, um ggf. Rückfragen zu erleichtern. Innerhalb jeder Variablen-Nr. wird jedes Kind nur einmal verschlüsselt. Zuteilungspräferenz: niedrigere Nummer gilt

^b +: Steigerung gegenüber dem Anteil im Gesamtmaterial

^c Zuordnung zu den schweren Mißbildungen s. Tab. 3.7.3-1

^d Kann auch in Zeilen mit auffälligem Befund auftreten, wenn dieser Befund im Gesamtbild unwesentlich war

^e xxxx: Zuordnung der in der Zeile bezeichneten Befunde zu dieser Auffälligkeitskategorie

^f –: keine spezielle Zuordnungsanweisung

^g Kursivdruck: chi-Quadrat-Komponente > 20

Von den weiteren deutlichen Auffälligkeiten seien aus der Tab. 3.7.3-3 einige sachlich oder zahlenmäßig wichtige aufgeführt; dabei sind nur diejenigen Befunde enthalten, die bei den Kindern mit deutlichen Auffälligkeiten erheblich über der Durchschnittshäufigkeit lagen.

	Zahl der Befunde	davon bei Kindern mit deutlichen Auffälligkeiten
Hämangiome	577	557
Senk- und Spreizfuß	1293	394
Pigmentnaevi	732	300
Ohranomalien	709	275
Septumdeviation der Nase	581	198
Epikanthus	549	181
Trichterbrust	170	150
Sonstige Anomalien der Nase	125	116
Hand-Auffälligkeiten	301	120
Mikrogenie	161	105
Tränennasengangstenose	137	101
Überstreckbare Gelenke	143	59
Zahnanomalien	72	53
Hoher Gaumen	152	49
Haltungsanomalien	83	34
Skoliose	74	33

	Zahl der Befunde	davon bei Kindern mit deutlichen Auffälligkeiten
Pylorusstenose	45	34
Zusätzliche Mamillen	30	29
Asymmetrien der Arme und Beine	44	28
Schiefhals	46	26
Fazialislähmung	64	26
Mikrognathie	38	26
Hauttumoren	47	24
Mikrotie	20	16
Spina bifida occ.	14	8

In dieser Aufstellung steht der Senk- bzw. Spreizfuß zahlenmäßig an erster Stelle der Befundzahlen und an zweiter Stelle der deutlichen Auffälligkeiten; jedoch erscheint gerade hier die Diagnostik besonders zweifelhaft. Die Bezeichnung der Befunde, die nicht zum Ankreuzen vorgedruckt, sondern frei zu formulieren waren, variierte stark und ungleichmäßig, so daß die Bildung einer Pauschalgruppe, die alle Bezeichnungen mit Senk-, Platt- und Spreizfuß enthielt, sich nicht vermeiden ließ. Die meisten Befunde dürften als Auffälligkeiten irrelevant sein.

Bei den meisten Kindern tritt nicht nur eine Auffälligkeit auf, sondern es sind mehrere vorhanden. Es ist möglich, daß es dabei bevorzugte Konstellationen gibt.

Als Beispiel wurden zwei Auffälligkeiten am Auge näher analysiert.

a) Tränennasengangsstenose

Aus dem Profil der Augenbefunde ergaben sich folgende Assoziationen für die Kombination von Tränennasengangstenose (n = 137) mit

Var. Nr. 264 Strabismus
                    beobachtet 17 gegen erwartet 9,8
Var. Nr. 293 Formanomalien des Thorax
                    beobachtet 23 gegen erwartet 13,2
Var. Nr. 297 Pylorusstenose
                    beobachtet 3 gegen erwartet 0,8
Var. Nr. 299 Auffälligkeiten des Anal-Urogenitalsystems
                    beobachtet 11 gegen erwartet 5,0
Var. Nr. 272 Hydrocele
                    beobachtet 6 gegen erwartet 13,1

Es gibt nur wenige Assoziationen, so daß sie nach Zahl und Umfang vielleicht noch zufällig sein könnten. Überzufällig viele Fälle mit diesem Befund stammen aus der Klinik 16 (Tübingen).

b) Epikanthus

Völlig anders ist das Bild beim Epikanthus (n = 549), der eine Fülle von Assoziationen mit anderen Auffälligkeiten darbietet. Es handelt sich um eine sichelförmige vertikale Falte am inneren Augenwinkel über dem – dabei oft tieferstehenden – inneren Augenwinkel. Dokumentationstechnisch war es keine vorformulierte Frage, sondern war nur im Fragebogen als Beispiel für Auffälligkeiten angegeben. Folgende Häufungen bei der Kombination des Epikanthus mit anderen Befunden wurde festgestellt:

Var. Nr.		beobachtet	erwartet
290	mongoloide Lidachsenstellung	27	7,5
252	Muskelhypotonie	23	8,7
264	Strabismus	66	39,4
268	Kyphose	18	9,2
269	Leistenbrüche u. Bruchpforten	127	64,3
285	Pigmentauffälligkeiten	95	56,6
287	Nasenseptumdeviation	122	45,0
288	Mikrotie	5	1,6
	Stellungs- und Formanomalie der Ohren	99	51,4
291	hoher Gaumen	33	11,8
	sonstige Auffälligkeit am Mund	24	13,6
293	Trichterbrust	23	13,2
	Formanomalien des Thorax	95	52,8
296	Fovea coccygea	112	76,1
300	überstreckbare Gelenke	43	11,1
301	Senk-Spreizfüße	168	100,0
302	Handauffälligkeiten	54	22,4

Die Häufungen sind großenteils außerordentlich stark. Der statistische Kontrast der beiden Beispiele zeigt, wie lohnend die Suche nach Assoziationsmustern sein kann und daß dabei auf klinisches Neuland vorgestoßen werden kann. Es fällt auf, daß die Assoziationen des Epikanthus ganz bevorzugt diejenigen Anomalien betreffen, die bei sehr gründlicher fachpädiatrischer Betrachtung der Kinder auffallen, sowie um solche, die klinisch auch beim Morbus Down, der in diesem Materialteil nur zehnmal vorkommt, gehäuft auftreten und zum Teil zum klinischen Bild dieser Krankheit gehören.

Dieses Assoziationsmuster legt nahe, bei einem Teil dieser Kinder einen Down-ähnlichen Symptomenkomplex zu vermuten und diesen Mini-Down durch statistische Analysen herauszuarbeiten. Die methodische Schwierigkeit liegt darin, daß hierbei der von Klinik zu Klinik unterschiedliche Arbeitsstil eine große Rolle spielt, bei dem entweder viele schwach auffällige Varianten zahlreicher Merkmale oder mit größerer Zurückhaltung nur stärkere Auffälligkeiten dokumentiert werden. Dadurch kann eine Verzerrung der Assoziationsmuster der kindlichen Merkmale entstehen.

So ist z.B. die Assoziation zwischen Epikanthus und Senk-Spreizfüßen eindeutig als Klinikeffekt erkennbar. In den einzelnen großen Kliniken sind diese Merkmale entweder beide sehr häufig oder beide sehr selten. Die in Abschn. 2.3.2.3 eingeführte multiklinische Verzerrungszahl beträgt 25 und zeigt damit eine außerordentliche Übereinstimmung der Kliniken im Profil dieser beiden Merkmale am Auge und an den Füßen an. Ebenso ist die Übereinstimmung mit den Stellungs- und Formanomalien des Ohres zu deuten, die mit den Senk-Spreizfüßen die multiklinische Verzerrungszahl 28 und mit dem Epikanthus 19 haben. Diese Assoziationen sind also klinische Heterogenitätseffekte.

Es gibt allerdings auch einen Sonderfall der klinischen Heterogenität, der nicht durch hohe oder geringe Aufmerksamkeit des Untersuchers bedingt ist. In Klinik 14 konnten die Nachuntersuchungen im 1. Lebensjahr aus organisatorischen Gründen anfangs nicht vorgenommen werden. Deshalb sind dort Frühbefunde wie Epikanthus, Senkfuß unterdurchschnittlich häufig.

Bisher wurden nur zweidimensionale Tabellierungen verwendet. Die Erkennung von Befundmustern erfordert darüber hinaus mehrdimensionale Gliederungen, also die Betrachtung des Zusammentreffens von mehr als zwei Befunden. Auf die Fülle der hierbei anfallenden Befunde, die interessante Aufschlüsse über gemeinsame oder gegensätzliche Entstehungsbedingungen der vielerlei Auffälligkeiten geben können, kann im Rahmen dieses Buches nicht eingegangen werden.

**Internationaler Vergleich der Häufigkeiten
von Fehlbildungen**
**Bei der Geburt erkennbare Fehlbildungen,
Meldesysteme**
In vielen Ländern sind statistische Erfassungssysteme für die Früherkennung von Fehlbildungen eingerichtet worden, um etwaige Entwicklungstrends frühzeitig festzustellen. Dabei sind sowohl Organisationsform, der Kreis der Meldenden und die Gliederung der Veröffentlichungen unterschiedlich. Die Berichte werden vom International Clearing House for Birth Defects Monitoring Systems gesammelt.
Der nachstehende Vergleich betrifft Zahlen aus den USA (1970–1973), England und Wales (1974) sowie der Bundesrepublik Deutschland (1974). Die USA-Zahlen beziehen sich auf das Birth Defects Monitoring Program, das im Center for Disease Control in Atlanta durchgeführt wird. Die Daten stammen überwiegend aus der Professional Activity Study (PAS), in deren Rahmen weit über 1000 Krankenhäuser standardisierte Berichte über jeden Behandlungsfall – hier über jeden Neugeborenen – an die Zentrale in Ann Arbor senden. Die Zahlen der amerikanischen Perinatal-Studie werden anschließend getrennt dargestellt.
Die englischen Zahlen beruhen auf freiwilligen Meldungen der Ärzte und sollen kongenitale Defekte erfassen, die innerhalb der ersten 7 Tage erkannt werden. Insgesamt wurden 196,7 Kinder mit kongenitalen Defekten auf 10 000 Geborene gezählt.

In der Bundesrepublik ist 1971 eine Meldepflicht für „bei der Geburt erkennbare Fehlbildungen" eingeführt worden. Die Zusammenstellung der Meldungen erfolgt in den Statistischen Landesämtern und im Statistischen Bundesamt.
In der PU ist das Kriterium „bei der Geburt erkennbare Fehlbildungen" nicht verwendet worden; deshalb können Zahlen, die etwa der englischen und amerikanischen Statistik analog wären, nur geschätzt werden, wobei die Neugeborenenuntersuchung die Grundlage bildet. Schwierig zu vergleichen und von der jeweils verfügbaren diagnostischen Information abhängig sind z.B. die Herz-Kreislauf-Mißbildungen und die Hüftgelenksdysplasien. Insgesamt wären von den PU-Kindern der Jahre 1964 bis 1970 entsprechend den Meldeprinzipien vermutlich etwa 169 Kinder mit „bei der Geburt erkennbaren Fehlbildungen" gemeldet worden. Die Gesamtziffer von 237 auf 10 000 Geborene würde somit noch deutlich über der Ziffer 197 in England und Wales 1974 liegen.
Die Gliederung nach dem hauptsächlichen Sitz der Mißbildung ist uneinheitlich und folgt nur näherungsweise der ICD, wobei in den Veröffentlichungen unterschiedliche Positionen ausgelassen wurden. Die Zählung erfolgt meist nach dem hauptsäch-

Tabelle 3.7.3-4 Bei der Geburt erkennbare Fehlbildungen auf 10 000 Geborene

	USA 1970–73 Births Defects Monitoring Program	England u. Wales 1974	Bundesrepublik Deutschland 1974 (l = Lebendgeborene)	PU 1964–70[a]
ZNS-Mißbildungen	21,3	37,9	·	(36)
darunter Anenzephalus	5,2	13,1	0,5 l	(7)
Spina bifida aperta	7,2	18,3	1,6 l	(15)
Angeborener Hydrozephalus	5,1	4,8	0,7 l	(6)
Augenmißbildungen	3,8	1,7	·	(3)
Ohrmißbildungen	2,2	5,2	·	(3)
Herz-Kreislauf-Mißbildungen	42,3	10,1	·	(28)
darunter Herzmißbildungen	35,9	·	0,3 l	(18)
Lippen-Kiefer-Gaumen-Spalten	15,3	15,1	5,5 l	(38)
Ösophagusatresie, -stenose, -fistel	1,6	1,5	·	(1)
Rektumatresie und -stenose	3,6	3,1	·	(6)
Mißbildungen der Geschlechtsorgane	63,8	16,3	0,9 l	(52)
Mißbildungen an den Gliedmaßen	·	67,0	7,7 l	(73)
darunter Klumpfuß	29,3	·	4,1 l	(15)
Polydaktylie	18,3	·	·	(5)
Syndaktylie	5,7	·	·	(41)
Reduktionsdeformitäten	3,1	5,8	·	(4)
Hüftdislokation	9,6	·	·	(8)
Down-Syndrom	8,3	6,5	·	(14)
Mehrfache Fehlbildungen	·	·	4,9 l	·
Insgesamt	·	196,7	29,5	(237)

[a] Häufigkeiten wegen der kleinen Basiszahlen eingeklammert und ohne Kommastelle

lichen Sitz, allerdings konnten Kinder mit Mehrfachmißbildungen an verschiedenen Organsystemen mehrmals gezählt werden. In der deutschen Statistik wurden nur die Einzelmißbildungen bei Lebendgeborenen nach Organen ausgewiesen; Mehrfachmißbildungen und Mißbildungen bei Totgeborenen wurden nur pauschal veröffentlicht.

Zum Vergleich und zur Demonstration der Vergleichsschwierigkeiten sind in Tabelle 3.7.3-4 die gemeldeten Fehlbildungen nach Organen zusammengestellt.

In der amerikanischen Statistik ist keine Gesamtzahl angegeben. Die Addition der Einzelpositionen ergibt 226,6 auf 10 000 Geborene; dies läßt aber nur auf die Größenordnung zwischen 200 und 300 schließen.

In der PU würde die Rekonstruktion der mutmaßlichen Meldungen etwas über den englischen und amerikanischen Meldungen liegen. Die Gegenüberstellung zeigt die diskrepanten Positionen: Die Syndaktylien, die hauptsächlich die 2. und 3. Zehen betreffen, fallen erst bei sorgfältiger Betrachtung aller einzelnen Körperteile auf, daher sind sie in der PU erheblich häufiger, obwohl auch hier die nur häutigen Verbindungen der Zehen, soweit sie als solche bezeichnet waren, nicht gezählt wurden. Ähnlich ist es bei den fazialen Spalten, ferner auch den urogenitalen Spalten, auf die in den USA offenbar auch besonders geachtet wird.

Die Gesamtzahl in der deutschen Statistik ist offensichtlich bei weitem zu klein; die Meldeunwilligkeit der deutschen Ärzte ist selbst durch die gesetzliche Grundlage nicht zu überwinden. Es ist für das deutsche Gesundheitswesen beschämend, daß in diesem Land, das den Schock der Thalidomid-Katastrophe erlebt hat, ein einfaches Meldesystem, das nur der Früherkennung etwaiger neuer Mißbildungshäufungen dient, ignoriert wird.

US collaborative perinatal study

Über die Mißbildungshäufigkeiten in der amerikanischen Studie haben MYRIANTHOPOULOS und CHUNG 1974 ausführlich berichtet. Der Auswertung liegen 53 257 Einlingsgeburten zugrunde, davon 24 153 weiße Kinder, von denen 7,2% „major malformations", 6,2% „minor malformations" und 1,3% beide Mißbildungsgrade hatten. Die meisten dieser Kinder (82,3%) hatten eine Einzelmißbildung, 12,6% zwei, 5,1% drei oder mehr Mißbildungen (major + minor).

Die Aufstellung der einzelnen Mißbildungen bei den weißen Kindern wird – um Übertragungsfehler zu vermeiden – nachfolgend in der Originalfassung wiedergegeben:

Tabelle 3.7.3-5 Angeborene „major" und „minor malformations" in der US Perinatal-Studie bei weißen Kindern nach MYRIANTHOPOULOS und CHUNG

Malformations Major	Rate per 10 000
Anencephaly	9,9
Microcephaly	13,2
Hydrocephaly	13,7
Macrocephaly	10,8
Craniosynostosis	6,2
Abnormal separations of sutures	9,5
Meningomyelocele/meningocele	6,6
Absence or hypoplasia of finger	5,0
Absence or hypoplasia of toes	5,0
Torticollis	16,1
Vertebral abnormality	10,8
Adduction or constracture of hip	33,5
Congenital dislocation of hip	39,7
Talipes equinovarus	30,6
Metatarsus adductus	151,5
Talipes calcaneovalgus	29,8
Scoliosis, lordosis, kyphosis	4,6
Cataract	9,5
Cleft palate	12,4
Cleft lip	14,5
Micrognathia	12,8
Pectus excavatum	36,8
Hypoplasia of lung	7,0
Cardiac enlargement	23,6
Patent ductus arteriosus	6,6
Atrial septal defect	5,4
Ventricular septal defect	12,0
Pyloric stenosis	32,3
Inguinal hernia	127,9
Umbilical hernia	11,2
Hypospadias	45,5
Undescended testes, bilateral	22,8
Urethral meatal stenosis	7,5
Hydroureter, megaloureter	9,5
Cystic kidney	5,4
Cavernous hemangioma	101,4
Down Syndrome	12,0

Minor	Rate per 10 000
Pilonidal sinus	25,3
Polydactyly	15,7
Syndactyly	41,8
Abduction of foot	7,4
Abnormal fingers or toes	16,1
Nasolacrimal duct stenosis	17,0
Low-set ears	13,2
Deformed pinna	57,5
Branchial cleft anomaly	27,3
Preauricular skin tag	5,0
Cleft uvula	14,1
Cleft gum	9,5
Malformation of epiglottis and larynx	5,4
Delayed teeth eruption	12,8
Undescended testes, unilateral	42,6
Fusion or adhesions, labia minora or majora	14,9
Strawberry/port-wine hemangioma	155,2
Hairy pigmented nevus	12,3
Supernumerary nipples	9,1
Café-au-lait spots	34,0

Die außerordentlich hohen Zahlen sind – noch stärker als in der PU – durch besonders gründliche Untersuchungsanweisungen, aufmerksame Befunderhebung und weitgefaßte Definitionen bedingt. Etwa ein Drittel der Befunde war schon bei der Neugeborenenuntersuchung festzustellen; den höchsten Anteil hatten Down-Syndrom mit 79%, Hypospadie mit 76% und Herz-Kreislauf-Mißbildungen mit 59%, dagegen z.B. Trichterbrust nur mit 16%. Bemerkenswert ist die Tatsache, daß für fast alle Mißbildungsarten eine sehr starke klinische Heterogenität gefunden und statistisch belegt wurde, obwohl nur 12 klinische Institutionen beteiligt waren und die Bemühungen um diagnostische Einheitlichkeit intensiv durchgeführt wurden.

Die Autoren betonen, daß ein Häufigkeitsvergleich der Befunde verschiedener Studien „difficult, if not meaningless" ist. Die Tabellen 3.7.3-4, 5 und 6 sollen dies auch dem Optimisten deutlich machen. Umso wichtiger ist es, daß in der PU die Häufigkeitsfeststellungen selbst nie im Vordergrund gestanden haben, sondern daß stets die Assoziationsprüfungen

am eigenen Material das eigentliche Arbeitsziel waren.

Eine – wohl einzigartige – Besonderheit der amerikanischen Perinatalstudie ist, daß die diagnostischen Untersuchungsbefunde in zwei unabhängigen Verschlüsselungen ausgewertet wurden. Während die eben zitierte Auswertung in der Zentralstelle der Studie (National Institutes of Health, National Institute of Neurological Diseases and Stroke, Bethesda) erfolgte, wurde für die Assoziationsbearbeitung zwischen Mißbildungen und Medikamenten eine Neuverschlüsselung von 50 282 einbezogenen Kindern in der Drug Epidemiology Unit, Boston, University Medical Center (HEINONEN, SLONE und SHAPIRO) vorgenommen.

In Tabelle 3.7.3-6 werden die beiden Verschlüsselungen für die von den Mißbildungen betroffenen Organsysteme gegenübergestellt. Ein methodischer Unterschied besteht darin, daß in der Erstverschlüsselung nur Fallzählungen der Mißbildungen vorgenommen wurden, während bei der Zweitverschlüsselung die Personenzählung der Kinder mit Mißbil-

Tabelle 3.7.3-6 Kinder mit Mißbildungen nach Mißbildungsarten im US Perinatal Projekt bei 2 Verschlüsselungen

Mißbildungsart	Erstverschlüsselung (n = 53 257) (Myrianthopoulos und Chung)				Zweitverschlüsselung (n = 50 282) (Heinonen, Slone und Shapiro)				Kinder mit Mißbildungen	
	malformations				malformations					
	major	minor	total	auf 10 000 Geborene	major	minor	total	auf 10 000 Geborene	Anzahl	auf 10 000 Geborene
Zentralnervensystem	427	122	549	103,1	348	17	365	72,6	266	52,9
Herz-Kreislauf-System	403	–	403	75,7	525	42	567	112,0	404	80,4
Skelett, Muskeln[a]	2071	727	2798	525,4	379	431	810[c]	161,1[c]	717[c]	142,6[c]
Atmungsorgane[a], Mund	427	425	852	160,0	181	59	240[d]	47,7[d]	218[d]	43,4[d]
Verdauungsorgane	1415	31	1446	271,5	216	130	346[b]	68,8[b]	301[b]	59,9[b]
Harn- und Geschlechtsorgane	555	327	882	165,6	245	226	471[e]	93,7[e]	366[e]	72,8[e]
Auge, Ohr	151	1026	1177	221,0	51	86	137	27,2	121	24,1
Syndrome	106	–	106	19,9	182	–	182	36,2	176	35,0
Haut	378	2204	2582	484,8	–	–	–	–	–	–
Tumoren	33	2	35	6,7	·	·	164	32,6	164	32,6
Sonstiges	40	–	40	7,5	–	–	–	–	–	–
insgesamt (ohne Mehrfachzählungen bei Mißbildungen in verschiedenen Organen)	5616	4864	10480	1967,8	2127	991	3282	652,7	2277	453,8
					·	·	(4446) (einschl. der laut Fußnoten ausgeschalteten Kinder)	(884,2)	(3248)	(646,0)

[a] In beiden Bearbeitungen ungleiche Zuordnung von Thoraxdeformitäten
[b] ohne: 683 Kinder mit Leistenbruch
[c] ohne: 92 Kinder mit Trichterbrust
        10 Kinder mit abnormen Händen
        192 Kinder mit Klumpfuß
[d] ohne: 110 Kinder mit Zahnleistenspalte
[e] ohne: 68 Kinder mit Uretherverschluß

dungen vorherrschte, jedoch auch die Verteilung der Mißbildungen nach Organen mitgeteilt wurde. Dabei wurden 6 Mißbildungsarten, die eine besonders große klinische Heterogenität aufwiesen, von der Hauptbearbeitung ausgeschlossen und nur als Anhang mitgeteilt (vgl. Fußnoten der Tabelle).

Ferner wurden offensichtlich schärfere Kriterien an die einzelnen Diagnosen gestellt, so daß sich erheblich niedrigere Mißbildungszahlen ergaben. Das beginnt sogar bei der Anenzephalie mit 33 Kindern in der Erst- und 26 in der Zweitverschlüsselung, die Hüftdislokation geht von 125 auf 92 zurück, die Hypospadie von 272 auf 188; andererseits stiegen einige Diagnosen an, z. B. die Fallot'sche Tetralogie von 4 auf 15, alle Herz-Kreislaufmißbildungen von 403 auf 567. Auch die Zuordnung zu den „major" und den „minor" malformations war unterschiedlich; so wurde z. B. die Syndaktylie in der Erstverschlüsselung als leicht, in der Zweitverschlüsselung als schwer eingestuft. Hautanomalien wurden in der Zweitverschlüsselung überhaupt nicht einbezogen, ebenso die meisten Ohrauffälligkeiten, z. B. Formanomalien der Ohrmuschel, Kiemengangsspalten (branchial cleft anomalies).

An dieser Gegenüberstellung zeigt sich erneut, daß auch bei Benutzung derselben Primärunterlagen über die Befunde sich sehr unterschiedliche diagnostische Differenzierungen bei der Verschlüsselung ergeben können, die auch bei der Zusammenfassung in größere Gruppen erhalten bleiben. Die gerade in den USA vorangetriebene Vereinheitlichung der medizinischen Nomenklatur reicht also offenbar noch nicht aus, wenn die verbale Abstufung bei der Beschreibung der Befunde und die übliche Vermischung beschreibender und diagnostischer Bezeichnungen die Verschlüsselung erschwert, wie es auch bei der PU der Fall war.

Damit soll keinesfalls einem Verzicht auf vergleichende epidemiologische Häufigkeitsuntersuchungen das Wort geredet werden. Sie sind unentbehrlich, erfordern aber noch sehr sehr viel Mühe.

3.8 Kindliche Entwicklung

In der kindlichen Entwicklung sind durch ärztliche Untersuchungen und mütterliche Tagebücher vor allem das Wachstum, die statomotorische Entwicklung, die geistige Entwicklung und das Auftreten von Krankheiten erfaßt. Dabei ist allerdings mit einer gewissen Selektion hinsichtlich der Erfassung der Kinder zu den verschiedenen Beobachtungszeiten zu rechnen. Es wurde schon darauf hingewiesen, daß Todesfälle nach der ersten Lebenswoche nur

unvollständig erfaßt wurden, daher möglicherweise auch ernstere Krankheiten und andere Entwicklungstörungen. Andererseits stehen auch bei den Analysen der kindlichen Entwicklung nicht Häufigkeitsschätzungen für die Gesamtbevölkerung im Vordergrund, für die allerdings das Fehlen von Selektionseinflüssen erforderlich wäre, sondern die Prüfung von Assoziationen mit vorangegangenen Einflüssen auf die Schwangerschaft. Für solche Assoziationen wirkt aber, wie schon früher ausgeführt, Selektion zwar ungünstig und nivellierend, macht sie aber nicht methodisch unzulässig.

3.8.1 Wachstum

Länge und Gewicht sind bei jeder ärztlichen Untersuchung bestimmt worden. Außerdem wurden in den ersten Tagebüchern der Mütter Gewichtsangaben im Zusammenhang mit der Ernährung verlangt. Von den Wachstumsdaten wurden in der bisherigen Auswertung nur die 6-Wochen-Angaben und die 3-Jahres-Angaben benutzt.

Tabelle 3.8.1-1 gibt in einer Korrelationstabelle die Längenmaße der Kinder bei der Geburt[18] und mit 6 Wochen wieder.

Bei den Kindern, die bei der Geburt lang waren, verschieben sich die meisten Zahlen rechts deutlich über die Diagonale. Die langen Kinder sind also langsamer gewachsen. Dabei überlagert sich eine echte Wachstumsrelation mit Nachwirkungen der Länge der Tragzeit. Kinder mit kurzer Tragzeit sind sowohl bei der Geburt (vgl. Abschn. 3.7.1.1) als auch noch nach 6 Wochen kleiner. Mit 6 Wochen sind unter den Kinder mit einer Tragzeit

bis zu 260 Tagen   58,0% unter 54 cm lang
261–270 Tagen   27,8% unter 54 cm lang
271 u. mehr Tagen 11,3% unter 54 cm lang

Bildet man aus beiden Messungen die Differenz, so sind die meisten Kinder (20%) gerade um 5 cm gewachsen, 18,9% um 4 cm. In Abb. 16 ist für drei Gruppen mit verschiedener Geburtslänge die Wachstumszunahme angegeben. Hieraus ersieht man deutlich, daß besonders viele der ursprünglich langen Kinder wenig gewachsen sind.

In der Abbildung ist ferner dieselbe Gruppierung für die Kinder mit verkürzter und normaler Tragzeit dargestellt, um die Überlagerung der beiden Faktoren zu entflechten. Es zeigt sich, daß in jeder Tragzeitgruppe die längeren Kinder weniger gewachsen sind. Man sieht aber auch, daß – bei gleicher Geburtslänge – die Kinder mit längerer Tragzeit mehr

---

[18] Einige widersprüchliche Messungen mit größerer Länge bei der Geburt sind Meßfehler im Rahmen der Meßvariabilität

Tabelle 3.8.1-1 Körperlänge bei der Geburt und mit 6 Wochen. (Nur Kinder, die mit 6 oder 7 Wochen gemessen wurden)

Länge mit 6 Wochen	Länge bei der Geburt												
	< 45	45	46	47	48	49	50	51	52	53	54	55+	zus.
< 50	20	4	4	2	6	–	2	4	2	–	–	–	44
50	6	4	5	10	4	5	3	–	1	–	–	–	38
51	–	2	2	12	12	16	5	4	2	–	–	–	55
52	2	7	3	18	33	35	21	13	4	3	1	–	140
53	–	1	11	14	31	44	47	30	14	11	1	1	205
54	–	–	3	6	34	76	90	70	45	17	9	2	352
55	–	–	1	6	21	47	122	98	78	36	24	10	443
56	1	–	3	2	9	37	105	117	110	75	44	22	525
57	–	–	–	2	8	19	57	86	108	85	55	33	453
58	–	–	–	–	3	10	34	64	70	61	45	57	344
59	–	–	–	–	–	4	10	23	30	40	43	41	191
60	1	–	–	–	–	1	8	9	17	14	32	27	109
61+	–	–	–	–	–	1	2	9	13	6	8	34	73
zusammen	30	18	32	72	161	295	506	527	494	348	262	227	2972

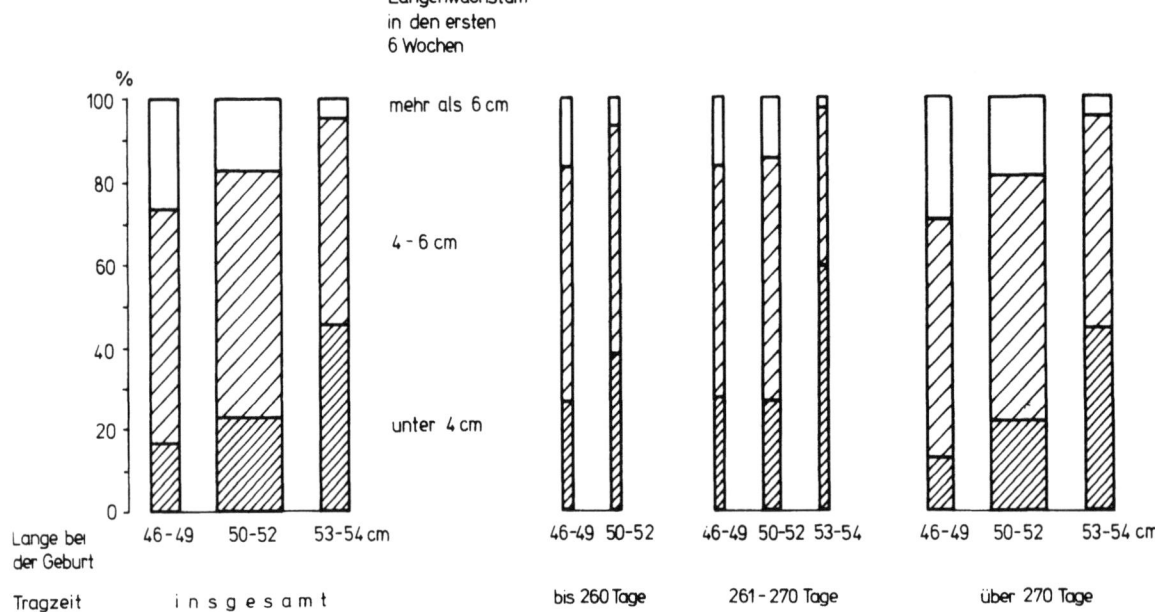

Abb. 16. Längenwachstum bis zu 6 Wochen in Abhängigkeit von der Länge bei der Geburt und der Tragzeit

gewachsen sind als die mit kürzerer Tragzeit. Der χ^2-Test zeigt für die untere und die mittlere Tragzeitgruppe deutliche Unterschiede mit P < 0,01.

Allerdings ist zu berücksichtigen, daß es sich dabei – mindestens teilweise – um ein normales Phänomen der statistischen Variabilität bei Korrelations- und Regressionsdarstellungen handelt, das stets auftritt, wenn der Korrelationskoeffizient nicht den Wert 1 hat, und sich mit abnehmender Korrelation verstärkt.

Entsprechende Darstellungen sind in Tabelle 3.8.1-2 und in Abb. 17 für das Körpergewicht vorgenommen.

Die Korrelation zwischen Geburts- und 6-Wochen-Gewicht ist deutlich enger als die bei der Körperlänge; freilich führt durch die Zugrundelegung der 500 g-Klasseneinteilung die Differenzbildung zu überschneidenden Klassen. Man erkennt aber trotzdem, daß auch beim Körpergewicht eine ähnliche Veränderungsstruktur vorliegt wie bei der Körperlänge. Die bei der Geburt schwereren Kinder nehmen in den ersten sechs Wochen häufig weniger zu als die anfangs leichteren Kinder. Das gilt in jeder Tragzeitgruppe. Die Zunahme um höchstens eine Gewichtsklasse findet sich bei den Kindern mit Geburtsgewicht unter 3 000 g in 8,1%, bei Geburtsge-

Tabelle 3.8.1-2 Körpergewicht bei der Geburt und mit 6/7 Wochen

Körpergewicht mit 6 Wochen (g)	Körpergewicht bei der Geburt (g)								zus.
	unter 1500	1500 bis unter 2000	2000 bis unter 2500	2500 bis unter 3000	3000 bis unter 3500	3500 bis unter 4000	4000 bis unter 4500	4500 und mehr	
unter 2500	5	5	–	–	–	–	–	–	10
2500 b. u. 3000	–	15	9	1	–	–	–	–	25
3000 b. u. 3500	–	1	31	29	12	–	–	–	73
3500 b. u. 4000	–	1	24	159	124	15	1	–	324
4000 b. u. 4500	–	–	5	224	568	160	5	1	963
4500 b. u. 5000	–	–	–	37	405	454	71	1	968
5000 b. u. 5500	–	–	–	3	84	254	137	9	487
5500 b. u. 6000	–	–	–	–	4	41	65	12	122
6000 b. u. 6500	–	–	–	–	1	4	13	3	21
6500 u. mehr	–	–	–	–	–	–	1	1	2
zusammen	5	22	69	453	1198	928	293	27	2995
Durchschnittliche Gewichtszunahme (g)	·	960	1150	1300	1190	1090	1020	(830)	1150

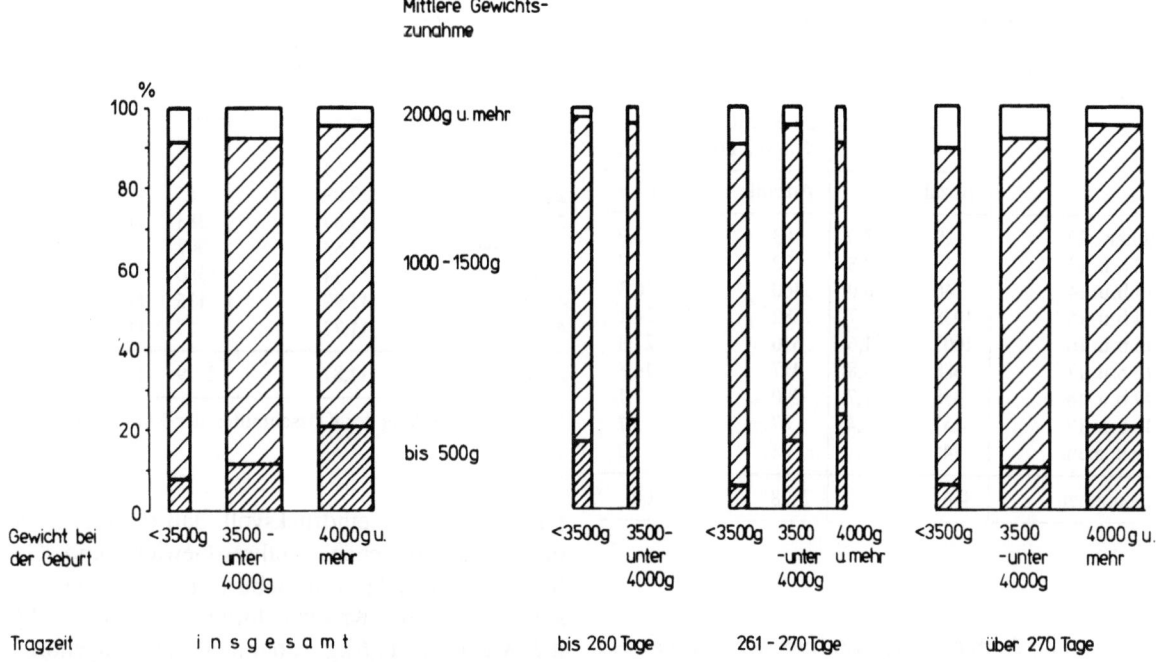

Abb. 17. Gewichtszunahme bis zu 6 Wochen in Abhängigkeit vom Gewicht bei der Geburt und der Tragzeit
1. Die Breite der Säulen entspricht dem unterschiedlichen Beobachtungsumfang
2. Mittlere Gewichtszunahme: bis 500 g: Anstieg um 0 oder 1
                      1000–1500 g: Anstieg um 2 oder 3   } Gewichtsklassen von 500 g Breite
                      2000 u. mehr: Anstieg um 4 oder mehr

wicht von 3000 bis 3500 in 11,4% und bei den schwereren in 20,6%. Die entsprechende Abstufung war bei Kindern mit kurzer Tragzeit (bis 260 Tage) 16,7% – 21,7% – 31,3%, bei denen mit Tragzeit von 261 bis 270 Tagen 5,4% – 16,7% – 23,2% und bei längerer Tragzeit 5,5% – 10,0% – 20,3%.
Die durchschnittliche Gewichtszunahme ist am größten bei Kindern mit einem Geburtsgewicht von

3000 bis 3500 g und ist bei den niedrigeren und höheren Gruppen geringer.
Regressionsrechnungen über das 6-Wochen-Gewicht unter zusätzlicher Berücksichtigung der Tragzeiten werden in Abschn. 5.4.1 wiedergegeben. Bei der Abschlußuntersuchung mit 3 Jahren sind Länge und Gewicht in Tabelle 3.8.1-3 und -4 dargestellt.

Tabelle 3.8.1-3 Körperlänge mit 3 Jahren

Körperlänge cm	alle Kinder		Kinder mit Untersuchungsalter von 36/37 Mon. u. Tragzeit über 270 Tage	
	Anzahl	%	Anzahl	%
bis 90	139	3,0	86	3,0
91– 92	259	5,5	157	5,5
93– 94	502	10,8	293	10,3
95– 96	774	16,6	493	17,4
97– 98	892	19,1	580	20,4
99–100	864	18,5	548	19,3
101–102	583	12,5	345	12,2
103–104	336	7,2	202	7,1
105–106	173	3,7	90	3,2
107 u. mehr	145	3,1	46	1,6
zusammen	4667	100	2840	100

Tabelle 3.8.1-4 Körpergewicht mit 3 Jahren

Körpergewicht (kg)	alle Kinder		Kinder mit Untersuchungsalter von 36/37 Mon. u. Tragzeit über 270 Tage	
	Anzahl	%	Anzahl	%
unter 12	139	3,0	83	2,9
12 b.u. 13	363	7,8	222	7,9
13 b.u. 14	746	16,0	460	16,3
14 b.u. 15	1058	22,7	682	24,1
15 b.u. 16	1007	21,6	616	21,8
16 b.u. 17	688	14,8	417	14,8
17 b.u. 18	358	7,7	200	7,1
18 b.u. 19	157	3,4	87	3,1
19 u. mehr	145	3,1	61	2,2
zusammen	4661	100	2828	100

Auch mit 3 Jahren ist der Einfluß der Tragzeit am absoluten Gewicht noch deutlich erkennbar, wenn auch längst nicht mehr so stark wie mit 6 Wochen. Folgende Anteile sind bei den Messungen mit 36/37 Monaten festgestellt worden:

	Gewicht unter 14 kg	Länge unter 95 cm
Tragzeit bis 250 Tage	38,8%	32,2%
251 bis 260 Tage	29,4%	23,0%
261 bis 270 Tage	27,5%	21,4%
über 270 Tage	27,1%	18,9%

Stellt man die Medianwerte von Länge und Gewicht für 3 Termine zusammen, so ergibt sich

	Kinder mit Tragzeit über 270 Tage	
	Länge cm	Gewicht g
Geburt	51	3480
6/7 Wochen	55	4550
36/37 Monate	98	14900

Während sich bei den bisher behandelten Absolutwerten von Länge und Gewicht der Dreijährigen noch Abstufungen nach der Tragzeit und den Meßwerten bei der Geburt finden, ist der Wachstumsgewinn selbst von den Ausgangswerten praktisch unabhängig.

Tabelle 3.8.1-5 Durchschnittliche Gewichtszunahme bis zum Alter von 3 Jahren nach Geburtsgewicht und Geschlecht

Geburtsgewicht	Knaben		Mädchen	
	Anzahl	Durchschnittliche[a] Gewichtszunahme bis 3 Jahre (kg)	Anzahl	Durchschnittliche[a] Gewichtszunahme bis 3 Jahre (kg)
bis 1499	4	11,25	6	11,75
1500–1999	27	12,64	26	11,75
2000–2499	64	12,09	65	11,84
2500–2999	302	11,89	383	11,40
3000–3499	906	11,83	907	11,55
3500–3999	801	11,84	680	11,66
4000–4499	292	11,99	135	11,63
4500 u. mehr	35	11,72	17	11,81
zusammen	2431	11,87	2219	11,58

[a] Unter Verwendung der Klassenmitten der 3 Jahres-Gewichte berechnet

Die Tabelle zeigt eindrucksvoll, daß die Gewichtsdifferenzen zwischen 3-Jahres-Gewicht und Geburtsgewicht nicht vom Geburtsgewicht abhängen, sondern daß die Knaben durchschnittlich 11,9 kg, die Mädchen 11,6 kg zunahmen. Die zugehörige Standardabweichung beträgt 1,6 kg. Der Geschlechtsunterschied ist erstaunlich gering.
Bei Länge und Gewicht mit 3 Jahren bestehen auch regionale Unterschiede wie bei den Meßwerten der Neugeborenen. So findet man z. B. für den Anteil der langen und schweren Kinder folgende Zahlen:

		Länge über 100 cm	Gewicht von 16 kg u. mehr
Norden:	Hamburg	29,9%	32,3%
	Kiel	34,2%	35,9%
	Hannover	28,7%	30,0%
Süden:	München	24,4%	32,0%
	Tübingen	19,3%	20,0%
	Ulm	15,2%	25,3%

3.8.2 Statomotorische Entwicklung

Die Zeitpunkte, an denen die Kinder frei sitzen, frei stehen und frei gehen können, sind schwierig zu ermitteln. In der Studie wurde danach eingehend im Tagebuch der Mütter mit Angaben für jeden einzelnen Lebensmonat gefragt. Außerdem wurde bei den ärztlichen Untersuchungen eine Angabe vom Arzt über diese Leistung und die Beurteilung der Angaben der Mütter über den Zeitpunkt verlangt. Allerdings gibt es trotzdem eine nicht unerhebliche Zahl von Fällen, in denen z. B. bei der Untersuchung mit 20 Monaten festgestellt wird, daß das Kind frei stehen kann, aber der Zeitpunkt, zu dem das erreicht wurde, offengeblieben ist.

Aus den zeitlich verwertbaren Angaben kann man folgende Aufstellung machen:

Tabelle 3.8.2-1 Alter beim freien Sitzen

Freies Sitzen regelmäßig ab Monat	Angabe der Mutter	vom Arzt beobachtet	Anzahl	%
3–5	+	·	120	2,6 früh
6–7	+ ·	+	1439	31,3
8	+	·	1217	26,5 mittel
9	·	·	691	15,0
8–10	+	vorhanden	188	4,1
·	·	mit 8–10 Monaten nicht vorhanden	836	18,2 spät
·	·	mit 11–14 Monaten nicht vorhanden	} 110	} 2,4
11 Monate u. später	+	·		
zusammen			4601	

Tabelle 3.8.2-2 Alter beim freien Stehen

Freies Stehen regelmäßig ab Monat	Angabe der Mutter	vom Arzt beobachtet	Anzahl	%
5–8	+	·	273	6,3 früh
9	+	·	453	10,3
10–12	+	·	2550	58,4 mittel
13	+	·	429	9,8
14	+	·	285	6,5 spät
15	+	·	161	3,7
·	·	mit 15 u. mehr Mon. (18-Mon.-Untersuchg.) nicht vorhanden	43	1,0
16 u. mehr	+	·	175	4,0
zusammen			4369	

Tabelle 3.8.2-3 Alter beim freien Gehen

Freies Gehen regelmäßig ab Monat	Angabe der Mutter	vom Arzt beobachtet	Anzahl	%
7–11	+	·	496	10,1 früh
12–14	+	·	2979	60,7 mittel
15	+	·	621	12,6
16	+	·	372	7,6 spät
17	+	·	172	3,5
·	·	mit 15 u. mehr Mon. (18-Mon.-Untersuchg.) nicht vorhanden	76	1,5
18 u. mehr	+	·	196	4,0
zusammen			4912	

Eine Drei-Klassen-Einteilung „früh – mittel – spät" muß sich nach den verfügbaren Möglichkeiten der Klassifikation richten, deren Änderung arbeitstechnisch umständlich wäre. Deshalb wurde das freie Sitzen im Alter von 7 Monaten noch zur „frühen" Entwicklung gezählt, obwohl es besser zur Mittelgruppe gehört hätte.

In der Abb. 18 ist für die drei statomotorischen Größen die Häufigkeitsfunktion, d. h. die Summenhäufigkeitslinie auf logarithmisch (in der Abszisse) geteiltem Normalverteilungspapier[19] gezeichnet. Dabei fehlt zwangsläufig das oberste Stück. Die Linien verlaufen ähnlich.

Die Medianwerte lassen sich aus der Graphik ablesen: 50% der Kinder können mit 7,6 Monaten frei sitzen, mit 10,7 Monaten frei stehen und mit 13,0 Monaten frei gehen.

Geschlechtsunterschiede sind bei diesen statomotorischen Altersverteilungen überraschend gering. Beim freien Sitzen sind die Mädchen früher; der 50%-Medianwert liegt bei den Mädchen bei 7,5 Monaten, der der Knaben bei 7,7. Beim Stehen ohne Unterstützung und beim freien Gehen sind die Unterschiede so gering, daß sie graphisch nicht mehr erkennbar sind. Dabei haben die Knaben einen winzigen Vorsprung.

Von besonderem Interesse ist der *individuelle Verlauf* der statomotorischen Entwicklung. Dazu wurde

---

[19] Auf diesem Papier werden log-normal verteilte Variable durch eine gerade Linie dargestellt

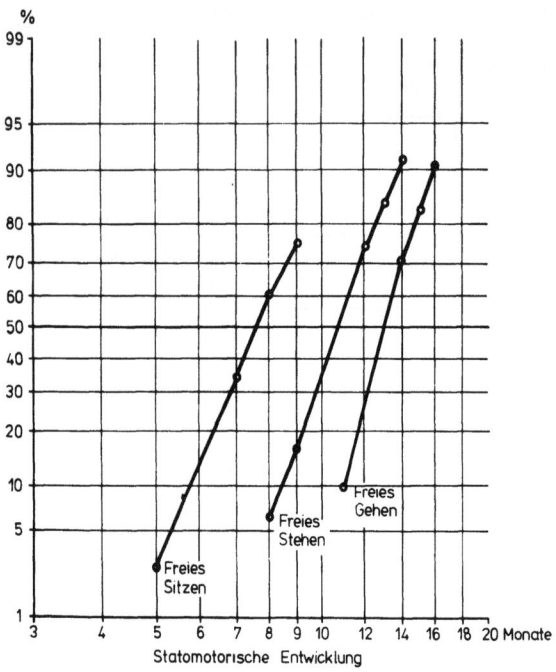

Abb. 18. Statomotorische Entwicklung

die Dreiteilung der vorangegangenen Tabellen (früh – mittel – spät) benutzt und eine 5-Klassen-Gliederung des individuellen Verlaufs abgeleitet, deren äußerste Klassen die Frühentwickler und die Spätentwickler sind.

Die vollständige Gliederung der 27 Kombinationsmöglichkeiten in fünf Gruppen zeigt die Tabelle 3.8.2-4. Extreme Entwicklungssprünge sind offenbar selten. Es gibt nur wenige Kinder, die zunächst Spätentwickler sind und dann zu Frühentwicklern werden – und umgekehrt. Es überwiegen die gleichartigen Verläufe, wobei ein Wechsel zur Nachbarklasse wegen der willkürlichen Klassengliederung ohne Bedeutung ist. Nach dieser Gliederung gibt es unter den Kindern, für die alle Angaben vorhanden sind, je 13% Frühentwickler und Spätentwickler. Diese Gruppen werden in Abschn. 5.2.5 auf Assoziationen mit anderen kindlichen Merkmalen und mit dem Schwangerschaftsverlauf untersucht.

Tabelle 3.8.2-4 Individuelle statomotorische Entwicklung in der Gliederung nach den Tabellen 3.8.2-1, 2, 3 (früh = fr, mittel = m, spät = sp)

Sitzen	Stehen	Gehen	Anzahl	Individuelle Entwicklungsklasse	Definitionsprinzip
fr	fr	fr	135		3 fr
fr	fr	m	199	früh (13,1%)	oder
fr	m	fr	106		2 fr, 1 m
m	fr	fr	49		
fr	m	m	703		
m	fr	m	165		1 fr, 2 m
m	m	fr	61	partiell früh (25,3%)	oder
fr	fr	sp	8		2 fr, 1 sp
fr	sp	fr	1		
sp	fr	fr	9		
m	m	m	1079		
fr	m	sp	37		3 m
fr	sp	m	45		oder
m	fr	sp	11	mittel (32,4%)	1 fr, 1 m, 1 sp
m	sp	fr	–		
sp	fr	m	33		
sp	m	fr	7		
m	m	sp	94		
m	sp	m	101		1 sp, 2 m
sp	m	m	380	partiell spät (16,7%)	oder
fr	sp	sp	46		2 sp, 1 fr
sp	fr	sp	4		
sp	sp	fr	–		
sp	sp	sp	180		
sp	sp	m	72	spät (12,5%)	3 sp
sp	m	sp	89		oder
m	sp	sp	128		2 sp, 1 m

3.8.3 Entwicklung der kindlichen Verhaltensweisen*

Bei der 6-Wochen-Untersuchung ist im Zusammenhang mit den Reflexen auch das reaktive Lächeln geprüft worden, das vielleicht schon als Vorläufer zur psychischen Entwicklung gerechnet werden kann. Bei 26,9% der darauf beobachteten Kinder war es bei dieser Untersuchung vorhanden.

Im Tagebuch II, das die Mutter für die Altersspanne von 6 Wochen bis zu 9 Monaten ausfüllt, finden sich u.a. Angaben über Schlaf, Appetit, Lebhaftigkeit, Schreien, Ernährung, Stuhlgang. Die ermittelten Häufigkeiten hängen stark vom Urteil und Stolz der Mütter ab. Sie sollen nur in Assoziationsanalysen verwendet werden.

Bei der 9-Monate-Untersuchung wird das aktive Greifen geprüft. Bei 2,4% war es noch nicht vorhanden. Von den Müttern, die Angaben über das Alter machen, in dem das aktive Greifen begonnen hat, berichten 15% einen Beginn bis zum 3. Lebensmonat.

Tagebuch III deckt die Zeit von 9 bis 18 Monaten. Darin wird u.a. über Ernährung, Stuhlgang, Sauberkeit, Daumenlutschen, Schnuller und das Verhalten beim Spielen berichtet; Tagebuch IV für die Zeit von 18 bis 36 Monaten enthält dieselben Fragen wie Tagebuch III. Bei den ausgewerteten Merkmalen sind das Verhalten beim Spielen, Trotzverhalten, Angst, Angewohnheiten, Eßverhalten, Sauberkeit wichtig. Auch hierbei ist die Subjektivität bei den Angaben der Mütter unvermeidbar und verhindert allgemeingültige Häufigkeitsfeststellungen. Die Daten sind aber für Assoziationsanalysen und spätere Vergleiche mit der weiteren kindlichen Entwicklung in Folgeprojekten voll verwendbar. Die Assoziationen dieser Merkmale in der gegenwärtigen Auswertung werden in Abschn. 5 behandelt.

Als Merkmale von allgemeinerem Interesse seien das Sprechen von „ein- bis zwei-Wortsätzen" und das Zusammensetzen von Bausteinen dargestellt.

Der Begriff der Ein-bis-zwei-Wortsätze hat sich als mißverständlich herausgestellt; in mehreren Kliniken wurde die Frage überwiegend mit „nein" beantwortet; die Zahlen der letzten Zeile schwanken auch in größeren Kliniken zwischen 20% und 60%.

Zusammensetzen von Bausteinen wird bei Knaben etwas mehr und früher geübt als bei Mädchen; deshalb sind hier die Geschlechterunterschiede dargestellt.

3.8.4 Krankheiten

Die gesundheitliche Entwicklung des Kindes ist durch die Tagebücher der Mütter, die ärztlichen Untersuchungen bis zum Alter von 3 Jahren und Epikrisen im Krankheitsfalle erfaßt worden. Im Rahmen dieses Buches, in dem etwaige Zusammenhänge mit Einflüssen auf die Schwangerschaft behandelt werden, soll eine Beschränkung auf wenige Befunde stattfinden:

– Magen-Darm-Krankheiten
– Harnwegsinfekte
– Erkältungskrankheiten
– Kinderkrankheiten
– Zahnentwicklung und Karies
– die neurologische Beurteilung, für die schon in Abschn. 3.7.3.4 Zahlen genannt wurden.

Von den häufigen Krankheiten der drei ersten Gruppen wurde gezählt, wie häufig Krankheitsepisoden angegeben wurden. Auch bestehen subjektive Ein-

---

* Ausführliche Untersuchungen bei P. NETTER

Tabelle 3.8.3-1 Fragen nach der geistigen Entwicklung mit 18 und 36 Monaten

Spricht 1–2-Wortsätze			Setzt Bausteine zusammen						
Monat	Anzahl	%	Monat	Anzahl	%	Knaben		Mädchen	
						Anzahl	%	Anzahl	%
bis 9.	145	3,9	bis 12.	427	10,0	240	10,8	187	9,1
10.–11.	168	4,5	13.–18.	1763	41,3	926	41,8	837	40,8
12.	263	7,1	19.–24.	1282	30,0	665	30,0	617	30,1
13.–14.	253	6,8	25.–30.	532	12,5	271	12,2	261	12,7
15.–16.	520	13,9	31. u. später bis Untersuchung	97	2,3	54	2,4	43	2,1
17.–18.	870	23,3							
19. u. später bis Untersuchung	98	2,6	bei 36-Monats-Untersuchung noch nicht	165	3,9	61	2,8	104	5,1
bei 18-Monatsuntersuchung noch nicht	1412	37,9							
Fälle mit Zeitangaben	3729	100	Fälle mit Zeitangaben	4266	100	2217	100	2049	100

flüsse durch das Mitteilungsbedürfnis der Mutter und die unterschiedliche Vollzähligkeit der abgegebenen Tagebücher. Beschränkt man sich auf die 2533 Fälle, in denen alle drei Tagebücher zwischen der 6-Wochen- und der 3-Jahresuntersuchung vorliegen, so ergeben sich die Zahlen der Tabelle 3.8.4-1.

Tabelle 3.8.4-1 Häufigkeit des Auftretens von Erkältungs-, Magen-Darm- und Harnwegskrankheiten im Alter von 6 Wochen bis 3 Jahren

	Erkältungskrankheiten						Magen-Darm-Krankheiten						Harnwegsinfekte					
	männlich		weiblich		insges.		männlich		weiblich		insges.		männlich		weiblich		insgesamt	
	Anzahl	%	Anzahl	%	Anzahl	%	Anzahl	%	Anzahl	%	Anzahl	%	Anzahl	%	Anzahl	%	Anzahl	%
nicht erkrankt	108	8,1	139	11,6	247	9,8	648	48,5	627	52,5	1275	50,4	1294	96,9	1107	92,6	2401	94,9
1mal erkrankt	173	12,9	180	15,0	353	13,9	390	29,2	326	27,0	716	28,3	36	2,7	69	5,8	105	4,2
2–3mal erkrankt	424	31,7	379	31,7	803	31,7	219	16,4	178	14,9	397	15,7						
4–5mal erkrankt	327	24,5	272	22,8	599	23,7	79	5,9	64	5,4	143	5,6	5	0,4	19	1,6	24	5,6
6mal u. mehr erkrankt	305	22,8	225	18,8	530	20,9												
zusammen	1337	100	1195	100	2532	100	1336	100	1195	100	2531	100	1335	100	1195	100	2530	100

Unter den aufgetretenen Kinderkrankheiten überwiegen altersgemäß die Masern; es folgen Windpokken und Röteln. In den Tabellen sind die Kinder mit mehreren Kinderkrankheiten ohne Aufgliederung der beteiligten Krankheitsarten nur summarisch aufgeführt; man muß bei der Wertung der Zahlen daher darauf achten, daß in der letzten Sammelgruppe noch weitere Fälle von Masern, Keuchhusten usw. enthalten sind.

Tabelle 3.8.4-2 Kinderkrankheiten in 2 Altersstufen. Nur Kinder mit voller Information über 3 Jahre

Kinderkrankheiten	bis 6 Wochen[a]		6 Wo.–36 Mon.[a]		Zahlenverhältnis
	Anzahl	%	Anzahl	%	
Masern	30	1,6	206	10,8	1:7
Keuchhusten	17	0,9	29	1,5	1:2
Windpocken	31	1,6	101	5,3	1:3
Mumps	7	0,4	42	2,2	1:6
Röteln	47	2,5	73	3,8	1:1,6
sonstige und mehrere	48	2,5	274	14,4	1:6
keine	1723	90,5	1178	61,9	

[a] Die Abgrenzung ist infolge der Variation der Untersuchungstermine uneinheitlich

Röteln, Keuchhusten und Windpocken treten schon in den ersten Wochen relativ häufig im Vergleich zur späteren Zeit auf. Besonders bei Röteln ist dies der Fall, während Mumps und Masern erst später auftreten.
Es ist bemerkenswert, daß zwei Drittel der Kinder in dieser Zeitspanne keine Kinderkrankheiten hatten.
Die Zahn- und Kariesentwicklung geht aus folgenden Darstellungen hervor. Tabelle 3.8.4-3 zeigt die Häufigkeiten der durchgebrochenen Zähne mit 9, 18 und 36 Monaten. Die Zahlen zeigen deutlich, daß meist zwei analog liegende Zähne ziemlich gleichzeitig durchbrechen, so daß die geraden Zahnzahlen stark überwiegen. Mit 18 Monaten sind 12 oder 16 Zähne „normal".
Bei der letzten Untersuchung hatten 92,9% der Kinder ein vollständiges Milchgebiß mit 20 Zähnen; 4,1% weniger als 18 Zähne.

Tabelle 3.8.4-3 Zahnzahl mit 9, 18 und 36 Monaten

In diesem Alter war der Kariesbefall:

Zahnzahl	9 Monate	18 Monate	36 Monate
0	16,2		
1	5,0		
2	25,8		
3	5,1	0,1	
4	14,2	0,3	
5	5,3	0,5	
6	12,9	1,2	
7	5,2	1,2	
8		4,1	
9		1,8	
10		5,0	
11	10,2	3,7	
12		28,5	
13		3,3	0,4
14		8,6	
15		3,2	
16		34,6	3,7
17		0,4	
18		1,5	
19		0,2	3,0
20		1,8	92,9
zusammen	100	100	100
Anzahl	4653	4597	4693

Tabelle 3.8.4-4 Zahl kariöser Zähne mit 3 Jahren

Zahl der kariösen Zähne	%
0	88,0
1	3,9
2	3,3
3–4	2,6
5–6	1,0
7–8	0,4
9 u. mehr	0,7
zusammen	100
Anzahl	4693

4 Untersuchung von Zusammenhängen, gegliedert nach Einflußgrößen und Indikatoren für Einflußgrößen

4.1 Vorbemerkungen zu Kapitel 4

4.1.1 Zielsetzung und Tabellengrundprogramm für Kapitel 4

In den folgenden Kapiteln 4 und 5 werden die Merkmale der Schwangeren, des Schwangerschaftsverlaufes und der Kindesentwicklung auf **Assoziationen** durchgesehen. Die Merkmale – auch als Größen, Faktoren, Variable bezeichnet – selbst sind in ihrer Häufigkeitsverteilung und in ihrer Abhängigkeit von einigen allgemeinen Grundgrößen wie z. B. Alter, Zahl und Ausgang früherer Schwangerschaften, Schwangerschaftsdauer bereits dargestellt worden. Im folgenden geht es vorwiegend um exogene Einflüsse, wie Medikamente, Krankheiten, Genußmittel, auch Störungen unbekannten Ursprungs, z. B. Blutungen, deren Assoziationen mit den wichtigsten Verlaufsdaten dargestellt werden. Alle Assoziationen werden in tabellarischer Gegenüberstellung einer „Einflußgröße" mit einer „Zielgröße" bearbeitet. *Kapitel 4 ist nach Einflußgrößen, Kapitel 5 nach Zielgrößen geordnet.*

Im Interesse einer systematischen Übersicht werden in Kap. 4 die behandelten Einflußfaktoren zunächst nach einem einheitlichen doppelseitig gedruckten Tabellenprogramm bearbeitet, das die wichtigsten Grunddaten für Assoziationen enthält. Für **jede Einflußgröße** wird zunächst eine Übersicht über ihr **statistisches „Profil"** gegeben, um den allgemeinen Hintergrund zur Beurteilung dieser Größe darzustellen (linke Tabellenseite). Dann folgen auf den zugehörigen rechten Seiten die zahlenmäßig wichtigsten Angaben über *vor- und frühzeitige Beendigungen der Schwangerschaft*, die *perinatale Sterblichkeit*, die *kindliche Reife* und einige wichtige *Mißbildungsarten* und morphologische Auffälligkeiten beim Kind. Dabei wird die Darstellung auf die *Gegenüberstellung von beobachteten und erwarteten Anzahlen* beschränkt, sowie eine Kennzeichnung der Stärke der Assoziation, wobei jede Zahl als Eckfeld einer Vierfeldertafel aufgefaßt wird.

Die in Abschn. 2.3.1 angegebenen Berechnungsgrundlagen seien kurz wiederholt:
Ist der in einer Zeile stehende Einflußfaktor F vorhanden und das Zielmerkmal Z, das in einer Spalte steht, ebenfalls so, ist die zugehörige Vierfeldertafel

		Z		zusammen
		ja	nein	
F	ja	n_{11}	n_{12}	$n_{1.}$
	nein	n_{21}	n_{22}	$n_{2.}$
zusammen		$n_{.1}$	$n_{.2}$	n

In den Übersichtstabellen b wird dann nur die Beobachtungszahl n_{11} angegeben, darunter der Erwartungswert e_{11}

$$e_{11} = \frac{n_{1.} \cdot n_{.1}}{n}.$$

Gegebenenfalls wird ein in bezug auf Störgrößen korrigierter Erwartungswert eingesetzt. Unter dem Erwartungswert steht ein Symbol für Richtung und Deutlichkeit der Assoziation, d.h. hier: des Unterschiedes zwischen Beobachtungs- und Erwartungswert. Die Symbole sind: $+$, $++$, $+++$, wenn die Beobachtungszahl größer als der Erwartungswert ist; $-$, $--$, $---$ bei kleinerer Beobachtungszahl. Das Symbol $\cdot$ wird benutzt, wenn der Unterschied im Zufallsbereich unterhalb der 5%-Grenze liegt.
Bei einigen Analysen außerhalb der Übersichtstabellen liegen umfangreichere Mehrfeldertafeln vor. Dann wird die vollständige χ^2-Berechnung mit der Kennzeichnung der Stärke der Gesamtassoziation durch die Reihe $\cdot$, $*$, $**$, $***$ (vgl. Abschn. 2.3.1) vorgenommen. Verschiedentlich werden in solchen Tabellen außerdem noch Einzelfelder durch Plus- bzw. Minus-Zeichen gekennzeichnet im Sinne einer Vierfeldertafel mit dem bezeichneten Feld als Eckfeld nach dem obigen Schema. Damit soll ein schneller Überblick über die Art der Abweichungen ermöglicht werden.
Bei Einflußgrößen, die bemerkenswerte Assoziationen aufweisen, sowie bei einigen, die im Schrifttum eine Rolle spielen, wird eine weitere Analyse vorgenommen, bei der insbesondere nach Fehlerquellen gefahndet wird, die die festgestellte Assoziation verzerrt haben können. Das Vorgehen bei dieser Arbeitsphase richtet sich ganz nach der jeweiligen Problemlage und wird an den betreffenden Stellen ausführlich dargestellt.

Für die *Darstellung der Ergebnisse* wurde das Prinzip der weitgehend *vollständigen statistischen Dokumentation* gewählt. Es sollte keine selektive Beschränkung auf die Wiedergabe bemerkenswerter Assoziationen erfolgen, sondern eine umfassende Berichterstattung über alles Gefundene. Damit erhält jeder Leser die entscheidenden Zahlenwerte für alle bearbeiteten Fragestellungen und kann so die Ergebnisse aus den jeweiligen – leider oft noch recht kleinen – Zahlen besser beurteilen, als durch einen pauschalen Hinweis auf „keine bemerkenswerten Assoziationen bei allen übrigen Merkmalen".

a) Profile der Einflußfaktoren
(linke Seiten der Doppeltabellen)

Keine Variable, die bei einer Schwangeren beobachtet wird, steht isoliert und ohne Zusammenhänge mit anderen Variablen. Stets gibt es irgendwelche Häufungen im Zusammentreffen mit anderen Variablen, die als Hintergrundsinformation wichtig sind. Bei den großen Zahlen der zu behandelnden potentiellen Einflußfaktoren würde eine freie textliche Darstellung, die der jeweiligen Sachlage am besten gerecht werden könnte, insgesamt zu weitschweifig und unübersichtlich werden; deshalb wurde eine schematische Beschränkung vorgezogen, bei der nur Kurzaussagen zu 12 Hintergrundsgrößen über deutliche Häufungen (positive Assoziationen) angegeben wurden:

Häufungen bei
- Altersverteilung der Schwangeren (jung – alt)
- Zahl der vorangegangenen Schwangerschaften (0 – 1 – 2 und mehr)
- Zahl der vorangegangenen Aborte (0 – 1 – 2 und mehr)
- Grund für den Klinikbesuch, der zur Aufnahme in die PU führte
- Schwangerschaftswoche bei der Aufnahme (früh – spät)
- Erwünschtheit dieser Schwangerschaft
- Berufstätigkeit der Schwangeren („Nur"-Hausfrau – berufstätig)
- Soziale Stellung des Mannes (Beamter, Angestellter, Arbeiter)
- Relativgewicht der Schwangeren (Unter-, Übergewicht)

Häufungen und Verminderungen bei
- Vorkommen bestimmter Beschwerden und Krankheiten der Schwangeren (Übelkeit – Erbrechen, fieberhafte Infekte, Blutungen)
- Gebrauch bestimmter Medikamente (weibliche Geschlechtshormone, Tranquilizer, Analgetika)
- einzelnen Kliniken.

Die dabei zur Kennzeichnung gebrauchten Abkürzungen sind vor der ersten Tabelle genauer definiert (Abschn. 4.1.3).

b) Ergebnistabellen
(rechte Seiten der Doppeltabellen)

Die Ergebnistabellen über Assoziationen zwischen Einfluß- und Zielmerkmalen werden jeweils auf der rechten Seite dargestellt. Sie entsprechen Zeile für Zeile den schon in den Profilen (linke Seiten) behandelten Einflußfaktoren. So erhält man auf einer einzigen Zeile über 2 Seiten die wichtigsten Informationen über Hintergrundzusammenhänge und vorhandene oder fehlende Assoziationen mit Schwangerschaftsausgang und Mißbildungen bei den Kindern.

Vorzeitige Beendigung der Schwangerschaft

Die ersten drei auf die Beobachtungszahlen folgenden Spalten der Ergebnistabellen in Kap. 4 betreffen die vorzeitige Beendigung der Schwangerschaft (Frühaborte, Spätaborte und Frühgeburten). Die wichtigste Fehlerquelle bei der vergleichenden Beurteilung der Zahl der Fehlgeburten ist eine etwas unterschiedliche Häufigkeit von Aufnahmen mit Abortus imminens (vgl. Abschn. 3.6.2.2). Deshalb werden aus dem Tabellenteil über Fehlgeburten alle Aufnahmen aus diesem Anlaß ausgeschlossen. Die zweite Fehlerquelle beim Vergleich der Frühaborte könnten unterschiedliche Verteilungen der Aufnahmewochen sein. Um dies auszuschließen, wurden bereinigte Erwartungswerte für Frühaborte (bis zum 4. Monat) errechnet, in denen die tatsächlichen Aufnahmewochen zugrunde gelegt wurden.

Das Alter der Mutter ist bei vielen Einflußgrößen ein wichtiger Hintergrundsfaktor, so auch bei den Zielgrößen Fehlgeburt und Frühgeburt. Daher ist es nötig, das Alter der Frau bei allen Tabellen zu berücksichtigen. Es genügt dabei meist, zwei Gruppen – nämlich Frauen unter 30 Jahren und die älteren – zu unterscheiden. Die Elimination des Alterseinflusses geschah durch getrennte Berechnung der Erwartungswerte in den beiden Altersklassen und deren Addition.

Bei den Spätaborten und Frühgeburten ist dann noch eine spezielle Korrektur erforderlich, wenn die Zahl der Frühaborte bei einem Einflußfaktor besonders hoch oder besonders niedrig war. Dann kann der Erwartungswert nicht mehr aus den allgemeinen, auf alle Schwangerschaften bezogenen Häufigkeiten der Spätaborte bzw. Frühgeburten berechnet werden, sondern muß auf diejenigen bezogen werden, die noch unter dem Risiko eines Spätabortes bzw. einer Frühgeburt stehen.

Schließlich ist noch zu erwähnen, daß bei einigen Einflußgrößen, z. B. zwei oder mehr vorangegangenen Aborten, die Bezugsgesamtheit für die Berechnung der Erwartungswerte nur die Schwangeren mit mindestens zwei früheren Schwangerschaften umfassen darf. Dies wird in Fußnoten zu den Tabellen angegeben.

Die Beobachtungszahlen beziehen sich auf diejenigen Fälle, in denen alle Merkmale der jeweiligen Tabelle vorhanden sind. Es fehlen z. B. zwei Aborte, bei denen der Zeitpunkt nicht bekannt ist, ferner fehlen diejenigen Schwangerschaften, bei denen der Termin der letzten Menstruationsblutung nicht angegeben war oder im Widerspruch zu anderen Daten stand.

Unterschiede zwischen den Kliniken bestehen bei Fehl- und Frühgeburten nur in geringem Maße, und zwar

	Kliniken mit	
	Häufung	Verringerung
Frühaborte	13, **16**	5, 9, 17
Spätaborte	13	2
Frühgeburten	**5**	17

Für mögliche Verzerrungen von Assoziationen kommen nur Einseitigkeiten der Klinik 16 bei Frühaborten und Klinik 5 bei

Frühgeburten in Frage, wenn sie mit entsprechenden Einseitigkeiten bei Einflußgrößen zusammentreffen, die in den Profiltabellen dieses Kapitels dargestellt sind.

Perinatale Sterblichkeit und kindliche Reife (Untergewicht)

Die in Abschn. 3.7.1.1 geschilderte Gliederung der über die 28. Woche hinausgehenden Schwangerschaften nach dem relativ zur Tragzeit beurteilten Geburtsgewicht mit Abgrenzung der untersten 10% liegt den Spalten 3 bis 6 zugrunde. Um die dortige 6-Klassen-Gliederung mit Einbeziehung der perinatalen Sterblichkeit überschaubar zu halten, wurden folgende Zusammenfassungen vorgenommen:

Tragzeit bis 260 Tage insgesamt	(7,6%)	(Spalte 3)
davon perinatal gestorben	(22,4%)	(Spalte 4)
Perinatal Gestorbene insgesamt[1]	(2,8%)	(Spalte 5)
Tragzeit über 260 Tage, überlebend, untergewichtig (unter der 10%-Linie)	(8,5%)	(Spalte 6)

Der Hauptanteil der perinatal gestorbenen Kinder liegt bei den Frühgeborenen. Die perinatale Sterblichkeit der Frühgeborenen beträgt 22,4%. Der jeweilige Erwartungswert für diese Zahl wurde aus der Zahl der Frühgeborenen errechnet; damit erhält man die Möglichkeit, eine etwaige Assoziation einer Einflußgröße mit der speziellen Frühgeborenensterblichkeit zu beurteilen. Danach wird (Spalte 5) die Gesamtzahl der perinatalen Todesfälle[1] angegeben, wobei der Erwartungswert aus der Gesamtzahl der ausgetragenen Schwangerschaften ermittelt wurde. Beide Aussagen über die perinatalen Sterbefälle betreffen also unterschiedliche Sachverhalte; in die zweite allgemeine Zahl geht die jeweilige Frühgeborenenhäufigkeit mit ein, in die erste Zahl nicht.

Die nächste Spalte 6 gibt die Zahl der die Perinatalperiode überlebenden untergewichtigen Kinder mit einer Tragzeit über 260 Tage an, wobei die genaue Tragzeit entsprechend Abb. 12/13 für die Beurteilung der Untergewichtigkeit zugrunde gelegt ist. Diese Größe soll als Reifekriterium der ausgetragenen Kinder gelten.

In dieser Tabelle sind alle Aufnahmen, auch die mit Abortus imminens, enthalten, sofern die Tragzeit über 28 Wochen hinausging. Auch in dieser Tabelle fehlen Schwangerschaften, deren Dauer nicht zuverlässig bestimmt werden konnte.

Das Alter der Mutter, das auch hier eine wichtige Rolle spielt, ist wiederum durch Trennung der unter 30-Jährigen von den Älteren bei der Berechnung der Erwartungswerte berücksichtigt worden.

Klinikheterogenitäten sind bei der perinatalen Sterblichkeit unerheblich.

Beim Untergewicht finden sich trotz der schon in Abschn. 3.7.1.1 erwähnten anthropologischen Nord-Süd-Differenzen in den absoluten Maßen für die Häufigkeit der relativ untergewichtigen Kinder keine wesentlichen Klinikunterschiede.

Mißbildungen und ausgewählte Anomalien

In Spalte 14 der Tabellen b werden die 122 schweren Mißbildungen (entsprechend Tabelle 3.7.3-1) aufgeführt. In Spalte 7 bis 13 werden spezielle Formen von Mißbildungen bzw. Anomalien angegeben. Zunächst werden Mißbildungen im ZNS, Herz-Kreislauf-System, faziale Spalten und eine Sammelgruppe für 54 sonstige schwere Mißbildungen[2] unterschieden. Dabei wurden in die ZNS-Gruppe außer den „schweren" Formen auch weitere dorsale Spaltbildungen, insbesondere Spina bifida occulta aufgenommen (insgesamt 50 Kinder), die Herz-Kreislauf-Gruppe wurde durch leichte Herzfehler ergänzt (66), ebenso die fazialen Spalten durch Hinzunahme der „Mini"-Spalten (35), so daß diese vier Mißbildungsklassen 205 Kinder umfassen.

In den nächsten drei Spalten der Tabelle sind Syndaktylien (52), sichere Hüftgelenksdysplasien (133) und Klumpfüße (32) als Zielgrößen enthalten. Insgesamt enthalten die sieben Spalten über spezielle Formen von Mißbildungen/Anomalien 422 Kinder.

Unterschiedliche Erfassung von Anomalien in den einzelnen Kliniken ist, wie schon früher ausgeführt, in gewissem Maße unvermeidlich gewesen; sie können aber als Fehlerquellen der Assoziationen nur bei den Hüftgelenksdysplasien wirksam werden.

Folgende Häufungen und Verminderungen bei einzelnen Kliniken gegenüber dem Durchschnitt finden sich:

	gehäuft	verringert
ZNS-Mißbildungen	20	–
Herz-Mißbildungen	16	–
LKG-Spalten	–	–
sonstige schwere Mißbildungen	2	–
Syndaktylien	18	–
Hüftgelenksdysplasien	3, 7, 10, 20	5
Klumpfüße	1, 2	–
Schwere Mißbildungen insgesamt	–	6

---

[1] Hierbei liegen 194 perinatale Sterbefälle zugrunde. Es fehlen 11 Kinder, bei denen die Schwangerschaftsdauer nicht sicher bestimmt werden konnte. Dies fällt jedoch nur bei Müttern mit unregelmäßiger Periode und damit korrelierten Merkmalen ins Gewicht. In Tab. 5.1.5-1 sind sie enthalten

[2] enthaltend die schweren Mißbildungen nach Abschn. 3.7.3.3 außer den Gruppen A, D, I

Beachtung von Fehlerquellen

In Kap. 2 sind ausführliche Hinweise auf die möglichen Fehlerquellen gegeben worden, die für einwandfreie Feststellungen von Assoziationen zu beachten sind. Hauptsächlich handelt es sich dabei um Situationen, in denen die Einfluß- und Zielgrößen gleichsinnig oder gegensinnig zusammenhängen mit

- Alter der Schwangeren,
- Aufnahmewoche in die PU,
- Schwangerschaftsdauer,
- Häufungen in bestimmten Kliniken,
- Verschlüsselungsfehlern,
- ungenauen Angaben,
- Datenlücken.

Auf die ersten vier Arten braucht hier nicht wieder eingegangen zu werden; sie sind in Abschn. 2.3.2 behandelt. Hinsichtlich der ungenauen Angaben, deren Effekt ähnlich dem der Verschlüsselungsfehler ist, gilt folgende Überlegung:

Ungenaue Angaben und falsche Verschlüsselungen bewirken, daß in einem Teil der Fälle ein Einflußfaktor F (mit den Ausprägungen F+ und F−) falsch zu den beiden Klassen F+ und F− zugeteilt wird; auch die Zielgröße Z kann falsch zu Z+ bzw. Z− zugeteilt werden.

Die mathematische Analyse der dadurch bedingten Verzerrungen ergibt, daß im allgemeinen etwa vorhandene Unterschiede nivelliert werden, so daß die χ^2-Werte sinken. Dagegen werden keine künstlichen Assoziationen erzeugt. Voraussetzung für die Gültigkeit dieses Nivellierungsprinzips ist die Unabhängigkeit der Angabe- oder Verschlüsselungsfehler beider Variablen voneinander und von den Klassen des anderen Merkmals, was man jedoch im allgemeinen annehmen kann.

Bei Datenlücken fehlen in den Feldern der Assoziationstafel Fälle in unterschiedlichem Ausmaß. Wenn sich die Lücken proportional auf alle Felder verteilen, ändert sich der χ^2-Wert nicht oder nur unwesentlich (proportional zum Anteil der verbliebenen Fälle). Wenn die Lücken sich aber ungleichmäßig verteilen, könnten erhebliche Verzerrungen, gegebenenfalls sogar Vorzeichenumkehrungen der Assoziation die Folge sein. Verblüffendes Beispiel ist die schon bei den ersten Analysen aufgefallene und bereits erwähnte Assoziation der Fehlgeburtenquote mit den Toxoplasmosetitern. Die höchste Fehlgeburtenquote fand sich bei den Fällen ohne Titerangabe; es waren die Aufnahmen mit Abortus imminens, bei denen aus Zeitgründen keine serologischen und virologischen Untersuchungen vorgenommen worden waren. Bei Beschränkung auf die Fälle mit Titerangaben fanden sich keine Assoziationen zwischen Titerhöhe und Fehlgeburten. Daß durch die fehlenden Titerbestimmungen dieses Ergebnis nicht verzerrt sein dürfte, läßt sich daraus beurteilen, daß bei den vorhandenen Titern von Abortus-imminens-Fällen keine vom Durchschnitt abweichende Verteilung gefunden wurde.

Da alle Assoziationstafeln des Buches nur für die Schwangerschaften bzw. Kinder aufgestellt wurden, bei denen die Daten aller beteiligten Variablen vorhanden sind, besteht grundsätzlich eine entfernte Möglichkeit, daß durch die unvermeidlichen Datenlücken Verzerrungen entstanden sind. Sie könnten theoretisch in jeder Richtung wirken, nämlich sowohl vorhandene Assoziationen verschleiern oder abändern als auch nicht vorhandene Assoziationen vortäuschen. An einigen Stellen der Kapitel 4 und 5 wird eine Abschätzung vorgenommen werden, ob derartige Effekte, die sich manchmal der direkten Erkennung entziehen, anzunehmen sind.

Bei den Medikamententabellen in Abschn. 4.2 wird allerdings grundsätzlich auf einen Datenteil verzichtet werden. Dort werden die Frauen, die Medikamente einer bestimmten Gruppe genommen haben, den Frauen gegenübergestellt, die diese Medikamente nicht genommen haben. Um aber diesen Vergleich nicht mit denjenigen Frauen zu verzerren, die überhaupt keine Medikamente genommen haben und daher möglicherweise überhaupt zu einer völlig anderen Risikogruppe gehören, wird in der Gegenüberstellung in den Übersichtstabellen die Vergleichsgruppe auf die Frauen beschränkt, die das fragliche Medikament nicht, aber andere Medikamente genommen haben. Bei weitergehenden Analysen wird die Restgruppe einbezogen.

4.1.2 Fragen der Interpretation von vorhandenen und fehlenden Assoziationen

In Abschn. 2.3.2.4 wurden Typen von Zusammenhängen dargestellt:

a) Eine Assoziation zwischen zwei Variablen betrifft diese gar nicht; sie sind nur Indikatoren für andere sachlich wirklich im Zusammenhang stehende Größen, z.B. mag eine Assoziation einer Zielgröße mit einem in der Schwangerschaft genommenen Medikament gar nicht das Medikament, sondern die mit diesem Medikament behandelte Krankheit betreffen

b) 1. Rechnerische und formal-definitorische Assoziation

2. Gemeinsame Abhängigkeit beider Variablen von dritten oder noch weiteren Variablen (Hintergrundsvariablen)

3. Heterogenitätsassoziation als Sonderfall von b2, wobei die Hintergrundsvariable nur durch zufälliges Zusammentreffen besonders extremer Randverteilungen der auf Assoziation geprüften Variablen einen Störeffekt auf die Assoziation im Gesamtmaterial ausübt (z.B. klinikspezifische Heterogenität)

c) Echte, nicht durch Fehlerquellen und andere erkennbare Drittfaktoren bedingte Assoziation.

Da jede beobachtete Assoziation durch Fehlerquellen und andere Drittfaktoren verzerrt oder gar künstlich hervorgerufen sein kann, ist als erster Schritt jeder Interpretation zu prüfen, ob solche Störfaktoren eine Rolle spielen; wenn dies der Fall ist, sind sie, soweit möglich, rechnerisch auszuschalten (vgl. Abschn. 2.3.2.3).

Wenn dann noch eine deutliche Assoziation vorhanden ist, bestehen zwei Möglichkeiten:

- Die Assoziation ist durch Fehlerquellen beeinflußt (oder zustande gekommen), die nicht erkannt, nicht erfaßt und nicht ausgeschaltet sind. Sie kann auch „einfach zufällig" entstanden sein und würde sich dann bei anderen Untersuchungen nicht bestätigen.

- Die Assoziation kann sachlich, gegebenenfalls sogar kausal, gedeutet werden.

Die Entscheidung zwischen diesen beiden Möglichkeiten kann nicht mit statistischen Verfahren erfolgen, sondern bleibt der subjektiven Entscheidung überlassen. Aus Gründen rationaler wissenschaftlicher Erkenntnisprinzipien sollte jedoch die erste Alternative nicht beliebig lange beibehalten werden.

Im Hinblick auf die dargestellte Schrittfolge ist es selbstverständlich, soll aber noch einmal hervorgehoben werden, daß eine unmittelbare kausale Deutung einer gefundenen Assoziation unzulässig ist. Assoziation bedeutet also nicht Kausalität. Andererseits bewirkt Kausalität Assoziation.

Wichtig ist nun auch die komplementäre Situation: Wenn keine (deutliche) Assoziation gefunden wird, so geht daraus auch nicht sicher hervor, daß kein sachlich deutbarer Zusammenhang vorliegt. Alle oben aufgeführten Störfaktoren können auch vorhandene Assoziationen verdecken. Es kommt hinzu, daß bei vorhandenem Zusammenhang das Beobachtungsmaterial zu klein für eine deutliche statistisch nachweisbare Assoziation sein kann.

Die bei der Interpretation der Ergebnisse zu beachtenden Schwierigkeiten waren bereits bei der Planung der Studie vorhersehbar und wurden in den Vorbereitungsbesprechungen erörtert (vgl. Abschn. 1.1). Es wurde bewußt in Kauf genommen, daß die Studie weder in positiver noch in negativer Hinsicht endgültige Entscheidungen bringen konnte. Trotz fehlender Endgültigkeit sind aber die im folgenden darzustellenden Ergebnisse der Assoziationsanalyse von hohem informatorischen Wert, weil sie so gründlich, wie es sonst nur selten möglich ist, eine Fehlerquellenanalyse erlauben und dadurch einen hohen Grad der Aussagequalität erreichen.

4.1.3 Zeichenerklärung zu den doppelseitigen Tabellen des Kap. 4

Für die in den folgenden Abschnitten gleichartigen Tabellen – jeweils mit den Nummern 1a und 1b hinter der Abschnittsnummer – sei vorweg die Zeichenerklärung gegeben:

Zeilenmerkmal

Jede Zeile gilt für das links in der Vorspalte stehende Merkmal. Dabei kann es sich um Krankheiten, ärztliche Befunde, Medikamente, persönliche und anamnestische Merkmale, soziale Faktoren und häusliche Expositionen handeln. Medikamente und Krankheitsangaben beziehen sich überwiegend auf das 1. Trimenon. Wenn Untersuchungs- oder Einnahmezeiten speziell angegeben werden, so bezieht sich I auf das 1. Trimenon, II auf das zweite und III auf das 3. Trimenon.
Die erste Zahlenspalte rechts gibt die Gesamtzahl der Frauen mit dem jeweiligen Merkmal an, darunter steht der Prozentsatz dieser Frauen, bezogen auf alle Frauen mit Angaben über das Merkmal. Die letzte Zahlenspalte der linken Seite gibt die Ausfallquote des Merkmals an, also den Anteil der Frauen ohne Angabe über das Merkmal, bezogen auf alle 7870 Frauen.

Zeichenerklärung zu den auf den linken Seiten stehenden „Profiltabellen" (a)

Die einzelnen Felder beziehen sich auf die Assoziation des Zeilen-Merkmals mit dem jeweiligen Spalten-Merkmal. In jedem Feld ist angegeben, ob und in welcher Art eine deutliche Häufung der Beobachtungszahlen gegenüber den bei Annahme der Unabhängigkeit von Zeilen- und Spaltenmerkmal berechneten – dem Durchschnitt entsprechenden – Erwartungszahlen vorliegt.
Grundlage ist eine χ^2-Komponente über 3,9 im Computerausdruck (vgl. Abschn. 1.4).
Es bedeuten:
·   keine Häufung
Wortabkürzungen⎫ Häufung im gekennzeichneten Bereich
Zahlen   ⎭ des Spaltenmerkmals
+   Häufung bei Vorhandensein des Spaltenmerkmals
−   Verminderung bei Vorhandensein des Spaltenmerkmals
( ) nicht sicher zu beurteilende Häufung; bei stärkerer Inkonsistenz in benachbarten Teilbereichen auch mit „heterogen" bezeichnet
Abkürzungen in den Spalten bei entsprechenden Häufungen:
Alter: unter 25 Jahre: jung; ab 30 Jahre: alt
Zahl früherer Schwangerschaften: 0; 1 und mehr: 1+; 2 und mehr: 2+
Zahl früherer Aborte: 0; 1; 1 und mehr: 1+, 2 und mehr: 2+
Aufnahmegrund: Abortus imminens: Ab. imm.; frühere Sterilitätsbehandlung: Steril.beh.; sonstige frühere Behandlung in der Aufnahmeklinik: Ther.; Beschwerden: Beschw.; Bestätigung der Schwangerschaft: Bestät.
Aufnahmezeit: bis 8. Woche: früh; ab 11. Woche: spät
Erwünschtheit der Schwangerschaft: erw.; unerw.
Berufstätigkeit der Schwangeren: „Nur"-Hausfrau: Hsfr. – berufstätig: Beruf
Soziale Stellung des Mannes: Selbständig: Selbst.; Beamter: Bea.; Angestellter: Ang.; Arbeiter: Arb.; Student: Stud.
Relatives Gewicht der Schwangeren: Untergewicht: Untergew.; Übergewicht: Übergew.
Erbrechen: gelegentlich: geleg.; täglich: tgl.; Hyperemesis: Hyp.emes.
   Häufungen bei „geleg." und „tgl." werden zusammenfassend durch + bezeichnet.
Kliniknummern nach Verzeichnis in Abschn. 3.1. Fettdruck der Nummer: χ^2-Komponente über 20,0
(Def.): Häufung infolge eines definitorischen Zusammenhanges zwischen Zeilen- und Spaltenmerkmal

Zeichenerklärung zu den auf den rechten Seiten stehenden Ergebnistabellen (b)

Die Zeilenanordnung stimmt mit der der Profiltabellen auf den linken Seiten überein. Die Ergebnisspalten enthalten:
Vor- und frühzeitige Beendigung der Schwangerschaft:
Frühaborte (bis 4 Monate p.m.)   Ergebnisspalte 1
Spätaborte (ab 5. Monat p.m.)   Ergebnisspalte 2
Frühgeburten (197.–260. Tag p.m.)   Ergebnisspalte 3
Hierbei fehlen Frauen, bei denen wegen ungenauer Angaben über den Termin der letzten Menstruation eine Einordnung in die obigen Gruppen nicht möglich war. Weitere Beschränkungen s. unten.
Perinatale Sterblichkeit
der Frühgeborenen (Erwartungswert bezogen auf Frühgeborene)   Ergebnisspalte 4

insgesamt (Erwartungswert bezogen auf alle Geborenen ab 197. Tag)   Ergebnisspalte 5
Untergewicht
Anteil der Kinder mit Gewicht unterhalb der 10-Perzentil-Kurve (nach Tragzeit und Geschlecht; vgl. Abschn. 3.7.1.1) bei Kindern mit Tragzeit über 260 Tage, die die Perinatalperiode überlebt haben   Ergebnisspalte 6
Ausgewählte angeborene Mißbildungen/Anomalien
                                                          Ergebnisspalte 7-13
Schwere Mißbildungen insgesamt (nach Abschn. 3.7.3.3)
                                                          Ergebnisspalte 14
In jedem Tabellenfeld bedeutet die oberste Zahl die beobachtete Zahl der Fälle mit dem Zeilenmerkmal, für die auch das Spaltenmerkmal zutrifft. Z. B. gibt es 51 Schwangerschaften bei den Frauen mit Einnahme von phenacetinhaltigen Medikamenten, die mit Frühabort endeten.

Darunter steht – stets mit einer Kommastelle – die Erwartungszahl, die aus dem Gesamtdurchschnitt für den Fall der Unabhängigkeit von Zeilen- und Spaltenmerkmal errechnet (im Beispiel 52,4) wurde. Die Erwartungszahlen sind stets den Beobachtungsbedingungen gemäß durch Ausschaltung folgender Fehlerquellen bereinigt:

Ergebnisspalten 1 und 2: Elimination der mit Abortus imminens aufgenommenen Frauen; Fehlen der Frauen ohne Angabe über den Aufnahmegrund

Ergebnisspalten 1: Bereinigung der Erwartungswerte durch Berücksichtigung der Aufnahmewochen

Ergebnisspalten 1, 2, 3, 4, 5, 6: Bereinigung der Erwartungswerte durch Berücksichtigung von Altersunterschieden der Mütter (unter 30 Jahre; ab 30 J.)

Ergebnisspalten 1, 2, 3: Berechnung der Erwartungswerte bei Beschränkung des Zeilenmerkmals auf bestimmte Teilgruppen. Beispiel: Bei Zeilenmerkmal „2 und mehr frühere Aborte" werden die Erwartungswerte nur aus der Teilgruppe der Frauen mit 2 und mehr Schwangerschaften errechnet.

Ergebnisspalten 1 bis 14: Berechnung der Erwartungswerte nur aus der Gesamtzahl der Fälle, in denen Information über das Zeilen- und Spaltenmerkmal vorliegt.

Diese Zahlen wechseln in den einzelnen Spalten und sind nicht angegeben; sie sind stets kleiner als die am Anfang stehende Gesamtzahl der Schwangeren mit dem Zeilenmerkmal.

Unter den Erwartungswerten ist ein Zeichen für die Stärke der Assoziation angegeben:

·   keine erkennbare Assoziation
+   schwache Häufung des Spaltenmerkmals
++   deutliche Häufung des Spaltenmerkmals
+++   sehr deutliche Häufung des Spaltenmerkmals
−   schwache Verminderung des Spaltenmerkmals
− −   deutliche Verminderung des Spaltenmerkmals
− − −   sehr deutliche Verminderung des Spaltenmerkmals

Dabei sind die Grenzwerte zugrunde gelegt, die im Falle der Unabhängigkeit von Zeilen- und Spaltenmerkmal mit der Wahrscheinlichkeit von 5%, 1% bzw. 0,1% überschritten werden. Dabei sind stets Vierfeldertafeln zugrunde gelegt, bei denen die Merkmale des Tabellenfeldes ein Eckfeld definieren. Der zugehörige Erwartungswert ist ggf. unter Zugrundelegung der Bereinigungen berechnet. Dann erfolgt die χ^2-Berechnung nach den Formeln in Abschn. 2.3.2.3.

In den Spalten 7 bis 14 wurden die Grenzen ohne Berücksichtigung von Bereinigungen nach der hypergeometrischen Verteilung berechnet. Auf die Ausschaltung etwaiger Fehlerquellen (z. B. Klinikheterogenität) wird im Text eingegangen.

Wegen des Platzbedarfs der doppelseitigen Tabellen kann die richtige Reihenfolge von Text und Tabellen nicht immer eingehalten werden.

4.2 Medikamente[3] und Krankheiten

4.2.1 Analgetika, Antipyretika, Sulfonamide, Antibiotika. Fieberhafte Infekte, Allgemeinbeschwerden

In diesem Abschnitt werden alle schmerzstillenden, fiebersenkenden und auch die bei unklaren Beschwerden üblichen Medikamente, sowie die als „Grippe", „Influenza", „fieberhafte Infekte", „Fieber" bezeichneten Krankheiten und einige allgemeine Krankheitsbefunde auf Assoziationen nach dem in 4.1 dargestellten Tabellen-Grund-Programm durchgeprüft (Tabelle 4.2.1-1, S. 136–139).

Die ersten fünf Zeilen der Doppeltabelle 4.2.1-1 beziehen sich auf die typischen Analgetika/Antipyretika. Die ersten zwei Zeilen unterscheiden sich danach, ob Phenacetin enthalten ist, in der dritten wird die – überraschend selten eingenommene – Azetylsalicylsäure besonders ausgewiesen, in der vierten die gebräuchlichen Spalttabletten, in der fünften wiederum eine Zusammenfassung derer, die andere Analgetika als Azetylsalicylsäure oder Spalttabletten genommen haben. Die Summe aus der ersten und zweiten Zeile (1980) stimmen mit der Summe der dritten bis fünften Spalte (2179) nicht überein, weil Frauen, die mehrere Arten dieser Medikamentengruppen genommen haben, bei den verschiedenen Untergliederungen in unterschiedlicher Weise einmal oder mehrmals gezählt wurden.

Tabelle 4.2.1-1a/2a (linke Seiten) stellt die Profile der einzelnen Medikamenten-Nehmerinnen und Kranken dar.

Diese Tabellenseiten sind nur durch einige wenige typische Häufungen gekennzeichnet. Frühzeitige Aufnahme in die PU findet sich mehrfach, Unerwünschtheit der Schwangerschaft nur zweimal. Fieberhafte Infekte und Antipyretika sind definitionsgemäß verbunden. Sexualhormone sind mehrfach deutlich vermindert. Übelkeit und Erbrechen sind nur in wenigen Konstellationen gehäuft.

In Tabelle 4.2.1-1b/2b (rechte Seiten) sind vorzeitige Beendigungen in dieser Gruppe nur an wenigen Stellen gehäuft. Grippe in den ersten 6 Wochen ist mit Frühaborten assoziiert. Bei Grippe in der 7. bis 9. Woche liegt keine Häufung mehr vor.

Bei allen Schwangeren mit fieberhaften Infekten jeder Art im 1. Trimenon sind die Frühaborte eigenartigerweise deutlich vermindert. Dies gilt auch, wenn man die als Grippe bezeichneten Fälle ausschaltet.

---

[3] Die nachfolgend genannten Medikamente sind im 1. Trimenon genommen. Angaben über spätere Einnahmen sind besonders erwähnt

Dann stehen 69 Frühaborte einem Erwartungswert von 92,3 (Assoziationsgrad – –) gegenüber. Auf der Medikamentenseite finden sich negative Differenzen bei Durenat und bei Halsschmerzmitteln. Bei der geringen Zahl von Frühaborten bei fieberhaften Erkrankungen könnte man vermuten, daß dies mit einer zeitlichen Überschneidung der Fieberkrankheiten mit den Frühaborten zusammenhängen könnte, indem diejenigen mehr Gelegenheit zur Angabe von Fieberkrankheiten haben, die keinen Abort hatten. Dies trifft aber für alle Angaben über Krankheiten und Beschwerden zu, von denen nur wenige eine negative Assoziation zu Frühaborten haben (vgl. Abschn. 5.1.3.1 und die Kontrollrechnungen über die Zeitverteilung von Medikamenteneinnahmen in Abschn. 4.2.8.1). Außerdem ist die Aufnahmezeit, die in dieser Gruppe früh liegt, rechnerisch eliminiert worden. Lediglich bei der Durenatgabe, die auch bei Beginn nach dem 1. Trimenon verschlüsselt wurde, könnte die niedrige Frühabortziffer (12:29,5) mit solchen selektiven Zeitüberschneidungen zusammenhängen.

Antibiotika und Sulfonamide sind generell nicht mit Fehlgeburten assoziiert.

Hohe Hb-Werte der Mutter im 1. Trimenon finden sich gehäuft bei Frühabort. Stärker gehäuft, jedoch bei kleinen Zahlen sind Morphinderivate bei Frauen mit Frühaborten. Diese Assoziation dürfte aber weitgehend auf therapeutische Ruhigstellung bei beginnendem Abort zurückgehen. Tatsächlich fand sich bei 9 der 13 Frühaborte die Gabe (hauptsächlich von Dolantin) bei der Abortbehandlung.

Frühgeburten sind erhöht bei Frauen, die Spasmolytika oder Sulfonamide (z. B. Durenat) genommen haben. Eine Einzelfallanalyse ergab, daß bei Durenatgabe, die im Zusammenhang mit Toxoplasmosefurcht bei Abortanamnese erfolgte, die Frühgeburtenzahl erhöht war, wie es auch sonst bei Abortanamnese der Fall ist (vgl. Abschn. 4.3.1). Bei Durenatgabe war allerdings die Frühabortziffer erniedrigt (für alle Durenatfälle 12:29,5 erwartet).

Außerdem wird Durenat bei Patientinnen mit Gestoseverdacht bevorzugt verabreicht, so daß auch durch diese Assoziation eine Häufung von Frühentbindungen erklärbar ist.

Die perinatale Sterblichkeit ist bei keiner der hier aufgeführten Gruppen erhöht.

Relatives Untergewicht bei Tragzeiten über 260 Tage ist bei Frauen mit hohen Leukozytenzahlen gehäuft. In dieser Gruppe ist die Gesamtzahl der schweren Mißbildungen etwas erniedrigt.

Eine deutliche Erhöhung von Herz-Kreislauf-Mißbildungen fand sich bei Frauen, die phenacetinhaltige Mittel eingenommen hatten. Eine genauere Analyse nach klinischen und teratologischen Gesichtspunkten hat KLEINEBRECHT vorgenommen. Es ergaben sich keine Anhaltspunkte für eine echte Teratogenität. Als weiteres statistisches Kennmerkmal für Teratogenität wurde geprüft, ob die Zeiten der Medikamenteneinnahme bei den Mißbildungsschwangerschaften sich von den Einnahmezeiten bei allen anderen Schwangeren unterscheiden. Das war nicht der Fall. – In der amerikanischen Perinatalstudie fand sich keine Erhöhung (35:45,8; ·). Damit ist der PU-Befund als zufällig anzusehen.

In der Gruppe der Analgetika (Antipyretika) steht die Einnahme von Acetylsalicylsäure in internationaler Diskussion. Von den Schwangeren der PU haben sie nur 0,9% im 1. Trimenon genommen, dagegen waren es in der amerikanischen Perinatalstudie 34,9% der in den ersten vier Monaten Aufgenommenen, die es in diesen vier Monaten nahmen. Auch dort ergaben sich keine deutlichen Häufungen ungünstiger Ausgänge.

Bemerkenswert, aber nicht verständlich, ist die deutliche Erhöhung der Herz-Kreislauf-Mißbildungen bei Frauen, deren Blutsenkungsgeschwindigkeit im 1. Trimenon niedrig war (1–5). Allerdings wurde die BSG zu diesem Termin nur bei 49% der Schwangeren festgestellt; es wurde jedoch keine Selektionsart gefunden, die diese Assoziation als Sekundäreffekt erklären konnte.

Die Erhöhung bei fazialen Spalten bei Frauen, die Tetracycline im 2./3. Trimenon genommen haben, ist wegen der kleinen Zahlen (beobachtet 3 gegen 0,7 erwartet) unsicher.

Bei weiteren Vergleichen wurde eine Erhöhung der Thoraxdeformitäten gefunden; dies war aber nur ein Effekt der Klinikheterogenität, da diese Medikamente besonders häufig in den Kliniken 11 und 20 gegeben wurden, in denen auch Thoraxdeformitäten häufig angegeben wurden. Bei bereinigter Berechnung wird die Summe der Erwartungswerte aller einzelnen Kliniken 20,4, was keinen deutlichen Unterschied zum Beobachtungswert 26 bedeutet.

4.2.2 Hormone; hormonale Störungen

In diesem Abschnitt stehen Hormone als Medikamente im Vordergrund, ferner werden Krankheiten und Störungen einbezogen, die mit Hormonen behandelt werden (Tabelle 4.2.2-1, S. 140 ff.).

Die wichtigste Hormongruppe sind die weiblichen Sexualhormone, aus denen das zur Schwangerschaftsdiagnose verwendete Duogynon ausgegliedert ist[4]. Bei den Frauen mit Geschlechtshormonbehandlung sind als Aufnahmegründe gehäuft: frü-

---

[4] Einzelne Differenzen zwischen den Zahlen der ersten Zeile gegenüber der Summe der zweiten und dritten Zeile sind durch getrennte Berechnungen bedingt

Tabelle 4.2.1-1 Übersicht über die Einflußmerkmale: Analgetika, Antipyratika, Sulfonamide, Antibiotika (Text S. 134/135)
a) Bemerkenswerte Häufungen in den Profilen

Nr.	Bezeichng.	Alter	früh. Schw.-schaften	früh. Ab-orte	Aufnahme Grund	Aufnahme Zeit	Er-wünscht-heit	Beruf Frau	Soz. Stellung Mann	rel. Gewicht	Übel-keit	Erbre-chen	fieb. In-fekte	Blu-tun-gen	Sex. Hor-mone	Tran-quili-zer	An-alge-tika	Kliniken ge-häuft	Kliniken verrin-gert	Aus-fall-quote
364/1	Analgetik. Antipyret. ohne Phenacetin	·	·	·	·	·	·	·	·	·	·	tgl.	+	·	−	·	Def.	3,7	16	1,8
365/1	Phenacet.-haltige Medikam.	·	·	·	(Ster. behdlg. selten)	·	un-erw.	·	·	·	·	·	+	·	−	·	Def.	·	9	1,8
394 A/4	Acetylsalicyl-säure	·	·	·	·	(früh)	·	·	·	·	−	·	+	·	·	·	Def.	15	·	0,0
394 A/1	Spalttabletten	(jung)	·	·	·	·	·	·	·	·	·	·	+	·	−	·	Def.	2,7	·	0,0
394 A/2	andere Analgetika	(alt)	3+	2+	·	früh	un-erw.	·	Arb.	·	+	·	+	·	·	+	Def.	3	5,9	0,0
368/1	Halsschmerz-mittel	mittel	·	·	·	(früh)	·	·	Bea.	·	·	·	+	·	(−)	·	+	20	5	1,8
369/1	Expekto-rantien	jung	·	·	·	·	·	·	·	Über-gew.	·	·	+	·	−	·	+	11	·	1,8
370/1	Schnupfen-mittel	mittel	·	·	·	·	·	·	Bea.	·	·	tgl.	+	·	−	·	+	14, 18	·	1,8
366/1	Morphin-derivate Opiate	·	3+	2+	Ab. imm. The-rap.	·	·	·	·	·	·	·	·	+	+	+	Def.	1, 10, 11	3, 16	1,8
367/1	Spasmolytika	·	3+	2+	·	früh	·	·	·	·	·	·	·	+	(+)	+	Def.	15	5	1,8
387/1	Sulfonamide[b]	·	·	·	The-rap.	früh	·	·	·	Unter-gew.	·	·	+	·	·	(+)	·	7	6,9	1,8
388/1	Antibiotika	·	·	·	·	früh	·	·	·	·	·	·	+	·	·	+	+	11, 15, 16	1, 5, 18	1,8
34/2, 3	Durenat (Toxoplasmose-verdacht)	·	3+	2+	·	früh	·	·	Arb.	Über-gew.	·	·	·	·	−	·	·	2, 4, 7	1, 3, 5, 9 16, 17	1,2
34/4	Durenat (außer Toxoplasmose)	·	·	·	·	·	·	·	·	·	+	+	·	·	·	·	+	7	16	1,2
308/1, 2, 3	Tetracyclin II/III Trimen.	·	·	·	·	·	·	·	·	·	·	·	·	·	·	+	·	**11, 15**	·	6,1
309/1, 2, 3	Chloramphe-nicol II/III Trim.	·	·	·	Be-schw.	·	·	·	·	·	·	·	·	·	·	·	·	2	·	6,1

Legende: Abschn. 4.1.3

b) Assoziationen mit Ausgang der Schwangerschaft und ausgewählten Mißbildungen/Anomalien des Kindes

Einflußmerkmal		Schwang. mit Merkmal Anzahl %	Ausgang der Schwangerschaft					Untergewicht (> 260 Tg.)	spezielle Mißbildungen/Anomalien							schwere Mißbildungen insges.
			Vorzeit. Beendigung			perinat. gestorb.			ZNS	Herz, Kreislauf	Faz. Spalten	Sonst. schwere Mißbildg.	Syndaktylien	Hüftgelenksdyspl.	Klumpfuß	
Nr.	Bezeichng.		Frühaborte -4 Mo.	Spätaborte ab 5 Mo.	Frühgeburten b. 260 Tg.	Frühgeburten	insgesamt									
364/1	Analget. Antipyr. ohne Phenacetin	955 12,4	44 49,3	25 27,0	78 81,7	19 17,2	23 23,1 ·	62 66,9	2 5,1	7 8,5	4 4,0	8 6,3 ·	9 6,1	19 16,2	4 3,9	14 14,0
365/1	Phenacet.-haltige Medikam.	1025 13,3	51 52,4	31 29,4	81 87,9	23 17,3	30 25,0 ·	80 71,5	4 5,4	15 9,1 +	7 4,3	3 6,7 ·	5 6,6	19 17,4	3 4,2	18 14,9
394 A/4	Acetylsalicylsäure[a]	67 0,9	3 4,7	– 2,2	6 6,0	2 1,5	2 1,8 ·	8 5,3 ·	} 0 2,2	0 2,8	1 1,5	4 2,3	4 2,3	10 5,7	1 1,4	4 5,3
394 A/1	Spalttabletten	287 3,6	18 17,0	6 9,6	23 23,9	5 5,6	5 7,5	27 21,2								
394 A/2	andere Analgetika	1825 23,2	100 96,9	61 53,0	153 154,8	37 34,0	46 45,6 ·	123 132,6	8 11,6	24 15,3 +	8 8,1	10 12,5 ·	11 12,1	31 30,8	7 7,4	32 27,8
368/1	Halsschmerzmittel	406 5,3	13 21,9 –	16 14,0	31 34,4	9 6,2	14 9,4 ·	30 29,2	2 2,2	4 3,6	1 1,7	2 2,7	3 2,6	7 7,0	1 1,7	2 6,0
369/1	Expektorantien	501 6,5	22 26,1 ·	13 14,2	36 43,4	4 7,7	14 12,2 ·	39 35,8	2 2,7	1 4,5	3 2,1	3 3,3	4 3,2	8 8,5	1 2,0	6 7,3
370/1	Schnupfenmittel	532 6,9	19 28,4	15 15,2	41 46,5	6 8,1	11 13,0 ·	31 38,7	0 2,8	2 4,7	3 2,2	5 3,5	4 3,4	12 9,0	3 2,2	6 7,9
366/1	Morphinderivate Opiate	108 1,4	13 5,7 ++	5 3,0 ·	11 8,1 ·	2 2,2 ·	3 2,3 ·	6 6,6 ·	0 0,6	0 0,9 ·	0 0,5	3 0,6 ·	2 0,6 ·	1 1,6 ·	1 0,4 ·	3 1,4
367/1	Spasmolytika	443 5,7	26 25,5 ·	16 12,9	51 37,3 +	12 10,5	14 10,8 ·	24 30,5 ·	2 2,4	4 3,9	2 1,9	5 2,9 ·	1 2,8	10 7,5	3 1,8	10 6,3
387/1	Sulfonamide[b]	548 7,1	25 30,4	15 15,4	66 47,2 ++	15 13,7	17 13,3 ·	40 38,7	4 2,9	8 4,9	3 2,3	4 3,6 ·	1 3,5	12 9,3	2 2,2	9 8,1
388/1	Antibiotika	500 6,5	33 28,0	8 14,0	42 42,3	13 9,0	15 11,9 ·	38 34,8 ·	3 2,7	6 4,4	5 2,1	4 3,3	2 3,2	9 8,5 ·	1 2,0	11 7,2
34/2, 3	Durenat (Toxoplasmoseverdacht)	255 3,3	3 12,0 – –	6 6,9 ·	31 22,1 +	7 7,1	9 6,3 ·	18 19,9	3 1,7	4 2,2 ·	0 1,1	2 1,9	2 1,8	5 4,6	0 1,0	4 4,1
34/4	Durenat (außer Toxoplasmose)	378 4,9	9 17,8 –	8 10,1 ·	35 32,4	10 6,1	12 9,4 ·	17 29,0 –	1 2,5	2 3,3	2 1,7	3 2,7 ·	2 2,6	7 6,7	1 1,6 ·	3 6,1
308/1, 2, 3	Tetracycl. II/III Trimen.	140 1,9	entfällt	entfällt	9 12,7	1 1,9	1 3,7	8 11,2	0 1,0	1 1,2 ·	3 0,7 +	1 1,0 ·	1 1,0	3 2,5 ·	1 0,6	3 2,4
309/1, 2, 3	Chloramphenicol II/III Trim.	179 2,4	entfällt	entfällt	15 14,6	2 3,6	4 5,5	8 14,1	0 1,2	1 1,6 ·	2 0,9	0 1,3	1 1,3	3 3,2 ·	0 0,8 ·	1 2,9

[a] einschl. Aufnahmen mit Abortus imminens
[b] einschl. Protozoenmittel

Tabelle 4.2.1-2 Übersicht über die Einflußmerkmale: Fieberhafte Infekte; Allgemeinbeschwerden (Text S. 134/135)
a) Bemerkenswerte Häufungen in den Profilen

Einflußmerkmal Nr.	Bezeichng.	Alter	früh. Schw.-schaften	früh. Ab-orte	Aufnahme Grund	Aufnahme Zeit	Er-wünscht-heit	Beruf Frau	Soz. Stel-lung Mann	rel. Ge-wicht	Übel-keit	Erbre-chen	fieb. Infek-te	Blu-tun-gen	Sex. Hor-mone	Tran-quili-zer	An-alge-tika	Kliniken ge-häuft	Kliniken verrin-gert	Aus-fall-quo-te
339/1	Fieber-erkrankungen	·	·	·	·	früh	·	·	Bea.	·	·	—	(Def.)	—	—	—	+	6, 14	12, 15	0,0
340/1, 2, 3, 10, 11	Grippe 1.–6. Wo.	·	·	·	·	früh	·	·	·	Unt. gew.	·	·	(Def.)	·	·	·	+	3, 11, 18	+	0,0
340/4, 5, 6, 12, 13	7.–9. Wo.	·	·	·	·	·	·	·	·	·	·	tgl.	(Def.)	·	·	·	(+)	·	·	0,0
345/1	Kopf-schmerzen	·	·	·	·	früh	·	·	·	·	+	·	·	·	·	·	+	7, 15	14	0,0
346/1	Glieder-schmerzen	·	·	·	Steril. Beh. Therap.	früh	·	·	·	·	·	·	·	+	·	+	+	3	—	0,0
98/7, 8	Leukozyten >9000	·	0	·	Steril. Beh.	·	·	·	·	·	·	·	·	·	·	·	·	3, 14, **15**, 17, **18**	6, 7, 9, 10, **16**	47,3
140/1	BSG (1.St.) <6	mittel	·	·	·	früh	·	·	Ang.	(Unt. gew.)	·	—	·	·	·	·	·	16, 21	7, 9	50,8
140/5, 6, 7	BSG (1.St.) >20	·	·	·	·	spät	·	·	Arb.	Über-gew.	·	ge-leg.	+	·	·	·	·	13	11	50,8
139/7, 8, 9	Hb >13,6 g%	(alt)	·	·	·	(früh)	·	·	·	Über-gew.	·	·	·	·	·	+	·	**9**, 15, 16, **18**, 20	**2, 3, 5, 7**, 11, 13	14,6

Legende: Abschn. 4.1.3

here Sterilitätsbehandlung und andere Behandlungen in der aufnehmenden Frauenklinik, sowie Schwangerschaftsbeschwerden, insbesondere Abortus imminens. Es handelt sich also zweifellos um eine besondere Risikogruppe. Es sind bevorzugt ältere Frauen mit mehreren früheren Schwangerschaften und Aborten. Die therapeutische Anwendung weiblicher Sexualhormone ist von Klinik zu Klinik stark verschieden.

Die Einnahme weiblicher Geschlechtshormone ist außerordentlich eng mit vor- und frühzeitiger Beendigung der Schwangerschaft und mit erhöhter perinataler Sterblichkeit assoziiert. Nun wurden Frauen mit Abortus imminens und Blutungen sowie andere geburtshilfliche Risikogruppen zweifellos häufig mit Geschlechtshormonen behandelt (Tabelle 4.2.2-2, S. 143), so daß die Häufungen ungünstiger Ausgänge nicht auf die Medikamentengabe, sondern auf die Kumulation ungünstig verlaufender Schwangerschaften in dieser Behandlungsgruppe zurückzuführen ist. Eine nähere Analyse folgt später in diesem Abschnitt.

Eine ähnliche Situation liegt bei den im II./III. Trimenon verabreichten Wehenhemmern vor, bei denen Frühgeburten gehäuft sind. Gemeinsame Basis dieser Assoziation dürften Frühgeburtsbestrebungen im II./III. Trimenon sein, die einerseits zur Anwendung dieser Medikamente führten, andererseits auch gehäuft tatsächliche Frühgeburten nach 28 Wochen zur Folge haben.

b) Assoziationen mit Ausgang der Schwangerschaft und ausgewählten Mißbildungen/Anomalien des Kindes

Einflußmerkmal		Schwang. mit Merkmal Anzahl	Ausgang der Schwangerschaft					Unterge-wicht (> 260 Tg.)	Spezielle Mißbildungen/Anomalien							Schwere Mißbil-dungen insges.
Nr.	Bezeichng.		Vorzeit. Beendigung			perinat. gestorb.			ZNS	Herz, Kreis-lauf	Faz. Spalten	Sonst. schwere Miß-bildg.	Syndak-tylien	Hüftge-lenks-dyspl.	Klump-fuß	
			Früh-aborte -4 Mo.	Spätab-orte ab 5 Mo.	Frühge-burten b. 260 Tg.	Frühge-burten	insge-samt									
339/1	Fieber-erkrankungen	2514 / 31,9	101 / 130,3 — —	76 / 72,0 ·	201 / 214,5 ·	44 / 44,5 ·	58 / 62,0 ·	192 / 187,9 ·	20 / 16,0 ·	18 / 21,1 ·	10 / 11,2 ·	17 / 17,3 ·	21 / 16,6 ·	49 / 42,5 ·	9 / 10,2 ·	40 / 39,6 ·
340/1, 2, 3, 10, 11	Grippe 1.–6. Wo.	292 / 3,7	26 / 16,0 + +	12 / 8,2 ·	21 / 23,8 ·	7 / 4,8 ·	10 / 7,0 ·	24 / 20,6 ·	2 / 1,8 ·	2 / 2,5 ·	0 / 1,3 ·	4 / 2,0 ·	2 / 1,9 ·	5 / 4,9 ·	1 / 1,2 ·	7 / 4,1 ·
340/4, 5, 6, 12, 13	7.–9. Wo.	165 / 2,1	3 / 7,6 ·	2 / 4,7 ·	15 / 14,2 ·	3 / 3,4 ·	4 / 4,1 ·	13 / 12,4 ·	1 / 1,1 ·	1 / 1,4 ·	2 / 0,7 ·	0 / 1,1 ·	0 / 1,3 ·	3 / 2,3 ·	1 / 0,8 ·	2 / 2,8 ·
345/1	Kopf-schmerzen	365 / 4,6	17 / 22,0 ·	10 / 11,0 ·	26 / 32,4 ·	6 / 6,3 ·	7 / 9,6 ·	22 / 27,3 ·	2 / 2,3 ·	6 / 3,1 ·	2 / 1,6 ·	2 / 2,5 ·	3 / 2,4 ·	9 / 6,2 ·	1 / 1,5 ·	6 / 5,7 ·
346/1	Glieder-schmerzen	361 / 4,6	22 / 20,4 ·	15 / 10,4 ·	32 / 30,0 ·	6 / 7,6 ·	9 / 8,7 ·	23 / 25,8 ·	2 / 2,3 ·	4 / 3,0 ·	1 / 1,6 ·	3 / 2,5 ·	1 / 2,4 ·	10 / 6,1 ·	1 / 1,5 ·	6 / 5,4 ·
98/7, 8	Leukozyten > 9000	992 / 23,9	42 / 48,5 ·	23 / 26,8 ·	77 / 82,9 ·	17 / 21,0 ·	24 / 25,7 ·	94 / 78,3 +	5 / 6,5 ·	4 / 7,2 ·	4 / 5,0 ·	6 / 7,2 ·	5 / 6,2 ·	27 / 20,1 ·	5 / 4,8 ·	8 / 15,6 —
140/1	BSG (1.St.) < 6	895 / 23,1	65 / 56,4 ·	23 / 24,2 ·	63 / 73,0 ·	14 / 15,3 ·	20 / 23,0 ·	54 / 65,5 ·	3 / 6,2 ·	15 / 6,9 + +	4 / 4,4 ·	3 / 6,2 ·	7 / 5,6 ·	19 / 18,0 ·	3 / 5,1 ·	10 / 13,0 ·
140/5, 6, 7	BSG (1.St.) > 20	369 / 9,5	19 / 18,3 ·	12 / 10,0 ·	33 / 30,9 ·	9 / 8,1 ·	12 / 9,9 ·	25 / 26,8 ·	2 / 2,6 ·	2 / 2,9 ·	1 / 1,8 ·	4 / 2,6 ·	5 / 2,3 ·	9 / 7,4 ·	3 / 2,1 ·	8 / 5,4 ·
139/7, 8, 9	Hb > 13,6 g%	2031 / 30,2	125 / 104,4 +	64 / 58,6 ·	184 / 170,4 ·	40 / 39,8 ·	55 / 50,4 ·	141 / 150,0 ·	18 / 12,7 ·	21 / 17,8 ·	11 / 9,7 ·	14 / 14,2 ·	13 / 13,6 ·	40 / 35,3 ·	9 / 9,1 ·	32 / 30,9 ·

Eine Duogynongabe – fast ausschließlich nach dem Ausbleiben einer Menstruationsblutung als Schwangerschaftstest benutzt – ist nicht mit ungünstigen Schwangerschaftsausgängen assoziiert (vgl. später). Dasselbe gilt auch für die Sterilitätsbehandlungen.

Bei Corticoiden im I. Trimenon sind Frühaborte schwach vermindert. Bei Diabetes, auch bei der Feststellung einer Glukosurie im I. Trimenon, sowie bei Frauen, die Antidiabetika erhalten haben, ist die Zahl der Frühgeburten sehr stark erhöht, weil bei dieser Indikation wegen der Gefahr übergroßer Kinder meist eine frühzeitige Entbindung vom Arzt herbeigeführt wird. Es ist bemerkenswert, daß die perinatale Sterblichkeit dieser Frühgeborenen schwach verringert ist, die gesamte auf die Geburtenzahl bezogene Sterblichkeit dagegen bei anamnestisch angegebenem Diabetes schwach erhöht.

Die mit Schilddrüsenhormonen behandelten Frauen zeigen keine Besonderheiten beim Schwangerschaftsausgang, auch die Schilddrüsenbefunde weisen keine Besonderheiten auf. Dagegen besteht eine trotz der kleinen Zahlen sehr deutliche Häufung der perinatalen Sterbefälle und der Frühgeburten bei Frauen mit Strumektomie.

Eine Einzelanalyse der Strumektomie-Gruppe ergab: Hohes Alter der Frauen (37 mit 30 und mehr Jahren gegen 19,4 erwartet), schwache Erhöhung der Zahl früherer Schwangerschaften (2 und mehr: 31 gegen 22,8). Eine vorzeitige Lösung der Plazenta fand sich dreimal (erwartet 0,6); Rh-Antikörper-

Tabelle 4.2.2-1 Übersicht über die Einflußmerkmale: Hormone; hormonale Störungen (Text ab S. 135)

a) Bemerkenswerte Häufungen in den Profilen

Nr.	Bezeichng.	Alter	früh. Schw.-schaften	früh. Ab-orte	Aufnahme: Grund	Aufnahme: Zeit	Erwünscht-heit	Beruf Frau	Soz. Stellung Mann	rel. Gewicht	Übel-keit	Erbre-chen	fieb. In-fekte	Blu-tun-gen	Sex. Hor-mone	Tran-quili-zer	An-alge-tika	Kliniken ge-häuft	Kliniken verrin-gert	Aus-fall-quote
383/1	Weibl. Sexual-hormone insges.	alt	2+	1+	Ab. imm., Ster. Beh. Ther. Be-schw.	früh	·	·	·	·	·	—	·	+	(Def.)	+	·	1, 6, 10, 13, **15**, 18	2, **16**, 17	1,8
395/1, 2	Duogynon	(alt)	3+	·	·	·	unerw.	·	·	·	·	·	·	·	Def.	·	(+)	6, 7, 15, 18	16	0,0
395/3	and. weibl. Sexual-hormone	alt	2+	1+	Ab. imm., Ster. Beh. Ther., Be-schw.	früh	erw.	·	·	·	·	—	·	+	Def.	+	·	1, 4, 6, 7, 10, **15**, 18, 21	2, 5, **16**, 17	0,0
317/2	Sterilit.-behandlg.	alt	0	·	Def.	früh	erw.	·	·	·	·	·	·	·	+	+	·	11, 20	2, 16	7,8
318/1	Ovulat.Hem-mer über LP hinaus	·	3+	·	Ther.	·	unerw.	·	·	·	·	·	·	·	+	+	·	16	·	9,6
318/2	Ovul.-Hemmer unt. 2 Mon. v. LP	jung	1	·	·	früh	erw.	·	Bea.	Unter-gew.	+	—	·	(+)	·	·	·	3, 9, 21	5, 14	9,6
314/1, 2, 3	Wehenhem-mer II/III	·	3+	2+	Ster. Behdl.	früh	·	·	·	·	·	·	·	+	+	+	·	6, 7	16	6,1
384/1	Corticoide I	·	·	·	Be-schw.	·	·	·	·	·	+	Hyp.	·	·	·	+	·	1, 14, 20	2, 7, 13, 16	1,8
315/1, 2, 3	Corticoide II/III	(alt)	·	·	Be-schw.	·	·	·	·	·	·	tgl.	·	·	·	+	+	**14**	3	6,1
386/1	Antidiabetika	·	·	·	·	spät	(un-erw.)	·	·	·	·	·	·	·	·	·	·	**5**	16	1,8
385/1	Schilddrüsen-hormone	·	·	·	·	·	·	·	·	·	·	·	·	·	·	·	·	16, **20**	·	1,8
337/1	Hyperthyreose	·	·	·	·	·	·	·	·	·	·	·	·	·	·	·	·	**10**	9	0,1
337/3	Schilddrüse vergrößert	jung	·	·	Ab. imm.	·	·	·	Arb.	Über-gew.	·	·	·	·	·	+	·	**1, 6,** 7, **13, 15,** 21	**3,** 5, 12, 16, 18	0,1
337/4	Strumektomie	alt	·	·	·	·	·	Hsfr.	·	·	·	tgl.	·	·	·	+	·	13, 15, 16, 20	14	0,1
15/2	Anamnese: Diabetes	·	·	·	Be-schw.	·	(un-erw.)	·	·	·	·	·	·	·	·	·	·	**6**	16	0,0
333/2	Glukosurie im I. Trim.	·	2	·	·	·	·	·	·	·	·	·	·	·	·	·	·	6, 10, 11	·	1,3

Legende: Abschn. 4.1.3

b) Assoziationen mit Ausgang der Schwangerschaft und ausgewählten Mißbildungen/Anomalien des Kindes

Nr.	Bezeichng.	Schwang. mit Merkmal Anzahl %	Frühaborte -4 Mo.	Spätaborte ab 5 Mo.	Frühgeburten b. 260 Tg.	Frühgeburten (perinat.)	insgesamt	Untergewicht (> 260 Tg.)	ZNS	Herz, Kreislauf	Faz. Spalten	Sonst. schwere Mißbildg.	Syndaktylien	Hüftgelenksdyspl.	Klumpfuß	Schwere Mißbildungen insges.
383/1	Weibl. Sexualhormone insges.	1810 23,4	155 93,8 +++	78 47,0 +++	188 144,0 +++	48 41,3 .	60 41,2 +++	109 116,0 .	9 9,1 .	15 15,2 .	9 7,2 .	15 11,2 .	11 11,0 .	33 29,1 .	11 6,9 .	29 24,5 .
395/1,2	Duogynon	333 4,2	13 15,7 .	9 9,6 .	24 28,9 .	7 5,5 .	9 8,4 .	25 25,0 .	2 2,1 .	3 2,8 .	2 1,5 .	1 2,3 .	4 2,2 .	7 5,6 .	0 1,4 .	7 5,3 .
395/3	and. weibl. Sexualhormone	1480 18,8	142 79,3 +++	69 37,4 +++	164 115,1 +++	41 37,8 .	51 34,3 ++	85 97,1 .	7 8,7 .	12 11,5 .	7 6,1 .	14 9,5 .	7 9,1 .	26 23,2 .	11 5,6 +	23 20,7 .
317/2	Sterilit.-behandlg. < 6 Mon. vor LP	195 2,7	15 10,5 .	9 5,4 .	18 15,7 .	3 4,1 .	4 4,6 .	17 13,4 .	0 1,3 .	1 1,5 .	1 0,9 .	3 1,4 .	1 1,3 .	5 3,5 .	3 0,8 .	4 3,0 .
318/1	Ovulat.-Hemmer über LP hinaus	37 0,5	2 1,8 .	2 1,0 .	2 2,8 .	– 0,5 .	1 0,9 .	6 2,2 +	– 0,2 .	1 0,3 .	1 0,2 .	– 0,3 .	– 0,3 .	2 0,6 .	– 0,2 .	– 0,5 .
318/2	Ovul.-Hemmer unt. 2 Mon. v. LP	262 3,7	10 13,0 .	5 6,9 .	25 21,9 .	4 5,5 .	6 6,3 .	27 19,8 .	1 1,6 .	1 2,1 .	2 1,3 .	3 1,8 .	3 1,8 .	5 4,3 .	– 1,1 .	5 4,0 .
314/1,2,3	Wehenhemmer II/III	95 1,3	entfällt	entfällt	22 8,2 +++	5 4,8 .	5 2,5 .	3 7,0 .	1 0,6 .	0 0,8 .	0 0,4 .	0 0,7 .	0 0,7 .	4 1,6 .	0 0,4 .	1 1,4 .
384/1	Corticoide I	203 2,6	5 11,4 –	10 5,9 .	17 17,7 .	6 3,7 .	6 5,0 .	18 14,4 .	1 1,1 .	2 1,8 .	1 0,9 .	1 1,3 .	0 1,3 .	3 3,5 .	0 0,8 .	3 3,0 .
315/1,2,3	Corticoide II/III	179 2,4	entfällt	entfällt	14 16,8 .	3 4,0 .	4 5,1 .	12 14,4 .	3 1,2 .	2 1,6 .	1 0,9 .	1 1,3 .	1 1,4 .	9 3,3 ++	1 0,8 .	5 3,0 .
386/1	Antidiabetika	53 0,7	3 2,3 .	2 1,6 .	39 4,3 +++	3 8,0 –	4 1,2 .	1 3,6 .	1 0,3 .	3 0,5 +	0 0,2 .	1 0,4 .	1 0,3 .	1 0,9 .	0 0,2 .	5 0,8 ++
385/1	Schilddrüsenhormone	88 1,1	4 5,0 .	3 2,8 .	7 8,0 .	1 1,8 .	4 2,3 .	5 6,5 .	0 0,5 .	2 0,8 .	0 0,4 .	1 0,6 .	0 0,6 .	2 1,5 .	0 0,4 .	1 1,3 .
337/1	Hyperthyreose	95 1,2	4 4,8 .	5 2,9 .	4 8,5 .	0 2,0 .	1 2,5 .	4 7,3 .	0 0,6 .	1 0,8 .	0 0,4 .	0 0,7 .	1 0,6 .	1 1,6 .	0 0,4 .	0 1,5 .
337/3	Schilddrüse vergrößert	1013 12,9	62 51,0 .	20 18,5 .	86 85,2 .	19 19,4 .	27 24,9 .	78 74,8 .	9 6,4 .	12 8,5 .	5 4,5 .	4 7,0 .	5 6,7 .	25 17,1 +	8 4,1 +	16 15,6 .
337/4	Strumektomie	68 0,9	5 3,9 .	2 2,1 .	15 5,7 +++	6 3,3 .	8 1,9 +++	1 4,4 .	1 0,4 .	0 0,6 .	0 0,3 .	1 0,5 .	1 0,5 .	1 1,2 .	0 0,3 .	2 1,0 .
15/2	Anamnese: Diabetes	74 0,9	3 3,3 .	2 2,3 .	45 6,4 +++	4 9,9 –	6 1,9 +	2 5,4 .	2 0,5 .	3 0,6 .	0 0,3 .	1 0,5 .	1 0,5 .	2 1,3 .	0 0,3 .	5 1,2 +
333/2	Glukosurie im I. Trim.	148 1,9	7 6,9 .	3 4,1 .	41 12,6 +++	4 9,0 .	5 3,7 .	9 10,8 .	1 1,0 .	5 1,3 +	1 0,7 .	1 1,0 .	1 1,0 .	2 2,5 .	0 0,6 .	5 2,3 .

Bestimmung vor der Entbindung war fünfmal positiv (erwartet 1,5); hohe Bilirubin-Werte beim Neugeborenen (über 15 mg%) sechsmal (erwartet 2,9). Im Zusammenhang mit der verkürzten Tragzeit stehen fünf Beckenendlagen und zwei sonstige atypische Geburtslagen einer Erwartungszahl von 2,7 gegenüber. Bei den acht perinatalen Sterbefällen waren 2 Rh-bedingte hämolytische Krankheiten, je einmal Placenta praevia, Eihaut- und Nabelschnurphlegmone, vorzeitige Lösung der Plazenta, Unreife mit Kernikterus, Nephropathie der Schwangeren mit Mazeration III.Grades, massive Fruchtwasseraspiration bei multiplen Mißbildungen. Nach der ersten Lebenswoche starben zwei weitere Kinder (1 Eisenmangelanämie, 1 Meningomyelozele mit Rh-Schäden). Bei zwei dieser 10 verstorbenen Kinder waren in einer früheren Schwangerschaft der Mutter schon Austauschtransfusionen gemacht worden; eine andere Mutter hatte in den drei letzten Schwangerschaften nur Aborte. Elf der Frauen mit Strumektomie hatten Schilddrüsenhormone erhalten; bei drei von ihnen starb das Kind.

Die Zahl der Assoziationen zu Anomalien ist gering. Häufungen finden sich:
- Sexualhormone zu Klumpfuß (+)
- Corticoide im II./III.Trimenon zu Hüftgelenksdysplasie (+)
- Vergrößerte Schilddrüse zu Hüftgelenksdysplasie (+) und Klumpfuß (+)
- Antidiabetika, Diabetes-Anamnese und Glukosurie zu Herz-Kreislauf-Mißbildungen (+), (+), (+).

Ferner ist eine in Abschn. 5.1.7.2 mitgeteilte Häufung des Fehlens einer Nabelschnurarterie bei Gabe weiblicher Geschlechtshormone zu erwähnen (14: 8,5; +).

Bei den Ovulationshemmern sind die Fälle von besonderer Bedeutung, bei denen die Einnahme noch nach der LP erfolgte. Dies sind vorwiegend unerwünschte Schwangerschaften. Ihre Zahl ist allerdings mit 37 gering, so daß die Feststellung von Assoziationen stark durch Zufallsschwankungen überlagert ist. Frauen, die die Pille in den letzten zwei Monaten vor der LP abgesetzt haben, wollten überwiegend die Schwangerschaft. Ungünstige Ausgänge der Schwangerschaften sind bei ihnen nicht gehäuft, auch Anomalien nicht, lediglich untergewichtige Kinder sind überzufällig häufig.

Analyse der Häufung
ungünstiger Schwangerschaftsausgänge
bei Frauen mit Einnahme von Sexualhormonen

Die Gabe weiblicher Sexualhormone (außer Duogynon) ist außerordentlich hoch assoziiert mit einer gesteigerten Häufigkeit von Früh- und Spätaborten. Es liegt nahe anzunehmen, daß sich darin lediglich die Tatsache äußert, daß bei drohender Fehlgeburt therapeutisch weibliche Sexualhormone verabreicht werden. Da diese Medikamentengabe hier nur während des ersten Trimenons berücksichtigt wurde, ist der unmittelbare Zusammenhang mit Frühaborten plausibel, bei Spätaborten könnte man vermuten,

daß schon früher Abort-verdächtige Blutungen vorangegangen waren, bei denen Sexualhormone gegeben wurden.

Diese Vermutungen müssen nun, soweit es möglich ist, geprüft werden. Zunächst sollen Untergruppen betrachtet werden, die nach den Angaben über Aufnahmegrund, Blutungen, Übelkeit, Erbrechen gebildet sind (Tabelle 4.2.2-2).

Bei Frauen, die mit Abortus imminens zur Aufnahme kamen, sind bei Gabe von Sexualhormonen die Frühaborte sehr deutlich reduziert. Eine günstige Wirkung der Therapie erscheint plausibel: die statistische Begründung ist allerdings insofern anfechtbar, als bei längerer Dauer des Zustandes sowohl die Wahrscheinlichkeit einer Hormongabe als auch die der Erhaltung der Schwangerschaft zunehmen dürften und bei schnell verlaufenden Aborten oft keine medikamentöse Therapie erfolgt. Es ist denkbar, daß diejenigen Frauen, bei denen dem Arzt der Abort unabwendbar erscheint, keine Hormone mehr erhalten haben.

In allen anderen Untergruppen ist die Frühabortziffer bei den Frauen, die Sexualhormone erhalten haben, höher als bei denen ohne Hormongabe.

Zum Verständnis der Angaben über Blutungen als Risikofaktor sei auf den Untersuchungsplan mit dem Wechsel zwischen ärztlichen Befunden und Tagebuchangaben der Schwangeren verwiesen. Die Diagnose einer drohenden Fehlgeburt ist nur dann vermerkt, wenn dies gerade zu einem Untersuchungstermin bemerkbar ist oder die Frau deswegen die Klinik aufsucht. Kommt die Frau bereits mit beginnender Fehlgeburt in die Klinik, so wird möglicherweise keine Eintragung über Blutungen im Tagebuch stehen.

Die Untergliederung nach dem Vorhandensein von Übelkeit und Erbrechen ist hier – in Vorwegnahme der in Abschn.4.2.3 erörterten Unterschiede in den Aborthäufigkeiten – vorgenommen worden, um zu prüfen, wie sich in diesen unterschiedlichen Risikogruppen die Differenzen der weiteren Untergruppen mit und ohne Anwendung von Sexualhormonen verhalten. Das Ergebnis ist, daß auch in diesen Materialteilen die Abortziffern, auch die der Spätaborte, mit Hormongabe höher als in denen ohne Hormongabe sind.

Innerhalb jeder Untergruppe sind die individuellen Risiken der Frauen unterschiedlich. Es ist durchaus möglich, daß die Ärzte Frauen mit höheren Risiken eher als behandlungsbedürftig ansehen und durch diese mit der Indikation verbundene Selektion indirekt eine höhere Abortziffer bei den Behandelten bewirken. Lediglich in den letzten Gruppen mit Blutungen im 1.Trimenon ist bei einem durch frühere Aborte stark erhöhten Risiko eine bemerkenswert niedrige Abortquote der Behandelten festzustellen, die deutlich unter der der Unbehandelten und auch unter der der Frauen ohne früheren Abort liegt. Je-

Tabelle 4.2.2-2 Früh- und Spätaborte und Gabe von weiblichen Geschlechtshormonen nach Risikogruppen

Risikogruppe	Beobach-tungszahl	davon mit weibl. Ge-schlechts-hormonen behandelt %	weibliche Geschlechtshormone im 1. Trimenon (außer Duogynon)											Differenz[b] (ja) – (nein)	
			ja					nein						Früh-aborte[c]	Spät-aborte
			Schwan-gere	Frühaborte		Spätaborte[a]		Schwan-gere	Frühaborte		Spätaborte[a]				
				Anz.	%	Anz.	%		Anz.	%	Anz.	%			
Aufnahmegrund															
Abortus imminens	270	64,4	174	36	20,7	17	12,3	96	41	42,7	9	16,4	– – –	.
Frühere Behandlung	995	30,5	303	40	13,2	30	11,4	692	24	3,5	21	3,1	+ + +	+ + +
Beschwerden	518	27,7	141	19	13,5	5	4,1	377	22	5,8	17	4,8	+ +	.
Sonstiges	5460	14,7	805	82	10,2	33	4,6	4655	186	4,0	108	2,4	+ + +	+ + +
Übelkeit | Erbre-chen vor Aufnahme															
– –	1666	21,5	358	63	17,6	20	6,8	1308	80	6,1	32	2,6	+ + +	+ + +
+ –	1767	21,4	373	38	10,2	26	7,8	1394	63	4,5	35	2,6	+ + +	+ + +
+ / – +	3589	17,9	641	39	6,1	30	5,0	2948	65	2,2	71	2,5	+ + +	+ + +
Blutungen im 1. Trimenon															
insgesamt	1423	43,9	625	129	20,6	43	8,7	798	187	23,4	40	6,5	.	.
ohne früh. Aborte	839	34,3	313	78	24,9	19	8,1	526	117	22,2	14	6,4	.	.
mit früh. Aborten	584	53,4	312	51	16,3	24	9,2	272	70	25,7	14	6,9	– –	.

[a] Ohne Frühaborte im Nenner
[b] Die benutzten Erwartungswerte sind nicht angegeben
[c] Berechnung bei Frühaborten unter Berücksichtigung der Aufnahmetermine in die PU

Tabelle 4.2.2-3 Aborte und Gabe von weiblichen Sexualhormonen (außer Duogynon) in Untergruppe ohne krankhafte Aufnahmegründe und ohne Angabe von Abortus imminens

Untergruppe	Beobach-tungszahl	Behandlung mit Sexual-hormonen %	weibliche Sexualhormone (im I. Trimenon)										Differenz (ja) – (nein)	
			ja					nein					Früh-aborte	Spät-aborte
			Anzahl	Früh-aborte		Spät-aborte		Anzahl	Früh-aborte		Spät-aborte			
				Anz.	%	Anz.	%		Anz.	%	Anz.	%		
Aufnahmegrund „Sonstiges"														
keine Blutungen	4366	9,9	431	30	7,0	7	1,7	3761	104	2,8	48	1,3	+ + +	.
Blutungen (ohne Abortus imminens)	996	22,6	225	29	12,9	13	6,6	721	57	7,9	41	6,2	+	.

doch ist auch in dieser Teilgruppe die Deutung als Therapieerfolg wegen der Vermengung von Indikationsstellung und Therapieeffekt nicht einwandfrei möglich.

Um weitere Untergruppen mit günstiger Ausgangsbasis zu erhalten, sollen die „sonstigen Aufnahmegründe" isoliert betrachtet und dabei die Frauen mit Angabe eines Abortus imminens auch im weiteren Verlauf ausgeschlossen werden.

In beiden nun schärfer definierten Teilgruppen haben die Frauen mit Hormongabe mehr Frühaborte als die ohne Hormongabe. In der Gruppe ohne Blu-tungsangabe ist der Unterschied mit + + + auch zahlenmäßig sehr deutlich; in der zweiten Gruppe reicht der Unterschied zu einer schwachen Assoziationsaussage aus. Bei Spätaborten findet sich hier kein Unterschied.

Die anfangs geäußerte Vermutung, daß die Häufung der Frühaborte bei Frauen mit Sexualhormongabe lediglich auf die häufige Hormontherapie bei Blutungen mit Verdacht auf drohende Fehlgeburt zurückzuführen ist, hat sich also nicht ausreichend bestätigt. Es bleibt ein deutlicher Restbefund, der so nicht zu erklären ist.

Zur weiteren Analyse wurde eine Sonderzählung nach den Originalakten unter Berücksichtigung der Verabreichungszeiten bei Frauen durchgeführt, die schon früh (6. und 7. Schwangerschaftswoche) aufgenommen wurden und somit in der kritischen Zeit ganz unter Beobachtung gestanden haben. Die Hauptschwierigkeit der Analyse besteht darin, daß die individuellen Besonderheiten, die bei einer Frau zur Anwendung von Hormonen geführt haben, bei einer anderen aber nicht, aus den ärztlichen Dokumentationsunterlagen nicht zu entnehmen waren. In einer der fallweise durchgesehenen Kliniken (Nr. 3) ergab sich ein klarer Zusammenhang mit der Abortanamnese. Unter 100 Schwangeren mit einem früheren Abort erhielten dort 30, bei zwei und mehr früheren Aborten 67 Sexualhormone, von 100 ohne früheren Abort nur 18.

Bei Abortanamnese wurden die Hormone oft auch schon früher, vor einer ersten Blutung gegeben.

Auch mit der Erwünschtheit der Schwangerschaft bestehen Zusammenhänge; bei Erwünschtheit erhielten 36%, bei Unerwünschtheit 16% Sexualhormone. Die höchste Applikationsquote hatten Frauen mit früheren Aborten und erwünschter Schwangerschaft.

Danach ist zu vermuten, daß die Schwangeren, die eine Hormongabe erhielten, besonders häufig durch frühere Aborte belastet waren, aber eine neue Schwangerschaft bejahen (s. a. das Profil der linken Tabellenseite) und bei der beobachteten Schwangerschaft ein erhöhtes Abortrisiko hatten. Die folgende Tabelle ist auch nach der Abortanamnese aufgeteilt. Die zeitliche Begrenzung auf das erste Trimenon ist hier fallen gelassen.

Tabelle 4.2.2-4 Aborte und Frühgeburten mit und ohne Gabe von weiblichen Sexualhormonen in Abhängigkeit von früheren Aborten, Erwünschtheit der Schwangerschaft und Blutungen; Klinik 3. Nur Aufnahmen in 6. und 7. Woche p. m.

Risikogruppe	Gabe von weiblichen Sexualhormonen							Differenz (ja) − (nein)	
	ja			nein					
	Zeitpunkt	Anzahl	Aborte	Frühge-burten	Blutungen[a]	Anzahl	Aborte	Frühge-burten	Aborte	Frühge-burten
Erwünschte Schwangerschaft ohne frühere Aborte	vor 1. Blutg.	–	–	–	ja	11	–	–		
	ohne Blutung bei/nach 1. Blutung	1 13	– 3	– –	nein[a]	45	2	1		
	zusammen	14	3	–	zusammen	56	2	1	+	·
mit früheren Aborten	vor 1. Blutg.	15	4	2	ja	11	–	6		
	ohne Blutg. bei/nach 1. Blutung	6 30	– 6	3 5	nein	33	–	2		
	zusammen	51	10	10	zusammen	44	–	8	+ + +	·
Unerwünschte Schwangerschaft (einschl. unklare und fehlende Angaben) ohne frühere Aborte	vor 1. Blutg.	–	–	–	ja	4	–	–		
	ohne Blutg. bei/nach 1. Blutung	– 6	– 3	– –	nein	14	–	–		
	zusammen	6	3	–	zusammen	18	–	–	+ +	·
mit früheren Aborten	vor 1. Blutg.	1	–	–	ja	3	1	1		
	ohne Blutg. bei/nach 1. Blutung	– 3	– 1	– –	nein	13	–	1		
	zusammen	4	1	–	zusammen	16	1	2	·	·
Insgesamt		75	17 (22,7%)	10 (17,2%)		134	3 (2,2%)	11 (8,4%)	+ + +	·

[a] keine Blutung bedeutet bei Aborten, daß keine Blutung vor der Abortwoche eingetreten war

In Tabelle 4.2.2-4 zeigt sich, daß auch innerhalb dieser Risikogruppen die Aborthäufigkeit bei den Frauen, die Sexualhormone erhielten, höher ist als in der jeweiligen Gegengruppe ohne Hormone. In der Tabelle sind die Gruppen noch nach dem Verhältnis der Hormongabe zum Eintritt von Blutungen aufgegliedert. In der am stärksten besetzten zweiten Risikogruppe sind Unterschiede zwischen den Fällen, in denen die Hormongabe schon vor einer Blutung, also in Unkenntnis über das Eintreten einer späteren Blutung, erfolgte (21 mit 4 Aborten) zu denen, bei denen keine Blutung und keine Hormongabe erfolgte (33 mit 0 Aborten) zahlenmäßig schwach (+) erkennbar. In der Gegengruppe mit Hormongabe bei oder nach einer Blutung ist die Abortziffer mit 6 von 30 höher als bei denen, die trotz Blutung keine Hormone erhielten (0 von 11), zahlenmäßig aber nicht auffällig. Die Unterschiede könnten auch auf einer subjektiven Risikoabschätzung des Arztes beruhen, der die Schwangeren mit schlechterer Prognose häufiger mit Hormonen behandelt.

Die Effekte von Blutung und Hormongabe sind also auch an diesem Materialausschnitt nicht trennbar. Es ist denkbar und plausibel, daß die Hormongabe speziell bei Frauen mit subjektiv beurteiltem höheren Abortrisiko erfolgt und für sich selbst keine ungünstigen Folgen für den Aborteintritt hat. Andererseits geht aber aus den Zahlen kein Hinweis auf einen günstigen protektiven Effekt hervor.

Klare Aussagen sind nur in kontrollierten klinischen Studien zu erwarten. Uns ist eine kleinere derartige Studie (BERLE u. a.) bekannt, in der 150 Patientinnen mit Blutungen bis zur 20. Woche mit Hormonen, andere 150 mit Plazebo behandelt wurden. Ein allgemeiner Erfolg der Hormonbehandlung war nicht statistisch signifikant zu belegen; lediglich bei Hormongabe vor der 10. Woche deutete sich ein schwacher günstiger Effekt an.

Eine weitere Analyse, bei der Hormone mit anderen Medikamenten verglichen werden, wird in 4.2.8 dargestellt.

Analyse von Duogynon-Assoziationen
Das inzwischen aus dem Handel gezogene Präparat Duogynon, bestehend aus einem Gestagen und einem Östrogen, wurde einerseits zur Behandlung der sekundären Amenorrhöe verwendet, andererseits zur Schwangerschaftsdiagnostik. Es wurde in der Fach- und Tagespresse beschuldigt, bei der diagnostischen Anwendung in der Frühschwangerschaft zu Mißbildungen des Kindes zu führen. So war z.B. in einer retrospektiven Fall-Kontrollstudie von GREENBERG u. a. 1977 eine Häufung von hormonalen Schwangerschaftstests bei Müttern mißbildeter Kinder gefunden worden.

In der Tabelle 4.2.2-1 sind keine bemerkenswerten Assoziationen vorhanden. Wegen der ausgedehnten Diskussion um dieses Präparat sollen noch einige Zusammenhangsprüfungen vorgenommen werden.

In der Tabelle 4.2.2-1 ist angegeben, daß keine Häufung von Blutungen bei Einnehmerinnen von Duogynon vorliegt. Im PU-Zwischenbericht war dagegen eine positive Assoziation erwähnt[5]. Zur Erläuterung sei eine ausführliche Tabelle (4.2.2-5) angegeben.

---

[5] A. a. O. S. 29, 35

Tabelle 4.2.2-5 Geschlechtshormone und Schwangerschaftsblutungen

Schwangerschafts-Blutungen	Duogynon (auch mit anderen weibl. Geschlechts-hormonen)		andere weibl. Geschlechts-hormone		keine weibl. Geschlechts-hormone		zusammen	
	Anzahl	%	Anzahl	%	Anzahl	%	Anzahl	%
Alle Schwangerschaften								
keine	227	68,8	680	46,0	4676	77,7	5583	71,3
frühe Blutung bis 16. Wo. p.m.	88	26,7	736	49,8	1026	17,1	1850	23,6
späte Blutung ab 17. Wo. p.m.	15	4,5	62	4,2	315	5,2	392	5,0
zusammen	330	100	1478	100	6017	100	7825	100
Ausgetragene Schwangerschaften								
keine	216	70,6	604	49,9	4470	80,2	5290	74,6
frühe Blutung bis 16. Wo. p.m.	76	24,8	550	45,4	810	14,5	1436	20,3
späte Blutung ab 17. Wo. p.m.	14	4,6	57	4,7	294	5,3	365	5,1
zusammen	306	100	1211	100	5574	100	7091	100

Tabelle 4.2.3-1 Übersicht über die Einflußmerkmale: Antiemetika, Antiallergika; Übelkeit, Erbrechen; Allergien (Text S. 148 ff.)
a) Bemerkenswerte Häufungen in den Profilen

Nr.	Bezeichnung	Alter	früh. Schw.-schaften	früh. Ab-orte	Aufnahme Grund	Aufnahme Zeit	Er-wünscht-heit	Beruf Frau	Soz. Stel-lung Mann	rel. Ge-wicht	Übel-keit	Erbre-chen	fieb. In-fekte	Blu-tun-gen	Sex. Hor-mo-ne	Tran-quili-zer	Anal-getika	gehäuft	ver-ringert	Aus-fall-quote
377/1	Antiemetika insges.	·	·	(2+ selten)	Be-schw.	(früh)	·	·	·	·	+	tgl. Hyp. emes.	–	·	–	+	·	3, 7, 11	6, 16, 17, 18	1,8
397/A1	Peremesin	·	·	·	Be-schw.	(früh)	·	·	·	·	+	+	·	·	·	+	·	1, 2, **3, 13**	**16**, 5, 7, 9	2,4
397/A5	Lenotan	·	·	·	Be-schw.	(früh)	·	·	·	·	+	+	·	·	–	·	·	4, 7, 9, 11, 15	1, 6, 13, **16**, 17, 18, 20	2,4
397/A2	andere Antiemetika	·	·	·	Be-schw.	·	·	·	·	·	+	+	·	+	·	+	+	**14**, 1	6, 18, 7, 9	2,4
397/A3	Übelkeit Erbrechen keine Med.	·	·	·	·	·	·	·	·	·	+	ge-leg.	·	·	·	–	·	6, 16	3, 7, 11, 14	2,4
19	Übelkeit Erbrechen (bis Aufn.)																			
19/1	– –	alt	3+	·	Abort. im-min.	früh	·	·	·	·	(Def.)		–	+	+	+	·	14	7, 9	3,1
19/2	– +	·	·	·	·	spät	·	·	·	·	(Def.)		·	·	·	·	–	–	–	3,1
19/3	+ –	alt	+	·	·	früh	·	Hsfr.	Bea. Ang.	·	(Def.)		·	·	·	·	·	16, 20	17	3,1
19/4	+ +	jung	0	·	Be-schw.	spät	·	·	Arb.	·	(Def.)		·	–	–	·	·	17		3,1
28/1	(bis 20.Wo.) – –	alt	·	·	Abort. imm.	spät	·	·	·	·	(Def.)		–	·	·	·	–	5, 12, 14, **17**	7, 13, 16	3,7
28/4	+ +	jung	·	·	Be-schw.	früh	·	·	Arb.	·	(Def.)		·	–	+	·	·	1	17	3,7
99	Übelkeit Beginn																			
99/2, 5, 14	1.–4.Wo.	alt	2+	(1)	·	(·)	·	·	·	Über-gew.	Def.	tgl.	·	·	·	·	·	5, **16**	13	3,5
99/6, 7	5.–6.Wo.	·	·	·	·	früh	·	·	Bea.	Un-ter-gew.	Def.	tgl. Hyp. emes.	·	·	·	·	·	7	·	3,5

Legende: Abschn. 4.1.3

b) Assoziationen mit Ausgang der Schwangerschaft und ausgewählten Mißbildungen/Anomalien des Kindes

Einflußmerkmal		Schwang. mit Merkmal Anz. %	Ausgang der Schwangerschaft					Untergewicht (>260 Tg.)	Spezielle Mißbildungen/Anomalien							Schwere Mißbildungen insges.
			Vorzeit. Beendigung			perinat. gestorb.			ZNS	Herz, Kreislauf	Faz. Spalten	Sonst. schwere Mißbildg.	Syndaktylien	Hüftgelenksdyspl.	Klumpfuß	
Nr.	Bezeichng.		Frühaborte -4 Mo.	Spätaborte ab 5 Mo.	Frühgeburten b. 260 Tg.	Frühgeburten	insgesamt									
377/ 1	Antiemetika insges.	1338 17,3	32 71,4 ---	37 38,8 .	107 118,6 .	24 22,8 .	30 33,3 .	83 98,1	7 7,4 .	13 12,3 .	6 5,8 .	14 9,1 .	8 8,9 .	28 23,5 .	7 5,6 .	24 20,4 .
397/ A1	Peremesin	31,1 4,0	7 15,7 -	8 10,5 .	26 26,1 .	6 6,3 .	9 8,2 .	24 27,8	0 2,3 .	6 3,0 .	1 1,6 .	3 2,5 .	5 2,4 .	8 6,1 .	1 1,4 .	5 5,7 .
397/ A5	Lenotan[a]	432 5,6	10 22,7 --	10 13,8 .	32 36,0 .	6 7,7 .	7 11,2 .	59 75,4 -	7 6,4 .	7 8,5 .	5 4,5 .	11 7,0 .	3 6,6 .	19 17,0 .	6 4,0 .	19 15,8 .
397/ A2	andere Antiemetika	571 7,4	10 18,8 -	18 15,5 .	48 47,3 .	12 11,6 .	13 14,8 .									
397/ A3	Übelkeit Erbrechen keine Med.	5211 67,8	162 209,8 ---	137 153,3 -	433 431,4 .	102 104,7 .	132 134,8 .	397 396,6	34 34,4 .	47 45,4 .	26 24,1 .	32 37,1 .	37 35,7 .	87 91,4 .	19 21,1 .	81 83,9 .
19 19/1	Übelkeit Erbrechen (bis Aufn.) - -	1828 24,0	134 76,4 +++	53 46,5 .	133 134,7 .	42 36,8 .	57 46,6 .	158 139,4 .	12 13,3 .	13 16,7 .	8 8,9 .	12 13,7 .	13 13,2 .	33 33,8 .	8 8,1 .	30 29,4 .
19/2	- +	411 5,4	8 13,6 .	13 11,1 .	38 32,2 .	10 9,6 .	13 9,9 .	40 31,2 .	1 2,6 .	6 3,5 .	1 1,8 .	2 2,8 .	2 2,7 .	4 7,0 .	1 1,7 .	7 6,5 .
19/3	+ -	1900 24,9	86 82,7 .	54 50,7 .	133 147,5 .	32 34,2 .	42 49,5 .	125 141,2 .	7 12,1 .	21 15,9 .	10 8,5 .	11 13,0 .	12 12,6 .	31 32,1 .	5 7,7 .	27 29,8 .
19/4	+ +	3485 45,7	78 133,0 ---	84 95,7 .	290 279,7 .	40 70,3 .	82 88,0 .	257 268,2 .	30 22,6 +	26 29,8 .	16 15,8 .	29 24,4 .	25 23,5 .	65 60,1 .	18 14,5 .	58 56,3 .
28/1	(bis 20. Wo.) - -	2042 26,9	entfällt	65 56,7 .	187 163,1 +	38 41,6 .	52 47,1 .	173 140,6 ++	10 12,5 .	15 15,9 .	8 8,7 .	14 13,2 .	10 12,9 .	29 33,0 .	6 7,8 .	28 30,0 .
28/4	(bis 20. Wo.) + +	3649 48,1	entfällt	84 99,7 .	317 324,0 -	68 70,7 .	83 92,6 .	271 289,1 .	29 25,1 .	32 32,0 .	17 17,6 .	26 26,5 .	29 26,0 .	72 66,6 .	17 15,5 .	61 60,6 .
99 99/ 2–5, 14	Übelkeit Beginn 1.–4. Wo.	1101 14,5	37 45,0 .	27 29,5 .	99 96,1 .	24 22,6 .	28 28,4 .	80 83,1 .	8 7,2 .	11 9,4 .	3 5,1 .	10 7,8 .	8 7,5 .	16 19,3 .	3 4,6 .	18 17,7 .
99/ 6, 7	5.–6. Wo.	1169 15,4	34 46,4 -	27 35,5 .	88 104,3 .	18 20,0 .	23 30,4 .	62 90,7 ---	6 7,8 .	8 10,2 .	3 5,5 .	8 8,5 .	9 8,2 .	20 20,9 .	3 5,0 .	14 19,1 .

[a] einschl. Aufnahmen mit Abortus imminens

Tabelle 4.2.3-1 (Fortsetzung)
a) Bemerkenswerte Häufungen in den Profilen

Nr.	Bezeichng.	Alter	früh. Schw.-schaften	früh. Ab-orte	Aufnahme Grund	Zeit	Er-wünscht-heit	Beruf Frau	Soz. Stel-lung Mann	rel. Ge-wicht	Übel-keit	Erbre-chen	fieb. In-fekte	Blu-tun-gen	Sex. Hor-mone	Tran-quili-zer	An-alge-tika	Kliniken ge-häuft	verrin-gert	Aus-fall-quo-te
100/ A 2	Erbrechen: gelegentl.	jung	·	·	·	spät	·	·	·	·	·	Def.	·	·	·	·	·	6	·	6,0
A 3, 4	täglich	jung	·	·	Be-schw.	spät	·	·	Arb.	·	+	Def.	·	·	−	−	·	5	2, 21	6,0
A 5	Hyperemesis	jung	·	·	Be-schw.	früh	·	·	Arb.	·	+	Def.	−	·	−	+	·	1, 2, 18, 21	9	6,0
334/ 1	Allergie insges.	·	·	·	Ther.	·	·	·	Ang.	·	·	·	+	+	·	·	·	9, 14	1, 12, 15, 16	0,0
90/2	gegen Medikam.	alt	·	·	Ther.	·	·	·	·	·	·	·	+	+	·	·	+	14, 21	1, 12, 15	0,0
91/2	gegen Nah-rungsmittel	·	·	·	Ther.	·	·	·	·	·	·	·	·	·	·	·	·	5, 14	4, **16**	0,0

Legende: Abschn. 4.1.3

Im Vergleich zu den Gesamtzahlen ist die Häufigkeit früher Blutungen bei Duogynon-Nehmerinnen nicht merklich erhöht (beobachtet 88 gegen 78,0 erwartet); diese Zahlen sind in Tab. 4.2.2-1a zugrunde gelegt. Im Zwischenbericht war dagegen speziell für die ausgetragenen Schwangerschaften eine schwache Erhöhung mit 24,8% gegen 20,3% erwähnt worden (beobachtet: 76 gegen 62,0 erwartet).

Aborte waren bei Duogynon-Nehmerinnen nicht erhöht (22 gegen 25,3 erwartet). Da bei diesen Frauen der Anteil unerwünschter Schwangerschaften besonders hoch ist, wurde dieses Merkmal noch zusätzlich – außer der Berücksichtigung der früh liegenden PU-Aufnahmezeiten – bei der Berechnung des Erwartungswertes berücksichtigt; er änderte sich jedoch wenig (24,8), was gegenüber der Beobachtungszahl 22 unwesentlich ist.

Unter den Mißbildungen interessieren besonders die Herz-Kreislauf-Mißbildungen. Die betroffenen drei Kinder aus der Tabelle hatten:

1 Coarctatio aortae (Mutter Diabetikerin)
1 Pulmonalatresie
1 multiple Pulmonalstenose; Nierenbeckenerweiterung.
Eine Häufung liegt nicht vor.

Im Jahr 1973 wurde nach dem damaligen Auswertungsstand auf eine Anfrage der Arzneimittel-Kommission der Deutschen Ärzteschaft über etwaige Herz-Kreislauf-Mißbildungen nach Duogynon eine Matched-Pairs-Analyse vorgenommen, bei der zu 33 Schwangeren, deren Kinder Herzmißbildungen aufwiesen, 66 Doppel-Partnerfälle – und zwar jeweils die beiden nächsten mißbildungsfreien Fälle derselben Klinik – zugeordnet wurden. Von den Herzmißbildungs-Müttern hatten 5 (15%) Duogynon genommen, von den 66 Vergleichsfällen 6 (9%). Der Unterschied ist nicht signifikant.

Vor kurzem wurde aus dem gesamten Beobachtungsgut der PU ein neuer Matched-Pairs-Vergleich veröffentlicht (MICHAELIS u.a. 1983), diesmal von Duogynon-Nehmerinnen gegen Nicht-Nehmerinnen. Es ergaben sich 11 (10) schwere Mißbildungen bei den Kindern der Nehmerinnen gegen 9 bei den Kontrollen. Die Zahlen in Klammern bedeuten diejenigen Fälle, bei denen nur Duogynon, aber keine anderen Geschlechtshormone genommen wurden.

Ein letztes Prüfkriterium für einen etwaigen teratogenen Effekt, das von der statistischen Feststellung einer Häufung unabhängig ist, bietet die Verteilung der Einnahmezeiten. Da teratogene Schädigungen an bestimmten Phasen der Gestationszeit gebunden sind, müßten sich die Einnahmezeiten bei zu Mißbildungen führenden Schwangerschaften von denen bei den anderen Frauen unterscheiden. Bei Duogynon ist dies allerdings schwierig, weil dieses Präparat als hormonaler Schwangerschaftstest ohnehin nur in einem ziemlich engen Zeitintervall, nämlich in der 5. und 6. Woche p.m. gehäuft genommen wird.

In der Veröffentlichung ist eine Graphik mit Darstellung aller Einzeldaten enthalten. Dabei ergab sich, daß von 672 Nehmerinnen 66% das Mittel in der 5. und 6. Woche genommen hatten. Von 11 schweren Mißbildungen (außer Down-Syndrom) gehören 8 in diese Zeit (erwartet 7,3); dabei liegen von 4 Herzmißbildungen 3 im Intervall. Die Zahlen sind allerdings zu klein, um aus ihnen irgendeine Sachaussage herzuleiten; sie dienen nur der Demonstration des methodischen Gedankenganges.

Die PU liefert keine Hinweise auf ungünstige Einflüsse auf die Schwangerschaft und auf teratogene Schäden beim Kind.

4.2.3 Antiemetika, Antiallergika, Übelkeit, Erbrechen; Allergien

Übelkeit und Erbrechen sind die am häufigsten auftretenden Beschwerden in der Frühschwangerschaft. Sie werden als Charakteristikum der Schwanger-

b) Assoziationen mit Ausgang der Schwangerschaft und ausgewählten Mißbildungen/Anomalien des Kindes

Einflußmerkmal Nr.	Bezeichng.	Schwang. mit Merkmal Anz. %	Ausgang der Schwangerschaft Vorzeit. Beendigung Frühaborte -4 Mo.	Spätaborte ab 5 Mo.	Frühgeburten b. 260 Tg.	perinat. gestorb. Frühgeburten	insgesamt	Untergewicht (> 260 Tg.)	Spezielle Mißbildungen/Anomalien ZNS	Herz, Kreislauf	Faz. Spalten	Sonst. schwere Mißbildg.	Syndaktylien	Hüftgelenksdyspl.	Klumpfuß	Schwere Mißbildungen insges.
100/ A 2	Erbrechen: gelegentl.	2177 29,4	46 81,0 ---	57 58,8 .	197 184,6 .	50 47,4 .	68 57,0 .	174 169,5 .	20 15,2 .	19 19,8 .	12 10,6 .	21 16,1 .	15 15,5 .	46 39,4 .	10 9,7 .	42 36,7 .
A 3, 4	täglich	1454 19,7	34 59,1 ---	37 43,3 .	124 124,4 .	24 29,8 .	25 38,4 –	104 115,0 .	11 11,2 .	13 14,4 .	6 7,8 .	9 11,8 .	12 11,4 .	23 28,9 .	8 7,1 .	22 27,2 .
A 5	Hyperem.ᵃ	229 2,7	4 11,1 --	6 6,0 .	13 16,9 .	2 3,1 .	2 5,2 .	17 15,9 .								
334/ 1	Allergie insges.	173,4 22,0	82 89,8 .	46 50,4 .	169 149,4 .	29 38,2 .	36 43,7 .	127 129,0 .	3 11,0 –	17 14,5 .	10 7,7 .	15 11,9 .	13 11,5 .	38 29,3 .	5 7,1 .	28 27,0 .
90/2	gegen Medikam.	974 12,2	44 50,6 .	31 28,3 .	99 84,1 .	18 22,0 .	23 25,0 .	59 71,2 .	1 6,7 –	10 8,1 .	3 4,3 .	8 6,6 .	8 6,4 .	22 18,3 .	4 3,9 .	15 15,1 .
91/2	gegen Nahrungsmittel	691 8,8	32 35,0 .	14 19,7 .	75 59,1 +	11 13,3 .	12 17,1 .	57 51,8 .	2 4,4 .	4 5,8 .	6 3,1 .	5 4,7 .	4 4,6 .	16 11,7 .	1 2,8 .	7 10,8 .

ᵃ einschl. Aufnahmen mit Abortus imminens

schaft angesehen und gelten in der Bevölkerung neben dem Ausbleiben der Menstruationsblutung als wichtiger diagnostischer Hinweis. Allgemeine Angaben über Häufigkeit, Abhängigkeit von Alter, Zahl der Schwangerschaften und früheren Aborten sind bereits in Abschn. 3.5.5 dargestellt worden. Entsprechend der Häufigkeit dieser Beschwerden gehören Antiemetika zu den besonders häufig eingenommenen Medikamenten; Lenotan, das in der Tagespresse mit kindlichen Mißbildungen in Verbindung gebracht wurde, und Peremesin sind gesondert tabelliert worden. Übelkeit ist oft der Grund zum frühzeitigen Aufsuchen der Klinik zur Schwangerschaftsdiagnostik und damit auch zur Aufnahme in die PU. Erbrechen sehen die Frauen offenbar oft bereits als Schwangerschaftszeichen an; diese Gruppe kommt erst später in die Klinik.

Bereits im Zwischenbericht der PU war ausführlich darauf hingewiesen worden, daß Übelkeit und Erbrechen keine ungünstigen Indikatoren für den Verlauf der Schwangerschaft und die Kindesentwicklung sind, sondern daß im Gegenteil das **Ausbleiben von Übelkeit und Erbrechen als Zeichen einer gefährdeten Schwangerschaft anzusehen** ist. Tabelle 4.2.3-1b und Abb. 19 belegen dies mit überzeugenden Zahlen. Die Frauen, die bei der Aufnahme in die PU angeben, daß sie sowohl an Übelkeit als auch an Erbrechen leiden (45,7% der Schwangeren) hatten nur 78 Frühaborte gegenüber einer Erwartungszahl von

133,0. Bei dieser Gegenüberstellung sind sowohl die Unterschiede in der Verteilung der Aufnahmewochen gegenüber dem Durchschnitt als auch die der Altersgliederung rechnerisch ausgeschaltet.

In den Übersichtstabellen über den Ausgang der Schwangerschaft sind die Frauen nicht enthalten, die mit Abortus imminens in die PU aufgenommen wurden; ferner fehlen diejenigen, bei denen keine Angabe über den Aufnahmegrund und keine oder unklare Angaben[6] über Fehlen oder Vorhandensein von Übelkeit/Erbrechen gemacht waren.

Eine vollständige Übersicht über die Fälle mit klaren Angaben über Übelkeit/Erbrechen bei Aufnahme und über die Schwangerschaftsdauer gibt Tabelle 4.2.3-2; Schwangerschaften mit Abortus imminens als Aufnahmegrund sind hier enthalten.

Die Ergebnisse stimmen mit denen der Tabelle 4.2.3-1 voll überein. Frauen ohne (Angabe von) Übelkeit/Erbrechen haben eine außerordentlich

---

[6] Bei einigen früheren Vorauswertungen wurden diese 244 Fälle ohne genaue Angaben (mit 109 Früh- und 25 Spätaborten) als Fehlen von Übelkeit/Erbrechen klassifiziert. Daher können Zahlendifferenzen zu Vorberichten auftreten, die jedoch die Richtung der Unterschiede nicht beeinflussen. – Diese Fälle werden in diesem Buch eliminiert, wenn es sich um Sachaussagen über Fehlen von Übelkeit/Erbrechen handelt. Sie werden mitgeführt, wenn es sich nur um statistische Risikogliederungen handelt, da die fehlenden Angaben ihrerseits für bestimmte Risikosituationen bei der PU-Aufnahme typisch sind

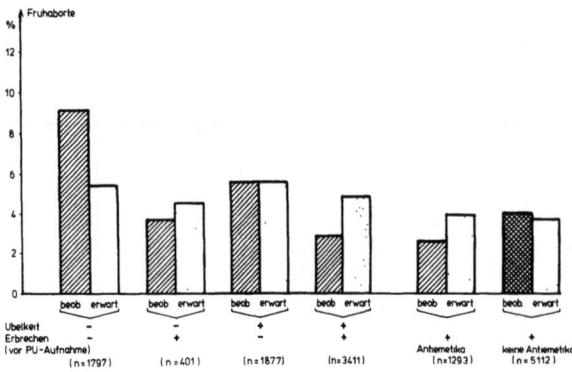

Abb. 19. Übelkeit/Erbrechen (vor PU-Aufnahme) sowie Einnahme von Antiemetika und Frühaborte (bis 4 Mon. p. m.)

überhöhte Zahl von Frühaborten, Frauen mit beiden Beschwerdearten eine entsprechend verringerte Zahl. Frauen, die nur eine dieser Beschwerden angeben, insbesondere die große Zahl derer, die nur über Übelkeit klagen, haben durchschnittliche Frühabortquoten.

Spätaborte sind vom Vorhandensein oder Fehlen von Übelkeit/Erbrechen nicht betroffen. Hierin zeigt sich die Berechtigung oder sogar Notwendigkeit, Früh- und Spätaborte wegen ihrer unterschiedlichen Assoziationen zu trennen.

Übelkeit und Erbrechen *nach* der PU-Aufnahme sind getrennt verschlüsselt. Für die Beurteilung der Frühaborte ist dieses weitere Merkmal wegen der zeitlichen Überschneidung nicht geeignet. Fehlen der Beschwerden in diesem Zeitraum ist mit einer erhöhten Zahl von Frühgeburten assoziiert.

Diese Ergebnisse zeigen, daß das *Fehlen von Übelkeit und Erbrechen als Indikator für eine gestörte Schwangerschaft* angesehen werden muß. Wegen des oft langen zeitlichen Abstandes zwischen Absterben und Ausstoßung der Frucht ist auch für Frühaborte im 3. oder 4. Monat anzunehmen, daß bei früh abgestorbenen Früchten die Schwangerschaftsreaktionen im Stoffwechsel der Frauen, die zu Übelkeit und Erbrechen führen, gar nicht erst zustande gekommen sind. Die in der Tabelle angegebenen Zeiten des Beginns der Übelkeit zeigen bei sehr frühem Beginn der Übelkeit, wie er von 1 101 Frauen in der Zeit bis zum ersten Ausbleiben einer Menstruationsblutung angegeben wurde, noch keine Verringerung der Frühaborte; erst von etwas späteren Terminen an ist sie erkennbar.

Antiemetika werden im 1. Trimenon von etwa 17% der Frauen genommen. Bei diesen Frauen ist die Frühabortziffer erniedrigt. Das kann schon dadurch bedingt sein, daß die Frauen mit Übelkeit/Erbrechen wenig Frühaborte haben. In Tabelle 4.2.3-3 sind die Frauen mit Übelkeit/Erbrechen (auch nach der PU-Aufnahme), die Antiemetika im 1. Trimenon genommen haben, denen gegenübergestellt, die bei Beschwerden derselben Art vielleicht in geringerer Stärke keine Antiemetika genommen haben.

Auch in dieser Tabelle sind die Nehmerinnen von Antiemetika bei den Frühaborten deutlich bevorzugt. Bei den Spätaborten ist kein Unterschied mehr vorhanden.

Tabelle 4.2.3-2 Aborte in Verbindung mit Übelkeit/Erbrechen vor der PU-Aufnahme

Übelkeit	Erbrechen	Schwangere	Frühaborte			Unterschied	Spätaborte			Unterschied
			beob-achtet	%	erwartet[a]		beob-achtet	%[b]	erwartet[c]	
−	−	1797	164	9,1	96,3	+ + +	62	3,8	54,4	.
−	+	401	15	3,7	18,0	.	14	3,6	11,7	.
+	−	1877	106	5,6	104,2	.	62	3,5	156,5	.
+	+	3411	96	2,8	162,5	− − −	95	2,9	102,4	.
zusammen		7486	381	5,1			233	3,3		

[a] Erwartungswerte nach Alter und PU-Aufnahmewoche korrigiert
[b] Nenner, Schwangere ab 5. Monat
[c] Erwartungswerte nach Alter korrigiert

Tabelle 4.2.3-3 Aborte bei Frauen mit Übelkeit/Erbrechen in Verbindung mit der Einnahme von Antiemetika

Antiemetika	Schwangere	Frühaborte			Unterschied	Spätaborte			Unterschied
		An-zahl	%	erwartet		An-zahl	%	erwartet	
+	1293	33	2,6	50,8	− −	41	3,3	40,3	.
−	5112	206	4,0	188,2		156	3,2	156,7	
Frauen mit Übelkeit/Erbrechen	6405	239	3,7			197	3,2		

Untergewichtige Kinder sind seltener bei Frauen, deren Übelkeit in der 5. oder 6. Woche p.m. beginnt; bei späterem Beginn ist dies nicht mehr der Fall. Frauen, die zwischen PU-Aufnahme und 20. Woche keine Übelkeit und kein Erbrechen haben und nicht abortieren, haben gehäuft untergewichtige Kinder. Dies gilt besonders für Erstgeborene und für Kinder mit einer Tragzeit von mehr als 275 Tagen (132 : 101,9; + + +).

Frauen, die zwischen PU-Aufnahme und 20. Woche über Übelkeit und Erbrechen klagten, haben entsprechend weniger ausgetragene untergewichtige Kinder (Tragzeit über 275 Tage : 187 : 206,9; −). Bei den Frühgeburten dieser Gruppe ist der Anteil der relativ Untergewichtigen (vgl. Abschn. 3.7.1.1) erhöht (50 : 32,2; + + +).

Bei Allergien ist die Frühgeburtenhäufigkeit schwach erhöht, speziell bei Allergien gegen Nahrungsmittel.

Die perinatale Sterblichkeit zeigt in diesem Abschnitt keine ungünstigen Assoziationen.

Untergewicht tritt verringert bei den Frauen auf, deren Übelkeit in der 5. und 6. Woche p.m. beginnt, in den späteren Wochen erreicht die Verringerung nicht mehr die statistische Grenze.

Bei den Mißbildungen findet sich eine schwache Häufung der ZNS-Mißbildungen bei Frauen mit Übelkeit und Erbrechen bei der Aufnahme; bei Allergien gegen Medikamente sind sie vermindert. Bei Hüftdysplasien findet sich eine isolierte Häufung bei Frauen mit Übelkeit, wenn der Beginn in der 7. Woche p.m. liegt (16 gegen 7,9).

Die „sonstigen schweren Mißbildungen" sind bei den Frauen, die Antiemetika genommen haben, schwach gehäuft. Obwohl noch kein (+) erreicht ist, wurde eine fallweise Aufgliederung vorgenommen, da bei der Heterogenität dieser Gruppe sonst vielleicht ein bemerkenswerter Zusammenhang übersehen werden könnte. Tatsächlich fand sich eine unerwartete und vermutlich zufällige Häufung. Sämtliche 5 Kinder mit Klinefelter-Syndrom, d.h. XXY-Geschlechtschromosomen hatten Mütter mit Einnahme eines Antiemetikums (erwartet: 0,9). Da sich die Fälle auf 4 Kliniken verteilen, scheidet eine Klinikhäufung als Fehlerquelle aus. Die Angaben über Übelkeit/Erbrechen weichen dagegen bei den XXY-Fällen nicht erkennbar vom Durchschnitt ab.

Analyse der ausgetragenen Schwangerschaften ohne Übelkeit und Erbrechen

Bei der hohen Abortziffer bei Frauen ohne Übelkeit und Erbrechen ist es ein wichtiges Problem zu untersuchen, ob es Indikatoren am Anfang der Schwangerschaft gibt, die eine Prognose für den Ausgang der Schwangerschaft erlauben. Um eine einigermaßen homogene Gruppe zu erhalten, wurden dabei nur Frauen verglichen, die unter 30 Jahre alt waren, keine

früheren Aborte hatten und sowohl bei der Aufnahme als auch später klare Angaben darüber machten, daß sie keine Übelkeit und kein Erbrechen hatten. Leider fanden sich nur wenige als Indikatoren brauchbare Merkmale.

Aborte und Frühgeburten waren in diesem Teilmaterial – abgesehen von trivialen Assoziationen – gehäuft bei

– Ledigen 11 : 4,3 erwartet (+ +)
– Frauen mit perinatal gestorbenen früheren Kindern 12 : 6,3 (+)
– Frauen mit Röntgendiagnostik (ohne Zähne, Extremitäten): Spätaborte + Frühgeburten 10 : 3,4 (+ + +)
– Frauen mit hohen Toxoplasmose-Titern bei Aufnahme-Untersuchung 24 : 13,6 (+ +)
– Frauen mit Nahrungsmittel-Allergie 14 : 8,9 (+)
– Frauen, die Milchtrinken ablehnen; Frühgeburten 15 : 8,6 (+)
– Vätern mit Körperlänge über 185 cm; Frühaborte 9 : 4,6 (+)
– Frauen mit Ektopie; Frühaborte 17 : 7,3 (+ + +)
– Frauen mit Lageanomalie des Uterus; Früh- und Spätaborte 15 : 7,8 (+ +)
– Varizen im I. Trimenon; Frühaborte 7 : 1,7 (+ +)
– Pockenimpfungen bei ihren Kindern 4 : 1,2 (+)

Ferner sind Häufungen bei Gabe von Sexualhormonen und Tranquilizern bei Blutungen vorhanden, die den Feststellungen in Abschn. 4.2.2 und 4.2.4 entsprechen und auf die selektive Indikation zur Gabe dieser Medikamente bei gefährdeter Schwangerschaft zurückzuführen sind.

Bei einer anderen Auswertungsserie wurden Aborte und Austragungen bei Erst- und Mehrgraviden ohne Unterscheidung der Altersklassen gegenübergestellt. Aus dem Vergleich der beiden Auswertungen geht hervor, daß die Assoziation von Frühaborten mit Ektopie auf Frauen ohne frühere Aborte beschränkt ist, wobei die Zahl der Schwangerschaften und das Alter keine wesentliche Rolle spielen. Die Assoziation von Früh- und Spätaborten mit Lageanomalien des Uterus betrifft sowohl Erst- als auch Mehrgravide und ebenfalls bevorzugt Frauen ohne frühere Aborte.

Bei beiden Assoziationen ist darauf hinzuweisen, daß sie nur innerhalb der hier speziell analysierten Teilgruppe der Frauen ohne Übelkeit und Erbrechen gelten, während im Gesamtmaterial keine solche Assoziation besteht (vgl. Abschn. 4.3.6). Derselbe Gegensatz zum Gesamtmaterial gilt auch für die meisten anderen Assoziationen. Nur bei Ledigen, bei Frauen mit perinatal gestorbenen früheren Kindern, Frauen mit Röntgen-Diagnostik finden sich entsprechende Assoziationen auch im Gesamtmaterial.

Im Rückblick auf diese statistischen Befunde hat man allerdings den Eindruck, daß sich direkt deutbare und durchschlagende Erkenntnisse für die Diagnose einer vorzeitigen Beendigung der Schwangerschaft bei Frauen ohne Übelkeit/Erbrechen nicht ergeben haben.

4.2.4 Psychopharmaka, Sedativa und Hypnotika

Ein erster Überblick über die Assoziationen zeigt, daß eine erhöhte Zahl von Frühaborten, z.T. von Spätaborten und besonders auch von Frühgeburten bei Frauen mit Einnahme von Tranquilizern und Barbituraten auftritt. Dies hängt zweifellos mit dem Einsatz dieser Medikamente bei Blutungen und drohender Fehlgeburt zusammen. Eine nähere Analyse der statistischen Befunde bei Tranquilizern folgt später in diesem Abschnitt.

Tabelle 4.2.4-1 Übersicht über die Einflußmerkmale: Psychopharmaka, Sedativa, Hypnotika (Text S. 154 ff.)
a) Bemerkenswerte Häufungen in den Profilen

Nr.	Bezeichng.	Alter	früh. Schw.-schaften	früh. Ab-orte	Aufnahme Grund	Aufnahme Zeit	Er-wünscht-heit	Beruf Frau	Soz. Stel-lung Mann	rel. Ge-wicht	Übel-keit	Erbre-chen	fieb. In-fekte	Blu-tun-gen	Sex. Hor-mone	Tran-quili-zer	Anal-geti-ka	Kliniken ge-häuft	Kliniken verrin-gert	Aus-fall-quo-te
398/1	Valium	alt	3+	1+	Ab. imm. Beschwerd.	früh	erw.	·	·	Un-ter-gew.	·	Hyp.	·	+	+	Def.	+	**1, 11, 15**	**5**, 7, 14, 16, 17	0,0
398/2	andere Tran-quilizer	alt	3+	1	·	·	·	·	·	·	·	·	·	·	·	Def.	+	3, 4, 7	1, 6	0,0
313/1, 3	Valium II/III	alt	2+	1+	Ab. im. Ther. Beschw.	früh	·	·	·	Un-ter-gew.	·	tgl.	·	+	+	+	+	5, 13, **15**	10, 11, 14, 17	6,1
313/2	Valium nur III	·	·	·	·	·	·	·	·	Un-ter-gew.	·	·	·	·	+	·	+	6, **15**, 16	3, 5, 10, 11, 17	6,1
379/1	Neuroleptika	·	·	·	Be-schwerd.	·	·	·	·	·	·	·	·	·	·	+	·	·	·	1,8
374/1	Psychotonika	·	·	·	·	·	·	·	·	Über-gew.	·	·	·	·	·	·	·	6	·	1,8
380/1	Barbiturate	·	3+	2+	Ther.	·	·	·	·	·	·	·	·	+	+	+	+	1, 11, 13, 15	3	1,8
381/1	Hypnotika ohne Barbiturate	·	·	1	Ther.	·	unerw.	·	·	·	·	·	·	·	·	+	+	7, 10	·	1,8
391/1	Sedativa ohne Barbiturate	alt	·	·	Ther.	·	·	·	·	Un-ter-gew.	·	Hyp.	·	·	·	+	+	·	7	1,8
347/1	Müdigkeit	(alt)	·	·	·	früh	·	·	·	·	+	·	·	·	·	·	·	3	5, 15	0,0
348/1	Schlaf-störungen	·	·	·	Ther.	früh	·	·	·	Un-ter-gew.	·	·	·	·	·	+	·	3, 4	·	0,0
349/1	Angst	·	·	·	·	früh	·	·	·	·	·	·	·	·	·	+	·	**2, 13**	·	0,0
350/1	Depressionen	·	·	·	·	·	·	·	·	·	·	−	·	·	·	+	·	2	·	0,0

Legende: Abschn. 4.1.3

b) Assoziationen mit Ausgang der Schwangerschaft und ausgewählten Mißbildungen/Anomalien des Kindes

Einflußmerkmal Nr.	Bezeichng.	Schwang. mit Merkmal Anz. %	Ausgang der Schwangerschaft Vorzeit. Beendigung Frühaborte –4 Mo.	Spätaborte ab 5 Mo.	Frühgeburten b. 260 Tg.	perinat. gestorb. Frühgeburten	insgesamt	Untergewicht (>260 Tg.)	ZNS	Herz, Kreislauf	Faz. Spalten	Sonst. schwere Mißbildg.	Syndaktylien	Hüftgelenksdyspl.	Klumpfuß	Schwere Mißbildungen insges.
398/ 1	Valium	850 10,8	119 45,6 +++	43 18,9 +++	88 61,6 +++	22 20,0 .	28 18,4+ +	52 51,8 .	6 4,7 .	7 6,2 .	4 3,3 .	8 5,1 .	4 4,9 .	7 12,6 .	4 3,1 .	16 10,9 .
398/ 2	andere Tranquilizer	142 1,8	9 8,6 .	6 4,4 .	11 12,1 .	1 2,9 .	1 3,8 .	7 4,6 .	0 0,9 .	2 1,2 .	0 0,6 .	1 1,0 .	0 0,9 .	2 2,4 .	0 0,6 .	2 2,1 .
313/ 1, 3	Valium II/III	905 12,2	entfällt	entfällt	124 74,1 +++	38 29,0 +	44 22,1 +++	74 63,4 .	9 5,5 .	11 7,2 .	4 3,9 .	6 6,0 .	7 5,8 .	17 14,8 .	6 3,4 .	19 13,4 .
313/ 2	Valium nur III	543 7,3	entfällt	entfällt	63 51,1 .	14 14,4 .	19 16,0 .	45 44,7 .	4 3,9 .	2 5,0 .	4 2,7 .	6 4,2 .	2 4,0 .	9 10,3 .	2 2,4 .	10 9,3 .
379/ 1	Neuroleptika	81 1,0	2 4,4 .	2 2,4 .	9 7,3 .	0 1,9 .	0 2,1 .	8 5,8 .	0 0,4 .	0 0,7 .	0 0,3 .	0 0,5 .	0 0,5 .	3 1,4 .	1 0,3 .	– 1,2
374/ 1	Psychotonika	89 1,2	5 4,6 .	2 2,5 .	12 7,5 .	0 2,5 .	0 2,1 .	9 6,2 .	0 0,5 .	1 0,8 .	0 0,4 .	1 0,6 .	0 0,6 .	0 1,5 .	0 0,4 .	1 1,3 .
380/ 1	Barbiturate	171 2,2	16 8,9 +	8 4,6 .	25 13,4 +++	9 5,3 .	9 7,1 .	14 10,9 .	0 0,9 .	4 1,4 .	1 0,7 .	2 1,1 .	1 1,1 .	1 2,7 .	1 0,7 .	7 2,3 +
381/ 1	Hypnotika ohne Barbiturate	62 0,8	4 3,7 .	2 1,8 .	7 5,2 .	1 1,8 .	2 1,5 .	4 4,1 .	0 0,3 .	1 0,6 .	0 0,3 .	1 0,4 .	0 0,4 .	2 1,1 .	1 0,3 .	1 0,9 .
391/ 1	Sedativa ohne Barbiturate	302 3,9	11 16,1 .	11 8,6 .	18 25,8 .	3 4,0 .	7 7,4 .	16 20,9 .	2 1,6 .	3 2,7 .	0 1,3 .	2 2,0 .	0 1,9 .	6 5,1 .	2 1,2 .	7 4,4 .
347/ 1	Müdigkeit	213 2,7	3 12,6 – –	6 6,7 .	11 19,3 –	1 2,4 .	2 5,8 .	17 16,2 .	0 1,5 .	2 1,9 .	2 1,0 .	0 1,6 .	2 1,5 .	5 3,8 .	0 0,9 .	1 3,5 .
348/ 1	Schlafstörungen	59 0,7	1 3,6 .	1 1,8 .	2 5,3 .	0 0,2 .	0 1,6 .	5 4,5 .	1 0,4 .	1 0,5 .	0 0,3 .	1 0,4 .	0 0,4 .	2 1,0 .	0 0,2 .	2 1,0 .
349/ 1	Angst	68 0,9	3 3,9 .	4 2,0 .	3 5,6 .	0 0,8 .	0 1,6 .	5 4,8 .	0 0,4 .	0 0,6 .	0 0,3 .	0 0,5 .	0 0,5 .	2 1,2 .	0 0,3 .	1 1,0 .
350/ 1	Depressionen	42 0,5	2 2,1 .	1 1,2 .	6 3,6 .	2 0,7 .	2 1,1 .	8 3,0 +	0 0,3 .	0 0,4 .	0 0,2 .	1 0,3 .	0 0,3 .	1 0,7 .	0 0,2 .	1 0,7 .

Eigenartigerweise ist bei Frauen, die über Müdigkeit klagen, die Zahl der Frühaborte und Frühgeburten erniedrigt. Es besteht eine Assoziation der Müdigkeitsklagen zu Klagen über Übelkeit; das könnte vielleicht mit der niedrigen Frühabortzahl zusammenhängen, jedoch nicht mit der niedrigen Zahl der Frühgeburten.

Es ist bemerkenswert, daß bei keinem Merkmal dieser Tabelle eine Häufung untergewichtiger Kinder auftritt. Mißbildungen sind bei Barbituraten schwach erhöht. In der amerikanischen Studie waren bei Barbituraten die Herz-Kreislauf-Mißbildungen erhöht (32:22,9; +); in der PU blieb die Erhöhung gerade noch im Zufallsbereich (4:1,4; ·). Diese Befunde sind zu beachten.

Analyse der Häufung ungünstiger Schwangerschaftsausgänge bei Frauen mit Einnahme von Tranquilizern

Die auffallende Häufung der Aborte bei Frauen, die Tranquilizer erhalten haben, ist ähnlich zu beurteilen wie die in Abschn. 4.2.2 analysierte Häufung bei weiblichen Sexualhormonen. Auch Tranquilizer, unter denen Valium mit 86% überwiegt, werden oft bei Blutungen und drohendem Abort verabreicht, vielfach sind es beide Medikamentengruppen gemeinsam, wie Tabelle 4.2.4-2 zeigt.

Tabelle 4.2.4-2 Assoziationen zwischen der Gabe von Tranquilizern und weiblichen Sexualhormonen insgesamt und bei Schwangerschaften, die mit Abort endeten

	weibl. Sexualhormone				weibl. Sexualhormone		
	+	−	zusammen		+	−	zusammen
	Anzahl %	Anzahl %			Anzahl %	Anzahl %	
Tranquilizer +	517 29,7	447 7,7	964	Tranquilizer +	134 47,0	90 21,0	224
−	1221 70,3	5373 92,3	6594	−	151 53,0	338 79,0	489
zusammen	1738 100	5820 100	7558	zusammen	285 100	428 100	713

a) alle Schwangeren   b) Schwangerschaften, die mit Abort enden

Tabelle 4.2.4-3 Früh- und Spätaborte und Gabe von Tranquilizern nach Risikogruppen

Risikogruppe	Beobach-tungszahl	davon mit Tranquili-zern behandelt %	Tranquilizer (im 1. Trimenon)											Differenz (ja) − (nein)	
			ja					nein						Früh-aborte[b]	Spät-aborte
			Schwan-gere	Frühaborte		Spätaborte[a]		Schwan-gere	Frühaborte		Spätaborte[a]				
				Anz.	%	Anz.	%		Anz.	%	Anz.	%			
Insgesamt	7558	12,8	964	163	16,9	61	7,6	6594	301	4,6	188	3,0		+++	+++
Aufnahmegrund															
Abortus imminens	277	55,6	154	35	22,7	12	10,1	123	43	35,0	14	17,5		−	·
frühere Behandlung	1034	15,3	158	26	16,5	11	8,3	876	38	4,3	41	4,9		+++	·
Beschwerden	546	20,3	111	14	12,6	8	8,2	435	29	6,7	16	3,9		+	·
Sonstiges	5701	9,5	541	88	16,3	30	6,6	5160	191	3,7	117	3,8		+++	+++
Übelkeit/Erbre-chen (vor Aufnahme)															
− −	1724	12,7	219	58	26,5	11	6,8	1505	85	5,6	45	3,2		+++	+
+ −	1840	13,2	242	31	12,8	16	7,6	1598	72	4,5	45	2,9		+++	++
+/− +	3753	12,0	449	36	8,0	31	7,5	2948	74	2,5	75	2,6		+++	+++
Blutungen im 1. Trimenon															
insgesamt	1423	32,7	466	136	29,2	32	9,7	957	180	18,8	51	6,6		+++	·
ohne früh. Aborte	839	28,1	236	79	33,5	15	9,6	603	116	19,2	30	6,2		+++	·
mit früh. Aborten	584	39,4	230	57	24,8	17	9,8	354	64	18,1	21	7,2		·	·

[a] Ohne Frühaborte im Nenner
[b] Berechnung unter Berücksichtigung der Aufnahmetermine in die PU

Tabelle 4.2.4-4 Frühaborte bei Frauen mit Einnahme von Tranquilizern und Sexualhormonen. Nur Frauen mit Abortus imminens bei der Aufnahme

		Sexualhormone +			Sexualhormone −			Sexualhormone zusammen		
		Frauen Anz.	Frühaborte beob.	Frühaborte erwart.	Frauen Anz.	Frühaborte beob.	Frühaborte erwart.	Frauen Anz.	Frühaborte beob.	Frühaborte erwart.
Tranqui-lizer	+	123	22	34,6	31	13	8,7	154	35	43,4
	−	58	15	16,3	65	28	18,3	123	43	34,6
	zus.	181	37	50,9	96	41	27,0	277	78	

Von allen Frauen, die beide Medikamentengruppen erhielten, hatten 25,9 bei der beobachteten Schwangerschaft einen Abort; bei denen, die keins dieser Mittel erhielten, nur 6,3%. Obwohl die Sexualhormone insgesamt häufiger als Tranquilizer benutzt wurden, ist ihr spezieller Einsatz bei Frauen mit Aborten mit 16,4% geringer als der von Tranquilizern (23,2%).

In Analogie zu Tabelle 4.2.2-2 zeigt Tabelle 4.2.4-3 die Unterschiede zwischen den Aborthäufigkeiten mit und ohne Tranquilizergabe nach Risikogruppen.

Bei den Aufnahmen mit Abortus imminens ist die Abortziffer niedriger bei Tranquilizergabe als ohne. Das Resultat entspricht dem bei Sexualhormongabe. Die Ergebnisse bei kombinierter Betrachtung beider Medikamentengruppen sind aus Tabelle 4.2.4-4 zu ersehen.

Die Doppelbehandlung ist mit der geringsten Zahl der Frühaborte (18%) verbunden, das Fehlen beider Medikamente mit der höchsten (43%). Eine Behandlungsform allein zeigt keine deutlichen Abweichungen vom Durchschnitt aller Frauen mit diesem Aufnahmegrund. Die Unterschiede zwischen den vier Behandlungskombinationen sind auch zahlenmäßig deutlich ($\chi^2 = 12,0$ bei 3 Freiheitsgraden; ***). Ob es sich dabei um einen Therapieerfolg handelt oder nur darum, daß bei schnell verlaufendem Abort keine medikamentöse Behandlung stattfindet, kann nicht entschieden werden.

Außer beim Aufnahmegrund „Abortus imminens" ist in allen anderen Gruppen der Tabelle 4.2.4-3 die Abortziffer bei den Frauen mit Tranquilizerbehandlung höher als bei denen ohne diese Behandlung. Entsprechend den Erfahrungen bei der Analyse der Sexualhormone wurde geprüft, ob eine selektive Indikation in dem Sinne vorliegen kann, daß prognostisch ungünstige Fälle, also Frauen mit früheren Aborten, bevorzugt Tranquilizer erhalten. Dies ist der Fall (39% gegen 28%), allerdings ist der Unterschied geringer als bei den Geschlechtshormonen

(53% gegen 34%). Bei Frauen mit Blutungen und früheren Aborten besteht kein sicherer Unterschied in der Frühabortquote, während in derselben Risikogruppe bei den weiblichen Geschlechtshormonen ein Unterschied zugunsten der Nehmerinnen vorlag.

Sichere Aussagen über Behandlungserfolge oder -mißerfolge sind nicht möglich, weil die Unklarheit über die jeweiligen ärztlichen Indikationen zur Anwendung oder Nichtanwendung des Medikaments keine klaren Interpretationen der Zahlen zuläßt.

Eine ersatzweise Rekonstruktion einiger Elemente zur Indikation gibt die schon in Abschn. 4.2.2 erwähnte Sonderauszählung in Klinik 3, bei Aufnahmen in der 6. und 7. Woche p.m. unter Berücksichtigung von Risikogruppen.

Während die Abortziffer insgesamt mit 20,0% bei Valiumgabe sehr deutlich über der Ziffer 4,9% ohne Valium liegt, werden die Unterschiede innerhalb der Risikogruppen klein; lediglich in der Gruppe mit früheren Aborten, aber erwünschter Schwangerschaft bleiben sie erhalten, sind aber nur noch schwach nachweisbar. Der Hauptunterschied liegt darin, daß Frauen mit früheren Aborten in 42% Valium erhielten, Frauen ohne frühere Aborte in 17%.

Der Anteil der Frühgeburten unter den ausgetragenen Kindern lag bei Valiumgabe mit 21% merklich, aber zahlenmäßig nur schwach über der Ziffer 7% ohne Valium. In den Untergruppen war der Unterschied nicht erkennbar.

Diese Analyse führt zur Aufrechterhaltung der Vermutung, daß Valium selbst keinen nachteiligen Effekt auf die Schwangerschaftsdauer hat, sondern daß es sich bei der Valiumgabe im wesentlichen um die Selektion der Risiken mit einem erheblichen Teil solcher Schwangerschaften handelt, bei denen die vor- und frühzeitige Beendigung der Schwangerschaft therapeutisch nicht vermieden werden konnte.

Frühgeburten und perinatale Sterblichkeit bei Frauen mit Einnahme von Tranquilizern

Die Einnahme von Tranquilizern im I. Trimenon wurde mit allen anderen Medikamenten verschlüsselt; eine Sonderverschlüsselung erfaßte die Einnahme von Valium im II. und III. Trimenon. Frauen

Tabelle 4.2.4-5 Aborte und Frühgeburten mit und ohne Gabe von Valium in Abhängigkeit von früheren Aborten, Erwünschtheit der Schwangerschaft und Blutungen. Klinik 3: nur Aufnahmen in 6. und 7. Woche p.m.

Risikogruppe	Gabe von Valium						Differenz (Ja)−(Nein)	
	ja			nein				
	Zeitpunkt	Anzahl Aborte	Frühgeburten	Blutungen[a]	Anzahl Aborte	Frühgeburten	Aborte	Frühgeburten
Erwünschte Schwangerschaft ohne frühere Aborte	vor 1. Blutung	–	–	–	ja	12	1	–		
	ohne Blutung	1	–	–	nein	46	2	1		
	bei/nach 1. Blutg.	11	2	–						
	zusammen	12	2	–	zus.	58	3	1	.	.
mit früheren Aborten	vor 1. Blutung	7	2	1	ja	19	1	2		
	ohne Blutung	7	–	2	nein	36	1	6		
	bei/nach 1. Blutg.	26	6	7						
	zusammen	40	8	10	zus.	55	2	8	+	.
Unerwünschte Schwangerschaft (einschl. unklare u. fehlende Angaben) ohne frühere Aborte	vor 1. Blutung	1	1	–	ja	6	1	–		
	ohne Blutung	–	–	–	nein	14	–	–		
	bei/nach 1. Blutg.	3	1	–						
	zusammen	4	2	–	zus.	20	1	–	.	.
mit früheren Aborten	vor 1. Blutung	2	–	1	ja	1	1	–		
	ohne Blutung	2	–	–	nein	10	–	1		
	bei/nach 1. Blutg.	5	1	–						
	zusammen	9	1	1	zus.	11	1	1	.	.
Insgesamt		65	13 (20,0%)	11 (21,2%)		144	7 (4,9%)	10 (7,3%)	+++	+

[a] Keine Blutung bedeutet bei Aborten, daß keine Blutung vor der Abortwoche eingetreten war

dieser Gruppen haben erhöhte Frühgeburten und, da die Frühgeburten eine hohe perinatale Sterblichkeit haben, auch eine hohe perinatale Sterblichkeit. So ist z.B. die erhöhte Sterblichkeit bei Frauen mit Valium-Einnahme im I. Trimenon offensichtlich nur auf die hohen Frühgeburtenzahlen zurückzuführen; die Sterblichkeit der Frühgeborenen selbst entspricht mit 23,2% nur dem Durchschnitt (22,4%). Lediglich bei den Frauen, die im II. Trimenon (13. bis 24. Woche p.m.) Valium erhalten haben, ist auch die perinatale Sterblichkeit der Frühgeborenen erhöht. Eine weitergehende Analyse ergab folgendes:
Die perinatale Sterblichkeit der Frühgeborenen steigt mit der Zahl früherer Aborte, das heißt auch mit dem Alter der Mütter; sie ist am höchsten, wenn Blutungen erstmals im II. Trimenon eingesetzt ha-

ben (46,9%); sie ist ebenfalls extrem hoch bei Valiumgabe im II. Trimenon (42,9% gegenüber einem Durchschnitt von 24,3%).
Nun steigt die Häufigkeit der Valiumgabe deutlich mit der Zahl früherer Aborte. So liegt diese Häufigkeit im II. Trimenon bei 5% – 7% – 14% bei 0 – 1 – 2 und mehr früheren Aborten. Ebenso ist die perinatale Sterblichkeit ebenfalls von der Abortanamnese abhängig. Daher ist zu fragen, ob die hohe Mortalität der Frühgeborenen bei Diazepamgabe in dieser Zeit vielleicht nur durch den gemeinsamen Einfluß der Abortanamnese bedingt ist. Die weitergehende Analyse ist allerdings durch die Kleinheit der Zahlen beeinträchtigt.
Die gemeinsame Abhängigkeit der Frühgeburtlichkeit und der perinatalen Sterblichkeit der Frühgeborenen von der Zahl früherer Aborte und der Gabe

Tabelle 4.2.4-6 Frühgeburtlichkeit und perinatale Sterblichkeit der Frühgeborenen in Verbindung mit der Gabe von Valium, Blutungen und Abortanamnese

Frühere Aborte	Gabe von Valium										Differenz (ja) – (nein)	
	im II. Trimenon („ja")					weder im II. noch im III. Trimenon („nein")						
	Schwangere	Frühgeborene		davon perinatal gestorben		Schwangere	Frühgeborene		davon perinatal gestorben		Frühgeborene	perinatal gestorben
		Anz.	%	Anz.	%		Anz.	%	Anz.	%		
a) Alle Schwangerschaften (ohne Aborte)												
0	226	30	13,3	11	37	4158	317	7,6	64	20	+ +	+
1	98	23	23,5	9	39	1076	97	9,0	25	26	+ + +	·
2 und mehr	80	24	30,0	13	54	360	41	11,4	12	29	+ + +	·
zus.	404	77	19,1	33	43	5594	455	8,1	101	22	+ + +	+ +
b) Nur Schwangere mit Blutungen im I. oder II. Trimenon												
0	103	17	16,5	8	47	602	69	11,5	13	19	·	+
1	43	9	20,9	4	44	237	18	7,6	5	28	+ +	·
2 und mehr	43	9	20,9	6	67	109	14	12,8	8	57	·	·
zusammen	189	35	18,5	18	51	948	101	10,7	26	26	+ +	+

von Valium speziell im II. Trimenon zeigt Tabelle 4.2.4-6.

Die Häufigkeit der Frühgeburten steigt bei Einbeziehung aller Schwangeren mit der Zahl früherer Aborte, ist aber in jeder Gruppe bei den Frauen sehr deutlich höher, die im II. Trimenon Diazepam erhalten haben. Bei Schwangeren mit Blutungen ist dieser Unterschied ebenfalls vorhanden, aber nicht so deutlich. Man kann vermuten, daß bei Risikoschwangerschaften, die nach ärztlichem Urteil besonders gefährdet sind, auch häufiger diese Medikamente im II. Trimenon angewendet werden. Die hohe Frühgeburtenziffer dürfte durch die selektive Indikation bedingt sein; jedenfalls läßt eine deskriptive epidemiologische Studie keinen anderen Schluß zu.

In jeder Anamnese-Gruppe ist die perinatale Sterblichkeit der Frühgeborenen bei Diazepamgabe höher als ohne diese. Das gilt auch für die besonders gefährdete Untergruppe der Frauen mit Blutungsbeginn im I. oder II. Trimenon. Allerdings sind die Unterschiede nur in der Gruppe ohne Aborte statistisch deutlich, ferner auch bei gewichteter Zusammenfassung.

Der Anstieg der Sterblichkeit mit zunehmender Zahl früherer Aborte findet sich in allen Teilgruppen, freilich zum Teil mit kleinen Zahlen.

Auch die differenzierte Analyse der Valiumgaben im II. Trimenon läßt keinen Schluß auf etwaige ungünstige Effekte zu; die Zahlenunterschiede können durchaus durch selektive Indikation erklärt werden.

4.2.5 Magen-Darm-Mittel und -Krankheiten

Laxantien gehören zu den am meisten gebrauchten Arzneimitteln, auch bei Schwangeren. Die Abortzahlen entsprechen dem Durchschnitt. Frühgeburten sind sogar erniedrigt, auch bei den Frauen, die über Verstopfung klagen. Wie die Zahlen zeigen, nehmen fast alle Frauen mit Verstopfung auch Laxantien, so daß man zwischen Beschwerden und Medikamenten nicht unterscheiden kann (Tab. S. 158/159).

Frauen mit Magenbeschwerden und besonders diejenigen, die Antacida nehmen, haben auffallend wenig Früh- und wenig Spätaborte. Auch die Zahl der Frühgeburten ist erniedrigt. Die günstigen Zahlen setzen sich bis zur perinatalen Sterblichkeit fort.

Diese ganze Medikamenten- und Beschwerdengruppe 4.2.5 fällt durch günstige Zahlen bei den Schwangerschaftsausgängen auf. Untergewichte bei den Kindern sind dagegen nicht betroffen. Mißbildungshäufigkeiten bleiben auch durchschnittlich.

Die auffallend niedrigen Frühabortzahlen bei Frauen, die Antacida eingenommen und auch über Magenbeschwerden geklagt haben, legt zunächst die Vermutung nahe, daß es sich um eine besondere Ausdrucks- und Erlebnisform von Übelkeit und Erbrechen handelt, bei denen ja auch Frühaborte selten sind. Der Zusammenhang zwischen den Angaben über Übelkeit und Erbrechen und Magenbeschwerden sowie Antacida-Einnahme ist zwar statistisch sehr deutlich, aber zahlenmäßig nicht sehr stark, wie Tabelle 4.2.5-2 zeigt.

Diese Überlagerung ist daraufhin zu prüfen, ob sie möglicherweise für die Assoziation zwischen Ma-

Tabelle 4.2.5-1 Übersicht über die Einflußmerkmale; Magen-Darm-Mittel und -Krankheiten (Text ab S. 157)
a) Bemerkenswerte Häufungen in den Profilen

Nr.	Bezeichng.	Alter	früh. Schw.-schaften	früh. Ab-orte	Aufnahme Grund	Zeit	Er-wünscht-heit	Beruf Frau	Soz. Stellung Mann	rel. Ge-wicht	Übel-keit	Erbre-chen	fieb. In-fekte	Blu-tun-gen	Sex. Hor-mone	Tran-quili-zer	An-alge-tika	ge-häuft	verrin-gert	Aus-fall-quote
361/1	Laxantien	alt	0	.	.	früh	.	.	.	Über-gew.	.	tgl.	.	.	.	.	.	3	10	1,8
362/1	Antacida	alt	.	.	Be-schw.	.	.	.	.	.	+	tgl.	.	−	−	.	.	3	10, 13, 14	1,8
363/1	Verdauungs-enzyme	alt	.	.	.	.	.	.	.	.	+	.	.	.	.	+	+	3	.	1,8
342/1	Magen-beschwerden	alt	.	.	Be-schw.	.	.	.	.	.	+	tgl.	.	.	−	.	+	3	1, 13	0,0
343/1	Verstopfung	alt	0	.	Steril. beh.	früh	.	.	Ang.	Über-gew.	+	tgl.	.	.	.	.	+	3	10	0,0
353/1	Durchfall	.	.	.	Steril. beh.	früh	.	.	Bea.	.	.	tgl.	+	.	.	.	+	6, 21	5, 13	0,0
351/1	Appetitmangel	jung	0	.	Steril. beh.	früh	.	.	.	.	+	.	.	.	.	+	.	3	14	0,0

Legende: Abschn. 4.1.3

Tabelle 4.2.5-2 Angaben über Magenbeschwerden und Einnahme von Antacida in Abhängigkeit von den Angaben über Übelkeit/Erbrechen bei der Aufnahme

Übelkeit/Erbrechen bei der Aufnahme		Schwangere	Magen-beschwerden		Antacida		
			Anzahl	%	Anzahl	% von allen	% von Magen-beschwerd.
−	−a	2019	99	4,9	70	3,5	70,7
−	+	403	19	4,7	16	4,0	84,2
+	−	1864	165	8,9	126	6,8	76,4
+	+	3440	297	8,6	243	7,1	81,8
insgesamt		7726	580	7,5	455	5,9	78,4

a einschließlich: ohne genaue Angabe

genbeschwerden und Aborten verantwortlich ist. Die Gliederung, bei der hier Früh- und Spätaborte zusammengefaßt und Aufnahmen mit Abortus imminens enthalten sind, ergibt Tabelle 4.2.5-3. In allen 4 Untergruppen (Tabellenteil a) haben die Frauen mit Magenbeschwerden geringere Abortzahlen als die anderen, allerdings reicht der Unterschied in keiner Gruppe zahlenmäßig über die Zufallsgrenzen hinaus. Wenn man die Erwartungswerte der vier Untergruppen zusammenfaßt, ergibt sich: Die 28 Aborte der Frauen mit Magenbeschwerden stehen dann einem Erwartungswert von 49,1 gegenüber. Dieser Unterschied führt mit einem bereinigten $\chi^2 = 10,6$ zur Aussage einer deutlichen Verringerung (−−) der Abortziffern.

Von den Frauen mit Magenbeschwerden haben 78% Antacida genommen, 22% nicht. Diese kleine zweite Gruppe hat etwas höhere Abortziffern als die erste. Zahlenmäßig (Tabelle 4.2.5-3b) reicht der Unterschied nicht zu einer Assoziationsaussage aus. Bezieht man nun (Tabellenteil b) die Frauen mit

ɔ) Assoziationen mit Ausgang der Schwangerschaft und ausgewählten Mißbildungen/Anomalien des Kindes

Einflußmerkmal Nr.	Bezeichng.	Schwang. mit Merkmal Anz. %	Frühaborte -4 Mo.	Spätaborte ab 5 Mo.	Frühgeburten b. 260 Tg.	Frühgeburten	insgesamt	Untergewicht (> 260 Tg.)	ZNS	Herz, Kreislauf	Faz. Spalten	Sonst. schwere Mißbildg.	Syndaktylien	Hüftgelenksdyspl.	Klumpfuß	Schwere Mißbildungen insges.
361/1	Laxantien	1658	76	55	118	21	27	127	9	16	4	11	9	35	10	22
		21,5	88,1 .	47,3 .	142,9 –	25,1 .	40,6 –	116,0 .	8,8 .	14,7 .	7,0 .	10,9 .	10,6 .	28,2 .	6,7 .	24,4 .
362/1	Antacida	463	12	5	29	2	2	38	1	3	2	4	2	8	2	6
		6,0	24,7 --	14,6 --	43,2 -	6,8 -	12,5 ---	34,1 .	2,6 .	4,3 .	2,1 .	3,2 .	3,2 .	8,3 .	2,0 .	7,3 .
363/1	Verdauungsenzyme	425	22	10	41	5	11	26	4	6	0	5	5	11	0	11
		5,5	24,6 .	12,9 .	37,3 .	9,4 .	10,9 .	29,3 .	2,3 .	3,8 .	1,8 .	2,8 .	2,7 .	7,2 .	1,7 .	6,3 .
342/1	Magenbeschwerden	588	19	6	41	3	4	43	2	4	2	5	3	14	3	8
		7,5	32,6 -	18,1 --	54,1 .	9,7 .	16,2 --	45,3 .	3,9 .	5,1 .	2,7 .	4,2 .	4,1 .	10,4 .	2,5 .	9,6 .
343/1	Verstopfung	1701	79	56	121	21	27	130	9	16	5	11	9	36	10	22
		21,6	91,9 .	49,1 .	146,1 –	26,9 .	43,1 --	125,0 .	10,8 .	14,3 .	7,6 .	11,7 .	11,2 .	28,8 .	6,9 .	26,5 .
353/1	Durchfall	240	7	8	19	2	2	11	3	2	0	4	1	7	0	7
		3,0	13,8 .	7,1 .	21,3 .	3,5 .	6,2 .	18,2 .	1,5 .	2,0 .	1,1 .	1,7 .	1,6 .	4,1 .	1,0 .	3,8 .
351/1	Appetitmangel	51	0	1	0	0	0	7	1	0	0	0	0	1	0	0
		0,6	2,9 –	1,5 .	4,5 .	1,0 .	1,3 .	4,0 .	0,3 .	0,4 .	0,2 .	0,4 .	0,3 .	0,9 .	0,2 .	0,9 .

Tabelle 4.2.5-3 Frauen mit Magenbeschwerden und Einnahme von Antacida in Verbindung mit Übelkeit/Erbrechen und Aborten

Übelkeit	Erbrechen	a) Magenbeschwerden ja Schwangere	Aborte Anz.	%	erw.	nein Schwangere	Aborte Anz.	%	Unterschied (ja)–(nein)
–	–a	99	10	10,0	16,8	1920	332	17,3	.
–	+	19	–	–	1,4	384	29	7,6	.
+	–	165	8	4,8	14,5	1699	156	9,2	.
+	+	297	10	3,4	16,4	3143	180	5,7	.
zusammen		580	28	4,8	49,1	7146	697	9,8	--
		b) Antacida bei Magenbeschwerden ja				nein			
–	–a	70	5	7,1	7,0	29	5	17,2	.
–	+	16	–	–	–	3	–	–	.
+	–	126	6	4,8	6,1	39	2	5,1	.
+	+	243	6	2,5	8,2	54	4	7,4	.
zusammen		455	17	3,7	21,3	125	11	8,8	.

a einschließlich: ohne genaue Angabe

Tabelle 4.2.6-1 Übersicht über die Einflußmerkmale: Herz-, Kreislaufmittel und -Krankheiten (Text S. 162)
a) Bemerkenswerte Häufungen in den Profilen

Nr.	Bezeichng.	Alter	früh. Schw.-schaften	früh. Ab-orte	Aufnahme Grund	Aufnahme Zeit	Er-wünscht-heit	Beruf Frau	Soz. Stellung Mann	rel. Ge-wicht	Übel-keit	Erbre-chen	fieb. In-fekte	Blu-tun-gen	Sex. Hor-mone	Tran-quili-zer	An-alge-tika	Kliniken ge-häuft	Kliniken verrin-gert	Aus-fall-quote
371/1 396/1, 2, 3	Sympathiko-mimetika	·	·	·		(früh)		·	·	Unter-gew.	·	·	·	·	−	+	+	16, 21	5, 13	1,8
372/1	Med. geg. periph. Zirkul.stör.	·	3+	2+	Steril. behdlg.	(früh)	·	·	·		·	·	·	+	+	+	·	7	14, 16	1,8
373/1	Med. geg. Varicosis	alt	2+	·		·	unerw.	Hsfr.	·	Über-gew.	·	·	·	·	·	·	·	14, 17, 21	2	1,8
392/1	Antihyperton.	alt	3+	2+		·	·	·	·	Über-gew.	·	·	·	·	·	·	·	13	·	1,8
393/1	Herzmittel	alt	2+	1+		·	·	Hsfr.	·		·	·	·	·	−	+	+	·	10, 16, 18	1,8
137/1	systol. Hypo-tonie	·	·	·	(Ther. selten)	·	unerw.	·	·	Unter-gew.	·	·	·	·	·	+	·	9, **16**, 19, 20	2, 3, 4, **5, 7, 10**, 11, 13, **14**	5,7
137/3	systol. Hyper-tonie	alt	3+	2+		·	·	·	·	Über-gew.	·	·	·	·	·	·	·	3, 13	9, 15, **16**	5,7
141/2	Ödeme I	alt	3+	·	Be-schw.	spät	unerw.	·	·	Über-gew.	−	tgl.	·	·	·	·	·	**10, 14, 21**	3, **16**, 18	2,7
142/2	Eiweiß I	·	·	·		·	·	·	·		·	·	·	·	·	·	·	3, 5	16	9,7
327/2	Varizen I	alt	2+	2+	Ab. imm.	·	unerw.	·	Arb.	Über-gew.	·	·	·	·	+	·	·	7, 11, 12, 14, **18**	2, 3, 4, 16	2,7
327/3	Varizen II/III	·	·	·		·	·	·	·		·	·	·	·	·	·	·	4, 9	5, 7	23,0
344/1	Kreislauf-störungen	·	·	·		·	·	·	·	Unter-gew.	+	gel.	·	·	·	·	·	4, 7, 14	·	0,0
352/1	Herz-beschwerden	alt	3+	·		·	·	·	·		·	·	·	·	·	·	·	4, 7, 19	14	0,0
18/2	Herzkrankh. Anamnese	alt	3+	·		·	·	·	·	Über-gew.	+	·	·	·	·	·	·	6, 7, 9, 11	10, **16**, 17, 18	0,0
17/2	Nierenkr. Anamnese	alt	2+	·		·	·	Hsfr.	·		·	·	·	·	·	·	·	6, 11, 13, 14	15, 16	0,0
396/4	Kreislauf-schwäche ohne Med.	·	·	·		·	·	·	·	Unter-gew.	·	·	·	·	·	·	·	**4, 9, 16**, 20, 21	2, 3, 5, 6, 10, 13	5,2

Legende: Abschn. 4.1.3

ɔ) Assoziationen mit Ausgang der Schwangerschaft und ausgewählten Mißbildungen/Anomalien des Kindes

Einflußmerkmal Nr.	Bezeichng.	Schwang. mit Merkmal Anz. %	Frühaborte −4 Mo.	Spätaborte ab 5 Mo.	Frühgeburten b. 260 Tg.	Frühgeburten	insgesamt	Untergewicht (> 260 Tg.)	ZNS	Herz, Kreislauf	Faz. Spalten	Sonst. schwere Mißbildg.	Syndaktylien	Hüftgelenksdyspl.	Klumpfuß	Schwere Mißbildungen insges.
371/1 396/1,2,3	Sympathikomimetika	537 6,9	19 28,4 −	13 15,5	43 47,3 .	11 9,5	16 13,3 .	30 39,0	2 3,4	6 4,6 .	1 2,3	5 3,9 .	1 3,7	11 9,6 .	3 2,2	5 8,1 .
372/1	Med. geg. periph. Zirkul.stör.	54 0,7	7 3,0 +	6 1,3 ++	8 3,8 +	2 1,8 .	2 1,2 .	2 3,0 .	0 0,3 .	1 0,4 .	0 0,2 .	0 0,3 .	0 0,3 .	3 0,7 .	0 0,2 .	0 0,7 .
373/1	Med. geg. Varicosis	367 4,7	16 20,0	12 11,2	31 33,1 .	3 6,8 .	5 9,7 .	14 25,6 −	2 2,0 .	8 3,3 +	1 1,6 .	1 2,4 .	1 2,4 .	6 6,2 .	3 1,5 .	6 5,4 .
392/1	Antihyperton.	79 1,0	3 4,7 .	5 2,5 .	16 7,1 ++	6 3,7 .	7 2,1 ++	5 5,4 .	1 0,4 .	0 0,7 .	1 0,3 .	1 0,5 .	0 0,5 .	1 1,3 .	0 0,3 .	2 1,1 .
393/1	Herzmittel	247 3,2	9 14,5 .	7 8,0 .	30 23,1 .	9 7,1 .	14 7,0 ++	23 17,1 .	1 1,3 .	4 2,2 .	0 1,0 .	3 1,6 .	0 1,6 .	4 4,2 .	1 1,0 .	6 3,7 .
137/1	systol. Hypotonie	1052 14,2	51 50,8 .	35 29,8 .	76 87,6 .	18 16,5 .	22 25,4 .	82 77,4 .	10 6,5 .	13 8,9 .	7 4,5 .	6 7,2 .	3 7,1 .	30 18,4 ++	3 4,4 .	16 15,6 .
137/3	systol. Hypertonie	190 2,6	14 9,6 .	4 6,0 .	25 16,2 +	4 5,8 .	7 5,0 .	14 13,1 .	3 1,2 .	0 1,6 .	2 0,8 .	2 1,3 .	3 1,3 .	2 3,3 .	0 0,8 .	4 2,7 .
141/2	Ödeme I	183 2,4	6 9,0 .	10 5,6 .	24 15,8 +	3 5,5 .	3 4,9 .	9 12,9 .	2 1,2 .	1 1,6 .	0 0,8 .	1 1,3 .	0 1,2 .	1 3,2 .	1 0,8 .	2 2,8 .
142/2	Eiweiß I	72 1,0	0 3,1 .	2 2,1 .	12 6,6 +	3 2,4 .	3 1,9 .	6 5,7 .	0 0,5 .	1 0,6 .	1 0,3 .	1 0,5 .	2 0,5 .	1 1,2 .	0 0,3 .	1 1,2 .
327/2	Varizen I	1494 19,5	70 78,5 .	39 44,5 .	129 123,5 .	27 30,6 .	36 38,4 .	87 108,6 −	12 10,6 .	11 13,6 .	4 7,4 .	3 12,1 −−	6 10,4 .	26 29,6 .	5 6,9 .	17 24,5 .
327/3	Varizen II/III	894 14,8	entfällt	entfällt	62 78,3 −	13 14,4 .	16 23,2 .	68 72,8 .	3 6,5 .	16 8,4 ++	5 4,6 .	9 7,5 .	8 6,4 .	18 18,3 .	5 4,3 .	18 16,0 .
344/1	Kreislaufstörungen	393 5,0	20 20,6 .	12 11,0 .	33 32,4 .	8 7,2 .	9 9,3 .	31 28,7 .	1 2,5 .	5 3,3 .	2 1,8 .	2 2,7 .	2 2,6 .	4 6,6 .	0 1,6 .	2 6,0 .
352/1	Herzbeschwerden	78 1,0	3 4,9 .	7 2,6 .	7 6,8 .	1 0,7 .	1 2,1 .	4 5,6 .	0 0,5 .	1 0,7 .	0 0,4 .	0 0,5 .	0 0,5 .	2 1,3 .	0 0,3 .	1 1,2 .
18/2	Herzkrankh. Anamnese	653 8,3	33 34,4 .	18 19,8 .	55 58,2 .	12 13,7 .	16 17,7 .	38 48,0 .	3 4,2 .	5 5,5 .	5 2,9 .	4 4,5 .	3 4,3 .	14 11,0 .	1 2,7 .	9 10,2 .
17/2	Nierenkr. Anamnese	1306 16,6	60 68,7 .	34 39,3 .	132 113,3 +	33 31,0 .	47 33,7 +	97 95,7 .	7 8,4 .	9 11,0 .	6 5,8 .	14 9,0 .	9 8,4 .	20 22,1 .	3 5,3 .	27 20,3 .
396/4	Kreislaufschwäche ohne Med.	317 4,2	17 15,3 .	7 9,1 .	19 26,8 .	9 4,4 +	13 7,9 .	22 23,4 .	4 2,0 .	4 2,7 .	3 1,4 .	3 2,2 .	1 2,1 .	9 5,5 .	1 1,3 .	9 4,7 +

Magenbeschwerden und Antacida-Einnahme auf die Gesamtdaten im Tabellenteil a, so werden die Erwartungswerte in den vier Gruppen 11,9 – 1,2 – 11,1 – 13,4 mit der Summe 37,5 gegenüber einer Beobachtungszahl 17 (– – –). Dagegen werden die entsprechenden Erwartungszahlen für die Frauen mit Angabe von Magenbeschwerden, aber ohne Antacida 4,9 – 0,2 – 3,4 – 3,0 mit der Summe 11,5, was mit der Beobachtungszahl 11 völlig übereinstimmt.

Die Assoziation zur Abortzahl ist also nicht durch eine Überlagerung mit dem Beschwerdekomplex Übelkeit/Erbrechen bedingt, sondern findet sich auch nach Ausschaltung dieser Einflußgrößen vor allem bei Frauen mit Antacida-Einnahme.

Dieser Befund erinnert an die Erfahrung der Gynäkologen, daß Magengeschwüre in der Schwangerschaft selten neu auftreten und daß vorhandene sich oft bessern. Der normale Schwangerschaftsverlauf zeigt also in dieser Hinsicht eine gewisse Analogie zu einer Antacida-Wirkung. Eine weitere Analogie besteht in der Assoziation niedriger Frühabortziffern mit häufigem Milchtrinken. Auf die Möglichkeit einer günstigen Elektrolytverschiebung wird in Abschn. 4.2.8 noch eingegangen werden.

In Abschn. 5.1.3 werden sich bei den Zusammenstellungen mit anderen Medikamenten noch zusätzliche Gesichtspunkte ergeben.

Trotz der kleinen Zahlen sei erwähnt, daß bei den 48 Frauen, die Mexaform bei Durchfällen genommen haben, die Zahl der Frühgeborenen mit 8 gegen eine erwartete Zahl von 4,0 schwach erhöht ist. Dabei waren die Einnahmezeiten bis zur 6. Woche gehäuft.

4.2.6 Herz-Kreislauf-Mittel und -Krankheiten

Bei den Herz-Kreislauf-Mitteln ist eine pharmakologisch sinnvolle Gliederung deshalb schwierig, weil die Frauen relativ oft nur allgemeine Angaben wie „Herzmittel" machen können. Bei Nennung des Medikamentennamens liegen die Sympathikomimetika an der Spitze. Bei ihnen sind die Frühaborte etwas seltener. Bei Frauen mit Einnahme von Antihypertonika sind Frühgeburten gehäuft; durch deren hohe Zahl ist die perinatale Sterblichkeit erhöht, obwohl die Sterblichkeit der Frühgeborenen selbst nicht erhöht ist (Tabelle 4.2.6-1, S. 160/161).

Frühgeburten sind bei Hypertonie sowie bei Ödemen und Nierenkrankheiten in der Anamnese gehäuft, was zweifellos im Zusammenhang mit dem Gestosekomplex steht, bei dem die ärztliche Indikation zu einer frühen Entbindung eine Rolle spielt. Eine ausführliche Analyse der Gestoseprobleme,

wie sie sich nach den PU-Daten darstellen, findet sich in Abschn. 5.1.2.4. Bemerkenswert ist noch die Häufung von Früh- und Spätaborten und Frühgeburten bei Frauen, die *Medikamente gegen arterielle periphere Zirkulationsstörungen*, also durchblutungsfördernde Mittel erhalten haben. Alle drei Formen vorzeitiger Beendigung der Schwangerschaft sind mit 21 gegenüber einer Erwartungszahl 8,1 sehr deutlich gehäuft. Die Analyse der Einzelfälle ergab, daß in der Gruppe der mit diesen Mitteln behandelten Frauen besonders viele mit Blutungen waren, und zwar mit Blutungsbeginn im 1. Trimenon (32 gegen 10,4 erwartet). Komplementär war die Zahl der Frauen ohne Blutungsangabe reduziert (14 gegen 36,4). Die Bezeichnung „Abortus imminens" war mit 24 (gegen 5,4) ebenfalls sehr hoch. Bei 31 Frauen mit Blutungen im 1. Trimenon hatten 14 vorzeitig Abschlüsse (9,9 erwartet nach der Tabelle in Abschn. 4.2.8). Das liegt im Zufallsbereich. Von 21 Frauen ohne Blutungen im 1. Trimenon hatten 7 einen vorzeitigen Abschluß (erwartet 2,4).

Die Behandlungen mit Medikamenten gegen periphere Zirkulationsstörungen wurden weit überwiegend (57%) in einer speziellen Klinik vorgenommen (Nr. 7 mit durchschnittlichem Anteil von 5,2%). Die in dieser Klinik festzustellenden Assoziationen mit der besprochenen Medikamentengruppe weichen jedoch nicht von denen in den übrigen Kliniken ab. Der Kernpunkt bleibt überall die nicht recht verständliche Häufung der Medikamentengabe bei Frauen mit Blutungen bzw. drohender Fehlgeburt.

Entsprechend der hohen Zahl der Blutungen und drohenden Fehlgeburten war auch die Anwendung von Geschlechtshormonen und Tranquilizern erhöht. Die Zahl der unerwünschten Schwangerschaften war durchschnittlich.

Die perinatale Sterblichkeit ist bei Nierenkranken und Frauen, die „Herzmittel" einnehmen, erhöht.

Häufungen von Herzmißbildungen finden sich bei den Frauen, die im I. Quartal Mittel gegen Varicosis, Venenentzündungen oder Hämorrhoiden genommen haben. Es handelt sich überwiegend um Roßkastanienpräparate. Sechs der acht Herzmißbildungen sind angeborene Vitien, von denen drei, die zu den „schweren Mißbildungen" gehören, im 1. Lebensjahr verstorben sind. Dabei ist es eigenartig, daß Frauen, bei deren Aufnahmeuntersuchungen Varizen festgestellt wurden, keine Häufung von Herzmißbildungen bei ihren Kindern haben. Vielfach sind erst im 2. oder 3. Trimenon Varizen als Befund angegeben; nach Symptomen für Venenentzündungen und nach Hämorrhoiden war nicht gefragt worden. Ohne genauere Information kann nur vermutet werden, daß die Einnahme von Medikamenten ein etwas deutlicheres Symptombild von venösen Erkrankungen anzeigt, mit denen möglicherweise Herzmißbildungen assoziiert sein könnten. Die Datenbasis ist jedoch für die Vermutung eines Verdachtes zu schwach.

Dagegen ist die Zahl der „sonstigen schweren Mißbildungen" bei Frauen mit Varizen im 1. Trimenon deutlich verringert (3 gegen erwartet 12,1). Hüftdysplasien der Kinder sind bei Hypotonikerinnen deutlich erhöht.

4.2.7 Sonstige Medikamente und Krankheiten

In dieser Restgruppe von Medikamenten ist die *geringe Häufigkeit von Frühaborten bei Mineralstoffpräparaten und bei Vitamin-Eisenpräparaten* besonders auffällig (Tabelle 4.2.7-1, S. 164/165).

Beide Gruppen enthalten überwiegend Mischpräparate; bei den Mineralstoffen sind es Calcium-, Natrium-, Kalium-, Magnesiumverbindungen, auch Vitamin D ist einbezogen. Bei den Vitaminen A, B, C sind es Multivitaminpräparate, ferner B_6-, B-Komplex-, C-Vitamine; dazu sind auch Eisenverbindungen gerechnet, weil sie oft mit Vitaminen gemeinsam verabreicht werden. Beide Gruppen gehen ineinander über, denn in Mineralstoffpräparaten sind oft Vitamine enthalten und in Vitaminpräparaten Calcium und andere.

Man könnte zunächst dazu neigen, die geringe Frühabortzahl bei diesen Gruppen für einen Zufallseffekt zu halten, aber bei der Bearbeitung fiel die außerordentlich starke Konsistenz der Befunde in den verschiedenen Untergruppen auf. Dies ist umso merkwürdiger, als für diese Medikamente in der Frühschwangerschaft nach bisherigen Vorstellungen überhaupt keine spezielle Indikation besteht. Sie sind nur beliebte allgemeine Kräftigungsmittel, die bei Infektionen und bei anderen Schwächezuständen gegeben werden. Lediglich Vitamin B_6 kann als Antiemetikum gegeben werden. Kalkpräparate werden bei vermutetem Kalkmangel im weiteren Verlauf der Schwangerschaft verabreicht.

Zunächst sollen die Frühabortziffern in denselben Risikogruppen verglichen werden, die schon in Abschn. 4.2.2 bei den weiblichen Geschlechtshormonen und in 4.2.4 bei den Tranquilizern verwendet wurden (Tabellen 4.2.7-2 und 4.2.7-3, S. 166).

Im Gegensatz zu den dortigen Befunden zeigt sich jetzt in keiner Risikogruppe ein Plus, sondern es treten stets nur günstige Minuszeichen auf, insbesondere bei Blutungen im 1. Trimenon. Hier beträgt die Frühabortziffer bei den Nehmerinnen von Mineralstoffpräparaten 7,8%, bei den Nichtnehmerinnen 23,5%. Bei der Gegenüberstellung der Einnahme und Nichteinnahme von Vitamin- und Eisenpräparaten sind die entsprechenden Prozentsätze 13,2% und 24,1%. In den nach Aufnahmegründen und nach Übelkeit/Erbrechen gegliederten Risikogruppen sind die Unterschiede erheblich geringer, liegen aber in derselben Richtung.

Daß die Frauen mit günstigerer persönlicher Risikobeurteilung durch den Arzt vermehrt Vitamine erhalten und daß hierdurch ein Scheineffekt einer Medikamentenwirkung entsteht, trifft im Hinblick auf die letzte Gliederung nach früheren Aborten nicht zu.

Bei den Frauen mit Blutungen im 1. Trimenon erhielten die mit früheren Aborten, die vom Arzt vermutlich als schlechtere Risiken angesehen werden, sogar etwas häufiger die hier besprochenen Präparate als Frauen ohne frühere Aborte. Freilich ist der Unterschied nur schwach gegenüber dem großen Unterschied bei Tranquilizern und Geschlechtshormonen, liegt aber in derselben Richtung.

Die günstigen Frühabortziffern finden sich besonders deutlich bei jüngeren Frauen. Die Frühabortziffer beträgt im Alter

unter 30 J.: Vitamine +: 2,7%, –: 6,2%; Mineralstoffe +: 3,2%; –: 6,3%

ab 30 J.: Vitamine +: 5,4%, –: 8,9%; Mineralstoffe +: 6,5%; –: 9,2%

Bei den Frauen über 30 Jahren liegen die Unterschiede zwar in derselben Richtung, statistisch aber noch im Zufallsbereich.

330 Frauen erhielten sowohl Vitamin- als auch Mineralstoffpräparate. In einer hier nicht im einzelnen wiedergegebenen Tabellenserie wurde verglichen, ob diese Doppelgabe gegenüber der Verabreichung nur einer dieser beiden Präparatgruppen mit günstigeren Frühabortziffern assoziiert ist. Die Ergebnisse waren – schon wegen der unvermeidlich kleiner werdenden Zahlen – uneinheitlich. Der Tendenz nach, aber ohne ausreichende statistische Deutlichkeit, war die alleinige Vitamin-(-Eisen)-gabe weniger günstig als die Kombination mit Mineralstoffen.

Besonders auffallend ist die Gruppe der Frauen, die mit Abortus imminens aufgenommen wurden und Mineralstoffpräparate erhielten. Bei 32 Schwangerschaften gab es hier nur einen einzigen Frühabort, obwohl die Aufnahmen mit Abortus imminens im allgemeinen eine besonders ungünstige Risikogruppe mit 28% Frühaborten sind und danach 9 Frühaborte zu erwarten waren. Die Durchsicht der Akten ergab, daß die Einnahmezeiten und die PU-Aufnahmezeiten relativ spät lagen, so daß der Erwartungswert nur mit 6,5 anzusetzen ist. Eine spezielle Bevorzugung einzelner Medikamente war statistisch nicht sicherzustellen; häufig verwendet wurden z. B. Natabec, Calciduran.

Tabelle 4.2.7-1 Übersicht über die Einflußmerkmale: Sonstige Medikamente
a) Bemerkenswerte Häufungen in den Profilen

Nr.	Bezeichng.	Alter	früh. Schw.-schaften	früh. Ab-orte	Aufnahme Grund	Aufnahme Zeit	Er-wünscht-heit	Beruf Frau	Soz. Stel-lung Mann	rel. Ge-wicht	Übel-keit	Erbre-chen	fieb. In-fekte	Blu-tun-gen	Sex. Hor-mone	Tran-quili-zer	An-alge-tika	Kliniken ge-häuft	Kliniken verrin-gert	Aus-fall-quo-te
389/1	Sekalepräpar.	alt	·	·		früh	·	·	·	·	·	·	·	·	·	+	·	3	14	1,8
390/1	Vaginalstoffe	·	·	·	Ther.		·	·	·	·	·	·	·	·	·	·	·	6, 7, 15	·	1,8
311/1	Antikonvulsiva	·																		0,0
375/1	Mineralstoff-präparate	·	0	·	Be-schwerd.	·		·		Un-ter-gew.	·	Hy-per.	·	·	·	+	−	2, 15, 18, 21	3, 7, 13, 14, 16	1,8
376/1	Vitamine A, B, C, Eisen	mit-tel	·	·	Be-schwerd.	früh	·	·	B.	Un-ter-gew.	+	tgl. Hy-per.	+	−	·	·	−	6, 14, 21	2, 9, 11, 12, 13	1,8
16/2	Tbc	·	·	·		früh	·	·	·	·	·	·	·	·	·	·	·	3, 18	1, 5, 7, 9, 10, 14, 17	0,0
358/1	Narkose	·	3+	1+	Ther.		·	·	·	·	·	·	·	·	+	+	+	1, 11, 15	16, 17, 18	0,0
354/1	Hauterkrankg.	·	·	·			·	·	·	·	·	·	·	·	·	·	+	2, 11	6	0,0
335/1	Krankh.-Be-lastg.	alt	·	·	Ther.		·	·	·	·	+	tgl.	·	·	·	·	+	6, 9, 11	12, 15, 16	0,0

Legende: Abschn. 4.1.3

Eine vergleichende Gegenüberstellung der Vitamin- und Mineralstoffpräparate mit Geschlechtshormonen, Tranquilizern und Antiemetika wird in Abschn. 4.2.8 vorgenommen.

In der Übersichtstabelle dieses Abschnitts ist als letzte Zeile noch die Gruppe der Frauen angegeben, die nach Abschn. 3.5.1 gemäß der Anamnese als „krankheitsbelastet" anzusehen sind. Es ist bemerkenswert, daß in dieser Gruppe keine erhöhten Abortziffern vorliegen. Die Zahl der Frühgeburten ist allerdings erheblich erhöht, was vor allem auf Diabetes, Hypertonie, Nierenkrankheiten zurückgehen dürfte. Schwere Mißbildungen insgesamt sind etwas erhöht.

Spätaborte sind bei Vitaminen und Mineralstoffen nicht erhöht. Eine schwache Erhöhung findet sich bei Tuberkulose-Anamnese.

Frühgeburten sind bei Frauen mit Narkose im 1. Trimenon erhöht, ferner bei Anwendung von Vaginalstoffen (vgl. dagegen Abschn. 4.3.6, in dem z. B. bei Fluor keine Erhöhung der Frühgeburten festgestellt wird).

Untergewicht findet sich bei Mineralstoffeinnahme schwach gehäuft. Bei dieser Medikamentengruppe findet sich auch eine schwache Häufung von ZNS-Mißbildungen, Hüftdysplasien und Klumpfüßen, sowie bei der Gesamtgruppe schwerer Mißbildungen. Den ZNS-Mißbildungen ist insofern Beachtung zu schenken, als eine entsprechende Häufung auch in der amerikanischen Perinatal-Studie gefunden wurde (24:14,7; ++).

Die schwache Häufung von Hüftdysplasien bei Frauen mit Hauterkrankungen dürfte mit der entsprechenden Häufung bei Gabe von Corticoiden im II./III. Trimenon zusammenhängen.

Hüftdysplasien sind auch in der Vitamingruppe gehäuft. Diese Häufung muß genauer betrachtet werden, weil die Gabe von Vitaminen und Mineralstof

b) Assoziationen mit Ausgang der Schwangerschaft und ausgewählten Mißbildungen/Anomalien des Kindes

| Einflußmerkmal | | Schwang. mit Merkmal Anz. % | Ausgang der Schwangerschaft | | | | | Untergewicht (> 260 Tg.) | Spezielle Mißbildungen/Anomalien | | | | | | | Schwere Mißbildungen insges. |
| Nr. | Bezeichng. | | Vorzeit. Beendigung | | | perinat. gestorb. | | | ZNS | Herz, Kreislauf | Faz. Spalten | Sonst. schwere Mißbildg. | Syndaktylien | Hüftgelenksdyspl. | Klumpfuß | |
			Frühaborte -4 Mo.	Spätaborte ab 5 Mo.	Frühgeburten b. 260 Tg.	Frühgeburten	insgesamt									
389/1	Sekale-Präpar.	82 1,1	8 4,8 .	3 2,4 .	7 6,8 .	2 1,7 .	3 2,0 .	7 5,2 .	0 0,4 .	0 0,7 .	1 0,4 .	0 0,5 .	0 0,5 .	0 1,3 .	1 0,3 .	– 1,0
390/1	Vaginalstoffe	218 2,8	11 11,5 .	6 5,9 .	28 18,5 +	5 5,6 .	5 5,1 .	16 15,7 .	2 1,2 .	3 1,9 .	0 0,9 .	0 1,4 .	1 1,4 .	4 3,7 .	0 0,9 .	3 3,3
311/1	Antikonvulsiva	26 0,3	3 1,6 .	1 0,8 .	1 2,0 .	0 0,2 .	0 0,6 .	6 1,7 ++	1 0,1 .	2 0,2 .	1 0,1 +	– 0,2 .	– 0,2 .	– 0,4 .	– 0,1 .	2 0,5
375/1	Mineralstoff-präparate	787 10,2	27 42,0 .	21 22,5 .	69 69,9 .	20 14,5 .	25 19,5 .	72 58,0 +	9 4,3 +	8 7,2 .	3 3,4 .	9 5,3 .	7 5,1 .	24 13,7 ++	7 3,3 +	19 11,8 +
376/1	Vitamine A, B, C, Eisen	1752 22,7	64 98,2 – – –	47 51,2 .	142 154,9 .	32 30,1 .	38 43,6 .	120 127,7 .	8 9,5 .	18 16,0 .	7 7,6 .	7 11,8 .	10 11,5 .	40 30,5 +	6 7,3 .	18 26,4 .
16/2	Tbc	392 5,0	15 20,7 .	18 11,5 +	36 33,8 .	7 8,5 .	9 10,0 .	18 28,8 –	0 2,5 .	5 3,3 .	0 1,7 .	1 2,7 .	6 2,6 .	10 6,6 .	0 1,6 .	4 6,1 .
358/1	Narkose	194 2,5	13 10,2 .	8 5,3 .	23 15,5 +	7 5,0 .	8 4,5 .	13 13,6 .	0 1,2 .	2 1,6 .	0 0,9 .	3 1,3 .	1 1,3 .	2 3,3 .	1 0,8 .	5 2,9
354/1	Hauterkrankg.	144 1,8	8 8,0 .	2 4,3 .	14 12,2 .	6 3,3 .	7 3,5 .	6 10,7 .	0 0,9 .	2 1,2 .	0 0,6 .	0 1,0 .	1 1,0 .	7 2,4 +	0 0,6 .	2 2,2
335/1	Krankh.-Belastg.	3227 41,0	162 165,2 .	94 93,8 .	314 275,8 +++	63 71,8 .	83 81,0 .	215 236,9 .	16 20,5 .	28 27,1 .	16 14,4 .	29 22,1 .	24 21,3 .	59 54,5 .	12 13,1 .	62 50,2 +

fen in der Frühschwangerschaft wegen der Assoziation mit niedrigen Frühabortziffern empfehlenswert erscheint. Eine solche Empfehlung (Abschn. 4.2.8) müßte eingeschränkt werden, wenn die Vermeidung von Frühaborten etwa mit höheren Quoten von Hüftdysplasien und Klumpfüßen erkauft würde. Gegen diese Befürchtung spricht zunächst, daß die mögliche Wirkung von Vitaminen und Mineralstoffen klar auf die Gruppe der Schwangeren mit frühen Beschwerden wegen Übelkeit/Erbrechen und Auftreten von Blutungen im 1. Trimenon beschränkt ist. Dagegen sind Hüftgelenksluxationen weder mit Übelkeit/Erbrechen noch mit Blutungen assoziiert, auch Klumpfüße sind es nicht.

Als Hintergrundsfaktoren, die sowohl mit Hüftdysplasien als auch mit Vitamingabe positiv assoziiert sind, kommen infrage: Hypotonie, frühere Sterilitätsbehandlung und Mißbildungsanamnese.
Eine zahlenmäßige Überprüfung der Blutdruckverteilungen ergab, daß von den 1052 Hypotonikerinnen 106 Mineralstoffpräparate genommen hatten. Dies ist nur unwesentlich höher als erwartet (97,4). Bei den Vitaminen ist der Unterschied deutlich (289 gegen 222,6). Hüftdysplasien mit Hypotonie und Mineralstoffeinnahme sind 7 (erwartet 2,9). Bei Vitamineinnahme sind es 10 gegen 7,4 im Zufallsbereich.
Bei der Mißbildungsanamnese ist bemerkenswert, daß unter den 133 Müttern mit Hüftdysplasie-Kindern 7 Frauen Mißbildungen (jeder Art) bei früheren Kindern angegeben haben (erwartet 4,0). Von den Müttern nahmen fünf eines der beiden Medikamente (erwartet 2,0).
Bei den Familienanamnesen ist nur die des Vaters auffällig; siebenmal waren Mißbildungen angegeben (erwartet 1,8). Vitamin- und Mineralstoffgaben waren jedoch nicht gehäuft.
Frühere Sterilitätsbehandlung war zwanzigmal angegeben (erwartet 12,1); die beiden Medikamentengruppen waren siebenmal dabei (erwartet 5,2).
Die Gabe von Vitaminen ist bei Beamtenfrauen und Studentinnen deutlich erhöht, bei Arbeiterfrauen verringert. Aber weder Hüftdysplasien noch Klumpfüße sind bei Kindern dieser Gruppen vermehrt.
Ferner wurde geprüft, ob die Verteilung der Einnahmewochen der Vitamine bzw. Mineralstoffpräparate bei den Frauen mit

Tabelle 4.2.7-2 Frühaborte und Gabe von Mineralstoffpräparaten nach Risikogruppen

Risikogruppe	Beobachtungszahl	davon Mineralstoffpräparate erhalten (%)	Mineralstoffpräparate							Unterschied (ja)–(nein)
			ja				nein			
			Schwangere	Frühaborte			Schwangere	Frühaborte		
				Anzahl	%	erwartet		Anzahl	%	
Insgesamt	7558	10,1	763	26	3,4	46,1	6795	438	6,4	– – –
Aufnahmegrund										
Abortus imminens	277	11,6	32	1	3,1	6,5	245	77	31,4	–
Frühere Behandlg.	1034	10,7	111	6	5,4	6,9	923	58	6,3	.
Beschwerden	546	14,1	77	5	6,5	6,1	469	38	8,1	.
Sonstige Gründe	5701	9,5	543	14	2,6	26,6	5158	265	5,1	– –
Übelkeit Erbrech.										
– –	1797	9,4	169	10	5,9	15,4	1628	154	9,5	.
+ –	1876	11,6	217	9	4,1	12,3	1659	97	5,8	.
+/– +	3812	10,0	381	8	2,1	11,1	3431	103	3,0	.
Blutungen im 1. Trim.										
insgesamt	1486	10,4	154	12	7,8	33,7	1332	313	23,5	– – –
ohne früh. Aborte	882	9,4	83	8	9,6	18,8	799	192	24,0	– –
mit früh. Aborten	604	11,8	71	4	5,6	14,7	533	121	22,7	– –

Tabelle 4.2.7-3 Frühaborte und Gabe von Vitamin- und Eisenpräparaten nach Risikogruppen

Risikogruppe	Beobachtungszahl	davon Vitaminpräparate erhalten (%)	Vitaminpräparate							Unterschied (ja)–(nein)
			ja				nein			
			Schwangere	Frühaborte			Schwangere	Frühaborte		
				Anzahl	%	erwartet		Anzahl	%	
Insgesamt	7558	22,6	1709	71	4,2	105,8	5849	393	6,7	– – –
Aufnahmegrund										
Abortus imminens	277	18,4	51	8	15,7	14,4	226	70	31,0	–
frühere Behandlg.	1034	26,6	275	11	4,0	17,3	759	53	7,0	.
Beschwerden	546	30,8	168	6	3,6	13,4	378	37	9,8	–
Sonstige Gründe	5701	21,3	1215	46	3,8	60,7	4486	233	5,2	–
Übelkeit Erbrech.										
– –	1797	19,1	343	36	10,5	31,3	1454	128	8,8	.
+ –	1876	21,9	410	13	3,2	23,2	1466	93	6,3	– –
+/– +	3812	25,1	955	17	1,8	27,8	2857	94	3,3	–
Blutungen im 1. Trim.										
insgesamt	1486	20,5	304	40	13,2	66,5	1182	285	24,1	– – –
ohne früh. Aborte	882	19,8	175	21	12,0	39,7	707	179	25,3	– – –
mit früh. Aborten	604	21,4	129	19	14,7	26,7	475	106	22,3	.

Hüftdysplasie-Kindern (Klumpfußkindern) von der der anderen Mütter abweicht und einen typischen Gipfel zeigt; dies war nicht der Fall. Ebenso war auch kein wesentlicher Unterschied in den namentlich aufgeführten Einzelmedikamenten zu erkennen.

Zusammenfassend ergaben sich also zwar einzelne kleine Hintergrundseffekte, die zur Assoziation zwischen Mineralstoff- und Vitaminpräparaten einerseits und den Hüftdysplasien andererseits beitragen konnten, aber eine vollständige Zurückführung dieser Assoziation auf Drittfaktoren war nicht möglich. Gegen eine sachliche Bedeutung dieser Feststellung spricht die entgegengesetzte Assoziation bei häufigem Milchgenuß der Schwangeren (Abschn. 4.3.14).

Frauen mit *Epilepsie* haben fast stets *Antikonvulsiva*, und zwar meist mehrere, eingenommen. Eine Trennung vorhandener Assoziationen in Epilepsie- und in Antikonvulsiva-bedingte ist daher nicht möglich. Trotzdem sollen die vorliegenden Zahlen wiedergegeben werden. Die in der Übersichtstabelle angegebenen 26 Frauen mit Antikonvulsiva-Einnahme sind durchweg Epileptikerinnen. Eine Erhöhung der relativ untergewichtigen Kinder mit 6:1,7 erreicht eine (++)-Deutlichkeit. Kinder mit Herz-Kreislauf-Mißbildungen liegen mit (+) über dem Erwartungswert 0,2. Die anderen beobachteten Mißbildungen/Anomalien liegen im Zufallsbereich.

In der Anamnese der Epileptikerinnen sind seelische Belastungen gehäuft. (14:8,1), sowie Hypotonie (diast. 16:9,2), Uterus-Anomalien (außer Lage und Deszensus; 5:1,4), häufiger Genuß von Eiern (17:9,6). Viele Epileptikerinnen haben ihr Kind nie gestillt (9:2,0). Die Schwangerschaftsdauer ist häufig länger, als es der Entwicklung der sonstigen Körpermerkmale entspricht (hohe Regressionsresiduen 4:0,8).

Die Gewichtszunahme in den ersten 6 Wochen ist häufig gering (5:1,2).

Kinder schielen häufiger (3:0,8). Bei der Befragung im Alter von 9 Monaten wurden keine Krämpfe bei den Kindern angegeben; dagegen fanden sich unmittelbar nach der Geburt mehrfach Unruhe, Zittern an den Extremitäten oder am ganzen Körper. Möglicherweise handelt es sich nur um einen Entzugseffekt der Medikamente auf die Frucht, der mit der Zeit abklingt.

4.2.8 Spezielle Medikamente nach Risikogruppen in der Frühschwangerschaft

In den vorangegangenen Abschnitten waren einige Medikamente wegen ihrer starken Assoziationen mit der Häufigkeit der Frühaborte aufgefallen, und

zwar waren bei den weiblichen Geschlechtshormonen und den Tranquilizern die Frühabortziffern vielfach erhöht, bei den Antiemetika, den Vitamin- und Mineralstoffpräparaten niedrig[7]. Die hohen Ziffern erschienen verständlich, weil diese Mittel oft bei Blutungen in der Schwangerschaft und zur Abortverhütung, also bei besonderer Risikolage gegeben wurden. Da aber in der vorliegenden epidemiologischen, also nicht-experimentellen Studie nicht zwischen Therapieeffekt und Indikation zur Medikamentengabe unterschieden werden kann, mußten weitere Schlüsse unterbleiben.

Anders liegt es bei den drei Medikamentengruppen, deren Anwenderinnen auffallend niedrige Frühabortziffern hatten. Diese Medikamente wurden nicht zur Blutungsbehandlung und Abortprophylaxe eingesetzt, so daß hier kausale Interpretationen möglich erscheinen.

Im folgenden werden nun die Assoziationen gemeinsam in verschiedenen Untergliederungen analysiert, um etwaige Fehlerquellen durch zusätzliche Einflußfaktoren auszuschalten und eine weitergehende Interpretation vorzubereiten. Zunächst werden die vier statistisch erkennbaren Hauptrisikogruppen gegenübergestellt, die sich aus dem Vorhandensein oder Fehlen von Blutungen im 1. Trimenon und von Übelkeit/Erbrechen vor der PU-Aufnahme ergeben. In dieser Gliederung werden Frühaborte, Spätaborte und Frühgeburten betrachtet.

4.2.8.1 Frühaborte; Möglichkeiten zu ihrer Prophylaxe

Die vier Risikogruppen stehen in den vier senkrechten Spalten nebeneinander – Tabelle 4.2.8-1. Die Spannweite der durchschnittlichen Frühabortziffern der Gruppen geht von 28,6% bis auf 1,5%.

Daß Geschlechtshormone und Tranquilizer in einigen Risikogruppen schlecht abschneiden, kann durch besonders häufige Gabe in Abhängigkeit von der individuellen Risikobeurteilung des Arztes bedingt sein. In der besonders wichtigen Gruppe mit Blutungen und mit Übelkeit/Erbrechen (Abb. 20, links unten; 1. Spalte der Tabelle 4.2.8-1) ist dagegen die niedrige Häufigkeit von Frühaborten bei Gabe von Antiemetika, Vitaminen und Mineralstoffpräparaten außerordentlich bemerkenswert. Durch Indikationsunterschiede kann dieser Effekt nicht zustande gekommen sein, wie aus Tabelle 4.2.8-2 hervorgeht, in der die Applikationshäufigkeiten der fünf Medikamentengruppen angegeben sind.

---

[7] vgl. auch S. KOLLER (1982). Die Ausführungen dieses Abschnittes sind großenteils diesem Aufsatz entnommen

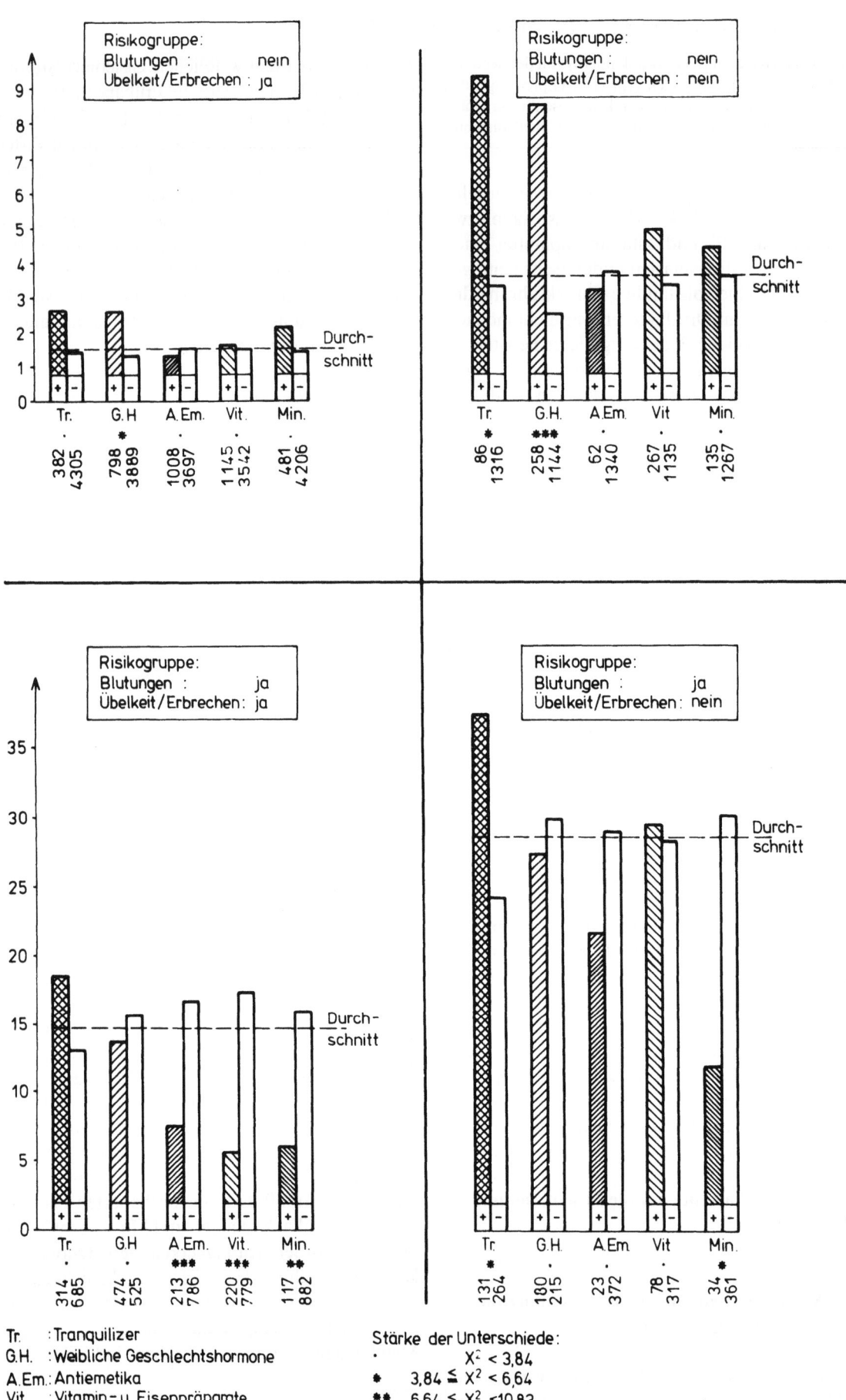

Abb. 20. Häufigkeit von Frühaborten nach Risikogruppen bei 5 Medikamentengruppen

Tabelle 4.2.8-1 Häufigkeit von Frühaborten (bis 4. Mon. p. m.) nach Risikogruppen (Blutungen im 1. Trimenon und Übelkeit/Erbrechen vor PU-Aufnahme) in Verbindung mit 5 Medikamentengruppen. (Unterschiede der PU-Aufnahmetermine bei Berechnung der Erwartungswerte ausgeschaltet)

Medikamenten-einnahme im 1. Trimenon	Blutungen im 1. Trimenon				Insgesamt
	ja		nein		
	Übelkeit/Erbrechen vor PU-Aufnahme		Übelkeit/Erbrechen vor PU-Aufnahme		
	ja	nein	ja	nein	
Fallzahl insges.	999	395	4687	1402	7483
Schwangerschaften	147	113	70	51	381
davon Frühaborte	14,7%	28,6%	1,5%	3,6%	5,1%
Weibl. Geschlechts-hormone					
Schwangerschaften	474	180	798	258	1710
Frühaborte beob.	65	49	21	22	157
Frühaborte erwart.	71,8	54,0	12,6	10,4	148,8
Unterschied	.	.	+ +	+ + +	.
Tranquilizer					
Schwangerschaften	314	131	382	86	913
Frühaborte beob.	58	49	11	8	126
Frühaborte erwart.	49,3	38,7	6,5	3,4	97,9
Unterschied	.	+	.	+	+ +
Antiemetika					
Schwangerschaften	213	23	1008	62	1306
Frühaborte beob.	16	5	13	2	36
Frühaborte erwart.	32,2	7,2	16,0	2,9	58,3
Unterschied	– – –	.	.	.	– –
Vitaminpräparate					
Schwangerschaften	220	78	1145	267	1710
Frühaborte beob.	12	23	18	13	66
Frühaborte erwart.	33,1	23,3	18,5	11,2	86,1
Unterschied	– – –	.	.	.	.
Mineralstoff-präparate					
Schwangerschaften	117	34	481	135	767
Frühaborte beob.	7	4	10	6	27
Frühaborte erwart.	17,7	10,4	7,5	5,6	41,2
Unterschied	– –	–	.	.	–

Tabelle 4.2.8-2 Häufigkeit (%) der Einnahme bestimmter Medikamente in Verbindung mit Schwangerschaftsblutungen und Übelkeit/Erbrechen im 1. Trimenon

Schwangerschafts-blutungen im 1. Trimenon	Übelkeit, Erbrechen vor PU-Aufnahme	Zahl der Schwan-geren	Häufigkeit (%) der Einnahme im 1. Vierteljahr p. m.				
			weibl. Ge-schlechts-hormone	Tranqui-lizer	Anti-emetika	Vitamin-präparate	Mineralstoff-präparate
ja	+	999	47,4	31,4	21,3	22,0	11,7
	–	395	45,6	33,2	5,8	19,7	8,6
nein	+	4687	17,0	8,2	21,5	24,4	10,3
	–	1402	18,4	6,7	4,4	19,0	9,6
insgesamt		7483	22,9	12,2	17,5	22,9	10,2

Es ist deutlich, daß im 1. Trimenon weibliche Geschlechtshormone und Tranquilizer bei Frauen mit Blutungen bevorzugt eingesetzt wurden. Bei Frauen ohne Blutungen zu dieser Zeit sinkt die Einnahmehäufigkeit stark bis auf ein Drittel bzw. ein Viertel. Ob die Frauen an Übelkeit/Erbrechen litten, spielt dabei offensichtlich keine Rolle.

Antiemetika werden bei Frauen mit Übelkeit/Erbrechen gegeben; Blutungen beeinflussen die Gabe dieser Medikamente nicht. Vitamin- und Mineralstoffpräparate werden in allen Gruppen ziemlich gleichmäßig mit etwa 20% bzw. 10% eingenommen. Zur Blutungsbehandlung und Abortprophylaxe werden sie offenbar nicht benutzt; Frauen mit Übelkeit/Erbrechen nehmen sie etwas häufiger als Frauen ohne diese Beschwerden.

Da viele Schwangere Medikamente mehrerer Gruppen erhalten hatten, wurden alle Kombinationen für Frauen mit Blutungen im 1. Trimenon bei Vorhandensein oder Fehlen von Übelkeit/Erbrechen einzeln ausgezählt. Tabelle 4.2.8-3 gibt die Anzahlen und die in den einzelnen Untergruppen beobachteten Frühaborte an. Dabei treten viele Positivkombinationen der Anwendung nur selten auf; es überwiegen meist die Nichtanwendungen auch in den Kombinationen.

Nur eine Medikamentengruppe wurde bei Vorhandensein von Übelkeit/Erbrechen in 24,5% angewandt, ohne diese Beschwerden in 32,7%. Drei und mehr Medikamentenarten wurden bei Frauen mit Übelkeit/Erbrechen in 22,1%, ohne diese in 8,6% gebraucht.

Tabelle 4.2.8-3 Grundzahlen über Frühaborte in Verbindung mit Blutungen, Übelkeit/Erbrechen und Medikamenteneinnahme im ersten Vierteljahr p.m.

| Medikament | | | | | Blutungen im 1. Vierteljahr p.m. | | | |
| weibl. Geschlechtshormone | Tranquilizer | Antiemetika | Vitamine | Mineralstoffe | Übelkeit/Erbrechen bei Aufnahme vorhanden | | Übelkeit/Erbrechen bei Aufnahme nicht vorhanden | |
					Anz.	Frühaborte	Anz.	Frühaborte
+	+	+	+	+	7	–	1	–
+	+	+	+	–	15	–	2	–
+	+	+	–	+	4	–	–	1
+	+	+	–	–	41	5	5	1
+	+	–	+	+	12	1	1	–
+	+	–	+	–	24	2	14	6
+	+	–	–	+	14	–	10	–
+	+	–	–	–	102	25	53	20
+	–	+	+	+	3	–	–	–
+	–	+	+	–	9	–	3	–
+	–	+	–	+	2	–	–	–
+	–	+	–	–	26	–	4	–
+	–	–	+	+	9	–	4	1
+	–	–	+	–	45	2	17	3
+	–	–	–	+	19	3	8	1
+	–	–	–	–	142	27	58	17
–	+	+	+	+	3	1	–	–
–	+	+	+	–	3	–	1	1
–	+	+	–	+	1	–	1	–
–	+	+	–	–	17	4	2	2
–	+	–	+	+	5	–	–	–
–	+	–	+	–	10	1	5	5
–	+	–	–	+	3	–	–	–
–	+	–	–	–	53	19	36	14
–	–	+	+	+	6	–	–	–
–	–	+	+	–	19	1	1	1
–	–	+	–	+	7	–	1	–
–	–	+	–	–	50	5	2	–
–	–	–	+	+	10	–	2	–
–	–	–	+	–	40	4	27	6
–	–	–	–	+	12	2	6	2
–	–	–	–	–	286	45	131	33
Insgesamt					999	147 14,7%	395	113 28,6%

Um nun jeweils ein Medikament für sich allein beurteilen zu können, wurden die vier anderen rechnerisch ausgeschaltet, was z. B. mit der indirekten Standardisierung möglich ist. Dabei werden die Vergleiche und die damit verbundenen Berechnungen der Erwartungswerte nur innerhalb derjenigen Untergruppen der Tabelle 4.2.8-3 vorgenommen, die in den vier anderen Medikamenten übereinstimmen. Z. B. wurden die Nehmerinnen und Nichtnehmerinnen von Tranquilizern nicht insgesamt, sondern zunächst in 16 Teilgruppen verglichen. Eine solche Teilgruppe waren z. B. die Frauen, die Geschlechtshormone, aber kein Mittel der anderen drei Gruppen erhielten. Bei Frauen dieser Teilgruppe mit Übelkeit/Erbrechen hatten 102 Tranquilizer-Nehmerinnen 25 Frühaborte (24,5%), dagegen 142 Tranquilizer-Nichtnehmerinnen 27 Frühaborte (19,0%). Der Erwartungswert der Frühaborte bei der Plus-Gruppe ergibt sich zu $\frac{52}{244} \cdot 102 = 21{,}7$. Mit Hilfe der systematischen Anordnung der Tabelle 4.2.8-3 findet man die zu vergleichenden Gruppen der Tranquilizer-Nehmerinnen und Nichtnehmerinnen stets im Abstand von 8 Zeilen. Dann addiert man alle 16 Erwartungswerte der Teilgruppen zur Summe 41,7 – wegen der relativ frühen PU-Aufnahmezeit der Tranquilizer-Nehmerinnen noch auf 44,5 zu erhöhen – und vergleicht diese mit der beobachteten Zahl 58. Nach dem χ^2-Wert der entsprechenden Vierfeldertafel (6,9) ist der Unterschied als „deutlich" einzustufen. In den einzelnen 16 Teilgruppen von Frauen mit Blutungen dürften durch die Berücksichtigung der Hormongaben wohl die wesentlichsten Risikounterschiede zwischen den Frauen mit und ohne Tranquilizerbehandlung zwar nicht ausgeschaltet, aber vermindert sein. In diesem Sinne dürfte der zusammengefaßte Untergruppenvergleich („indirekte Standardisierung") eine wesentliche Bereinigung und Verbesserung der Vergleiche erbringen. Tab. 4.2.8-4 zeigt die Ergebnisse.

Tabelle 4.2.8-4 Häufigkeit von Frühaborten bei Frauen mit Blutungen im 1. Trimenon in Verbindung mit Übelkeit/Erbrechen und einigen Medikamenten. Erwartungswerte hinsichtlich der Einnahme der übrigen Medikamente und der PU-Aufnahmetermine standardisiert

Medikamente im 1. Trim.	Übelkeit/Erbrechen bei PU-Aufnahme											
	vorhanden						nicht vorhanden					
	Schwangere	Frühaborte				Unterschied	Schwangere	Frühaborte				Unterschied
		beobachtet	%	erwartet	%			beobachtet	%	erwartet	%	
weibl. Geschl.hormone	474	65	13,7	70,3	14,8	·	180	49	27,2	54,8	30,4	·
Tranquilizer	314	58	18,5	44,5	14,2	+ +	131	49	37,4	36,9	28,2	+ +
Antiemetika	213	16	7,5	30,5	14,3	– –	23	5	21,7	8,3	36,1	·
Vitaminpräparate	220	12	5,5	28,3	12,9	– – –	78	23	29,5	23,2	29,7	·
Mineralstoffe	117	7	6,0	14,4	12,3	–	34	4	11,8	9,9	29,1	–

Auch nach dieser Bereinigung, die andere Erwartungswerte liefert, als sie vorhin in Tabelle 4.2.8-1 enthalten waren, bleibt die Erhöhung der Frühabortquote bei den Tranquilizer-Nehmerinnen deutlich bestehen, verstärkt sich sogar noch, und zwar ohne Unterschied, ob Übelkeit/Erbrechen vorhanden waren oder fehlten. Frauen mit Gebrauch von Antiemetika, Vitaminen, Mineralstoffen haben niedrige Frühabortquoten, obwohl sie diese Mittel sicher nicht zur Abortprophylaxe genommen haben. Das gilt für Frauen mit Übelkeit/Erbrechen, z.T. mit unsicheren Zahlen auch für Frauen ohne diese Beschwerden.

Eine weitere Möglichkeit, die Wirkung der nicht zur Blutungsbehandlung eingesetzten Medikamentengruppen zu prüfen, besteht darin, daß man sie als zusätzliche Medikamente zu einer Grundtherapie mit Geschlechtshormonen und/oder Tranquilizer auffaßt und sie mit den Abortziffern vergleicht, die bei der entsprechenden Grundtherapie ohne Zusatzmedikamente auftreten. Dabei kennzeichnet die Grundtherapie gewissermaßen die subjektive Indikationsstellung des Arztes (Tab. 4.2.8-5).

Die erste Doppelzeile betrifft Frauen mit Hormoneinnahme, die zweite die mit Tranquilizern, die dritte die Frauen mit Einnahme beider Medikamentengruppen.

Bei Frauen mit Übelkeit/Erbrechen ist mit der Zusatzeinnahme eine deutliche Verringerung der Frühaborte verbunden. Bei Fehlen von Übelkeit/Erbrechen ist der Unterschied nur gering.

Um zu prüfen, ob die bisherigen Ergebnisse etwa auf die Wirkung von Hintergrundfaktoren zurückzuführen sein könnten, wurden folgende mögliche Störfaktoren mit indirekter Standardisierung ausgeschaltet: Alter der Schwangeren, Kliniken, Aufnah-

Tabelle 4.2.8-5 Frühaborte bei Schwangeren, die außer Geschlechtshormonen oder/und Tranquilizern noch Vitamin- oder Mineralstoffpräparate erhalten haben. (Unterschiede der PU-Aufnahmetermine ausgeschaltet)

Basistherapie		Zusätzl. Anwendung von Vitaminen od. Mineralstoffen	Übelkeit/Erbrechen bei PU-Aufnahme							
weibl. Geschl. hormone	Tranqui-lizer		vorhanden				nicht vorhanden			
			Schwangere	Frühaborte		Unter-schied	Schwangere	Frühaborte		Unter-schied
				beobacht.	erwartet			beobacht.	erwartet	
+	+/−	+	163	8	22,1	− − −	60	11	18,3	−
		−	311	57	42,9		120	38	30,7	
+/−	+	+	101	5	18,9	− − −	35	12	14,0	.
		−	213	53	39,1		96	37	35,8	
+	+	+	76	3	12,6	− − −	28	6	10,0	.
		−	143	30	20,4		58	21	17,0	

metermine, Erwünschtheit der Schwangerschaft, frühere Aborte (Tabelle 4.2.8-6).

Hier ist aufgeführt, wie sich die Erwartungswerte für die Frühaborte verändern, wenn man sie aus den nach dem jeweiligen Störfaktor gebildeten Untergruppen berechnet, d.h. den Störfaktor ausschaltet. Es zeigt sich, daß keiner der Störfaktoren eine wesentliche Änderung bewirkt.

Auch die in Zeile (5) und (6) angegebenen Werte über zusätzliche Einnahme von Vitamin- oder Mineralstoffpräparaten außer der Verabreichung von Geschlechtshormonen zeigen keine wesentliche Beeinflussung durch die ausgeschalteten Störfaktoren; die Frühabortziffern liegen weit unter den Erwartungswerten.

Tabelle 4.2.8-6 Ausschaltung möglicher Störfaktoren durch Berechnung bereinigter Erwartungswerte für Frühaborte bei Frauen mit Blutungen im 2. oder 3. Monat p.m.

Medikamente	Zahl[a] der Nehme-rinnen	Frühaborte[a]		Erwartungswerte nach Ausschaltung von Verzerrungseffekten durch				
		beobacht.	erwart. (pauschal)	Kliniken	Alter der Frau	Aufnahme-woche	früh. Aborte	Erwünscht-heit der Schwanger-schaft
(1): Geschl.hormone	625	129	133,0	122,0	133,2	135,5	131,5	129,0
(2): Tranquilizer	466	136	99,1	98,1	98,7	103,1	98,0	96,3
(3): Vitamine	285	40	60,6	58,3	60,4	61,0	60,4	58,8
(4): Mineralstoffe	146	11	31,1	27,9	31,2	31,5	30,7	30,3
(5): (3) od. (4) zusätzl. zu (1)	204	21	42,1	39,5	42,1	41,4	40,8	40,2
(6): (3) od. (4) zusätzl. zu (2)	134	20	39,1	35,6	38,8	38,1	38,5	37,5

[a] Einschließlich der Fälle mit fehlenden oder unklaren Angaben über Übelkeit/Erbrechen; daher Zahlenunterschiede zu den vorangegangenen Tabellen (vgl. Anm. in Abschn. 4.2.3)

Verzerrende Zeiteinflüsse, die sich auf die Zeitspanne auswirken können, innerhalb deren eine Schwangere nach der Einnahme eines Medikaments unter dem Risiko einer beobachtbaren Fehlgeburt steht, sind besonders sorgfältig zu analysieren. Hierbei geht es nicht nur um die Aufnahmewoche in die PU als Beginn der Zeit, in der eine Fehlgeburt in der PU beobachtet werden kann, und auch nicht nur um die erste Einnahmewoche des Medikaments, von der ab die Frau als „Nehmerin" klassifiziert werden kann, sondern um die Kombination beider Zeiten. So kann z.B. eine Frau ein Medikament seit der

5. Woche p.m. eingenommen haben, aber erst in der 9. Woche in die PU gekommen sein; dann zählt sie erst ab 9. Woche als „Nehmerin". Umgekehrt steht eine Frau mit PU-Aufnahmetermin in der 7. Woche, aber Medikamenten-Einnahme in der 9. bis 11. Woche seit der 9. Woche unter dem Risiko, als „Nehmerin" eine Fehlgeburt zu haben. Es muß also von beiden Terminen stets der spätere gezählt werden.

Die zusammengehörigen Zahlen, die jeweils einen rechten Winkel bilden, sind – als Beispiel für 4 Zeiten – durch Tönung gekennzeichnet.

Tabelle 4.2.8-7 Frauen mit Gebrauch von Vitaminpräparaten nach PU-Aufnahme und Einnahmewoche. Anzahlen und Frühaborte

PU-Aufnahmewoche (p.m.)	Schwangere Frühaborte	Erste Einnahmewoche (p.m.) von Vitaminpräparaten												Zusammen
		1	2	3	4	5	6	7	8	9	10	11	12	
bis 5.	Sch.	2	–	–	–	2	–	–	1	2	2	2	1	12
	Fr.	–	–	–	–	–	–	–	–	–	1	1	–	2
6.	Sch.	13	1	2	1	5	25	6	8	6	8	6	6	87
	Fr.	1	–	–	–	–	3	–	–	1	–	–	1	6
7.	Sch.	26	2	5	3	3	6	67	31	11	15	19	13	201
	Fr.	3	–	–	–	–	–	3	3	–	2	1	–	12
8.	Sch.	25	3	3	4	4	7	15	87	38	11	11	21	229
	Fr.	2	–	–	–	–	1	1	7	–	2	–	–	13
9.	Sch.	20	2	6	5	6	12	11	19	75	35	10	21	222
	Fr.	–	–	–	–	–	–	–	–	–	2	–	1	3
10.	Sch.	24	1	2	5	5	9	7	12	24	79	27	20	215
	Fr.	2	–	–	1	–	–	–	–	2	6	3	–	14
11.	Sch.	24	1	3	3	5	6	7	4	7	16	78	24	178
	Fr.	1	–	–	–	–	–	–	–	–	–	–	–	1
12.	Sch.	16	2	4	2	1	10	6	9	13	12	14	79	168
	Fr.	–	–	–	–	1	–	–	–	–	–	–	2	3
13.	Sch.	8	–	1	–	4	–	5	4	7	5	7	7	48
	Fr.	–	–	–	–	–	–	–	1	1	–	–	–	2
14. u. später	Sch.	16	–	1	2	3	5	3	5	4	9	4	2	54
	Fr.	–	–	–	–	1	–	–	–	–	–	–	–	1
Zusammen	Sch.	174	12	27	25	38	80	127	180	187	192	178	194	1 414
	Fr.	9	–	–	1	1	5	5	11	5	11	5	4	57

Aus der Tabelle ergibt sich:

Tabelle 4.2.8-8 Beobachtungs- und Erwartungswerte für Frühaborte bei Einnahme von Vitamin- und Mineralstoffpräparaten im Vergleich zu phenacetinhaltigen Medikamenten

Erste Risikowoche als Vitamin-Nehmerin in der PU	Vitaminpräparate			Mineralstoff-Präparate			Phenacetinhaltige Präparate		
	Fallzahl	Frühaborte		Fallzahl	Frühaborte		Fallzahl	Frühaborte	
		beobacht.	erwartet		beobacht.	erwartet		beobacht.	erwartet
bis 6. Woche	51	4	7,0	11	3	1,5	27	4	3,7
7. bis 8. Woche	306	20	24,0	109	8	8,6	147	10	11,5
9. bis 10. Woche	452	19	32,9	211	11	15,3	178	12	12,9
11. bis 12. Woche	503	11	28,4	261	2	14,7	182	10	10,3
13. u. später	102	3	1,6	48	1	0,7	66	1	1,0
zusammen	1 414	57	93,9	640	25	40,8	600	37	39,4

Die Berechnung der Erwartungswerte erfolgte unter Zugrundelegung der Frühabortziffern nach fünf Aufnahmezeiten im Gesamtmaterial (13,67% – 7,85% – 7,27% – 5,64% – 1,52%). Es stehen 57 beobachtete Frühaborte in der Vitamingruppe einer Erwartungszahl 93,9 gegenüber (– – –). Bei gleicher Bearbeitung ergeben sich für Mineralstoffpräpa-

rate 25 Frühaborte gegenüber 40,8 erwarteten (– –). In beiden Medikamentengruppen bestätigt sich also die niedrige Frühabortzahl.

Allerdings könnte es möglich sein, daß die Berechnung der Erwartungswerte dadurch verzerrt sein könnte, daß nur Fälle gezählt wurden, bei denen die Einnahmewoche genau dokumentiert war. Deshalb wurde eine Kontrollzählung an einem anderen Medikament, den phenacetinhaltigen Mitteln, vorgenommen, bei denen die Frühaborte fast genau dem Erwartungswert entsprachen. Dies ist auch bei der jetzigen Berechnungsart der Fall, so daß sich daraus der Schluß ergibt, daß keine wesentliche Verzerrung durch die Zeitspanne zwischen PU-Aufnahme und Medikamenteneinnahme vorgelegen hat.

Als zahlenmäßiger Nebenbefund sei erwähnt, daß die erste Einnahmewoche der Vitaminpräparate in 38% mit der PU-Aufnahmewoche zusammenfiel, bei den Mineralstoffpräparaten in 34%, während dies bei den gleichmäßiger verteilten Phenacetinmitteln nur in 11% der Fall war. Phenacetin-Einnahme wurde in 71% in den der Aufnahme vorangegangenen Wochen, also retrolektiv erwähnt, während dies bei den Vitaminen in 35% und den Mineralstoffen in 30% der Fall war. Daueraufnahme findet sich gleichmäßig bei etwa 10%. Die Vitamin- und Mineralstoffaufnahme erfolgt also in erheblichem Ausmaß im Zusammenhang mit der PU-Aufnahme, d. h. meist mit der Bestätigung der Schwangerschaft.

Die bisherigen Ergebnisse bestätigen voll und im Detail die erste Übersicht der Tabelle 4.2.8-1 für Frauen mit Blutungen im 1. Trimenon. Antiemetika, Vitamin- und Mineralstoffpräparate haben einen günstigen Einfluß auf die Frühabortrate, insbesondere bei frühem Vorhandensein von Übelkeit/Erbrechen.

Bei Frauen ohne Blutungen im 1. Trimenon haben weder die erste Übersicht in Tabelle 4.2.8-1 noch weitere Analysen klare Effekte für diese Medikamentengruppen erbracht.

Bei der Anwendung von Geschlechtshormonen und von Tranquilizern waren die Frühabortziffern in einigen Gruppen sogar erhöht, aber dies könnte durchaus darauf zurückzuführen sein, daß Schwangeren, die vom Arzt als gefährdet angesehen werden, diese Medikamente bevorzugt verabreicht werden.

Die *niedrigen Frühabortziffern bei Schwangeren, die Vitamin- und/oder Mineralstoffpräparate genommen*

Tabelle 4.2.8-9 Häufigkeit von Spätaborten (13.–28. Woche p. m.) nach Risikogruppen (Blutungen im I. Trimenon und Übelkeit/Erbrechen vor PU-Aufnahme) in Verbindung mit 5 Medikamentengruppen

Medikamenteneinnahme im 1. Trimenon		Blutungen im 1. Trimenon				Insgesamt
		ja		nein		
		Übelkeit/Erbrechen (vor PU-Aufnahme)				
		ja	nein	ja	nein	
Fallzahl insgesamt		999	395	4687	1402	7485
Schwangere	ab 5. Mon.	852	282	4619	1351	7104
davon Spätaborte		55	22	116	40	233
		6,5%	7,8%	2,5%	3,0%	3,3%
weibl. Sexualhormone						
Schwangere	ab 5. Mon.	409	131	777	236	1553
Spätaborte	beob.	30	11	32	16	89
	erwart.	26,4	10,2	19,5	7,0	63,1
Unterschied		.	.	+++	+++	+++
Tranquilizer						
Schwangere	ab 5. Mon.	256	82	371	78	782
Spätaborte	beob.	24	6	23	7	60
	erwart.	16,5	6,4	9,3	2,3	34,5
Unterschied		+	.	+++	+	+++
Antiemetika						
Schwangere	ab 5. Mon.	197	18	995	60	1270
Spätaborte	beob.	8	3	26	5	42
	erwart.	12,7	1,4	25,0	1,8	40,9
Unterschied		.	.	.	.	.
Vitaminpräparate						
Schwangere	ab 5. Mon.	208	55	1127	254	1644
Spätaborte	beob.	6	4	28	11	49
	erwart.	13,4	4,3	28,3	7,5	53,5
Unterschied		−	.	.	.	.
Mineralstoffpräparate						
Schwangere	ab 5. Mon.	110	30	471	129	740
Spätaborte	beob.	3	4	11	6	24
	erwart.	7,1	2,3	11,8	3,8	25,0
Unterschied		.	.	.	.	.

haben, sind nicht auf spezielle Indikationsunterschiede und nicht auf statistische Fehlerquellen – soweit sie untersucht werden konnten – *zurückzuführen.* Die Verringerungen gegenüber allen Vergleichszahlen sind auch so deutlich und so gleichmäßig, daß es sich nicht – genauer: nach subjektivem Urteil des Autors: nicht – um Zufallseffekte handeln kann. Daher konnte eine kausale Deutung angenommen werden, daß *diese Präparategruppen eine echte Prophylaxe der Frühaborte bewirken.*

Die Verringerung geht dabei etwa so weit, wie es nach den zytogenetischen Befunden, daß fast die Hälfte der Frühaborte auf Chromosomen-Aberrationen beruht, überhaupt möglich ist.

Der Kausalschluß wird auch durch ähnliche Befunde wie niedrige Frühabortziffern bei häufigem Milchgenuß (Abschn. 4.3.14) und bei Antacida-Einnahme (4.2.5) gestützt.

4.2.8.2 Spätaborte und Frühgeburten

In Tabelle 4.2.8-9 ist für die fünf Medikamentengruppen und vier Risikogruppen der Frühschwangerschaft die Häufigkeit der Spätaborte dargestellt. Günstige Ziffern bei Vitaminpräparaten, ebenfalls – allerdings noch im Zufallsbereich – bei Mineralstoffen und Antiemetika treten in der ersten Risikogruppe auf, wie es besonders deutlich bei den Frühabor-

Tabelle 4.2.8-10 Häufigkeit von Frühgeburten (vor 260. Tag p. m.) nach Risikogruppen in Verbindung mit 5 Medikamentengruppen

Medikamenteneinnahme im 1. Trimenon	Blutungen im 1. Trimenon				Insgesamt
	ja		nein		
	Übelkeit/Erbrechen (vor PU-Aufnahme)				
	ja	nein	ja	nein	
Fallzahl insgesamt Schwangerschaften	999	395	4687	1402	7485
ohne Fehlgeburten	797	260	4503	1311	6871
Frühgeburten beob.	93	29	391	117	630
	11,7%	11,2%	8,7%	8,9%	9,2%
weibl. Sexualhormone Schwangerschaften ohne Fehlgeburten	379	120	745	220	1464
Frühgeburten beob.	48	14	95	20	177
erwart.	44,2	13,4	64,7	19,6	141,9
Unterschied	.	.	+++	.	+++
Tranquilizer Schwangerschaften ohne Fehlgeburten	232	76	348	71	727
Frühgeburten beob.	25	11	42	11	89
erwart.	27,1	8,5	30,2	6,3	72,1
Unterschied	.	.	+	+	+
Antiemetika Schwangerschaften ohne Fehlgeburten	189	15	969	55	1228
Frühgeburten beob.	20	3	80	4	107
erwart.	22,1	1,7	84,1	4,9	112,8
Unterschied	.	.	.	.	.
Vitaminpräparate Schwangerschaften ohne Fehlgeburten	202	51	1099	243	1595
Frühgeburten beob.	22	2	92	17	133
erwart.	23,6	5,7	95,4	21,7	146,4
Unterschied	.	.	.	.	.
Mineralstoffpräparate Schwangerschaften ohne Fehlgeburten	107	26	460	123	716
Frühgeburten beob.	10	5	34	14	63
erwart.	12,5	2,9	39,9	11,0	66,3
Unterschied	.	.	.	.	.

Tabelle 4.3.1-1 Übersicht über die Einflußmerkmale: Schwangerschafts- und Abortanamnese; Aufnahmegründe; Lebensalter (Text S. 179 ff.)

a) Bemerkenswerte Häufungen in den Profilen

Nr.	Bezeichng.	Alter	früh. Schw.-schaften	früh. Aborte	Aufnahme Grund	Aufnahme Zeit	Er-wünscht-heit	Beruf Frau	Soz. Stellung Mann	rel. Ge-wicht	Übel-keit	Erbre-chen	fieb. In-fekte	Blu-tungen	Sex. Hor-mone	Tran-quili-zer	An-alge-tika	Kliniken ge-häuft	Kliniken verrin-gert	Aus-fall-quote
10/1	Aufnahmegrund Abortus imminens	·	·	1+	(Def.)	·	erw.	·	·	·	·	·	–	(Def.)	+	+	·	1, 10, 11, 13, **14**	3, 4, 5, 6, 7, 9, 16, 17, 18	1,8
10/2	Sterilit. Behandlg.	alt	0	·	(Def.)	früh	erw.	Beruf	·	Über-gew.	·	·	·	·	+	·	·	**3, 4**, 6, 11, 19, 20	2, 5, 9, 10, 15, 16, 17	1,8
10/3	and. Behandlg. in Aufnahmeklinik	·	2+	1+	(Def.)	früh	·	·	·	Über-gew.	·	·	·	+	+	·	·	**2**, 6, 13, **14**, 20	1, 11, 12, 15, **16**, 17	1,8
10/4	Schwang. Beschwerd.	(jung)	2+	1	(Def.)	·	unerwü.	·	·	·	·	·	·	tägl.	+	+	+	**1**, 13, **14**, 15	3, 7, 9, 16, 17, 18	1,8
11/1	frühere Schwangerschaften 0	jung	(Def.)	0	Steril. Behdlg.	spät	·	Beruf	Stud.	Unter-gew.	·	geleg.	·	–	–	–	·	2, 13, 17, 19	7, 10	0,1
11/2	1	jung	(Def.)	0,1	·	·	erw.	Hsfr.	·	·	·	·	·	·	–	·	·	3	16	0,1
11/3	2	mittel	(Def.)	1+	·	früh	·	Hsfr.	·	Über-gew.	·	·	·	·	+	·	·	·	3, 19	0,1
11/4	3	alt	(Def.)	1+	Therap. Be-schw.	früh	unerwü.	Hsfr.	Arb.	Über-gew.	·	·	–	+	+	+	+	7, 13, 16	2, **3**, 4, 9, 19	0,1
316/3	Parität ≥ 2	alt	(Def.)	1+	Be-schwerd.	·	unerwü.	Hsfr.	Arb.	Über-gew.	·	·	·	·	·	·	·	7, 13, **14, 16**	2, **3**, 11, 19	0,5
14/2	frühere Fehlgeburten: 1	alt	(Def.)	(Def.)	Abort. imm. Be-schw.	früh	erw.	·	·	·	·	·	·	·	+	+	·	1, 10	5	0,0
14/3	2 u. mehr	alt	(Def.)	(Def.)	Abort. imm., Ther.	früh	erw.	Hsfr.	Arb.	Über-gew.	·	·	·	·	+	+	·	7, 10, 15	17	0,0
405/3	1 frühere Schwang. = 1 Abort	·	(Def.)	(Def.)	Abort. imm., Ther.	früh	erw.	Hsfr.	·	·	·	·	·	·	+	+	·	2, 3, 10	5, 13, 16	0,1
405/4	mehrere Schwang., kein Abort	alt	(Def.)	(Def.)	·	·	unerw.	Hsfr.	Arb.	Über-gew.	·	·	·	·	·	·	·	5, 7, 13, 14, 16	2, **3**, 6, 9, 19	0,1
405/5	mehrere Schwang., auch Aborte	alt	(Def.)	(Def.)	Be-schw.	früh	·	·	Arb.	Über-gew.	·	·	·	·	+	+	+	1, 18	17, 19	0,1
405/6	mehrere Schwanger., nur Aborte	alt	(Def.)	(Def.)	Ab. imm., Steril., Therap.	früh	erw.	Hsfr.	·	Über-gew.	·	·	·	·	+	+	+	10, 15	13, 14	0,1

Legende: Abschn. 4.1.3

b) Assoziationen mit Ausgang der Schwangerschaft und ausgewählten Mißbildungen/Anomalien des Kindes

Einflußmerkmal Nr.	Bezeichng.	Schwang. mit Merkmal Anz. %	Frühaborte −4 Mo.	Spätaborte ab 5 Mo.	Frühgeburten b. 260 Tg.	Frühgeburten (perinat.)	insgesamt (perinat.)	Untergewicht (> 260 Tg.)	ZNS	Herz, Kreislauf	Faz. Spalten	Sonst. schwere Mißbildg.	Syndaktylien	Hüftgelenksdyspl.	Klumpfuß	Schwere Mißbildungen insges.
10/1	Aufnahmegrund Abortus imminens	277 / 3,6	78 / 17,3 / +++	26 / 7,1 / +++	28 / 16,2 / ++	9 / 6,1 / .	11 / 4,6 / ++	14 / 14,2 / .	1 / 1,2 / .	2 / 1,6 / .	2 / 0,9 / .	2 / 1,3 / .	3 / 1,3 / .	3 / 3,3 / .	0 / 0,8 / .	5 / 2,9 / .
10/2	Sterilit. Behandlg.	301 / 3,9	12 / 18,6 / .	17 / 9,2 / ++	29 / 25,4 / .	3 / 6,1 / .	5 / 7,6 / .	24 / 21,1 / .	1 / 2,0 / .	2 / 2,5 / .	3 / 1,4 / .	5 / 2,1 / .	3 / 2,0 / .	12 / 5,1 / ++	1 / 1,3 / .	9 / 4,8 / .
10/3	and. Behdlg. in Aufnahmeklinik	773 / 10,0	53 / 44,3 / .	35 / 23,0 / ++	73 / 63,8 / .	20 / 16,8 / .	27 / 18,5 / +	57 / 54,9 / .	7 / 4,9 / .	5 / 6,2 / .	3 / 3,4 / .	14 / 5,1 / +++	3 / 5,1 / .	16 / 12,8 / .	10 / 3,1 / ++	23 / 11,8 / +++
10/4	Schwang. Beschwerd.	562 / 7,3	44 / 29,9 / ++	24 / 16,8 / .	59 / 47,2 / .	8 / 13,5 / .	11 / 13,8 / .	42 / 40,2 / .	5 / 3,4 / .	5 / 4,5 / .	3 / 2,5 / .	3 / 3,7 / .	3 / 3,6 / .	4 / 9,2 / .	2 / 2,2 / .	7 / 8,6 / .
11/1	Frühere Schwangerschaften 0	2720 / 34,6	107 / 120,3 / .	46 / 72,3 / ---	182 / 224,4 / ---	38 / 37,1 / .	53 / 60,8 / .	291 / 211,5 / +++	14 / 17,6 / .	25 / 23,2 / .	14 / 12,3 / .	22 / 19,0 / .	18 / 18,3 / .	45 / 46,7 / .	11 / 11,3 / .	45 / 43,6 / .
11/2	1	2508 / 31,9	109 / 122,7 / .	61 / 71,5 / .	192 / 214,2 / .	34 / 42,8 / .	51 / 61,5 / .	150 / 190,2 / ---	19 / 16,1 / .	10 / 21,3 / --	11 / 11,3 / .	13 / 17,4 / .	17 / 16,8 / .	45 / 42,8 / .	9 / 10,3 / .	32 / 39,4 / .
11/3	2	1463 / 18,6	77 / 80,8 / .	48 / 44,3 / .	129 / 128,2 / .	31 / 29,7 / .	36 / 39,3 / .	94 / 105,3 / .	11 / 9,3 / .	17 / 12,3 / .	7 / 6,5 / .	16 / 10,1 / .	12 / 9,7 / .	32 / 24,8 / .	9 / 6,0 / .	31 / 22,7 / .
11/4	3	1172 / 14,9	102 / 71,2 / +++	70 / 36,9 / +++	162 / 98,3 / +++	48 / 41,4 / .	54 / 32,4 / +++	45 / 73,0 / ---	6 / 7,0 / .	14 / 9,2 / .	3 / 4,9 / .	3 / 7,6 / .	5 / 7,3 / .	11 / 18,6 / .	3 / 4,5 / .	14 / 16,4 / .
316/3	Parität[a] ≥2 frühere Geburten	1489 / 19,0	98 / 85,4 / .	56 / 47,7 / .	173 / 130,7 / +++	45 / 43,4 / .	54 / 42,5 / +	68 / 99,2 / ---	10 / 9,5 / .	21 / 12,5 / .	4 / 6,7 / .	9 / 10,3 / ++	10 / 9,9 / .	19 / 25,3 / .	4 / 6,1 / .	21 / 22,4 / .
14/2	frühere Fehlgeburten 1	1567 / 19,9	94 / 88,4[1] / .	41 / 53,0[1] / –	150 / 133,5 / .	37 / 34,5 / .	42 / 39,8 / .	96 / 112,8 / +	15 / 10,0 / .	9 / 13,3 / .	8 / 7,0 / .	12 / 10,8 / .	9 / 10,4 / .	28 / 26,6 / .	6 / 6,4 / .	24 / 24,1 / .
14/3	2 u. mehr	739 / 9,4	68 / 54,0[2] / +	60 / 31,8[2] / +++	95 / 59,2 / +++	29 / 23,5 / .	32 / 18,7 / +++	38 / 46,1 / .	3 / 4,4 / .	7 / 5,8 / .	3 / 3,1 / .	3 / 4,8 / .	4 / 4,6 / .	14 / 11,7 / .	4 / 2,8 / .	12 / 10,0 / .
405/3	1 frühere Schwang. = 1 Abort	632 / 8,0	34 / 29,0[3] / .	17 / 14,8[3] / .	56 / 52,8 / .	12 / 12,6 / .	16 / 15,0 / .	41 / 47,2 / .	9 / 4,0 / +	3 / 5,2 / .	3 / 2,8 / .	4 / 4,3 / .	4 / 4,2 / .	13 / 10,6 / .	2 / 2,6 / .	10 / 9,7 / .
405/4	mehrere Schwang., kein Abort	963 / 12,3	51 / 64,5[2] / –	34 / 45,1[2] / –	103 / 87,4 / +	25 / 26,0 / .	32 / 28,3 / .	46 / 66,7 / --	8 / 6,1 / .	18 / 8,3 / +++	2 / 4,4 / .	8 / 6,8 / .	8 / 6,6 / .	14 / 16,8 / .	4 / 4,0 / .	19 / 14,7 / .
405/5	mehrere Schwang., auch Aborte	1376 / 17,5	105 / 92,7[2] / .	52 / 60,2[2] / ++	144 / 116,4 / .	40 / 34,3 / .	43 / 36,6 / .	71 / 92,7 / -	8 / 8,8 / .	10 / 11,6 / .	7 / 6,1 / .	9 / 9,5 / .	7 / 9,1 / .	22 / 23,3 / .	5 / 5,6 / .	21 / 20,4 / .
405/6	mehrere Schwanger., nur Aborte	293 / 3,7	23 / 20,9[2] / +++	31 / 12,3[2] / +++	43 / 22,5 / .	14 / 10,5 / .	15 / 6,8 / ++	22 / 18,8 / .	1 / 1,7 / .	3 / 2,3 / .	1 / 1,2 / .	2 / 1,8 / .	2 / 1,7 / .	7 / 4,6 / .	3 / 1,1 / .	5 / 3,9 / .

[a] Unterschiede zur Berechnung auf S.69/70. Dort wurde die Gruppe mit 3 und mehr Schwangerschaften getrennt berechnet, dagegen keine Altersgliederung und kein Ausschluß der Aufnahmen mit Abortus imminens vorgenommen
[1] Nur für Frauen mit mindestens einer früheren Schwangerschaft
[2] Nur für Frauen mit mindestens zwei früheren Schwangerschaften
[3] Nur für Frauen mit genau einer früheren Schwangerschaft

Tabelle 4.3.1-1 (Fortsetzung)
a) Bemerkenswerte Häufungen in den Profilen

Nr.	Bezeichng.	Alter	früh. Schw.-schaften	früh. Ab-orte	Aufnahme Grund	Aufnahme Zeit	Er-wünscht-heit	Beruf Frau	Soz. Stellung Mann	rel. Ge-wicht	Übel-keit	Erbre-chen	fieb. In-fekte	Blu-tun-gen	Sex. Hor-mone	Tran-quili-zer	Anal-geti-ka	ge-häuft	verrin-gert	Aus-fall-quo-te
88/2	Frühere Frühaborte: 1	alt	1+	Def.	Abort. imm. Beschw.	früh	erw.	Hsfr.	·	·	·	·	·	+	+	+	·	2, 10, 15	5	0,0
88/3	2 u. m.	alt	2+	Def.	Ab. imm. Steril. B. Ther.	früh	erw.	·	·	Über-gew.	·	·	·	+	+	+	·	7, 10		0,0
89/2	Frühere Spätaborte: 1 u. m.	alt	2+	1+ (Def.)	Therap.	früh	erw.	·	Arb.		·	·	·	+	+	+	·	10, 15	16, 17	0,0
77/2	letzter Ausgang: Abort	alt	3+	1+ (Def.)	Ab. im. Ster. B. Ther.	früh	·	Beruf	·	·	·	·	·	+	+	+	·	3, 10, 15	5, 13, 16	0,5
7/1	Alter: –19 J.	(Def.)	0	0	Beschw. Bestät.	spät	unerw.	Beruf	Arb.	·	+	+	·	·	·	–	·	1, 2, 7, 13	3, 10, 16	0,0
7/2	20–24 J.	(Def.)	0	0	·	spät	unerw.	Beruf	Arb. Stud.	·	+	+	·	·	·	–	·	15	3	0,0
7/3	25–29 J.	(Def.)	1	·	Ster. B.	·	erw.	Hsfr.	Bea. Ang.	(Un-ter-gew.)	·	·	·	·	·	·	·	3	7, 13, 15	0,0
7/4	30–34 J.	(Def.)	2+	1+	Ster. B.	·	·	Hsfr.	Selbst.	·	+	–	·	·	·	+	·	3	17	0,0
7/5	35 J. u. m.	(Def.)	2+	1+	·	·	unerw.	Hsfr.	Selbst.	Über-gew.	+	–	·	+	+	+	·	12, 13, 14	9	0,0

Legende: Abschn. 4.1.3

ten der Fall war. In den anderen Risikogruppen zeigen diese Medikamente keine Besonderheiten.

Bei Tranquilizer- und Hormon-Nehmerinnen sind bei Fehlen von Blutungen die Spätaborte sehr deutlich erhöht. Eine Interpretation ist wegen der Möglichkeit, daß sich dabei die vom Arzt als ungünstig beurteilten Risiken häufen, nicht durchführbar.

Tabelle 4.2.8-10 gibt die Häufigkeit der Frühgeburten in derselben Gliederung wieder. Hier finden sich nur bei den Hormonen und den Tranquilizern Besonderheiten, die wiederum in einer Erhöhung der Ziffern bestehen. Bemerkenswert ist, daß diese Erhöhungen trotz des langen Zeitabstandes bestehen, denn sowohl die Gliederung nach den vier Risikogruppen als auch die Medikamenteneinnahme bezogen sich auf das 1. Trimenon, während bei der Häufung der Frühgeburten nur die Schwangerschaften zugrunde gelegt sind, die noch nach der 28. Woche bestehen.

Die Häufung von Frühgeborenen bei Frauen, die Hormone oder Tranquilizer genommen hatten, kann auf Selektion höherer Risiken beruhen. Wichtig ist dabei dann, ob die perinatale Sterblichkeit dieser Frühgeborenen erhöht ist. Dies ist nicht der Fall bzw. statistisch nicht nachweisbar, z. B. sind in der Hormongruppe in der dritten Spalte die Frühgeborenen mit 95 weit über den Erwartungswert erhöht. Von ihnen starben 25 perinatal (26,3%), von 228 Nichtnehmerinnen derselben Risikogruppe 43 (18,9%). Der Unterschied liegt noch im Zufallsbereich.

Auch bei den Tranquilizer-Nehmerinnen ist die perinatale Sterblichkeit der Frühgeborenen in keiner Risikogruppe erhöht.

b) Assoziationen mit Ausgang der Schwangerschaft und ausgewählten Mißbildungen/Anomalien des Kindes

Einflußmerkmal		Schwang. mit Merkmal Anz. %	Ausgang der Schwangerschaft					Untergewicht (> 260 Tg.)	Spezielle Mißbildungen/Anomalien							Schwere Mißbildungen insges.
			Vorzeit. Beendigung			perinat. gestorb.			ZNS	Herz, Kreislauf	Faz. Spalten	Sonst. schwere Mißbildg.	Syndaktylien	Hüftgelenksdyspl.	Klumpfuß	
Nr.	Bezeichng.		Frühaborte –4 Mo.	Spätaborte ab 5 Mo.	Frühgeburten b. 260 Tg.	Frühgeburten	insgesamt									
88/2	Frühere Frühaborte: 1	1375 / 17,5	86 / 79,0[1] / .	48 / 46,6[1] / .	129 / 116,7	30 / 30,5	36 / 35,2	83 / 96,5	12 / 8,7	2 / 11,4 / --	7 / 6,1	11 / 9,3 / .	6 / 9,0	23 / 23,0	4 / 5,6 / .	18 / 20,9 / .
88/3	2 u. m.	465 / 5,9	49 / 34,3[2] / ++	29 / 19,8[2] / +	46 / 37,5	14 / 11,3	16 / 11,9 / .	28 / 28,4	2 / 2,8	7 / 3,7	2 / 1,9	3 / 3,0	3 / 2,9	11 / 7,4 / .	3 / 1,8 / .	12 / 6,4 / +
89/2	Frühere Spätaborte: 1 u. m.	726 / 9,2	53 / 45,5[1] / .	49 / 24,7[1] / +++	110 / 58,3 / +++	36 / 26,3 / +	37 / 17,9 / +++	27 / 47,4 / --	5 / 4,4	8 / 5,8 / .	3 / 3,0	1 / 4,8 / .	4 / 4,6	12 / 11,7 / .	5 / 2,9 / .	8 / 10,2 / .
77/2	letzter Ausgang: Abort	1643 / 32,1	125 / 97,5[3] / +++	73 / 54,4[3] / ++	158 / 148,0 / .	41 / 36,6	49 / 42,9 / .	100 / 89,7 / .	12 / 11,2	11 / 12,5 / .	8 / 6,6	10 / 10,0 / .	11 / 9,6	33 / 27,1 / .	6 / 6,2 / .	25 / 23,9 / .
7/1	Alter: –19 J.	408 / 5,2	13 / 18,1 / .	11 / 12,2 / .	35 / 35,2 / .	6 / 7,9	7 / 10,2 / .	43 / 30,8 / +	2 / 2,6	1 / 3,4	2 / 1,8	4 / 2,8 / .	3 / 2,7	5 / 7,0 / .	0 / 1,7 / .	6 / 6,5 / .
7/2	20–24 J.	2031 / 25,8	95 / 98,9 / .	41 / 58,7 / --	155 / 176,4 / -	30 / 35,1	42 / 51,3 / .	188 / 155,3 / ++	14 / 13,1	21 / 17,3 / .	15 / 9,2 / +	11 / 14,1 / .	15 / 13,6	36 / 34,8 / .	7 / 8,4 / .	32 / 32,1 / .
7/3	25–29 J.	3178 / 40,4	125 / 158,2 / --	85 / 91,4 / .	248 / 271,5 / .	45 / 56,1 / -	61 / 79,0 / --	211 / 238,5 / -	20 / 20,5	22 / 27,1 / .	12 / 14,3 / .	20 / 22,1 / .	22 / 21,3	60 / 54,5 / .	15 / 13,1 / .	42 / 50,0 / .
7/4	30–34 J.	1645 / 20,9	99 / 84,9 / .	63 / 46,8 / ++	153 / 136,6 / .	53 / 34,6 / +++	61 / 39,7 / +++	106 / 117,3 / .	11 / 10,2	13 / 13,5 / .	3 / 7,2	11 / 11,3 / .	11 / 10,8	26 / 27,7 / .	7 / 6,5 / .	28 / 24,7 / .
7/5	35 J. u. mehr	604 / 7,7	63 / 31,2 / +++	25 / 15,9 / +	76 / 47,3 / +++	17 / 17,2	23 / 13,8 / ++	32 / 38,1 / .	3 / 3,5	9 / 4,7 / .	3 / 2,5	8 / 3,8 / +	1 / 3,7	6 / 9,4 / .	3 / 2,3 / .	14 / 8,5 / +

[1] Nur für Frauen mit mindestens einer früheren Schwangerschaft
[2] Nur für Frauen mit mindestens zwei früheren Schwangerschaften
[3] Nur für Frauen mit Angaben über letzte Schwangerschaft

4.3 Persönliche und anamnestische Merkmale

4.3.1 Aufnahmegründe; Schwangerschafts- und Abortanamnese; Lebensalter

Zu Beginn der Übersicht (Tabelle 4.3.1-1, S. 176/177) ist der *Aufnahmegrund „Abortus imminens"*, der in den weiteren Zeilen und den weiteren Abschnitten für Früh- und Spätaborte ausgeschlossen wurde, gesondert dargestellt. Die Häufungen von Geschlechtshormonen und Tranquilizern sind selbstverständlich; die geringere Zahl von fieberhaften Infekten ist durch die oft kurze Beobachtungsdauer bedingt. In den Ergebnistabellen sind die vor- und frühzeitigen Beendigungen der Schwangerschaft selektiv stark gehäuft, ebenso die perinatale Sterblichkeit. Bei den ausgetragenen Kindern finden sich dann keine weiteren Besonderheiten.

Bei Aufnahmen von Frauen, die zur *Sterilitätsbehandlung* in der Klinik waren, sind die Spätaborte gehäuft. Außerdem ist eine deutliche Häufung von Kindern mit Hüftgelenksdysplasien vorhanden. Auch bei anderen früheren Behandlungen der Schwangeren in der jeweiligen Frauenklinik sind Spätaborte und die perinatale Sterblichkeit gehäuft. Sehr deutlich erhöht sind ferner die Zahlen der Klumpfußkinder sowie die sonstigen schweren Mißbildungen (s. auch Abschn. 5.3.6) und die schweren Mißbildungen insgesamt.

Mit Aufnahmen wegen Schwangerschaftsbeschwerden sind Frühaborte gehäuft. Hier überwiegen unerwünschte Schwangerschaften.

Die nächste Gruppe von Einflußgrößen betrifft die *Zahl der vorangegangenen Schwangerschaften*. Bei *Erstgraviden* sind Spätaborte und Frühgeburten deutlich gegenüber dem Durchschnitt verringert. Ausgetragene Kinder mit Untergewicht sind ver-

Tabelle 4.3.2-1 Übersicht über die Einflußmerkmale: Frühere Totgeburten, Frühgeburten, mißbildete Kinder (Text S. 182)
a) Bemerkenswerte Häufungen in den Profilen

Nr.	Bezeichng.	Alter	früh. Schw.-schaften	früh. Abor-te	Aufnahme Grund	Aufnahme Zeit	Er-wünscht-heit	Beruf Frau	Soz. Stellung Mann	rel. Ge-wicht	Übel-keit	Erbre-chen	fieb. In-fekte	Blu-tun-gen	Sex. Hor-mone	Tran-quili-zer	An-alge-tika	ge-häuft	verrin-gert	Ausfall-quote
13/2	Schwanger-schafts-anamnese; Totgeburt	alt	2+	1	·	·	·	Hsfr.	Arb.	Über-gew.	·	geleg.	·	−	·	·	−	5, 10	·	0,0
12/3	neonat. Tod	alt	2+	2+	·	früh	erw.	Hsfr.	Arb.	Über-gew.	·	·	·	·	+	·	·	7	·	0,1
12/5	Mißbildg.	alt	2+	·	·	·	unerwü.	Hsfr.	·	·	·	·	·	·	·	·	·	7	3	0,1
12/6	Frühgeb. u.a.	alt	1+	·	·	·	unerwü.	Hsfr.	·	Über-gew.	·	·	·	·	·	·	·	14, 18	16, 17	0,1
22/2	Fam. Anamn. Frau: Diabetes	alt	2	·	·	früh	·	·	·	Über-gew.	·	·	·	·	·	·	·	1, 14	·	1,7
22/3	Nervenkrkh. Schwachsinn	·	2	·	Be-schwerd.	·	·	·	·	·	·	·	·	·	·	·	·	·	·	1,7
22/4	Mißbildg.	·	·	·	·	·	·	·	·	·	·	·	·	·	·	·	·	·	·	1,7
23/2	Fam. Anamn. Mann: Diabetes	·	·	2+	·	·	·	·	·	·	·	·	·	·	·	·	·	·	·	1,7
23/3	Nervenkr., Schwachsinn	·	·	·	Ther.	·	·	·	·	·	·	·	·	·	·	·	·	7, 14	2, 3	1,7
23/4	Mißbildg.	·	·	·	·	·	·	·	·	·	·	·	·	·	·	·	·	·	·	1,7
24/2	Totgeb., Ab-orte in Fam., Mann	·	·	·	Beschw.	·	·	·	·	·	·	·	·	·	·	·	·	9, 14	4, 10, 18	1,8
24/3	Totgeb., Ab-orte in Fam., Frau	·	·	·	Ab. imm.	·	·	·	·	·	·	·	·	·	·	·	·	5, 14, 16	7, 10, 18	1,8
24/4	Aborte, Totgeb. in beiden Fam.	·	·	·	·	früh	·	·	·	·	·	·	·	·	·	·	·	9, 13	7, 18	1,8

Legende: Abschn. 4.1.3

mehrt. Sonst weisen die Kinder der Erstgraviden keine Besonderheiten auf.

Bei *einer* vorangegangenen Schwangerschaft sind die untergewichtigen Kinder verringert. Auffallend ist die geringe Zahl von Herz-Kreislaufmißbildungen in dieser Gruppe.

Bei *zwei* vorangegangenen Schwangerschaften finden sich keine wesentlichen Besonderheiten. Dagegen gibt es zahlreiche Assoziationen bei Frauen mit *drei und mehr vorangegangenen Graviditäten*. Frühaborte, Spätaborte und Frühgeburten sind durchweg stark erhöht. Auch die perinatale Sterblichkeit ist um zwei Drittel gegenüber dem Durchschnitt erhöht. Dies ist offenbar durch die hohe Zahl der Frühgeburten bedingt, die ebenfalls um zwei Drittel erhöht ist. Bei den Frühgeborenen selbst ist die perinatale Sterblichkeit nur unwesentlich erhöht. Untergewichtige Kinder sind bei allen Mehrgraviden verringert, am stärksten bei den Frauen mit drei und mehr früheren Schwangerschaften.

Frauen, die mehr als zwei Geburten hatten, also die Drei- und Mehr-Parae entsprechen in den Häufungen den Mehrgraviden. Bemerkenswert ist, daß die Herzmißbildungen speziell bei Frauen mit mehreren

b) Assoziationen mit Ausgang der Schwangerschaft und ausgewählten Mißbildungen/Anomalien des Kindes

Einflußmerkmal Nr.	Bezeichng.	Schwang. mit Merkmal Anz. %	Vorzeit. Beendigung Frühaborte -4 Mo.	Spätaborte ab 5 Mo.	Frühgeburten b. 260 Tg.	perinat. gestorb. Frühgeburten	insgesamt	Untergewicht (> 260 Tg.)	ZNS	Herz, Kreislauf	Faz. Spalten	Sonst. schwere Mißbildg.	Syndaktylien	Hüftgelenksdyspl.	Klumpfuß	Schwere Mißbildungen insges.
13/2	Schwangerschaftsanamnese: Totgeburt	378 4,8	19 20,8ᵃ	21 11,9ᵃ ++	78 32,4 +++	20 18,9	24 10,0 +++	29 26,2 .	4 2,4 .	4 3,2 .	1 1,7 .	2 2,6 .	3 2,5 .	8 6,3 .	1 1,5 .	7 5,5
12/3	Anamnese: neonat. Tod	319 4,1	22 18,7ᵃ	18 9,8ᵃ ++	77 27,5 +++	21 18,6	25 8,5 +++	15 22,0 .	2 2,0 .	7 2,6 +	0 1,4	1 2,2 .	1 2,1 .	3 5,2 .	1 1,3 .	8 4,6
12/5	Anamnese: Mißbildg.	234 3,0	16 13,2ᵃ	7 7,3ᵃ	16 20,5	0 3,7 –	3 6,3	12 16,5	1 1,5	3 2,0	0 1,0	4 1,6	1 1,6	7 4,0	1 1,0	5 3,6
12/6	Anamnese: Frühgeb. u. a.	500 6,4	20 27,4ᵃ	13 17,7ᵃ +++	68 45,2	15 16,3	17 14,0	27 36,4	2 3,2	3 4,2	2 2,2	2 3,4	2 3,3	6 8,5	3 2,0	3 7,8
22/2	Fam. Anamn. Frau: Diabetes	572 7,4	21 32,4 –	19 18,0	48 49,7	10 10,9	14 15,2	52 42,8	2 3,8	4 4,9	1 2,5	4 4,0	4 3,8	8 9,9	0 2,4	8 9,0
22/3	Nervenkrkh. Schwachsinn	179 2,3	5 9,4	8 5,2	9 15,8	1 2,4	2 4,7	17 13,4	2 1,2	2 1,5	1 0,8	2 1,3	1 1,2	3 3,0	1 0,7	5 2,8
22/4	Mißbildg.	131 1,7	4 6,0	3 3,6	13 11,2	4 2,9	4 3,3	5 9,7	0 0,9	0 1,1	0 0,6	0 0,9	1 0,9	2 2,2	1 0,5	– 2,1
23/2	Fam. Anamn. Mann: Diabetes	485 6,3	26 26,0	16 14,8	46 42,8	8 10,2	11 12,7	46 36,6	4 3,1	2 4,0	1 2,2	2 3,4	1 3,2	8 8,2	2 2,0	4 7,6
23/3	Nervenkr., Schwachsinn	149 1,9	10 7,7	3 4,2	11 12,5	3 2,5	5 3,7	10 10,9	3 1,0	4 1,2	1 0,7	1 1,0	1 1,0	3 2,5	1 0,6	4 2,3
23/4	Mißbildg.	109 1,4	9 5,3	1 3,2	9 9,7	3 2,2	4 2,9	12 8,2	0 0,7	1 0,9	1 0,5	0 0,8	1 0,8	7 1,8 ++	1 0,5	1 1,7
24/2	Totgeb., Aborte in Fam., Mann	596 7,7	27 27,9	14 16,2	54 49,9	9 11,5	16 14,2	38 44,8	3 3,9	6 4,9	3 2,6	7 4,2	2 3,9	9 10,1	3 2,5	12 9,3
24/3	Totgeb., Aborte in Fam., Frau	1336 17,3	62 62,3	39 36,5	112 113,5	34 25,8 +	41 33,1	99 90,7	12 8,6	12 11,1	7 5,7	9 9,3	7 8,6	27 22,7	5 5,5	24 20,6
24/4	Aborte, Totgeb. in beiden Fam.	219 2,8	14 11,4	2 6,1	22 18,4	5 4,7	8 5,2	21 16,6	5 1,4	0 1,8	2 0,9	2 1,5	0 1,4	4 3,7	0 0,9	7 3,4

ᵃ Nur für Frauen mit mindestens einer früheren Schwangerschaft

ausgetragenen Schwangerschaften gehäuft sind, und zwar besonders bei Frauen ohne Aborte. Dies entspricht der weiteren Feststellung, daß Herzmißbildungen bei Frauen mit *einem* Frühabort in der Anamnese selten sind. Wenn aber mehrere Frühaborte aufgetreten waren, ist die Gesamtzahl der schweren Mißbildungen erhöht, der Tendenz nach auch die Herzmißbildungen.

Frühere Spätaborte sind ein Indiz dafür, daß auch in der bestehenden Schwangerschaft Spätaborte und Frühgeburten sehr stark gehäuft sind; die Beobachtungszahlen sind doppelt so hoch wie die Erwartungswerte. Bei früheren Frühaborten tritt eine Assoziation zum Ausgang der bestehenden Schwangerschaft erst auf, wenn mindestens zwei Frühaborte vorausgegangen sind. Dann sind Früh- und Spätaborte erhöht. Die prognostische Bedeutung ist demnach bei früheren Spätaborten erheblich stärker als bei Frühaborten; sie setzt sich sogar bis zur perinatalen Sterblichkeit durch. Die Zahl untergewichtiger Kinder ist bei früheren Spätaborten deutlich verringert.

Die Beurteilung der statistischen Zahlen für Frühgeburten bei *Frauen mit früheren Fehlgeburten* ist nicht eindeutig: Man kann fragen, ob und wie Frauen mit Fehlgeburten vom Gesamtdurchschnitt abweichen. Dann führt man eine Doppelprüfung durch, da es sich erstens um Frauen mit mehreren Graviditäten handelt und zweitens Fehlgeburten vorgekommen sind. Dabei findet man z. B., daß bei Frauen mit zwei und mehr früheren Aborten 95 Frühgeburten vorgekommen sind, denen ein Erwartungswert von 59,2 gegenübersteht (Zahlen der Übersichtstabelle). Bezieht man aber den Erwartungswert speziell auf die Frauen mit zwei und mehr früheren Schwangerschaften, so ergibt sich ein Erwartungswert von 75,5, gegenüber dem der Beobachtungswert 95 noch mit + + erhöht ist, aber die Differenz ist von 35,8 auf 19,5 zurückgegangen. Das Faktum der Überhöhung der Frühgeburtenzahl ist jedenfalls bestehen geblieben.

Bei entsprechenden Berechnungen ergeben sich folgende Erwartungswerte und Häufungszeichen für die Frühgeburten bei den Variablen, die hier der Kürze wegen mit den Nummern wie in der Übersichtstabelle bezeichnet seien:

14/2:	146,3 (·)	405/3:	42,8 (+)
14/3:	75,5 (++)	405/4:	112,3 (·)
88/2:	122,9 (·)	405/5:	149,5 (·)
88/3:	48,2 (·)	405/6:	28,9 (++)
89/2:	63,9 (+++)		
77/2:	162,2 (·)		

Bei Frauen, deren letzte Schwangerschaft mit Aborten endete, findet sich – im Gegensatz zu GARDINER u. a. – auch bei kurzen Zeitabständen keine Erhöhung der Mißbildungszahlen.

Die Zusammenhänge mit dem *Alter der Mutter,* dessen Einfluß auf die Abortziffern in Abb. 7 im einzelnen dargestellt ist, spiegeln sich in den Assoziationen mit der Schwangerschaftsanamnese deutlich wider. Bereits in Abschn. 3.6.2.2 ist auf die Verquickung zwischen Einflüssen des Alters und solchen der Graviditäts- und Paritätszahl hingewiesen worden, wobei vielfach offen bleibt, welcher Einfluß primär und welcher sekundär ist. Die Aufschlüsselung nach dem Alter ergibt:
Frühaborte: selten mit 25–29 Jahre; danach zunehmend erhöht
Spätaborte: selten mit 20–25 Jahre; ab 30 Jahre häufig
Frühgeburten: etwas verringert mit 20–29 Jahre; ab 35 Jahre stark erhöht
Perinatale Sterblichkeit
Frühgeborene: etwas verringert mit 25–29 Jahren; mit 30–34 Jahre stark erhöht
insgesamt: verringert bis 29 Jahre; ab 30 Jahre stark erhöht
Untergewicht bei ausgetragenen Kindern: erhöht bis 24 Jahre
Mißbildungen:
Faziale Spalten isoliert erhöht mit 20–24 Jahren,
Herz-Kreislauf-Mißbildungen ab 35 Jahre erhöht.

Bei den „Sonstigen" sind 6 Kinder mit Down-Syndrom enthalten, deren extrem starke Altersabhängigkeit bekannt ist. Auch die Gesamtzahl der schweren Mißbildungen ist ab 35 J. erhöht.

4.3.2 Frühere Totgeburten, Frühgeburten, mißbildete Kinder, Familienanamnese

Totgeburten und neonatale Sterbefälle bei früheren Kindern der Schwangeren sind mit ungünstigem Ausgang der bestehenden Schwangerschaft stark assoziiert. Spätaborte, Frühgeburten und perinatale Sterbefälle sind doppelt bis dreifach so hoch wie im Durchschnitt. Bei Frühgeburten in der Anamnese sind Frühgeburten wiederum gehäuft.

Die Erwartungswerte für Frühgeburten sind hier wie im vorigen Abschnitt aus dem Gesamtmaterial berechnet. Bezieht man dagegen nur auf die Frauen mit mindestens einer früheren Schwangerschaft, so ergeben sich folgende Erwartungswerte und Häufungszeichen:

Var. 13/2: 35,5 (+++), 12/3: 30,1 (+++), 12/5: 22,5 (·), 12/6: 49,5 (++)

Wenn neonatale Todesfälle bei früheren Kindern vorkamen, sind Herz-Kreislauf-Mißbildungen etwas vermehrt. Es ist denkbar, daß auch schon das frühere neonatal gestorbene Kind eine Herz-Kreislauf-Mißbildung hatte. Da sich hieraus vielleicht Hinweise auf Erblichkeit ergeben könnten, wurden die sieben Fälle, von denen drei Kinder verstorben waren, einzeln durchgesehen. Die Angaben waren jedoch dürftig, da nicht speziell nach den Todesursachen der früheren Kinder gefragt worden war. Nur einmal wurde ein angeborener Herzfehler bei dem verstorbenen Kind angegeben; das zugehörige PU-Kind hatte multiple Pulmonalis-Stenosen und einen offenen Ductus Botalli, während die Mutter herzgesund war. Eine andere Mutter war Diabetikerin, eine weitere Epileptikerin.

Bei Diabetes in der Familienanamnese der Frau sind Frühaborte vermindert. Diesem Befund steht entgegen, daß bei eigenem Diabetes der Schwangeren die – allerdings wenigen – Frühaborte in erwarteter Zahl aufgetreten sind. (Abschn. 4.2.2)
Bemerkenswert ist die deutliche Häufung (7 gegen 1,8 erwartet) von berichteten Mißbildungen in der Familie des Vaters bei Kindern mit Hüftdysplasie. Unter den 8 Belastungen waren 4 Hüftluxationen, 2 Klumpfüße, 1 Spaltwirbel und 1 Hydrozephalus. Weitere Informationen über Assoziationen mit Hüftdysplasie in Abschn. 5.3.7.
Sonst sind keine Besonderheiten im Zusammenhang mit der – allerdings nur pauschal erfragten – Familienanamnese aufgetreten.

4.3.3 Erwünschtheit des Kindes; seelische Belastungen

Die zu diesem Komplex gehörenden Merkmale sind nur mit gewisser Unsicherheit erfaßbar gewesen. Die in der Übersicht aufgeführten Zielmerkmale über vor- und frühzeitige Beendigung der Schwangerschaft, Sterblichkeit, Untergewicht und Mißbildungen weisen bei den Einflußfaktoren *„unerwünschte Schwangerschaft"* und den Fragen nach der Kontrazeption fast keine Abweichungen vom Durchschnitt auf. Lediglich bei der allgemeinen Frage nach Konzeptionsverhütung bei bzw. vor dieser Schwangerschaft sind untergewichtige Kinder selten; dies scheint jedoch nicht auf eine spezielle der nichthormonellen Verhütungsarten zurückzugehen. Bei den Ovulationshemmern hatte sich in Abschn. 4.2.2 eine schwache Erhöhung der untergewichtigen Kinder gefunden.

Ausführlichere Untersuchungen über etwaige Auswirkungen der Unerwünschtheit der Schwangerschaft auf kindliche Verhaltensstörungen, die in diesem Buch nicht behandelt werden, hat P. NETTER (1983) veröffentlicht.

Seelische Belastungen sind dagegen stark mit hohen Zahlen bei Frühaborten, Spätaborten und Frühgeburten verbunden. Die dabei angegebenen seelischen Belastungen beziehen sich weit überwiegend auf „Ärger in Familie, Ehe". Die perinatale Sterblichkeit zeigt nur geringe Abweichungen vom Durchschnitt. In dieser Gruppe sind auch die „sonstigen schweren Mißbildungen" erhöht. Die dabei auftretenden Mißbildungen umfassen das breite Spektrum dieser Sammelkategorie von M. Down, verschiedenen Atresien bis zur Körperasymmetrie. Eine spezielle Häufung war nicht erkennbar.

Die *psychoprophylaktische Geburtsvorbereitung*, die erst im letzten Schwangerschaftsdrittel beginnt, ist durch Selektionseffekte mit einer geringen Frühgeburtenquote verbunden. Auch die perinatale Sterblichkeit der Frühgeborenen ist dadurch niedrig, daß die frühen Frühgeborenen nicht dabei erfaßt werden. Für die 8 nach längerer Tragzeit perinatal Gestorbenen gilt ein Erwartungswert von 13,1; die Verringerung liegt im Zufallsbereich.

4.3.4 Menstruationszyklus

Bei den Merkmalen der *Menstruationsanamnese* bestehen keine Zusammenhänge mit Frühaborten. Spätaborte sind bei Unregelmäßigkeit der Periode gehäuft und ebenso bei einer Periodendauer von 7 und mehr Tagen. Bei dieser überlangen Periodendauer sind auch untergewichtige Kinder häufiger als im Durchschnitt.

Mißbildungen sind an drei Stellen gehäuft:
– Herz-Kreislauf-Mißbildungen bei später Menarche und bei unregelmäßiger Periode
– Faziale Spalten bei überlanger Periodendauer.

Gegenüber anderen Abschnitten ist die Zahl der Assoziationen bei der Menstruationsanamnese bemerkenswert und dürfte weitere Überprüfungen lohnen.

Im Zusammenhang mit der *Regelmäßigkeit des Menstruationszyklus* sind als mögliche Einflußfaktoren die *Zykluslänge* und der *Kohabitationszeitpunkt* innerhalb des Zyklus zu beachten. Schon bei der Aufnahmeuntersuchung wurde nach der Kohabitationshäufigkeit zur Zeit der mutmaßlichen Konzeption gefragt. Bei 436 Frauen mit nur einmaliger Kohabitation und mit als regelmäßig angegebenem Zyklus zwischen 25 und 31 Tagen Dauer konnte eine genauere Analyse vorgenommen werden. Für diese wurden das Geschlecht des Kindes, Fehlgeburten und Mißbildungen/Anomalien in Abhängigkeit vom Zyklustag und Zyklusdauer tabelliert.

Tabelle 4.3.4-2 gibt die Gliederung nach einzelnen Zyklustagen, Zyklusdauer, Geschlecht und Aborten wieder.

Nun sind die in der Tabelle benutzten Angaben zweifellos oft nicht korrekt. Frauen dürften den Zyklus auch bei Schwankungen um 1, 2 oder 3 Tage als regelmäßig angegeben haben, obwohl Menstruationskalender von ⅔ der Frauen geführt wurden. Erst recht ist die Angabe des „einzigen" Kohabitationstermins nicht ohne Skepsis zu beurteilen.

Die in Abb. 21 dargestellten Mittelwerte liegen bei etwa 15 Tagen vor dem angegebenen Zyklusende. Beim 28-tägigen Zyklus liegt das Maximum der Konzeptionstage am 12. bis 14. Tag p. m., also am 14. bis 16. Tag vor der nächsten Menstruation. Dies stimmt mit den üblichen Regeln überein (DÖRING 1982).

In diesem Drei-Tage-Bereich, der bei den anderen Zyklusdauern entsprechend den Zahlenverhältnissen verschoben wurde, – in der Tabelle durch Striche angedeutet – liegen 37% der Konzeptionen. In einem nach oben und unten um zwei weitere Tage erweiterten Bereich liegen 68%. Bei nochmaliger Erweiterung um je zwei Tage, also im Intervall zwischen dem 8. und dem 18. Tag bei 28-Tage-Rhythmus, liegen 86% der Konzeptionen innerhalb, 14% außerhalb des Bereichs.

Die Verteilung der *Fehlgeburten* auf die Zyklustage ist aus Tabelle 4.3.4-2 zu erkennen. Die durchschnittliche Häufigkeit beträgt 40 von 436 hier enthaltenen Schwangerschaften mit einmaliger Kohabitation und regelmäßigen Zahlen und entspricht völlig dem Anteil im Gesamtmaterial (9,5%). Bei der Verteilung auf die Zyklustage fällt eine gewisse Häu-

Tabelle 4.3.3-1 Übersicht über die Einflußmerkmale: Erwünschtheit des Kindes; seelische Belastungen
a) Bemerkenswerte Häufungen in den Profilen

Nr.	Bezeichng.	Alter	früh. Schw.-schaften	früh. Ab-orte	Aufnahme Grund	Zeit	Er-wünscht-heit	Beruf Frau	Soz. Stellung Mann	rel. Gewicht	Übel-keit	Erbre-chen	fieb. In-fekte	Blu-tun-gen	Sex. Hor-mone	Tran-quili-zer	An-alge-tika	ge-häuft	verrin-gert	Aus-fall-quote %
80/2	Schwanger. nicht erwünscht	jung (alt)	2+	0	Be-schwerd. Bestätg.	spät	(Defin.)	·	Arb.	Über-gew.	·	·	·	·	·	·	+	7, 13	2, 3, 10, **16**	1,0
87/1	Konzept.-Verhü-tung früher	·	1+	·	Steril. Behdlg. Bestät.	·	unerwü.	Hsfr.	B. A.	(Un-ter-gew.)	·	·	+	+	·	·	·	**7, 9, 14, 18**	**1, 4,** 10, 11, 12, **16, 17**	2,8
81/1	Konzeptions-Verhütung	alt	2+	·	Therap. Be-schwerd.	·	unerwü.	Hsfr.	Arb.		·	·	·	+	+	·	+	**5, 7,** 14	1, 3, 4, 9, 15, 17, 18	3,7
82/2, 3	Verhütung Condom Coit. int.	alt (jung)	2+	·	·	·	unerwü.	Hsfr.	Arb.	Über-gew.	·	·	·	·	(+)	(−)	·	5, 7, 14	1, 3, 18	0,0
82/5	Knaus-Ogino	·	·	·	Therap. Be-schwerd.	·	unerwü.	Hsfr.			·	·	·	·	·	·	·	5, 7, 13, **14**	1, 3, 9, 15, 16	0,0
21/2, 3, 4	Seelische Belastung	hete-rogen	2+	1+	Ab. imm. Ther. Beschw.	·	unerwü.	hete-ro-gen	Arb.		·	·	·	·	+	+	+	7, 14, **18**	3, 4, 9, 11, 16, 17	1,0
68/1	Psychoprophy-lakt. Geburts-vorbereitung	mittel	0	0	Steril. beh.	·	erw.	·	Bea. Ang.	Unter-gew.	+	−	·	−	·	·	·	**3, 5,** 14, **15,** 19	1, 4, 6, 7, **10,** 12, **13, 17,** 18	19,7

Tabelle 4.3.4-1 Übersicht über die Einflußmerkmale: Menstruationsanamnese
a) Bemerkenswerte Häufungen in den Profilen

Nr.	Bezeichng.	Alter	früh. Schw.-schaften	früh. Ab-orte	Aufnahme Grund	Zeit	Er-wünscht-heit	Beruf Frau	Soz. Stellung Mann	rel. Gewicht	Übel-keit	Erbre-chen	fieb. In-fekte	Blu-tun-gen	Sex. Hor-mone	Tran-quili-zer	An-alge-tika	ge-häuft	verrin-gert	Aus-fall-quote %
83/1	Menarche ≤ 11 J.	jung	·	·		(früh)	·	·	·	Über-gew.	·	tgl.	·	·	·	·	·	33	16	1,1
83/6	Menarche ≥ 16 J.	alt	2+	2+	·	·	·	·	Arb.		·	·	·	·	·	·	·	15	9	1,1
84/2	Periode unregelm.	(jung)	0	·	Steril. Behdlg.	+	·	·	·	·	·	·	·	·	·	·	·	6, **16**	4, 7, 12, 14, 15	1,3
85/1, 2	Periodendauer bis 3 Tg.	alt	3+	1+	·	·	·	·	Arb.	Über-gew.	·	tgl.	·	·	·	+	·	13	3	5,3
85/6	Periodendauer 7 u. mehr Tg.	jung	·	(2+ sel-ten)	Be-schwerd.	·	·	·	·	Unter-gew.	·	tgl.	·	·	+	·	·	9, 10, 11	7, 16	5,3
86/1	Zyklusstörungen behandelt	·	0	·	Ster. Be.and. Therap.	·	erw.	·	·	·	·	·	·	+	+	·	+	1, 3, 6, 14, 21	10, 16, 17	3,9

b) Assoziationen mit Ausgang der Schwangerschaft und ausgewählten Mißbildungen/Anomalien des Kindes

Einflußmerkmal		Schwang. mit Merk- mal Anz. %	Ausgang der Schwangerschaft					Unterge- wicht (> 260 Tg.)	Spezielle Mißbildungen/Anomalien							Schwere Mißbil- dungen insges.
			Vorzeit. Beendigung			perinat. gestorb.			ZNS	Herz, Kreis- lauf	Faz. Spalten	Sonst. schwere Miß- bildg.	Syndak- tylien	Hüftge- lenks- dyspl.	Klump- fuß	
Nr.	Bezeichng.		Früh- aborte –4 Mo.	Spätab- orte ab 5 Mo.	Frühge- burten b. 260 Tg.	Frühge- burten	insge- samt									
80/2	Schwanger. nicht erwünscht	2094 26,9	117 103,7	57 60,9	187 175,2	47 56,9	57 51,4	160 152,8	9 13,2	20 17,7	11 9,4	11 14,5	18 14,0	39 35,5	4 8,6	23 32,6
87/1	Konzept.-Ver- hütung früher	2987 39,0	140 146,8	72 86,1	265 253,1	61 59,2	80 74,6	217 224,9	22 19,5	25 24,6	14 13,7	25 20,3	16 19,1	56 50,8	15 12,5	49 46,8
81/1	Konzeptions- Verhütung[1]	501 6,6	31 26,1	15 14,8	47 42,1	13 11,2	17 12,6	22 35,7 –	3 3,3	6 4,0	4 2,3	3 3,6	2 3,3	9 8,3	0 2,1	6 7,8
82/2, 3	Verhütung: Condom Coit. int.	318 4,0	18 17,8	11 9,9	30 27,2	9 7,2	9 8,3	15 22,4	2 2,0	5 2,7	2 1,4	1 2,2	2 2,1	3 5,4	0 1,3	2 4,8
82/5	Knaus-Ogino	99 1,3	6 5,5	3 3,0	12 8,9	2 2,4	5 2,7	4 7,5	1 0,6	1 0,8	1 0,4	1 0,7	0 0,7	5 1,7	0 0,4	3 1,5
21/2, 3, 4	Seelische Belastung	2423 31,1	151 119,0 +++	85 65,9 ++	230 198,5 ++	55 51,7	68 58,1	181 171,8	15 15,2	25 20,0	6 10,7	24 16,4 +	19 15,8	47 40,1	9 10,7	43 36,7
68/1	Psychoprophy- lakt. Geburts- vorbereitung	2271 35,9	entfällt	entfällt	151 209,6 –––	14 31,7 –––	22 57,2 –––	211 191,3	16 16,2	26 21,9	9 10,8	17 17,3	16 17,3	47 44,2	11 10,8	39 38,0

b) Assoziationen mit Ausgang der Schwangerschaft und ausgewählten Mißbildungen/Anomalien des Kindes

83/1	Menarche ≤ 11 J.	630 8,1	27 28,6	17 16,5	56 51,6	17 11,4	21 14,2	44 48,4	3 4,1	10 5,3	3 2,8	1 4,4	8 4,2	10 10,8	2 2,6	6 10,0
83/6	Menarche ≥ 16 J.	731 9,4	37 41,3	26 22,9	66 64,7	16 16,4	16 20,8	52 50,6	4 4,1	11 6,2 +	3 3,3	6 5,1	5 4,9	15 12,5	4 3,0	12 11,3
84/2	Periode unregelm.	1129 14,5	56 50,7	44 30,4 ++	83 88,5	24 19,5	32 25,3	87 80,5	8 7,3	16 9,6 +	8 5,1	4 7,8	11 7,6	19 19,3	3 4,7	18 17,6
85/1, 2	Periodendauer bis 3 Tg.	515 6,9	22 26,8	13 15,3	54 45,0	11 13,2	16 14,0	29 36,0	3 3,3	5 4,5	2 2,4	5 3,5	5 3,4	5 9,0	0 2,1	9 8,1
85/6	Periodendauer 7 u. mehr Tg.	1166 15,6	58 54,7	43 31,9 +	83 97,2	20 22,5	27 27,8	108 86,9 +	4 7,5	9 9,9	11 5,3 +	4 8,0	7 7,7	21 20,3	4 4,7	12 18,4
86/1	Zyklusstörun- gen behandelt	1332 17,6	62 65,4	44 37,4	110 108,4	20 24,7	28 32,1	102 93,2	10 8,5	9 10,6	7 6,0	10 9,3	12 8,8	27 22,2	6 5,6	24 20,5

[1] vgl. auch Abschn. 4.2.2

Tabelle 4.3.4-2 Verteilung der angegebenen Konzeptionstermine bei nur einmaliger Kohabitation nach Zyklustagen und -dauern

Tage nach dem 1. Tag der letzten Menstruation	Zyklusdauer (regelmäßig)														
	25/26			27			28			29			30/31		
	Kn	M	Aborte	Kn	M	Aborte	Kn	M	Aborte	Kn	M	Aborte	Kn	M	Aborte
1–4	1	–	–	–	–	–	–	1	–	–	–	–	–	–	–
5	1	–	–	–	–	–	2	–	–	–	–	–	–	1	–
6	1	–	–	2	–	–	3	–	1	–	1	–	–	–	–
7	1	2	–	2	1	–	5	3	–	3	2	–	2	–	–
8	4	2	–	1	–	2	4	2	–	2	1	–	–	–	–
9	2	1	1	2	1	1	9	6	1	–	–	–	–	1	–
10	5	2	–	1	5	–	10	7	3	3	3	1	2	2	–
11	1	2	–	1	1	2	5	8	1	2	4	–	2	–	1
12	1	1	–	1	1	–	15	12	3	4	5	2	4	3	–
13	3	3	1	2	4	–	10	9	1	8	3	1	2	3	2
14	2	4	–	1	–	–	14	17	2	5	3	–	5	6	–
15	1	1	–	–	2	–	6	5	3	–	2	–	3	2	–
16	–	–	–	1	–	–	3	6	1	3	2	–	1	3	2
17	–	–	–	1	1	–	6	6	–	–	2	–	4	1	1
18	–	–	–	–	–	–	4	4	1	1	1	–	2	–	1
19	–	1	–	–	–	–	2	1	–	1	2	1	3	–	1
20	–	–	–	–	–	–	3	2	–	–	–	–	–	1	1
21	1	1	1	–	–	–	1	2	–	–	–	–	2	–	–
22	–	–	–	–	1	–	–	–	–	–	–	–	–	–	–
23	–	–	–	1	–	–	–	–	–	–	–	–	2	–	–
24	–	–	–	–	–	–	–	–	–	–	–	–	–	–	–
25	–	–	–	–	–	–	3	–	–	–	–	–	2	–	–
26	–	–	–	–	–	–	–	–	–	–	–	–	–	–	–
27	–	–	–	–	–	–	–	–	1	–	–	–	–	–	–
28	–	–	–	–	–	–	1	–	–	–	–	–	–	–	–
zusammen	24	20	3	16	17	5	106	91	18	32	31	5	36	23	9
Mittelwert	10,3	12,2		11,3	12,4		12,9	13,2		12,4	12,7		15,6	13,4	

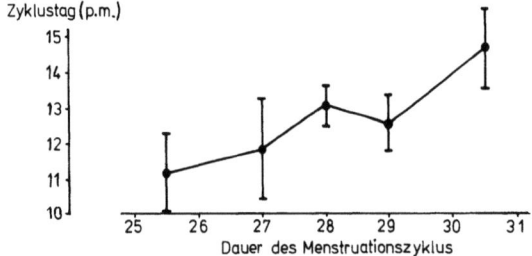

Abb. 21. Mittlerer Konzeptionstag im Menstruationszyklus (bei nur einmaliger Kohabitation) in Abhängigkeit von Zyklusdauer. Ohne Fehlgeburten

fung in den späten Zyklustagen bei den langen Zyklusdauern von 30/31 Tagen auf (6 von 27 = 22%). Bei der Gesamtbetrachtung der Verteilungen liegt dies jedoch noch im Zufallsbereich.

Aus dem Schrifttum paßt eine Arbeit von GUERRERO und ROJAS hierher. Die Autoren hatten bei 965 Frauen mit Basaltemperaturmessung und einmaligem[8] Geschlechtsverkehr ein

---

[8] Bei mehrmaligem Geschlechtsverkehr in der fraglichen Zeit wurde der dem Temperatursprung am nächsten liegende Tag genommen

Minimum an Spontanaborten in der Zeitperiode von −3 bis +1 Tagen gefunden, wobei der Tag vor dem Temperatursprung mit 0 bezeichnet wurde. Bei Kohabitationen in dieser Zeitspanne wurden 40 Aborte bei 678 Schwangerschaften (5,9%) gefunden, an den späteren Tagen +2 und +3 (noch spätere wurden nicht berücksichtigt) 10 von 69 (14,5%), an den früheren Tagen von −10 bis −4 waren es 25 Aborte von 218 Schwangerschaften (11,5%). Dies spricht deutlich für ein erhöhtes Abortrisiko bei nicht-optimalem Konzeptionstermin. Die Ergebnisse dieser Autoren sind hinsichtlich einer erhöhten Abortquote bei späteren Zyklustagen mit den PU-Ergebnissen durchaus vereinbar.

Der Konzeptionstag innerhalb des Zyklus wird seit vielen Jahrzehnten als Einflußfaktor auf das *Geschlecht* des Kindes angesehen und statistisch untersucht. Die Ergebnisse waren widersprüchlich. Die Verteilung der Geschlechter (214 m : 182 w) ist in diesem Teil der Schwangerschaften mit einmaligem Verkehr etwas, aber noch im Rahmen von Zufallsschwankungen zugunsten der Knaben verschoben. Auch die Verteilung auf die Zyklustage zeigt zwar in einzelnen Teilen der Tabelle 4.3.4-2 ins Auge springende Abweichungen, z.B. bei den langen Zyklusdauern an den späten Tagen – wo auch die Fehlgeburten etwas gehäuft sind –, aber bei Berücksichtigung der möglichen Zufallsschwankungen in allen Teilbereichen der Tabelle muß diese Häufung als vermutlich zufallsbedingt angesehen werden. In diesem Sinne spricht auch, daß bei noch längeren als regelmäßig bezeichneten Zyklen bei allerdings kleinen Zahlen keine merkliche Häufung vorliegt.

Bei unregelmäßigen Zyklen, die überwiegend lange Dauern haben, war (vgl. Übersichtstabelle) die Ziffer der Spätaborte erhöht, die Knabenziffer mit 516 Knaben und 497 Mädchen (104:100) nicht.

Von zentraler biologischer Bedeutung ist aber die Frage, ob *Schwangerschaften, die nicht in der Optimalzeit entstanden sind, etwa gehäuft zu Fehlgeburten oder Mißbildungen führen könnten.* Es ist durchaus denkbar, daß in Grenzsituationen kurz vor dem Ende der optimalen Vitalität von Sperma und Ei

zwar eine Befruchtung erfolgt, die ersten Embryonalphasen vielleicht noch normal verlaufen, aber in späteren Entwicklungsstadien Störungen auftreten, die zu Fehlgeburten oder Mißbildungen führen könnten. Jedoch ist die Zahl der verwertbaren Angaben gering; die Verteilung der Mißbildungen/ Anomalitäten auf die Zyklustage der Konzeption und die Zyklusdauer würde in Anbetracht der kleinen Beobachtungszahlen nur bei sehr starken Zusammenhängen zahlenmäßige Häufungen erkennen lassen. Dies ist nicht der Fall.

Tabelle 4.3.4-3 zeigt die einzelnen Zahlen, wobei für jede Zykluslänge die drei mittleren Tage abgegrenzt wurden. Die Erwartungswerte wurden aus dem Gesamtmaterial errechnet.

Tabelle 4.3.4-3 Fehlgeburten und Mißbildungen/Anomalien bei einmaligen Kohabitationsterminen nach Zyklustagen

| Kohabitations-termin im Zyklus | Zahlen-art | Schwanger-schaften | Fehlgeb. | Spezielle Mißbildungen/Anomalien | | | | | | | Schwere Mißbildun-gen |
				ZNS	Herz	Spalten	Sonstige schwierige Mißbildun-gen	Syndak-tyl.	Hüft-luxation.	Klump-fuß	
VOR den drei mitt-leren Tagen	beob.	145	12	1	–	–	1	2	3	–	2
	erw.		13,8	0,9	1,2	0,7	1,0	1,0	2,4	0,6	2,3
IN den drei mitt-leren Tagen	beob.	161	13	1	1	1	1	1	5	–	2
	erw.		15,3	1,0	1,4	0,7	1,1	1,1	2,8	0,7	2,5
NACH den drei mittleren Tagen	beob.	130	15	1	3	–	3	1	2	–	5
	erw.		12,4	0,8	1,1	0,6	0,9	0,8	2,1	0,5	2,0
zusammen		436	40	3	4	1	5	4	10	–	9

Bei späten Kohabitationstagen liegen die Mißbildungen über den Erwartungswerten, aber noch im Zufallsbereich. Nachprüfungen erscheinen wichtig.

Die Verteilung der Schwangerschaftsdauern nach Zyklustagen wird in Abschn. 5.1.4 behandelt.

Eine präzisere Datierung des Konzeptionstages ist nur in den wenigen Fällen (11) möglich, in denen Basaltemperaturmessungen durchgeführt wurden und den Dokumentationsunterlagen beigefügt und auswertbar waren. Diese erlauben keine sicheren Aussagen. DÖRING gab an, daß vom dritten Tag der erhöhten Temperatur an nie eine Konzeption beobachtet worden sei. Eine methodisch detaillierte Studie mit einigen Ausnahmen gab ROYSTON an (1982).

4.3.5 Blutungen

Früh- und Spätaborte hängen mit Blutungen im Ablauf des pathologischen Geschehens aufs engste zusammen. In der weit überwiegenden Zahl der Fälle

wird die Fehlgeburt durch Blutungen angekündigt bzw. eingeleitet. Es ist oft nur Sache der persönlichen ärztlichen Ausdrucksweise, ob er eine mit einem Abort zusammenhängende Blutung eigens angibt oder nicht. – Bei Blutungen, die die Schwangere nicht zum Arzt führen, insbesondere bei Schmierblutungen im Anfang der Schwangerschaft, bleibt es Angelegenheit der Frau, ob sie diese Beobachtung in ihr Tagebuch einträgt oder nicht. Vgl. auch Abschn. 3.5.4.

Für Frauen, bei denen keine Blutungsangabe im Verlauf der Schwangerschaft vorliegt, kann man zwar die Häufigkeit der Aborte angeben, aber keine sinnvolle Erwartungszahl dazu errechnen. Dagegen kann man bei Unterscheidung des Blutungsbeginns nach Schwangerschaftsmonaten für die Blutungsfälle vergleichbare Erwartungswerte errechnen, bei denen die Verteilung der Aufnahmewochen berücksichtigt ist. Es ist selbstverständlich, daß die Abortzahlen gegenüber dem Durchschnitt extrem stark erhöht sind. Für Frauen mit Blutungen im 1. Trimenon, also vor der 12. Woche sind in den Abschnit-

Tabelle 4.3.5-1 Übersicht über die Einflußmerkmale: Blutungen
a) Bemerkenswerte Häufungen in den Profilen

Nr.	Bezeichng.	Alter	früh. Schw.-schaften	früh. Ab-orte	Aufnahme Grund	Aufnahme Zeit	Er-wünscht-heit	Beruf Frau	Soz. Stellung Mann	rel. Ge-wicht	Übel-keit	Erbre-chen	fieb. In-fekte	Blu-tungen	Sex. Hor-mone	Tran-quili-zer	An-alge-tika	ge-häuft	verrin-gert	Aus-fall-quote
153/1	keine Blutung	·	0	0	Bestät.	spät		·	·	·	+	·	·	(Def.)	−	−	·	5	·	0
153/2	1. Blutung 5.–8. Wo.	alt	3+	1+	Ab. imm. Beschwerd.	früh	·	·	·	·	·	tgl.	·	(Def.)	+	+	·	11, 20	5, 9, 12, 17	0
153/3	1. Blutung 9.–12. Wo.	alt	3+	1+	Ab. imm. Beschw.	·	·	·	·	·	−	−	·	(Def.)	+	+	·	1	5	0
153/4, 5	1. Blutung 13.–20. Wo.	·	3+	2+	·	·	·	·	·	·	·	·	·	(Def.)	·	·	·	18	·	0
153/6, 7	1. Blutung 21.–28. Wo.	·	·	·	·	·	·	·	·	·	·	·	·	(Def.)	·	−	·	·	·	0
472/2	Abortus imminens bei u. nach d. Aufn.	·	2+	1+	(Def.)	früh	erw.	·	·	Unter-gew.	·	·	·	(Def.)	+	+	·	1, 2, 13, 14, 15	5, 7, **16**, 17	0,5
472/3	Blutg. ohne Abort. imm. innerh. Rhythm.	alt	3+	2+	·	spät	·	·	·	·	·	·	·	(Def.)	·	·	+	20	·	0,5
472/4	Blutg. ohne Abort. im. außerh. Rhythm.	alt	3+	·	Steril. Beschw.	früh	unerw.	·	·	·	·	·	·	(Def.)	+	+	·	20	·	0,5
36/2	Shirodkar Eingriff	alt	2+	2+	·	früh	unerw.	·	·	·	·	·	·	+	+	+	·	1, 6, 12, **15**	3, 4, 14, 17, 18	0

Legende: Abschn. 4.1.3

ten 4.2.2, 4.2.3, 4.2.4, 4.2.7 und 4.2.8 spezielle Vergleiche mit und ohne Medikamenteneinnahme vorgenommen worden.

Schwangere, bei denen der Arzt eine drohende Fehlgeburt dokumentiert hat, haben selbstverständlich erhöhte Zahlen bei allen vor- und frühzeitigen Beendigungen der Schwangerschaft. Wegen der zahlreichen Frühgeburten ist auch die perinatale Sterblichkeit erhöht.

Die Zahl der Kinder mit fazialen Spalten bei Frauen mit Blutungen in der 5. bis 8. Woche ist hier mit 7 (erwartet 3,6) angeführt; dieser Unterschied liegt knapp an der Grenze des Zufallsbereiches. Dabei fehlen jedoch die Kinder mit fazialen Spalten, die noch eine schwerere Mißbildung aufweisen, der sie hier zugeteilt sind. Bei Hinzunahme dieser Fälle ergeben sich 8 Spaltenträger (erwartet 3,7). Dies bedeutet eine schwache Assoziation (+).

Der für die anderen schweren Mißbildungen negative Befund, auf den schon Mau und Netter (1972, 1974) aufmerksam gemacht haben, steht im Gegensatz zu anderen Feststellungen im Schrifttum, z. B. von RUMEAU-ROUQUETTE (1971), die eine Häufung in allen Altersklassen und bei genetisch bedingten und anderen Mißbildungen gefunden hat. Eine Erklärung für diese Diskrepanz steht noch aus.

Angaben über den Shirodkar'schen Eingriff, bei dem nach früheren Aborten zur Aufrechterhaltung der Schwangerschaft eine Umbindung der Portio erfolgt, werden in diesem Abschnitt mit abgehandelt, obwohl dabei das Eintreten von Blutungen möglichst nicht abgewartet wird. Infolge der Abortgefährdung dieser Gruppe findet man auf der linken Seite der Übersichtstabelle eine Häufung der hiermit zusammenhängenden Merkmale. Beim Schwangerschaftsausgang sind – wegen der Selektion hoher Risiken zu diesem Eingriff – Spät-

Assoziationen mit Ausgang der Schwangerschaft und ausgewählten Mißbildungen/Anomalien des Kindes

nflußmerkmal		Schwang. mit Merkmal Anz. %	Ausgang der Schwangerschaft					Unterge-wicht (> 260 Tg.)	Spezielle Mißbildungen/Anomalien							Schwere Mißbil-dungen insges.
			Vorzeit. Beendigung			perinat. gestorb.			ZNS	Herz, Kreis-lauf	Faz. Spalten	Sonst. schwere Miß-bildg.	Syndak-tylien	Hüftge-lenks-dyspl.	Klump-fuß	
r.	Bezeichng.		Frühab-orte -4 Mo.	Spätab-orte ab 5 Mo.	Frühge-burten b. 260 Tg.	Frühge-burten	insge-samt									
53/	keine Blutung	5310 / 67,5	(57) (·)ª (---)	(57) (·)ª (---)	414 / 484,3 / ---	81 / 93,7 / -	103 / 140,3 / ---	432 / 423,1 / .	38 / 33,7 / .	42 / 44,5 / .	20 / 23,6 / .	36 / 36,4 / .	39 / 35,1 / .	87 / 89,7 / .	23 / 21,6 / .	82 / 88,9 / .
53/	1. Blutung 5.-8. Wo.	798 / 10,1	80 / 42,5 / +++	33 / 19,5 / ++	76 / 61,3 / +	20 / 17,4 / .	25 / 18,1 / .	49 / 52,2 / .	6 / 5,1 / .	7 / 6,7 / .	7 / 3,6 / .	6 / 5,5 / .	4 / 5,3 / .	13 / 13,5 / .	1 / 3,2 / .	16 / 11,1 / .
53/	1. Blutung 9.-12. Wo.	707 / 9,0	172 / 35,9 / +++	33 / 14,0 / +++	53 / 42,2 / .	10 / 12,5 / .	16 / 12,9 / .	40 / 36,4 / .	1 / 4,5 / .	6 / 5,9 / .	0 / 3,1 / .	6 / 4,9 / .	4 / 4,7 / .	10 / 12,0 / .	1 / 2,9 / .	9 / 7,7 / .
53/ 5	1. Blutung 13.-20. Wo.	407 / 5,2	75ᵇ / 15,6ᵇ / +++	60 / 10,0 / +++	39 / 24,2 / ++	15 / 8,8 / +	15 / 7,0 / ++	17 / 21,2 / .	1 / 2,6 / .	4 / 3,4 / .	2 / 1,8 / .	0 / 2,8 / .	2 / 2,7 / .	6 / 6,9 / .	2 / 1,7 / .	1 / 4,4 / .
53/ ,7	1. Blutung 21.-28. Wo.	142 / 1,8	-ᵇ / -ᵇ / .	23 / 4,5 / +++	18 / 11,0 / ++	10 / 4,2 / ++	11 / 3,2 / +++	16 / 9,5 / +	1 / 0,9 / .	1 / 1,2 / .	0 / 0,6 / .	1 / 1,0 / .	1 / 0,9 / .	2 / 2,4 / .	0 / 0,6 / .	2 / 2,0 / .
72/	Abortus immi-nens bei u. nach d. Aufn.	785 / 10,0	71ᶜ / 31,7 / +++	57ᶜ / 14,3 / +++	93 / 51,1 / +++	28 / 20,9 / .	32 / 15,3 / +++	45 / 44,8 / .	5 / 5,0 / .	8 / 6,6 / .	2 / 3,5 / .	3 / 5,4 / .	5 / 5,2 / .	14 / 13,3 / .	4 / 3,2 / .	87 / 89,4 / .
72/	Blutg. ohne Abort. imm. innerh. Rhythm.	159 / 2,1	6 / 7,3 / .	8 / 4,7 / .	14 / 13,3 / .	2 / 3,1 / .	3 / 4,0 / .	13 / 10,9 / .	0 / 1,0 / .	2 / 1,3 / .	1 / 0,7 / .	0 / 1,1 / .	0 / 1,1 / .	2 / 2,7 / .	0 / 0,7 / .	0 / 2,5 / .
72/	Blutg. ohne Abort. imm. außerh. Rhythm.	1428 / 18,9	132 / 77,2 / +++	87 / 41,0 / +++	160 / 113,0 / +++	42 / 36,7 / .	54 / 33,1 / +++	83 / 97,0 / .	7 / 9,1 / .	12 / 12,0 / .	11 / 6,4 / .	12 / 9,9 / .	8 / 9,5 / .	24 / 24,3 / .	3 / 5,8 / .	23 / 20,4 / .
5/2	Shirodkar Eingriff	312 / 4,0	entfällt	25 / 8,8 / +++	72 / 27,2 / +++	25 / 17,0 / +	26 / 8,2 / +++	22 / 22,6 / .	2 / 2,0 / .	5 / 2,7 / .	2 / 1,4 / .	3 / 2,2 / .	2 / 2,1 / .	4 / 5,4 / .	2 / 1,3 / .	8 / 4,6 / .

ªErwartungswert nicht sinnvoll errechenbar
ᵇAb 17. Woche kein „Frühabort"
ᶜFrüh- und Spätaborte – wie in allen anderen Zeilen – ohne Abortus imminens bei der Aufnahme

aborte und Frühgeburten sehr stark gehäuft. Auch die perinatale Gesamtsterblichkeit ist mit 9,1% sehr hoch. Die perinatale Sterblichkeit in der Untergruppe der Frühgeborenen ist schwach erhöht; der Hauptteil der perinatalen Sterblichkeit der Kinder mit Tragzeit über 196 Tage ist also durch die hohen Zahlen der Frühgeborenen bedingt.
Die relativ untergewichtigen Kinder mit Tragzeit über 260 Tagen entsprechen zahlenmäßig genau dem Durchschnitt. Bei den Mißbildungen liegt keine bemerkenswerte Häufung vor.

4.3.6 Gynäkologische Befunde

Frühaborte sind selbstverständlich gehäuft, wenn bei der Aufnahmeuntersuchung der Muttermund geöffnet war. Vielleicht ist dabei eher bemerkenswert, daß die Häufung nicht viel stärker ist als (13 : 7,0; +).

Die Feststellung von Ektopien und Erosionen schwankt sehr stark von Klinik zu Klinik (vgl. Abschn. 2.2). Bei Ektopiebefund sind Spätaborte und Frühgeburten verringert, was z.T. mit der erhöhten Zahl jüngerer Frauen zusammenhängt. Bei Trichomonadenbefund ist die Zahl der untergewichtigen Kinder erhöht.
Seltener Geschlechtsverkehr, weniger als einmal in der Woche, hat eigenartigerweise mehrere Assoziationen in der Übersichtstafel. Frühaborte sind gehäuft; es kann damit zusammenhängen, daß hohes Alter als Hintergrundsfaktor mit beiden Merkmalen assoziiert ist. Bei seltenem Geschlechtsverkehr sind ZNS- und Herzmißbildungen deutlich vermehrt. Eine Verschiebung zu den höchsten Altersklassen war bei den Herzmißbildungen zu beobachten.

Tabelle 4.3.6-1 Übersicht über die Einflußmerkmale: Gynäkologische Befunde
a) Bemerkenswerte Häufungen in den Profilen

Nr.	Bezeichng.	Alter	früh. Schw.-schaften	früh. Ab-orte	Aufnahme Grund	Aufnahme Zeit	Er-wünscht-heit	Beruf Frau	Soz. Stel-lung Mann	rel. Ge-wicht	Übel-keit	Erbre-chen	fieb. In-fekte	Blu-tun-gen	Sex. Hor-mone	Tran-quili-zer	An-alge-tika	Kliniken ge-häuft	Kliniken verrin-gert	Aus-fall-quo-te
93/2, 3, 4, 5	Fluor	jung	·	·	Ab. imm. Ther.	·	·	·	·	·	·	·	·	+	(+)	(+)	·	1, 7, 18	4, 5, 16, 20	·[a]
94/2	Abstrich; Trichomon	alt	3+	·	Ther. Be-schwerd.	·	unerwü.	·	Arb.	(Über-gew.)	·	·	·	·	·	·	·	5, 6, 7, 13, 14, 15, 18	2, 3, 11	56,0
94/3	Soor	·	·	·	·	früh	unerwü.	·	·	·	·	·	·	−	·	·	·	2, 11, 16	3, 18, 20	56,0
321/1	Ektopie	jung	1	2+ sel-ten	Bestät.	·	unerwü.	Hsfr.	·	·	·	·	·	−	·	·	·	2, 7, 15, 16, 18	3, 4, 5, 10, 11, 14, 19, 20	0,0
322/1	Erosion	·	·	1+ sel-ten	Be-schwerd.	·	·	·	Arb. sel-ten	·	·	·	·	·	·	·	·	4, 9, 11, 13, 18, 21	3, 5, 6, 7, 10, 14, 15, 20	0,0
323/1	Lageanomalie d. Uterus	jung	3+ selten	2+ sel-ten	Ab. imm.	früh	·	·	·	Unter-gew.	·	·	·	·	·	·	·	3, 11, 14, 16	5, 10	0,0
324/1	Deszensus d. Uterus	alt	3+	·	·	·	unerwü.	Hsfr.	Arb.	(Über-gew.)	·	·	·	·	·	·	·	7	·	0,0
325/2	Muttermund geöffnet	alt	2+	2+	Ab. imm.	·	·	Hsfr.	·	·	·	·	·	+	+	+	·	11, 20	14	0,?
92/1	GV < 1× Woche	alt	3+	(2+)		·	unerwü.	·	·	·	·	·	·	·	·	·	·	2, 5, 6	1, 3, 4, 9, 10, 16	12,0
92,6	GV ⩾ 5× Woche	jung	0	(2+ sel-ten)	·	·	·	Be-ruf	·	·	·	·	·	+	·	+	·	2, 3, 9, 19	16	12,0
317/2	Sterilitätsbe-handlg. < 6 Mon. vor LP	·	0	·	Def.	früh	erw.	·	Bea.	·	·	·	·	·	+	+	·	11, 20	2, 16	7,8
317/3	Sterilitätsbe-handlg. früher	alt	·	1+	Def.	früh	erw.	Hsfr.	·	Über-gew.	·	·	·	·	+	+	·	16	2, 3, 15, 17	7,8

Legende: Abschn. 4.1.3

Assoziationen mit Ausgang der Schwangerschaft und ausgewählten Mißbildungen/Anomalien des Kindes

Einflußmerkmal		Schwang. mit Merkmal Anz. %	Ausgang der Schwangerschaft					Untergewicht (> 260 Tg.)	Spezielle Mißbildungen/Anomalien							Schwere Mißbildungen insges.
			Vorzeit. Beendigung			perinat. gestorb.			ZNS	Herz, Kreislauf	Faz. Spalten	Sonst. schwere Mißbildg.	Syndaktylien	Hüftgelenksdyspl.	Klumpfuß	
Nr.	Bezeichng.		Frühaborte –4 Mo.	Spätaborte ab 5 Mo.	Frühgeburten b. 260 Tg.	Frühgeburten	insgesamt									
3/2, 4, 5	Fluor	468 / 5,9	21 / 22,2 ·	14 / 12,7 ·	39 / 49,4 ·	9 / 9,3	11 / 11,5 ·	40 / 34,3 ·	1 / 3,0	3 / 3,9 ·	0 / 2,1	4 / 3,2 ·	4 / 3,1	9 / 7,9 ·	1 / 1,9 ·	5 / 7,1 ·
/2	Abstrich; Trichomon	202 / 5,9	12 / 10,6 ·	7 / 3,7	21 / 15,4 ·	4 / 6,9 ·	5 / 5,3 ·	23 / 12,9 ++	1 / 1,4	3 / 1,8 ·	0 / 1,1	1 / 1,8	0 / 1,6	2 / 3,7 ·	1 / 1,0	3 / 3,3 ·
/3	Soor	302 / 8,9	17 / 16,2 ·	4 / 5,7	21 / 24,8 ·	6 / 5,9	8 / 8,2	16 / 21,0 ·	0 / 2,1	3 / 2,8	3 / 1,6 ·	3 / 2,7	1 / 2,4	4 / 5,7	1 / 1,6	6 / 5,2
21/	Ektopie	825 / 10,5	44 / 41,5 ·	14 / 23,8 –	54 / 71,2 –	14 / 11,5 ·	22 / 20,3 ·	68 / 63,4 ·	5 / 5,2	11 / 6,9 ·	6 / 3,7 ·	9 / 5,7 ·	7 / 5,5 ·	15 / 13,9 ·	1 / 3,4 ·	17 / 12,9 ·
22/	Erosion	369 / 4,7	15 / 18,0 ·	7 / 10,8	31 / 32,8 ·	8 / 6,6 ·	8 / 9,5 ·	27 / 28,9 ·	2 / 2,3	3 / 3,1	1 / 1,6	3 / 2,5 ·	4 / 2,4	6 / 6,2 ·	1 / 1,5 ·	5 / 5,9 ·
23/	Lageanomalie des Uterus	793 / 10,1	47 / 44,1 ·	21 / 21,9 ·	60 / 66,0 ·	12 / 12,4 ·	15 / 18,8 ·	61 / 58,6 ·	5 / 5,0	8 / 6,7 ·	2 / 3,5 ·	2 / 5,4 ·	4 / 5,2	17 / 13,4 ·	4 / 3,2 ·	8 / 12,0 ·
24/	Deszensus d. Uterus	48 / 0,6	3 / 2,7 ·	0 / 1,5	5 / 4,3 ·	0 / 1,4	0 / 1,4	5 / 3,3 ·	0 / 0,3	1 / 0,4 ·	1 / 0,2 ·	0 / 0,3	0 / 0,3	1 / 0,8 ·	0 / 0,2	0 / 0,8
25/	Muttermund geöffnet	127 / 1,6	13 / 7,0 +	4 / 1,8 ·	16 / 10,2 ·	3 / 3,8	3 / 3,2	3 / 8,2	1 / 0,8	0 / 1,1	1 / 0,6 ·	2 / 0,9 ·	1 / 0,8	2 / 2,2	1 / 0,5	3 / 1,7 ·
2/1	GV < 1 × Woche	405 / 5,9	33 / 20,9 ++	15 / 11,0	43 / 33,8 ·	10 / 9,7	11 / 10,0 ·	32 / 28,0 ·	9 / 2,8 ++	8 / 3,4 +	1 / 2,0	2 / 2,6 ·	2 / 2,4	4 / 6,8 ·	2 / 1,5 ·	10 / 6,0 ·
2/6	GV ⩾ 5 × Woche	211 / 3,1	10 / 9,6	6 / 5,4	20 / 17,0 ·	2 / 3,7	3 / 4,7 ·	14 / 15,6	0 / 1,4	1 / 1,8	0 / 1,0	2 / 1,4	1 / 1,3	4 / 3,5	0 / 0,8	2 / 3,3
7/	Sterilitätsbehandlg. < 6 Mon. vor LP	195 / 2,7	15 / 10,5 ·	9 / 5,4 ·	18 / 15,7 ·	3 / 4,1 ·	4 / 4,6 ·	17 / 13,4 ·	0 / 1,3	1 / 1,5	1 / 0,9 ·	3 / 1,4 ·	1 / 1,3	5 / 3,5 ·	3 / 0,8 ·	4 / 3,0 ·
7/	Sterilitätsbehandlg. früher	522 / 7,2	31 / 31,1 ·	20 / 16,0 ·	50 / 44,7 ·	15 / 11,9 ·	20 / 13,6 ·	35 / 36,4 ·	3 / 3,6 ·	4 / 4,0 ·	1 / 2,4 ·	6 / 3,8 ·	1 / 3,6 ·	15 / 9,3 +	2 / 2,0 ·	11 / 8,3 ·

· nicht ausgezählt

Tabelle 4.3.7-1 Übersicht über die Einflußmerkmale: Anämie, Blutgruppen
a) Bemerkenswerte Häufungen in den Profilen

Einflußmerkmal		Alter	früh. Schw.-schaften	früh. Ab-orte	Aufnahme		Er-wünscht-heit	Beruf Frau	Soz. Stel-lung Mann	rel. Ge-wicht	Krankh., Beschwerden				Medikamente			Kliniken		Aus-fall-quo-te
Nr.	Bezeichng.				Grund	Zeit					Übel-keit	Erbre-chen	fieb. In-fekte	Blu-tun-gen	Sex. Hor-mone	Tran-quili-zer	An-alge-tika	ge-häuft	verrin-gert	
139/ 7, 8, 9	Hb hoch[a] > 13,6 g%	(alt)	·	·	·	(früh)	·	·	·	Über-gew.	·	·	·	·	+	·	·	9, 15, 16, **18**, 20	**2, 3, 5, 7, 11**, 13	14,6
139/ 1, 2, 3	Hb niedrig < 11,3 g%	jung	·	·	The-rap.	spät	·	·	·	·	·	·	·	·	·	·	·	2, 3, 7, **10**, 13	1, **9**, 14, 16, 18, 20, 21	14,6
27/2, 4, 6, 8	Rhesusfaktor Mutter Rh −	·	1+	·	·	·	·	·	·	·	+	·	·	·	·	·	·	5	·	1,1
474/ 1	Rh Inkom-patibil.	jung	(Def.)	0	·	·	unerw.	·	·	Über-gew.	·	·	spät	·	·	−	·	5, 7, 9, **16**	3, 11, **14**, 18	69,7
475/ 1	AB0-Inkom-patibil.	·	·	·	Abort. imm.	·	·	·	·	·	·	·	·	·	·	·	·	·	·	64,1
35/2	Rh-Anti-körper + vor Entbindg.	alt	2+	·	·	·	unerw.	·	·	·	·	·	·	·	·	·	·	5, **9**, 16, 20	1, 2, 3, 11	40,6
332/ 1, 2, 3	Hb-Differ. Zu-nahme > 1 g%	·	·	·	·	spät	·	·	·	·	·	·	·	·	·	·	·	7, 9, **10**, 17	11, 14	30,6
332/ 7, 8	Hb-Differ. Ab-nahme > 2 g%	alt	3+	·	·	·	(un-erw.)	·	Arb.	·	·	·	·	·	·	·	·	16	1, 3, 7	30,6

Legende: Abschn. 4.1.3

Diese Assoziationen erscheinen zunächst etwas absurd. Aber man braucht nur daran zu denken, daß bei seltenem zeitlich zufällig durchgeführtem Geschlechtsverkehr die Wahrscheinlichkeit geringer ist, daß Same und Ei beide in der Phase bester Vitalität aufeinander treffen als bei häufigem Verkehr. Daher gibt es möglicherweise eher den Fall, daß einer der beiden Zellpartner nicht optimal für die Entwicklung eines gesunden Organismus geeignet ist. Natürlich sind diese Überlegungen utopisch; aber es sind bisher keine statistischen Daten verfügbar oder bekannt, aus denen sicher hervorgeht, ob Befruchtungen zu nicht-optimalen Zeiten etwa gehäuft zu gestörten Schwangerschaften oder Kindesentwicklungen führen. Die in Tabelle 4.3.4-3 angegebenen Zahlen sind zu einer schlüssigen Beantwortung zu klein, lassen aber einen ungünstigen Trend als möglich erscheinen.

Bei früherer Sterilitätsbehandlung (vgl. auch Var. 10/2 in Abschn. 4.3.1) finden sich schwache Häufungen, und zwar Hüftgelenksdysplasien bei länger zurückliegenden Behandlungen und Klumpfüße – allerdings mit recht kleinen Zahlen – bei weniger zurückliegenden. Weitere Assoziationen mit früheren Sterilitätsbehandlungen in Abschn. 4.4.4 und 5.1.1.

4.3.7 Anämie, Blutgruppen

In diesem Abschnitt waren zunächst nur die Folgen der bekannten Rh-Inkompatibilität zu erwarten. Aber auch die AB0-Blutgruppen und die Hämoglobinwerte der Mutter erwiesen sich als interessant. Ausgerechnet hohe Hb-Werte bei der Aufnahmeuntersuchung (über 13,6 g/100 ml) sind mit erhöhten Frühaborten verknüpft; auch die Zahl der Frühgeborenen ist, allerdings noch im Zufallsbereich, erhöht. Faßt man alle drei Arten der vor- und frühzeitigen Beendigung der Schwangerschaft in der Übersichtstabelle zusammen, so steht eine Beobachtungs-

Assoziationen mit Ausgang der Schwangerschaft und ausgewählten Mißbildungen/Anomalien des Kindes

Einflußmerkmal		Schwang. mit Merkmal Anz. %	Ausgang der Schwangerschaft					Unterge-wicht (>260 Tg.)	Mißbildungen/Anomalien							Schwere Mißbil-dungen insges.
Nr.	Bezeichng.		Vorzeit. Beendigung			perinat. gestorb.			ZNS	Herz, Kreis-lauf	Faz. Spalten	Sonst. schwere Miß-bildg.	Syndak-tylien	Hüftge-lenks-dyspl.	Klump-fuß	
			Frühab-orte −4 Mo.	Spätab-orte ab 5 Mo.	Frühge-burten b. 260 Tg.	Frühge-burten	insge-samt									
39/ ,8,9	Hb hoch[a] >13,6 g%	2031 30,2	125 104,4 +	64 57,8	184 170,4 .	40 39,8	55 50,4	141 150,0	18 12,7	21 17,8	11 9,7	14 14,2	13 13,6	40 35,3 .	9 9,1	32 30,9 .
39/ ,2,3	Hb niedrig <11,3 g%	575 8,6	23 22,8	17 15,9	56 48,7 .	18 12,5	14 14,1 .	51 43,9 .	2 3,6	5 5,1	3 2,7	6 4,0	6 3,9	12 10,0 .	1 2,6	9 8,8
7/2, ,6,8	Rhesusfaktor Mutter Rh. −	1776 22,8	77 84,1 .	64 49,4 +	167 151,9 .	38 38,5 .	46 44,4 .	138 131,6 .	16 11,4 .	17 15,1 .	6 8,0 .	13 12,3 .	12 11,9 .	28 30,4 .	9 7,3 .	31 27,8 .
74/	Rh Inkom-patibil.	588 24,6	entfällt	entfällt	78 60,9 +	9 7,3 .	9 7,0 .	45 35,7 .	7 4,9 .	5 3,5 .	2 3,5 .	5 3,5 .	5 4,2 .	10 10,8 .	2 1,5 .	12 9,4 .
75/	AB0-Inkom-patibil.	671 23,8	entfällt	entfällt	56 58,1 .	2 5,2 .	4 7,0 .	46 48,4 .	6 4,0 .	6 4,0 .	6 4,0 .	8 4,8 .	6 3,8 .	10 12,1 .	1 1,2 .	16 10,3 +
5/2	Rh-Anti-körper+ vor Entbindg.	174 3,7	entfällt	entfällt	66 14,9 +++	21 15,0 .	21 4,2 +++	12 12,8 .	2 0,9 .	1 1,6 .	0 0,7 .	0 1,3 .	0 1,1 .	2 3,0 .	0 0,9 .	2 2,7 .
32/ ,2,3	Hb-Differ. Zu-nahme >1g%	521 9,5	entfällt	entfällt	40 49,8 .	12 9,4 .	18 12,1 .	47 43,9 .	5 3,6 .	4 5,2 .	2 2,8 .	5 4,1 .	3 3,8 .	12 10,5 .	3 2,5 .	10 9,1 .
32/ ,8	Hb-Differ. Ab-nahme >2g%	940 17,2	entfällt	entfällt	74 75,6 .	10 17,1 −	15 22,7 .	58 77,5 −	5 6,5 .	16 9,5 +	6 5,0 .	6 7,4 .	6 6,9 .	14 18,9 .	6 4,5 .	14 16,7 .

[a] ist auch in Abschn.4.2.1 angegeben

zahl 373 einem Erwartungswert von nur 332,6 gegenüber (+ +). Bei niedrigen Hb-Werten gibt es dagegen keine Besonderheiten.

Diese Befunde lassen eine gewisse Beziehung zum Hb-Verlauf in der normalen Schwangerschaft (E. GÖLTNER, G.H. RATHGEN 1980) erkennen. Dort findet sich vom ersten zum zweiten Trimenon ein deutlicher Abfall der Hb-Werte, der durch die Zunahme des Plasmavolumens erklärt wird, auf das die Hb-Messungen bezogen sind. Niedrige anfängliche Hb-Werte sind vielleicht mit diesem Abnahmetrend zur Einstellung auf ein niedriges relatives Hb-Niveau besser vereinbar. Hohe anfängliche Hb-Werte könnten bei dieser Umstellung ungünstig sein.

Betrachtet man die Veränderungen der Hb-Werte im Verlauf der Schwangerschaft (nur Schwangere mit vier Untersuchungen), so hat eine starke Abnahme der Werte (über 2 g%) folgende Assoziationen: Frühgeburten und Untergewichte sind verringert, Herz-Kreislauf-Mißbildungen dagegen gehäuft.

MAU (1977) hat bei der gemeinsamen Analyse der Hb-Werte im 1. und 3. Trimenon festgestellt, daß das Risiko eines kindlichen Untergewichtes besonders bei Frauen mit anfänglich hohem Hb erhöht ist, bei denen der physiologische Abfall der Hb-Werte ausbleibt.

Bei den Blutgruppen finden sich erwartungsgemäß im Rhesus-System einige gravierende Assoziationen. Bei Rh-Inkompatibilität zwischen Mutter und Kind, wobei nur Fälle mit mindestens einer früheren Schwangerschaft gezählt wurden, sind Frühgeburten gehäuft.

Eine besonders starke Häufung der Frühgeburten liegt vor, wenn bei der Mutter Rh-Antikörper vor der Entbindung festgestellt wurden. Dann wurde die Entbindung frühzeitig eingeleitet.

Die perinatale Sterblichkeit dieser Frühgeborenen entsprach etwa dem Durchschnitt. Bezogen auf alle

Geborenen war die perinatale Sterblichkeit stark erhöht, was nur auf den hohen Anteil der Frühgeborenen zurückzuführen ist.

In der Gruppe, in der Rh-Inkompatibilität festgestellt wurde, erfordert die perinatale Sterblichkeit der Frühgeborenen eine Sonderbetrachtung. Es waren 9 Sterbefälle beobachtet worden. Würde man die Erwartungswerte nach der allgemeinen perinatalen Sterblichkeit der Frühgeborenen berechnen, so wäre die Erwartungszahl 17,6, woraus sich eine verringerte Sterblichkeit ergäbe. Tatsächlich liegt aber eine starke Selektion der auf Rh-Faktoren untersuchten Kinder vor. Errechnet man die Erwartungswerte nur aus diesen, so sinkt die Erwartungszahl auf 7,3, was mit der Beobachtungszahl 9 übereinstimmt.

Entsprechendes gilt für die Inkompatibilitäten im AB0-System. Dort ist die Beobachtungszahl 2 nicht mit der aus der allgemeinen perinatalen Sterblichkeit gewonnenen Erwartungszahl 12,8, sondern unter Berücksichtigung der Untersuchungsselektion mit 5,2 zu vergleichen.

Bei AB0-Inkompatibilität findet sich eine schwache Häufung schwerer Mißbildungen, sowie eine Häufung von Aufnahmen mit Abortus imminens. Eine Beurteilung der Aborthäufigkeit selbst ist nicht möglich, da in diesen Fällen die Blutgruppe des Kindes nicht bekannt ist.

Bei den Schwangeren mit Rh − findet sich eine Erhöhung der Spätaborte (+). Die ebenfalls erhöhte Zahl der Frühgeburten liegt noch im Zufallsbereich. Ein Vergleich der Rhesus-Befunde zwischen den Kliniken ergab eine überraschend hohe Zahl von Schwangeren mit Rh − in Klinik 5 (Düsseldorf) mit 161 gegen 103,2 (erwartet nach Durchschnittsverteilung). Dagegen sind Kinder mit Rh − dort nicht vermehrt; dementsprechend ist die Zahl der Rh-Inkompatibilitäten (Mutter Rh −, Kind Rh +) erhöht (72 : 39,2). Auch in anderen Kliniken weicht die Häufigkeit der Rh-Inkompatibilitäten – z.T. erheblich – vom Durchschnitt ab (vgl. die linksseitige Profiltabelle).

4.3.8 Körpergewicht

Frauen mit relativem Untergewicht haben besonders häufig Kinder mit Untergewicht bei der Geburt. Nun ist zwar das mütterliche Untergewicht im Verhältnis zur Körperlänge und zum Lebensalter bestimmt (Definition s. Abschn. 3.4.1), das kindliche Untergewicht im Bezug auf die Schwangerschaftsdauer (Abschn. 3.7.1), aber trotzdem scheint auf den ersten Blick dieses Ergebnis der statistischen Übersicht ein normales Vererbungsphänomen widerzuspiegeln, aber die Erbeinflüsse sind hierbei vielschichtig überlagert.

Für den Kinderkliniker ist das Problem besonders schwierig, weil er individuell ererbten Kleinwuchs von Mangelgeburt und Dystrophie zu unterscheiden hat (MAU).

Der Einfluß von Erbanlagen und Umwelt auf Länge und Gewicht eines Kindes ist komplex. Die jeweils altersabhängige Körperlänge wird durch die Akzeleration modifiziert. Das von der Körperlänge abhängige Gewicht wird durch Ernährung, Krankheiten, körperliche Bewegung usw. beeinflußt. Vom Standpunkt der Analyse von Einflußfaktoren auf Schwangerschaftsverlauf und Kindesentwicklung ist die Körperlänge von Eltern und Kind weniger wichtig und eher als Hintergrundfaktor anzusehen, während relatives Unter- oder Übergewicht der Mutter ein wichtiger Einflußfaktor sein kann, der auch selbst beeinflußbar ist. Vergleicht man die Körperlänge von Frauen mit Unter- und Übergewicht, so sind die Verteilungen nur in geringem Maße, aber nicht entscheidend verschieden; so ist z.B. der Anteil von

Tabelle 4.3.8-1 Übersicht über die Einflußmerkmale: Körpergewicht
a) Bemerkenswerte Häufungen in den Profilen

| Einflußmerkmal | | Alter | früh. Schw.-schaften | früh. Aborte | Aufnahme | | Er-wünscht-heit | Beruf Frau | Soz. Stellung Mann | rel. Ge-wicht | Krankh., Beschwerden | | | | Medikamente | | | Kliniken | | Aus-fall-quote |
Nr.	Bezeichng.				Grund	Zeit					Übel-keit	Erbre-chen	fieb. In-fekte	Blu-tun-gen	Sex. Hor-mone	Tran-quili-zer	An-alge-tika	ge-häuft	verrin-gert	
336/ 1	Frau Untergewicht	mittel	0	(2 + : selt.)	·	·	·	·	Bea. Ang.	·	(+)	·	·	·	·	+	·	3, 21	7	12,7
336/ 3	Übergewicht	alt	2 +	2 +	Ster. Behdl. Ther.	·	unerwü.	·	Arb.	·	(−)	·	·	·	·	·	·	7, 13	3, 9	12,7
97/1, 2	Gew.-Abnahme ≥ 5 kg z. Vorjahr	jung	·	·	Be-schw.	·	unerw.	·	Arb.	Un-ter-gew.	·	tgl. m. Hyper-em.	·	·	·	·	·	1, 13, 16	4, 5	14,5
97/9, 10	Gewichtszu-nahme ≥ 5 kg	(jung) (alt)	3 +	2 +	·	spät	·	·	Arb.	Über-gew.	·	·	·	·	·	·	·	14	11, 20	14,5

Legende: Abschn. 4.1.3

Frauen mit weniger als 160 cm Länge bei den Unter-gewichtigen 17,5%, bei den Übergewichtigen 22,0%. Im Relativgewicht der Mutter ist also die Körperlän-ge praktisch ausgeschaltet.

Zur Beurteilung der anthropologischen Maße der Neugeborenen sind in dieser Studie Schwanger-schaftsdauer, Körperlänge, Körpergewicht, Kopf-umfang und die klinische Reifezahl herangezogen worden.

Für diese Größen sind außerdem, nach Geschlechtern ge-trennt, 5-, 10- und 25-Perzentile bestimmt worden (vgl. Abschn. 3.7.1.3). Diese Grenzen beziehen sich auf die Beob-achtungswerte selbst und sind jeweils von den anderen Meß-größen unabhängig.

Dem steht eine andere Betrachtungsweise gegenüber, bei der jeder einzelne Meßwert in Relation zu den anderen vier Meß-werten desselben Kindes beurteilt wird. In Abschn. 3.7.1.3 wurde für die Neugeborenen aus den gesamten fünf Variablen ein Regressionsmodell dargestellt, in dem diese fünf Größen in ihren gegenseitigen Beziehungen untersucht wurden. Dabei wurden Regressionsgleichungen berechnet, bei denen für jede dieser Variablen Erwartungswerte aus den vier anderen Er-wartungswerten ermittelt wurden. Schließlich wurden für jede dieser Variablen die Differenzen zwischen den wirklichen in-dividuellen Meßwerten und den Regressionserwartungswer-ten gebildet, die anzeigen, ob der jeweilige Meßwert gegen-über den vier anderen Werten zu hoch oder zu niedrig ist („Re-gressionsresiduen"). Nach dem gleichen Prinzip wurde die Gewichtszunahme in den ersten 6 Wochen unter Berücksichti-gung der Tragzeit und des Geburtsgewichtes beurteilt.

Zur näheren Analyse des Einflusses von Unter- und Über-gewicht der Mutter auf die Untergewichtigkeit und Reife des Kindes wurden ausführliche Tabellen aufgestellt, deren Zah-lenvergleiche im einzelnen zu unübersichtlich sind, um sie hier wiederzugeben. Tabelle 4.3.8-2 enthält daher nur die Ergebnis-se, bei welchen Konstellationen deutliche oder schwache As-soziationen vorhanden sind. Alle Vergleiche beziehen sich auf

die jeweils niedrigsten 10%. Plus-Zeichen bedeuten daher ei-nen Überschuß an niedrigen Werten.

Bei Untergewicht der Mutter gibt es sehr viele Kinder mit ge-ringem Gewicht, geringer Länge und geringem Kopfumfang; Tragzeit und Reife entsprechen etwa dem Durchschnitt, wie schon die Graphik zeigt.

Die Regressionsresiduen, bei denen jeder Meßwert in Rela-tion zu den übrigen Meßwerten gewertet wird, zeigen dagegen ein ganz anderes Bild: Gewicht, Länge und Kopfumfang ent-sprechen jeweils den anderen Meßwerten; nur die Schwanger-schaftsdauer hat etwas zu wenig niedrige Werte.

Übersetzt man dies aus dem unanschaulichen Ver-gleich von Differenzen von Teilgruppen in eine Sachaussage, so kann man schließen: Untergewich-tige Mütter haben kein spezielles Gewichtsdefizit bei ihren Kindern, wenn man die übrigen kindlichen Variablen berücksichtigt. Bei einem Untergewicht der Mutter werden reife Kinder zu fast normaler Zeit geboren, die in den Körpermaßen eine retar-dierte Entwicklung aufweisen.

Übergewicht der Mutter führt dagegen nicht – d.h. nicht statistisch deutlich genug – zu einer besonders geringen Zahl von kleinen und untergewichtigen Kindern. Unterhalb der 10-Perzentile ist nur eine schwache Verringerung beim Kopfumfang und eine schwache Erhöhung bei den Regressionsresiduen der Reifezahl festzustellen. Bei der Gewichtszunah-me in den ersten 6 Wochen, bei der die absoluten Werte selbst wenig aussagekräftig sind, fanden sich besonders viele relativ geringe Zunahmen.

Betrachtet man bei den Regressionsresiduen die Ab-weichungen nach oben, also die Fälle, in denen ein kindliches Maß im Verhältnis zu den anderen *zu hoch* ist (Tabelle hier nicht wiedergegeben), so findet

b) Assoziationen mit Ausgang der Schwangerschaft und ausgewählten Mißbildungen/Anomalien des Kindes

Einflußmerkmal		Schwang. mit Merkmal Anz. %	Ausgang der Schwangerschaft						Unterge-wicht (> 260 Tg.)	Mißbildungen/Anomalien							Schwere Mißbil-dungen insges.
Nr.	Bezeichng.		Vorzeit. Beendigung			perinat. gestorb.				ZNS	Herz, Kreis-lauf	Faz. Spalten	Sonst. schwere Miß-bildg.	Syndak-tylien	Hüftge-lenks-dyspl.	Klump-fuß	
			Frühab-orte −4 Mo.	Spätab-orte ab 5 Mo.	Frühge-burten b. 260 Tg.	Frühge-burten	insge-samt										
336/ 1	Frau Untergewicht	1 803 26,2	97 91,4 .	49 51,0 .	150 151,6 .	33 32,4 .	43 44,2 .	177 132,5 +++	14 11,5 .	20 15,7 .	10 8,7 .	12 13,4 .	12 12,3 .	24 31,0 .	8 8,1 .	28 29,4 .
336/ 3	Übergewicht	1 331 19,4	75 65,9 .	44 37,8 .	113 111,0 .	26 25,2 .	36 33,9 .	82 95,5 .	9 8,5 .	10 11,6 .	9 6,4 .	12 9,9 .	10 9,1 .	21 22,8 .	6 6,0 .	25 21,5 .
97/1, 2	Gew.-Abnah-me ⩾ 5 kg z. Vorjahr	272 4,0	14 13,0 .	7 7,6 .	23 22,9 .	2 5,1 .	4 6,9 .	22 20,2 .	1 1,8 .	0 2,3 .	0 11,3 .	2 2,1 .	3 1,9 .	1 4,7 .	1 1,2 .	3 4,3 .
97/9, 10	Gewichtszu-nahme ⩾ 5 kg	709 10,5	28 35,2 .	19 19,5 .	61 60,4 .	15 14,4 .	26 18,2 +	51 53,5 .	7 4,7 .	8 6,0 .	3 3,0 .	7 5,6 .	5 4,9 .	9 12,2 .	5 3,2 .	14 11,2 .

Tabelle 4.3.8-2 Assoziation des relativen Unter- bzw. Übergewichtes der Mutter mit Meßgrößen des Neugeborenen und den zugehörigen Regressionsresiduen. Jeweils Werte unterhalb der 10-Perzentil-Grenzen

Merkmal des Kindes	Fallzahl der Kinder unterhalb der 10-Perzentil-Grenzen minus Erwartungszahl bei			
	Untergewicht der Mutter		Übergewicht der Mutter	
	Meßgrößen selbst	Regressions-residuen	Meßgrößen selbst	Regressions-residuen
Geburtsgewicht	+ + +	·	·	·
Körperlänge	+ + +	·	·	·
Schwangerschaftsdauer	·	−	·	·
Kopfumfang	+ +	·	−	·
Reifezahl	·	·	·	+
Wachstum bis 6. Woche	./.	·	./.	+ +

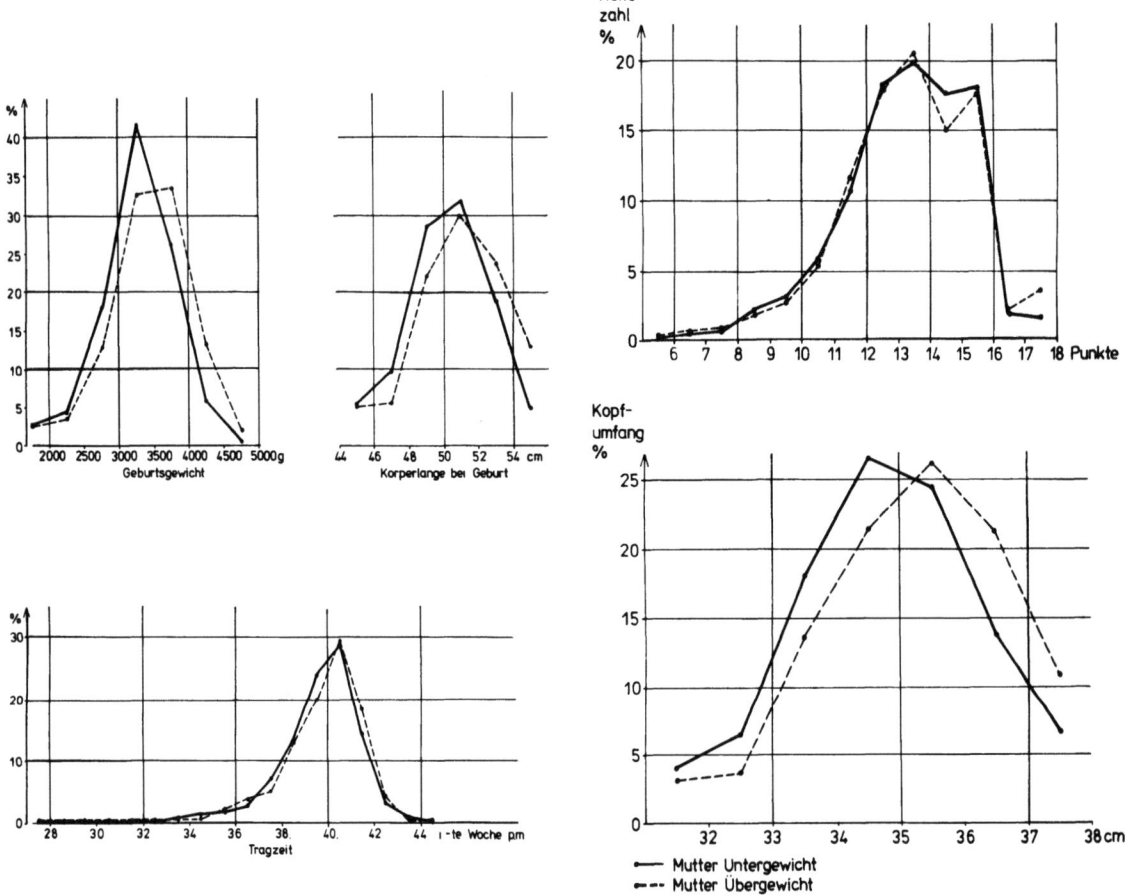

Abb. 22. Schwangerschaftsdauer, Körperlänge, Körpergewicht, Kopfumfang und klinische Reifezahl der Kinder bei untergewichtigen und übergewichtigen Müttern

man bei Übergewicht der Mutter eine Häufung besonders hoher Werte nur bei Länge und Gewicht. Dem steht eine Verringerung besonders hoher Werte von Länge und Gewicht bei Kindern untergewichtiger Mütter gegenüber. Tragzeit, Kopfumfang und Reifezahl sind dabei nicht betroffen.

In der Übersichtstabelle ist noch die Gewichtszu-

oder -abnahme während des letzten Jahres vor der Schwangerschaft als mögliche Einflußgröße behandelt. Bei *starker Gewichtsabnahme* sind keine Besonderheiten im Schwangerschaftsverlauf und beim Kind zu erkennen. Dies steht insofern nicht im Gegensatz zu den Befunden bei Frauen mit Untergewicht, als die hier behandelte starke Gewichtsabnahme um 5 kg oder mehr bei den Relativgewichtsklassen ziemlich gleichmäßig verteilt ist und die beim Schwangerschaftsbeginn Untergewichtigen im Jahr davor zwar überwiegend abgenommen haben, aber nicht so stark.

Die Frauen, die *stark zugenommen* haben, sind natürlich meist übergewichtig. Es erscheint bemerkenswert, daß auch bei starker Zunahme im Vorjahr die Zahl der untergewichtigen Kinder durchschnittlich, aber nicht erniedrigt ist. Frühzeitige Beendigungen der Schwangerschaft sind nicht erhöht, auch nicht die perinatale Sterblichkeit der Frühgeborenen. Dagegen findet sich eine schwache Erhöhung der gesamten perinatalen Sterblichkeit, die auf eine hohe Sterblichkeit der Kinder mit Tragzeit über 260 Tage zurückgeht.

4.3.9 Genußgifte: Rauchen, Alkohol, Kaffee

Zigarettenrauchen der Schwangeren
Die Schädigung einer Schwangerschaft durch Zigarettenrauchen der Mutter ist ein lange bekanntes unbestrittenes Faktum (US-Berichte: Smoking and Health; Health Consequences of Smoking for Women). Rauchende Mütter haben mehr untergewichtige Kinder bei nur wenig verkürzter Tragzeit. Die Feststellungen über die perinatale Sterblichkeit sind uneinheitlich; einige Autoren stellen eine Erhöhung fest, andere nicht. In unserer Studie wurde versucht, durch Heranziehung möglichst vieler potentieller Einflußfaktoren und kombinierte Analyse der kindlichen Befunde Klarheit über die Effekte zu gewinnen.
Zur Vervollständigung der Übersicht soll zunächst die Einteilung in fünf Klassen des Zigarettenrau-

chens wiedergegeben werden, wie sie im Befragungsformular vorgegeben waren. Aufnahmen mit Abortus imminens sind einbezogen.
Früh- und Spätaborte entsprechen in den meisten Klassen dem Durchschnitt[9]. „Gelegentlich" rauchende Frauen haben wenig Spätaborte.
Die perinatale Sterblichkeit ist bei den Raucherinnen mit 6 bis 10 Zigaretten erhöht, bei Frauen, die nur gelegentlich rauchen, verringert. Mißbildungen sind nicht erhöht.
Eine klare Situation liegt beim Untergewicht vor: Nichtraucherinnen haben etwas weniger, *starke Raucherinnen deutlich mehr absolut und relativ untergewichtige Kinder* (Abb. 23 und 27). Dies findet sich mehr oder weniger ausgeprägt in allen Altersklassen.
In Analogie zum vorigen Abschnitt (Untergewicht der Mutter) soll nun die Untergewichtigkeit der Kinder genauer untersucht werden; dabei sei vorweg betont, daß die starken Raucherinnen nicht gehäuft untergewichtig sind.
Die Häufigkeitsverteilungen zeigen nur bei Gewicht und Länge der Neugeborenen eine Linksverschiebung zu niedrigen Werten für Kinder von starken Raucherinnen. Die Schwangerschaftsdauer ist nicht erniedrigt.
Bei Nichtraucherinnen entspricht die Häufigkeit der niedrigen Werte bei allen Variablen dem Durchschnitt. Bewertet man die Meßwerte aber im Ver-

---

[9] Angaben zum Rauchen fehlen in 4,2%, insbesondere wenn das erste Tagebuch nicht vorhanden ist. Dies ist oft bei Aufnahmen mit drohendem Abort der Fall; deshalb sind die Abortzahlen insgesamt niedrig. Die Selektion verteilt sich auf alle Rauchgewohnheitsgruppen und dürfte die Beurteilung der gefundenen Unterschiede nicht wesentlich beeinträchtigen

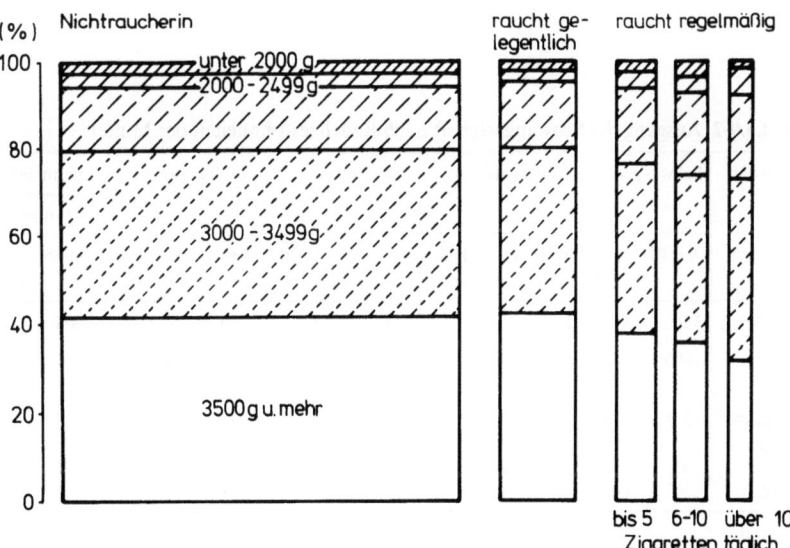

Abb. 23. Geburtsgewicht der Kinder nach Rauchgewohnheiten der Mütter

Tabelle 4.3.9-1 Übersicht über die Einflußmerkmale: Genußgifte: Rauchen, Alkohol, Kaffee
a) Bemerkenswerte Häufungen in den Profilen

Einflußmerkmal (Nr. / Bezeichng.)	Alter	früh. Schw.-schaften	früh. Ab-orte	Aufnahme (Grund / Zeit)	Er-wünscht-heit	Beruf Frau	Soz. Stel-lung Mann	rel. Ge-wicht	Übel-keit	Erbre-chen	fieb. In-fekte	Blu-tun-gen	Sex. Hor-mone	Tran-quili-zer	An-alge-tika	ge-häuft	verrin-gert	Aus-fall-quo-te
31/4, 5 — Zigaretten Frau > 5 tgl.	jung	0	·	·	·	·	Be-ruf	Stud.	·	·	tgl.	·	·	·	·	+	2, 3, 5	1, 14, 16	4,2
31/5 — Zigaretten Frau > 10	jung	0	·	Ther.	·	·	Be-ruf	Stud.	·	·	·	+	·	·	·	+	2, 3, 4	1, 14, 16	4,2
115/ 2, 3 — Alkohol Frau tägl.	·	·	2+	(Ab. früh imm.)	·	·	·	·	·	·	·	·	·	·	·	+	**1, 16**	2, 3, 5, 9, 10, 11, 14, 18	4,4
121/ 3 — Kaffee Frau häufig	·	3+	·	·	·	·	·	·	−	·	·	·	·	·	·	+	5	15	4,0
132/ 2 — Rauchen Mann regel-mäßig	(jung)	·	·	·	·	·	·	Arb.	·	·	tgl.	·	·	·	·	·	−	1, 17	8,8
133/ 4 — Zigaretten Mann > 10	jung	·	·	The-rap.	·	·	·	Arb.	Über-gew.	·	·*	·	·	·	·	·	2, 5, 13, 16	1, 14, 17	3,5
134/ 3 — Pfeife, Zigar-ren, Mann, stark	·	·	·	·	·	·	·	·	·	·	·	·	·	·	·	·	13	10	3,5
135/ 2 — Alkohol Mann, geleg. viel	·	·	·	·	unerwü.	·	·	·	·	·	·	+	·	·	·	+	3, 7, 9	1	5,0
135/ 3, 4 — Alkohol Mann tägl.	·	2+	·	Steril. beh.	·	·	·	Arb.	(Über-gew.)	+	−	·	·	(+)	(+)	·	**1, 13, 15, 16, 17**	2, **3**, **9**, 10, 11, 14, 18	5,0

x bei Var. 135/3, 4 einmal gehäuft, einmal verringert
* tägl. Erbrechen bei mehr als 5 Zigaretten des Mannes erhöht
Legende: Abschn. 4.1.3

Tabelle 4.3.9-2 Ausgang der Schwangerschaft nach Rauchgewohnheiten der Mutter

Rauchgewohn-heiten d. Schwang.	Schwangere		Frühaborte			Spätaborte			Frühgeburten			perinatal gestorben Frühgeburten			perinatal gestorben insgesamt			Untergewicht (> 260 Tg.)		
	Anzahl	%	beob.	er-wart.	Dif-fer.	beob.	er-wart.	Dif-fer.	beob.	er-wart.	Dif-fer.	beob.	er-wart.	Dif-fer.	beob.	er-wart.	Dif-fer.	beob.	er-wart.	Dif-fer.
Nichtraucherin	5266	69,9	244	259,4	·	175	161,3	·	450	457,3	·	105	102,5	·	146	138,4	·	375	403,0	−
raucht gele-gentl.	1005	13,3	58	49,6	·	19	30,4	−	84	84,1	·	14	18	·	15	26,4	−	74	76,5	·
raucht regelm. b. 5 Zig. tgl.	528	7,0	32	27,0	·	11	15,9	·	45	44,3	·	9	10,2	·	11	13,9	·	45	40,5	·
6–10 Zig.	432	5,7	26	20,5	·	15	13,0	·	37	35,7	·	11	8,1	·	18	11,2	+	45	31,7	+
üb. 10 Zig.	307	4,1	11	14,6	·	10	9,4	·	31	25,6	·	6	6,4	·	8	8,1	·	35	23,1	++
Assoz. insges.					·			·			·			·			·			++

b) Assoziationen mit Ausgang der Schwangerschaft und ausgewählten Mißbildungen/Anomalien des Kindes

Einflußmerkmal		Schwang. mit Merkmal Anz. %	Ausgang der Schwangerschaft					Untergewicht (>260 Tg.)	Spezielle Mißbildungen/Anomalien							Schwere Mißbildungen insges.
			Vorzeit. Beendigung			perinat. gestorb.			ZNS	Herz, Kreislauf	Faz. Spalten	Sonst. schwere Mißbildg.	Syndaktylien	Hüftgelenksdyspl.	Klumpfuß	
Nr.	Bezeichng.		Frühaborte −4 Mo.	Spätaborte ab 5 Mo.	Frühgeburten b. 260 Tg.	Frühgeburten	insgesamt									
31/4, 5	Zigaretten Frau >5 tgl.	739 9,8	35 28,0 ·	23 19,1 ·	68 61,3 ·	17 14,5 ·	24 17,3 ·	80 64,9 +	3 4,8 ·	7 6,4 ·	6 3,4 ·	6 5,3 ·	5 5,1 ·	14 12,8 ·	2 3,1 ·	15 11,7 ·
31/5	Zigaretten Frau >10	307 4,1	11 11,5 ·	10 7,9 ·	31 25,6 ·	6 6,4 ·	8 7,1 ·	35 23,1 ++	1 2,0 ·	2 2,7 ·	3 1,4 ·	3 2,2 ·	1 2,1 ·	6 5,3 ·	1 1,3 ·	6 4,9 ·
115/ 2, 3	Alkohol Frau tägl.	368 4,9	22 16,9 ·	6 9,7 ·	39 30,8 ·	10 11,4 ·	11 8,8 ·	34 27,0 ·	1 2,4 ·	6 3,2 ·	2 1,7 ·	3 2,6 ·	1 2,6 ·	5 6,4 ·	3 1,6 ·	7 5,7 ·
121/ 3	Kaffee Frau häufig	3419 45,2	143 140,7 ·	86 92,3 ·	315 294,4 ·	62 71,6 ·	87 85,9 ·	288 254,1 ++	14 22,2 −	27 29,4 ·	19 15,8 ·	28 24,4 ·	22 23,5 ·	59 58,8 ·	12 14,5 ·	53 54,7 ·
132/ 2	Rauchen Mann regelmäßig	3328 46,4	146 135,6 ·	87 89,7 ·	304 284,1 ·	65 69,8 ·	90 83,6 ·	258 244,8 ·	24 22,7 ·	35 28,7 ·	21 15,3 +	28 23,6 ·	27 22,7 ·	52 57,9 ·	11 13,9 ·	69 54,5 ++
133/ 4	Zigaretten Mann >10	2223 29,3	103 89,9 ·	61 59,5 ·	209 189,1 ·	53 47,5 ·	71 54,5 ++	195 166,6 ++	12 14,6 ·	25 19,0 ·	15 10,2 ·	23 15,8 ·	23 15,2 +	26 38,9 −	10 9,4 ·	47 33,9 ++
134/ 3	Pfeife, Zigarren, Mann, stark	101 1,3	2 4,4 ·	6 2,9 ·	12 9,0 ·	1 2,9 ·	2 2,7 ·	6 7,6 ·	0 0,7 ·	0 0,9 ·	0 0,5 ·	0 0,7 ·	0 0,7 ·	1 1,8 ·	0 0,4 ·	− 1,6 ·
135/ 2	Alkohol Mann, geleg. viel	547 7,3	18 22,6 ·	6 14,9 −	47 47,2 ·	17 10,5 +	20 13,6 ·	39 41,2 ·	1 3,7 ·	7 4,8 ·	3 2,5 ·	2 4,0 ·	6 3,7 ·	7 9,6 ·	1 2,3 ·	8 9,1 ·
135/ 3, 4	Alkohol Mann tägl.	1860 24,9	92 78,7 ·	48 50,6 ·	161 158,6 ·	34 35,9 ·	48 46,3 ·	150 136,2 ·	16 12,4 ·	21 16,2 ·	9 8,5 ·	14 13,4 ·	8 12,7 ·	31 32,6 ·	9 8,0 ·	38 30,1 ·

Tabelle 4.3.9-3 Relatives Untergewicht des Kindes (alle Tragzeiten) nach Rauchgewohnheiten und Alter der Mutter

Rauchgewohnheiten der Schwangeren	Bis 25 Jahre			25–29 Jahre			30 u. mehr Jahre		
	Kinder	Untergewicht		Kinder	Untergewicht		Kinder	Untergewicht	
		Anzahl	%		Anzahl	%		Anzahl	%
Nichtraucherin	1328	156	11,7	1925	149	7,7	1408	135	9,6
raucht gelegentlich	332	36	10,8	367	33	9,0	185	15	8,1
raucht regelm. bis 5 Zig.	194	24	12,4	184	23	12,5	91	6	6,6
raucht regelm. mehr als 5 Zig.	246	37	15,0	256	39	15,2	140	19	13,6
zus.	2100	253	12,0	2732	244	8,9	1824	175	9,6
Assoz.		·			***			·	

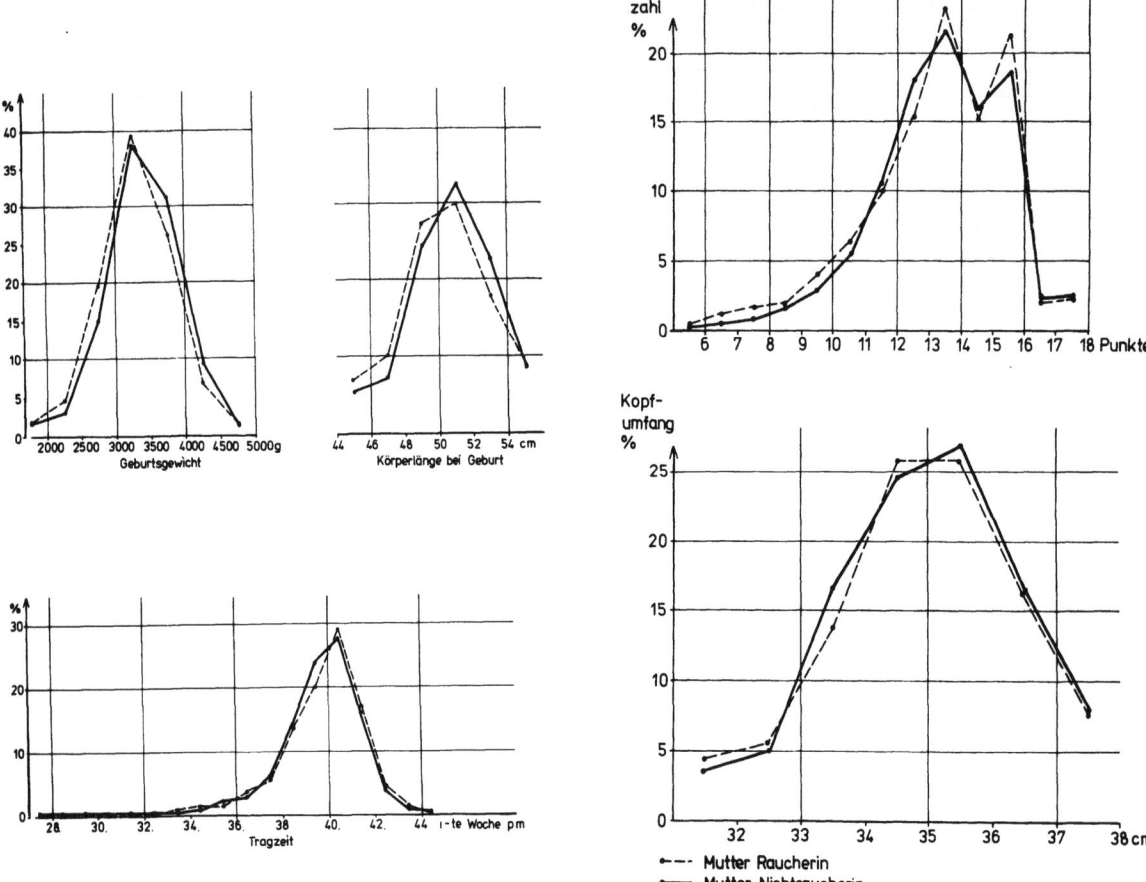

Abb. 24. Schwangerschaftsdauer, Geburtsgewicht, Körperlänge, Kopfumfang und Reifezahl der Kinder bei rauchenden und nichtrauchenden Müttern

Tabelle 4.3.9-4 Assoziation der Rauchgewohnheiten der Mutter mit Meßgrößen des Kindes und den zugehörigen Regressionsresiduen. Jeweils Werte unterhalb der 10-Perzentil-Grenzen

Merkmal des Kindes	Fallzahl der Kinder unterhalb der 10-Perzentil-Grenzen im Vergleich zur Erwartungszahl bei							
	Nichtraucherinnen		gelegentliche Raucherinnen		regelmäßigen Raucherinnen			
					6–10 Zig.		über 10 Zig.	
	Meßgrößen selbst	Regressions- resid.	Meßgrößen selbst	Regressions- resid.	Meßgrößen selbst	Regressions- resid.	Meßgrößen selbst	Regressions- resid.
Geburtsgewicht	.	−	−	.	+	.	+ +	+
Körperlänge	.	−	.	.	.	+	+	.
Schwangerschaftsdauer	.	.	.	.	.	.	.	.
Kopfumfang	.	.	.	.	.	.	.	.
Reifezahl	.	.	.	.	.	.	.	.
Gewichtszunahme b. 6. Woche	./.	.	./.	.	./.	.	./.	+ +

gleich zu den übrigen Werten des Kindes, so haben die Kinder der Nichtraucherinnen relativ wenig zu niedrige Längen und Gewichte. Das stimmt mit der vorigen Tabelle überein, in der die Nichtraucherinnen weniger untergewichtige Kinder hatten.

Eine Überzahl untergewichtiger und kleiner Kinder gibt es bei starken Raucherinnen. Auch bei den Regressionsresiduen gibt

es zu viele Kinder, deren Gewicht oder Länge im Verhältnis zu den anderen Meßgrößen niedrige Werte aufweisen. Dies ist sogar bei der Gewichtszunahme bis zur 6. Woche der Fall (unterschiedliche Tragzeit und unterschiedliches Geburtsgewicht ausgeschaltet). Jedoch zeigt bei allen Gegenüberstellungen der Kopfumfang durchschnittliche Werte. Man kann daher nicht – im Gegensatz zum Effekt des Untergewichts der Mutter – von einer allgemeinen Retardierung der körperlichen Entwicklung sprechen.

Ein Kausalschluß, daß Untergewicht und kleine Körperlänge durch das Rauchen bedingt seien, ist allerdings vorerst noch nicht möglich. So könnte es z. B. denkbar sein, daß Raucherinnen bevorzugt kleine untergewichtige Frauen sind, bei denen aus genetischen Gründen selbstverständlich auch mehr kleine und untergewichtige Kinder zu erwarten sind. Tatsächlich ist auch die Häufigkeit des regelmäßigen Rauchens mit der Körperlänge der Mutter schwach assoziiert: Sehr kleine und sehr große Mütter rauchen am häufigsten.

Tabelle 4.3.9-5 Rauchgewohnheiten der Frauen nach Körperlänge

Körperlänge der Frauen	Regelmäßig rauchende Frauen %	Frauen mit täglichem Zigarettenverbrauch über 10 %
bis 154 cm	20,0	4,8
155–159 cm	14,4	3,6
160–164 cm	15,0	3,8
165–169 cm	17,1	4,0
170–174 cm	19,1	4,1
175 u. mehr cm	19,7	5,8
insgesamt	16,6	4,0

Aber in jeder Größenklasse der Mütter haben die Rauchenden mehr klein gewachsene Kinder bis 50 cm als die Nichtraucherinnen.

Damit ist der *Zusammenhang zwischen Rauchen der Mutter und reduzierter Körperlänge des Kindes* endgültig als *unabhängig von der Körperlänge der Mutter* erkannt.

Wenn man nun dieselbe Gliederung nach der Körperlänge der Mutter in Verbindung mit ihren Rauchgewohnheiten vornimmt, aber als Zielgröße nicht die Länge des Kindes bei der Geburt, sondern ihr Gewicht – absolut oder relativ zur Tragzeit – nimmt,

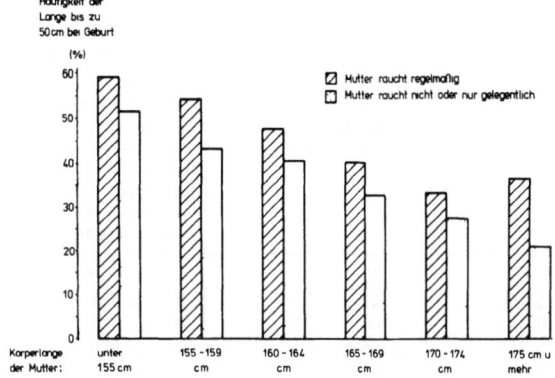

Abb. 25. Häufigkeit von Kindern bis zu 50 cm bei rauchenden und nichtrauchenden Müttern verschiedener Körperlängen

so ergeben sich ähnliche Abhängigkeiten wie in Tab. 4.3.9-6. Die Raucherinnen haben bei jeder Körperlänge mehr leichte (bis 3000 g) und mehr relativ untergewichtige Kinder, wie aus Tab. 4.9.3-7 hervorgeht, die im Vergleich zur vorangehenden Tabelle nur verkürzt wiedergegeben ist. Um einen etwaigen Einfluß der Körperlänge des Vaters auszuschalten, wurden nur Familien einbezogen, bei denen der Vater 171 bis 180 cm groß ist. Da die Körpermaße der Väter nur zu 60% bekannt sind, reduzieren sich die Zahlen der Tabelle erheblich gegenüber denen der vorigen Aufstellung.

Die geringere Deutlichkeit der Assoziationen im Vergleich mit der vorigen Tabelle beruht im wesentlichen auf der kleineren Fallzahl. Zum Verständnis der Ergebnisse könnte man vermuten, daß sich der Zigaretteneffekt speziell auf eine Verminderung der Länge des Kindes bezieht. Dann wäre zu prüfen, ob das Gewicht jeweils der Länge gemäß der auch sonst festzustellenden Relation entspricht.

Wieder wird nur der Materialteil benutzt, in dem bekannt ist, daß der Vater eine Körperlänge von 171 bis 180 cm hat. Abb. 26 zeigt die Ergebnisse.

Tabelle 4.3.9-6 Körperlänge des Kindes in Verbindung mit der Körperlänge der Mutter und ihren Rauchgewohnheiten

Körperlänge der Mutter (cm)	Mutter raucht nicht oder gelegentlich Anz.	Kind bis 50 cm Anz.	%	erwart.	Mutter raucht regelmäßig Anz.	Kind bis 50 cm Anz.	%	erwart.	Differ. (raucht) – (nicht)
bis 154	196	101	51,5	104,0	49	29	59,2	26,0	·
155–159	798	345	43,2	357,0	127	69	54,3	57,0	+
160–164	1623	658	40,5	675,4	285	136	47,7	118,6	+
165–169	1619	531	32,8	551,3	334	134	40,1	113,7	+
170–174	836	230	27,5	239,7	207	69	33,3	59,3	·
175 u. mehr	221	48	21,7	54,2	52	19	36,5	12,8	+
insgesamt	5293	1913	36,1	1981,6	1054	456	43,3	387,4	+ + +

Tabelle 4.3.9-7 Körpergewicht des Kindes in Verbindung mit der Körperlänge der Mutter und ihren Rauchgewohnheiten. (Die Zahlen für nicht oder nur gelegentlich rauchende Frauen sind in der Tabelle nicht angegeben; sie sind in der Berechnung der Erwartungswerte enthalten). Nur Frauen, deren Mann 171 bis 180 cm groß ist.

Körperlänge der Mutter (cm)	Anzahl regelmäßig rauchender Mütter	Kinder				
		mit Gewicht bis 3000 g	Unterschied		mit relativem Untergewicht	Unterschied
		beob.	erwart.		beob.	erwart.	
bis 154	10	1	1,0	·	–	0,5	·
155–159	42	9	7,4	·	5	4,5	·
160–164	100	20	15,5	·	13	10,0	·
165–169	105	22	16,0	·	16	9,6	+
170–174	61	11	7,5	·	7	4,3	·
175 u. mehr	14	3	2,8	·	2	1,4	·
zusammen	332	66	50,2	+ +	43	30,3	+ +

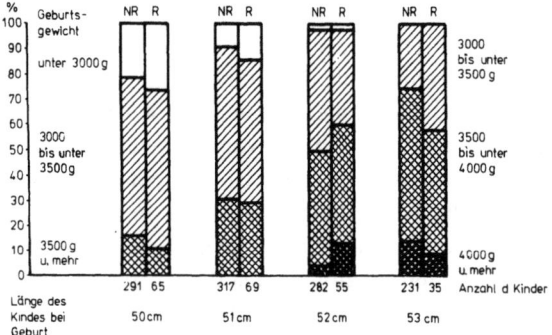

Abb. 26. Geburtsgewicht gleichlanger Kinder von Nichtraucherinnen und Raucherinnen

Für die häufigsten Körperlängen der Kinder, nämlich 50, 51, 52 und 53 cm, wurde die Gewichtsverteilung dargestellt, wobei unterschieden wurde, ob die Mutter Nichtraucherin ist (auch gelegentlich raucht) oder ob sie regelmäßig raucht. Bei fester Körperlänge besteht ein schwacher, uneinheitlicher Trend in der Richtung, daß die Kinder der Raucherinnen etwas leichter sind. Die Unterschiede liegen bei den 53 cm langen Kindern gerade außerhalb, bei den anderen innerhalb der Zufallsgrenzen. Die Frage, ob der Zigaretteneffekt primär mit einer Reduktion des Längenwachstums verbunden ist und die Gewichtsdifferenz nur sekundär ist, läßt sich somit aus den vorliegenden Daten nicht entscheiden.

Erörternswert ist auch eine andere Erklärungsmöglichkeit: es zeigt sich bei einer weiteren Untergliederung nach der Schwangerschaftsdauer, daß die Häufung der untergewichtigen Kinder speziell in der Spanne zwischen 260 und 275 Tagen auftritt. Der Anteil der Kinder unterhalb der 10-Perzentile steigt von 9,0% auf 21,8% (+ + +). Bei längerer Tragzeit dagegen in wesentlich schwächerem Ausmaß, nämlich von 8,1% auf nur 9,2% (·). Möglicherweise handelt es sich um eine Verschiebung der Wachstumsphasen am Ende der Schwangerschaft, die vielleicht

– ähnlich wie in der Kindheit – im Wechsel von Längen- und Breitenwachstum bestehen könnten.

An anderem Material ist noch zu prüfen, ob das günstige Abschneiden der Frauen, die *nur gelegentlich* rauchen, gegenüber Nichtraucherinnen sich wiederholt. Auch in der amerikanischen Perinatal-Studie schneiden die Frauen, die nur gelegentlich oder nur eine Zigarette täglich rauchen, bei einigen Kriterien des Schwangerschaftsausgangs günstiger ab als die Nichtraucherinnen (Häufigkeit der Totgeborenen, Kinder bis 2500 g, neurologisch abnorme Kinder); jedoch sind auch in dieser großen Studie die Zahlen für eine statistisch sichere Aussage zu klein. Die an den vorliegenden Daten der PU vorgenommenen Kontrollen bezogen sich darauf, ob unter den Nichtraucherinnen vielleicht etwas mehr krankheitsbelastete sind, denen der Arzt das Rauchen verboten haben könnte. Dies war nicht der Fall. Die „gelegentlich" rauchenden Frauen sind eher junge Erstgravide ohne starre Prinzipien, die oft mit „gelegentlich" antworten, meist die Schwangerschaft nicht gewollt haben, aber die Kontrazeption nicht gehäuft mit Ovulationshemmern, sondern eher unzuverlässig nach Knaus-Ogino oder mit Kondom betrieben haben. Sie haben oft während der Schwangerschaft geheiratet, geben aber nicht gehäuft seelische Belastungen an.

Andererseits ist es auch durchaus möglich, daß gerade in dieser Gruppe der „gelegentlich" rauchenden Frauen die Zigarette noch als Stimulans wirkt und – nur dann – positive Wirkungen auf den Schwangerschaftsverlauf und das Kind haben könnte.

Alkoholgenuß der Schwangeren

Ergebnisse über Schwangerschaftsverlauf und Kindesentwicklung bei Alkoholikerinnen sind in unserer Studie nicht zu erwarten, da diese Frauen infolge der Selektionseffekte der Studie, die durch die langfristige Bereitschaft der Frauen zu Wiederholungsuntersuchungen und Tagebucheintragungen bedingt sind, an der Studie nicht teilgenommen haben dürften. Die Ergebnisse beziehen sich also nur auf Alkoholgenuß im üblichen Rahmen.

Die Übersichtstabelle 4.3.9-1 hat keine deutlichen Abweichungen von den Erwartungszahlen gezeigt. Immerhin lagen die Zahlen für Frühaborte, Frühgeburten und untergewichtige ausgetragene Kinder (Abb. 27) über den Erwartungswerten, wenn auch noch im Zufallsbereich.

Kaffeegenuß der Schwangeren

Der Kaffeegenuß der Schwangeren war in den Diskussionen bei Beginn der Studie als Beispiel dafür angegeben worden, daß wir nicht einmal wissen, ob etwa alltägliche Einflüsse auf die Schwangeren irgendwelche Schäden des Schwangerschaftsverlaufs verursachen. Von einem ernst gemeinten Verdacht war nicht die Rede.

In der Übersichtstabelle sind die Frauen angeführt, die *„häufigen Kaffeegenuß"* angegeben haben. Bei ihnen ist die Frühgeburtenzahl im Rahmen der Zufallsschwankungen leicht erhöht, aber die Zahl der *untergewichtigen ausgetragenen Kinder deutlich (+ +) vermehrt*. Gliedert man nach den drei Kaffeeverbrauchsklassen auf, so werden die Unterschiede noch deutlicher (Abb. 27).

Die Zahl der ZNS-Mißbildungen ist schwach verringert.

Es fällt auf, daß *bei Frauen, die angaben, keinen Kaffee zu trinken, die perinatale Sterblichkeit der rechtzeitig Geborenen deutlich verringert ist* (0,1% gegen durchschnittlich 0,7%). Dies wirkt sich noch auf die perinatale Gesamtsterblichkeit aus, obwohl die der Frühgeborenen dem Durchschnitt entspricht.

Bei denen, die selten Kaffee trinken, ist die perinatale Sterblichkeit der Frühgeborenen schwach erhöht.

Bei häufigem Kaffeegenuß ist nur die Häufigkeit der relativ untergewichtigen Ausgetragenen erhöht; die

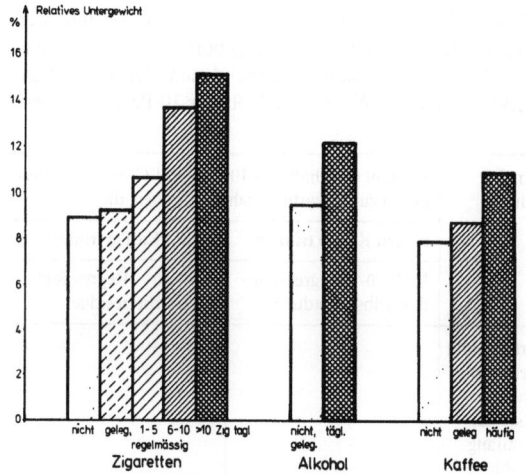

Häufigkeit relativ untergewichtiger Kinder nach Konsumgewohnheiten der Mütter (unterhalb 10 – Perzentil – Kurven zur Tragzeit; Tragzeit > 260 Tage)

Abb. 27. Häufigkeit relativ untergewichtiger Kinder nach Konsumgewohnheiten der Mütter (unterhalb 10-Perzentil-Kurve zur Tragzeit; Tragzeit > 260 Tage)

Stufenfolge der Häufigkeit in den drei Klassen ist: 7,8% – 8,8% – 10,9%, bezogen auf die Kinder mit Tragzeit über 260 Tage (vgl. Abb. 27).

Betrachtet man, wie bei den vorangegangenen Einflußfaktoren, die Zahl der Kinder unterhalb der 10-Perzentil-Grenzen, so ergibt sich Tabelle 4.3.9-9, bei der die Mittelgruppe fortgelassen ist.

Hiernach ist ausschließlich das Geburtsgewicht des Kindes betroffen. Die niedrigen Gewichtsklassen selbst sind bei den Kindern der Kaffeetrinkerinnen vermehrt und auch die unteren Klassen der Regressionsresiduen, die anzeigen, daß das Körpergewicht im Verhältnis zu den vier anderen Meßgrößen zu niedrig ist.

Gliedert man die Untergewichtszahlen nach der Schwangerschaftsdauer, so wiederholt sich der beim Zigarettenrauchen erhobene Befund, daß sich der Effekt speziell auf die Tragzeitspanne von 261 bis

Tabelle 4.3.9-8 Kaffeegenuß der Schwangeren und Ausgang der Schwangerschaft

Kaffeegenuß der Schwangeren		Kinder-zahl	Frühge-borene	davon perinatal gestorben	andere perinatale Todesfälle	perinatale Todesfälle insgesamt	relativ unter-gewichtig (260 Tg.)
nein	beob.	1 297	110	23	1	24	93
	erw.		125,3	23,9	8,3	36,1	109,7
	Diff.		.	.	– –	–	.
selten	beob.	2 363	222	60	16	76	183
	erw.		227,2	49,5	14,8	65,0	200,3
	Diff.		.	+	.	.	.
häufig	beob.	3 019	315	62	25	87	288
	erw.		294,4	71,6	19,1	85,9	254,1
	Diff.		.	.	.	.	+ +
Assoziation			.	.	*	*	**

Tabelle 4.3.9-9 Assoziation der Kaffee-Trinkgewohnheiten der Mutter mit Meßgrößen der Neugeborenen und den zugehörigen Regressionsresiduen, sowie denen der 6-Wochen-Entwicklung; jeweils Werte unterhalb der 10-Perzentil-Grenzen

Merkmal des Kindes	Fallzahl unterhalb der 10-Perzentil-Grenzen im Vergleich zur Erwartungszahl bei Frauen, die			
	keinen Kaffee trinken		häufig Kaffee trinken	
	Meßgrößen selbst	Regressionsresiduen	Meßgrößen selbst	Regressionsresiduen
Geburtsgewicht	·	·	+	+
Körperlänge	·	·	·	·
Schwangerschaftsdauer	·	·	·	·
Kopfumfang	·	·	·	·
Reifezahl	·	·	·	·
Gewichtszunahme bis 6. Woche	⁒	·	⁒	·

275 Tagen konzentriert. Dort steigt der Anteil der Kinder unter der 10-Perzentile von 6,9% von Nicht-Kaffeetrinkerinnen auf 12,5% bei den Häufig-Kaffee-Trinkerinnen. Bei Schwangerschaftsdauer über 275 Tage ist der Anstieg geringer, und zwar von 8,2% auf 10,3%.

Bei Frauen, die angeben, keinen Kaffee zu trinken, findet sich ein besonders günstiger Schwangerschaftsverlauf; sie haben wenig Frühgeburten, wenig untergewichtige Kinder und wenig Verluste durch perinatale Sterblichkeit. Diese Ergebnisse gelten für Erstgebärende ebenso wie für Mehrgebärende.

Die Gruppe, die häufig Kaffee trinkt, ist charakterisiert durch viele frühere Schwangerschaften, mehr Ältere, mehr Zigarettenraucherinnen, spezielle Ernährungsgewohnheiten (gehäufter Verbrauch von Eiern, rohem Fleisch, Gewürze, auch Cola und Alkohol), mehr Zigarettenraucher bei den Männern. Beim Schwangerschaftsverlauf fallen auf: eine geringe Gewichtszunahme, bemerkenswert häufiges Fehlen von Übelkeit und Erbrechen, dementsprechend seltene Einnahme von Antiemetika, aber gehäufte Einnahme von phenacetinhaltigen Medikamenten. Von den Kliniken berichtete München über geringe, Düsseldorf über hohe Anteile von Frauen, die häufiges Kaffeetrinken angeben.

Die Gegengruppe der Nicht-Kaffeetrinkerinnen ist außer dem Fehlen der eben genannten Häufungen bzw. durch Häufungen in den Gegenpositionen noch speziell durch häufige Diäternährung gekennzeichnet.

Die Parallelität der Befunde bei Kaffeetrinkerinnen und Zigarettenraucherinnen erfordert die Prüfung, inwieweit es dieselben Personen sind, die die ähnlichen Ergebnisse bewirken. Dies wird in Abschn. 4.3.10 behandelt.

Zigarettenrauchen des Vaters

Im Vorbericht der Deutschen Forschungsgemeinschaft über die Studie ist als wichtiges Ergebnis hervorgehoben worden, daß auch die Rauchgewohnheiten des Vaters Einfluß auf den Ausgang der Schwangerschaft haben (s. a. MAU u. NETTER 1974). Im Schrifttum ist diese Assoziation nicht oft analysiert worden, obwohl YERUSHALMI schon 1964 darauf hingewiesen hatte.

In der Übersichtstabelle 4.3.9-1 finden sich überraschend viele Häufungen bei stark rauchenden Vätern. Wie bei den rauchenden Schwangeren ist die

Tabelle 4.3.9-10 Zigarettenverbrauch des Mannes und Ausgang der Schwangerschaft

Zigarettenverbrauch des Mannes	Kinderzahl	Frühgeborene	davon perinatal gestorben	andere perinatale Todesfälle	perinatale Todesfälle insges.	relativ untergewichtig (>260 Tg.)
keiner (oder nicht angegeben[a]) beob.	3 257	289	73	15	88	263
erw.		315,8	64,5	20,7	91,5	276,3
Diff.		−	·	·	·	·
1– 5 beob.	643	75	9	4	13	47
erw.		62,2	16,7	3,9	18,0	54,6
Diff.		·	−	·	·	·
6–10 beob.	855	77	11	5	16	65
erw.		82,9	17,6	5,4	24,0	72,5
Diff.		·	·	·	·	·
über 10 beob.	1 959	209	53	18	71	195
erw.		189,1	47,2	12,3	54,5	166,6
Diff.		·	·	·	+ +	+ +
Assoziation insgesamt	6 714	*	*	·	*	·

[a] In dieser Gruppe sind 182 (5,1%) Männer enthalten, die regelmäßig Zigaretten rauchen, aber keine Angaben über den Tagesverbrauch gemacht haben

Zahl der untergewichtigen Kinder erhöht. Im Gegensatz zum Rauchen der Schwangeren ist auch die perinatale Sterblichkeit deutlich gesteigert (+ +). Außerdem finden sich Häufungen bei den Mißbildungen, auf die später eingegangen werden soll.

In Tabelle 4.3.9-10 ist eine ausführliche Gliederung der Rauchgewohnheiten des Vaters mit den Zielgrößen der Übersichtstabelle vorgenommen.

Unter den Kindern von Nichtrauchern sind besonders wenig Frühgeborene. Auch bei Männern, die wenig rauchen, haben die Kinder z.T. günstige Chancen. Erst bei starken Rauchern über 10 Zigaretten täglich, was in der Studie leider nicht weiter differenziert wurde, sind alle hier angegebenen kindlichen Merkmale ungünstig, insbesondere die perinatale Sterblichkeit insgesamt und die Untergewichtigkeit.

Zum Vergleich zu den bisher behandelten Einflußgrößen der Mütter sei nun für die Körpermaße der Neugeborenen, die Reifezahl und die Tragzeit die Fallzahl unterhalb der 10-Perzentile bei den Meßwerten selbst und bei den Regressionsresiduen sowie bei der Gewichtszunahme in den ersten Wochen in Tabelle 4.3.9-11 wiedergegeben.

Bei den Nichtrauchern sind die niedrigen Werteklassen seltener und mittlere („normale") Werte häufiger. Beim Geburtsgewicht, das hier nur mit einem aussagearmen Punkt vertreten ist, sind die niedrigsten 5% deutlich seltener, was bei der 10-Prozent-Grenze nicht mehr zum Ausdruck kommt. Bei den Rauchern sind Kinder mit kleiner Körperlänge ge-

Tabelle 4.3.9-11 Assoziation der Rauchgewohnheiten des Vaters mit Meßgrößen des Kindes und den zugehörigen Regressionsresiduen

Merkmal des Kindes	Fallzahl unterhalb der 10-Perzentil-Grenzen im Vergleich zur Erwartungszahl bei			
	Nichtrauchern		Rauchern mit mehr als 10 Zigaretten täglich	
	Maßzahlen selbst	Regressionsresiduen	Maßzahlen selbst	Regressionsresiduen
Geburtsgewicht	·	·	·	·
Körperlänge	·	·	+	·
Schwangerschaftsdauer	– –	·	·	·
Kopfumfang	–	·	·	·
Reifezahl	–	·	·	–
Gewichtszunahme bis 6. Woche	∕.	·	∕.	·

häuft. Ungünstig gehäufte niedrige Regressionsresiduen gibt es gar nicht; beim Geburtsgewicht liegt die Häufung der niedrigen Residuen noch im Zufallsbereich.

Auch beim väterlichen Rauchen scheint man einer Klärung näherzukommen, wenn man speziell die Tragzeitgruppe von 261 bis 275 Tagen betrachtet. Hier steigt der Anteil der untergewichtigen Kinder (unterhalb der 10-Perzentile) von 10,0% bei nichtrauchenden Vätern auf 16,2% beim täglichen Zigarettenkonsum von mehr als 10 Zigaretten (+ +). Bei längeren Schwangerschaftsdauern nur von 9,9% auf 10,2% (·).

Tabelle 4.3.9-12 Zigarettenverbrauch des Mannes und Ausgang der Schwangerschaft (Nur für nichtrauchende Schwangere)

Zigarettenverbrauch des Mannes pro Tag		Schwangere raucht nicht			
		Kinderzahl	Früh-geborene[a]	perinatale Todesfälle	relativ untergewichtig (> 260 Tage Tragzeit)
keiner (oder nicht angegeben)	beob.	2 588	219	74	202
	erw.		230,7	78,2	204,8
	Diff.		·	·	·
1– 5	beob.	444	39	8	35
	erw.		39,7	13,4	35,9
	Diff.		·	·	·
6–10	beob.	541	49	13	36
	erw.		48,6	16,3	44,7
	Diff.		·	·	·
über 10	beob.	1 096	111	46	101
	erw.		99,0	33,1	88,6
	Diff.		·	+ +	·
Assoziation insgesamt		4 669	·	*	·

[a] bis 260 Tage

Bei der Häufung der untergewichtigen Kinder könnte man vermuten, daß es sich nur um eine Wiederholung der Befunde bei den rauchenden Frauen handelt, denn das Rauchen der Frauen ist mit dem ihrer
Männer deutlich korreliert (vgl. Abschn. 3.4.3). Darauf wird im Abschn. 4.3.10 ausführlich eingegangen.
Hier seien nur die Hauptbefunde, nämlich Unterge-

wichtigkeit und perinatale Sterblichkeit des Kindes
für diejenigen rauchenden Männer wiedergegeben,
deren Frauen nicht rauchen.
Eine Gegenüberstellung der zugehörigen Häufigkeiten für alle Männer und solche, deren Frauen nicht
rauchen, gibt Tab. 4.3.9-13.

Tabelle 4.3.9-13 Zigarettenverbrauch des Mannes – insgesamt und bei nichtrauchenden
Frauen – und Ausgang der Schwangerschaft

Zigarettenverbrauch des Mannes	Frühgeborene (%)		perinatale Sterblich-keit (%)		relativ untergewichtig (%) (> 260 Tage)	
	alle	Frau raucht nicht	alle	Frau raucht nicht	alle	Frau raucht nicht
keiner (oder nicht angegeben)	8,9	8,7	2,7	2,9	8,9	8,8
1– 5	11,7	8,9	2,0	1,8	8,3	8,6
6–10	9,0	9,2	1,9	2,4	8,4	7,1
über 10	10,7	10,2	3,6	4,2	11,1	10,1
insgesamt	9,7	9,1	2,8	3,0	9,4	8,9

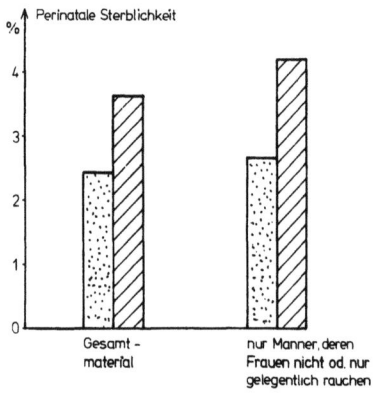

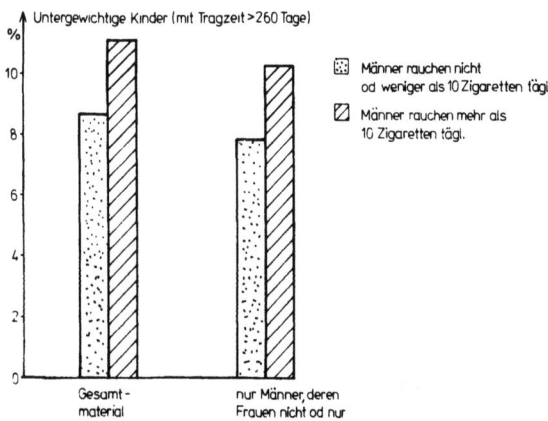

Abb. 28. Zigarettenrauchen des Mannes und perinatale Sterblichkeit sowie Untergewicht des Kindes

Auch wenn die Frau nicht raucht, haben die Männer
mit hohem Zigarettenverbrauch durchweg die höchsten, d. h. ungünstigsten Ziffern für die Kinder. Die
Unterschiede liegen zwar meist noch im Zufallsbereich (Tabelle 12), nur bei den perinatalen Sterbefällen, bei denen das Rauchen der Mutter ohne Einfluß
war, sind die Unterschiede auch statistisch deutlich.
Von **Mißbildungen** sind mit dem Zigarettenrauchen
des Vaters assoziiert
– Schwere Mißbildungen insgesamt (+ +)
– faziale Spalten (+) und
– „sonstige" schwere Mißbildungen (+)
Faziale Spalten haben in der Übersichtstabelle 4.3.9-1 bereits in der Zeile „raucht regelmäßig" ein
Pluszeichen erhalten (beob. 21, erw. 15,3). In der
Gliederung nach der Zigarettenzahl findet man für
Raucher von 10 und mehr Zigaretten 15 : 10,2. In
dieser Gliederung fehlen Kinder, die gleichzeitig
auch andere schwere Mißbildungen hatten und
schon dort gezählt wurden. Schließt man diese ein
und gliedert vollständig nach dem Zigarettenverbrauch, so ergibt sich Tabelle 4.3.9-14.
Die Ziffern liegen bei nichtrauchenden Männern
deutlich unter, bei starken Rauchern deutlich über
dem Durchschnitt. Etwaiges Rauchen der Schwangeren spielt offenbar keine Rolle.
Die Sammelgruppe der „sonstigen schweren Mißbildungen" ist mit 23 gegen 15,8 erhöht (+). Eine Häufung einer speziellen Mißbildung war nicht erkenn-

Tabelle 4.3.9-14 Faziale Spalten der Kinder nach Zigarettenverbrauch des Mannes – insgesamt und bei nichtrauchenden Frauen

Zigarettenverbrauch des Mannes	Faziale Spalten des Kindes (insgesamt)				Faziale Spalten des Kindes (Frau raucht nicht)			
	beobachtet		erw.	Diff.	beobachtet		erw.	Diff.
	Anz.	%			Anz.	%		
keiner (oder nicht angegeben)	11	0,3	19,5	– –	8	0,3	15,0	– –
1– 5	5	0,8	3,7	·	4	0,9	2,6	·
6–10	4	0,5	4,7	·	2	0,4	3,1	·
über 10	19	1,0	11,2	+ +	13	1,2	6,3	+ +
insgesamt	39	0,6			27	0,6		
Assoziation insgesamt		*				**		

bar. Außerdem sind Syndaktylien mit 23 gegen 15,2 (+) erhöht.

Bei den schweren Mißbildungen insgesamt ist erwähnenswert, daß diese Häufung bei nichtrauchenden Frauen fehlt, aber deutlich ist, wenn die Frau auch raucht.

Alkoholgenuß des Mannes

In der Übersichtstabelle haben die auf den Alkoholkonsum des Mannes bezogenen potentiellen Einflußfaktoren nur an einer Stelle ein Pluszeichen, bei der perinatalen Sterblichkeit der Frühgeborenen.

Die Häufigkeit der Frühgeborenen selbst ist nicht erhöht. Die Überzahl der gestorbenen Frühgeborenen findet sich bei der perinatalen Gesamtsterblichkeit wieder, bei der die Differenz zwischen beobachteten und erwarteten Zahlen dann allerdings gerade noch in den Zufallsbereich fällt.

Die Spätaborte sind vermindert.

Bei den Mißbildungen entsprechen alle Tabellenfelder etwa dem Durchschnitt.

Die Herz-Kreislauf-Mißbildungen liegen in allen Alkoholstufen etwas darüber, ohne den Zufallsbereich zu überschreiten.

Ferner wurde gefragt, ob der Mann zur Zeit der vermutlichen Konzeption viel Alkohol getrunken hatte. 109mal wurde diese Frage bejaht. Bei den Kindern dieser Schwangerschaften trat 1 schwere Mißbildung auf, was mit dem Erwartungswert 1,7 übereinstimmt.

4.3.10 Kombinierte Effekte der Genußgifte

Zigarettenrauchen, Alkoholgenuß und Kaffeetrinken sind Gewohnheiten, die miteinander stark korreliert sind. Ebenso sind die entsprechenden Ge-

wohnheiten bei Mann und Frau korreliert. Die Zusammenhänge dieser drei Genußgifte bei Schwangeren mit Frühgeburtlichkeit und Untergewicht sind 1978 von Frau B.J. van den BERG aus den Daten des Kaiser Health Plan zur Diskussion gestellt worden.

Verbrauchsgewohnheiten der Mütter

Die Parallelität der Assoziationen des Schwangerschaftsausgangs mit dem Zigaretten-, dem Kaffee- und dem Alkoholgenuß legt die Frage nahe, ob es vielleicht weitgehend dieselben Frauen sind, die diese Genußgifte zu sich nehmen. Dann würde der Effekt wohl eher als persönlichkeitsbedingt anzusehen sein als ein Effekt der Noxen selbst. Tabelle 4.3.10-1 zeigt zunächst die Assoziationen der Verbrauchsgewohnheiten von Zigaretten mit Kaffee bei Schwangeren.

Raucherinnen von mehr als 5 Zigaretten täglich, die im Durchschnitt 9,6% ausmachen, finden sich bei Frauen, die keinen Kaffee trinken, zu 5,1%, bei „Wenig-Kaffee-Trinkerinnen" zu 7,2% und bei „Viel-Kaffee-Trinkerinnen" bei 13,5%. Die Assoziation ist zwar statistisch (***) sehr deutlich, aber es zeigt sich doch auch häufig gegensätzliches Verhalten. So sind z.B. noch 63,6% der Viel-Kaffee-Trinkerinnen Nichtraucherinnen.

Wenn nun die Parallelität der Effekte weitgehend auf Personengleichheit beruhen würde, so dürften sich innerhalb der Spalten der Tabelle und innerhalb der Zeilen nur geringe Effekte zum Ausgang der Schwangerschaft zeigen, während in der Diagonalen eine besonders starke Abstufung bestehen müßte. Bei Unabhängigkeit der Zigaretten- und Kaffee-Assoziationen müßte dagegen in den Zeilen (und auch in den Spalten) eine ähnliche, wenn auch nicht unbedingt proportionale Abstufung zu finden

Tabelle 4.3.10-1 Assoziation der Verbrauchsgewohnheiten von Zigaretten und Kaffee bei Schwangeren

Zigaretten	Kaffee								
	kein		gelegentlich		häufig		insgesamt		
	Anzahl	%	Anzahl	%	Anzahl	%	Anzahl	%	
Nichtraucherin	989	77,2	1747	74,5	1903	63,6	4639	70,1	
raucht gelegentl.	163	12,7	281	12,0	431	14,4	875	13,2	
raucht regelmäßig bis 5 Zig.	64	5,0	149	6,4	254	8,5	467	7,1	
raucht regelmäßig mehr als 5 Zig.	65	5,1	169	7,2	404	13,5	638	9,6	
zusammen	1281	100	2346	100	2992	100	6619	100	

Tabelle 4.3.10-2 Zigaretten- und Kaffeeverbrauch der Schwangeren und Untergewicht der Kinder (unter 10-Perzentile nach Tragzeit; über 260 Tage)

Zigaretten	Kaffee								Assoziation in Zeilen
	kein		gelegentlich		häufig		insges.		
	Anzahl	%	Anzahl	%	Anzahl	%	Anzahl	%	
Nichtraucherin	65	6,6	134	7,7	174	9,1	373	8,0	*
raucht gelegentl. od. bis 5 Zig.	22	9,7	39	9,1	56	8,2	117	8,7	.
raucht regelmäßig mehr als 5 Zigar.	6	9,2	13	7,7	63	15,6	82	12,9	*
zusammen	93	7,3	186	7,9	293	9,8	572	8,6	*
Assoziation in Spalten		.		.		***		**	*

sein. Tabelle 4.3.10-2 zeigt die Abhängigkeitsverhältnisse für die untergewichtigen Kinder mit Tragzeit über 260 Tagen.

Es ist jedoch deutlich zu sehen, daß das Ansteigen der Prozentzahlen sowohl in den Zeilen und Spalten auftritt und sich nicht nur auf die Diagonale konzentriert. So steigt z. B. bei den Nichtraucherinnen die Häufigkeit der untergewichtigen Kinder deutlich mit dem Kaffeeverbrauch an. Bei den Viel-Kaffee-Trinkerinnen, die auch mehr als 5 Zigaretten rauchen, ist die Häufigkeit der Untergewichtigen am höchsten (15,6%).

Für die Frühgeburtenziffer finden sich ähnliche Abstufungen, sie liegen jedoch statistisch noch im Zufallsbereich. Z. B. steigt diese Ziffer bei Nichtraucherinnen mit dem Kaffeeverbrauch (8,2% – 9,7% – 10,0%). Diese Folge findet sich gleichartig schon bei den I-Parae; so ist bei ihnen die Prozentfolge bei den Frühgeburten bei Nichtraucherinnen mit dem Kaffeeverbrauch: 8,1% – 9,3% – 9,7%.

Bei den Nichtraucherinnen ist die perinatale Sterblichkeit der Kinder dann am geringsten (1,5% gegen durchschnittlich 2,8%), wenn sie auch keinen Kaffee trinken.

Die Hinzunahme einer etwaigen Alkoholassoziation in die Zigaretten-Kaffee-Kombination erfordert zur Übersicht eine Beschränkung der Untergliederungen. In Tabelle 4.3.10-3 wird jeweils nur eine Alternativgliederung verwendet:

Zigaretten:
– für Nichtraucherinnen und Raucherinnen bis 5 Zig.;
+ Raucherinnen von mehr als 5 Zig.

Kaffee:
– für Nichttrinkerinnen;
+ Kaffeetrinken „selten" und „häufig"

Alkohol:
– für Nichttrinkerinnen;
+ für täglichen Alkoholgenuß ohne Rücksicht auf Art und Menge

Die ungleiche Besetzung der Kombinationsklassen erschwert eine unmittelbare Auswertung. Immerhin ist deutlich, daß Schwangere, die weder viel rauchen, noch Kaffee, noch täglich Alkohol trinken, die niedrigste Häufigkeit von untergewichtigen Kindern haben. Zur besseren Übersicht sind in den Schlußzeilen der Tabelle die Pluszeichen der – ungünstigen – Konsumgewohnheiten der Frauen als „Risikopunkte" zusammengefaßt.

Tabelle 4.3.10-3 Häufigkeit relativ untergewichtiger Kinder mit Tragzeit üb. 260 Tagen in Verbindung mit Zigaretten-, Kaffee- und Alkoholkonsum der Mutter

Zig.	Kaf.	Alk.	unter 30 Jahre			30 Jahre u. darüber			zusammen		
			Anzahl	relatives Untergewicht		Anzahl	relatives Untergewicht		Anzahl	relatives Untergewicht	
				Anz.	%		Anz.	%		Anz.	%
–	–	–	833	58	7,0	308	19	6,2	1141	77	6,7
–	–	+	37	5	13,5	15	2	13,3	52	7	13,5
–	+	–	3236	285	8,8	1259	94	7,5	4495	379	9,4
–	+	+	161	9	5,6	59	9	15,3	220	18	8,2
+	–	–	53	5	9,4	12	1	8,3	65	6	9,2
+	–	+	–	–	–	1	–	–	1	–	–
+	+	–	417	54	12,9	111	11	9,9	528	65	12,3
+	+	+	26	6	23,1	11	1	9,1	37	7	18,9
insgesamt			4763	422	8,9	1776	137	7,7	6539	559	8,5
Risikopunkte:											
0			833	58	7,0	308	19	6,2	1141	77	6,7
1			3326	295	8,9	1286	97	7,5	4612	392	8,5
2 u. mehr			604	69	11,4	182	21	11,5	786	90	11,5
Assoziationsstufe					*			.			**

Die Häufigkeit untergewichtiger Kinder (unter 10-Perzentile mit Tragzeit über 260 Tage) ist am niedrigsten, wenn die Mütter keinen Risikopunkt haben. Bei einem Risikopunkt steigt die Häufigkeit an und erreicht bei zwei und mehr Risikopunkten die höchsten Werte. Die Unterschiede sind bei den unter 30-Jährigen auf dem 5%-Niveau deutlich, bei den älteren sind die Unterschiede ähnlich, die Zahlen reichen jedoch nicht zur Erreichung dieser Grenze aus. Insgesamt – die Zusammenfassung darf wegen der Gleichartigkeit der Abstufung vorgenommen werden – wird die **-Grenze überschritten.

Tabelle 4.3.10-4 Frühgeborene und perinatal gestorbene Kinder nach Risikopunkten aus Zigaretten-, Kaffee- und Alkoholkonsum der Mutter

Risiko-punkte	Fall-zahl	Frühgeborene			Perinatal Gestorbene			Perinatal gestor-bene Frühgeborene		
		beob.		er-wart.	beob.		er-wart.	beob.		er-wart.
		Anz.	%		Anz.	%		Anz.	%	
0	1141	93	8,2	110,3	18	1,6	31,6	17	18,3	20,6
1	4612	454	9,8	445,8	135	2,9	127,7	103	22,7	100,6
2	786	85	10,8	76,0	28	3,6	21,8	20	23,5	18,8
zusammen	6539	632	9,7		181	2,8		140	22,2	
Assoziation			.			*			.	

Die Gliederung nach Risikopunkten der Mutter ist in Tabelle 4.3.10-4 mit Frühgeburtlichkeit und der perinatalen Sterblichkeit in Verbindung gesetzt. Bei diesen drei kindlichen Merkmalen findet man dieselbe mit der Zahl der Risikopunkte ansteigende Häufigkeitsfolge, die allerdings zweimal noch im Zufallsbereich liegt und einmal bei der perinatalen Gesamtsterblichkeit die Grenze überschreitet.

Verbrauchsgewohnheiten von Müttern und Vätern

Unter dem Eindruck der Ergebnisse über den kombinierten Einfluß von Zigaretten, Kaffee und Alkohol bei der Mutter soll nun geprüft werden, ob demgegenüber das Rauchen des Vaters von Belang ist.

Um den Alterseinfluß auszuschalten, der durch die unterschiedlichen Verbrauchsgewohnheiten stören kann, werden die Tabellen auf die unter-30-jährigen Frauen beschränkt, bei denen die Genußgifte besonders wirksam zu sein scheinen. Die fünf am stärksten besetzten Frauengruppen zeigt Tabelle 4.3.10-5 für die perinatale Sterblichkeit.

Tabelle 4.3.10-5 Zigarettenrauchen des Vaters und perinatale Sterblichkeit in Verbindung mit den Verbrauchsgewohnheiten der Mütter (unter 30 Jahren)

Verbrauchsgewohnheiten der Frauen			Zigarettenverbrauch des Mannes						Differenz (Raucher – Nicht/wenig-Raucher)
			Nichtraucher oder bis 10 Zig. tgl.			mehr als 10 Zigaretten tägl.			
Zigaretten	Kaffee	Alkohol	Anz.	perinatal gestorben	%	Anz.	perinatal gestorben	%	
−	−	−	632	5	0,8	201	5	2,5	.
−	+	−	2343	42	1,8	893	28	3,1	+
−	+	+	127	5	3,9	34	2	5,9	.
+	−	−	23	1	(4,3)	30	3	(10,0)	.
+	+	−	172	5	2,9	245	8	3,3	.

Für jede dieser Frauengruppen liegt die perinatale Sterblichkeit dann, wenn der Mann starker Raucher ist, über der der anderen Familien, bei denen der Vater Nichtraucher oder schwacher Raucher ist. In der zahlenmäßig stärksten Gruppe ergibt die χ^2-Rechnung 5,5 (+); in der zweitstärksten Gruppe wird die 5%-Schwelle ($\chi^2_{5\%} = 3,84$) nicht ganz erreicht ($\chi^2 = 3,7$). Für die Gesamttabelle ergibt sich ein *.

Man ist somit durchaus berechtigt, die Hypothese aufzustellen, daß bei starkem Zigarettenrauchen des Mannes unabhängig von den Verbrauchsgewohnheiten der Frauen besonders hinsichtlich Zigaretten und Kaffee die perinatale Sterblichkeit der Kinder erhöht ist.

Fügt man hierzu noch die Information über den Alkoholkonsum des Vaters hinzu, so ergibt sich für die günstigste Gruppe die der Frauen, die weder Zigaretten, noch Kaffee, noch Alkohol genießen und deren Männer nicht oder nur schwach rauchen und außerdem keinen Alkohol trinken, eine besonders niedrige perinatale Sterblichkeit, nämlich nur 0,6% (3 von 485).

Risikopunkte für beide Eltern

In Erweiterung der für die Mütter entwickelten Skala der Risikopunkte soll jetzt auch das väterliche Zigarettenrauchen einbezogen werden. Tabelle 4.3.10-6 zeigt die Grundwerte der einzelnen Verhaltenskonstellationen in Verbindung mit dem Ausgang der Schwangerschaft.

Tabelle 4.3.10-6 Verhaltenskonstellationen nach 4 Merkmalen der Eltern und Ausgang der Schwangerschaft. Grundzahlen

Frau			Mann	Frau unter 30 Jahre					Frau über 30 Jahre				
Zig.	Kaffee	Alk.	Zig.	Anzahl	perinat. gestorb.	Frühgeb. bis 260 Tg.	davon perinat. gestorb.	relatives Untergew. b. Tragzeit >260 Tg.	Anzahl	perinat. gestorb.	Frühgeb. bis 260 Tg.	davon perinat. gestorb.	relatives Untergew. b. Tragzeit >260 Tg.
−	−	−	−	632	5	46	4	44	233	6	20	6	12
−	−	−	+	201	5	18	5	14	75	2	9	2	7
−	−	+	−	32	1	3	1	5	14	−	2	−	1
−	+	−	−	2343	42	201	30	196	919	47	110	38	61
+	−	−	−	23	1	4	1	5	4	−	−	−	−
−	−	+	+	5	1	1	1	−	1	−	−	−	1
−	+	+	−	127	5	14	4	7	50	1	6	1	8
−	+	−	+	893	28	83	20	89	340	12	44	9	33
+	−	−	+	30	3	6	3	−	8	−	−	−	1
+	−	+	−	−	−	−	−	−	−	−	−	−	−
+	+	−	−	172	5	18	4	17	45	−	3	−	3
−	+	+	+	34	2	6	2	2	9	1	4	1	1
+	+	+	−	13	−	2	−	2	7	−	−	−	−
+	+	−	+	245	8	20	3	37	66	6	11	5	8
+	−	+	+	−	−	−	−	−	1	−	−	−	−
+	+	+	+	13	−	−	−	4	4	−	1	−	1
zusammen				4763	106	422	78	422	1776	75	210	62	137

Am häufigsten ist die Konstellation, daß nur häufiges Kaffeetrinken angegeben wird, aber weder Alkoholgenuß noch starkes Rauchen beider Partner. Die Tabelle zeigt eindrucksvoll bestimmte Verhaltensmuster, auf die aber hier nicht – auch nicht mit einer verlockenden Konfigurationsfrequenzanalyse – eingegangen werden soll.

Wieder sollen jetzt Risikopunkte durch einfaches Abzählen der Pluszeichen vergeben werden. Dann ergibt sich Tabelle 4.3.10-7.

Tabelle 4.3.10-7 Risikopunkte nach 4 Merkmalen der Eltern und Ausgang der Schwangerschaft

Risiko-punkte	Anzahl	perinatal gestorben		Frühgeburten bis 260 Tg.		davon perinat. gestorben		relativ. Untergewicht bei Tragzeit 260 Tg.	
		Anzahl	%	Anzahl	%	Anzahl	%	Anzahl	%
		Alter der Frau: unter 30 Jahre							
0	632	5	0,8	46	7,3	4	8,7	44	7,0
1	2 599	49	1,9	226	8,7	37	16,4	220	8,5
2	1 227	42	3,4 } 3,4	122	9,9 } 9,8	32	26,2 } 24,7	113	9,2 } 10,3
3 u. mehr	305	10	3,3	28	9,2	5	17,4	45	14,8
zusammen	4 763	106	2,2	422	8,9	78	18,5	422	8,9
Assoziation			***		.		*		*
		Alter der Frau: 30 Jahre und darüber							
0	233	6	2,6	20	8,6	6	30,0	12	5,2
1	1 012	49	4,8	121	12,0	40	33,1	69	6,8
2	444	13	2,9 } 3,8	53	11,9 } 13,0	10	18,9 } 23,2	46	10,4 } 10,5
3 u. mehr	87	7	8,0	16	18,4	6	37,5	10	11,5
zusammen	1 776	75	4,2	210	11,8	62	29,5	137	7,7
Assoziation			.		.		.		**
		Insgesamt							
0	865	11	1,3	66	7,6	10	15,2	56	6,5
1	3 611	98	2,7	347	9,6	77	22,2	289	8,0
2	1 671	55	3,3	175	10,5	42	24,0	159	9,5
3 u. mehr	392	17	4,3	44	11,2	11	25,0	55	14,0
zusammen	6 539	181	2,8	632	9,7	140	22,2	559	8,5
Assoziation			**		*		.		***

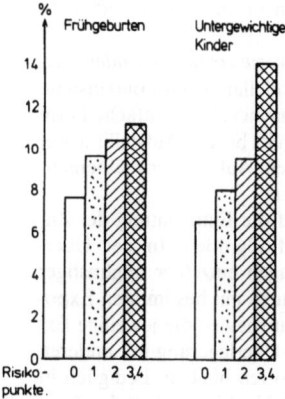
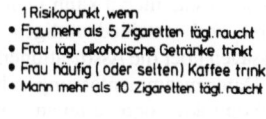

Abb. 29. Häufigkeit von Frühgeburten (bis 260 Tage) und Häufigkeit relativ untergewichtiger Kinder (mit Tragzeit über 260 Tage) nach Risikopunkten der Eltern

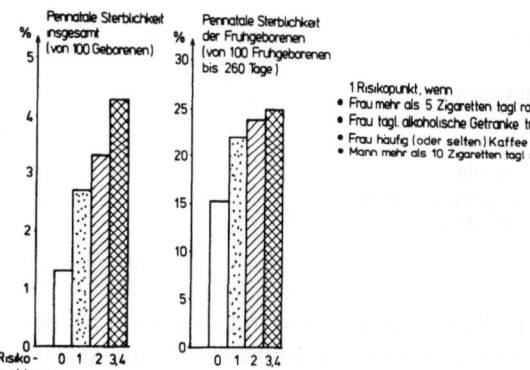

Abb. 30. Perinatale Sterblichkeit nach Risikopunkten der Eltern

Durch die Hinzunahme des väterlichen Rauchens wird die Abstufung der Häufigkeit der ungünstigen Schwangerschaftsausgänge nach Risikopunkten sehr eindrucksvoll. Dies zeigt sich besonders deutlich für die jüngeren Frauen. Lediglich bei den über 30-Jährigen ist die perinatale Sterblichkeit bei zwei Risikopunkten etwas niedriger als bei einem Risikopunkt. Im höheren Alter ist die Abstufung nur angedeutet, lediglich bei Untergewicht ist eine deutliche Assoziation vorhanden.

Faßt man alle Altersklassen zusammen, so ergibt sich *für alle Variablen ein gleichmäßiger Anstieg der Gefährdung mit den Risikopunkten,* der sich sogar bis in die relativ schwach besetzte Stufe mit drei und mehr Risikofaktoren fortsetzt. Die perinatale Sterblichkeit steigt in der höchsten Gruppe bis auf das drei- bis vierfache der günstigsten Basisgruppe ohne Risikofaktoren.

Eine zusammenfassende Darstellung der ungünstigen Ausgänge einer über 260 Tage ausgetragenen Schwangerschaft ist in Tab. 4.3.10-8 dargestellt, wobei auf die Einzelheiten verzichtet wurde und als ungünstig

- perinataler Tod,
- Frühgeburt bis 260 Tage Tragzeit
- relatives Untergewicht unterhalb 10%-Regressions-Perzentil

bezeichnet wurde. Dann ergibt sich bei Hinzunahme des väterlichen Alkoholkonsums als 5. Variable Tabelle 4.3.10-8.

Tabelle 4.3.10-8 Ausgang der Schwangerschaft nach 5 Risikofaktoren bei Mann und Frau

Risikopunkte	Anzahl	Ausgang			
		günstig		ungünstig	
		Anzahl	%	Anzahl	%
0	662	571	86,3	91	13,7
1	2 794	2 301	82,4	493	17,6
2	2 001	1 609	80,4	392	19,6
3	885	692	78,2	193	21,8
4 u. mehr	197	146	74,1	51	25,9
zusammen	6 539	5 319	81,3	1 220	18,7

Risikofaktoren:
Frau: Zigaretten über 5 St.
       Kaffee
       Alkohol
Mann: Zigaretten über 10 St.
       Alkohol

Bei 4 Freiheitsgraden ist $\chi^2 = 26{,}1$; mit $P < 0{,}1\%$ ist der Assoziationsgrad sehr deutlich (***). Die Abstufung ist sehr gleichmäßig und eindrucksvoll.

Diese Risikoskalen demonstrieren eine gewisse Gleichartigkeit der Wirkung der Risikofaktoren. Zwar liegt keine echte Additivität vor, die Faktoren sind auch nicht als gleichwertig und von einander unabhängig anzusehen, aber zur ersten Übersicht läßt sich diese Zusammenstellung als Verhaltensrichtlinie zur Aufklärung der Schwangeren und ihrer Männer und als unmittelbare und ungeschminkte Wahrheit verwenden.

Prüfung der Beständigkeit der Ergebnisse gegenüber Einflußfaktoren
Einzelfaktoren in bereinigten Vergleichen

Als wesentliche Ergebnisse der vorangegangenen Zusammenstellungen sei hervorgehoben:

Erhöhung der perinatalen Sterblichkeit mit starkem Zigarettenrauchen der Mutter und des Vaters, wobei gelegentliches und schwaches Rauchen günstigere Werte als das Nichtrauchen aufweisen

Erhöhung der Häufigkeit von Frühgeburt und Untergewicht bei starkem Zigarettenrauchen, Kaffee- und Alkoholgenuß der Schwangeren

Günstigste Werte für alle Parameter des Schwangerschaftsausganges, wenn die untersuchten Genußgifte von beiden Eltern gemieden werden

Erhöhung der Gesamthäufigkeit ungünstiger Schwangerschaftsausgänge mit der Zahl von Risikopunkten für die Aufnahme von Genußgiften bei beiden Eltern.

Statistisch wirksame Drittfaktoren, die die Ergebnisse beeinflußt haben könnten, sind:

die Überlagerung der Verbrauchsgewohnheiten an Zigaretten, Kaffee, Alkohol bei der Untersuchung eines dieser Faktoren durch jeweils die anderen,

ferner als Außen- bzw. Hintergrundfaktoren:
  Kliniken,
  Wohnort der Schwangeren,
  sozialer Status,
  Gesundheitszustand,
  Aufnahmegrund (gynäkologische Behandlungen),
  Ausgang früherer Schwangerschaften,

von denen nur die Klinikunterschiede und der soziale Status als wirksame Störfaktoren in Frage kommen.

Die bisherigen Ergebnisse wurden im ersten Schritt durch kombiniert untergliederte Tabellen, also durch *Zerlegung* in die verschiedenen beobachteten „Genußkonstellationen" gewonnen. Dieses Verfahren ist strikt wirklichkeitskonform. Jede Familie gehört in genau eine der Untergruppen.

Die Nachteile dieses auf Zerlegung ausgerichteten Verfahrens sind die mit jedem Kombinationsschritt kleiner werdenden Fallzahlen, wodurch Assoziationen in ihrer Stärke oft nicht mehr erkennbar sind.

Im Gegensatz hierzu kann man mit *zusammenfassenden* Verfahren und verschiedenartigen Modellansätzen kondensierte Aussagen über die Assoziationen machen. Eine einfache Form der Datenzusammenfassung ist bereits bei der Aufstellung der Risikopunkte vorgenommen worden. Auf stärker mathematisierte Verfahren wird hier verzichtet.

Eine andere Fragestellung zielt auf die Entflechtung der Zusammenhänge zwischen den Einflußgrößen. In der Übersichtstabelle waren einige Häufungen einzelner ungünstiger Schwangerschaftsausgänge bei Frauen mit bestimmten Expositionen angegeben worden. Aber inwieweit die jeweilige Exposition selbst oder nur durch die Überlagerung mit anderen Expositionen wirksam ist, mußte offen bleiben. Lediglich in Tabelle 4.3.10-2 wurde eine gewisse Unabhängigkeit der Zigaretten- und Kaffee-Effekte auf das Untergewicht der Kinder festgestellt.

Im folgenden soll die Überlagerung eines Einflußfaktors durch andere Faktoren mittels des schon verschiedentlich angewandten Verfahrens der „indirekten Standardisierung" rechnerisch ausgeschaltet werden.

Zur Analyse der Zusammenhänge mit der perinatalen Sterblichkeit und den anderen Merkmalen des Ausganges der Schwangerschaft wurden korrigierte („standardisierte") Erwartungswerte unter Berücksichtigung aller Teiltabellen berechnet, wobei von den 6 Merkmalen Zigaretten-, Kaffee-, Alkoholverbrauch und Alter der Frau, Zigaretten- und Alkoholverbrauch des Mannes zur Prüfung des Unterschiedes in einem Merkmal jeweils die fünf anderen ausgeschaltet wurden. (In Abschn. 4.2.8 wurde dieses Verfahren rotierend für mehrere Medikamente durchgeführt.)

Alle Berechnungen wurden in Teilgruppen, die nach Alter und Zigarettenverbrauch der Frau gebildet sind, getrennt durchgeführt. Wichtig ist die Hauptgruppe der nicht- oder wenigrauchenden Schwangeren unter 30 Jahren; in den anderen

Gruppen wären einzeln durch zu geringe Zahlen ohnehin keine klaren Ergebnisse zu erwarten. Deshalb wird zunächst das Teilergebnis für diese Gruppe angegeben. Dann werden die Teile zusammengefaßt.

Diese Zusammenfassungen entsprechen den anfänglichen pauschalen Übersichtstabellen 4.3.9-1b; allerdings sind die Zahlen wegen des Ausfalls der Fälle, in denen eines der benutzten Merkmale fehlte, etwas kleiner. Die Ja-Nein-Gliederung entspricht der in Tab. 4.3.10-8 verwendeten.

Tabelle 4.3.10-9 Risikofaktoren der Eltern (Zigaretten, Kaffee, Alkohol) und Ausgang der Schwangerschaft unter Ausschaltung der jeweils anderen Risikofaktoren („bereinigte Erwartungswerte")

Risikofaktor	Schwangere mit Risikofaktor		Frühgeburten				davon perinatal gestorb.				perinat. gest. insges.				Untergewichtige Kinder			
			beob.	erwartet		Diff.	beob.	erwartet		Diff.	beob.	erwartet		Diff.	beob.	erwartet		Diff.
	Anzahl	%		pauschal	bereinigt			pauschal	bereinigt			pauschal	bereinigt			pauschal	bereinigt	
a. Frauen unter 30 J., nicht oder wenig (bis 5 Zigaretten tgl.) rauchend																		
Frau:																		
Kaffee	3397	79,6	304	296,2	296,3	·	56	54,8	54,9	·	77	70,9	71,1	·	294	284,2	284,5	·
Alkohol	198	4,6	24	17,3	18,2	·	8	4,3	4,6	·	9	4,1	4,4	·	14	16,6	16,7	·
Mann:																		
Zigaretten	1133	26,6	108	98,8	100,1	·	28	19,5	19,9	+	36	23,6	24,1	+ +	105	94,8	95,9	·
Alkohol	1328	31,1	127	115,8	120,2	·	26	22,9	24,6	·	33	27,7	31,4	·	115	111,1	110,9	·
b. Insgesamt																		
Frau:																		
Zigaretten	631	9,6	65	61,0	63,5	·	16	14,4	13,8	·	23	17,5	19,5	·	78	53,9	60,5	+
Kaffee	5280	80,7	523	510,3	510,7	·	117	115,9	116,9	·	157	143,0	147,2	·	469	451,4	453,5	·
Alkohol	310	4,7	39	30,0	29,9	·	10	8,6	9,0	·	11	8,6	9,1	·	32	26,5	26,0	·
Mann:																		
Zigaretten	1925	29,4	203	186,1	186,2	·	51	45,0	47,8	·	68	53,3	56,4	·	198	164,6	174,1	+
Alkohol	2104	32,2	207	203,4	210,7	·	50	45,9	46,9	·	67	58,2	61,4	·	193	179,9	184,9	·

In jeder Konstellation wurden den Beobachtungszahlen zunächst die pauschal berechneten Erwartungswerte, dann die durch Ausschaltung der jeweils anderen Risikofaktoren „bereinigten" Erwartungswerte gegenübergestellt. Dabei wurden meist die Differenzen zwischen beobachteten und pauschal erwarteten Werten etwas verringert, wodurch allerdings der Deutlichkeitsgrad einiger Assoziationen verringert wurde.

Die perinatale Sterblichkeit ist bei den Kindern stark rauchender Männer besonders bei nicht- oder wenig-rauchenden Frauen bis zum Alter von 30 Jahren erhöht; im Gesamtmaterial ist dies – bei Ausschaltung der übrigen Risikofaktoren abgeschwächt und unter die statistische Anerkennungsgrenze gesunken. Im Vergleich zur Übersichtstabelle 4.3.9-1b, in der 71 perinatale Sterbefälle einer Erwartungszahl 54,5 mit (+ +) gegenüberstanden, hat sich durch Zufälligkeiten in der Materialbeschränkung auf die Fälle mit Angaben über die anderen betrachteten Risikofaktoren die pauschale Gegenüberstellung auf 68 : 53,3 (+) verändert. Die Verschiebung des Erwartungswertes durch Ausschaltung der anderen Risikofaktoren hat dann eine Erhöhung des Erwartungswertes auf 56,4 mit knapper Unterschreitung der Grenze bewirkt. Trotzdem bleibt das Problem einer etwaigen Beeinflussung der perinatalen Sterblichkeit durch Zigarettenrauchen des Vaters beachtenswert.

Zu Frühgeburten bestehen keine deutlichen Assoziationen, die erst bei der Zusammenfassung in Tabelle 4.3.10-7 zutage getreten sind.

Die Häufigkeit der untergewichtigen Kinder ist auch nach Isolierung gegenüber den anderen Faktoren bei Zigarettenrauchen beider Eltern deutlich erhöht, beim Alkoholgenuß besteht dieselbe Tendenz, jedoch nur sehr schwach.

Kindliches Untergewicht bei kaffeetrinkenden Müttern war in der Kategorie „häufig" in der Übersichtstabelle deutlich erhöht (+ +). In den Tabellen 4.3.10-3 und den folgenden waren „seltener" und „häufiger" Kaffeegenuß zusammengefaßt worden. Dies bewirkte eine Abschwächung der Assoziationen besonders hinsichtlich des kindlichen Untergewichtes. In Tabelle 4.3.10-9 liegt diese Assoziation nach Ausschaltung der übrigen Risikofaktoren nur gerade noch im Zufallsbereich. Zur Klärung wurde dieselbe Bereinigung wie in dieser Tabelle auch noch einmal unter Beschränkung auf die „häufigen" Kaffeetrinker durchgerechnet. Dabei ergab sich dann zur Beobachtungszahl von 282 untergewichtigen Kindern eine pauschale Erwartungszahl 250,4 mit (+ +) in Übereinstimmung mit der Übersichtstabelle und eine bereinigte Erwartungszahl 257,5 mit (+). Die Assoziation mit dem kindlichen Untergewicht besteht also speziell für die häufig kaffeetrinkenden Frauen.

Daraus scheint hervorzugehen, daß die behandelten Einflußgrößen ähnlich, aber wie aus 4.3.9 hervorging, nicht identisch wirken und daß jede gegenüber den anderen eine gewisse Selbständigkeit hat, so daß die Addition der Risikopunkte eine sinnvolle Zusammenfassung ist.

Konsistenzprüfung der Abstufung nach Risikopunkten in Teilgruppen

Die Befunde über die Gefährdung durch Zigaretten, Kaffee und Alkohol bei beiden Eltern sind so gravierend, daß an den vorliegenden Daten alle sinnvoll erscheinenden zusätzlichen Prüfungen vorgenommen werden müssen, um ihre etwaige Bedingtheit durch Drittfaktoren auszuschließen. Bereits in Abschn. 4.3.9 war festgestellt worden, daß Länge und Gewicht der Mutter keine Rolle spielten, sondern daß der Zigaretteneffekt sowohl bei kleinen als auch bei großen, sowohl bei untergewichtigen als auch bei übergewichtigen Müttern vorhanden war.

Eine solche Gleichartigkeit schließt die Bedingtheit durch den jeweils geprüften Drittfaktor aus. Freilich darf die Aussagekraft einer Überprüfung von Teilgruppen auf Konsistenz der Ergebnisse logisch nicht überschätzt werden, denn eine am Gesamtmaterial gefundene Assoziation muß sich innerhalb der Teilgruppen mehr oder weniger ähnlich wiederfinden, wenn sie nicht durch Heterogenitätseffekte zwischen den Teilgruppen bedingt ist (vgl. Abschn. 2.3.3).

Soziale Stellung; Berufstätigkeit

Die perinatale Sterblichkeit ist, wie aus den allgemeinen Statistiken bekannt ist, stark von der sozialen Lage der Familie abhängig. Andererseits ist auch das Konsumverhalten in den sozialen Gruppen sehr unterschiedlich, so daß es denkbar wäre, daß die gefundene Risikoabstufung gar nicht auf das Konsumverhalten selbst, sondern auf die damit verbundene Sozialschichtung zurückgehen könnte. Die perinatale Sterblichkeit ist – nach dem Beruf des Vaters – in Beamten- und Angestelltenfamilien niedrig, in Arbeiterfamilien hoch; in Abschn. 4.4.1 sind diese Unterschiede allerdings statistisch nur schwach ausgeprägt. Raucherinnen (über 10 Zigaretten täglich) finden sich in der ersteren Gruppe zu 26,9%, in der zweiten dagegen zu 34,0%. Könnte dies die Risikoabstufung bewirkt haben?

Zur Prüfung seien drei Faktoren herangezogen: Zigarettenrauchen von Frau (über 5) und Mann (über 10), sowie das Kaffeetrinken der Frau (selten + häufig).

Tabelle 4.3.10-10 Ausgang der Schwangerschaft nach Risikopunkten bei Beamten, Angestellten und Arbeitern

Risikopunkte	Frühgeburten (bis 260 Tage)		Untergewicht (Tragzeit über 260 Tage)		perinatale Sterblichkeit	
	Beamte Angestellte	Arbeiter	Beamte Angestellte	Arbeiter	Beamte Angestellte	Arbeiter
0	7,5%	8,6%	4,0%	9,4%	1,0%	2,0%
1	8,4%	11,7%	7,5%	8,1%	2,1%	3,2%
2 u. mehr	10,1%	11,1%	9,6%	11,7%	3,1%	3,9%
zusammen	8,7%	11,1%	7,5%	9,5%	2,2%	3,3%
Assoziation	.	.	***	*	*	.

In beiden sozialen Gruppen ist für jede der drei Zielgrößen die Ziffer bei zwei und mehr Risikopunkten höher als ohne Risikopunkte; ein statistisch deutlicher Gesamtanstieg wird allerdings nur in zwei Fällen bei den Beamten/Angestellten und einmal bei den Arbeitern erreicht.

Nun hatten aber die Arbeiterinnen häufiger schon mehrere Schwangerschaften (38% gegenüber 30%) und sind daher bei der beobachteten Schwangerschaft schon aus diesem Grunde in einer höheren Risikostufe für die perinatale Sterblichkeit. Dieser Einfluß soll dadurch ausgeschaltet werden, daß bei den nach der Zahl der vorangegangenen Schwangerschaften untergliederten Tabellen gleicher Art in beiden Gruppen eine Standardisierung nach der Schwangerschaftszahl und nach der Besetzung der Risikogruppen entsprechend der Verteilung in der Summe beider Gruppen vorgenommen wird.

Tabelle 4.3.10-11 Standardisierung der Zahlen der Tab. 4.3.10-10 gemäß der Durchschnittsverteilung beider Sozialgruppen nach Zahl der vorangegangenen Schwangerschaften. Gliederung nach Risikopunkten

Risikopunkte	Frühgeburten (bis 260 Tage)		Untergewicht (Tragzeit über 260 Tage)		perinatale Sterblichkeit	
	Beamte Angestellte	Arbeiter	Beamte Angestellte	Arbeiter	Beamte Angestellte	Arbeiter
0	7,5%	8,5%	4,0%	9,6%	0,9%	1,8%
1	8,6%	11,3%	7,4%	8,2%	2,2%	3,1%
2 u. mehr	10,1%	10,7%	9,4%	12,1%	3,1%	3,7%
zusammen	8,9%	10,7%	7,5%	9,5%	2,3%	3,1%

Die Standardisierung hat an den Zahlen und der Art ihrer Unterschiede kaum etwas geändert. In beiden Sozialgruppen ist die Abstufung der Schwangerschaftsausgänge nach Risikopunkten weitgehend ähnlich und entspricht den früheren Befunden. Auch die Assoziationsbeurteilung bleibt unverändert.

Dagegen reduziert sich der Unterschied zwischen den Sozialgruppen etwas, bleibt aber deutlich erhalten.

Als nächster möglicher Hintergrundfaktor wird die Berufstätigkeit der Frau analysiert.

Tabelle 4.3.10-12 Ausgang der Schwangerschaft nach Risikopunkten bei berufstätigen Frauen und Hausfrauen ohne Berufstätigkeit

Risikopunkte	Frühgeburten (%) (bis 260 Tage)		Untergewicht (%) (Tragzeit über 260 Tg.)		perinatale Sterblichkeit (%)	
	Berufs- tätige	Haus- frauen	Berufs- tätige	Haus- frauen	Berufs- tätige	Haus- frauen
0	7,0	7,7	8,9	4,1	1,4	1,3
1	8,9	11,1	9,1	6,1	2,6	2,7
2 u. mehr	10,7	11,5	12,0	8,0	4,0	4,0
zusammen	9,2	10,7	9,9	6,3	2,6	2,9
Assoz.	.	.	*	*	*	*

Bei beiden Frauengruppen steigen mit der Zahl der Risikopunkte sowohl die Frühgeburten als auch die untergewichtigen Kinder als auch die perinatale Sterblichkeit. Bei den Frühgeburten liegt die Steigerung gerade noch im Zufallsbereich, aber die beiden anderen Zielgrößen liegen außerhalb. Damit entfällt die Berufstätigkeit der Frau als etwaiger Hintergrundfaktor zur Erklärung der Effekte der Risikopunkte. Die Ergebnisse bleiben auch hinsichtlich der Sozialfaktoren konsistent.

Kliniken

Um Einflüsse unterschiedlicher Merkmalsverteilungen in den Kliniken als etwaigen Störfaktor zu überprüfen, wurden für die 9 Kliniken mit mehr als 350 Schwangeren – etwa entsprechend mehr als 300 Schwangeren mit vollständigen Angaben zu den hier behandelten Merkmalen – die Risikopunkte für die drei Hauptfaktoren Zigarettenrauchen beider Eltern und Kaffeetrinken der Frau („häufig") berechnet. In der Tabelle 4.3.10-13 sind die Häufigkeiten für Frühgeburt, Untergewicht und perinatale Sterblichkeit einzeln wiedergegeben. Es

entstehen bei 9 Kliniken und 3 Zielgrößen 27 Teilvergleiche. In jedem ist die Reihenfolge die Ziffer nach Risikopatienten angegeben. In 14 solchen Teilvergleichen findet sich die Reihenfolge 1 – 2 – 3, das heißt bei 0 Risikopunkten liegt die Häufigkeitsziffer am niedrigsten und für 2 und 3 Risikopunkte am höchsten. Rein zufällig wäre diese Anordnung nur in einem Sechstel zu erwarten; sie findet sich jedoch bei der Hälfte. Eine zusammenfassende Beurteilung aller Anordnungen läßt sich nach dem FRIEDMAN-Test anhand der Summe der Randzahlen durchführen. Deren Erwartungswert ist gleichmäßig 18. Aus den Abweichungsquadraten der Rangzahlen vom Erwartungswert wird eine Prüfgröße V errechnet (vgl. KOLLER Graphische Tafeln). V ergibt sich für a und c zu 10,9 und für b zu 6,0. Die 5%-Grenze liegt bei 6,2, die 1%-Grenze bei 8,7. Für Frühgeburten und perinatale Sterblichkeit ergibt sich somit eine deutliche Gleichartigkeit der Abstufung nach Risikopunkten; für Untergewicht wird die 5%-Grenze knapp verfehlt.

Eine volle Übereinstimmung wäre schon deshalb nicht möglich, weil die unvermeidlichen Zufallsschwankungen der Zif-

Tabelle 4.3.10-13 Ausgang der Schwangerschaft nach Risikopunkten in 9 Kliniken

Risikopunkte	Klinik-Nummer																		Summe d. Rangzahlen
	1		3		5		7		9		11		14		15		16		
	%	Reihen- folge	%	Reihen- folge	%	Reihen- folge	%	Reihen- folge	%	Reihen- folge	%	Reihen- folge	%	Reihen- folge	%	Reihen- folge	%	Reihen- folge	
a) Frühgeburten (%)																			
0	9,4	1	8,0	1	13,3	1	7,5	1	4,1	1	2,3	1	5,1	1	7,4	1	8,8	2	10
1	9,5	2	9,3	2	18,4	2	12,7	3	11,3	3	5,2	2	8,6	2	9,0	2	10,4	3	21
2 u. mehr	15,1	3	11,3	3	19,5	3	9,4	2	8,7	2	11,2	3	9,9	3	12,4	3	6,0	1	23
b) Untergewichtige Kinder (unter 10-Perzentile bei Tragzeit über 260 Tage (%)																			
0	12,5	3	3,5	1	6,7	1	10,0	3	8,2	2	0	1	8,1	2	5,6	1	8,1	1	15
1	7,5	1	7,2	2	8,5	2	7,4	1	6,7	1	7,3	2	7,7	1	13,6	3	8,2	2	15
2 u. mehr	7,5	2	7,2	3	11,4	3	8,2	2	16,7	3	12,1	3	11,5	3	9,5	2	12,1	3	24
c) Perinatal gestorbene Kinder (%)																			
0	1,6	1	0,9	1	–	1	2,5	1	1,4	1	0	1	1,5	1	0	1	3,4	2	10
1	2,0	2	1,9	3	2,5	2	3,1	2	4,6	3	0,5	2	2,4	3	5,6	3	2,8	1	21
2 u. mehr	7,5	3	1,8	2	4,7	3	3,5	3	3,3	2	3,4	3	2,2	2	1,0	2	4,7	3	23
d) Zahl der Schwangeren																			
0	64		113		45		40		73		43		136		54		148		
1	199		432		201		229		239		191		535		177		611		
2 u. mehr	53		275		149		85		150		116		182		105		215		
zus.	316		820		395		354		462		350		853		336		974		

fern jeder einzelnen Klinik, die im FRIEDMAN-Test nicht berücksichtigt sind, die gleichmäßige Einhaltung der Reihenfolge unmöglich machen.

Die Konsistenzprüfungen haben insgesamt – bei kleineren Unterschieden in den Einzelheiten – die Abstufung der Zielmerkmale nach den Risikopunkten bestätigt.

4.3.11 Impfungen

Obwohl die Zahl der Impfungen in der Frühschwangerschaft seit der letzten Menstruationsblutung bis zur 12. Woche danach gering ist, erscheint die Veröffentlichung der Befunde doch wichtig. Sie können Anlaß zu weiteren Studien geben.

Es wurde zunächst nach Impfungen der Schwangeren selbst gefragt. In der Tabelle fanden sich keine Hinweise auf ungünstige Effekte. Jedoch wird an späterer Stelle ein Verdacht auf ZNS-Schäden zahlenmäßig belegt werden (Abschn. 5.4.3.2).

Impfungen bei Haushaltsangehörigen waren häufiger. Hierbei fand sich eine isolierte Häufung: Bei Grippeimpfungen war die Zahl der Spätaborte erhöht (4 gegen erwartet 0,8). Damit könnte auch der Befund zusammenhängen, daß in dieser Gruppe die Einnahme von weiblichen Geschlechtshormonen erhöht ist (15:6,8). Da jedoch bei Grippeimpfung der Schwangeren selbst keine entsprechenden Befunde aufgetreten sind, liegt es nahe, die Häufungen als Zufallseffekt anzusehen.

Häufungen von Mißbildungen traten nicht auf.

Tabelle 4.3.11-1 Übersicht über die Einflußmerkmale: Impfungen
a) Bemerkenswerte Häufungen in den Profilen

Einflußmerkmal Nr.	Bezeichng.	Alter	früh. Schw.-schaften	früh. Aborte	Aufnahme Grund	Aufnahme Zeit	Er-wünscht-heit	Beruf Frau	Soz. Stellung Mann	rel. Gewicht	Übel-keit	Erbre-chen	fieb. Infekte	Blu-tungen	Sex. Hormone	Tran-quilizer	An-alge-tika	Kliniken gehäuft	Kliniken verringert	Aus-fall-quote
341/1	Impfung d. Frau Grippe	jung	·	·	Ther.	·	·	·	·	·	·	·	·	·	·	·	·	14	·	0,0
341/3	Polio	·	2	·	·	·	·	Hsfr.	·	·	·	·	·	·	·	·	·	14, 18	16	0,0
341/5	Mehrfach	·	·	·	·	·	·	·	·	·	·	·	·	·	·	·	·	16	·	0,0
341/7	Impfung v. Angehör. Grippe	·	·	2+	·	·	·	·	·	·	(+)	·	·	·	+	·	·	·	·	0,0
341/8	Pocken	·	1+	·	·	spät	unerwü.	·	·	·	·	·	·	·	·	·	·	2, 14	·	0,0
341/9	Polio	·	1, 2, 3+	·	·	·	unerwü.	Hsfr.	·	·	·	·	·	+	·	·	·	14, 16	3, 10	0,0
341/11	Mehrfach	·	viele	·	·	·	unerwü.	Hsfr.	·	·	·	·	·	·	·	·	−	5, 16	3	0,0

Tabelle 4.3.12-1 Übersicht über die Einflußmerkmale: Strahlenexpositionen

Einflußmerkmal Nr.	Bezeichng.	Alter	früh. Schw.-schaften	früh. Aborte	Aufnahme Grund	Aufnahme Zeit	Er-wünscht-heit	Beruf Frau	Soz. Stellung Mann	rel. Gewicht	Übel-keit	Erbre-chen	fieb. Infekte	Blu-tungen	Sex. Hormone	Tran-quilizer	An-alge-tika	Kliniken gehäuft	Kliniken verringert	Aus-fall-quote
104/2	Strahlen-exposition Frau	·	0	0	·	·	·	·	Stud.	·	·	·	·	·	·	·	+	·	·	8,5
131/2	Strahlen-exposition Mann	mittel	0	·	Be-schw.	·	·	·	Arb. selten	Unter-gew.	·	·	·	·	·	·	·	14	11	6,2
30/2	Röntgen Rumpf Kopf	jung	·	·	·	·	unerwü.	Be-ruf	·	Unter-gew.	tgl.	·	·	·	·	·	+	6, 13	1	0,0

Legende: Abschn. 4.1.3

4.3.12 Strahlenexpositionen

Berufliche Strahlenexpositionen der Schwangeren und ihres Mannes haben nach der Übersichtstabelle nirgends zu Häufungen ungünstiger Ausgänge geführt.

Röntgenaufnahmen (ohne Zahn- und Extremitätenaufnahmen) sind mit einer schwachen Häufung von Frühgeburten verbunden (+). Da aber Thoraxaufnahmen und -durchleuchtungen speziell bei Kreislauf- und Atmungskrankheiten sowie bei Diabetikern durchgeführt werden, ist eine gewisse Zahl frühzeitiger Entbindungen aus ärztlichen Gründen zu erwarten.

Bei einer Einzelfallanalyse fiel auf, daß bei sieben Fällen von Augenmißbildungen dreimal eine Strahlenbelastung angegeben wurde (1 Zyklopie, 1 angeborener Katarakt, 1 Narbenkolobom), was zwar noch im Zufallsbereich gegenüber dem Erwartungswert 0,9 liegt, aber doch einen Hinweis verdient.

Das Kind mit Zyklopie und Otozephalie hatte ein Stirnauge und tiefsitzende, mittelständige Ohren, die Mutter eine Magen-Darm-Passage und Gallenblasenkontrastdarstellung. Der Termin ist allerdings hinsichtlich der Gravitätsphase nicht genau zu fixieren, da weder die letzte Blutung noch der Konzeptionstermin sicher festgelegt werden können. Es besteht die Möglichkeit, daß die Röntgenbelastung noch vor der Konzeption oder in der 2. oder 5. Woche p. m. stattgefunden hat.

Zur weiteren Analyse etwaiger Strahlenschäden wurden die bei 169 Aborten durchgeführten Chro-

b) Assoziationen mit Ausgang der Schwangerschaft und ausgewählten Mißbildungen/Anomalien des Kindes

Einflußmerkmal Nr.	Bezeichng.	Schwang. mit Merkmal Anz. %	Ausgang der Schwangerschaft Vorzeit. Beendigung Frühaborte −4 Mo.	Spätaborte ab 5 Mo.	Frühgeburten b. 260 Tg.	perinat. gestorb. Frühgeburten	insgesamt	Untergewicht (>260 Tg.)	Spezielle Mißbildungen/Anomalien ZNS	Herz, Kreislauf	Faz. Spalten	Sonst. schwere Mißbildg.	Syndaktylien	Hüftgelenksdyspl.	Klumpfuß	Schwere Mißbildungen insges.
341/1	Impfung d. Frau Grippe	45 / 0,6	0 / 2,4	0 / 1,4	7 / 4,4 ·	2 / 1,7	2 / 1,3	4 / 3,6	0 / 0,3	0 / 0,4	1 / 0,2	1 / 0,3	0 / 0,3	2 / 0,8	0 / 0,2	1 / 0,8
341/3	Polio	64 / 0,8	3 / 3,4	1 / 1,9 ·	1 / 5,4 −	0 / 0,3	0 / 1,7	2 / 4,8	0 / 0,4	0 / 0,5	0 / 0,3	0 / 0,4	1 / 0,4	2 / 1,1	0 / 0,3	0 / 1,0
341/5	Mehrfach	45 / 0,6	3 / 2,5	2 / 1,4	4 / 3,9	0 / 1,2	0 / 1,2	5 / 3,3	0 / 0,3	0 / 0,4	0 / 0,2	0 / 0,3	1 / 0,3	1 / 0,8 ·	1 / 0,2	0 / 0,7
341/7	Impfung v. Angehör. Grippe	28 / 0,4	2 / 1,4 ·	4 / 0,8 ++	1 / 2,0	0 / 0,3	0 / 0,6	1 / 1,8	0 / 0,2	0 / 0,2	0 / 0,1	0 / 0,2	1 / 0,2	0 / 0,5	0 / 0,1	0 / 0,4
341/8	Pocken	135 / 1,7	6 / 6,9	5 / 3,9	9 / 11,3 ·	0 / 1,9	0 / 3,3	7 / 10,0	0 / 0,9	1 / 1,1	1 / 0,6	0 / 0,9	0 / 0,9	1 / 2,3	0 / 0,6	1 / 2,1
341/9	Polio	235 / 3,0	14 / 12,6	4 / 8,9	22 / 19,9	6 / 4,6	6 / 5,8	10 / 17,2	0 / 1,5	0 / 2,0	2 / 1,1	1 / 1,6	2 / 1,6	4 / 4,0	0 / 1,0	1 / 3,6
341/11	Mehrfach	138 / 1,8	5 / 7,4	2 / 4,1	15 / 12,5	1 / 3,1	1 / 3,7	10 / 10,9	0 / 0,9	0 / 1,2	1 / 0,6	1 / 1,0	1 / 0,9	2 / 2,3	0 / 0,6	2 / 2,2
104/2	Strahlenexposition Frau	75 / 1,8	4 / 2,8	3 / 1,7 ·	7 / 5,7	2 / 1,6	3 / 1,8	8 / 6,4	2 / 0,5	1 / 0,8	0 / 0,4	0 / 0,6	0 / 0,5	1 / 1,5	0 / 0,3	3 / 1,3
131/2	Strahlenexposition Mann	204 / 2,8	8 / 7,8	5 / 5,3	12 / 17,3	3 / 2,7	3 / 4,8	10 / 15,6	0 / 1,3	0 / 1,7	0 / 1,0	1 / 1,5	0 / 1,4	3 / 3,6	0 / 0,8	1 / 3,3
30/2	Röntgen Rumpf Kopf	610 / 7,7	23 / 30,3 ·	18 / 17,8	65 / 52,0 +	10 / 14,3	10 / 15,1	41 / 45,4	4 / 3,9	5 / 5,1	1 / 2,7	1 / 4,2	3 / 4,0	12 / 10,3 ·	1 / 2,5	6 / 9,6

mosomenuntersuchungen herangezogen. Bei 14 untersuchten Aborten hatten 4 eine Chromosomenaberration, was der Erwartung entspricht.

Betrachtet man andererseits die Aborte mit Chromosomenaberrationen (23), so sind darunter vier mit Strahlenexposition eines Elternteils; dies ist wiederum nicht auffällig. Davon handelt es sich zweimal um die sonst seltenen Magen-Darm-Passagen. Bemerkenswert ist weiterhin, daß unter vier Mosaikbefunden drei Strahlenbelastungen waren. Dagegen waren unter zehn Trisomien keine Strahlenbelastungen.

Auch bei diesen Befunden können, wie auch bei Befunden in Abschn. 4 betont wurde, wegen der Klein-

heit der Zahlen und des explorativen, auf Suchen von Häufungen ausgerichteten Auswertungsverfahrens keine Vermutungen eines „Verdachtes" ausgesprochen werden. Auf jeden Fall sind Nachprüfungen an anderen Daten erforderlich. GOOSSENS (1982) fand an den Gesamtdaten der PU keine deutlichen Häufungen.

4.3.13 Toxoplasmose, Röteln, Cytomegalie, Mumps

Über die Auswertung der PU-Untersuchungen hinsichtlich der Durchseuchung der Frau mit Toxoplasma gondii und mit Röteln-, Cytomegalie- und

Tabelle 4.3.13-1 Übersicht über die Einflußmerkmale: Toxoplasmose, Röteln, Cytomegalie, Mumps
a) Bemerkenswerte Häufungen in den Profilen

Nr.	Bezeichng.	Alter	früh. Schw.-schaften	früh. Ab-orte	Aufnahme Grund	Aufnahme Zeit	Erwünscht-heit	Beruf Frau	Soz. Stellung Mann	rel. Gewicht	Übelkeit	Erbre-chen	fieb. Infekte	Blutungen	Sex. Hormone	Tranquilizer	Analgetika	Kliniken gehäuft	Kliniken verringert	Ausfallquote %
143/ 7–10	Toxopl. SFT I 1:1024 u.m.	·	·	·	Steril. beh.	früh	·	·	·	·	·	·	·	·	·	·	·	2, 3, 16	**5, 6, 7,** 9, 10, 11, 21	19,6
144/ 4–7	Toxopl. KBR I 1:10 u.m.	jung	·	·	·		·	·	·	·	·	·	·	·	·	·	·	2, 3, 10, 11, 18	1, **5,** 7, **14,** 15, 16	34,3
33/1	Verlauf[a] SFT: neg. KBR: neg.	jung	0	0	·		·	·	Bea. Stud.	Unter-gew.	—	·	·	·	·	·	·	6, 16, 17, 20, 21	**5, 10,** 18	6,0
33/4	SFT/I: üb. 1000 KBR/I: neg. später pos.	·	·	·	·	früh	·	·	·	Über-gew.	·	·	·	·	·	·	·	1, 7, 14, **15, 16,** 17	2, 3, 6, 9, 10, 13, 18, 21	6,0
33/5	SFT/I: üb. 1000 KBR immer pos.	·	0	·	·		·	·	·	·	·	·	·	·	·	·	·	**2, 3**	5, 7, 15, **16**	6,0
33/8	SFT/I: neg. dann üb. 1000	·	·	·	·		·	·	·	·	·	·	·	·	·	·	·	1, 17	·	6,0
72/ 9–13	Röteln I 1:512 u.m.	jung	·	·	·		·	·	·	·	·	·	·	·	·	·	·	**9, 10,** 14	1, 13, 16, 20, 21	55,6
73/ 5–9	Cytomeg. I 1:32 u.m.	alt	3+	·	Ther.		·	·	·	Über-gew.	·	·	·	·	·	·	·	5, 13, **14,** 21	1, 15, 16	62,0
74/ 5–10	Mumps I 1:32 u.m.	jung	·	·	Ther.	spät	·	·	·	·	·	·	·	·	·	(—)	·	2, 4, 5, 6, **9, 11,** 18	1, 3, 13, 15, **16,** 20	61,3

Legende: Abschn. 4.1.3

Mumpsviren sind verschiedene Veröffentlichungen (BERGER, PIEKARSKI) erschienen, auf die hier nicht speziell eingegangen werden soll.

In der Übersichtstabelle sind nur die Frauen mit hohen Titerwerten bei der ersten Untersuchung angegeben. Dies bedeutet nicht unbedingt einen besonders frischen oder besonders intensiven Kontakt mit den Erregern, sondern allenfalls eine gewisse Häufung von nicht allzu lange zurückliegenden Infektionen. Die Untersuchung konnte selbstverständlich frühestens zum Zeitpunkt der Aufnahme der Patienten in die PU stattfinden. Das ist aber z.B. bei den Röteln schon sehr spät, denn das Risiko einer Röteln-Embryopathie ist bei frischen Infektionen in den ersten Wochen der Gestationszeit am größten und nimmt dann stark ab. Bei dem in der PU äußerst erreichbaren Untersuchungssystem würde ein deutlicher Titeranstieg (Serokonversion) vom 1. zum 2. Trimenon, also z.B. zwischen der 10. und 22. Woche p. m. eine Infektion etwa in diesem Zeitraum oder kurz davor signalisieren; dies ist aber für die Aufdeckung einer spezifischen Embryopathie zu spät. Infolgedessen sind auch keine massiven Häufungen von Mißbildungen zu erwarten.

In der Übersichtstabelle für Toxoplasmosetests finden sich einige Häufungen bei der perinatalen Sterblichkeit. Bei einer hohen Komplementbindungsreaktion gegen Toxoplasma sind von 47 Frühgebo-

b) Assoziationen mit Ausgang der Schwangerschaft und ausgewählten Mißbildungen/Anomalien des Kindes

Nr.	Bezeichng.	Schwang. mit Merkmal Anz. %	Frühaborte −4 Mo.	Spätaborte ab 5 Mo.	Frühgeburten b. 260 Tg.	Frühgeburten	insgesamt	Untergewicht (>260 Tg.)	ZNS	Herz, Kreislauf	Faz. Spalten	Sonst. schwere Mißbildg.	Syndaktylien	Hüftgelenksdyspl.	Klumpfuß	Schwere Mißbildungen insges.
143/ 7–10	Toxopl. SFT I 1:1024 u.m.	915 14,5	49 47,6	33 25,4 ·	85 75,3 ·	23 18,8 ·	28 21,5 ·	59 67,0 ·	5 5,7 ·	5 7,6 ·	3 4,1 ·	4 6,2 ·	5 6,0 ·	18 15,3 ·	3 3,7 ·	11 14,1 ·
144/ 4–7	Toxopl. KBR I 1:10 u.m.	548 10,6	20 26,2	19 14,9 ·	47 50,5 ·	15 9,5 +	19 14,4 ·	42 45,4 ·	3 3,8 ·	4 4,5 ·	3 2,7 ·	4 4,2 ·	4 4,0 ·	9 10,5 ·	3 2,4 ·	10 16,0 ·
33/1	*Verlauf*[a] SFT: neg. KBR: neg.	2634 35,6	entfällt	entfällt	190 220,6 −	41 41,5	52 62,5	215 197,7	17 16,7	24 22,1	15 11,7	12 18,1	20 17,4	42 44,5	12 10,7	36 41,2
33/4	SFT/I: üb. 1000 KBR/I: neg. später pos.	399 5,4	entfällt	entfällt	38 32,8 ·	6 9,1	8 9,5	21 28,7 ·	1 2,5	3 3,4	0 1,8	0 2,7	4 2,6	11 6,7	0 1,6	2 5,9
33/5	SFT I: üb. 1000 KBR: immer pos.	370 5,0	entfällt	entfällt	31 29,6 ·	11 6,4 +	14 8,3 +	27 26,8 ·	2 2,4	2 3,1	3 1,7	2 2,5	2 2,4	8 6,3	2 1,5	6 5,5
33/8	SFT I: neg. dann üb. 1000	43 0,6	entfällt	entfällt	4 4,0 ·	0 0,8 ·	0 1,0 ·	6 3,7 ·	0 0,3	0 0,4	0 0,2	1 0,3	0 0,3	0 0,7	0 0,2	1 0,7
72/ 9–13	Röteln I 1:512 u.m.	593 17,0	17 23,8	8 13,9	47 51,0 ·	10 11,5	16 16,9 ·	48 44,6 ·	6 4,9	2 5,1	4 3,1	5 5,1	2 3,9	11 11,3	5 3,1	15 11,2
73/ 5–9	Cytomeg. I 1:32 u.m.	340 11,4	18 16,6	10 8,0	29 29,1 ·	7 7,0	13 9,6 ·	24 23,5 ·	2 3,2	0 2,5	1 1,6	3 3,0	0 2,2	8 5,6	2 1,9	6 6,0
74/ 5–10	Mumps I 1:32 u.m.	330 10,8	15 12,7	10 7,8	30 28,0 ·	6 7,2	11 9,4 ·	21 23,6 ·	0 2,4	1 2,0	0 1,3	3 2,3	1 1,7	6 4,4 ·	0 1,3	7 6,5

[a] Termine ohne Untersuchungen nicht einbezogen

Tabelle 4.3.14-1 Übersicht über die Einflußmerkmale: Ernährung (Text S. 222)
a) Bemerkenswerte Häufungen in den Profilen

Nr.	Bezeichnung	Alter	früh. Schw.-schaften	früh. Ab-orte	Aufnahme Grund	Aufnahme Zeit	Er-wünscht-heit	Beruf Frau	Soz. Stellung Mann	rel. Gewicht	Übel-keit	Erbre-chen	fieb. Infekte	Blu-tungen	Sex. Hormone	Tran-quilizer	An-algetika	Kliniken gehäuft	Kliniken verringert	Ausfall-quote
400/4	Diät	alt	·	·	Be-schw.	·	·	·	·	·	·	·	·	·	·	·	·	5, 14, 2	·	3, 6
401/1	Früchte Zitrus	(jg.)	3+ selten	(2+ selten)	·	spät	·	·	·	·	·	·	·	·	·	·	·	5, 14	12, 16, 20	3, 6
401/2	Äpfel	·	3+	2+	Steril. beh.	·	·	·	·	·	·	tgl. selten	−	·	·	·	−	12, **16**, 20	5, 9, 14	3, 6
401/3	Bananen	·	·	·	Steril. beh.	·	·	·	·	·	·	tgl.	·	·[a]	·	·	·	7, 15	·	3, 6
116/3	Speisen häufig scharf gebraten	jung	·		·	·	·	Be-ruf	·	Unter-gew.	·	·	·	·	·	+	+	2	16	5, 8
117/3	Fleisch nicht durchgebr.	·	0	·	·	·	·	·	·	·	·	·	·	·	·	·	·	2, 9, 10	·	15, 0
118/3	Rohes Fleisch	·	·	·	·	·	·	·	·	Über-gew.	·	·	·	·	·	·	·	**3**, 11	15, 16	13, 9
119/3	Eier	alt	·	·	·	früh	·	·	Bea. Ang. Stud.	Unter-gew.	+	−	+	·	·	·	+	3, **9**, 11, 18	1, 7, 13, 15, **16**	13, 7
120/3, 4	viel Gewürze	jung	0	·	·	früh	·	·	·	·	+	−	+	·	−	·	+	11, 14, 18	1, 5, 14, 16	3, 6
122/3	Tee	·	0	·	·	·	·	·	Bea. Stud.	Unter-gew.	+	·	·	·	·	·	·	9, 14, 15	5, 7, 13	4, 0
123/1	Milch nein	alt	2+	1	Be-schw.	früh	unerwü.	·	Arb.	Über-gew.	·	tgl.	·	·	·	·	·	1, 7, **12**, 16	3, 5, 9, 10	4, 0
123/3	Milch oft	·	·	·	·	spät	·	Frau	·	Unter-gew.	·	·	·	·	·	·	·	8, 9, 10, 18	1, 7, 13	4, 0
124/3	Cola oft	jung	·	2+	·	·	·	Be-ruf	Arb.	Über-gew.	·	·	·	·	·	·	·	2, 13	5	4, 1
121/3	Kaffee häufig	·	3+	·	·	·	·	·	·	·	−	·	·	·	·	·	+	5	15	4, 0

Legende: Abschn. 4.1.3

b) Assoziationen mit Ausgang der Schwangerschaft und ausgewählten Mißbildungen/Anomalien des Kindes

Einflußmerkmal Nr.	Bezeichnung	Schw. mit Merkmal Anz. %	Ausgang der Schwangerschaft Vorzeit. Beendigung Frühaborte -4 Mo.	Spätaborte ab 5 Mo.	Frühgeburten b. 260 Tg.	perinat. gestorb. Frühgeburten	insgesamt	Untergewicht (> 260 Tg.)	Spezielle Mißbildungen/Anomalien ZNS	Herz, Kreislauf	Faz. Spalten	Sonst. schwere Mißbildg.	Syndaktylien	Hüftgelenksdyspl.	Klumpfuß	Schwere Mißbildungen insgesamt
400/4	Diät	278 3,6	10 11,6 .	5 7,9 .	65 25,0 +++	11 10,3 .	13 7,6 +	19 20,5 .	3 1,8 .	3 2,8 .	0 1,3 .	4 2,1 .	2 1,9 .	3 4,8 .	1 1,2 .	9 4,4 +
401/1	Früchte Zitrus	5212 68,7	202 205,0 .	126 138,6 .	435 447,4 .	96 96,8 .	125 128,9 .	391 392,6 .	35 34,5 .	46 44,8 .	17 24,2 −	31 37,2 .	38 35,2 .	87 91,0 .	24 22,0 .	74 84,3 −
401/2	Äpfel	1706 22,5	73 73,4 .	58 45,4 +	154 145,1 .	34 35,5 .	43 42,2 .	118 126,1 .	11 11,1 .	15 14,5 .	12 7,8 .	15 12,0 .	10 11,6 .	32 29,4 .	5 7,1 .	33 27,1 .
401/3	Bananen	114 1,5	4 4,5	4 2,9	10 9,8	2 2,2	3 2,8	8 8,6	0 0,8	2 1,0	0 0,5	2 0,8	0 0,8	2 2,0	0 0,5	2 1,8
116/3	häufig Speisen scharf gebr.	497 6,7	48 39,5 .	29 25,1 .	80 81,1 .	19 16,3 .	26 22,5 .	82 73,4 .	5 6,6 .	10 8,3 .	8 4,7 .	13 7,3 +	10 6,6 .	15 17,4 .	10 4,3 +	20 15,6 .
117/3	Fleisch nicht durchgebr.	142 2,1	6 6,0 .	7 3,8 .	14 11,6 .	3 2,8 .	3 3,3 .	16 10,4 .	1 1,0 .	1 1,3 .	1 0,7 .	1 1,0 .	0 0,9 .	3 2,6 .	2 0,6 .	3 2,2 .
118/3	Rohes Fleisch	260 3,8	10 9,8	7 6,7	22 21,8	4 4,9	6 6,1	19 19,1	1 1,7	4 2,3	1 1,2	2 2,0	1 1,7	5 4,7	0 1,0	5 4,2
119/3	Eier	2971 43,7	125 118,7 .	89 81,0 .	227 252,9 −	45 48,8 .	63 72,9 .	222 219,4 .	17 19,6 .	22 26,6 .	14 13,9 .	25 22,6 .	22 20,0 .	53 53,5 .	13 10,8 .	46 48,6 .
120/3, 4	viel Gewürze	1520 20,0	61 60,1 .	47 39,0 .	118 126,7 .	30 24,5 .	41 35,3 .	121 115,4 .	9 10,0 .	15 13,0 .	6 7,0 .	8 10,8 .	13 10,4 .	30 26,4 .	8 6,4 .	18 24,3 .
122/3	Tee	2293 30,3	105 95,1 .	55 60,7 .	184 194,6 .	41 41,5 .	52 55,9 .	180 171,1 .	15 14,9 .	25 19,7 .	9 10,6 .	16 16,4 .	13 15,8 .	48 39,8 .	6 9,7 .	40 36,6 .
123/1	Milch nein	1813 24,0	98 78,7 ++	51 49,0 .	158 154,9 .	37 36,1 .	48 45,5 .	127 132,7 .	18 11,7 +	18 15,5 .	10 8,4 .	15 12,8 .	12 12,3 .	47 31,0 ++	8 7,7 .	33 28,7 .
123/3	Milch oft	3516 46,5	115 135,4 −	88 91,9 .	309 300,5 .	69 68,4 .	80 86,2 .	278 264,1 .	18 23,0 .	32 30,4 .	16 16,4 .	26 25,3 .	26 24,4 .	44 61,4 − −	27 15,0 .	54 56,7 .
124/3	Cola oft	220 2,9	11 8,8	2 5,8	15 17,8	5 3,4	7 5,0	12 16,4	1 1,4	2 1,9	1 1,0	0 1,6	2 1,5	3 3,8	0 0,9	2 3,5
121/3	Kaffee[b] häufig	3419 45,2	143 140,7 .	86 92,3 .	315 294,4 .	62 71,5 .	87 85,9 .	288 254,1 ++	14 22,2 −	27 29,4 .	19 15,5 .	28 24,4 .	22 23,5 .	59 58,8 .	12 14,5 .	53 54,7 .

[a] späte Blutungen
[b] s. auch 4.3.9

renen 15 gestorben, während 9,5 zu erwarten waren. Diese Häufung entfällt überwiegend auf die älteren Schwangeren:

- bei Müttern unter 30 Jahren sind von 40 Frühgeborenen 9 gestorben (erw. 7,4)
- bei Müttern ab 30 Jahren sind von 7 Frühgeborenen 6 gestorben (erw. 2,1)

Bei Schwangeren, bei denen sowohl der Sabin-Feldman-Test als auch die Komplementbindungsreaktion ständig 0 bzw. negativ waren, ist die Zahl der Frühgeborenen mit 190 gegen 220,6 erwartete klar verringert.

Bei drei virologischen Tests ergaben sich in der Übersichtstabelle keine Besonderheiten. BERGER fand unter Einbeziehung aller PU-Untersuchungen eine schwache Häufung von Frühaborten bei sehr hohen Cytomegalie-Titerwerten (1:120 und mehr). Es waren 9 von 85 Fällen gegenüber einem Erwartungswert von 4,7 im Gesamtmaterial (+). Bei den Fällen mit Serokonversion zwischen der ersten und zweiten Hauptuntersuchung fanden sich keine Besonderheiten bei den Kindern.

Die negativen Befunde dieses Abschnittes besagen nur, daß in der epidemiologischen Situation zur Beobachtungszeit 1964–1970 in der Studie keine Schäden beobachtet wurden. Es schließt nicht aus, daß Rötelnembryopathien und Toxoplasmoseschäden in einer anderen epidemiologischen Situation auftreten können.

4.3.14 Ernährung

Von den Frauen, die als Ernährungsform eine Krankendiät angaben, sind etwa ein Viertel Diabetikerinnen. Im Schwangerschaftsverlauf sind Gestosen gehäuft. Schon dadurch ist es klar, daß Frühgeburten bzw. frühzeitig vorgenommene Entbindungen gehäuft sind, ferner auch die Schnittentbindungen. Zwar ist die perinatale Sterblichkeit bei den Frühgeborenen durchschnittlich, aber die auf alle Geborenen bezogene perinatale Gesamtsterblichkeit ist erhöht. Bemerkenswert ist auch die hohe Zahl von Totgeburten in der Anamnese (36 gegen 13,2 erwartet). Bei den Mißbildungen findet sich eine Erhöhung der Gesamtzahl der schweren Mißbildungen.

Die Zahl der Frauen, die Rohkost oder vegetarische Ernährung angeben, ist mit nur 38 zu klein, als daß deutliche Assoziationen festgestellt werden könnten; sie wurden daher nicht in die Übersichtstabelle aufgenommen.

Bei der Frage nach der Bevorzugung einzelner Obstarten haben die meisten Frauen Zitrusfrüchte angekreuzt. Bei ihnen liegen alle Zielgrößen nahe am Durchschnitt. Vergleichend sei erwähnt, daß auch Frühaborte, die bei Einnahme von Vitaminpräparaten deutlich erniedrigt waren (vgl. Abschn. 4.2.7), bei Bevorzugung von Zitrusfrüchten keine Besonderheiten zeigen. Wenn nicht Zitrusfrüchte, sondern Äpfel als bevorzugt angegeben wurden, findet sich eine schwache Erhöhung der Spätaborte. Bei Bananen-Vorliebe gibt es keine Besonderheiten in der Übersichtstabelle.

Auffallend, aber wegen der kleinen Zahlen nicht sicher bewertbar, ist das an sich seltene azetonämische Erbrechen, das nur bei 19 Kindern (0,27%) auftritt, aber in der Gruppe der Bananen-bevorzugenden Mütter in 2,9% (3 Kinder gegen 0,3 erwartet).

Für die Kinder mit Verschlüsselung eines azetonämischen Erbrechens wurde eine Einzelauswertung an den Akten vorgenommen. Die Zuverlässigkeit der Diagnose konnte jedoch oft nicht aus den Unterlagen beurteilt werden. Vielfach wurde – auch in den Epikrisen der Krankenhäuser – nur „Infekt, azetonämisches Erbrechen" oder „Dyspepsie mit Azeton + + +" angegeben. Bei der Durchsicht wurden sieben Fälle als vermutliche Begleitbefunde ausgeschieden. Unter den verbleibenden 12, die wohl auch nicht durchweg als azetonämisches Erbrechen anzusehen sind, waren zwei Bananen-bevorzugende Mütter (erwartet 0,18). Bei zwei besonders schweren und typisch erscheinenden Krankheitsbildern war eine Mutter Bananenliebhaberin. So dürfte sich dieser statistische Assoziationsbefund vielleicht in Zufälligkeiten der kleinen Zahlen auflösen. Immerhin sollte bei anderen Auswertungen auf eine etwaige Wiederholung geachtet werden. Dies ist auch deshalb erforderlich, weil sich noch weitere Häufungen bei den Kindern von Müttern fanden, die Bananen bevorzugen. Bei der ZNS-Diagnose mit 6 Wochen fand sich Hirnblutung dreimal (erwartet 0,8).

Diese Befunde an kleinen Zahlen bei explorativer, d.h. suchender Technik haben nur den Wert einer Kasuistik; sie reichen keinesfalls zu einem „Verdacht" aus.

Bei häufigem Genuß scharf gebratener Speisen gibt es zwei Häufungen bei Mißbildungen: Klumpfuß und „sonstige" schwere Mißbildungen ohne erkennbare Bevorzugung bestimmter Formen.

Mit nicht durchgebratenem oder rohem Fleisch finden sich keine Assoziationen. Häufiger Genuß von Eiern ist mit einer Verringerung der Frühgeburten assoziiert. „Viele Gewürze", Tee, Cola, haben keine Assoziationen. Kaffee – mit der besonderen Häufung untergewichtiger Kinder – ist bereits in Abschnitt 4.3.9 behandelt worden.

Die Ablehnung von Milch ist mit einer Erhöhung der Frühaborte verknüpft. Dies ist besonders bei den Schwangeren im mittleren und jüngeren Alter der Fall. Außerdem findet sich eine deutliche Zunahme der Hüftdysplasien (47 gegen erwartet 31,4). Hierfür ist keine Störgröße erkennbar. Bei Frauen, die häufigen Milchkonsum angegeben haben, sind beide Zielgrößen entsprechend erniedrigt.

Die *niedrige Frühabortziffer bei Milchtrinkerinnen*, die etwa um ein Drittel niedriger ist als die der Milchablehnerinnen, könnte wegen des hohen Mineralstoff- und Vitamingehaltes der Milch mit der auffallenden Erniedrigung der Frühabortziffern bei Frauen, die Mineralstoff- und Vitaminpräparate eingenommen haben, zusammenhängen.

4.4 Soziale Faktoren und häusliche Expositionen

4.4.1 Soziale Stellung des Mannes, Berufstätigkeit der Frau

Es ist eine der ältesten und immer wieder neu bestätigten statistischen Feststellungen, daß die Säuglingssterblichkeit von sozialen Faktoren stark beeinflußt wird. In der Studie wird zunächst nach der sozialen Stellung („Stellung im Beruf") des Mannes gegliedert, dann nach der Berufstätigkeit der Frau und einigen erfragten Besonderheiten (Tabelle 4.4.1-1, S. 224/225).

In Arbeiterfamilien ist die Frühgeburtlichkeit deutlich erhöht. Damit steigt auch die perinatale Sterblichkeit, obwohl sie hier im Vergleich zum Gesamtdurchschnitt noch im Zufallsbereich bleibt. Im gezielten Vergleich der perinatalen Sterblichkeit der Arbeiter- und den Beamten-, Angestellten-Familien ist die Erhöhung deutlich (68 : 55,5; +).

Der Anteil der untergewichtigen ausgetragenen Kinder ist bei Arbeitern schwach vermehrt. In Angestelltenfamilien gibt es wenig untergewichtige Kinder; im Gegensatz dazu sind die Mütter selbst oft untergewichtig. Zwei Mißbildungshäufungen können vielleicht als Zufallseffekte angesehen werden.

Bei den Schwangeren selbst schneiden die „Nur-Hausfrauen" durch günstige perinatale Sterblichkeit besonders der Frühgeborenen und durch geringe Zahlen relativ untergewichtiger Kinder günstig ab. Bei langer beruflicher Arbeitszeit ist die Zahl der untergewichtigen Kinder deutlich erhöht. Andere Charakteristika der Berufsarbeit fallen hinsichtlich der Dauer und des Ausgangs der Schwangerschaft nicht auf. Bei den Mißbildungen findet man Abweichungen von den durchschnittlichen Häufigkeiten nur bei den Hüftgelenksdysplasien; bei Akkordarbeit sind die Zahlen vermehrt, beim Tragen schwerer Gegenstände verringert. Auch hier drängt sich die Frage nach Zufallseffekten auf, allerdings ist ein sachlicher Zusammenhang durch Tätigkeitswahl denkbar (vgl. Abschn. 5.3.7).

Die linke Seite gibt interessante Aufschlüsse über das „Gruppenprofil" der verschiedenen sozialen Gruppen.

4.4.2 Hausarbeit, Freizeit

Hausarbeit und Freizeitgestaltung konnten nur in einigen wenigen Fragen erfaßt werden (Tabelle 4.4.2-1, S. 226/227). Vielstündige Hausarbeit kommt, wie die linke Seite zeigt, besonders bei älteren Frauen mit mehreren Kindern vor. Die einzige Assoziation zum Schwangerschaftsausgang besteht in einer geringen Zahl untergewichtiger Kinder (vgl. Abschn. 4.3.1). Frauen, die schwere Gegenstände tragen, haben mehr Frühgeburten. Dieselbe anstrengende Tätigkeit im Berufsleben zeigte nur eine schwache Vermehrung der Frühgeburten, die noch im Zufallsbereich liegt. Beide Feststellungen sind miteinander konform. Es ist bemerkenswert, daß in beiden Gruppen mit Heben schwerer Gegenstände die Hüftdysplasien verringert sind. Auf eine mögliche Deutung wird in Abschn. 5.3.7 eingegangen.

Bei Gartenarbeit, die hier nur bei einer Dauer von mindestens zwei Stunden täglich gewertet wurde, ist die Frühgeburtenzahl vermehrt; dabei handelt es sich allerdings gehäuft um ältere Frauen mit mehreren Schwangerschaften und mehreren Aborten.

Reisen im 1. Trimenon werden offenbar von einer besonders günstigen Auslesegruppe durchgeführt. Frauen mit Beschwerden und ungünstigen Prognosen werden im allgemeinen keine Reisen in dieser Schwangerschaftsphase antreten. Demgemäß finden sich bevorzugt günstige Ziffern: Aborte und Frühgeburten sind verringert. Sogar die nur schwer beeinflußbare perinatale Sterblichkeit der Frühgeborenen ist deutlich verringert (− −). Daß der allgemein stimulierende Effekt von Reisen in der Frühschwangerschaft den ganzen weiteren Verlauf günstig beeinflußt, ist nicht auszuschließen. Auf die Mißbildungshäufigkeiten hat diese günstige Selektion offenbar keinen Effekt.

4.4.3 Haustiere

Über mögliche Einflüsse von Haustieren auf die Schwangerschaft gibt es bisher m. W. keine größeren Datensammlungen. Als Risikofaktoren sind Haustiere bisher nicht bekannt. Die Fragen nach Haustieren wurden durchweg gut beantwortet (Tabelle 4.4.3-1, S. 226/227).

Bei Haltung von Hunden und Katzen sind Frühgeburten vermehrt, ebenso bei Sittichen. Der Alterseffekt ist dabei berücksichtigt. Bei Hundehaltung ist auch die perinatale Sterblichkeit insgesamt vermehrt, was durch die hohen Zahlen der Frühgeborenen bedingt ist. Bei Katzenhaltung sind die Frauen mit mehreren früheren Aborten sowie die untergewichtigen Kinder vermehrt. In der Anamnese finden sich frühere Totgeburten gehäuft bei Frauen mit

Tabelle 4.4.1-1 Übersicht über die Einflußmerkmale: Soziale Stellung des Mannes. Berufstätigkeit der Frau
a) Bemerkenswerte Häufungen in den Profilen

Nr.	Bezeichnung	Alter	früh. Schw.-schaften	früh. Aborte	Aufnahme Grund	Aufnahme Zeit	Erwünschtheit	Beruf Frau	Soz. Stellung Mann	rel. Gewicht	Übelkeit	Erbrechen	fieb. Infekte	Blutungen	Sex. Hormone	Tranquilizer	Analgetika	Kliniken gehäuft	Kliniken verringert	Ausfallquote %
130/1	Mann: selbständig	alt	3+	2+	·	·	·	Be-ruf	(Def.)	·	·	·	·	·	·	·	·	10, 14	7	5,3
130/3	Beamter	mittel	·	·	Steril. beh.	früh	erw.	Hsfr.	(Def.)	Unter-gew.	+	−	+	·	·	−	·	1, 3, **14**, 17, 19, 21	2, **5**, 6, 7, 9, 13, 15	5,3
130/4	Angestellter	mittel	·	·	·	·	erw.	Hsfr.	(Def.)	Unter-gew.	·	·	·	·	·	·	·	3, 4, 5, 6, **9**, 10, 12	1, 7, **14**, 16	5,3
130/5	Arbeiter	jung	2+	2+	·	spät	unerw.	Be-ruf	(Def.)	Über-gew.	·	tgl. Hyp.	·	−	·	·	·	2, 7, 13	**3**, 9, 10, 14, 17, 19	5,3
32/1	Hausfrau ohne Berufstätigkeit	alt	1+	1+	Steril-beh.	·	·	(Def.)	Bea., Ang.	·	+	·	·	·	·	·	·	5, 14, 18	2, 3, 9, 16	1,2
101/5+6	Frau m. Beruf; Arbeitszeit 8 St. u. mehr	jung	0	·	·	·	(un-erwü.)	·	·	·	·	·	−	+	·	·	·	13, 17	16	48,4
102/2	Akkordarbeit	·	2+	2+	Ab. imm. Beschw.	·	·	·	Arb.	Über-gew.	+	+ Hyp.	−	·	·	·	·	**1**, 7, 13, **16**	4, 5, 6, 9, 10, 17, 18	48,2
103/2	Arbeit im Stehen	jung	·	2+	Beschw.	·	·	·	Arb.	·	−	+	·	·	·	·	·	18, 21	·	65,1
103/3	Arbeit im Um-hergehen	alt	3+	·	·	·	unerw.	·	·	·	·	·	·	·	·	·	·	2	·	65,1
105/2	Rauchbel. im Beruf	jung	·	·	Ther.	·	·	·	·	·	·	·	·	·	+	·	+	18	14, 16	48,8
106/2	schwere Gegenstände tragen	jung	2+	·	·	früh	unerw.	·	Arb.	Über-gew.	·	·	·	·	·	+	·	·	5	48,3

Legende: Abschn. 4.1.3

Sittichen (37:24,4; ++) und Kanarienvögeln (17:9,2;++); die Häufung bei Hundehaltung (35:26,6; .) liegt noch im Zufallsbereich. Frühere neonatale Sterbefälle sind nur bei Hundehaltung schwach vermehrt (31:20,9;+). Ob es sich bei diesen Assoziationen um Zufallseffekte handelt oder um persönlichkeitsbedingte Effekte, die mit der Neigung zur Tierhaltung zusammenhängen, oder um Schädigungen durch die Tiere und die Tierhaltung, kann hier nicht beurteilt werden. Immerhin sollte diesen Assoziationen weiter nachgegangen werden.

Häufungen von Mißbildungen, die über den zulässigen Zufallsbereich hinausgehen, wurden nur in der Kombination Sittiche-ZNS-Mißbildungen beobachtet. Eine fast gleichartige Erhöhung bei Hundehaltung liegt gerade noch innerhalb der Zufallsgrenzen.

Auf eine eigenartige Assoziation mit kindlicher Karies wird in Abschn. 5.4.3.7 eingegangen.

Die zahlreichen ungünstigen Assoziationen im Zusammenhang mit der Haltung von Haustieren erfordern dringend Beachtung und weitere Untersuchungen.

b) Assoziationen mit Ausgang der Schwangerschaft und ausgewählten Mißbildungen/Anomalien des Kindes

Nr.	Bezeichnung	Schw. mit Merkmal Anz. %	Frühaborte -4 Mo.	Spätaborte ab 5 Mo.	Frühgeburten b. 260 Tg.	Frühgeburten (perinat.)	insgesamt	Untergewicht (>260 Tg.)	ZNS	Herz, Kreislauf	Faz. Spalten	Sonst. schwere Mißbildg.	Syndaktylien	Hüftgelenksdyspl.	Klumpfuß	Schwere Mißbildungen insges.
130/1	Mann: selbständig	659 / 8,8	28 / 30,1 ·	25 / 19,4 ·	67 / 58,6 ·	21 / 15,3 ·	25 / 17,7 ·	48 / 47,4 ·	10 / 4,2 ++	6 / 5,8 ·	3 / 2,9 ·	2 / 4,6 ·	3 / 4,5 ·	10 / 11,4 ·	2 / 2,7 ·	14 / 10,2 ·
130/3	Beamter	1170 / 15,7	38 / 49,4 ·	32 / 32,8 ·	86 / 102,5 ·	16 / 18,5 ·	22 / 29,5 ·	79 / 88,1 ·	8 / 7,6 ·	8 / 10,3 ·	5 / 5,2 ·	4 / 8,3 ·	6 / 8,1 ·	25 / 20,5 ·	7 / 4,9 ·	13 / 18,7 ·
130/4	Angestellter	2664 / 35,7	103 / 107,0 ·	62 / 72,7 ·	215 / 230,7 ·	39 / 47,8 ·	55 / 66,0 ·	176 / 199,9 −	11 / 17,3 ·	17 / 23,3 ·	9 / 11,9 ·	27 / 18,7 +	19 / 18,3 ·	44 / 46,3 ·	8 / 11,2 ·	48 / 42,7 ·
130/5	Arbeiter	2393 / 32,1	102 / 91,6 ·	62 / 64,0 ·	231 / 201,7 ++	56 / 52,0 ·	68 / 57,8 ·	195 / 174,4 +	17 / 15,4 ·	29 / 20,9 ·	14 / 10,6 ·	17 / 16,7 ·	19 / 16,4 ·	40 / 41,3 ·	9 / 10,0 ·	38 / 37,5 ·
32/5	Hausfrau ohne Berufstätigkeit	3069 / 39,5	158 / 152,5 ·	92 / 87,6 ·	283 / 266,1 ·	54 / 66,0 −	69 / 80,9 ·	164 / 223,0 − − −	20 / 19,7 ·	22 / 25,6 ·	11 / 13,8 ·	20 / 21,3 ·	23 / 20,5 ·	43 / 52,3 ·	13 / 12,6 ·	43 / 47,7 ·
101/5+6	Frau m. Beruf, Arbeitszeit 8 Std. u. mehr	2697 / 66,4	99 / 101,9 ·	67 / 65,9 ·	201 / 208,9 ·	46 / 45,6 ·	61 / 66,3 ·	261 / 226,8 ++	15 / 17,3 ·	30 / 29,9 ·	15 / 13,3 ·	22 / 20,6 ·	14 / 16,6 ·	50 / 53,8 ·	14 / 12,0 ·	49 / 49,1 ·
102/2	Akkordarbeit	336 / 8,2	17 / 13,2 ·	10 / 8,2 ·	23 / 26,1 ·	5 / 5,7 ·	7 / 8,7 ·	27 / 27,3 ·	3 / 2,1 ·	2 / 3,6 ·	1 / 1,6 ·	2 / 2,8 ·	1 / 2,0 ·	12 / 6,7 +	0 / 1,2 ·	6 / 5,9 ·
103/2	Arbeit im Stehen	388 / 9,5	16 / 13,9 ·	12 / 9,8 ·	38 / 30,7 ·	7 / 7,9 ·	12 / 10,6 ·	29 / 34,0 ·	4 / 3,3 ·	6 / 3,7 ·	1 / 2,0 ·	2 / 3,5 ·	3 / 2,4 ·	8 / 7,3 ·	2 / 1,8 ·	7 / 7,9 ·
103/3	Arbeit im Umhergehen	261 / 6,4	11 / 9,6 ·	6 / 6,7 ·	28 / 20,4 ·	10 / 8,1 ·	12 / 7,3 ·	24 / 21,8 ·	1 / 2,2 ·	1 / 2,5 ·	0 / 1,3 ·	3 / 2,4 ·	3 / 1,6 ·	8 / 4,9 ·	1 / 1,2 ·	5 / 5,2 ·
105/2	Rauchbel. im Beruf	452 / 11,2	19 / 16,7 ·	10 / 10,7 ·	36 / 35,8 ·	9 / 8,8 ·	10 / 11,7 ·	38 / 38,7 ·	1 / 3,5 ·	6 / 4,8 ·	4 / 2,4 ·	3 / 3,8 ·	3 / 2,7 ·	8 / 9,1 ·	1 / 1,9 ·	10 / 8,8 ·
106/2	schwere Gegenstände tragen	594 / 14,6	26 / 22,9 ·	19 / 14,5 ·	56 / 47,7 ·	13 / 12,9 ·	16 / 17,0 ·	49 / 49,1 ·	3 / 4,1 ·	5 / 6,4 ·	1 / 3,1 ·	2 / 5,0 ·	3 / 3,5 ·	4 / 11,7 ·	2 / 2,6 ·	5 / 11,0 ·

4.4.4 Chemische Präparate in Haus und Garten

Die Untersuchung gebräuchlicher chemischer Präparate zur Ungeziefer- und Unkrautbekämpfung in Haushalt und Garten auf Einflüsse auf Schwangerschaft und Kindesentwicklung an den Daten der PU ist deshalb besonders wichtig, weil zur Zeit keine anderen umfangreichen Informationen hierüber verfügbar sind (Tabelle 4.4.4-1, S. 228/229).

Die Übersichtstabelle zeigt zunächst die Frauen mit Benutzung chemischer Präparate im Vergleich zu Erwartungswerten, die unter Zugrundelegung der Zahlen aller Frauen, die auf dem Fragebogen Angaben über den Gebrauch oder Nichtgebrauch solcher Präparate gemacht haben. Dabei liegen die Zahlen über Früh- und Spätaborte getrennt zwar innerhalb des Zufallsbereiches, ihre Summe übersteigt aber mit 328 gegenüber einer Erwartungszahl von 298,7 diesen Bereich (+). Unter den weiteren Zahlen fällt die für die Hüftgelenksdysplasien mit 75 gegen 63,9 (+) auf.

Die Aufteilung dieser Präparate in fünf Gruppen ermöglicht eine genaue Analyse, die auf zwei Weisen vorgenommen werden kann, die beide in der Über-

Tabelle 4.4.2-1 Übersicht über die Einflußmerkmale: Hausarbeit, Freizeit (I. Trimenon) (Text S. 223)
a) Bemerkenswerte Häufungen in den Profilen

Einflußmerkmal Nr.	Bezeichnung	Alter	früh. Schw.schaf-ten	früh. Ab-orte	Aufnahme Grund	Zeit	Er-wünscht-heit	Beruf Frau	Soz. Stel-lung Mann	rel. Ge-wicht	Übel-keit	Erbre-chen	fieb. In-fekte	Blu-tun-gen	Sex. Hor-mone	Tran-quili-zer	An-alge-tika	ge-häuft	ver-ringert	Aus-fall-quote %
											Krankh., Beschwerden				Medikamente			Kliniken		
107/5	Hausarbeit 8–unt. 10 Std.	alt	1+	·	·	·	·	Hsfr.	·	·	+	·	·	·	·	·	·	12	3	20,7
107/6	Hausarbeit 10 Std. u. mehr	alt	2+	2+	·	·	unerwü.	Hsfr.	Arb.	Über-gew.	·	·	·	·	·	·	·	1. 5, 7, 13	2, **3**, 11	20,7
108/2	schwere Ge-genstände tragen	·	1+	·	Ab. imm.	·	unerwü.	·	Arb.	Über-gew.	·	·	·	+	·	+	+	2, 15	4	5,6
109/2	Rauchbelästig. in Wohnung	(jg.)	·	·	·	·	unerwü.	·	·	·	·	·	+	·	·	·	·	·	·	6,8
110/4	Gartenarbeit über 2 Std.	alt	2+	2+	Ther.	·	unerwü.	Hsfr.	Arb.	Über-gew.	·	·	·	·	·	·	·	**7**, 12, **14**	2, 3, 5, 9, 10, 15	3,5 (631)
111/3	Sport intensiv	·	·	0	·	·	unerwü.	·	Stud.	·	·	−	·	·	·	·	·	12	7	6,5
359/1	Reisen	mit-tel	0	0	·	früh	erw.	·	Bea. Ang. Stud.	Un-ter-gew.	+	−	+	·	−	−	−	14, 16	1, 7, **13**, 18	0

Tabelle 4.4.3-1 Übersicht über die Einflußmerkmale: Haustiere (Text S. 223/224)
a) Bemerkenswerte Häufungen in den Profilen

Nr.	Bezeichnung	Alter	früh. Schw.	früh. Ab.	Aufnahme Grund	Zeit	Er-wünscht-heit	Beruf Frau	Soz. Stel-lung Mann	rel. Ge-wicht	Übel-keit	Erbre-chen	fieb. In-fekte	Blu-tun-gen	Sex. Hor-mone	Tran-quili-zer	An-alge-tika	ge-häuft	ver-ringert	Aus-fall-quote %
447/1	Hund	(jg.)	·	·	Steril beh.	·	·	·	Selbst.	Über-gew.	·	·	·	·	·	·	·	6, 7, 13, 14	2, 9, 16	3,5
448/1	Katze	(alt)	3+	2+	Ther.	·	unerw.	·	Selbst. Arb.	Über-gew.	·	·	·	·	·	·	·	1, **7**, 12, 13, 14, 20	**2**, 3, 5, 9, 10	3,5
449/1	Kanarienvogel	·	3+	·	·	·	·	·	Arb.	Über-gew.	·	·	·	·	·	·	·	7	·	3,5
450/1	Sittich	alt	3+	·	·	spät	·	·	Arb.	Über-gew.	·	·	·	·	·	·	·	2, 3, 5, 10, 11	14, 16	3,5
451/1	Hamster, Meerschw.	alt	·	·	·	·	·	·	·	·	·	·	·	·	·	·	+	**3**	1, 14	3,5
452/1	Papagei, exot. Vögel	·	·	·	·	·	·	·	·	·	·	·	·	·	·	·	·	3, 21	·	3,5

Legende: Abschn. 4.1.3

b) Assoziationen mit Ausgang der Schwangerschaft und ausgewählten Mißbildungen/Anomalien des Kindes

Einflußmerkmal		Schw. mit Merkmale Anz. %	Ausgang der Schwangerschaft					Untergewicht (> 260 Tg.)	Spezielle Mißbildungen/Anomalien							Schwere Mißbildungen insgesamt
Nr.	Bezeichnung		Vorzeit. Beendigung			perinat. gestorb.			ZNS	Herz, Kreislauf	Faz. Spalten	Sonst. schwere Mißbildg.	Syndaktylien	Hüftgelenksdyspl.	Klumpfuß	
			Frühaborte –4 Mo.	Spätaborte ab 5 Mo.	Frühgeburten b. 260 Tg.	Frühgeburten	insgesamt									
107/5	Hausarbeit 8–unt. 10 Std.	668 / 10,7	31 / 30,1 .	20 / 19,3 .	52 / 57,2 .	9 / 10,9 .	3 / 4,0 .	32 / 47,5 —	2 / 4,3 .	3 / 5,9 .	4 / 3,2 .	4 / 4,9 .	2 / 4,7 .	4 / 11,4 —	5 / 2,7 .	9 / 10,8 .
107/6	Hausarbeit 10 Std. u. mehr	1246 / 20,0	67 / 56,6 .	34 / 36,8 .	124 / 107,1 .	21 / 29,1 .	28 / 31,9 .	69 / 85,9 —	8 / 8,0 .	12 / 10,9 .	6 / 6,0 .	6 / 9,2 .	12 / 8,8 .	23 / 21,1 .	4 / 5,0 .	15 / 19,9 .
108/2	schwere Gegenstände tragen	1185 / 16,0	53 / 47,3 .	39 / 31,0 .	116 / 97,8 +	25 / 26,0 .	32 / 28,5 .	81 / 84,6 .	8 / 7,7 .	7 / 10,1 .	5 / 5,5 .	6 / 8,5 .	8 / 7,9 .	12 / 20,1 —	3 / 5,1 .	15 / 18,9 .
109/2	Rauchbeläst. in Wohnung	550 / 7,5	21 / 21,7 .	7 / 13,8 .	52 / 46,9 .	13 / 11,5 .	14 / 13,1 .	42 / 41,5 .	4 / 3,5 .	5 / 4,6 .	4 / 2,6 .	5 / 4,2 .	9 / 3,8 +	10 / 9,4 .	1 / 2,3 .	10 / 8,9 .
110/4	Gartenarb. über 2 Std.	334 / 11,5	10 / 14,8 .	9 / 9,4 .	40 / 29,5 +	7 / 7,9 .	9 / 9,1 .	16 / 23,9 .	3 / 2,2 .	4 / 2,9 .	1 / 1,5 .	1 / 2,4 .	2 / 2,3 .	5 / 5,9 .	1 / 1,4 .	5 / 5,4 .
111/3	Sport intensiv	144 / 2,0	12 / 6,2 +	4 / 3,6 .	11 / 11,7 .	4 / 2,5 .	5 / 3,3 .	13 / 10,4 .	2 / 0,9 .	0 / 1,3 .	1 / 0,7 .	2 / 1,0 .	0 / 1,0 .	2 / 2,4 .	0 / 0,6 .	4 / 2,5 .
359/1	Reisen	2699 / 34,3	100 / 140,3 –––	67 / 78,0 .	206 / 232,8 —	32 / 44,9 .	46 / 66,8 ––	202 / 205,6 .	15 / 17,5 .	23 / 23,0 .	10 / 12,2 .	21 / 18,8 .	15 / 18,1 .	50 / 46,4 .	6 / 11,2 .	40 / 43,0 .

b) Assoziationen mit Ausgang der Schwangerschaft und ausgewählten Mißbildungen/Anomalien des Kindes

Nr.	Bezeichnung	Schw. mit Merkmale Anz. %	Frühaborte –4 Mo.	Spätaborte ab 5 Mo.	Frühgeburten b. 260 Tg.	Frühgeburten	insgesamt	Untergewicht (> 260 Tg.)	ZNS	Herz, Kreislauf	Faz. Spalten	Sonst. schwere Mißbildg.	Syndaktylien	Hüftgelenksdyspl.	Klumpfuß	Schwere Mißbildungen insgesamt
447/1	Hund	560 / 7,4	22 / 23,2 .	17 / 14,9 .	65 / 47,6 +	20 / 15,4 .	24 / 13,8 ++	46 / 41,7 .	7 / 3,7 .	5 / 4,8 .	3 / 2,6 .	7 / 4,0 .	2 / 3,8 .	5 / 9,8 .	3 / 2,4 .	14 / 8,9 .
448/1	Katze	328 / 4,3	18 / 13,6 .	7 / 8,7 .	38 / 27,5 +	10 / 8,4 .	10 / 8,1 .	34 / 23,9 +	3 / 2,2 .	1 / 2,8 .	1 / 1,5 .	2 / 2,3 .	2 / 2,2 .	8 / 5,7 .	0 / 1,4 .	5 / 5,2 .
449/1	Kanarienvogel	194 / 2,6	9 / 8,5 .	8 / 5,4 .	12 / 16,7 .	2 / 2,8 .	2 / 4,9 .	17 / 14,3 .	1 / 1,3 .	1 / 1,7 .	1 / 0,9 .	2 / 1,4 .	2 / 1,3 .	1 / 3,3 .	0 / 0,8 .	4 / 3,1 .
450/1	Sittich	513 / 6,8	18 / 20,3 .	13 / 14,2 .	61 / 45,0 +	10 / 13,8 .	11 / 13,4 .	38 / 38,4 .	7 / 3,4 .	2 / 4,4 .	3 / 2,4 .	2 / 3,6 .	6 / 3,5 .	10 / 9,0 .	2 / 2,2 .	10 / 8,3 .
451/1	Hamster, Meerschw.	131 / 1,7	7 / 5,8 .	5 / 3,8 .	8 / 11,4 .	1 / 1,7 .	1 / 3,4 .	14 / 9,6 .	1 / 0,9 .	1 / 1,1 .	1 / 0,6 .	1 / 0,9 .	0 / 0,9 .	1 / 2,3 .	0 / 0,6 .	2 / 2,1 .
452/1	Papagei, exot. Vögel	42 / 0,6	0 / 1,7 .	0 / 1,1 .	5 / 3,9 .	1 / 1,0 .	1 / 1,1 .	2 / 3,5 .	1 / 0,3 .	0 / 0,4 .	1 / 0,2 .	0 / 0,3 .	0 / 0,3 .	1 / 0,7 .	0 / 0,2 .	0 / 0,7 .

Tabelle 4.4.4-1 Übersicht über die Einflußmerkmale: Chemische Präparate im Haushalt und Garten (Text S. 225, 228 ff.)
a) Bemerkenswerte Häufungen in den Profilen

Nr.	Bezeichnung	Alter	früh. Schw.-schaften	früh. Ab-orte	Aufnahme Grund	Aufnahme Zeit	Er-wünscht-heit	Beruf Frau	Soz. Stel-lung Mann	rel. Ge-wicht	Übel-keit	Erbre-chen	fieb. In-fekte	Blu-tun-gen	Sex. Hor-mone	Tran-quili-zer	An-alge-tika	ge-häuft	verrin-gert	Aus-fall-quo-te %
114/2	Chemische Präparate im Haushalt	mittel alt	1+	1+	Steril. Beh.	·	erw.	Hsfr.	Bea.	·	+	·	·	·	·	·	·	7, 20	5, 13	3,4

A. Erwartungswerte bezogen auf Frauen mit Gebrauch chemischer Präparate

Nr.	Bezeichnung	Alter	früh. Schw.-schaften	früh. Ab-orte	Aufnahme Grund	Aufnahme Zeit	Er-wünscht-heit	Beruf Frau	Soz. Stel-lung Mann	rel. Ge-wicht	Übel-keit	Erbre-chen	fieb. In-fekte	Blu-tun-gen	Sex. Hor-mone	Tran-quili-zer	An-alge-tika	ge-häuft	verrin-gert	Aus-fall-quo-te %
114-A/1	Organ. Phosphorverbind.	alt	·	·	Steril. Beh.	·	·		Selbst.	·	·	·	·	·	·	·	·	20	·	
114-A/2	Chlorierte Kohlenwaser	·	·	·	·	·	·	·	·	·	ge-leg.	·	·	·	·	·	·	·	5	·
114-A/3	Mischgruppe aus (1) u. (2)	·	0	·	·	·	·	·	·	·	·	·	·	·	·	·	·	2, 3, 17	7, 15, 16	·
114-A/4	Sonst. chem. Präpar. ohne (5)	·	·	·	·	·	·	Hsfr.												
114-A/5	Düngemittel	·	3+	·	Bestätigung	·	·	·	Arb.	·	·	·	·	·	·	·	·	7, 15	3	·

B. Erwartungswerte bezogen auf alle Frauen mit Angaben über chemische Präparate

Nr.	Bezeichnung	Alter	früh. Schw.-schaften	früh. Ab-orte	Aufnahme Grund	Aufnahme Zeit	Er-wünscht-heit	Beruf Frau	Soz. Stel-lung Mann	rel. Ge-wicht	Übel-keit	Erbre-chen	fieb. In-fekte	Blu-tun-gen	Sex. Hor-mone	Tran-quili-zer	An-alge-tika	ge-häuft	verrin-gert	Aus-fall-quo-te %
114-A/1	Organ. Phosphorverbind.	alt	·	2+	Steril. Beh.	·		Hsfr.	Selbst.	·	·	·	·	·	+	·	·	16, 20	3	3,4
114-A/2	Chlorierte Kohlenwasserstoffe	·	·	2+	·	·	erw.	Hsfr.	·	·	ge-leg.	·	·	·	·	·	·	7	5	3,4
114-A/3	Mischgruppe aus (1) und (2)	·	·	1	Steril. Beh.	·	erw.	·	Bea.	·	+	·	·	·	·	·	·	3, 17	15	3,4
114-A/4	sonstige chem. Präpar. ohne (5)	·	·	·	·	·	·	Hsfr.	Bea.	·	·	·	·	·	·	·	·	7	14	3,4
114-A/5	Düngemittel	·	3+	·	Bestätigung	·	·	·	Arb.	·	+	·	·	·	·	·	·	7, 16	3	3,4

Legende: Abschn. 4.1.3

sichtstabelle dargestellt sind. In (A) werden nur Frauen betrachtet, die chemische Präparate verwendet haben. Die Erwartungswerte werden nach den Beobachtungszahlen der ersten Zeile (Nr. 114/2) berechnet. Im zweiten Teil (B) wird als Vergleichsbasis die Gesamtzahl der Frauen mit Angaben über die Benutzung solcher Präparate genommen, also mit derselben Basis, die schon für die erste Zeile herangezogen war.

Die fünf chemischen Gruppen, denen die Benutzerinnen zugeteilt wurden (vgl. Abschn. 3.4.4), sind

114A/1 organische Phosphorverbindungen, z. B. E 605, Metasystox

114A/2 chlorierte Kohlenwasserstoffe, z. B. DDT, Ettysol (gegen Blattläuse), Jakutin

114A/3 Kombinationspräparate aus beiden, häufig mit Dichlorphos und Lindan, z. B. Flit, Paral-Spray, auch Insektizide ohne nähere Angabe

114A/4 sonstige Chemikalien (außer Düngemitteln), z. B. Ustinex, Schneckenkorn, Psy 9

114A/5 organische und mineralische Düngemittel, z. B. Meirol, Substral

b) Assoziationen mit Ausgang der Schwangerschaft und ausgewählten Mißbildungen/Anomalien des Kindes

Einflußmerkmal		Schw. mit Merkmal Anz. %	Ausgang der Schwangerschaft					Untergewicht (> 260 Tg.)	Spezielle Mißbildungen/Anomalien							Schwere Mißbildungen insges.
			Vorzeit. Beendigung			perinat. gestorb.			ZNS	Herz, Kreislauf	Faz. Spalten	Sonst. schwere Mißbildg.	Syndaktylien	Hüftgelenksdyspl.	Klumpfuß	
Nr.	Bezeichnung		Frühaborte −4 Mo¹	Spätaborte ab 5 Mo¹	Frühgeburten b. 260 Tg.	Frühgeburten	insgesamt									
114/2	Chemische Präparate im Haushalt	3676 48,4	202 187,2 .	126 111,5 .	304 302,7 .	72 73,3 .	89 95,6 .	266 279,2 .	20 24,0 .	28 31,2 .	15 16,8 .	26 26,0 .	22 25,0 .	75 63,9 +	10 15,4 .	54 58,4 .

A. Erwartungswerte bezogen auf Frauen mit Gebrauch chemischer Präparate

Nr.	Bezeichnung	Schw. mit Merkmal	Frühaborte −4 Mo¹	Spätaborte ab 5 Mo¹	Frühgeburten b. 260 Tg.	Frühgeburten	insgesamt	Untergewicht (> 260 Tg.)	ZNS	Herz, Kreislauf	Faz. Spalten	Sonst. schwere Mißbildg.	Syndaktylien	Hüftgelenksdyspl.	Klumpfuß	Schwere Mißbildungen insges.
114-A/1	Organ. Phosphorverbindg.	205 (5,6)	11 11,4	7 7,1	18 17,1	2 4,3	4 5,0	12 14,8	0 1,1	2 1,6	0 0,8	1 1,5	1 1,2	8 4,2	0 0,6	1 3,0
114-A/2	Chlorierte Kohlenwasserstoffe	222 (6,0)	12 12,0	10 7,7	19 18,3	4 4,5	4 5,4	12 16,2	4 1,2	1 1,7	0 0,9	1 1,6	3 1,3	3 4,5	0 0,6	3 3,2
114-A/3	Mischgruppe aus (1) u. (2)	1485 (40,7)	76 81,0	49 51,0	111 123,3	27 26,3	33 36,1	110 107,5	6 8,1	11 11,3	7 6,1	10 10,5	10 8,9	29 30,3	4 4,0	22 21,8
114-A/4	Sonst. chem. Präpar. ohne (5)	292 (7,9)	13 16,1	14 10,2	28 24,2	5 6,6	6 7,1	13 21,0	0 1,6	1 2,2	0 1,2	2 2,1	0 1,7	9 5,9	1 0,8	3 4,3
114-A/5	Düngemittel	1472 (40,0)	89 80,7	46 50,7	128 121,1	34 30,3	42 35,4	119 106,5	10 8,0	13 11,2	8 6,0	12 10,4	8 8,8	26 30,0	5 4,0	25 21,6

B. Erwartungswerte bezogen auf alle Frauen mit Angaben über chemische Präparate

Nr.	Bezeichnung	Schw. mit Merkmal	Frühaborte −4 Mo¹	Spätaborte ab 5 Mo¹	Frühgeburten b. 260 Tg.	Frühgeburten	insgesamt	Untergewicht (> 260 Tg.)	ZNS	Herz, Kreislauf	Faz. Spalten	Sonst. schwere Mißbildg.	Syndaktylien	Hüftgelenksdyspl.	Klumpfuß	Schwere Mißbildungen insges.
114-A/1	Organ. Phosphorverb.	205 2,7	11 10,6	7 6,3	18 17,0	2 4,3	4 5,4	12 15,5	0 1,3	2 1,9	0 0,9	1 1,5	1 1,4	8 3,6 +	0 0,9	1 3,2
114-A/2	Chlorierte Kohlenwasserstoffe	222 2,9	12 11,1	10 6,8	19 18,2	4 4,6	4 5,8	12 17,0	4 1,4	1 1,9	0 1,0	1 1,6	3 1,5	3 3,8	0 0,9	3 3,5
114-A/3	Mischgruppe aus (1) und (2)	1485 19,6	76 75,1	49 45,1	111 122,9	27 26,8	33 33,8	110 112,8	6 9,7	11 12,6	7 6,8	10 10,5	10 10,1	29 25,8	4 6,2	22 23,6
114-A/4	sonstige chem. Präpar. ohne (5)	292 3,8	13 14,9	14 9,0	28 24,1	5 6,8	6 7,6	13 22,0 −	0 1,9	1 2,5	0 1,3	2 2,1	0 1,9	9 5,0	1 1,2	3 4,7
114-A/5	Düngemittel	1472 19,4	89 74,8	46 44,9	128 120,6	34 30,9	42 38,0	119 111,8	10 9,6	13 12,5	8 6,7	12 10,4	8 10,0	26 25,6	5 6,2	25 24,0

¹ Einschl. Aufnahmen mit Abortus imminens

Sie zeigen bei der einfachen Aufgliederung in Teil (A) der Ergebnistabellen der rechten Seite in keiner Stelle Plus- oder Minuszeichen. In Teil (B) beim erweiterten Vergleich mit den Gesamtzahlen stellt sich heraus, daß die in der ersten Zeile gefundene Häufung der Hüftdysplasien auf die Gruppe 1 mit (+), ferner auch auf Gruppe 4, bei der ein (+) gerade nicht erreicht wird, zurückgeht. Dabei spielen allerdings auch Klinikunterschiede eine Rolle. Die angedeutete Häufung der Frühaborte findet sich in Gruppe 5, ebenfalls ohne Pluszeichen wieder, die der Spätaborte zergliedert sich ohne nennenswerte Schwerpunkte. Neu hinzugekommen ist lediglich eine besonders geringe Zahl von untergewichtigen Kindern in der 4. Gruppe, was im vorangehenden Vergleich A gerade noch im Zufallsbereich lag.

Die vorstehende Analyse hat somit keine schwerwiegenden Einflüsse der im Haushalt und Garten gebräuchlichen Chemikalien auf den Schwangerschaftsverlauf und die Kindesentwicklung erbracht. Die wenigen vorhandenen schwachen Assoziationen sind nicht mehr, als bei der Vielzahl der Vergleiche auch rein zufällig erwartet werden müssen. Damit ist natürlich nicht gesagt, daß bei der Betrachtung der einzelnen Handelspräparate sich nicht doch Effekte herausstellen könnten, die bei der Gruppenzusammenfassung überdeckt sind.

Im Gegensatz zu diesem negativen Ergebnis auf der rechten Seite des Übersichtsblattes fanden sich auf der linken Seite Hinweise, denen genauer nachgegangen wurde. Bei den Angaben über die Gründe, die zur Aufnahme in die PU führten, wurden frühere Sterilitätsbehandlungen, die meist in derselben Frauenklinik erfolgt waren, gehäuft angegeben. Das fand sich auch bei früheren Übersichten gelegentlich. Hier aber war die Zahlenhäufung so stark ($192:144,4; + + +$), daß sie speziell analysiert wurde. „Sterilitätsbehandlung" umfaßt hier sowohl die eigentliche Sterilität als auch die Infertilität, bei der die Schwangerschaften mit Aborten endeten. Das kommt auch darin zum Ausdruck, daß die Zahl der Frauen mit früheren Aborten erhöht ist ($1193:1068,1; + + +$). Zunächst werden die Angaben über frühere Sterilitätsbehandlungen analysiert:

Tabelle 4.4.4-2 Frühere Sterilitätsbehandlung als Aufnahmegrund und Benutzung von Chemikalien in Haus und Garten

Aufnahmegrund		mit Chemikalien						Schwangere insgesamt
		insgesamt	Gruppe 1	Gruppe 2	Gruppe 3	Gruppe 4	Gruppe 5	
Sterilitäts-behandlung	beob.	192	19	13	78	12	70	298
	erw. (A)	.	10,8	11,6	77,3	15,3	76,9	
	erw. (B)	144,2	8,1	8,7	58,1	11,5	57,8	
alle anderen Gründe	beob.	3423	185	206	1378	276	1378	7175
zusammen	beob.	3615	204	219	1456	288	1448	7473
	Diff. (A)[a]		+ +	.	.	.	.	
	Diff. (B)[a]	+ + +	+ + +	.	+ +	.	.	

[a] Prüfung jeder einzelnen Konstellation gegen alle übrigen.

Während bei der reinen Aufteilung (A) der Chemikalienbenutzerinnen in die fünf Untergruppen nur Gruppe 1 eine deutliche Häufung zeigt, wird im Vergleich zum Gesamtmaterial der Unterschied in Gruppe 1 noch deutlicher ($19:8,1; + + +$). Bei dieser – sachlich berechtigten – Vergleichsart zeigt nun auch Gruppe 3 eine deutliche Häufung ($+ +$). Da Gruppe 3 eine Mischgruppe ist, in der auch die Chemikalien der Gruppe 1 enthalten sind, ist dieses Ergebnis bemerkenswert.

Vor einer Interpretation dieser Ergebnisse sollen noch diejenigen Angaben der Frauen herangezogen werden, die auch andere, nicht als Aufnahmegrund angegebene Sterilitätsbehandlungen umfassen (Tabelle 4.4.4-3).

Dabei wird die im 1. Tagebuch gestellte Frage nach früheren Sterilitätsbehandlungen verwendet, bei der auch nach dem Ende dieser Behandlung gefragt wurde. Von den in Tabelle 4.4.4-2 gezählten 192 Frauen haben 148 die Behandlung als beendet angegeben, 44 nicht. Diese sind in Tabelle 4.4.4-3 als eigene Gruppe aufgeführt worden.

Hier ist die Gesamtgruppe der Frauen mit Chemikalienbenutzung besonders deutlich erhöht bei Frauen mit früheren Sterilitätsbehandlungen, die nur kurze Zeit zurücklagen ($+ + +$). Wenn der Behandlungsabschluß länger als 6 Monate zurücklag, fällt die Häufung gerade noch in den Zufallsbereich. Für alle Sterilitätsbehandlungen zusammen stehen 454 Fälle mit Chemikalienbenutzung einem Erwartungswert von 405,6 gegenüber ($+ + +$).

Von den Teilgruppen der Chemikalien ist *Gruppe 1 (organische Phosphorverbindungen) am deutlichsten mit früheren Sterilitätsbehandlungen assoziiert* ($+ + +$), und zwar auch bei länger zurückliegenden Terminen. Demgegenüber sind die zahlenmäßig nur angedeuteten Häufungen in den übrigen chemischen Gruppen irrelevant.

Die gefundene Häufung mit ihrer Konzentration auf die organischen Phosphorverbindungen ist sehr bemerkenswert. Für einen reinen Zufallseffekt erscheint die Häufung zu stark, obwohl diese Möglichkeit logisch nicht ausgeschlossen werden kann. Methodologisch handelt es sich hier um einen retrospektiven Ansatz mit retrolektiver Datenerfassung, bei dem etwaige Verzerrungen (bias) in der Datenerfassung besonders sorgfältig überprüft werden müssen, ehe sachliche Schlüsse gezogen werden können. Die Frage nach früherer Sterilitätsbehandlung ist jedoch routinemäßig mit einem Komplex anderer Fragen gestellt und beantwortet worden; irgendwelche Verzerrungstendenzen haben sich nicht gezeigt. Möglicherweise sind Frauen mit früheren Sterilitäts-

Tabelle 4.4.4-3 Frühere Sterilitätsbehandlung und Benutzung von Chemikalien in Haus und Garten

Nr.	Frühere Sterilitäts-behandlung	Zahlenart[b]	insgesamt	Mit Benutzung von Chemikalien					Schwan-gere insgesamt
				Gruppe 1	Gruppe 2	Gruppe 3	Gruppe 4	Gruppe 5	
10/2	bei Aufnahme[a] in PU	beob.	44	3	3	19	3	16	75
		E (A)		2,5	2,7	17,8	3,5	17,6	
		E (B)	39,3	2,2	2,4	15,9	3,1	15,7	
		Diff (A)		.	.	.	.	.	
		Diff (B)	.	.	.	.	.	.	
317/2	bis vor weniger als 6 Monaten	beob.	128	12	10	50	6	50	192
		E (A)		7,1	7,7	51,7	10,2	51,3	
		E (B)	100,6	5,6	6,1	40,6	8,0	40,3	
		Diff (A)		.	.	.	.	.	
		Diff (B)	+ + +	+ +	.	.	.	.	
317/3	länger zurückliegend als 6 Monate	beob.	282	25	15	102	21	119	507
		E (A)		15,7	17,0	113,9	22,4	112,9	
		E (B)	265,7	14,8	16,0	107,3	21,1	106,4	
		Diff (A)		+	.	.	.	.	
		Diff (B)	.	+ +	.	.	.	.	
	Sterilitätsbehand-lungen insgesamt	beob.	454	40	28	171	30	185	774
		E (A)		25,3	27,4	183,4	36,1	181,8	
		E (B)	405,6	22,6	24,5	163,8	32,2	162,4	
		Diff (A)		+ +	.	.	.	.	
		Diff (B)	+ + +	+ + +	.	.	.	+	
	keine Sterilitäts-Behandlungen	beob.	3 222	165	194	1314	262	1287	6241
	zusammen	beob.	3 676	205	222	1485	292	1472	7015

[a] ohne Angabe einer Beendigung der Sterilitätsbehandlung
[b] E (A): Erwartungswert, bezogen auf alle Benutzerinnen von Chemikalien (linker Rand)
Diff (A): Deutlichkeit der Differenz (Beobachtungszahl – E (A))
E (B): Erwartungswert, bezogen auf alle Schwangeren (rechter Rand)
Diff (B): Deutlichkeit der Differenz (Beobachtungswert – E (B))
Dabei wird jede einzelne Konstellation mit allen übrigen verglichen

behandlungen etwas bevorzugt zur Teilnahme an der PU geworben worden, weil sie bei kurz zurückliegender Behandlung häufiger als andere schon im 1. Trimenon die Klinik aufsuchten. Allenfalls ist als Selektionseffekt denkbar, daß Frauen mit früherer Sterilitätsbehandlung die Fragebogen sorgfältiger ausfüllten und somit vielleicht auch häufiger Chemikaliengebrauch angaben. Aber dieser Effekt ist nur schwach (97,4% gegen 96,5% Angaben) und reicht nicht zur Erklärung der Assoziationen aus.

Um auszuschließen, daß die Assoziation durch Klinikheterogenitäten künstlich hervorgerufen sein könnte, wurden die Klinikeinflüsse durch indirekte Standardisierung ausgeschaltet. Örtliche Unterschiede im Chemikaliengebrauch sind durch regionale Unterschiede im Gartenbesitz und Marktunterschiede im Präparate-Angebot sicher vorhanden. Ebenso können auch frühere Sterilitätsbehandlungen erhebliche Klinikunterschiede aufweisen, wie die Übersichtstabelle 4.3.6-1 zeigt. In der Berechnung standen die 37 Fälle in Chemikaliengruppe I mit früherer Sterilitätsbehandlung (Var. 317/2,3) einer Erwartungszahl von 20,3 gegenüber. Nach Durchführung der Berechnungen für jede Klinik einzeln und Addition der

Erwartungswerte veränderte sich der Erwartungswert nur auf 22,5. Die Differenz blieb statistisch deutlich.

Man muß demnach die gefundene Assoziation ernst nehmen und sachlich zu interpretieren suchen. Als Interpretation bietet sich die Möglichkeit eines schwerwiegenden Schadens an: *Frauen mit Chemikalienbenutzung haben vielleicht gehäuft Schwierigkeiten schwanger zu werden oder die Schwangerschaft auszutragen, so daß sie den Arzt zur Sterilitätsbehandlung aufsuchen.*

Die Benutzung von Chemikalien der Gruppe 1 ist auch mit der Schwangerschaftsanamnese assoziiert. Die Zahl der Frauen mit 2 oder mehr früheren Aborten ist 31 gegenüber einer Erwartung von 22,8 (.), errechnet nach (A) aus den Zahlen für alle Chemalienbenutzerinnen. Bei Berechnung aus den Gesamtzahlen aller Frauen (B) verringert sich der Erwartungswert auf 19,2; dies führt zu einer Häufungsbewertung mit (+ +).

Auch in der Chemikaliengruppe 2 sind die Frauen mit 2 oder mehr früheren Aborten vermehrt (30:20,8 (nach B); +). In Chemikaliengruppe 3 sind nur die Frauen mit einem einzigen früheren Abort vermehrt (327 : 292,3 nach B; +).

Die Benutzung der Chemikalien ist gleich nach der PU-Aufnahme im ersten Tagebuch erfragt worden, also zur Zeit der bestehenden Schwangerschaft. Diese Chemikalienbenutzung zu dieser Zeit kann selbstverständlich nicht zu einer mehr oder weniger lange zurückliegenden Sterilität bzw. Sterilitätsbehandlung geführt haben. Man darf aber wohl annehmen, daß Frauen, die zum Befragungszeitpunkt bestimmte Chemikalien in Haus und Garten benutzt haben, diese (oder ähnliche) Präparate auch schon früher verwendet haben. Damit wäre die zeitliche Folge Präparat – Sterilität durchaus denkbar.

Die obige Folgerung wird aus einer Datensammlung bestehender Schwangerschaften gezogen, die wenigstens bis zur PU-Aufnahme dauerten. Bei diesen – zustande gekommenen – Schwangerschaften ist die Häufigkeit früherer Sterilitätsbehandlungen erhöht. Die Fälle, in denen keine Schwangerschaft zustande gekommen ist, sind bei der PU-Studie nicht erfaßbar und nicht schätzbar. Trotzdem legen die verfügbaren Daten den Verdacht nahe, daß der Gebrauch bestimmter chemischer Präparate in Haushalt und Garten das Zustandekommen einer Schwangerschaft ungünstig beeinflußt. Ob dieser Effekt sich auf die Frau oder vielleicht auf den Mann bezieht, der vermutlich auch mit den Präparaten arbeitet, muß natülich offen bleiben. Welche Einflüsse und dadurch bedingte Zahlenverschiebungen zwischen einem etwaigen Effekt der Chemikalienbenutzung und den in der PU erfaßten Daten möglich sind, zeigt das Schema in Abb.31.

Man erkennt die Vielfalt der Einflüsse, die seit dem ursprünglichen Ereignis, auf das man zurückschließen möchte, nämlich den Gebrauch von Chemikalien vor einer Sterilitätsbehandlung bis zur Zahlengegenüberstellung in der PU die Zahlenverhältnisse verändert haben. Zunächst kann die Häufigkeit der Sterilitätsbehandlungen durch die Benutzung der fraglichen Chemikalien verändert sein. Die Veränderung dieser Häufigkeit wäre ein wichtiges Ergebnis im Sinne der obigen Hypothese, ist aber nicht in der PU erfaßbar, da sie den Eintritt einer Schwangerschaft voraussetzt. Dieser ist aber von Notwendigkeit und Erfolg einer etwaigen Sterilitätsbehandlung und gegebenenfalls von den vorher benutzten Chemikalien abhängig. Die Erfassungsquote in der PU ist bei vorangegangener Sterilitätsbehandlung vermutlich erhöht. In der PU ist dann aber nur der Chemikaliengebrauch im ersten Trimenon erfaßbar, von dem auf den früheren Chemikaliengebrauch zurückgeschlossen wird, und zwar in den Gruppen mit und ohne frühere Sterilitätsbehandlung.

Wenn nun, wie es gefunden wurde,

a : b > c : d

ist, also wenn die Gruppe a über ihren Erwartungswert deutlich erhöht ist, so kann dies auf eine Steigerung der Notwendigkeit von Sterilitätsbehandlungen bei Chemikalienverwendung hinweisen. Sollte aber z. B. gerade in dieser Gruppe der Behandlungserfolg, also der Eintritt einer Schwangerschaft, verringert sein, so würde diese Häufung möglicherweise fehlen oder sogar das Vorzeichen ändern. – Denkbar wäre sogar auch das Gegenteil, daß in der genannten Gruppe der Therapieerfolg besonders hoch ist, so daß dadurch die gefundene Häufung zustande gekommen sein könnte.

Aus der Abb.31 geht also hervor, daß eine eindeutige Erklärung der gefundenen statistischen Häufung nicht möglich ist. Andererseits zeigen die Befunde, daß irgendwelche zahlenmäßig tief eingreifenden Einflüsse vorhanden sind, denen möglicherweise ernste Schädigungen zugrunde liegen.

In einer bis in kasuistische Einzelheiten gehenden Sonderauswertung werden nun die einzelnen Präparate gegenübergestellt. Wegen der Vielzahl der angegebenen Präparate werden nur diejenigen dargestellt, die mindestens zehn Benutzungsfällen zugeordnet sind. Wenn mehrere Präparate angegeben waren, wurde dasjenige Präparat zur Zuordnung ausgewählt, das

a) die niedrigste Gruppen-Nummer aufwies

b) bei gleicher Gruppenzugehörigkeit zuerst im Fragebogen genannt wurde.

In Tabelle 4.4.4-4 sind die Präparate nach Anzahl der Zuteilungen, darunter Fällen mit früheren Sterilitätsbehandlungen und aufgetretenen Mißbildungen/Anomalien aufgeführt. Die Gesamtzahl der früheren Sterilitätsbehandlungen wird mit drei Arten von Erwartungswerten verglichen, die jeweils andere Aussagen beinhalten. Bei der Berechnung der Erwartungswerte werden folgende Summen verwendet:

$n_{(Präp.)}$ = in der Tabelle angegebene Zahl der Präparatzuteilungen

$n_{(Ster.:Gr.)}$ = Zahl der Sterilitätsbehandlungen in der Chemikaliengruppe. Die Zahlen sind für die 5 Gruppen: 40 – 28 – 171 – 30 – 185

$n_{(Ster.:Chem.)}$ = Zahl der Sterilitätsbehandlungen bei allen Frauen mit Chemikalienbenutzung (454)

$n_{(Ster.)}$ = Zahl aller Frauen mit Sterilitätsbehandlung (774)

$n_{(Gr.)}$ = Zahl der Frauen in der Chemikaliengruppe (205 – 222 – 1485 – 292 – 1472)

$n_{(Chem.)}$ = Zahl aller Frauen mit Chemikalienbenutzung (3 676)

Die drei Arten der Erwartungswerte und die zugrundeliegenden Vergleichsfragen sind:

$$E_1 = n_{(Präp.)} \cdot \frac{n_{(Ster., Gr.)}}{n_{(Gr.)}};$$

Frage: Gibt es Unterschiede in der Zahl der Sterilitätsbehandlungen zwischen den Präparaten innerhalb einer chemischen Gruppe?

$$E_2 = n_{(Präp.)} \cdot \frac{n_{(Ster., Chem.)}}{n_{(Chem.)}};$$

Frage: Gibt es Unterschiede in der Zahl der Sterilitätsbehandlungen zwischen den Präparaten aller chemischen Gruppen?

$$E_3 = n_{(Präp.)} \cdot \frac{n_{(Ster.)}}{n_{(ingses.)}};$$

Frage: Gibt es Unterschiede in der Zahl der Sterilitätsbehandlungen bei den einzelnen Präparaten gegenüber der Durchschnittshäufigkeit der Sterilitätsbehandlungen bei allen Schwangeren (11,03%)?

Dabei wird jedes Präparat jeweils mit allen übrigen Präparaten der Vergleichsgesamtheit verglichen; es handelt sich also jeweils um einen Vierfeldertafel-Vergleich (s. a. Abschn. 4.1.1).

In der wichtigsten Chemikaliengruppe I (organische Phosphorverbindungen) mit den stärksten Assozia-

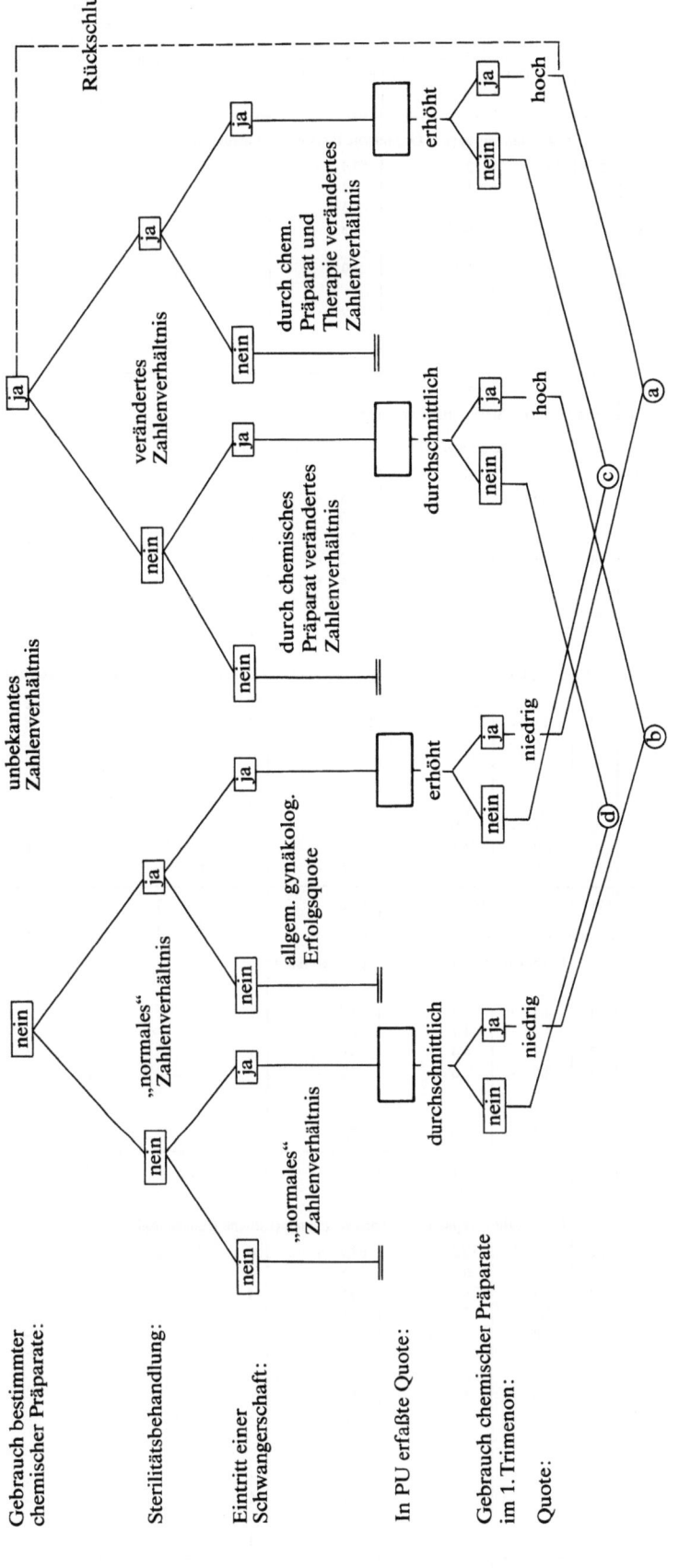

Abb. 31. Verlaufs-, und Erfassungsmodell bei der Analyse einer Einwirkung chemischer Präparate auf den Eintritt einer Schwangerschaft

Tabelle 4.4.4-4 Benutzung chemischer Präparate in Haus, Garten und Landwirtschaft in Verbindung mit früheren Sterilitätsbehandlungen und Mißbildungen/Anomalien bei den Kindern

Nr.	Chem. Präparat Name	$n_{(Präp.)}$	10/2	317/2	317/3	zus.	E_1	Diff.	E_2	Diff.	E_3	Diff.	ZNS	Herz	LKG-Spalt.	Sonst. schwere Mißbild.	Syndakt.	Hüftdyspl.	Klumpfuß	Schwere Mißbildg. insges.
Chemikaliengruppe I: Organische Phosphorverbindungen																				
9	E 605[a]	99	2	2	16	20	19,3	·	12,2	+++	10,9	+++	−	1	−	−	−	3	−	−
21	Metasystox	12	1	4	1	6	2,3	+	1,5	++	1,3	+++	−	−	−	1	1	1	−	1
30	Oka	12	−	−	−	−	2,3	·	2,3	·	1,3	·	−	−	−	−	−	−	−	−
68	Vapona	34	−	3	4	7	6,6	·	4,2	·	3,8	·	−	1	−	−	−	−	−	−
93	Super-Schrumm	17	−	−	−	−	3,3	·	2,1	·	1,9	·	−	−	−	−	−	2	−	−
	Sonst. in Haus und Garten	17	−	2	3	5	3,3	·	2,1	·	1,9	·	−	−	−	−	−	1	−	−
	Sonst. in Landw.	14	−	1	1	2	2,7	·	1,7	·	1,5	·	−	−	−	−	−	1	−	−
	zusammen	205	3	12	25	40	40		25,3	++	22,6	+++	−	2	−	1	1	8	−	1
	darunter mit früherer Sterilitätsbehandlung:												−	−	−	−	−	1	−	
Chemikaliengruppe II: Chlorierte Kohlenwasserstoffe																				
23	Ettisol	80	1	3	8	12	10,1	·	9,9	·	8,8	·	1	1	−	−	2	−	−	−
53	Nexit, Exit	16	1	−	−	1	2,0	·	2,0	·	1,8	·	−	−	−	−	−	−	−	−
54	Delizial	18	−	1	1	2	2,3	·	2,2	·	2,0	·	1	−	−	1	−	1	−	1
57	Jakutin	45	1	1	−	2	5,7	·	5,6	·	5,0	·	1	−	−	−	1	1	−	1
58	Hortex-Staub	29	−	3	1	4	3,7	·	3,6	·	3,2	·	1	−	−	−	−	−	−	1
	Sonstige	34	−	2	5	7	4,3	·	4,2	·	3,8	·	−	−	−	−	−	−	−	−
	zusammen	222	3	10	15	28	28		27,4	·	24,5	·	4	1	−	1	3	3	−	3
	darunter mit früherer Sterilitätsbehandlung:												1	−	−	1	−	1	−	1
Chemikaliengruppe III: Kombinationen von organischen Phosphorverbindungen und chlorierten Kohlenwasserstoffen																				
2	Flit	236	2	8	14	24	21,3	·	29,1	·	26,0	·	1	2	1	3	2	3	−	3
3	Paral-Spray	994	13	39	70	122	114,5	·	122,8	·	109,7	·	3	7	5	5	6	17	3	13
7	Globol	49	1	−	4	5	5,6	·	6,1	·	5,4	·	−	−	1	−	−	1	−	−
8	Insektizide ohne nähere Angabe	149	3	1	9	13	17,2	·	18,4	·	16,4	·	2	1	−	1	−	7	1	4
10	U 5	16	−	1	1	2	1,8	·	2,0	·	1,8	·	−	−	−	1	1	−	−	1
11	Nexa	25	−	−	−	−	2,9	·	3,1	·	2,8	·	−	−	−	−	1	−	−	−
	Sonstige	16	−	1	4	5	1,8	·	2,0	·	1,8	+	−	1	−	−	−	1	−	1
	zusammen	1485	19	50	102	171	171		183,4	·	163,8	·	6	11	7	10	10	29	4	22
	darunter mit früherer Sterilitätsbehandlung:												−	2	1	−	2	5	1	2
Chemikaliengruppe IV: Sonstige Chemikalien																				
5	Psy 9	43	−	1	2	3	4,4	·	5,3	·	4,7	·	−	1	−	−	−	1	1	1
12	Schneckenkorn	11	−	−	1	1	1,1	·	1,4	·	1,2	·	−	−	−	−	−	1	−	−
16	Domflüssigkeit	14	−	−	1	1	1,4	·	1,7	·	1,5	·	−	−	−	−	−	−	−	−
25	Frisch, Florol	36	−	1	6	7	3,7	·	4,4	·	4,0	·	−	−	−	−	−	3	−	−
37	Ustinex	29	1	−	2	3	3,0	·	3,6	·	3,2	·	−	−	−	2	−	−	−	2
	Sonstige benannte Präparate	159	2	4	9	15	15,3	·	19,6	·	17,5	·	−	−	−	−	−	4	−	−
	zusammen	292	3	6	21	30	30		36,1	·	32,2	·	−	1	−	2	−	9	1	3
	darunter mit früherer Sterilitätsbehandlung:												−	−	−	−	−	2	−	−
Chemikaliengruppe V: Organische und mineralische Düngemittel																				
13	Mairol	611	7	24	51	82	76,8	·	75,5	·	67,4	+	4	9	2	3	−	11	1	7
15	Etisso	53	−	1	4	5	6,7	·	6,5	·	5,8	·	−	−	−	−	−	1	−	−
18	Substral	639	6	20	53	79	80,3	·	78,9	·	70,5	·	4	3	5	7	8	10	3	13
31	Compogro	24	2	3	1	6	3,0	·	3,0	·	2,6	·	−	−	1	−	−	−	−	1
38	Hakaphos	27	1	−	4	5	3,4	·	3,3	·	3,0	·	−	−	−	1	−	2	−	1
64	Dr. Glücks-Blumendünger	20	−	1	−	1	2,5	·	2,5	·	2,2	·	−	−	−	−	−	−	−	−
66	Blürol	14	−	−	−	−	1,8	·	1,7	·	1,5	·	−	−	−	−	−	1	1	−
	Rest Gruppe V	37	−	−	4	4	4,7	·	4,6	·	4,1	·	−	−	−	1	−	1	−	1
	Dünger ohne nähere Angabe in Haus u. Garten	24	−	1	−	1	3,0	·	3,0	·	2,6	·	1	1	−	−	−	−	−	1
	in Landwirtschaft	23	−	−	2	2	2,9	·	2,8	·	2,5	·	1	−	−	−	−	−	−	1
	zusammen	1472	16	50	119	185	185		181,8	·	162,4	+	10	13	8	12	8	26	5	25
													−	−	1	4	2	3	1	5

[a] davon 13 Fälle mit Verwendung in der Landwirtschaft und 86 in Garten und Haus

tionen ist das hochgiftige Schädlingsbekämpfungsmittel E 605 fast mit 50% vertreten. Von großer Bedeutung ist ferner das Metasystox, das schon innerhalb der Gruppe I trotz kleiner Zahlen eine statistische Häufung der früheren Sterilitätsbehandlungen erkennen läßt. Beim Vergleich mit dem Durchschnitt aller Chemiekaliengruppen und erst recht beim dritten Vergleich mit dem Gesamtmaterial zeigen E 605 und Metasystox sehr deutliche Häufungen. Alle übrigen Präparate der Gruppe I mit 14 Beobachtungsfällen stehen einem Erwartungswert 10,4 gegenüber; die Differenz liegt im Zufallsbereich. Die Häufung konzentriert sich also auf E 605 und Metasystox. Eine Häufung von Mißbildungen/Anomalien liegt nicht vor.

In der Gruppe II (chlorierte Kohlenwasserstoffe) findet sich bei keinem der Vergleiche irgendeine Häufung der Sterilitätsbehandlungen. Bei den Mißbildungen/Anomalien ist das ZNS relativ stark betroffen. Schon in der Übersichtstabelle 4.4.4-1 waren die vier Beobachtungsfälle mit dem Erwartungswert 1,2 verglichen worden; die Differenz liegt gerade noch im Zufallsbereich.

In Gruppe III, den Kombinationspräparaten mit Anteilen aus Gruppe I und II, gibt es nur eine schwache Häufung bei der Zusammenfassung der verschiedenen Präparate mit kleinen Fallzahlen beim dritten Vergleich. Die Häufung geht auf die Präparate Fauch und Multanin zurück, denen nur 5 bzw. 6 Benutzerinnen zugeteilt wurden, von denen aber zwei bzw. drei frühere Sterilitätsbehandlungen hatten. Die Zahl der Anomalien ist nicht gehäuft. Eine kasuistische Durchsicht ergab die Merkwürdigkeit, daß in der Gruppe der „sonstigen schweren Mißbildungen" bei Benutzerinnen von Chemikalien der Gruppe III alle drei Reduktionsdeformitäten enthalten sind, die überhaupt bei den 7 110 Kindern vorkamen (Gruppe P der Aufstellung in Abschn. 3.7.3.3). Es handelt sich um eine Femuraplasie, einmal Fehlen der Endphalangen II–IV der

Finger links und einmal zweigliedrige Finger links).

Gruppe IV zeigt keine Häufungen. Gruppe V (Düngemittel) hat beim 3. Vergleich eine Häufung der früheren Sterilitätsbehandlung bei Mairol. Ferner fällt bei Substral (8:4,2 erw.) die hohe im Gegensatz zum Mairol (0:4,0 erw.) stehende Zahl der Syndaktylien auf.

Im Zusammenhang der dargestellten Analysen war es wichtig zu prüfen, ob bei den Frauen, die Chemikalien in Haus und Garten (und Landwirtschaft) benutzen und außerdem frühere Sterilitätsbehandlungen angaben, die beobachtete Schwangerschaft etwa gehäuft mit Mißbildungen/Anomalien endeten. Für die Gesamtgruppe der Frauen mit Chemikalienbenutzung war dies schon in der Übersichtstabelle 4.4.4-1 negativ beantwortet worden – mit der einzigen Ausnahme einer schwachen Häufung (8:3,6) bei den Hüftgelenksdysplasien in der Chemikaliengruppe I. Die Häufung besteht jedoch nicht für die Frauen, die außerdem frühere Sterilitätsbehandlungen angaben. Auch in den anderen Gruppen zeigt die letzte Zeile, deren Erwartungswerte etwa bei einem Achtel der darüberstehenden Zeile liegen, keine besonderen Häufungen.

Als letzter in der PU erfaßter möglicher Schadensindikator seien die Befunde der 27 Chromosomenuntersuchungen bei Aborten erwähnt. Tabelle 4.4.4-5 zeigt die verfügbaren Ergebnisse.

Insgesamt entsprechen die sieben pathologischen Chromosomenbefunde der Erwartung (7,4). Es ist jedoch bemerkenswert, daß in Gruppe I, also in der eigentlichen Risikogruppe, die beiden zytogenetisch untersuchten Aborte Aberrationen aufwiesen. In Gruppe III, in der die Präparate auch organische Phosphorverbindungen enthalten, findet sich die nächst hohe Zahl von Aberrationen (vier von zehn: erwartet 2,7). Zwar sind die Zahlen zu klein, um deutliche statistische Aussagen zu erlauben; aber sie müssen – einfach als kasuistische Auffälligkeiten –

Tabelle 4.4.4-5 Chromosomenbefunde bei Aborten von Schwangeren mit Benutzung von Chemikalien in Haus und Garten

Chemikalien-gruppe	Aborte mit Chromosomen-untersuchungen	Chromosomenbefunde		
		o. B.	pathologische Befunde	
			Anz.	Befund
I	2	–	2	47,XXX 45,XO
II	–	–	–	
III	10	6	4	Mosaik 46,XX,16q$^+$ C-Trisomie A-Trisomie
IV	4	4	–	
V	11	10	1	45,XO

mitgeteilt werden, um zu weiteren Beobachtungen anzuregen.

So können alle Befunde dieses Abschnittes zwar keine gesicherten Erkenntnisse liefern, sie sind aber durch die sehr deutliche Assoziation der organischen Phosphorverbindungen mit früheren Sterilitätsbehandlungen so potentiell gravierend, daß sie unbedingt durch weitere Untersuchungen mit größerer Problemnähe ergänzt werden müssen. Dazu eignen sich – neben Tierversuchen mit Fertilitätsvergleichen – retrospektive Befragungen bei Männern und Frauen in Sterilitätsberatungen, die leicht durchzuführen sind, solange die zugrunde liegenden Hypothesen den Befragten nicht bekannt sind.

In Kapitel 5 werden zwei Prinzipien realisiert. Einmal werden die Zusammenhänge, die in Kapitel 4 von den Einflußgrößen[1] her analysiert wurden, hier zusammenfassend nach den dort behandelten Zielgrößen[1] rekapituliert, sofern sie hinreichend deutlich waren. Außerdem werden zahlreiche weitere Zielgrößen, die für Schwangerschaftsverlauf und Kindesentwicklung erfaßt, aber nicht in Kapitel 4 behandelt wurden, dargestellt. Im Gegensatz zu Kapitel 4, in dem durch die Übersichtstabellen zunächst ein Minimalprogramm auch bei Fehlen von Assoziationen straff befolgt wurde, soll im folgenden nur auf vorhandene Assoziationen hingewiesen werden. Eine Auswahl nach möglicher Interpretierbarkeit der Assoziationen ist dabei nicht getroffen worden. Selbstverständlich gilt auch hier, daß echte, sachlich bedingte Assoziationen mit zufälligen Häufungen vermengt sind, die sich bei Nachprüfungen nicht bestätigen werden. Es ist damit zu rechnen, daß bei einigen Assoziationszusammenstellungen die zufälligen und bedeutungslosen Häufungen überwiegen.

In den Tabellen dieses Kapitels werden die auffälligen Assoziationen zusammengestellt, die das Zielmerkmal mit den einzelnen summarisch als potentielle Einflußmerkmale bezeichneten Variablen hat. Dabei ist auf folgendes hinzuweisen:

a) Da die Einflußmerkmale[1] oft auch untereinander verknüpft sind, betreffen auch die Assoziationen dieser Merkmale[1] mit dem Zielmerkmal[1] oft dieselbe Personengruppe. Wenn z.B. Frühgeburten bei älteren Schwangeren gehäuft sind, so sind sie es auch mit Frauen mit mehreren früheren Schwangerschaften, früheren Geburten, früheren Fehlgeburten, mit Krankheitsbelastung usw.

b) Andererseits können aber auch zusammenstehende Assoziationen mit dem selben Zielmerkmal ganz verschiedene Personengruppen mit unterschiedlichen Merkmalen betreffen. So sind z.B. Totgeburten sowohl bei Hydramnion als auch bei Fruchtwassermangel gehäuft; Unerwünschtheit der Schwangerschaft ist bei jungen und bei alten Schwangeren gehäuft. Das sind selbstverständlich

keine Widersprüche. Auch wenn z.B. bei stark rauchenden Männern sowohl junge Frauen als auch Frauen mit zahlreichen früheren Schwangerschaften gehäuft sind, so soll man dies nicht als Widerspruch, sondern als Zeichen getrennt nebeneinanderstehender Assoziationen auffassen. Oder wenn bei einer Zielgröße sowohl die Akkordarbeit als auch die Ausübung der Berufsarbeit im Stehen gehäuft sind, kann man nicht folgern, daß in dieser Gruppe die Akkordarbeit im Stehen durchgeführt wird.

In einigen Abschnitten werden nicht nur Einflußmerkmale in ihren Assoziationen mit kindlichen Zielgrößen behandelt, sondern auch deren Zusammenhänge mit anderen kindlichen Merkmalen, die sonst nicht zur Darstellung kommen würden.

5.1 Verlauf und Ausgang der Schwangerschaft

5.1.1 Beginn der Schwangerschaft

Da sich die Datensammlung ausschließlich auf bestehende Schwangerschaften bezieht, können Schwierigkeiten beim Beginn der Schwangerschaft nur indirekt erschlossen werden. Dabei kommen als Indikatoren infrage:

a) der Termin der zur Schwangerschaft führenden Kohabitation innerhalb des Menstruationszyklus
b) die Häufigkeit des Geschlechtsverkehrs
c) Unregelmäßigkeiten des Menstruationszyklus
d) Angaben über frühere Sterilitätsbehandlungen.

Zu a) Die meisten Schwangeren hatten zum vermutlichen Zeitpunkt der letzten Ovulation und in der Woche davor und danach mehrfach Geschlechtsverkehr. Überraschend viele Frauen gaben an zu wissen, bei welchem Verkehr die Schwangerschaft zustande gekommen sei. Ein Teil von ihnen (499) hatte nach der letzten Blutung nur einen *einzigen Geschlechtsverkehr*. Die Verteilung auf die Tage p.m. für Frauen mit regelmäßigem Zyklus zwischen 25 und 31 Tagen ist in Abschn. 4.3.4 dargestellt worden. Dabei fiel der relativ hohe Anteil der vor oder nach dem Konzeptionsoptimum liegenden Konzeptionstage auf. Außerhalb des Intervalls vom 9. bis 20. Zy-

---

[1] Die Bezeichnungen „Merkmal", „Größe", „Faktor" werden auch in Zusammensetzung mit „Einfluß-" oder „Ziel-" ohne Unterscheidung gebraucht

klustag begannen – ohne Unterscheidung der Zyklusdauern – 17% der Schwangerschaften dieser
Frauen mit angeblich nur einmaliger Kohabitation.
Nimmt man die Frauen mit noch kürzeren oder
noch längeren Zyklen sowie die mit unregelmäßigen
Blutungen hinzu, liegen 20% außerhalb dieser Spanne. Bei einer Datensammlung bei Kurzurlaubern (1
bis 2 Tage) im 2. Weltkrieg lagen 34% der Schwangerschaften außerhalb dieses Bereiches (KOLLER
1959).

Diese Zahlen bestätigen die bekannte Unzuverlässigkeit einer Schwangerschaftsverhütung durch die
Zeitwahl-Methode nach Knaus-Ogino.

Bei Konzeptionen außerhalb der Optimalzeit wurde
keine Häufung ungünstiger Ausgänge festgestellt.
Jedoch kann wegen mangelnder Genauigkeit der
Angaben diese Frage noch nicht als erledigt gelten.

Zu b) Die *Häufigkeit des Geschlechtsverkehrs* ist in
4.3.6 als Einflußgröße behandelt worden. Dabei hatte sich ergeben, daß bei seltenem Verkehr (weniger
als einmal in der Woche) ZNS- und Herz-Kreislauf-
Mißbildungen/Anomalien gehäuft waren. Als
Denkmöglichkeit wurde darauf hingewiesen, daß
bei seltenen Kohabitationen vielleicht etwas seltener
eine optimale Vitalitätsphase von Samen und Ei getroffen werden könnte. Eine Verschiebung zu höchsten Altersklassen war dabei nur bei den Herz-Kreis-
laufbefunden festzustellen.

Zu c) *Unregelmäßige Menstruationszyklen* können
auf hormonelle Funktionsstörungen hinweisen, die
ihrerseits das Zustandekommen und die frühen Phasen der Schwangerschaft beeinflussen können.

In 4.3.4 ergab sich, daß es sich großenteils um junge
Erstgravide handelte; Studentinnen waren häufig
dabei. Ferner wurden Assoziationen mit früheren
Sterilitätsbehandlungen gefunden. Spätaborte und
Herz-Kreislauf-Anomalien bei den Kindern waren
gehäuft. Bei früheren Graviditäten waren Aborte
nicht gehäuft. Die weitere Durchsicht der Tabellen
zeigte gynäkologische Assoziationen mit einer ver-
längerten Dauer der Menstruationsblutungen, sowie
mit gelbem und eitrigem Fluor. Eine Behandlung
der Menstruationsstörungen erfolgte bei 42%. Die
Häufung langer Schwangerschaftsdauern dürfte
durch die in diesen Fällen besonders unzutreffende
p.m.-Berechnung bedingt sein. Geburtseinleitungen
sind gehäuft. Die Frauen klagten häufiger über Ap-
petitmangel und nahmen Analeptika.

Bei den Kindern ist Strabismus gehäuft (mit 36 Monaten: $59:40,3;++$), ferner Sichelfüße ($14:6,3;$
$++$) und Rippenmißbildungen ($6:2,6;+$).

Zu d) Wenn Angaben über *frühere Sterilitätsbehandlungen* gehäuft sind, so legt dies den Verdacht auf
Konzeptionsschwierigkeiten nahe. Eine solche

Möglichkeit war in Abschn. 4.4.4 in Verbindung mit
der Benutzung von organischen Phosphorverbindungen in Garten und Landwirtschaft erörtert worden.

Zunächst einige Hintergrundinformationen über
Frauen mit früheren Sterilitätsbehandlungen: In
4.3.6 sind bereits einige Besonderheiten angegeben.
Es handelt sich vorwiegend um erwünschte Schwangerschaften, bei denen die Frauen schon früh in die
PU aufgenommen wurden. Länger zurückliegende
Sterilitätsbehandlung ist bei älteren Frauen mit mindestens einem Abort gehäuft; an der Häufung früherer Aborte sind sowohl Früh- als auch Spätaborte
beteiligt. Während der Schwangerschaft wurden
weibliche Geschlechtshormone und Tranquilizer
häufig gegeben, vermutlich schon im Hinblick auf
die Anamnese. Shirodkar-Eingriff ist gehäuft ($51:$
$28,8;+++$). Beim Schwangerschaftsausgang finden sich keine bemerkenswerten Häufungen; die relativ hohe Zahl der perinatal Verstorbenen liegt
noch innerhalb des Zufallsbereichs. Als Anomalien
sind beim Kind Hüftdysplasien schwach gehäuft.

Entbindungen werden gehäuft eingeleitet ($132:$
$108,9;+$); Schnittentbindungen sind verdoppelt
($66:32,7;+++$).

In der Familienanamnese findet sich bei länger zurückliegender Sterilitätsbehandlung auf der väterlichen Seite eine Häufung von Fehl- und Totgeburten
($53:39,5;+$), auf der Seite der Schwangeren nicht
($84:89,3$). Der Menstruationszyklus ist häufig unregelmäßig ($165:102,1;+++$). Von gynäkologischen
Befunden sind gehäuft: starker Fluor ($24:12,3;$
$+++$), Soor ($34:22,0;++$), Ektopien sind selten
($47:76,5;---$), Blutungen bis zum vierten Monat
sind stark erhöht ($218:167,9;+++$), trotzdem ist
die Abortziffer nur bei kurz zurückliegender Sterilitätsbehandlung erhöht ($29:18,4;++$ einschließlich
der Fälle mit unklarer LP.).

Stark gehäuft sind Frauen mit Angabe von Gartenarbeit ($179:116,7;+++$), sowie von Chemikalienbenutzung in Haus und Garten ($410:337,5;+++$)
und mit Wohnort in Dörfern und kleineren Städten
außerhalb des Klinikortes ($391:309,3;+++$).

Nicht gehäuft sind Zigaretten-, Alkohol-, Kaffeegenuß; Strahlenexposition.

Betrachtet man nun die frühere Sterilitätsbehandlung als Schlüsselvariable für andere Einflußgrößen,
die möglicherweise mit früheren Konzeptions- oder
Austragungsschwierigkeiten verbunden sind, so ergibt sich Gartenarbeit, ländliche Umwelt, Benutzung von Schädlingsbekämpfungsmitteln als ein
Komplex, der auf die Assoziationen in Abschn. 4.4.4
zurückführt. Eine weitere Erforschung der dahinter
stehenden Zusammenhänge erscheint dringend erforderlich.

5.1.2 Verlauf der Schwangerschaft

Als Besonderheiten im Verlauf der Schwangerschaft werden im folgenden Abschnitt Blutungen, Übelkeit/Erbrechen, Infektionskrankheiten, Gestose, Zervixinsuffizienz dargestellt. Soweit sie als Einflußgrößen in Frage kommen, sind sie schon in Kap. 4 behandelt. Hier stehen sie als Zielgrößen zur Diskussion.

5.1.2.1 Blutungen

Schwangerschaftsblutungen sind in Abschn. 3.5.4 nach Häufigkeit und Zeitpunkt des Auftretens und den verschiedenen hier unterscheidbaren Arten (Blutungen in Fortsetzung des Rhythmus, Schmierblutungen, Abortus imminens) behandelt worden. In 4.3.5 wurden sie als Einflußgrößen auf den Ausgang der Schwangerschaft analysiert. Im folgenden wird gefragt, ob frühe bzw. späte Blutungen als Zielgrößen Abhängigkeiten von vorangegangenen Einflußgrößen aufweisen. Zum Teil sind diese Häufungen schon in Kap. 4 auf den linken Seiten der Übersichtstabellen zu erkennen. Unter den Einflußgrößen sind zuerst das Alter der Schwangeren und die Schwangerschaftsanamnese zu nennen. Es fand sich:

Tabelle 5.1.2-1 Assoziationen mit Blutungen

Var. Nr.	Einflußfaktor	Blutungen bis 4. Mon.			Blutungen ab 5. Mon.		
		beob.	erw.	Diff.	beob.	erw.	Diff.
7/5	Alter: 35 Jahre u. mehr	187	142,3	+ + +	26	30,2	·
11/4	frühere Schwangerschaften: 3 u. mehr	362	274,5	+ + +	65	58,3	·
14/2	frühere Aborte: einer	454	368,8	+ + +	63	48,2	·
14/3	frühere Aborte: 2 u. mehr	274	173,3	+ + +	43	36,7	·
21/2, 3, 4	Seelische Belastung	665	569,3	+ + +	118	121,1	·
19/1	keine Übelkeit/Erbrechen (vor Aufnahme)	551	482,3	+ + +	90	102,2	·
19/4	Übelkeit und Erbrechen (vor Aufnahme)	740	822,0	– – –	195	174,2	+
28/4	Übelkeit und Erbrechen bis 20. Woche	·	·		222	184,1	+ + +
84/2	Periode unregelmäßig	262	265,4	·	72	56,1	+
86/1	Zyklusstörungen behandelt	349	309,9	+ +	66	65,0	·
77/2	Abort bei letzter Schwangerschaft	538	406,6	+ + +	82	84,9	·
88/2, 3	frühere Frühaborte	583	432,5	+ + +	81	91,7	·
89,2	frühere Spätaborte	247	170,9	+ + +	42	36,2	·
80/2	Schwangerschaft unerwünscht	453	488,0	+	126	104,9	+
81,1	Kontrazeption	124	115,9	·	45	25,3	+ + +
318/1, 2	Ovulationshemmer bis weniger als 2 Mon. vor LP.	90	69,7	+ +	15	14,5	·
317/2, 3	frühere Sterilitätsbehandlung	219	168,2	+ + +	35	36,4	·

Die Zusammenhänge mit Alter, hoher Graviditätszahl, früheren Aborten usw. bestehen fast ausschließlich mit den frühen Blutungen. Häufungen später Blutungen finden sich im Zusammenhang mit Kontrazeption, Unerwünschtheit der Schwangerschaft, Übelkeit, Erbrechen.

Aus der Familienanamnese ist mitteilenswert: Eine Totgeburten-Abort-Anamnese in der mütterlichen Familie ist schwach assoziiert mit frühen Blutungen (158:138,8; +) eine entsprechende Anamnese in der väterlichen Familie mit späten Blutungen (82:66,6; +). Eine Mißbildungsanamnese ist nur in der väterlichen Familie mit späten Blutungen assoziiert (11:5,4; +).

Weiterhin findet sich: Rückenschmerzen und frühe Blutungen sind assoziiert (108:85,1; + +). Shirodkar-Eingriff und Blutungen sind selbstverständlich verbunden; bei Frühblutungen 113:73,3 (+ + +), bei Spätblutungen 25:15,5 (+ +). Bei frühen Blutungen ist der Nabelschnuransatz gehäuft randständig (127:98,6; + +), der Blasensprung sehr oft sehr früh (über 24 Stunden vor Geburt: 538:291,6; + + +). Zeichen vorzeitiger Lösung der Plazenta sind bei Frauen mit frühen Blutungen mit 26:14,2 (+ + +) und bei späten Blutungen mit 14:3,6 (+ + +) gehäuft. Die zahlreichen Assoziationen zur Medikamentengabe im 1. Trimenon sind hier nicht einzeln aufge-

führt. Sie betreffen nicht die Blutungen als Zielgröße, sondern sind meist zur Behandlung von Blutungen oder wegen einer Abortanamnese eingesetzt, wie
in Abschn. 4.2.8 näher ausgeführt (Tranquilizer,
weibliche Sexualhormone, Analgetika, Mittel gegen
periphere Zirkulationsstörungen u. a.).

Vitamin- und Eisenpräparate sind negativ mit frühen Blutungen assoziiert (401:444,4; − −), was
möglicherweise auch mit der geringen Zahl der
Frühaborte bei Vitaminnehmerinnen zusammenhängen könnte.

5.1.2.2 Übelkeit, Erbrechen

Die große prognostisch günstige Bedeutung von
Übelkeit und Erbrechen im Hinblick auf den Eintritt
von Frühaborten ist in Abschn. 4.2.3 und 4.2.8 dargestellt worden.

Als Zielgröße haben sie einige Assoziationen mit
Allgemeinmerkmalen der Schwangeren, überwiegend aber mit solchen, die ebenfalls Assoziationen
mit Frühaborten aufweisen. In der folgenden Aufstellung ist das Fehlen[2] von Übelkeit und Erbrechen
bei der Aufnahmebefragung und im ersten Tagebuch Zielgröße, weil es sich hierbei um den prognostisch ungünstigsten Befund handelt.

Tabelle 5.1.2-2 Assoziationen mit Fehlen von Übelkeit und Erbrechen (bei PU-Aufnahme)

Var. Nr.	Einflußgröße	Fehlen von Übelkeit und Erbrechen bei Aufnahme		
		beob.	erw.	Diff.
7/5	Alter: 35 u. mehr Jahre	194	159,7	+ +
10/1	Aufnahme mit Aborts imminens	93	72,4	+ +
11/3, 4	2 u. mehr frühere Schwangerschaften	351	309,0	+ + +
88/2,3	frühere Frühaborte	529	484,7	+
18/2	Herz-Kreislauf-Anamnese	132	172,1	− − −
91/2	Allergie gegen Nahrungsmittel	152	182,1	− − −
109/2	Rauchbelästigung in Wohnung	105	131,5	− − −
111/2,3	Sport, gelegentlich, intensiv	460	397,0	+ + +
112/1	Schlaf ruhig	585	504,9	+ + +
121/3	Kaffee häufig	940	817,0	+ + +
130/1	Mann selbständig	180	157,4	+
130/3	Mann Beamter	312	279,0	+
130/5	Arbeiter	531	570,7	−
140/1	BSG bei Aufnahmeuntersuchung unter 6	278	246,4	+
317/2,3	frühere Sterilitätsbehandlung	215	190,2	+
318/1,2	Ovulationshemmer bis unter 2 Mon. vor LP.	101	78,4	+ +
	Blutungen vor Aufnahme	432	372,5	+ + +
335/1	Krankheitsbelastung (bis Aufnahme)	760	850,6	− − −
339/1	fieberhafte Infekte (1. Trim.)	608	662,5	− −
342/1	Magenbeschwerden (1. Trim.)	100	154,9	− − −
345/1	Kopfschmerzen (1. Trim.)	71	95,1	− −
357/1	keine Erkrankungen/Beschwerden (1. Trim.)	566	501,2	+ + +

Die Tabelle zeigt ein eigenartiges Assoziationsmuster. Es häufen sich Schwangere in höherem Alter,
mit mehreren Schwangerschaften, mit Frühaborten.
Herz-Kreislauf-Krankheiten in der Anamnese sind
selten, überhaupt ist die Krankheitsanamnese ziemlich leer, auch Allergien gegen Nahrungsmittel sind
selten. Sie treiben Sport, haben ruhigen Schlaf und
trinken häufig Kaffee.

Man darf aber diese Häufungen oder Verringerungen nicht in dem Sinne auf einzelne Personen kumu-
lieren, daß sie viele dieser Besonderheiten bei sich
selbst vereinigen. Man muß eher annehmen, daß es
mehrere Gruppen mit verschiedenen Merkmalsmu-
stern sind.

Eine geringe Zahl von Krankheiten im 1. Trimenon
könnte allerdings mit der geringeren durchschnittlichen Zeitspanne zusammenhängen, die in dieser
Gruppe wegen der zahlreichen Frühaborte verfügbar ist.

Obwohl Fehlen von Übelkeit und Erbrechen mit hohen Abortzahlen verknüpft ist, sind Shirodkar-
Eingriffe selten; auch Gestose ist verringert. Dagegen ist sehr frühzeitiger Blasensprung gehäuft.

---

[2] Einschl. Fehlen von Angaben über Übelkeit/Erbrechen,
was z. B. bei Aufnahmen mit Abortus imminens vorgekommen
ist

5.1.2.3 Infektionskrankheiten

Krankheiten und Beschwerden der Schwangeren sind nur für das 1. Trimenon vollständig verschlüsselt worden. Ihre Häufigkeiten sind in Abschn. 3.5.2 angegeben worden. Fieberhafte Infekte im 1. Trimenon sind in Kap. 4 auf den linken Seiten der Übersichtstabellen für jede der dort behandelten Einflußgrößen als durchschnittlich häufig, gehäuft oder vermindert angegeben. Dabei fanden sich neben trivialen Assoziationen der fieberhaften Infekte mit zugehörigen Medikamenten folgende Befunde:

Tabelle 5.1.2-3 Assoziationen mit fieberhaften Infekten im 1. Trimenon

Abschn.	Var. Nr.	Einflußfaktor	fieberhafte Infekte		
			beob.	erw.	Diff.
4.2.3	19/1	keine Übelkeit, kein Erbrechen bei Aufnahme	608	662,5	– –
	28/1	keine Übelkeit, kein Erbrechen bis 20. Woche	601	660,4	– –
	377/1	Antiemetika	412	468,8	– – –
	90/2	Allergie gegen Medikamente	369	308,0	+ + +
4.2.4	350/1	Depressionen	5	13,4	– –
4.3.1	11/4	3 u. mehr frühere Schwangersch.	330	374,4	– –
4.3.3	87/1	frühere Konzeptionsverhütung	1057	961,8	+ + +
4.3.9	31/5	Zigarettenverbrauch der Frau: über 10 Zig.	122	99,5	+ +
4.3.10	135/2	Alkoholverbrauch des Mannes: gelegentlich viel	226	178,2	+ + +
	341/9	Polioimpfungen in Familie	97	75,1	+ +
4.3.14	401/1	Obst: Zitrusfrüchte bevorzugt	1769	1689,3	+
	119/3	Häufiger Genuß von Eiern	1051	964,7	+ + +
	120/3,4	Benutzung vieler Gewürze	554	492,6	+ + +
4.4.1	130/3	Mann: Beamter	430	380,4	+ +
	130/5	Mann: Arbeiter	699	778,1	– – –
	102/2	Frau: Akkordarbeit	88	109,4	– –
4.4.2	109/2	Rauchbelästigung in d. Wohnung	207	178,3	– –
	359/1	Reisen	937	862,2	+ + +

Für die Schwangerschaft bemerkenswert erscheint hiervon die geringe Zahl von fieberhaften Infekten bei Fehlen von Übelkeit, Erbrechen und eigenartigerweise auch bei Antiemetikagaben. Frauen mit fieberhaften Infekten geben auch gehäuft vegetative Beschwerden an (1103 : 1006,6; + + +). Unter den übrigen Assoziationen sind viele schwer deutbar; einige dürften nur Zufallscharakter haben.
Für andere Krankheiten der Schwangeren liefert die PU keine Informationen über Einflußfaktoren.

5.1.2.4 Gestose

Die Gestose der Schwangeren ist sowohl Einflußgröße für den Ausgang der Schwangerschaft und für das Kind als auch Zielgröße für etwaige Einflußfaktoren seitens persönlicher und anamnestischer Merkmale der Schwangeren. Da bei der Gestose, die erst im 2. und 3. Trimenon der Schwangerschaft auftritt, beide Gesichtspunkte eng zusammengehören, werden in diesem Abschnitt alle Assoziationen gemeinsam behandelt.
„Gestose" ist in den PU-Daten mehrfach erfaßt und verschlüsselt worden. Einerseits wurde der Gebrauch der Begriffe Gestose, Schwangerschaftstoxikose o. a., Eklampsie, Präeklampsie verschlüsselt (n = 223). Andererseits wurden aus den Befunden Ödeme, Eiweiß im Urin und Hypertonie mehrere – willkürliche und an die dokumentierten Angaben gebundene – diagnostische EPH-Symptom-Gliederungen vorgenommen, die am Ende dieses Abschnittes auf ihre Eignung als Strukturtypen des EPH-Komplexes an mathematischen Modellen überprüft werden.
Zunächst seien Assoziationen mit dem Gebrauch der Begriffe dargestellt, unter denen *„Präeklampsie"* am häufigsten auftritt.

Tabelle 5.1.2-4 Assoziationen mit der Diagnose Präeklampsie als Zielgröße

Var. Nr.	Einflußfaktor	Präeklampsie (u. a.)		
		beob.	erw.	Diff.
7/5	Alter 35 J. u. mehr	35	17,2	+ + +
10/2	Aufnahmegrund: frühere Sterilitätsbehandlung	18	8,6	+ + +
13/2	frühere Totgeburten	28	10,7	+ + +
15/2	Diabetes	8	2,1	+ + +
17/2	Nierenkrankheit in Anamnese	64	37,0	+ + +
18/2	Herz-Kreislaufkrankheiten in Anamnese	29	18,5	+ +
83/1,2	Menarche bis 12 J.	94	64,5	+ + +
76/6,7,8	Letzte Geburt/Fehlgeburt vor 5 u. mehr Jahren	29	18,5	+ +
118/3	Häufiger Genuß von rohem Fleisch	15	7,4	+ +
130/5	Mann: Arbeiter	90	68,7	+ +
137/3	Blutdruck syst. (Aufnahme-Untersuchung) 150 mmHg u. mehr	31	5,6	+ + +
140/4,5,6,7	BSG (Aufnahme-Untersuchung) 16 u. mehr	40	24,5	+ + +
141/2	Ödeme (Aufnahme-Untersuchung)	14	5,2	+ + +
142/2	Eiweiß im Urin (Aufnahme-Untersuchung)	8	2,1	+ + +
144/3-7	Toxoplasma KBR pos. (Aufnahme-Unters.)	44	31,6	+
333/2,3	Zucker im Urin im 1. oder 2. Trim. pos.	26	12,6	+ + +
336/3	Schwangere übergewichtig	84	38,1	+ + +
392/1	Antihypertonika	11	2,2	+ + +

Die Erhöhungen von Blutdruck, Ödemen und Eiweiß sind im 2. und 3. Trimenon noch stärker, Aborte in der Anamnese sind nicht gehäuft, Zigaretten, Alkohol, Kaffee ebenfalls nicht.

Tabelle 5.1.2-5 Assoziationen mit der Diagnose Präeklampsie als Einflußfaktor

Var. Nr.	Zielmerkmale	Präeklampsie (u. a.)		
		beob.	erw.	Diff.
9/2,3	Tragzeit 197-260 Tage	40	18,3	+ + +
38/3	Entbindungsart: Sectio	40	15,2	+ + +
53/2,3	Geburtseinleitungen	65	37,5	+ + +
44/1	Zotten kollagenisiert	37	7,3	+ + +
55/3,4,5	Fruchtwasser: grün, erbsbrei, braun	68	31,1	+ + +
76/6,7,8	Letzte Geburt/Fehlgeburt vor 5 und mehr Jahren	29	18,5	+ +
412/4	Plazenta – Diskrepanz: klein, aber reif	10	4,8	+
423/1,2	Residuum Tragzeit negativ	23	15,2	+
432/1	Atemstörungen bei Geburt	28	15,5	+ + +

Wegen der häufigen frühzeitigen Einleitung der Entbindung sind beim Kind alle Reifeindikatoren unterdurchschnittlich entwickelt (Apgarwerte, Körpermaße, Plazentabefunde).

Das negative Regressionsresiduum der Tragzeit, geschätzt aus Reifemerkmalen des Kindes bedeutet, daß das Kind reifer ist, als der Tragzeit entspricht; allerdings ist der Unterschied nur schwach ausgeprägt.

Unter den Mißbildungen sind Rücken- und Gesichtsspalten je etwas häufiger als erwartet (3:1,2 und 4:1,3). Jede Gruppe für sich liegt im Zufallsbereich, beide zusammen außerhalb.

EPH-Syndrom

Zur folgenden Zusammenstellung wurden nur die Schwangerschaften benutzt, die bei den Hauptuntersuchungen sowohl im 1. als auch im 2. als auch im 3. bzw. 4. Trimenon vollständige Angaben über Blutdruck (H), Ödeme (E), Eiweiß (Proteinurie, P) hatten.

Ein Pluszeichen bei H, E, P wurde unter folgenden Bedingungen gegeben:

H +, wenn $RR_{syst.}$ mindestens einmal über 140 mm Hg oder

$RR_{diast.}$ mindestens einmal über 90 mm Hg war

E +, wenn Ödeme mindestens einmal angegeben waren (auch „schwache")

P +, wenn Eiweiß im Urin mindestens einmal positiv (nicht: opal oder (+)) war.

Diese Abgrenzungen sind willkürlich; die Befunderhebungen sind in den Kliniken uneinheitlich. Sie können jedoch immerhin als Indikatoren für die Varianten des EPH-Komplexes dienen.

Bei den nachfolgenden Tabellen wurden 4 EPH-Gruppen unterschieden:

H+ und P+ und E+	volle Ausprägung
H+ mit P+ oder mit E+	H+ mit einem weiteren Symptom
H− mit P+ und/oder E+	H−, nur EP-Symptome
H+ mit P− und E−	H+ ohne EP-Symptome

Von den Schwangeren, für die „Präeklampsie" angegeben wurde, gehören 9% zur ersten Klasse, 40% zur zweiten, 35% zur dritten und 10% zur vierten Klasse. Nur 6% fehlen bei dieser Gliederung, bei ihnen wurde die Gestose erst aus der Symptomatik unter der Geburt festgestellt.

Eine vollständige Aufstellung aller EPH-Kombinationen, ggf. auch zu den verschiedenen Untersuchungszeitpunkten ließ sich zum Zweck von Assoziationsfeststellung mit anderen Einfluß- und Zielmerkmalen aus technischen Gründen nicht realisieren; sie wird nur für die perinatale Sterblichkeit angegeben (Tab. 5.1.5-3).

In den folgenden Übersichten wurde auf Zahlenangaben verzichtet, die ohnehin nicht verallgemeinerungsfähig wären. Es wurden lediglich die Beurteilungszeichen für die Differenzen zwischen Beobachtungs- und Erwartungszahlen angegeben.

Tabelle 5.1.2-6 Assoziationen mit EPH-Gestose-Befunden als Zielmerkmalen

Var. Nr.	Einflußgröße	Gestoseklassen			
		E +	+ −	+ − +	−
		P +	− +	+ − +	−
		H +	+ +	− − −	+
		Anzahl 54	356	1420	385
7/5	Alter: 35 J. u. mehr	+ +	+ + +	·	·
11/4	Frühere Schwangerschaften: 3 u. mehr	·	+	·	·
13/2	Frühere Totgeburten	+	·	·	·
17/2	Nierenkrankheiten in Anamnese	+ +	·	·	·
18/2	Herz-Kreislauf-Krankheiten in Anamnese	·	+	·	+
31/4,5	Frau: Zigaretten mehr als 5 tägl.	·	·	·	− −
36/2	Shirodkar-Eingriff	·	·	−	−
42/2	Blutgruppe des Kindes: ORH+	·	·	·	+ +
76/6,7,8	Letzte Geburt/Fehlgeburt vor 5 u. mehr Jahren	+	+	+	+
84/2	Periode unregelmäßig	·	+	−	·
92/1	Geschlechtsverkehr seltener als einmal pro Woche	·	+ +	·	·
103/2	Arbeit im Stehen	+	·	·	·
106/2	Schwer heben im Beruf	·	+	·	·
108/2	Schwer heben zu Hause	·	+ + +	·	·
109/2	Rauchbelästigung zu Hause	·	+	+	·
118/3	Häufiger Genuß von rohem Fleisch	·	+	·	·
119/1	Ißt keine Eier	·	+	·	·
121/1	Trinkt keinen Kaffee	·	·	·	+
130/5	Mann: Arbeiter	·	+ +	+ +	−
140/4,5,6,7	BSG (Aufnahme-Untersuchung) 16 u. mehr in 1. St.	·	+	+	·
321/1	Ektopie	·	·	− − −	·
325/2	Muttermund geöffnet (bei Aufnahme-Untersuchung)	·	·	·	−
326/3	Blutungen ab 5. Mon.	·	·	−	·
327/2	Varizen im 1. Trimenon	·	+ +	+ + +	·
332/8	Hb-Abnahme um 3 g% u. mehr in Schwangerschaft	·	+	·	·
333/2	Glykosurie im 1. Trimenon	·	+	·	·
336/3	Übergewicht	+ + +	+ + +	+ + +	+
337/1	Hyperthyreose	·	+ + +	·	·
344/1	Kreislaufstörungen im 1. Trimenon	·	·	+	−
356/2–6	Vegetative Störungen im 1. Trimenon insges.	·	·	+	·
450/1	Sittiche	·	+ +	·	·

Ein Überblick über die Assoziationen zeigt, daß bei voller Ausprägung der Gestose (Klasse 1) wegen der geringen Beobachtungszahl von 54 Fällen nur wenige Assoziationen deutlich waren, insbesondere die mit hohem Lebensalter, Übergewicht und anamnestischen Fakten, und zwar Nierenkrankheiten, Totgeburten und langem Zeitraum seit der letzten Geburt. Assoziationen mit Hypertonie, Ödemen und Proteinurie sind in der Tabelle nicht aufgeführt, weil sie zur Definition gehören und daher selbstverständlich extrem stark sind. Die übrigen drei Klassen, die sich durch Vorhandensein bzw. Fehlen von Hyper-

tonie gegenüber Ödemen und Proteinurie unterschieden, haben verschiedene Assoziationsmuster. So tritt z.B. das Heben schwerer Gegenstände nur als Einflußfaktor bei der Kombination von Hypertonie mit E oder P auf. In dieser Kombination ist weiterhin auffällig, daß hohes Alter, hohe Graviditätszahl und seltener Geschlechtsverkehr besonders gehäuft sind, ferner Hyperthyreosen und Halten von Sittichen. Übergewicht ist in allen Gruppen gehäuft. Varizen im 1. Trimenon sind besonders mit Gestoseklasse 2 und 3 assoziiert; klinische Heterogenität spielt dabei keine Rolle.

Tabelle 5.1.2-7 Assoziationen mit EPH-Gestose-Befunden als Einflußfaktoren

Var. Nr.	Assoziationsmerkmale	Gestoseklasse			
		E +	+ −	+ − +	−
		P +	− +	− + +	−
		H +	+ +	− − −	+
		Anzahl 54	356	1420	385
9/2,3	Tragzeit 197–260 Tage	+ + +	+	−	.
38/3	Entbindungsart: Sectio	.	+	+ +	.
53/2,3	Geburtseinleitungen	+	+	+ + +	.
44/1	Zotten kollagenisiert	+	+ + +	.	.
46/1	Leukozyten Chorionplatte	+ +	.	+	.
54/1	Hydramnion	.	.	+	.
55/3,4,5	Fruchtwasser grün, erbsbrei, braun	+	+ + +	.	.
56/1	Primäre Wehenschwäche	.	.	+	.
57/1	Sekundäre Wehenschwäche	.	+ + +	.	.
72/1	Röteln (Aufnahmeuntersuchung) Titer 0	.	.	−	.
165/1	Kind: allg. Ödeme	.	.	+	.
170/1	Kind: Bilirubin < 5 mg%	.	+ +	+ + +	.
176/2	Kind: Hautausschlag	.	− −	.	.
178/1	Kind totgeboren	+ +	+ +	.	.
178/2	Kind: neonatal gestorben	.	.	− −	.
39/7,8	Kind: Geburtsgewicht 4000 g u. mehr	.	+ +	+ + +	−
179/11,12	Kind: Länge 54 cm u. mehr	.	+ +	+ + +	.
164/7	Kind: Kopfumfang 37 cm u. mehr	.	.	+	+
433/1	Kind: Anämie	.	+	.	.
423/4,5	Regressions-Resid.: Dauer deutlich positiv	.	− −	.	.
424/4,5	Regressions-Resid.: Kopfumfang deutlich positiv	.	.	.	+ + +
425/4,5	Regressions-Resid.: Gewicht deutlich positiv	.	.	+ +	−
427/4,5	Regressions-Resid.: Reifezahl deutlich positiv	.	.	−	.

In Tabelle 5.1.2-7 sind einige Folgefakten zusammengestellt, die mit Gestose als Einflußfaktor assoziiert sind. Im Vordergrund steht die hohe Zahl künstlich eingeleiteter Geburten, dementsprechend die Häufung der Sectio und der kurzen Tragzeit. Totgeburten sind in den Gruppen, in denen Hypertonie mit Ödemen und/ oder Proteinurie kombiniert ist, vermehrt; neonatal verstorbene Kinder sind hier nicht gehäuft. In der 3. Gruppe ohne Hypertonie,

sondern nur mit E und/oder P ist die Geburtseinleitung, die Sectio, aber nicht die Frühgeburt gehäuft. Neonatal verstorbene Kinder sind sogar seltener als erwartet.
Auch die Körpermaße bei der Geburt sind unterschiedlich. In Klasse 4 sind wenig übergewichtige Kinder, in den Klassen 2 und 3 viele, auch überlange. Der Kopfumfang ist in Klasse 4 erhöht, besonders bei Betrachtung der Regressionsresiduen. Die

klinischen Reifezahlen zeigen keine Abweichungen vom Durchschnitt; dies bewirkt allerdings in Klasse 3 wegen der hohen Werte der Körpermaße, daß die positiven Regressionsresiduen unterdurchschnittlich häufig auftreten. Die Reifezahlen von Plazenta und Kind entsprechen einander.

Weitere Assoziationen sind der Tabelle zu entnehmen.

Die in diesem Abschnitt dargestellte Auswertung kann nicht den Anspruch erheben, „die Gestose" in ihren Assoziationen mit Einfluß- und Zielgrößen erfaßt zu haben. Dazu fehlen einerseits verbindliche Definitionen seitens der Gynäkologie, andererseits ist die Befunderhebung in den Kliniken besonders bei der Proteinurie und der Blutdruckmessung recht uneinheitlich und Angaben über Therapie sind nicht vollständig genug, so daß auf eine Homogenisierung der Daten durch Standardisierungsberechnungen verzichtet wurde.

Trotzdem gehen aus den vorstehenden Tabellen bemerkenswerte Hinweise hervor, von denen einige bekannt sind und anderen weiter nachgegangen werden sollte.

Tabelle 5.1.2-8 Zusammenhangsmodelle für 3 Variable

Kurzbezeichnung	Assoziationen bzw. Unabhängigkeiten	Berechnung der Erwartungswerte[a]
E/P/H	alle Variablen gegeneinander	$n_E \cdot n_P \cdot n_H : n^2$
E P/H	E, P assoziiert, unabhängig von H	$n_{EP} \cdot n_H : n$
E H/P	E, H assoziiert, unabhängig von P	$n_{EH} \cdot n_P : n$
P H/E	P, H assoziiert, unabhängig von E	$n_{PH} \cdot n_E : n$
E P / E H	E, P und E, H assoziiert, P und H unabhängig	$n_{EP} \cdot n_{EH} : n_E$
E P / P H	E, P und P, H assoziiert, E und H unabhängig	$n_{EP} \cdot n_{PH} : n_P$
E H / P H	E, H und P, H assoziiert, E und P unabhängig	$n_{EH} \cdot n_{PH} : n_H$
E P / E H / P H	Alle 3 Zweier-Assoziationen vorhanden, keine 3-Faktor-Assoziation	Berechnungen mittels Iterationsverfahren nach Bishop

[a] In den nur symbolisch geschriebenen Formeln sind entsprechend der jeweiligen Variablenkombination die Beobachtungswerte für Vorhandensein bzw. Fehlen einzusetzen, also z. B. im ersten Modell für E | P | H – die Beobachtungszahlen n_{E+}, n_{P+}, n_{H-}, einzusetzen, im zweiten Modell $n_{(E+P+)}$ (Zahl aller Fälle mit E + und P +) und n_{H-}

Anhang: Modellrechnungen zum Gestosekomplex

Wegen der allgemeinen Unsicherheit, „Gestose" zu definieren, ist es von Interesse, moderne statistische Typisierungsverfahren auf die in der PU erhobenen Befunde anzuwenden. Zur statistischen Analyse von Zusammenhangsstrukturen eignen sich besonders die sogenannten loglinearen Modelle, um deren Einführung und Weiterentwicklung sich in Deutschland N. WERMUTH besonders verdient gemacht hat. Die Analyse beruht auf der Bearbeitung aller Teiltabellen, die sich aus komplizierteren, höher dimensional gegliederten Zusammenhangstabellen extrahieren lassen. Methodischer Kernpunkt ist die Prüfung, ob sich unter den in der kompletten Tabelle kombinierten Variablen ein oder mehrere Variablenpaare (oder Variablengruppen) finden lassen, die in ihrem Zusammentreffen von einander völlig unabhängig – oder bei Vorgabe anderer Variablen, „bedingt" unabhängig sind.

Bei drei Variablen, wie sie bei der EPH-Gestosedefinition vorkommen, gibt es acht grundsätzlich mögliche Zusammenhangsmodelle, bei denen durch Striche die voneinander unabhängigen Variablen oder -paare getrennt sind.

Die Eignung dieser Strukturmodelle für die EPH-Gestose wurde 1974 erprobt (WERMUTH u. KOLLER 1976). Dabei erwies sich nur das letzte Modell als annehmbar. Nun ändern sich aber die Häufigkeiten der einzelnen EPH-Konstellationen stark mit den Variationsmöglichkeiten ihrer Definition. Damals waren die letzten Bestimmungen von E, P und H vor der Entbindung zugrunde gelegt worden. Dabei konnte dann z. B. eine Schwangere, die mit Antihypertonika behandelt war, als H – in der Statistik erscheinen. H + war durch einen systolischen Druck von mindestens 150 mmHg festgelegt. Die Ergebnisse dieser als Zählungsserie I bezeichneten Analyse sind im 1. Teil der Tabelle 5.1.2-9 wiedergegeben.

Wegen der starken Häufigkeitsunterschiede bei Änderung der Abgrenzungen von + und – wurden noch zwei andere Zählungsserien der gleichen Modellanalyse unterworfen. Dabei sollte sich zeigen, ob das Modell EP/EH/PH auch bei anderen Definitionsvarianten überlegen blieb. Dies könnte, ob-

wohl die „richtigen" Definitionen unbekannt sind, doch einen wichtigen Hinweis auf das zugrundeliegende Strukturmodell erlauben.

In der Zählungsserie II (PU-Variable 329) wurden mindestens eine Blutdruckmessung im 1./2. und eine im 3./4. Trimenon vorausgesetzt. H + wurde angenommen, wenn dabei mindestens einmal der systolische Druck 150 mmHg oder mehr betrug. Für E + und P + wurde mindestens ein positiver Befund zu beliebigem Termin vorausgesetzt. In Zählungsserie III (PU-Variable 470/471) wurde die Vollständigkeit der Unterlagen über alle drei Hauptuntersuchungen vorausgesetzt. Die Definition von H + wurde erweitert: H + wurde angenommen, wenn mindestens einmal bei einer der drei Untersuchungen der systolische Druck über 140 mmHg oder der diastolische Druck über 90 mmHg lag.

In Tabelle 5.1.2-9 sind für alle drei Zählungsserien die Anpassungen an die je 8 Modelle dargestellt. Von links nach rechts zeigen die Modelle bessere Anpassung, wobei die Art der Symptomendefinition keinen wesentlichen Einfluß auf diesen Trend hat.

In allen drei Zählungsserien paßt das Modell EP/EH/PH mit einem erstaunlich niedrigen χ^2-Wert voll zu den Häufigkeitskonstellationen der Symptome – gleichgültig, wie sie definiert sind. Damit bestätigt sich auch an den neuen Auszählungen die schon bei der ersten Modellsuche gezogene Folgerung, daß bereits zwei der drei Gestosesymptome für die Krankheit kennzeichnend sind. Das Zusammentreffen aller drei Symptome hat keinen übergeordneten diagnostischen Erkenntniswert. Das Auftreten eines Einzelsymptoms erfordert zwar diagnostische Aufmerksamkeit, kann aber nicht als Torsoform des Syndroms gelten.

Das schließt nicht aus, daß die volle Ausprägung mit drei Symptomen klinisch besonders gravierend ist, wie die perinatale Sterblichkeit vermuten läßt. Es ist ferner auch mit dem Strukturmodell vereinbar, daß die anderen Symptomkombinationen unterschiedliche Assoziationsprofile haben.

Tabelle 5.1.2-9 Anpassung von log-linearen Strukturmodellen an die Ausprägungsformen der EPH-Gestose in drei Zahlungs-serien bei verschiedenen Symptomendefinitionen

Symptomen-kombination E P H	Beobachtete Fallzahlen	Erwartete Fallzahlen bei Modell							
		E/P/H	EP/H	EH/P	PH/E	EP/EH	EP/PH	EH/PH	EP/EH/PH
		Zählungs-Serie I (n = 4649)							
− − −	3299	3223,8	3251	3261,1	3240,9	3291,0	3268,6	3280,4	3299,8
− − +	78	124,6	125,7+	85,3	107,5+	86,0	108,4+	73,6	77,2
− + −	107	141,1+	113,6	142,9+	124,0	115,0	99,9	125,6	106,2
− + +	11	5,5−	4,4−	3,7−	22,6+	3,0−	18,1	15,4	11,8
+ − −	1012	1064,5	1036,9	1025,1	1107,1+	998,6	1042,4	1030,6	1011,2
+ − +	65	41,4	40,1−	80,5	35,5−	78,4	34,6−	69,4	65,8
+ + −	58	46,6	74,1+	44,9	41,0−	71,4	65,1	39,4−	58,8
+ + +	19	1,8−	2,9−	3,5−	7,4−	5,6−	11,9−	14,6	18,2
χ^2		107,3	86,0	60,1	61,4	38,8	40,1	10,1	0,13
Freiheitsgrade		4	3	3	3	2	2	2	1
χ^2 (5%)		9,5	7,8	7,8	7,8	6,0	6,0	6,0	3,8
χ^2 (1%)		13,3	11,3	11,3	11,3	9,2	9,2	9,2	6,6
		Zählungs-Serie II (n = 5262)							
− − −	3319	3258	3284,3	3284,4	3271,4	3310,8	3197,7	3297,9	3320,7
− − +	200	232,9+	234,7+	206,5	219,5	208,2	221,3	194,7	198,2
− + −	164	197,0	170,8	198,6+	183,6	172,2	159,2	185,1	162,3
− + +	19	14,1	12,2	12,5	27,4	10,8−	23,8	24,3	20,8
+ − −	1331	1372,9	1346,8	1346,6	1378,6	1320,9	1352,3	1352,1	1329,3
+ − +	112	98,1	96,3	124,5	92,5	122,1	90,7−	117,3	113,8
+ + −	97	83,0	109,2	81,4	77,4−	107,1	101,8	75,9	98,7
+ + +	20	5,9−	8,0−	7,5	11,6−	9,9−	15,2	14,7	18,2
χ^2		52,0	31,5	35,1	22,2	19,1	10,3	8,0	0,44
		Zählungs-Serie III (n = 5120)							
− − −	2905	2753,6−	2779,2−	2862,6	2783,0	2889,2	2808,9	2893,2	2909,3
− − +	385	506,2+	510,9+	397,1+	476,7+	400,8	481,2+	374,1	380,6
− + −	144	179,3+	153,7	186,4+	149,9	159,8	128,5	155,8	139,7
− + +	38	33,0	28,3	25,9−	62,4+	22,2−	53,5	49,0	42,4
+ − −	1199	1307,0+	1281,5	1198,0	1321,0+	1174,6	1295,2	1210,8	1194,8
+ − +	318	240,3−	235,6−	349,3	226,3	342,4	221,9−	328,9	322,4
+ + −	77	85,1	110,7	78,0	71,1	101,4+	92,5	65,2	81,3
+ + +	54	15,6−	20,3−	22,7−	29,6−	29,6−	38,5−	43,1	49,6
χ^2		173,2	140,8	62,1	101,8	41,9	86,5	9,1	1,9

5.1.2.5 Zervixinsuffizienz

Eine Zervixinsuffizienz kann nach den Dokumenta-tionsmöglichkeiten in den PU-Akten nur durch die Angabe eines geöffneten Muttermundes bei der Aufnahme (n = 127), eines Shirodkareingriffs (n = 312) oder durch Verabreichung von Wehen-hemmern (n = 95) zum Ausdruck gekommen sein.

Die Indikation zum *Shirodkar-Eingriff* ist die Be-fürchtung einer Fehl- oder Frühgeburt infolge einer Zervixinsuffizienz. Trotz des Eingriffs kommt es doch zu gehäuften Fehl- und Frühgeburten mit er-höhter perinataler Sterblichkeit (Abschn. 4.3.5). Shi-rodkar als Zielgröße hat folgende Assoziationen:

Tabelle 5.1.2-10 Assoziationen mit dem Shirodkar-Eingriff

Var. Nr.	Assoziationsmerkmale	Shirodkar-Eingriff		
		beob.	erw.	Diff.
7/4	Alter d. Mutter: 30–34 J.	93	65,2	+ + +
10/1	Aufnahmegrund: Abortus imminens	30	11,1	+ +
472/2	Abortus imminens insges.	120	31,3	+ + +
11/3	frühere Schwangerschaften: 2	104	57,7	+ + +
11/4	frühere Schwangerschaften: 3 u. mehr	134	46,3	+ + +
88/2	Frühere Frühaborte: 1	91	54,5	+ + +
88/3	Frühere Frühaborte: 2 u. mehr	54	18,5	+ + +
89/2	Frühere Spätaborte:	151	28,9	+ + +

Tabelle 5.1.2-10 (Fortsetzung)

Var. Nr.	Assoziationsmerkmale	Shirodkar-Eingriff		
		beob.	erw.	Diff.
77/2	letzte Schwangerschaft: Abort	170	95,6	+ + +
405/6	Mehrere Schwangerschaften: nur Aborte	60	11,6	+ + +
76/1	letzte Geburt/Abort vor weniger als 1 Jahr	140	102,8	+ + +
12/3	frühere neonatale Sterbefälle	73	12,6	+ + +
24/3	Totgeb./Abort-Anamnese in Familie d. Frau	70	52,9	+
80/1	Schwangerschaft erwünscht	239	207,7	+ + +
85/1,2	Periodendauer ≤ 3 Tage	30	20,6	+
99/2	Übelkeit, Beginn bis 3. Woche	28	15,6	+ + +
130/1	Mann: Selbständig	42	26,4	+ +
130/ 3	Mann: Beamter	30	47,0	– –
135/3,4	Alkohol: Mann tägl.	102	72,7	+ + +
114/2	Chemische Präparate im Haushalt	168	146,0	+
317/2,3	frühere Sterilitätsbehandlung	51	28,8	+ + +
325/2	Muttermund bei Aufnahme geöffnet	35	5,1	+ + +
95/2	Papanicolaou I/II	51	36,7	+ +
326/2	frühe Blutung bis 4. Mon.	113	73,3	+ + +
326/3	späte Blutung ab 5. Mon.	25	15,5	+
327/3	Varizen II/III nicht I. Trim.	13	33,0	– – –
328/3	Ödeme nicht I. Trim.	55	73,6	–
401/2	Bevorzugtes Obst: Äpfel	83	67,7	+
401/3	Bevorzugtes Obst: Bananen	9	4,6	+
375/1	Mineralstoffpräparate I	55	33,9	+ + +
388/1	Antibiotika I	32	21,6	+
308/1,2,3	Tetracycline II, III	19	5,8	+ + +
313/1,2,3	Valium II, III	223	59,6	+ + +
314/1,2,3	Wehenhemmer II, III	26	3,9	+ + +
68/4	keine psychologische Vorbereitung	193	141,2	+ + +
71/1	Zeichen vorzeitiger Lösung	10	2,8	+ + +
54/3	wenig Fruchtwasser	15	31,5	– –
44/2	Zotten kollagenisiert: nein	48	27,8	+ + +
46/1	Leukozyten/Chorionsplatte	24	9,2	+ + +
47/1	Leukozyten in Nabelschnur	16	7,0	+ + +

Unter den in Tabelle 5.1.2-10 aufgeführten Assoziationen sind viele, die aus der Indikationssituation heraus zu erwarten sind, nämlich mit früheren Aborten, der Schwangerschaftszahl usw. Nach dem Alter der Mutter sind die Shirodkar-Umbindungen auf die Altersgruppe von 30 bis 34 Jahren konzentriert, im späteren Alter bestand keine Häufung mehr. Bemerkenswert war ein sehr früher Beginn der Übelkeit, sowie eine Häufung der Einnahme von Mineralstoffpräparaten im 1. Trimenon. Weitere Aufgliederungen, die wegen der günstigen Abortziffern – allerdings nur bei Frühaborten – bei Mineralstoffgabe vorgenommen wurden, zeigten keine Unterschiede für die Abortquote bei der Kombination von Mineralstoffgaben mit Shirodkar-Eingriffen gegenüber den übrigen Shirodkarfällen.

Eigenartig ist die Assoziation mit den Befunden von Varizen und Ödemen. Ihr Auftreten im 1. Trimenon zeigt keine Besonderheiten; das Neuauftreten im 2. und 3. Trimenon ist gegenüber dem Durchschnitt reduziert.

Am Schluß der Tabelle sind noch einige Assoziationen aufgeführt, die den Shirodkar-Eingriff als Einflußfaktor – bzw. als Indizium für die zugrunde liegende Zervixinsuffizienz – in Verbindung mit Medikamenten im 2. und 3. Trimenon, Merkmalen des Kindes und der Plazenta zeigen. Entsprechend der hohen Zahl von Aborten und Frühgeburten, die in Abschn. 2.4.3.5 aufgeführt sind, finden sich Assoziationen mit Tranquilizern, Hormonen, Schmerzmitteln, Wehenhemmern, auch mit Tetrazyklinen und Antibiotika.

Bei der gynäkologischen Aufnahmeuntersuchung ist der Befund eines *geöffneten Muttermundes* möglicherweise als früher Hinweis auf eine Zervixinsuffizienz zu deuten. Dem entsprechen die Assoziationen in Tabelle 5.1.2-11, die denen der vorangehenden Tabelle ähnlich sind.

Ob hinter den Assoziationen mit einigen, durchaus nicht allen Indikatoren für belastende Arbeit oder bei einer einzelnen Ernährungsassoziation echte Einflußfaktoren stehen, erscheint recht fraglich. Vielleicht sind es zufällige Häufungen.

Einflüsse eines geöffneten Muttermundes auf den

Tabelle 5.1.2-11 Assoziationen mit dem Befund „Muttermund geöffnet" bei der gynäkologischen Aufnahmeuntersuchung

Var. Nr.	Einflußgrößen	Muttermund geöffnet		
		beob.	erw.	Diff.
7/4,5	Alter: 30 Jahre u. mehr	44	26,6	+ + +
10/1	Aufnahmegrund: Abortus imminens	13	4,5	+ + +
11/4	3 u. mehr frühere Schwangerschaften	50	18,8	+ + +
88/2,3	Frühere Frühaborte	46	29,7	+ + +
89/2	Frühere Spätaborte	37	11,7	+ + +
36/2	Shirodkar-Eingriff	35	5,1	+ + +
103/3	Berufsarbeit im Umhergehen	8	2,4	+ +
107/6	Häusliche Arbeitszeit 10 Std. u. mehr	32	20,6	+ +
119/1	ißt keine Eier	14	7,0	+ +
130/1	Mann: selbständig tätig	18	10,3	+
130/3	Mann: Beamter	9	18,4	−
314/1,2,3	Wehenhemmer II, III	5	1,4	+
326/2	frühe Blutungen (bis 4. Mon.)	40	29,8	+
326/3	Späte Blutungen (ab 5. Mon.)	13	6,3	+ +
339/1	Fieberhafte Infekte	28	40,6	−
383/1	Weibliche Sexualhormone	46	29,4	+ + +
472/2	Abortus imminens	29	12,7	+ + +

Tabelle 5.1.2-12 Assoziationen mit der Gabe von Wehenhemmern im 2. und 3. Trimenon als Zielgröße

Var. Nr.	Einflußfaktoren	Wehenhemmer		
		beob.	erw.	Diff.
10/2	Aufnahmegrund: frühere Sterilitätsbehandlung	11	3,8	+ + +
11/4	Frühere Schwangerschaften: 3 u. mehr	28	13,5	+ + +
12/3	Frühere neonatale Sterbefälle	18	3,9	+ + +
13/2	Frühere Totgeburten	9	4,6	+
14/3	Frühere Aborte: 2 u. mehr	27	8,6	+ + +
17/2	Nierenkrankheiten in Anamnese	20	9,3	+ + +
18/2	Herz-Kreislauf-Krankheiten in Anamnese	17	8,0	+ + +
28/3	Übelkeit ohne Erbrechen bis 20. Wo.	31	16,9	+ + +
34/2,3,4	Durenat	30	8,0	+ + +
68/4	Psych. Vorbereitung: nein	63	41,3	+ + +
74/4–10	Mumps: Titer: 1:16 u. mehr	29	18,5	+ +
88/3	Frühere Frühaborte: 2 u. mehr	14	2,2	+ + +
89/2	Frühere Spätaborte	20	8,6	+ + +
405/6	Mehrere Schwangerschaften: nur Aborte	11	3,4	+ + +
92/4,5,6	Geschlechtsverkehr mind. 3mal je Woche	48	31,3	+ + +
143/8–10	Toxoplasmose SFT1: 4000 u. mehr	8	2,4	+ + +
36/2	Shirodkar	26	3,9	+ + +
324/1	Deszensus uteri	5	0,6	+ + +
326/2	Frühe Blutung (bis 4. Mon.)[a]	25	8,6	+ + +
326/3	Späte Blutung (ab 5. Mon.)[b]	9	2,9	+ + +
335/1	Krankheitsbelastung	61	39,1	+ + +
372/1	Mittel gegen periph. Zirkulationsstörung	19	0,7	+ + +
378/1	Tranquilizer	22	12,2	+ +
383/1	Weibl. Sexualhormone	37	23,9	+ +
390/1	Vaginalstoffe	8	3,1	+ +
409/1	Viele unreife Zotten	26	10,9	+ + +
423/1,2	Resid. Dauer negativ	17	6,7	+ + +

[a] Wehenhemmer nur im 2. Trimenon
[b] Wehenhemmer nur im 3. Trimenon

Ausgang der Schwangerschaft, insbesondere Häufungen von Fehlgeburten, sind in Abschn. 4.3.6 angegeben.

Die Anwendung von *Wehenhemmern* im 2. und 3. Trimenon hat ein etwas anderes Assoziationsspektrum als die Shirodkar-Eingriffe und die Befunde eines früh geöffneten Muttermundes. Frühere Früh- und Spätaborte, Blutungen sowie frühere perinatale Sterbefälle sind bei allen drei Risikoindikatoren gehäuft.

Es besteht hier (Tabelle 5.1.2-12) keine Häufung im höheren Alter. Die Anamnese von Nieren- und Herz-Kreislaufkrankheiten fällt deutlich ins Gewicht.

Hoher Mumpstiter, Toxoplasmatiter und Durenatgabe, häufiger Geschlechtsverkehr, Deszensus uteri sind bei Frauen mit Wehenhemmern gehäuft.

Extrem stark – trotz der kleinen Zahlen – ist die Häufung von Mitteln gegen arterielle periphere Zirkulationsstörungen, die überhaupt nur bei 54 Frauen im 1. Trimenon gegeben wurden (Abschn. 4.2.6), davon 19mal bei Frauen, die dann im 2. und 3. Trimenon Wehenhemmer erhielten (erwartet: 0,7). Bei der kasuistischen Analyse klärte sich die Häufung schnell und trivial auf: Dilatol wurde in der Verschlüsselung der im 1. Trimenon gegebenen Medikamente zu den Mitteln gegen periphere Zirkulationsstörungen gezählt, in der späteren Sonderverschlüsselung über spezielle Medikamente im 2. und 3. Trimenon zu den Wehenhemmern. Die Frauen, die Dilatol über längere Zeit erhielten, haben die Assoziation bewirkt.
Assoziationen mit Hunden, Katzen, Kanarienvögeln, Hamstern sind angedeutet positiv.

5.1.3 Ausgang der Schwangerschaft

In Kapitel 4 sind alle Einflußgrößen auf Besonderheiten beim Ausgang der Schwangerschaft geprüft worden. Dabei wurden unterschieden:
Fehlgeburten, und zwar
  Frühaborte (bis Ende des 4. Monats p.m.)
  Spätaborte (ab 5. Mon. p.m.)
Frühgeborene mit Schwangerschaftsdauer bis 260 Tagen, darunter besonders die perinatal gestorbenen

Ausgetragene Kinder (mit Schwangerschaftsdauer von mehr als 260 Tagen), darunter besonders die perinatal gestorbenen.

In Kapitel 5, das nach Zielmerkmalen geordnet ist, brauchen daher nur aus Kapitel 4 die Einflußgrößen zusammengestellt zu werden, bei denen Häufungen vorhanden waren. Die perinatale Sterblichkeit wird in Abschn. 5.1.5 behandelt.
Einige in Kap. 4 nicht enthaltene Themen kommen hinzu.

5.1.3.1 Frühaborte

Der wichtigste Einflußfaktor auf Frühaborte sind Chromosomendefekte. In der PU hatten von 122 zytogenetisch untersuchten Frühaborten 43 (35%) Chromosomenaberrationen. Zunächst soll geprüft werden, ob es bei den Aborten mit Chromosomenschäden gegenüber den ohne Befund untersuchten Aborten Assoziationen mit potentiellen Einflußmerkmalen gibt. Die dazu verwendete Fallzahl ist leider klein; es sind nur 20 Aborte mit und 53 ohne Chromosomenaberrationen im hier bearbeiteten PU-Teil verfügbar.

Eine Altersabhängigkeit der Chromosomen-Aberrationen ließ sich nicht statistisch deutlich erkennen. Wichtig ist die Feststellung, daß chromosomal bedingte Aborte bevorzugt bei Erstgraviden auftreten (61% : 16%). Das Fehlen von Übelkeit/Erbrechen ist bei Frühaborten schon in Abschn. 4.2.3 als gehäuft nachgewiesen worden; hier ist die Häufung bei Chromosomenaberrationen besonders stark. Das Fehlen dieser Beschwerden (bei der Aufnahmebefragung) hat folgende Häufigkeitsskala:

insgesamt	24%
Frühaborte	44%
darunter	
ohne Chromosomenaberrationen	36%
mit Chromosomenaberrationen	70%

Dadurch wird verständlich, daß bei den chromosomal bedingten Frühaborten die Übelkeitsreaktio-

Tabelle 5.1.3-1 Assoziationen potentieller Einflußfaktoren mit Chromosomen-Aberrationen bei Frühaborten

Chromoso-men-Aberrationen	Alter der Mutter			frühere Schwangerschaften				Übelkeit/Erbrechen bei Aufnahme	
	bis 29 Jahre	30 bis 34 Jahre	35 Jahre u. mehr	0	mindestens eine				
					kein Abort	nur Aborte	Aborte u. Geburten	−	+
ja	11	6	3	11	2	2	5	14	6
nein	33	18	2	−	21	10	15	19	34
Assoziation	.				*	*		*	*

nen, die offenbar mit einer günstigen Entwicklung der Schwangerschaft verbunden sind, gar nicht erst zustande kommen.

Die weiteren Assoziationsanalysen betreffen alle Frühaborte und umfassen auch Merkmale, die nicht für Assoziationen mit Chromosomendefekten infrage kommen. Die Häufigkeit der Frühaborte in einer Teilgruppe hängt stark von der Aufnahmezeit der Frauen dieser Teilgruppe in die PU ab. Deshalb sind in Kapitel 4 hierfür stets Aufnahmezeitbereinigte Erwartungswerte angegeben (vgl. Abschn. 2.3.2.3). Au-

ßerdem ist wichtig, ob der Anteil derjenigen Schwangeren, die mit drohender Fehlgeburt in die Studie aufgenommen wurden, in der jeweiligen Teilgruppe erhöht oder erniedrigt ist. Deshalb wurden in den doppelseitigen Übersichtstabellen der Klarheit wegen alle Aufnahmen mit Abortus imminens beim Vergleich der Abortzahlen weggelassen. Bei weitergehenden Analysen wurden sie ggf. wieder mit einbezogen.

Es wurden folgende bemerkenswerte Assoziationen gefunden:

Tabelle 5.1.3-2 Assoziationen mit Frühaborten

Abschn.	Var. Nr.	Einflußgröße[a]	Frühaborte		
			beob.	erw.	Diff.
4.2.1	368/1	Halsschmerzmittel	13	21,9	−
	366/1	Morphindevirate	13	5,7	+ +
	34/2,3,4	Durenat	12	29,8	− − −
	339/1	Fiebererkrankungen	101	130,3	− −
	340/1,2,3	Grippe 1.–6. Wo.	26	16,0	+ +
	340/4,5,6	Grippe 7.–9. Wo.	3	7,6	−
	139/7,8,9	Hb bei Aufnahme > 13,6	125	104,4	+
4.2.2	395/3	weibl. Sexualhormone (außer Duogynon)	142	79,3	+ + +
	384/1	Corticoide	55	11,4	
4.2.3	377/1	Antiemetika	32	71,4	− − −
	19/4	Übelkeit +, Erbrechen + (bei Aufnahme)	78	133,0	− − −
	19/1	Übelkeit −, Erbrechen − (bei Aufnahme)	134	76,4	+ + +
	100A/5	Hyperemesis	4	11,1	− −
	397A/3	Übelkeit/Erbrechen, keine Medikamente	162	209,8	− − −
4.2.4	398/1	Valium	119	45,6	+ + +
	380/1	Barbiturate	16	8,9	+
	347/1	Müdigkeit	3	12,6	− −
4.2.5	362/1	Antacida	12	24,7	− −
	342/1	Magenbeschwerden	19	32,6	−
4.2.6	371/1	Sympathikomimetika	19	28,4	−
	372/1	Mittel gegen periphere Zirkulationsstörungen	7	3,0	+
4.2.7	375/1	Mineralstoffpräparate	27	42,0	−
	376/1	Vitamine A, B, C, Eisen	64	98,2	− − −
4.3.1	10/1	Aufnahme mit Abortus imminens	78	17,3	+ + +
	10/4	Aufnahme mit Schwangerschaftsbeschwerden	44	29,9	+ +
	11/4	3 u. mehr frühere Schwangerschaften	102	71,2	+ + +
	14/3	2 u. mehr frühere Fehlgeburten	68	54,0	+
	88/3	2 u. mehr frühere Frühaborte	49	34,3	+ +
	77/2	Abort bei letzter Schwangerschaft	125	97,5	+ + +
	7/3	Alter der Schwangeren: 25 bis 29 Jahre	125	158,2	− −
	7/5	Alter der Schwangeren: 35 Jahre und mehr	63	31,2	+ + +
4.3.2	22/2	Familienanamnese: Diabetes	21	32,4	−
4.3.3	21/2,3,4	Seelische Belastung	151	119,0	+ + +
4.3.5	153/2	1. Blutung 5.–8. Wo. p. m.	80	42,5	+ + +
	153/3	1. Blutung 9.–12. Wo. p. m.	172	35,9	+ + +
	472/2a	Abortus imminens (nach der Aufnahme)	71	27,0	+ + +
4.3.6	92/1	Geschlechtsverkehr < 1 × i. d. Woche	33	20,9	+ +
	325/2	Muttermund bei Aufnahme geöffnet	13	7,0	+
4.3.7	139/7,8,9	Hb bei Aufnahme > 13,6	125	104,4	+
4.3.14	123/1	Schwangere trinkt keine Milch	98	78,7	+ +
4.4.2	359/1	Reisen im 1. Trimenon	100	140,3	− − −
	111/3	Sport intensiv	12	6,2	+

[a] Medikamente nur im 1. Trimenon

In dieser Aufstellung sind einige triviale Assoziationen enthalten, z. B. die mit Blutungen und Abortus imminens. Eine weitere Gruppe bilden die Assoziationen mit höherem Alter der Mutter, seltenem Geschlechtsverkehr und höherer Zahl früherer Schwangerschaften sowie mit anamnestisch angegebenen Aborten. Ein Teil der Assoziationen stimmt mit denen bei Blutungen überein.

Die dritte Gruppe der Assoziationen wird mit den Medikamenten gebildet, die bei Blutungen und drohendem Abort verabreicht werden (Sexualhormone, Tranquilizer, Barbiturate, Opiate). Diese Assoziation kann als triviale Folge der gehäuften Medikation angesehen werden.

Im Gegensatz hierzu stehen die negativen (günstigen) Assoziationen mit Medikamenten, die nicht im Zusammenhang mit Blutungen und drohendem Abort gegeben werden, sondern eher zur allgemeinen körperlichen Kräftigung (Mineralstoffpräparate, Vitamin-, Eisenpräparate) sowie Antiemetika. Eine ge-

meinsame Analyse dieser Medikamentengruppen findet sich in Abschn. 4.2.8. Als Ergebnis sei wiederholt, daß die Zahlen zu der Vermutung Anlaß geben, daß *die Gabe von Mineralstoff-, Vitamin-Eisenpräparaten prophylaktische Wirkung gegen Frühaborte* zu haben scheint. Auch bei Ausschaltung denkbarer Fehlerquellen bestätigten sich die günstigen Frühabortziffern, insbesondere bei Frauen mit Blutungen und Übelkeit und/oder Erbrechen im 1. Trimenon.

Die Erniedrigung der Abortziffer bei Frauen mit Antacida-Einnahme, die ja auch Mineralstoffpräparate sind, könnte hiermit zusammenhängen, ebenfalls auch die günstige Frühabortziffer bei Frauen, die viel Milch trinken.

Frauen ohne Übelkeit und Erbrechen haben sehr hohe Frühabortziffern. Eine Ursache hierfür dürfte darin liegen, daß bei frühzeitigem Absterben der Frucht die mütterliche Emesis-Reaktion gar nicht erst zustande kommt. Jedoch dürfte dies nur für ei-

Tabelle 5.1.3-3 Assoziationen mit Spätaborten

Abschn.	Var. Nr.	Einflußgröße	Spätaborte		
			beob.	erw.	Diff.
4.2.2	395/3	weibl. Sexualhormone (außer Duogynon)	69	37,4	+ + +
4.2.3	397A/3	Übelkeit/Erbrechen, keine Medikamente	137	153,3	−
4.2.4	398/1	Valium	43	18,9	+ + +
4.2.5	362/1	Antacida	5	14,6	− −
4.2.6	372/1	Mittel gegen periphere Zirkulationsstörungen	6	1,3	+ +
4.2.7	16/2	Tuberkulose	18	11,5	+
4.3.1	10/1	Aufnahme mit Abortus imminens	26	7,1	+ + +
	10/2	Aufnahme; frühere Sterilitätsbehandlung	17	9,2	+ +
	10/3	Aufnahme; andere Behandlung in Aufnahmeklinik	35	23,0	+ +
	11/1	Erstgravide	46	72,3	− − −
	11/4	3 und mehr frühere Schwangerschaften	70	36,9	+ + +
	14/3	2 und mehr frühere Fehlgeburten	60	31,8	+ + +
	405/6	mehrere Schwangerschaften, nur Aborte	31	12,3	+ + +
	88/3	2 und mehr frühere Frühaborte	29	19,8	+
	89/2	frühere Spätaborte	49	24,7	+ + +
	77/2	Abort bei letzter Schwangerschaft	73	54,4	+ +
	7/2	Alter der Schwangeren: 20–24 Jahre	41	58,7	− −
	7/4	30–34 Jahre	63	46,8	+ +
	7/5	35 Jahre u. mehr	25	15,9	+
4.3.2	13/2	frühere Totgeburt	21	11,9	+ +
	12/3	früherer neonataler Tod	18	9,8	+ +
4.3.3	21/2,3,4	seelische Belastung	85	65,9	+ +
4.3.4	84/2	Periode unregelmäßig	44	30,4	+ +
	85/6	Periodendauer 7 und mehr Tage	43	31,9	+
4.3.5	153/2	1. Blutung 5.–8. Wo. p. m.	33	19,5	+ +
	153/3	1. Blutung 9.–12. Wo. p. m.	33	14,0	+ + +
	153/4,5	1. Blutung 13.–20. Wo. p. m.	60	10,0	+ + +
4.3.5	472/2a	Abortus imminens (nach d. Aufnahme)	57	15,5	+ + +
	36/2	Shirodkar-Eingriff	25	8,8	+ + +
4.3.6	321/1	Ektopie	14	23,8	−
4.3.7	27/2,4,6,8	Blutgruppe Mutter: Rh −	64	49,4	+
4.3.9	135/2	Alkohol Mann: geleg. viel	6	14,9	−
4.3.11	341/7	Grippe-Impfung v. Angehör.	4	0,8	+ + +
4.3.14	401/2	Bevorzugtes Obst: Äpfel	58	45,4	+

nen Teil der Häufung gelten. Die günstigen Frühabortziffern bei Frauen mit Übelkeit/Erbrechen werden bei Einnahme von Antiemetika noch günstiger.

Ungünstig könnte ein grippaler Infekt bis zur 6. Woche sein, während bei Grippe in den folgenden Wochen eher eine geringe Frühabortzahl beobachtet wurde. Hierbei ist aber auch an Fehlerquellen durch Selektion zu denken. Bemerkenswert ist die niedrige Zahl von Frühaborten bei Frauen, die Durenat genommen haben. Allerdings ist eine gewisse Kompensation durch höhere Frühgeburten vorhanden. Generell findet sich eine niedrige Zahl von Frühaborten bei Fiebererkrankungen im 1. Trimenon. Eine gewisse Verzerrung der Vergleichbarkeit bei Erkrankungen in den letzten Wochen des 1. Trimenons ist nicht auszuschließen, denn die Krankheit würde ja nur dann registriert, wenn zu diesem Zeitpunkt die Schwangerschaft noch besteht. Aber dies gilt analog für die meisten anderen Ereignisse im 1. Trimenon auch, bei denen kein Defizit an Frühaborten besteht. Vgl. auch die speziellen Vergleichsrechnungen in Abschn. 4.2.8.

Die seelische Belastung ist mit vielen der angeführten Einflußgrößen korreliert, so daß wohl ein Teil der Überhöhung der Frühaborte auf diesem Wege indirekt zustande kommt. Wie groß der unmittelbar auf seelische Belastungen entfallende Teil der Überhöhung ist, läßt sich nicht abschätzen.

5.1.3.2 Spätaborte

Die Trennung zwischen Früh- und Spätaborten am Ende des 4. Monats p.m. ist zwar willkürlich, aber war durch den Kurvenverlauf (Abb. 5) nahegelegt. Die folgende Aufstellung wird nun zeigen, daß das Assoziationsspektrum der Spätaborte einige deutliche Unterschiede von dem der Frühaborte aufweist. Ein bemerkenswerter Unterschied besteht darin, daß die Zusammenhänge mit Übelkeit/Erbrechen und der Aufnahme von Antiemetika gegenüber Spätaborten, die bei Frühaborten sehr stark waren, fast verschwunden sind. Dafür treten jetzt Häufungen bei anamnestischer Belastung durch perinatalen Tod früherer Kinder sowie bei unregelmäßiger und abnorm langdauernder Periode auf, die bei Frühaborten nicht vorhanden waren.

Die anamnestische Belastung durch frühere ungünstige Schwangerschaftsausgänge ist bei Spätaborten meist gravierender als bei Frühaborten. Dazu sei aus dem Schrifttum (HARLAP u.a. 1979) hinzugefügt, daß nach amerikanischen Erfahrungen frühere Schwangerschaftsabbrüche auf die Häufigkeit von Spontanaborten im 1. Trimenon bei künftigen Schwangerschaften keinen Einfluß haben, aber

Spontanaborte im 2. Trimenon deutlich erhöhen. Nach einem Abbruch stieg das relative Risiko auf das 1,8fache, nach zwei Abbrüchen auf das 3,1fache.

5.1.3.3 Frühgeburten

Frühgeburten sind in ihrer unteren Grenze durch eine Überschreitung der Schwangerschaftsdauer von 196 Tagen p.m. formal definiert, sofern nicht schon bei kürzerer Dauer eindeutige Zeichen des postpartalen Lebens festgestellt werden. Grenzfälle sind in Abschn. 3.6.4 aufgeführt. Als obere Grenze für eine Frühgeburt wurden 260 Tage p.m. angesehen[3].

Eine Häufung von Frühgeburten wird überall da festzustellen sein, wo Geburten aus mütterlicher oder kindlicher Indikation vorzeitig eingeleitet werden müssen. Z.B. bei Diabetes und Rh-Antikörpern. Ein zweiter Einflußkomplex für Häufungen von Frühgeburten hängt mit Blutungen in der Früh- und Spätschwangerschaft zusammen, besonders wenn der Arzt „Abortus imminens" einträgt, und findet sich parallel zu Aborthäufungen.

Unmittelbare Indikatoren für Cervixinsuffizienz sind nicht erfaßt.

Frühere ungünstige Schwangerschaftsausgänge sind mit allen drei Arten vor- und frühzeitiger Beendigung der Schwangerschaft assoziiert. Dabei findet sich eine deutliche Bevorzugung gleicher Phasen:

Ungünstige Ausgänge bei früheren Schwangerschaften	Ungünstiger Ausgang der jetzigen Schwangerschaft		
	Frühabort	Spätabort	Frühgeburt
Frühaborte: 2 und mehr	+ +	+	·
Spätaborte	·	+ + +	+ + +
Frühgeburten (unvollständig erfaßt)	·	·	+ + +
Totgeburten	·	+ +	+ + +
Neonatale Sterbefälle	·	+ +	+ + +

Spätaborte und Frühgeburten sind ähnlicher miteinander verbunden als Früh- und Spätaborte. Das läßt auf gleichartige Verursachung bei mehreren Schwangerschaften derselben Frau schließen, ob endogener oder exogener Art.

Besonderheiten des Geburtsverlaufs bei Frühgeburten und Geburten mit längerer Tragzeit sind in Abschn. 3.6.3 vergleichend zusammengestellt.

---

[3] Leider wurde die Definition aufgrund eines technischen Versehens nicht einheitlich realisiert; in einer Auswertungsserie wurde die Dauer von genau 260 Tagen zur Frühgeburt gezählt, in einer anderen nicht. In den Tabellen ist die Definition stets angegeben

Tabelle 5.1.3-4 Assoziationen mit Frühgeburten

Abschn.	Var. Nr.	Einflußgröße	Frühgeburten		
			beob.	erw.	Diff.
4.2.1	367/1	Spasmolytika	51	37,3	+
	387/1	Sulfonamide, Protozoenmittel	66	47,2	+ +
	34/2,3	Durenat (bei Toxoplasmoseverdacht)	31	22,1	+
4.2.2	395/3	weibl. Sexualhormone (außer Duogynon)	164	115,1	+ + +
	314/1,2,3	Wehenhemmer (II/III. Trim.)	22	8,2	+ + +
	15/2	Anamnese: Diabetes	45	6,4	+ + +
	386/1	Antidiabetika	39	4,3	+ + +
	333/2	Glukosurie	41	12,6	+ + +
	337/4	Strumektomie	15	5,7	+ + +
4.2.3	91/2	Allergie gegen Nahrungsmittel	75	59,1	+
4.2.4	398/1	Valium I	88	61,6	+ + +
	313/1,3	Valium II	124	74,1	+ + +
	380/1	Barbiturate	25	13,4	+ + +
	347/1	Müdigkeit	11	19,3	–
4.2.5	343/1	Verstopfung	121	146,1	–
	361/1	Laxantien	118	142,9	–
	342/1	Magenbeschwerden	41	54,1	–
	351/1	Appetitmangel	0	4,5	–
	362/1	Antacida	29	43,2	–
4.2.6	137/3	systol. Hypertonie	25	16,2	+
	141/2	Ödeme	24	15,8	+
	142/2	Eiweiß	12	6,6	+
	17/2	Anamnese: Nierenkrankht.	132	113,3	+
	372/1	Medik. gegen periphere Zirkulationsstörungen	8	3,8	+
	327/3	Varizen (II/III. Trim.)	62	78,3	–
4.2.7	335/1	Krankheitsbelastung (einschl. Diabetes)	314	275,8	+ + +
4.3.1	10/1	Aufnahme mit Abortus imminens	28	16,2	+ +
	11/4	3 u. mehr frühere Schwangerschaften	162	98,3	+ + +
	14/3	2 u. mehr frühere Fehlgeburten	95	59,2	+ +
	89/2	Frühere Spätaborte	110	58,3	+ + +
	7/2	Alter d. Schwangeren 20–24 Jahren	155	176,4	–
	7/5	35 Jahre u. mehr	76	47,3	+ + +
4.3.2	13/2	Frühere Totgeburten	76	32,4	+ + +
	12/3	Früherer neonataler Tod	77	27,5	+ + +
	12/6	Frühere Frühgeburt[a]	68	45,2	+ + +
4.3.3	21/2,3,4	Seelische Belastung	230	198,5	+ +
	68/1	Psychoprophylakt. Geburtsvorbereitung	151	209,6	– – –
4.3.5	153/2	1. Blutung: 5.– 8. Wo.	76	61,3	+
	153/3	9.–12. Wo.	53	42,2	·
	153/4,5	13.–20. Wo.	39	24,2	+ +
	153/6,7	21.–28. Wo.	18	11,0	+ +
	472/2,a	Abortus imminens (nach d. Aufnahme)	93	51,1	+ + +
	36/2	Shirodkar-Eingriff	72	27,2	+ + +
4.3.6	321/1	Ektopie	54	71,2	–
4.3.7	474/1	Rh-Inkompatibilität	78	60,9	+
	35/2	Rh-Antikörper+	66	14,6	+ + +
4.3.12	30/2	Röntgen (außer Extremitäten u. Zähnen)	65	52,0	+
4.3.13	33/1	Toxoplasma-Tests ständig negativ	190	220,6	–
4.3.14	400/4	Diät	65	25,0	+ + +
	119/3	Eierverbrauch häufig	227	252,9	–
4.4.1	130/5	Mann: Arbeiter	231	201,7	+ +
4.4.2	108/2	Schwere Gegenstände tragen	116	97,8	+
	110/4	Gartenarbeit über 2 Std.	40	29,5	+
	359/1	Reisen	206	232,8	–
4.4.3	447/1	Hund im Haushalt	65	47,5	+
	448/1	Katze im Haushalt	38	27,5	+
	450/1	Sittich im Haushalt	61	45,0	+

[a] nicht immer erfaßt

5.1.4 Dauer der Schwangerschaft

In Abschn. 3.6.4 wurde die Dauer der Schwangerschaft in ihrer Häufigkeitsverteilung für alle nicht als Fehlgeburten bezeichneten Kinder sowie für die klinisch reifen Kinder dargestellt. Die Mittelwerte und Standardabweichungen waren:

	Mittelwert (Tage p.m.)	Standardabweichung (Tage)
Alle Kinder „ohne Fehlgeburten"	276,9	16,5
Alle Kinder mit Tragzeit über 196 Tage	277,6	13,6
Klinisch reife Kinder	280,6	9,7

Die Berechnung der Tragzeit vom 1. Tag der letzten Menstruationsblutung an („post menstruationem, p.m.") ist unbefriedigend. Ein besserer Bezug wäre der Ovulationstermin („post ovulationem", p. ovul.), der in der PU aber nur für die wenigen Frauen mit Basaltemperaturmessungen genau bekannt ist, deren Temperaturkurven bei den Akten liegen.

Die Schwangerschaftsdauer post ovul. ist von DÖRING (1962) untersucht worden. Er hat für 393 Einlingsschwangerschaften mit reifem Kind die durchschnittliche Tragzeit mit 267,4 Tagen (p. ovul.) und Standardabweichung 7,6 bestimmt. SAITO[4] fand bei 110 Fällen 264,2 ± 9,9, BOYRE[4] 265,3 ± 10,7.

Die Bestimmung p. ovul. ist besonders bei Frauen mit langem und unregelmäßigem Zyklus wichtig, weil bei ihnen die p.m.-Messung keinen Sinn hat. Bei DÖRING sind keine Hinweise auf den Zyklus gegeben. In unseren Unterlagen hatten 51 Schwangere, deren Zyklus über 31 Tage betrug oder als unregelmäßig bezeichnet wurde, verwertbar erscheinende Basaltemperatur-Kurven mit klarem Temperaturanstieg zu den Dokumentationsunterlagen gegeben. Nimmt man als Ovulationstag den zweiten Tag vor dem Temperaturanstieg, so ergab sich für diese Gruppe Mittelwert 263,8 Tage p.ov. mit Standardabweichung 8,7 Tage.

Die Werte liegen unter denen von DÖRING, wobei zuzugeben ist, daß die Bestimmung des Ovulationstages aus der Temperaturkurve durch einen Nicht-Gynäkologen sowie auch die Aussonderung unklarer Temperaturkurven anders als bei DÖRING gewesen sein könnte.

Eine dritte Möglichkeit für die Analyse der Schwangerschaftsdauer besteht für die Fälle, in denen

Frauen angegeben haben, daß nur eine mit Datum angegebene Kohabitation in der in Frage kommenden Zeitspanne stattgefunden hat. Dann könnte sich die Schwangerschaftsdauer bei den kurz vor oder nach der Ovulationszeit stattgefundenen Kohabitationsterminen möglicherweise deutlich von den früher und den später konzipierten Schwangerschaften unterscheiden, die vermutlich in der „unfruchtbaren" Zeit zustande gekommen sind. Bei diesen Konzeptionen könnte der Ovulationstermin verschoben gewesen sein. Oder es wurde wegen der beschränkten Lebensdauer von Sperma und Ei nicht das bei dem im normalen Zyklus erfolgten Follikelsprung frei gewordene Ei befruchtet, sondern es erfolgte eine zusätzliche spontane bzw. provozierte Ovulation. Allerdings wird das Vorkommen einer solchen zusätzlichen Ovulation bestritten (MARTIUS 1974). In beiden Fällen wäre die Schwangerschaftsdauer zweckmäßig nach dem Kohabitationszeitpunkt zu berechnen.

Diese Möglichkeiten, die sowohl physiologisch als auch forensisch von Bedeutung wären, müßten sich am Verlauf der durchschnittlichen Tragzeiten – p.m. gemessen – in Abhängigkeit vom Zyklustag und der Periodendauer bei einmaligen Kohabitationen prüfen lassen.

Betrachtet man zunächst die *Abhängigkeit der Schwangerschaftsdauer von der Länge des Menstruationszyklus,* so gibt Abb. 32 die Mittelwerte mit den Unsicherheitsbereichen $\pm 2s_x$ an. Die Werte unterscheiden sich für die beiden Zuverlässigkeitsstufen nicht wesentlich. Bei den kurzen Zyklusdauern von 25/26 Tagen liegen die Mittelwerte etwas, aber auch nur im Zufallsbereich, über denen mit Zyklusdauer von 27 Tagen. Bei 28-tägigem Zyklus beträgt die Schwangerschaftsdauer (ohne Dauern bis 260 Tagen) fast genau 280 Tage und steigt bei längerem Zyklus etwas an. Die Beobachtungswerte sind im Zufallsbereich mit der eingezeichneten ansteigenden Geraden verträglich, die

bei 28-tägigem Zyklus eine Dauer von 280 Tagen
bei 27-tägigem Zyklus eine Dauer von 279 Tagen
bei 29-tägigem Zyklus eine Dauer von 281 Tagen

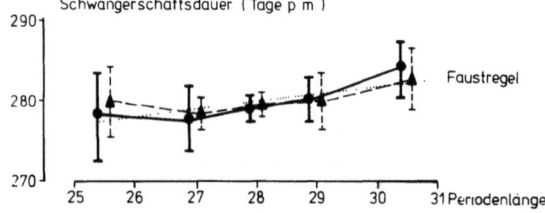

Abb. 32. Mittlere Schwangerschaftsdauer bei Frauen mit regelmäßiger Periode nach Periodenlänge. $\bar{x} \pm 2s_{\bar{x}}$
● Frauen mit besonders zuverlässig erscheinenden Angaben
▲ sonstige Frauen mit auswertbaren Angaben

---

[4] Zit. nach G. LAMBERT (1982)

also pro Tag abweichender Zyklusdauer einen Tag entsprechend veränderte Schwangerschaftsdauer angibt. Dieses Resultat hatte bereits HOSEMANN (1952) an seinen Göttinger Daten erhalten. Es stimmt auch mit der Annahme einer Konstanz der postovulatorischen Phase überein.

Ein horizontaler Verlauf, also Unabhängigkeit der Schwangerschaftsdauer von der Periodenlänge ist mit den Daten nur schlecht vereinbar. Eine Varianzanalyse ist in Tabelle 5.1.4-1 für die Datenkategorie A wiedergegeben, wobei die Fälle mit gleicher Periodenlänge als Gruppen bezeichnet sind.

Tabelle 5.1.4-1 Varianzanalyse für den Vergleich der mittleren Schwangerschaftsdauer bei den 5 Periodenlängen

Art der Streuung	Freiheitsgrade	Summe der Abweichungsquadrate	mittleres Abweichungsquadrat	F
Zwischen den Gruppen	4	905,09	226,22	2,81
Innerhalb d. Gruppen	195	15 706,53	80,55	
Insgesamt	199	16 611,62		

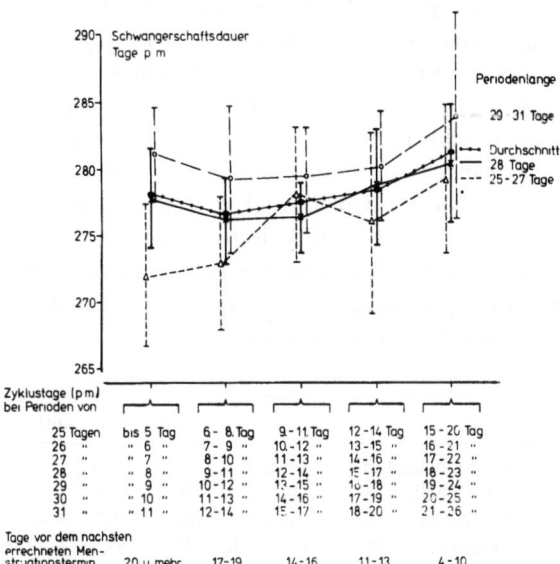

Abb. 33. Durchschnittliche Schwangerschaftsdauer (p. m.) nach Zyklustag der – einmaligen – Kohabitation für verschiedene Zykluslängen. $\bar{x} \pm 2 s_{\bar{x}}$

Die Varianz zwischen den Gruppen ist also deutlich größer als die innerhalb der Gruppen. Der Quotient F ist mit 2,81 größer als der Wert der 5%-Stufe (2,42); dies spricht gegen die Konstanz der Schwangerschaftsdauer bei unterschiedlicher Periodenlänge.

Das Problem der *Abhängigkeit der Schwangerschaftsdauer vom Zyklustag der Kohabitation* ist dagegen weniger klar.

Abb. 33 zeigt die mittleren Dauern für die frühen, mittleren und späten Zyklustage für drei Periodenlängen. Dabei sind wegen der z. T. kleinen Zahlen je drei Zyklustage zusammengefaßt worden. Zunächst unterscheiden sich die Kurven in ihrem Niveau nach der Periodenlänge, was schon aus der vorigen Abbildung hervorgeht.

Falls die Konzeptionen an späteren Zyklustagen auf verspäteten spontanen bzw. provozierten Ovulationen beruhen sollten, müßten sie – p. m.! – eine um mehrere Tage verlängerte, d. h. verlängert erscheinende Schwangerschaftsdauer aufweisen. Entsprechend müßten die an sehr frühen Zyklustagen beginnenden eine deutlich verkürzt erscheinende Dauer aufweisen. Dies ist andeutungsweise in den Kurvenzügen für 28-tägige und für die längeren Perioden der Fall, jedoch ergibt die Varianzanalyse, daß die Annahme einer gleichbleibenden Tragzeit aus den Zahlen nicht widerlegt werden kann. Dies ist auch graphisch aus den eingezeichneten $2 s_{\bar{x}}$-Bereichen erkennbar, da jeweils eine horizontale Gerade durch sie hindurch gelegt werden kann.

Die Gruppe mit den späten Zyklustagen hat insgesamt – für sich genommen – höhere Tragzeitwerte als die drei mittleren Gruppen. Ihr Mittelwert beträgt 281,3 Tage ± 1,70 gegenüber der zweiten und dritten Gruppe (276,5 ± 1,0). Jedoch reichen die Unterschiede nicht aus, um den Vergleich der 5 Mittelwerte mittels der – hier nicht wiedergegebenen – Varianzanalyse aus dem Zufallsbereich heraus zu heben. Die höheren Werte der frühesten Zyklustage liegen auch beim Einzelvergleich mit den mittleren Tagen im Zufallsbereich.

Es bleibt somit offen, ob sich die Tragzeit bei Konzeption in den als unfruchtbar geltenden Zyklustagen von denen an den regelrechten Tagen unterscheidet.

Man darf annehmen, daß ein erheblicher Teil der Angaben über den „einmaligen" Konzeptionstag unzuverlässig ist. Das hätte dann zu einer Nivellierung etwa vorhandener Unterschiede geführt. Es ist daher denkbar, daß bei den vielleicht verbleibenden Fällen einer tatsächlichen Konzeption in der prämenstruellen Phase eine deutliche Verlängerung der p. m.-Tragzeit entsprechend dem späteren Konzeptionstermin und folgender normaler Schwangerschaftsdauer vorliegt.

Unklar bleibt demgegenüber der Befund bei den sehr frühen

Konzeptionstagen, bei denen die Beobachtungswerte mit einer erniedrigten p.m.-Tragzeit nicht vereinbar wären.

Eine Tragzeitanalyse der Fälle mit auswertbarer Basaltemperaturkurve und Angabe eines einzig möglichen Konzeptionstages ließ sich leider nicht durchführen, da nur 11 Fälle mit diesen Informationen verfügbar waren.

Durch die speziellen Auswertungstechniken der PU ist noch eine weitergehende Analyse und Kontrolle der Tragzeitkurven möglich. In Abschn. 3.7.1.3 waren **Regressionsrechnungen** zur Beurteilung der Reife des Kindes unter Berücksichtigung von Tragzeit (D), Körperlänge (L), Körpergewicht (G), Kopfumfang (U) und klinischen Reifebefunden (RZ) dargestellt worden. Eine dieser Regressionsgleichungen erlaubt die **Ermittlung der durchschnittlichen Tragzeit, die zu den verschiedenen Kombinationen der vier anderen Reifemerkmale gehört.** Für diese Schätzung wurden die Gleichungen

$$\hat{D} = 1,681 \cdot U + 0,005522 \cdot G + 1,247 \cdot L + 2,001\, RZ + 113,1$$

bei Knaben mit Standardabweichung $s_{\hat{D}} = 10,454$

$$\hat{D} = 1,847 \cdot U + 0,00386 \cdot G + 1,076 \cdot L + 1,848\, RZ + 124,0$$

bei Mädchen mit Standardabweichung $s_{\hat{D}} = 10,512$ entwickelt. Es handelt sich also um eine zusammenfassende Reifebeurteilung jedes Kindes, die in der Skala der Tragzeit gemessen wird.

Die aus diesen Gleichungen errechneten Werte geben ein zuverlässiges Maß, das zur Beurteilung der Abhängigkeit der der Reife entsprechenden Tragzeit von Einflußgrößen, z.B. von der Periodenlänge und dem Zyklustag der Konzeption benutzt werden kann. Die folgenden Rechnungen wurden für die in diesem Abschnitt behandelten Schwangerschaften mit einmaligem Kohabitationstag durchgeführt, sofern die erforderlichen Reifeangaben vollständig vorhanden waren.

LANGE und Mitarbeiter (1973) haben einen ähnlichen Ansatz zur Berechnung des „pulmonalen Altersäquivalentes" – einer Schätzung des biologischen Alters einer Person aus den Werten von Lungenfunktionsprüfungen – benutzt. Auf methodische Einzelheiten sei hier nicht eingegangen.

Ersetzt man nun in einer Zusammenhangsanalyse die beobachteten Tragzeiten durch ihre Schätzwerte $\hat{D}_i$, so muß man beachten, daß man dadurch zu einer zusammenfassenden Reifevariablen übergeht, die nur in der Skala der Tragzeit ausgedrückt wird.

Betrachtet man die Abhängigkeit der Tragzeit von der Periodenlänge, so findet sich bei Zusammenfassung in drei Periodenlängen-Gruppen im Durchschnitt:

	beobachtete Tragzeit (p.m.) D	Kindliche Reife ausgedrückt als Regressions-Schätzwerte der Tragzeit $\hat{D}$
Dauer 25–27 Tage	276,0	279,6
Dauer 28 Tage	278,4	279,9
Dauer 29–31 Tage	279,9	278,9

Für die Abhängigkeit vom Zyklustag ergab sich bei Bezug auf die Tage vor dem nächsten errechneten Menstruationstermin:

	beobachtete Tragzeit (p.m.) D	Kindliche Reife ausgedrückt als Regressions-Schätzwerte der Tragzeit $\hat{D}$
20 u. mehr Tage vor Termin	278,5	280,0
17–19 Tage vor Termin	276,7	279,1
14–16 Tage vor Termin	277,9	279,7
11–13 Tage vor Termin	280,1	279,2
5–10 Tage vor Termin	282,1	279,7

Die aus den Reifemerkmalen geschätzten mittleren Tragzeiten liegen durchweg in einem sehr engen Bereich zwischen 279 und 280 Tagen. Die Reife des Kindes ist also weder von der Periodenlänge noch vom Zyklustag abhängig.

Die vorhin gefundenen – allerdings nur angedeuteten – Unterschiede zwischen den Tragzeiten sind also nicht durch Reifeunterschiede bedingt. Alle Kinder reifen gleichmäßig; weder frühe noch späte Zyklustage der Konzeption sind benachteiligt.

Sehr lange Schwangerschaftsdauern

Nachfolgend wird eine Übersicht über die Besonderheiten gegeben, die bei Schwangerschaftsdauern von 291 und mehr Tagen (p.m.) aufgetreten sind.

Dabei herrschen zwei Typen von Assoziationen vor:

a) Gehäuft sind Frauen mit unregelmäßigen Menstruationsperioden und alle Variablen, die mit diesen assoziiert sind.

b) Noch stärker gehäuft sind Variable, die Indikatoren für eine falsche Berechnung der Schwangerschaftsdauer p.m. sein können. Dazu gehören auch die Frauen (a) mit unregelmäßigem Zyklus, die u.U. eine lange präovulatorische Phase haben, die fälschlicherweise in die p.m.-Berechnung der Schwangerschaftsdauer einbezogen wird.

Für die häufige Unzulässigkeit der p.m.-Berechnung spricht auch, daß typische an bestimmte Gestationsphasen gebundene Merkmale in den niedrigen (richtigen) Zeiten zu selten, in den höheren (zu spät gezählten) Zeiten zu hoch sind, z.B.:

	beob.	erw.	Diff.
Beginn der Übelkeit in 4.–7. Woche	102	159,4	– – –
Beginn der Übelkeit in 8.–12. Woche	866	44,0	+ + +
Aufnahmewoche in PU bis 8. Woche	150	229,7	– – –
Aufnahmewoche in PU 11.–13. Woche	349	268,5	+ + +

Bezogen auf 858 Schwangerschaften über 290 Tage p.m. bedeutet dies, daß etwa 40 bis 80 von ihnen (5% bis 10%) einen erheblichen Fehler in der p.m.-Berechnung aufweisen.

Bei Tragzeiten über 290 Tage p.m. sind gehäuft:

	beob.	erw.	Diff.
Frauen mit unregelmäßigem Zyklus	179	121,5	+ + +
Behandlungen von Zyklusstörungen	189	144,3	+ + +
Später Eintritt der Periode über 9 Monate nach letzter Geburt (Fehlgeburt)	96	73,3	+

Die für die Dauern über 290 Tage ermittelten Assoziationen gelten meist auch für die über die Reife erheblich hinausgehenden Tragzeiten, z.B. ist für die höchste positive Abweichungsklasse der Dauer-Regressions-Residuen:

	beob.	erw.	Diff.
Beginn der Übelkeit in 4.–7. Woche	45	64,2	– –
Beginn der Übelkeit in 8.–12. Woche	36	12,6	+ + +
Aufnahmewoche in PU bis 8. Woche	29	69,0	– – –

		beob.	erw.	Diff.
Aufnahmewoche in PU 11.–13. Woche		113	88,6	+ +
Frauen mit unregelmäßigem Zyklus		67	34,9	+ + +
Behandlung von Zyklusstörungen		70	42,3	+ + +
Alter unter 25 Jahren		106	81,7	+ + +
Erstgravide		128	91,0	+ + +
Berufstätige Frauen		176	155,1	+
Geburtseinleitungen		72	42,5	+ + +
erbsbreiartiges Fruchtwasser		16	6,9	+ + +
Leukozyten in Nabelschnur		12	5,8	+ +

Die Befunde bei Übergewicht und beim Toxoplasmose-Titer liegen noch im Zufallsbereich. Dagegen sind die einzelnen kindlichen Körpermaße und Reifezeichen bei den hohen Regressions-Residuen der Tragzeit nicht besonders hoch – so wie es bei den Tragzeiten über 290 Tagen der Fall war –, weil bei hohen Werten dieser Maße auch eine hohe Tragzeit rechnerisch zu erwarten war und sich daher keine hohen Residuen ergeben konnten. Daher sind bei den Körpermaßen die mittleren Werte überbesetzt.

Aufschlußreich ist die Relation zwischen langen Schwangerschaftsdauern und den Reifemerkmalen des Kindes.

Bei den Einzelmerkmalen der Neugeborenen waren stets die höchsten Werte überbesetzt:

		beob.	erw.	Diff.
Körperlänge	55 cm u. mehr	143	91,2	+ + +
Körpergewicht	4000 g u. mehr	151	106,7	+ + +
Kopfumfang	37 cm u. mehr	124	81,6	+ + +
Klin. Reifezahl	17 Punkte u. mehr	75	42,6	+ + +
Die langen Tragzeiten sind gehäuft bei jungen Frauen unter 25 J.		345	280,5	+ + +
Erstgraviden		376	318,7	+ + +
berufstätigen Frauen		521	473,0	+ +
übergewichtigen Frauen		168	142,2	+ +
Toxoplasma-Titer im 1. Trimenon (KBR > 1 : 10)		80	60,8	+ +
Toxoplasma-Titer immer positiv (SFT > 100)		56	38,6	+ +

Bei den Entbindungen ist die Sectio gehäuft (67 : 52,0; +), ferner die Geburtseinleitung (279 : 152,9; + + +), sowie grünes und erbsbreiartiges Fruchtwasser (173 : 123,2; + + +), Leukozyten in der Chorionplatte (34 : 23,1; + +). Dies ist bei Übertragungen zu erwarten.

5.1.5 Perinatale Sterblichkeit

Die Höhe der perinatalen Sterblichkeit bei der PU ist in Abschn. 3.7.2 eingehend behandelt worden; ferner sind in Kap. 4 alle dort behandelten Einflußfaktoren hinsichtlich einer Häufung oder Verringerung der perinatalen Sterblichkeit bearbeitet worden. Dabei wurde der wichtigste Einflußfaktor bereits stets mitbehandelt, nämlich die Häufigkeit der

Frühgeborenen, beurteilt nach Tragzeit und Geburtsgewicht. Die perinatale Sterblichkeit beruht zu 77% auf der Übersterblichkeit der Frühgeborenen (bis zu 260 Tagen Tragzeit). Der Einfluß des Alters der Mutter und der Zahl der vorangegangenen Geburten ist ebenfalls bereits in Abschn. 3.7.2 dargestellt worden. Trotz der bei weiterer Aufgliederung immer kleiner werdenden Zahlen ist die perinatale Mortalität in ihrer gemeinsamen Abhängigkeit vom Alter der Mutter, der Zahl der vorangegangenen Geburten und Fehlgeburten bearbeitet worden. Alle drei Einflußfaktoren steigern mit wachsender Höhe die perinatale Mortalität. Bei jungen I-Parae und II-Parae (unter 25 Jahren) ist kein ungünstiger Einfluß einer einzigen Fehlgeburt zu erkennen.

Die weiteren Einflußfaktoren, die in Kap. 4 behandelt wurden, werden nachstehend in Tabelle 5.1.5-1 noch einmal in der Reihenfolge der dortigen Abschnitte zusammengestellt. Dabei wird zunächst die perinatale Gesamtsterblichkeit[5] – ohne Alterskorrektur – als solche, dann in Untergliederung nach Totgeborenen und neonatal Verstorbenen dargestellt; als letzte Gruppe folgt die perinatale Sterblichkeit der Frühgeborenen (ohne Unterteilung nach Totgeburten und neonatal Verstorbenen). In der Aufstellung sind nur die Faktoren mit starken Häufungen dargestellt. Unter den Faktoren, die mit niedriger perinataler Sterblichkeit einhergehen, können häufiges Erbrechen und die Magen-Darm-Beschwerden im 1. Trimenon hervorgehoben werden. Das Fehlen von Blutungen zeigt eine gut verlaufende Schwangerschaft an; dasselbe gilt wohl auch für Schwangere, die im 1. Trimenon Reisen unternehmen, sowie für solche, die sich an der psychoprophylaktischen Geburtsvorbereitung beteiligen. Die geringe perinatale Mortalität geht zweifellos in erster Linie auf Selektionseinflüsse zurück. Allerdings fällt es schwer, den ganzen günstigen Effekt der Selektion zuzuschreiben.

Die Todesursachen der perinatalen Mortalität sind in Abschn. 3.7.2.2 dargestellt. Dabei wurden die Ursachen nach der Schwangerschaftsdauer und nach pränatalem und neonatalem Tod unterschieden. Bei den kurzen Tragzeiten überwiegen die neonatalen Sterbefälle, wobei Hypoxie und allgemeine Unreife im Vordergrund stehen. Bei Tragzeiten ab 35 Wochen überwiegen dann die Totgeburten.

In Tabelle 5.1.5-1 war die starke Abstufung der perinatalen Sterblichkeit in Abhängigkeit von der *Schwangerschaftsanamnese* deutlich hervorgetreten. Diese Abhängigkeit ist für die Risikobeurteilung ei-

---

[5] Die Zahlen sind hier etwas höher als in Kap. 4, weil in der dortigen Tabelle nur Fälle verwendet wurden, bei denen ausreichende Angaben über die L. P. vorhanden waren

Tabelle 5.1.5-1 Assoziation von Einflußmerkmalen mit der perinatalen Sterblichkeit. Auswahl der Faktoren nach Abschn. 4

Abschn.	Var. Nr.	Einflußmerkmal	perinatal Verstorbene			Totgeborene			neonatal Verstorbene			perinatale Sterbefälle der Frühgeborenen		
			beob.	erw.	Diff.	beob.	erw.	Diff.	beob.	erw.	Diff.	beob.	erw.	Diff.
4.2.2	383/1	Weibl. Geschlechtshormone insges.	64	41,2	+++	25	15,5	++	39	27,5	++	48	41,3	·
	337/4	Strumektomie	9	1,7	+++	4	0,6	+++	4	1,1	+	6	3,3	·
	15/2	Diabetes in Anamn.	8	2,0	++	5	0,8	+++	3	1,3	·	4	9,9	−
4.2.3	100/4	Erbrechen tägl. mehrmals	16	30,1	− −	5	11,3	−	11	18,7	−	15	19,3	·
4.2.4	398/1	Valium I	28	18,5	+	10	6,9	·	18	11,6	+	22	20,0	·
	313/1,3	Valium II	48	22,6	+++	12	8,6	·	36	14,0	+++	38	29,0	+
4.2.5	361/1	Laxantien	30	42,5	−	9	15,3	·	21	27,2	·	21	25,1	·
	362/1	Antacida	2	12,6	− − −	1	4,5	·	1	8,1	− −	2	6,8	−
	342/1	Magenbeschwerden	4	16,3	− −	3	6,1	·	1	10,2	− − −	3	9,7	−
	343/1	Verstopfung	30	44,9	− −	9	16,7	−	21	28,2	·	21	26,9	·
4.2.6	393/1	Herzmittel	14	6,6	++	5	2,4	·	9	4,2	+	9	7,1	·
	17/2	Nierenkrankheiten Anamnese	50	34,6	++	21	12,9	+	29	21,7	·	33	31,0	·
	396/4	Kreislaufschwäche ohne Medikamente	13	8,3	·	7	3,0	+	6	5,3	·	9	4,4	+
4.3.1	10/1	Aufnahme: Abortus imminens	13	5,0	+++	4	1,9	·	9	3,1	++	9	6,1	·
	10/3	Aufnahme: andere Behandlungen in Aufnehmeklinik	28	19,6	+	10	7,4	·	18	12,2	·	20	16,8	·
	11/4	Frühere Schwangerschaften: 3 u. mehr	58	28,0	+++	23	10,4	+++	35	17,6	+++	48	41,4	·
	316/3	Frühere Geburten: 2 u. mehr	60	37,4	+++	21	14,1	+	39	23,3	+++	45	43,4	·
	14/3	Frühere Fehlgeburten: 2 u. mehr	34	17,1	+++	10	6,4	·	24	10,7	+++	29	23,5	·
	405/6	Frühere Schwangerschaften: mehrere, nur Aborte	17	6,7	+++	5	2,5	·	12	4,2	++	14	10,5	·
	89/2	Frühere Spätaborte: eine u. mehr	38	17,6	+++	11	6,5	·	27	11,0	+++	36	26,3	+
	7/4	Alter d. Mutter: 30–34 J.	65	42,3	+++	23	15,7	+	42	26,6	+++	53	34,6	+++
	7/5	Alter d. Mutter: 35 J. u. mehr	24	14,6	+++	9	5,4	·	15	9,1	+	17	17,2	·
	319/7	(Letzte) Eheschließung vor mehr als 10 J.	34	16,6	+++	12	6,4	+	22	10,2	+++	24	23,4	·
4.3.2	13/2	Anamnese: Totgeborene	27	9,7	+++	15	3,6	+++	12	6,1	+	20	18,9	·
	12/3	Anamnese: neonat. Tod	26	8,0	+++	9	3,0	++	17	5,0	+++	21	18,6	·
	24/3	Anamnese d. Familie d. Frau: Totgeborene, Aborte	43	35,1	·	10	13,1	·	33	22,0	+	34	25,8	+
4.3.3	68/1	Psychoprophylakt. Geburtsvorbereitung	23	61,8	− − −	7	21,2	− − −	16	40,6	− − −	14	31,7	− − −
4.3.5	153/1	keine Blutung	112	150,6	− − −	50	56,0	·	62	94,6	− − −	81	93,7	−
	153/2,3	1. Blutung 5.–12. Wo.	43	31,8	+	12	11,8	·	31	20,0	++	32	30,3	·
	153/4,5	1. Blutung 13.–20. Wo.	16	7,0	++	4	1,5	·	12	4,7	+++	15	8,8	+
	153/6,7	1. Blutung 21.–28. Wo.	11	3,2	+++	4	1,3	·	7	2,2	+	10	4,2	++
	153/8,9,10	1. Blutung 29. Wo. u. danach	11	5,6	+	2	2,1	·	9	3,5	++	4	6,4	·
	472/2	Abortus imminens nach d. Aufnahme	34	16,1	+++	6	6,0	·	28	10,1	+++	28	20,9	·
	472/4	Blutung außerhalb Rhythmus	55	34,8	+++	16	13,0	·	39	21,8	+++	42	36,7	·
	36/2	Shirodkar-Unterbindung	28	8,1	+++	3	3,0	·	25	5,1	+++	25	17,0	+
4.3.7	35/2	Rh-Antikörper + (vor Entbindung)	23	4,1	+++	9	1,9	+++	14	2,2	+++	21	15,0	·
	332/7,8	Hb-Abnahme in Schwangerschaft > 2 g%	18	23,7	·	7	10,2	·	11	13,5	·	10	17,1	−
4.3.8	97/9,10	Gewichtszunahme im letzten Jahr ab 5 kg	26	18,2	+	16	7,5	+++	10	11,7	·	15	14,4	·
4.3.9	133/4	Mann: Zigaretten > 10 tgl.	74	58,3	+	25	21,6	·	49	36,7	+	53	47,5	·
	135/2	Mann: Alkohol gelegentlich viel	20	14,7	·	11	5,5	+	9	9,2	·	17	10,5	+
4.3.13	144/4–7	Toxoplasmose KBR bei Aufnahme 10 u. mehr	16	14,4	·	8	5,4	·	8	9,1	·	15	9,5	+
	33/5	Toxoplasmose Verlauf: SFT > 1000; KBR immer positiv	14	9,0	·	5	3,5	·	9	6,0	·	11	6,4	+
	400/4	Krankendiät	15	7,4	+	9	2,7	+	6	4,7	·	11	10,3	·
4.4.1	32/1	Hausfrau ohne Berufstätigkeit	76	80,3	·	22	30,0	·	54	50,3	·	54	66,0	−
4.4.2	359/1	Reisen im 1. Trim.	48	72,7	− − −	18	27,0	−	30	45,7	− −	32	44,9	−
4.4.3	447/1	Hund in Wohnung	26	14,7	++	8	5,4	·	18	9,3	++	20	15,4	−

Tabelle 5.1.5-2 Perinatale Sterblichkeit bei Zweit- und Mehrgraviden nach Zahl und Ausgang der vorangegangenen Schwangerschaften

Anamneseklassen	vorangegangene Schwangerschaften											
	1			2			3 u. mehr			zusammen		
	Anzahl	perinat. gestorben	%	Anzahl	perinat. gestorben	%	Anzahl	perinat. gestorben	%	Anzahl	perinat. gestorben	%
1. Perinataler Tod	143	6	4,2	219	12	5,5	197	27	13,7	559	45	8,1
2. ein Abort	556	16	2,9	389	6	1,5	193	4	2,1	1138	26	2,3
3. 2 Aborte u. mehr	–	–	–	156	9	5,8	345	17	4,9	501	26	5,2
4. ein Abort u. eine Frühgeburt[a]	–	–	–	58	1	1,7	32	2	6,3	90	3	3,3
5. Frühgeburt[a] ohne Aborte	177	5	2,8	82	1	1,2	30	1	3,3	289	7	2,4
6. ohne Belastung	1356	25	1,8	367	8	2,2	123	3	2,4	1846	36	2,0
zusammen	2232	52	2,3	1271	37	2,9	920	54	5,9	4423	143	3,2
darunter 1–5 (mit Belastung)	876	27	3,1	904	29	3,2	797	51	6,4	2577	107	4,2

[a] Frühgeburten ohne perinatale Todesfälle

ner Schwangerschaft wichtig und soll daher noch genauer analysiert werden. In der folgenden Aufstellung werden die Ausgänge der früheren Schwangerschaften in Verbindung mit der Graviditätszahl als Risikofaktoren gegeneinander gestellt.

Eine besonders schwere Belastung ist der perinatale Tod eines früheren Kindes. Als nächstschwere Belastung sind mehrfache Aborte zu nennen. Demgegenüber treten andere Risikofaktoren, auch die Graviditätszahl zurück. Die χ^2-Berechnung zeigt, daß bei einer vorangegangenen Schwangerschaft die Unterschiede noch im Zufallsbereich liegen, bei 2 ist (bei entsprechender Klassenzusammenfassung) die 1%-Grenze, bei 3 die 0,1%-Grenze deutlich überschritten.

In Tabelle 5.1.5-2 sind noch die Häufigkeiten erwähnenswert, mit denen die genannten Risiken in der PU aufgetreten sind: Bei einer vorangegangenen Schwangerschaft war in 6,4% ein perinataler Tod als Ausgang angegeben worden, bei zwei Schwangerschaften in 17,2%, bei drei und mehr in 21,4%. Diese Zahlen sind weit höher, als sie nach der allgemeinen Statistik zu erwarten waren, auch wenn man dabei berücksichtigt, daß man sich auf frühere Jahre mit höherer Säuglingssterblichkeit bezieht. Es betrug die

perinatale Sterblichkeit im Bundesgebiet:
1950: 5,0%
1955: 4,3%
1960: 3,6%
1965: 2,9%

Frauen mit einem perinatalen Todesfall, besonders aber mit zwei und mehr in der Anamnese sind also deutlich gehäuft, und zwar mindestens in doppelter

Zahl, in der Studie vertreten. Eine ähnliche Selektion hatte sich auch bei der Abortzahl gefunden.

Die Erhöhungen der perinatalen Sterblichkeit entsprechen denen der Münchener Perinatalstudie 1975.

Nach einem überstandenen Abortus imminens ist die neonatale Sterblichkeit stark erhöht (5,1% gegen den Durchschnitt 1,8%), dagegen nicht die Totgeborenenquote.

Blutungen in Fortsetzung des Rhythmus haben keinen erkennbaren Effekt; dagegen ist die neonatale Sterblichkeit nach Blutungen außerhalb des Rhythmus deutlich erhöht (3,3%), auch wenn die Bezeichnung „Abortus imminens" dabei nicht gebraucht wurde. Die beiden genannten erhöhten neonatalen Sterbeziffern weisen keinen statistisch signifikanten Unterschied auf. Diese Feststellung legt den Verdacht nahe, daß eine *Blutung außerhalb des Rhythmus meist einem drohenden Abort gleichzusetzen* ist.

Der Zeitpunkt der ersten Blutung hat Einfluß auf die Höhe der perinatalen Sterblichkeit. Sie beträgt für Frauen mit Blutungsbeginn vor der 12. Woche 3,9%, bei Blutungsbeginn in der 13. bis 20. Woche 6,3%, bei späterem Beginn 7,1% ($\chi^2 = 6,3$ bei 2 Freiheitsgraden; 5%-Grenze bei 6,0).

Bei *späten Blutungen* ist die *vorzeitige Lösung einer normalsitzenden Plazenta* von Bedeutung. Von 71 Kindern waren 11 Totgeburten und 13 neonatal gestorben (34%).

Für die Indikatoren einer Cervixinsuffizienz finden sich folgende Feststellungen über die perinatale Sterblichkeit:

Bei den 102 Frauen, die bei der Aufnahmeuntersuchung einen geöffneten Muttermund hatten und das

Kind austrugen, wurden vier perinatale Sterbefälle beobachtet; keine signifikante Erhöhung.

Von 277 Frauen mit ausgetragener Schwangerschaft und Shirodkar-Eingriff hatten drei eine Totgeburt, wie zu erwarten war. Dagegen starben 25 Kinder in der 1. Woche, während nur 5,1 Todesfälle zu erwarten waren. Die Erhöhung der perinatalen Sterbefälle auf 10% ist sehr deutlich.

Bei Frauen, die Wehenhemmer im 2. oder 3. Trimenon erhalten hatten, war die perinatale Sterblichkeit der Kinder nicht erhöht.

Die verschiedenen Ausprägungsformen bzw. Indikatoren einer *EPH-Gestose* zeigen deutliche Unterschiede in der perinatalen Sterblichkeit. Tabelle 5.1.5-3 zeigt die Zahlen für zwei Zählungsserien mit unterschiedlicher Definition (vgl. Abschn. 5.1.2.4-Anhang)

Tabelle 5.1.5-3 Perinatale Sterblichkeit nach Gestosesymptomen

Symptomkombination EPH	Zählungsserie II			Zählungsserie IIIa[a]		
	Geburten	perinatal gestorben		Geburten	perinatal gestorben	
		Anzahl	%		Anzahl	%
3 Symptome						
+ + +	19	4	21,1	62	5	8,1
2 Symptome						
+ – +	110	7	6,4	410	16	3,9
– + +	18	1	5,6	46	3	6,5
+ + –	96	6	6,3	96	5	5,2
1 Symptom						
+ – –	1323	25	1,9	1614	30	1,9
– + –	162	4	2,5	180	2	1,1
– – +	198	10	5,1	497	18	3,6
kein Symptom						
– – –	3240	94	2,9	3905	114	2,9

[a] Zählung wie bei Serie III, nur ohne Vorbedingung der Vollständigkeit der 3 Hauptuntersuchungen

Die Abstufung der perinatalen Sterblichkeit nach der Zahl der Symptome ist deutlich. Es fällt ferner auf, daß bei den verschiedenen Symptomenkombinationen die Hypertonie (H+) offensichtlich den deutlichsten Beitrag liefert. Die Nennung einer Präeklampsie oder Eklampsie durch den Arzt kennzeichnet eine besonders gefährdete Gruppe: Unter 216 Geborenen waren 17 (7,9%) totgeboren (erwartet 2,3, + + +) Neonatal gestorben sind 4 (erw. 4,0). Die Hypertonie liefert – isoliert betrachtet – im 1. und 2. Vierteljahr keine Assoziation mit der perinatalen Sterblichkeit; erst die Werte der letzten Untersuchung vor der Geburt zeigen eine deutliche Beziehung (bei Blutdruckerhöhung 9,3% perinatale Sterblichkeit).

Von den weiteren chronischen Krankheiten hat Diabetes eine erhöhte perinatale Sterblichkeit (12%), Nierenkrankheiten in der Anamnese 4,2%, Frauen mit Strumektomien 14%.

Akute fieberhafte Krankheiten im 1. Vierteljahr ergeben keine Erhöhung. Die Titerwerte betreffend Röteln, Mumps, Cytomegalie zeigten ebenfalls keine Assoziationen. Die Toxoplasmatiter-Befunde zeigten dagegen bei hohen Werten eine geringe Erhöhung der Sterblichkeit der Frühgeborenen. Befunde, die mit dem Geburtsverlauf, den Plazentabefunden und der Kindesreife zusammenhängen, haben durchweg starke Assoziationen zur perinatalen Sterblichkeit. Sie sind allerdings prognostisch ineffektiv und werden daher in diesem Abschnitt nicht behandelt.

Die *sozialen Einflußgrößen* kommen in der PU weniger zum Ausdruck als in den großen Bevölkerungsstatistiken, was durch die Nebenbedingungen für die Beteiligung der Schwangeren an der PU bedingt ist. Bei den wenigen Schwangeren, die noch am Ende der Schwangerschaft ledig sind, traten 3 perinatale Sterbefälle auf (erw. 3,0). Bei denen, die während der Beobachtungszeit in der Schwangerschaft geheiratet haben, war die Zahl der perinatalen Sterbefälle 10 gegenüber einer Erwartungszahl von 14,8.

Nach der väterlichen Stellung im Beruf waren es bei

Selbständigen 25 beob. : 17,0 erw.; 4,2%
Beamten 24 beob. : 30,8 erw.; 2,2%
Angestellten 57 beob. : 70,3 erw.; 2,3%
Arbeitern 74 beob. : 62,0 erw.; 3,4%

Die Unterschiede überschreiten mit $\chi^2 = 10,4$ bei 3 Freiheitsgraden die 5%-Grenze (7,8) und liegen unterhalb der 1%-Grenze von 11,3 (*). Totgeburten und neonatale Todesfälle sind gleichmäßig beteiligt. Der Versuch, die sozialen Unterschiede zwischen den Gruppen auf sozialmedizinische Strukturmerkmale zurückzuführen, gelang nicht: Obwohl die

Gruppen sich im Alter, der Berufstätigkeit der Frau, in der Zahl früherer Schwangerschaften, früherer Aborte und nach Kliniken unterschieden, bewirkte die Ausschaltung dieser Unterschiede keinen durchgreifenden Ausgleich. Wichtigster Punkt blieb die erhöhte Zahl der Frühgeburten bei den Arbeiterfrauen. Auf Einzelheiten sei nicht weiter eingegangen, da der Datenumfang für eine aussagekräftige Analyse zu klein ist.

5.1.6 Geschlecht des Kindes

Unter den Kontingenztafeln, die für alle Variablen in Verbindung mit dem Geschlecht des Kindes[6] (3673 Knaben : 3440 Mädchen; 106,8 : 100; Knaben 51,64%) aufgestellt wurden, gibt es einige mit deutlichen Abweichungen über die 5%-Zufallsmarke hinaus. Aber auch diese müssen – bei fehlendem echten Zusammenhang – in 5% der Tafeln auftreten. Unter den „Profil-Tabellen" mit dem Geschlecht gibt es 230, in denen Einflußgrößen aus der Anamnese, den Befunden, Beschwerden und den Medikamenten mögliche Selektionswirkungen auf das Geschlecht des Kindes haben könnten. Unter diesen hatten 19 die 5%-Marke überschritten, 4 die 1% und 1 die 0,1%-Marke. Das sind nur wenig mehr als erwartet. Geschlechtsunterschiede bei der Geburt und bei Merkmalen des Kindes sind nicht enthalten. Im einzelnen handelt es sich um folgende Befunde:

Tabelle 5.1.6-1 Auffällige Assoziationen mit dem Geschlecht des Kindes

	Variable	Knaben		
		beob.	erw.	Diff.
36/2	Shirodkar-Eingriff	160	143,0	+
19/4	Übelkeit und Erbrechen (vor Aufnahme)	1642	1698,4	– –
28/4	Übelkeit und Erbrechen (bis 20. Woche)	1769	1813,3	–
81/1	Konzeptionsverhütung	253	232,7	+
88/2, 3	frühere Frühaborte	855	821,0	+
100/4	Erbrechen täglich mehrmals	505	544,7	– –
106/2	Schwere Gegenstände im Beruf heben	304	282,3	+
112/2	unruhiger Schlaf	488	457,1	+
316/3	2 und mehr frühere Geburten	635	673,0	–

---

[6] Das Geschlechterverhältnis GV = 100 K : M (Knaben auf 100 Mädchen) ist mit dem Prozentsatz der Knaben $P_K(\%)$ durch folgende Formel verbunden:

$$GV. = 100 \cdot \frac{P_K(\%)}{100 - P_K(\%)} \text{ und } P_K(\%) = \frac{GV}{GV + 100}$$

Tabelle 5.1.6-1 (Fortsetzung)

	Variable	Knaben		
		beob.	erw.	Diff.
405/3	1 früherer Abort, keine ausgetragene Schwangerschaft	322	295,1	+
405/6	mehrere frühe Aborte, keine ausgetragene Schwangerschaft	135	119,4	+
322/1	Portio-Erosion	198	177,7	+
331/1, 2	Hb III. Trim. unter 10,5	288	319,2	–
341/2	Pockenimpfung der Schwangeren	1	4,1	–
341/3	Polioimpfung der Schwangeren	40	31,0	+
341/7	Grippeimpfung in Familie	17	10,8	+
377/1	Antiemetika	610	650,9	– –
383/1	weibl. Sexualhormone	825	785,8	+
387/1	Sulfonamide	281	258,8	+
396/1	Effortil im 2. Monat	16	23,8	–
408/4	Stammzottengefäße einseitig eingeengt	143	178,2	– – –

In den Assoziationen fällt ein Komplex auf, der mit Übelkeit und starkem Erbrechen in schwererer Form zusammenhängt und auch durch die gehäufte Gabe von Antiemetika bestätigt wird. Hier sind die Mädchen deutlich in Überzahl, z. B. bei starkem Erbrechen sind es nur 92 Knaben auf 100 Mädchen. Bei Hyperemesisfällen sind 80 Knaben (erw. 97,1) und 108 Mädchen geboren.

Bemerkenswert ist eine weitere Feststellung über Mädchenbevorzugung, nämlich die Obliteration, Rekanalisation oder einseitige Einengung der Gefäße der Chorionplatte oder der Stammzottengefäße. Die Summe der Befunde ergibt nur 184 Knaben bei einer Erwartung von 227,3 (– – –), also ein Geschlechtverhältnis von 81 : 100.

Eine Geschlechtsabhängigkeit von der Zahl früherer Schwangerschaften besteht nicht, dagegen ist der Ausgang früherer Schwangerschaften von prognostischer Bedeutung. Bei mehreren ausgetragenen früheren Kindern überwiegen in der beobachteten Schwangerschaft die Mädchen. Wenn dagegen die früheren Schwangerschaften mit Aborten endeten, überwiegen die Knaben (457 : 414,5; + +); das Geschlechterverhältnis ist 132 : 100.

Die Assoziationen mit Übelkeit/Erbrechen, mit denen andererseits auch Blutungen und Aborte verbunden sind, legen die Frage nach geschlechtsselektiven Aborten nahe. Zunächst ist festzustellen, daß Kinder, die einen Abortus imminens überlebt haben, ein zwar schwach aber nicht statistisch deutlich abweichendes Geschlechterverhältnis haben; es sind

306 Knaben : 247 Mädchen bei einer Knabenerwartung 285,6 ($\cdot$).

Bei der Betrachtung der Zeitverhältnisse der ersten Blutung zeigt sich, daß besonders bei spätem Blutungsbeginn im 5., 6., 7. Monat die Knabenzahl erhöht ist (116:96,0; +); die Mädchenzahl ist 70.

Analysiert man die Angaben über Übelkeit/Erbrechen genauer und fügt die Angaben über grippale Infekte hinzu, so findet sich:

| | Knaben | | |
	beob.	erw.	Diff.
keine Übelkeit, kein Erbrechen, weder bei Aufnahme noch bei 20 Wochen; keine Grippe im I. Trimenon; Mehrgravide	328	300,2	+
nur Übelkeit, kein Erbrechen bei beiden Befragungen; Grippe im I. Trimenon	37	25,9	+ +
Übelkeit und Erbrechen bei beiden Befragungen; keine Grippe im I. Trimenon; Mehrgravide	919	956,0	−

Eine Verallgemeinerung dieser Ergebnisse ist einstweilen nicht möglich, da es sich im Sinne einer explorativen Studie um statistische Befunde handelt, die beim Durchsuchen mehrdimensionaler Spezialtabellen gefunden wurden. Sie können nur Anlaß zur vergleichenden Prüfung an anderen Daten sein.

Die Frage einer Geschlechtsselektion durch Aborte ist bereits am Gesamtmaterial der Studie analysiert worden (KOLLER 1981). Dabei ergab sich aus zytogenetischen Untersuchungen an 169 Aborten, daß unter 92 Aborten bis zur 14. Woche nur 28 männlich waren (G.V. 44:100), unter 77 späteren Aborten 34 (G.V. 79:100). Der Unterschied zwischen beiden Gruppen liegt noch im Zufallsbereich, nicht jedoch der Unterschied beider Gruppen zum Geschlechterverhältnis der Geborenen (männliche Früchte 62, 87,3 erw.; − − −). Das Überwiegen der weiblichen Früchte bei den erfaßten Spontanaborten ist somit sehr deutlich.

Es ist allgemein bekannt, daß unter den Totgeborenen stets die Knabenziffer erhöht ist, etwa 115:100. Auch in der PU sind unter 76 Totgeborenen 45 Knaben (erw. 39,3; $\cdot$); die Erhöhung liegt bei den kleinen Zahlen noch im Zufallsbereich. Morphologische Untersuchungen (KNORR-GÄRTNER 1981) ergaben, daß bei jüngeren Früchten die Knabenziffer weiter ansteigt, so daß man auf eine primäre Knabenziffer von weit über 100 extrapolierte. Nun reicht zwar die zytogenetische Untersuchungsmöglichkeit in ein niedrigeres Gestationsalter zurück als die morphologisch-histologische, aber die Ergebnisse schienen widersprüchlich zu sein. In der PU wurden beide Untersuchungsverfahren – darunter 40 an denselben Früchten – miteinander verglichen.

Tabelle 5.1.6-2 Geschlechtsverhältnis (M:W) bei Spontanaborten nach Gestationsalter und Untersuchungsverfahren

| Bestimmungsverfahren | Gestationsalter (Woche p. m.) | | | | | zusammen |
	8.–11.	12.–15.	16.–19.	20.–23.	24. und später	
nur zytogenetisch	5:14	24:52	6:18	5: 4	1: 0	41:88
nur histologisch	0: 1	10: 3	25: 9	38:26	32:27	105:66
beide (stets übereinstimmend)	1: 0	7: 1	5: 5	4: 8	4: 5	21:19

In der 12. bis 19. Woche ist die Fallzahl nach beiden Verfahren so groß, daß man sie vergleichen kann. Die Ergebnisse sind jedoch klar unterschiedlich (1%-Niveau). Histologisch überwiegen die männlichen, zytogenetisch die weiblichen Früchte. Die Kontrollfälle, bei denen beide Verfahren angewandt wurden, stimmen dagegen völlig überein. Daraus muß man schließen

1. beide Verfahren sind individuell richtig
2. es gibt vor der Ergebnisfestlegung Selektionseinflüsse, die auf beide Verfahren unterschiedlich wirken.

Man kann vermuten, daß bei der histologischen Untersuchung die Diagnose „männlich" schon in früherem Alter sicher gestellt werden kann als die Diagnose „weiblich". Da aber nur „sichere" Diagnosen verwertet werden, verschiebt sich dadurch zwangsläufig in niedrigem Gestationsalter die Zahlenrelation bei den sicheren Fällen zu den männlichen Früchten. So entsteht ein statistisch eigenartiges Bias-Phänomen, daß zwei Verfahren, die im Test beide übereinstimmen, nicht gleichmäßig gut für die Hochrechnung auf die Grundgesamtheit brauchbar sind. Zu erwähnen wäre dabei noch die wenig plausible Möglichkeit, daß auch bei der Zytogenetik eine Selektion vorliegen könnte, wenn das Gelingen Anzüchtungen etwa nach Geschlecht unterschiedlich sein sollte.

Die Chromosomenuntersuchung am hier bearbeiteten Materialteil erlaubt nur, bei 73 Aborten Assoziationen zwischen Geschlecht und mütterlichen Merkmalen mit denen bei ausgetragenen Kindern zu vergleichen. Es ergab sich nur eine Assoziation: Grippe im I. Trimenon fand sich bei 5 männlichen Früchten und einer weiblichen. Das geht selbst bei diesen kleinen Zahlen über die 5% Zufallsmarke hinaus.

5.1.7 Plazenta, Nabelschnur, Fruchtwasser

5.1.7.1 Plazenta

Merkmale der Plazenta sind in Abschn. 3.6.5 nach der Häufigkeit ihres Auftretens und als Reifeindikatoren dargestellt worden. Hier sollen nun Assoziationen herausgesucht werden, die nicht – oder nicht auf den ersten Blick – durch den Hintergrundsfaktor Reife bedingt sind. Zunächst wird die in 3.6.5 entwickelte Plazenta-Reifezahl als Zielgröße konstitu-

tionellen und anamnestischen Merkmalen sowie dem Schwangerschaftsverlauf gegenübergestellt werden. Die fünf Klassen sind:

		Anteil	Perinatale Sterblichkeit
I.	allgemein unreife Plazenta	5,70%	21,9%
II.	kleine Plazenta, ggf. mit Unreifezeichen	11,39%	2,9%
III.	mittelgroße reife Plazenta	58,90%	0,9%
IV.	große reife Plazenta	19,12%	0,3%
V.	sehr große reife Plazenta	4,88%	2,3%

In Anlehnung an die Tabelle 3.6.5-4 sind hier nur die bemerkenswerten Assoziationen angegeben. Die trivialen Assoziationen mit anderen Reifezeichen und wehenbeeinflussenden Medikamenten sind weggelassen.

Tabelle 5.1.7-1 Assoziationen mit der Plazenta-Reifezahl als Zielgröße

Variable-Nr.	Einflußmerkmal	Reifeklasse der Plazenta								
		I			II			V		
		beob.	erw.	Diff.	beob.	erw.	Diff.	beob.	erw.	Diff.
7/5	Alter 35 Jahre und mehr	22	20,8	·	45	41,0	·	29	17,0	+ +
11/1	frühere Schwangerschaften: 0	103	113,4	·	261	224,0	+ +	73	92,0	−
11/4	frühere Schwangerschaften: 3 u. mehr	60	42,9	+ +	81	84,7	·	40	34,8	·
12/3	frühere perinatale Todesfälle	31	12,4	+ + +	22	24,4	·	9	10,0	·
13/2	frühere Totgeburten	28	13,7	+ + +	30	26,9	·	8	11,1	·
14/3	frühere Aborte: 2 u. mehr	48	26,6	+ + +	58	52,4	·	28	21,7	·
36/2	Shirodkar-Eingriff	34	11,8	+ + +	29	23,3	·	7	9,7	·
326/2	Blutungen bis 4. Monat	106	64,6	+ + +	129	127,3	·	58	52,8	·
336/1	Untergewicht d. Mutter	69	72,9	·	180	150,5	+ +	38	61,0	− − −
336/3	Übergewicht d. Mutter	51	53,6	·	95	110,7	·	66	44,9	+ + +
330/3, 4	Gewichtszunahme in Schwangerschaft 10 kg u. mehr	97	143,3	− − −	255	307,5	− − −	160	127,7	+ + +
328/3	Ödeme, Beginn ab 2./3. Trimenon	76	84,1	·	157	169,6	·	91	70,7	+ +

Bei Erstgraviden ist Reifeklasse II erhöht, ebenfalls bei Untergewicht der Mutter. Reifeklasse I ist bei ungünstiger Schwangerschaftsanamnese und frühen Blutungen erhöht.

In Abschn. 3.6.5 ist noch eine zweite Maßzahl aus denselben Reifezeichen der Plazenta abgeleitet worden, mit der ggf. eine *Diskrepanz zwischen der Größenentwicklung und den histologischen Reifezeichen* angezeigt werden soll. In der folgenden Tabelle werden nur die Klassen 2 (große unreife Plazenta) und 4 (kleine reife Plazenta) mit ihren Assoziationen dargestellt, wobei sie nur mit den großen reifen Plazenten (Klasse 5) verglichen wurden. Die Tabelle ist nicht auf Einflußmerkmale beschränkt.

Ein Überblick über die Tabelle zeigt für die beiden disharmonisch entwickelten Plazentatypen völlig unterschiedliche Assoziationsmuster. Sie stimmen nur in einer Überhöhung aller niedrigen Kindesmaße und Reifeindikatoren des Kindes überein, von denen in der Tabelle stellvertretend für alle sonstigen Reifemaße nur die klinische Beurteilung des Kindes als unreif und die kurzen Tragzeiten angegeben sind. Die Schwangerschaftsdauer ist dabei noch niedriger als dem Reifezustand des Kindes entspricht.

Bei großen histologisch unreifen Plazenten sind – ohne Bevorzugung des hohen Lebensalters – ungünstige frühere Schwangerschaftsausgänge gehäuft.

Tabelle 5.1.7-2 Assoziationen mit disharmonisch entwickelten Plazenten

Variable-Nr.	Assoziationsmerkmal	große unreife Plazenta			kleine reife Plazenta		
		beob.	erw.	Diff.	beob.	erw.	Diff.
7/5	Alter: 35 Jahre u. mehr	10	9,8	.	13	9,9	.
10/2	Aufnahmegrund: frühere Sterilitätsbehandlung	5	6,1	.	14	6,1	+ +
11/1	Frühere Schwangerschaften: 0	35	54,3	− −	68	55,0	+
11/4	Frühere Schwangerschaften: 3 u. mehr	39	20,2	+ + +	19	20,5	.
12/3	Frühere neonatale Sterbefälle	16	5,6	+ + +	5	5,7	.
13/2	Frühere Totgeburten	20	6,4	+ + +	6	6,4	.
14/3	Frühere Aborte: 2 u. mehr	24	12,4	+ + +	15	12,5	.
89/2	Frühere Aborte ab 4. Monat	24	12,0	+ + +	9	12,1	.
15/2	Anamnese der Schwangeren: Diabetes	6	1,5	+ +	1	1,5	.
18/2	Anamnese der Schwangeren: Herz-Kreislauf-krnkh.	10	12,2	.	17	12,3	.
17/2	Anamnese der Schwangeren: Nierenkrankheiten	33	25,7	.	22	25,9	.
19/1	keine Übelkeit, kein Erbrechen (vor Aufn.)	43	36,6	.	50	36,9	+
326/2, 3	Blutungen, früh, spät	50	37,9	+	49	37,9	+
36/2	Shirodkar-Eingriff	11	5,1	+ +	8	5,1	.
85, 6	Menstruationsblutung, Dauer 8 Tage	27	22,0	.	36	22,3	+ +
139/1, 2	Hb im 1. Trim. unter 10,5 g%	2	2,5	.	7	2,6	+
331/7, 8, 9	Hb im 3. Trim. über 13,6 g%	6	9,7	.	23	10,8	+ + +
332/1, 2, 3, 4	Hb-Verlauf in Schwangerschaft: Zunahme	27	28,3	.	49	31,4	+ + +
35/2	Rh-Antikörper (vor Entbindung)	16	2,9	+ + +	2	2,9	.
9/2, 3	Schwangerschaftsdauer bis 260 Tage	49	11,3	+ + +	29	10,9	+ + +
37/2	Kind in Beckenendlage	7	5,2	.	13	5,2	+
38/3	Sectio	19	9,7	+ +	15	9,8	.
40/3	Kind klinisch unreif	37	5,4	+ + +	27	5,6	+ + +
43/1	Maturitas praecox plaz.	1	0,7	.	6	0,7	+ + +
43/2	Maturitas retardata plaz.	99	6,9	+ + +	4	7,1	.
44/1	Zotten kollagen.	17	5,6	+ + +	4	5,6	.
45/2	Lumen überwiegend weit	47	15,9	+ + +	20	16,0	.
49/2	Kalkablagerungen nicht vorhanden	117	89,9	+ + +	97	90,5	.
50/1	Nabelschnurgefäße: nur 1 Arterie	0	0,8	.	4	0,8	+
55/4, 5	Fruchtwasserfarbe: erbsbrei-braun	9	2,1	+ + +	6	2,0	+
71/1	Zeichen vorzeitiger Lösung der Plazenta	4	1,1	+	4	1,1	+
177/2	Kind: Austauschtransfusion	14	3,3	+ + +	3	3,3	.
178/1	Kind totgeboren	6	0,7	+ + +	6	0,7	+ + +
178/2	Kind: neonatal verstorben	8	1,2	+ + +	3	1,3	.
235/1	Cerebrale Krämpfe	0	0,7	.	4	0,8	+
237/2	Neurolog. Urteil 9 Monate: sicher pathol.	0	0,5	.	3	0,6	+
305/12	Schwerer Cerebralschaden	0	0,2	.	2	0,2	+
341/1	Grippeimpfung 1. Trim.	4	1,1	+	0	1,1	.
341/3	Polioimpfung 1. Trim.	1	1,5	.	4	1,5	.
352/1	Herzbeschwerden 1. Trim.	1	1,6	.	5	1,6	+
377/1	Antiemetika 1. Trim.	28	29,1	.	14	27,4	− −
380/1	Barbiturate 1. Trim.	1	3,1	.	8	2,9	+
383/1	weibl. Geschlechtshormone 1. Trim.	40	33,9	.	45	31,9	+ +
354/1	Antidiabetika 1. Trim.	6	1,1	+ +	1	1,1	.
309/1, 2, 3	Chloramphenicol, 2., 3. Trim.	11	3,9	+ +	6	3,9	.
314/1, 2, 3	Wehenhemmer, 2., 3. Trim.	6	2,1	+	3	2,1	.
317/2	Frühere Sterilitätsbehandlung bis vor weniger als 6 Monaten	3	3,6	.	13	3,7	+ + +
318/1	Ovulationshemmer bis über LP hinaus	3	0,9	.	0	0,9	.
409/1	Unreife Zotten	42	18,7	+ + +	17	21,8	.
423/1, 2	Residuum-Dauer neg.	30	10,6	+ + +	8	10,5	.
423/4, 5	Residuum-Dauer pos.	8	11,2	.	29	11,0	+ + +
425/4, 5	Residuum-Gewicht pos.	18	11,5	+	2	11,3	− − −
433/1	Kind: Anämie	24	22,0	.	34	23,3	+ +
170/4, 5, 6	Neugeborenes: Bilirubin 15 mg% u. mehr	21	10,3	+ + +	10	9,3	.
449/1	Kanarienvogel in Wohnung	10	4,1	+ +	5	4,1	.
474/1	Rh-Inkompatibilität	15	14,5	.	10	10,6	.

Diabetes und Antidiabetikaeinnahme sind deutlich erhöht, ebenfalls Rh-Antikörper, dagegen nicht die Rh-Inkompatibilität als solche. Die perinatale Sterblichkeit ist mit 42% sehr hoch.

Der hohe Anteil dieses Plazentatyps bei Frauen mit Chloramphenicol-Einnahme im 2./3. Trimenon ist erwähnenswert.

Hinsichtlich der Assoziationen zu anderen Plazentabefunden sei auf die Tabelle verwiesen.

Bei den kleinen histologisch reifen Plazenten ist die Schwangerschaftsanamnese ohne Belang. Bei den Assoziationen fallen auf: Hohe Hb-Werte gegen Ende der Schwangerschaft, kindliche Anämien, ferner frühere, kurz zurückliegende Sterilitätsbehandlungen.

Von Medikamenten im 1. Trimenon sind Barbiturate und weibliche Geschlechtshormone gehäuft.

Die neonatale Sterblichkeit ist insbesondere durch relativ viele Totgeborene erhöht. Bei den Kindern ist auf die trotz der kleinen Zahlen erkennbare Erhöhung der Zahl der Kinder mit zerebralen Schäden hinzuweisen.

Die zahlreichen einzeln dokumentierten histologischen Plazentabefunde können im Rahmen dieses Buches nicht ausführlich analysiert werden. Einige Reifemerkmale sind in die eben behandelten Reifezahlen eingegangen (vgl. Abschn. 3.6.5). Um Besonderheiten des Assoziationsmusters zu zeigen, die bisher nicht zur Geltung gekommen sind, seien als – keineswegs erschöpfendes – Beispiel die Feststellungen über jugendliche (bzw. unreife) Zotten (viele – vereinzelte – keine) in ihren Assoziationen dargestellt. Dabei zeigt sich, daß die zunächst als Abstufung angesehene Differenzierung in Wirklichkeit bei den Assoziationen nicht ein mehr-weniger-Verhältnis zeigt, sondern daß es sich um weitgehend andersartige Assoziationsmuster handelt, hinter denen man demzufolge auch pathologisch noch andere Unterschiede als nur den Häufigkeitsunterschied „viele – vereinzelte" vermuten könnte.

Tabelle 5.1.7.1-3 Assoziationen mit dem Plazentabefund „viele – vereinzelte jugendliche Zotten"

| Variablen-Nr. | Assoziationsmerkmal | Jugendliche Zotten | | | | | |
| | | viele | | | vereinzelte | | |
		beob.	erw.	Diff.	beob.	erw.	Diff.
11/1	frühere Schwangerschaften: 0	252	294,4	– – –	316	338,9	·
12/3	frühere neonatale Sterbefälle	42	30,9	+	34	35,4	·
13/2	frühere Totgeburten	48	36,3	+	44	41,8	·
15/2	Diabetes	20	6,8	+ + +	10	7,8	·
137/1	Hypotonie bei Aufnahme	150	113,6	+ + +	115	129,3	·
141/2	Ödeme bei Aufnahme	17	17,7	·	5	20,4	– – –
145/1	Hypotonie 2. Trim.	189	146,5	+ + +	155	168,2	·
147/2	Ödeme, 2. Trim.	53	76,2	– – –	77	87,6	·
333/2	Glukosurie im 1. Trim. positiv	28	15,3	+ + +	17	17,6	·
333/3	Glukosurie erstmals im 2. Trim. positiv	49	36,7	+	48	42,1	·
118/1	ißt kein rohes Fleisch	485	441,5	+ + +	518	508,5	·
119/1	ißt keine Eier	30	44,5	–	41	51,5	·
	Medikamente im 1. Trimenon:						
386/1	Antidiabetika	15	4,7	+ + +	7	5,4	·
372/1	gegen periphere Zirkulationsstörungen	12	5,1	+ +	5	5,9	·
374/1	Psychotonika, Analeptika	19	9,6	+ +	9	11,1	·
375/1	Mineralstoffpräparate	77	89,1	·	126	103,0	+
314/1, 2, 3	Wehenhemmer im 2., 3. Trim.	12	3,6	+ + +	4	4,1	·
40/3	Kind klinisch: unreif	52	41,3	·	34	47,1	–
40/2	Kind klinisch: untere Grenze der Reife	66	51,3	+	58	58,5	·
43/2	Foet reifer als Plazenta	74	44,1	+ + +	29	50,7	– – –
404/1, 3	Schwangerschaftsdauer bis 260 Tg.	96	65,3	+ + +	66	74,8	·
	Plazenta:						
44/1	Zotten kollagenisiert	38	33,7	·	52	38,5	+
45/2	Lumen überwiegend weit	65	88,1	– –	82	101,3	–
49/1	Kalkablagerungen	351	345,8	·	449	398,1	+ + +
407/2	Infarkte nur mikroskopisch	98	116,6	·	94	133,7	– – –
407/4	Infarkte: viele makroskopisch	20	20,1	·	34	23,1	+ +
412/2	groß; unreif	42	19,0	+ + +	14	21,3	·
411/1	Reifeklasse I (unreif)	68	41,6	+ + +	31	46,7	– –
474/1	Rh-Inkompatibilität	96	74,5	+ +	65	84,3	–
35/2	Rh-Antikörper vor Entbindung	21	16,2	·	18	19,1	·

„Viele jugendliche Zotten" sind ein Unreifezeichen der Plazenta, dagegen kaum für das Kind, das zwar oft frühgeboren ist, aber häufig reifer als die Plazenta ist. Viele jugendliche Zotten finden sich gehäuft bei Diabetikerinnen, bei Hypotonikerinnen und bei der Rh-Inkompatibilität. Eine ungünstige Schwangerschaftsanamnese ist gehäuft, vielleicht durch Diabetes mitbedingt.

„Vereinzelte jugendliche Zotten" haben mit dem Reifezustand der Plazenta und des Kindes überhaupt nichts zu tun. Belastende Fakten in der Anamnese sind nicht vorhanden.

Assoziationen mit anderen Plazentamerkmalen können der Tabelle entnommen werden.

Placenta praevia

Die „Placenta praevia" ist im folgenden mit dem dokumentierten Befund einer „tiefsitzenden" Plazenta zusammengefaßt (n = 27). Häufig tritt dabei eine vorzeitige Lösung ein. Die Komplikation ist mit Frühgeburten und einer erhöhten perinatalen Sterblichkeit verbunden (4 von 26, rechnerisch 15,3% mit einem 5%-Konfidenzbereich von 4,4% bis 34,9%). Späte Schwangerschaftsblutungen sind ein Warnzeichen. Einige Assoziationen zeigt die folgende Aufstellung.

Tabelle 5.1.7-4 Assoziationen mit Placenta praevia

Var.-Nr.	Assoziationsmerkmal	Plazenta praevia		
		beob.	erw.	Diff.
7/4, 5	Alter: 30 Jahre u. mehr	15	7,4	+ +
12/3	frühere neonatale Sterbefälle	5	1,0	+ +
14/3	frühere Aborte: 2 und mehr	9	2,2	+ + +
88/3	frühere Frühaborte: 2 und mehr	6	1,4	+ +
19/1	keine Übelkeit, kein Erbrechen (bei Aufnahme)	11	6,5	+
28/1	keine Übelkeit, kein Erbrechen (bis 20. Woche)	13	6,7	+
397/5	keine Übelkeit, kein Erbrechen, keine Antiemetika	10	3,7	+ +
326/3	Blutungen ab 5. Monat	15	1,4	+ + +
332/7, 8	Hb-Differenz in Schwangerschaft: Abnahme um mehr als 2 g%	6	2,8	(+)
313/1, 2, 3	Valium im 2., 3. Trimenon	13	5,1	+ +
9/1, 2, 3	Schwangerschaftsdauer bis 260 Tage	11	2,3	+ + +
178/1	Kind: totgeboren	1	0,3	·
178/2	neonatal verstorben	3	0,5	+
40/3	klinisch unreif	12	1,4	+ + +
38/3	Sectio	20	1,8	+ + +

Tabelle 5.1.7-5 Assoziation mit vorzeitiger Lösung der normalsitzenden Plazenta

Var.-Nr.	Assoziationsmerkmal	Vorzeitige Lösung der normalsitzenden Plazenta		
		beob.	erw.	Diff.
24/2, 3, 4	Familienanamnese von Mann und Frau: Aborte u. Totgeburten	17	10,5	+
115/2, 3	Schwangere: Alkohol täglich	5	1,9	(+)
135/4	Mann: Alkohol täglich mehrmals	4	1,2	(+)
401/2	Obstgenuß: Äpfel bevorzugt	18	8,7	+ +
313/1, 2, 3	Valium im 2., 3. Trimenon	13	7,5	+
326/2	Blutungen bis 4. Monat	18	7,9	+ + +
9/2, 3	Schwangerschaftsdauer bis 260 Tage	16	3,3	+ + +
37/2	Beckenendlage	8	1,7	+ + +
40/3	Kind: klinisch unreif	16	2,3	+ + +
174/1	ZNS-Diagnose: Hirnblutung	4	0,3	+ +
178/1	totgeboren	8	0,4	+ + +
178/2	neonatal verstorben	6	0,7	+ + +

Es ist bemerkenswert, daß die Placenta praevia, die bevorzugt bei Älteren vorkommt, offensichtlich nicht als einzelne isolierte Komplikation einer Schwangerschaft auftritt, sondern daß auch in der Schwangerschaftsanamnese ungünstige Ausgänge gehäuft waren.

Vorzeitige Lösung der normalsitzenden Plazenta

Die vorzeitige Lösung einer normalsitzenden Plazenta, d.h. ohne dokumentierten tiefen Sitz der Plazenta, ist eine besonders schwere Komplikation, für die es wichtig wäre, irgendwelche Einflußfaktoren zu kennen. Leider finden sich bei der Durchsicht der Assoziationen nur wenige, die eher nach Zufälligkeit als nach Einfluß aussehen.

Die perinatale Sterblichkeit ist mit 14 von 40 Kindern extrem hoch, es sind 35% mit einem Konfidenzbereich von 20,6% bis 51,7%. Die eingeklammerten Pluszeichen bedeuten, daß die 5%-Grenzen des Vierfelder-Tests fast, aber nicht ganz erreicht wurden; immerhin sollte bei späteren Untersuchungen darauf geachtet werden.

5.1.7.2 Nabelschnur

Die Zahl der Nabelschnurgefäße ist ein sehr wichtiger Befund, was schon BENDER, BECKER und MAU

1973 für die PU betont haben. Das Fehlen einer der beiden normalerweise vorhandenen Arterien ist als Mißbildung anzusehen und ist auch als eigene Mißbildungsposition in der ICD enthalten. Es ist in 37 Fällen dokumentiert worden. Von ihnen wiesen 5 schwere multiple Mißbildungen (erwartet: 0,6; + + +) auf, und zwar

Nr. der Liste in Abschn. 3.7.3.3	
21	Meningomyelozele, Rektumaplasie, rudimentäre Hoden, Blasenspalte, Bauch-Darmspalte, Spaltbecken, Spaltfuß
69	Vitium cordis, Mikrozephalus, Kiefer-Gaumenspalte, Hypospadie
99	Totaler Prolaps der Eingeweide, Hydrozephalus, Kiefer-Gaumenspalte
120	Nierenagenesie, Wirbelmißbildungen, Hüftluxation (Potter-Syndrom)
122	Nierenaplasie, Analatresie, Klumpfuß (Potter-Syndrom)

In der amerikanischen Perinatal-Studie wurden starke Häufungen bei fast allen Mißbildungsarten bei Fehlen einer Nabelschnurarterie gefunden.

Tabelle 5.1.7-6 Assoziationen mit Fehlen einer Nabelschnurarterie

Var.-Nr.	Assoziationsmerkmale	Fehlen einer Nabelschnurarterie		
		beob.	erw.	Diff.
383/1	weibl. Geschlechtshormone (im 1. Trimenon)	14	8,5	+
388/1	Antibiotika (im 1. Trimenon)	9	2,6	+
380/1	Barbiturate (im 1. Trimenon)	3	0,8	+
376/1	Vitamine (im 1. Trimenon)	4	9,1	−
313/1, 2, 3	Valium im 2., 3. Trimenon	6	2,0	+
320/12	L. P. im Dezember	10	3,3	+ +
9/2, 3	Schwangerschaftsdauer bis 260 Tage	7	3,2	+ +
404/3	davon perinatal verstorben	5	1,6	+
178/1, 2	perinatal gestorben insges.	5	0,9	+ + +
41/1	Apgar nach 1 Min.: 0, 1, 2	4	0,9	+ + +
180/1, 2	Apgar nach 5 Min.: 0, 1, 2	5	0,4	+ + +
37/2	Kindslage: Beckenendlage	7	1,5	+ + +
45/3	Plazentagefäße: Lumen regional verschieden	11	4,7	+ +

Die Tabelle zeigt eine erhöhte Zahl von Frühgeburten und von perinatal gestorbenen Kindern, speziell Totgeburten. Die Apgarwerte sind ungünstig. Einige Assoziationen mit Medikamenten haben keine klare Bedeutung.

Ansatz der Nabelschnur

Der randständige und häutige Ansatz der Nabelschnur ist als ungünstig bekannt, der leicht oder

stark exzentrische Ansatz ist am häufigsten. Die Tabelle 5.1.7.2-2 gibt Häufungen dieses ungünstigen Ansatzes bei Erstgraviden und Frühgeburten. Belastungen durch ungünstige Ausgänge früherer Schwangerschaften fehlen; Diabetes ist schwach gehäuft. Die neonatale Sterblichkeit ist etwa verdoppelt.

Tabelle 5.1.7-7 Assoziationen mit randständigem/häutigen Nabelschnuransatz

Var.-Nr.	Assoziationsvariable	Nabelschnuransatz randständig, häutig		
		beob.	erw.	Diff.
9/3	Schwangerschaftsdauer 251–260 Tage	38	22,1	+ + +
11/1	Erstgravide	230	197,1	+ + +
12/3	frühere Kinder: neonatal gestorben	10	19,9	–
14/3	frühere Aborte: 2 und mehr	31	43,3	–
88/3	frühere Frühaborte: 2 und mehr	17	27,3	–
15/2	Diabetes	9	4,7	+
37/2	Beckenendlage	33	20,3	+ +
38/3	Sectio	51	35,3	+ +
41/1	Apgar 1 Minute: 0, 1, 2	22	13,1	+
180/1	Apgar 5 Minuten: 0, 1, 2	8	6,2	·
65/7, 8	Blasensprung frühzeitig	107	80,1	+ +
76/8	Letzte Geburt/Fehlgeburt vor 7 Jahren u. mehr	27	18,5	+
111/3	Sport intensiv	17	9,3	+ +
326/2	frühe Blutungen 1. bis 4. Monat	138	106,5	+ + +
178/2	Kind neonatal gestorben	17	8,9	+ +

Frühe Blutungen sind gehäuft, auch intensive Sportausübung.

Eigenartig ist eine deutliche jahreszeitliche Abhängigkeit, die über die dabei üblichen Zufallskorrelationen hinauszugehen scheint. Die Assoziationstabelle, nach Monaten der LP und drei Nabelschnuransatzgruppen gegliedert (22 Freiheitsgrade) hat ein $\chi^2 = 50,1$ mit $P < 0,1\%$. Randständiger bzw. häutiger Ansatz ist im September–Oktober gehäuft (119:87,0), zentraler Ansatz im März (44:28,0).

Nabelschnurumschlingung

Diese 21mal angegebene Komplikation betrifft nicht nur eine zu lange Nabelschnur; im Entbindungsbericht wurde mehrfach von zu kurzer, straff den Hals umschlingender Nabelschnur berichtet. Die Durchsicht auf Assoziationen bringt sehr wenige, wohl nur zufällige Häufungen:

Tabelle 5.1.7-8 Assoziationen mit Nabelschnurumschlingungen

Var.-Nr.	Assoziationsmerkmale	Nabelschnur-umschlingungen		
		beob.	erw.	Diff.
11/1	frühere Schwangerschaften: 0	12	7,5	+
77/2	letzte Schwangerschaft: Abort	8	2,8	+
31/3, 4, 5	Frau raucht regelmäßig	8	3,4	+
178/1	Kind totgeboren	3	0,2	+ +

Lediglich die Erhöhung der perinatalen Sterblichkeit auf 3 von 21 (14,3% mit Konfidenzbereich von 3,1% bis 36,34) ist bedeutungsvoll.

5.1.7.3 Fruchtwasser

Die Fruchtwasserfarbe ist mit den Angaben „grün" und besonders „erbsbreifarben" und „braun" stets mit ungünstigen Ausgängen und den mit ihnen verknüpften Merkmalen assoziiert. Die Zahl der Assoziationen ist groß. Etwaige Einflußfaktoren müßten für das Basismerkmal des ungünstigen Ausgangs (z. B. Unreife des Kindes) gelten, für die Fruchtwasserfarbe selbst nur indirekt. Daher wird auf die Wiedergabe einer ausführlichen Tabelle verzichtet; es seien lediglich die Merkmale mit deutlichen Häufungen bei den Farbangaben „erbsbrei" und „braun" aufgezählt:

Persönliche Daten: hohes Alter, Übergewicht, Gewichtszunahme im letzten Jahr, Arbeiterfrau, frühere Totgeburten, frühere Aborte

Befunde: Hypertonie, Ödeme, Eiweiß, Präeklampsie, Rh-Antikörper, Strumektomie

Partus: Frühgeburt, Geburtseinleitungen, Beckenendlage, Sectio, Zange; Leukozyten in Chorionplatte, Nabelschnur, Dezidualplatte; zu wenig Fruchtwasser und auch Hydramnion; Temperatur unter der Geburt, frühzeitiger Blasensprung, Zeichen vorzeitiger Lösung

Kind: Totgeburt: 37 von 317 Fällen mit ausreichenden Angaben (11,7%), neonatal gestorben 21 (6,6%), Untergewicht, Unreife, auch Überreife, schwere Mißbildungen

Die **Fruchtwassermenge** ist im Gegensatz zur Farbe ein eher selbständiges Merkmal, dessen Assoziationen weniger bekannt sein dürften.

Die Tabelle enthält sowohl die Fälle mit zu viel Fruchtwasser (Hydramnion: 119; 2,0%) als auch diejenigen mit zu wenig Fruchtwasser: (767; 12,6%). Die beiden Gruppen verhalten sich trotz ihrer rechnerischen Verknüpfung keineswegs gegensinnig,

Tabelle 5.1.7-9 Assoziationen mit großer und kleiner Fruchtwassermenge

Var.-Nr.	Assoziationsmerkmale	Fruchtwassermenge					
		viel			wenig		
		beob.	erw.	Diff.	beob.	erw.	Diff.
7/4, 5	Alter: 30 Jahre und mehr	48	32,4	+ +	215	208,8	·
9/2, 3	Dauer: bis 260 Tage	32	9,5	+ + +	32	61,9	– – –
9/5	Dauer: 270 Tage u. mehr	62	90,7	– – –	650	591,9	+ + +
13/2	frühere Totgeburten	11	5,6	+	37	36,0	·
12/3	frühere neonatale Sterbefälle	12	4,6	+ + +	17	29,4	–
15	Diabetes	13	1,1	+ + +	3	7,8	·
16	Tuberkulose	12	5,9	+	24	37,8	–
336/3	Übergewicht	31	21,3	+	137	133,9	·
342/1	Magenbeschwerden	8	9,5	·	83	61,5	+ +
362/1	Antacida im 1. Trimenon	5	7,0	·	67	48,7	+ +
115/2, 3	Frau: Alkohol täglich	4	5,3	·	45	35,5	·
135/3, 4	Mann: Alkohol täglich	31	27,4	·	218	186,3	+ +
36/2	Shirodkar-Eingriff	5	4,9	·	15	31,5	– –
35/2	Rh-Antikörper (vor Entbindung)	8	2,6	+ +	8	16,8	–
40/3	Kind: klinisch unreif	23	5,9	+ + +	29	38,5	·
40/4	Kind: überreif	2	4,7	·	58	30,5	+ + +
41/1	Apgar 1 Min.: 0, 1, 2	16	2,9	+ + +	34	19,7	+ + +
180/1	Apgar 5 Min.: 0, 1, 2	10	1,6	+ + +	21	10,5	+ + +
178/1	Totgeburt	7	1,1	+ + +	17	6,8	+ + +
178/2	neonatal gestorben	8	1,9	+ +	9	12,0	·
456/1	Schwere Mißbildungen	10	1,9	+ + +	18	12,6	·
·	ZNS Mißbildungen/Anomalien	6	0,7	+ + +	4	4,4	·
·	Herz/Kreislauf-Mißbildungen/ Anomalien	4	1,0	+	14	7,3	+
·	„sonstige" schwere Miß- bildungen[a]	1	0,8	·	11[a]	5,0	+
·	Klumpfuß	1	0,5	·	6	2,9	·

[a] darunter alle 3 Potter-Syndrome

beide sind ungünstige Grenzfälle mit erhöhter perinataler Sterblichkeit, wobei die unreifen beim Hydramnion, die überreifen bei zu geringer Fruchtwassermenge überwiegen. Bemerkenswert sind die Häufungen bei den Mißbildungen. Beim Klumpfuß liegt die Häufung der Fälle mit Fruchtwassermenge gerade noch im Zufallsbereich. Bei den ZNS-Mißbildungen mit Neuralrohrdefekten ist das Hydramnion sehr deutlich gehäuft. Aber auch bei Herz-Kreislauf-Anomalien finden sich beide Fruchtwasser-Extrema gehäuft, beim Potter-Syndrom ist der Fruchtwassermangel hervorzuheben.

In der Anamnese sind beim Hydramnion Diabetes und Tuberkulose häufig. Auch Sozialfaktoren gehen möglicherweise beim Hydramnion indirekt durch Verknüpfung mit anderen Merkmalen mit ein (bei Selbständigen und Arbeitern erhöht, bei Angestellten verringert; es könnten auch lediglich Zufallstreffer sein).

5.2 Reife des Kindes

Im folgenden wird die Reife des Kindes (d.h. im wesentlichen: die Unreife) als Zielmerkmal in Abhängigkeit von Einflußgrößen der Schwangeren und des Schwangerschaftsverlaufs betrachtet. Um die Zahl der bei dieser umfassenden Fragestellung möglichen Gegenüberstellungen einzuschränken, wurden nur relativ wenige markante Einflußgrößen herangezogen, die in allen Tabellen gleichmäßig verwendet werden. Schwieriger sind die Auswahl und Unterscheidungen der Variablen, die die Reife bzw. Unreife des Kindes kennzeichnen. Dazu gehören a) klinische Feststellungen, b) die Schwangerschaftsdauer (p.m.), c) Messungen am Neugeborenen (Länge, Gewicht, Kopfumfang). Diese Variablen werden sowohl für sich allein, als auch in Kombination miteinander betrachtet.

Die Schwangerschaftsdauer liefert die Unterteilung in Frühgeborene (bis 260 Tage p.m.) und die länger getragenen Kinder, die hier der Kürze halber als „Ausgetragene" bezeichnet werden (vgl. 3.7.1.1).

In bevölkerungs-statistischen Arbeiten wird die 2500 g-Grenze für Unreife allgemein benutzt. In der ICD wird „prematurity" durch ein Geburtsgewicht von weniger als 2500 g definiert[7]. Dies ist wegen der Unsicherheit und häufigen Unkenntnis des Datums der LP der einzig mögliche internationale Ausweg. Man muß dabei in Kauf nehmen, daß diese Grenze von Land zu Land ganz unterschiedliche Bedeutung hat. Auch im Sammelband „The Epidemiology of Prematurity" (REED u. STANLEY) wird in den meisten Beiträgen die 2500 g-Grenze benutzt.

Nach dem Geburtsgewicht in Abhängigkeit von der Tragzeit werden häufig nach dem Vorbild von LUB-CHENKO die jeweils untersten 10% als „small-for-date-babies" – als besondere Risikogruppe – abgesondert. Ihre deutsche Bezeichnung ist Mangelgeburt, bzw. dystrophes Kind; diese weit verbreiteten Bezeichnungen werden allerdings nicht von allen Autoren gleichartig verwendet. Deshalb sollen sie hier nicht benutzt werden.

Die Assoziationen von Einflußgrößen mit der Unreife des Kindes werden in drei Abschnitten gemäß der Definition der Unreife behandelt:
- Klinisch unreife Kinder
- Untergewichtige Kinder
- Ungleichmäßig gereifte Kinder.

---

[7] Eine statistische Tücke dieser Grenze liegt darin, daß das Gewicht 2500 g, das je nach der Genauigkeit der Wägung mehr oder weniger häufig vorkommt, nicht überall einheitlich aus der „prematurity" ausgeschaltet wird. Hinzu kommt, daß die Häufungspunkte ungenauer Wägungen, nämlich 2,5 kg = 5 Pfund und 5 lb (engl. Pfund) = 2265 g und sogar 5½ lb = 2491.5 g nach der ICD-Definition ungleich zugeteilt werden (vgl. MIKAT und BOLLERT 1964)

Die Frühgeborenen mit Tragzeit bis zu 260 Tagen sind bereits in Abschn. 5.1.3 behandelt. Die verschiedenen Definitionen überschneiden sich stark.

5.2.1 Klinisch unreife Kinder

Der die Geburt leitende Arzt hatte das Kind einer der Kategorien „reif – untere Grenze der Reife – unreif – überreif" zuzuordnen. Hierbei waren nicht einzelne Meßgrößen, sondern der gesamte klinische Eindruck maßgebend.

Bei der statistischen Auswertung wurde ferner aus den einzelnen dokumentierten Reifezeichen eine „Reifezahl" zusammengestellt (Abschn. 3.7.1.2), die allerdings nur für diejenigen Kinder erstellt werden konnte, für die alle Angaben über Länge, Fingernägel, Fettpolster, Genitale, evt. Mazeration vorhanden waren. Tabelle 5.2.1-1 stellt die Assoziationen der ausgewählten Einflußgrößen mit diesen beiden klinischen Reifebeurteilungen zusammen. Dabei ist für die Reifezahl angegeben, wieviele Fälle mit dem angegebenen Einflußmerkmal zu den untersten 5% der Reifezahl gehören, die insgesamt 273 Kinder umfassen.

Es ist selbstverständlich, daß Kinder mit Tragzeit bis zu 250 Tagen unreif sind, sofern die Tragzeit richtig angegeben ist. Von den 348 Kindern mit dieser Tragzeitangabe sind tatsächlich nur 215 (62%) als unreif, weitere 65 (19%) als „an der unteren Grenze der Reife" beurteilt worden, 20% als reif. Nach den objektiven Reifekriterien gehören sogar nur 112 (32%) der Kinder mit ausreichenden Angaben zu den untersten 5%. Diese Relation zwischen sehr kurzen Trag-

Tabelle 5.2.1-1 Assoziationen mit klinischer Unreife als Zielgröße

Var.-Nr.	Einflußmerkmal	klinisch unreif			Reifezahl unterste 5%		
		beob.	erw.	Diff.	beob.	erw.	Diff.
9/2	Tragzeit: bis 250 Tage (ohne Aborte)	215	17,7	+ + +	112	4,5	+ + +
9/3	Tragzeit: 251–260 Tage	71	16,6	+ + +	42	11,3	+ + +
7/5	Alter: 35 Jahre u. mehr	44	27,9	+ + +	27	19,1	·
11/1	frühere Schwangerschaften: 0	98	141,0	– – –	91	97,1	·
11/4	frühere Schwangerschaften: 3 u. mehr	105	53,5	+ + +	50	35,4	+ + +
12/3	frühere neonatale Sterbefälle	45	16,2	+ + +	21	9,0	+ + +
13/2	frühere Totgeburten	51	18,4	+ + +	23	11,7	+ + +
14/3	frühere Aborte: 2 u. mehr	70	32,6	+ + +	38	21,8	+ + +
326/2	Blutungen bis 4. Monat	126	79,9	+ + +	90	52,9	+ + +
326/3	Blutungen ab 5. Monat	39	20,2	+ + +	26	13,8	+ + +
472/2	Abortus imminens	65	30,7	+ + +	45	20,6	+ + +
36/2	Shirodkar-Eingriff	50	15,6	+ + +	29	10,5	+ + +
336/1	Untergewicht	99	90,2	·	67	61,2	·
31/4, 5	Zigaretten > 5 tgl.	45	47,9	·	40	25,9	+ +
121/3	Kaffee häufig	193	173,7	+	125	119,7	·
130/5	Soziale Stellung: Arbeiterfrau	78	62,3	+	73	64,5	·

zeiten und Unreife muß man sich vor Augen halten, wenn man die in der Tabelle aufgeführten weiteren Assoziationen betrachtet.

Stark gehäuft ist die Unreife bei
- höherem Alter der Schwangeren
- höherer Graviditätszahl
- anamnestische Belastung durch
  neonatale Sterbefälle
  Totgeburten
  mehrere Aborte
- Schwangerschaftsblutungen
- Abortus imminens
- Shirodkar-Eingriff.

Dabei ist die relative Erhöhung gegenüber dem Durchschnitt am stärksten bei früheren perinatalen Sterbefällen und dem Shirodkar-Eingriff.

Demgegenüber treten andere Risikofaktoren aus dem Umweltbereich zurück, die gerade noch erkennbar sind.

Die Assoziationen dieser Tabelle finden sich in etwa derselben Stärke bei den Frühgeburten (Tabelle 5.1.3-1); lediglich das Zigarettenrauchen und der Kaffeegenuß der Mutter fehlen dort.

5.2.2 Untergewichtige Kinder

Nach dem Geburtsgewicht, zum Teil in Verbindung mit der Tragzeit, werden im Schrifttum unterschiedliche Abgrenzungen benutzt. Dabei werden die unterschiedlichen Inhalte nicht immer beachtet. Deshalb werden im folgenden die wichtigsten gebräuchlichen und die in der PU entwickelten Gliederungen

nebeneinander gestellt. Die Unterschiedlichkeit der dabei auftretenden Assoziationen zeigt deutlich die Verschiedenheit der Inhalte.

Es werden unterschieden:

„Frühgeborene" mit Tragzeit bis 260 Tage (in Abschn. 5.1.3 behandelt)

Kinder mit „Geburtsgewicht unter 2500 g" (nur mit dieser Gewichtsangabe bezeichnet, nicht als „untergewichtig" (Definition A).

„Untergewichtige" (= relativ untergewichtige) Kinder:

Kinder mit Geburtsgewicht innerhalb des untersten 10%-Bereichs (unterhalb der 10-Perzentile) der zur jeweiligen Tragzeit gehörenden Gewichte („small-for-date-babies"). Die Bestimmung der 10-Perzentile erfolgte nach zwei Verfahren, die in den Abb. 12 und 13 in Abschn. 3.7.1.1 dargestellt sind:

Bestimmung einer Parallelen zur Regressionsgeraden im Abstand von 1,282 mal Standardabweichung der Regressions-Residuen (Definition B)

Anpassung einer Kurve 3. Grades an die für jede 5-Tage-Spanne empirisch festgestellte 10%-Grenze. Dabei werden in Tabelle 5.2.2-1

Frühgeborene (Definition C)

Ausgetragene (Definition D)

unterschieden.

Auf diese letztere Gruppe D wird hier besonderer Wert gelegt; sie ist in allen Übersichtstabellen des Kap. 4 aufgeführt („relativ untergewichtige ausgetragene Kinder", manchmal auch verkürzt nur als „untergewichtige Kinder" bezeichnet). Dadurch wird das Phänomen der Untergewichtigkeit ohne Vermengung mit der Frühgeburt besser analysierbar.

Tabelle 5.2.2-1 Assoziationen mit Untergewicht des Kindes als Zielgröße

Var.-Nr.	Einflußmerkmal	Gewicht unter 2500 g (A)			Gewicht unterhalb der 10-Perzentile								
					nach Regressionsgerade (B)			nach Regressionskurve					
								Frühgeborene (C)			Ausgetragene (D)		
		beob.	erw.	Diff.	beob.	erw.	Diff.	beob.	erw.[a]	Diff.	beob.	erw.[a]	Diff.
7/5	Alter: 35 Jahre u. mehr	45	29,6	+ +	37	44,3	.	11	7,0	.	32	38,1	.
11/1	frühere Schwangerschaften: 0	128	149,7	−	287	198,9	+ + +	32	35,1	.	291	211,5	+ + +
11/4	frühere Schwangerschaften: 3 u. mehr	90	56,7	+ + +	51	85,7	− − −	20	13,3	+	45	73,0	− − −
12/3	frühere neonatale Sterbefälle	45	16,2	+ + +	15	14,6	.	8	3,9	+	15	22,0	.
13/2	frühere Totgeburten	45	19,5	+ + +	21	24,6	.	13	4,6	+ +	29	26,2	.
14/3	frühere Aborte: 2 u. mehr	67	34,7	+ + +	40	45,9	.	17	8,2	+ +	38	46,1	.
326/2	Blutungen bis 4. Monat	138	84,9	+ + +	120	122,0	.	36	20,0	+ + +	109	115,6	.
326/3	Blutungen ab 5. Monat	33	21,5	+ +	24	29,2	.	5	5,0	.	23	29,2	.
472/2	Abortus imminens	73	32,7	+ + +	47	43,6	.	17	7,7	+ + +	45	44,8	.
36/2	Shirodkar-Eingriff	53	16,5	+ + +	21	22,3	.	9	3,9	.	22	22,6	.
336/1	Untergewicht	116	94,2	+	171	129,1	+ + +	29	22,5	.	177	132,5	+ + +
31/4, 5	Zigaretten über 5 tgl.	51	39,5	+	90	54,1	+ + +	13	9,5	.	80	54,9	+ + +
121/3	Kaffee häufig	207	182,5	+	284	253,0	+	43	44,8	.	288	254,1	+ +
30/5	Soziale Stellung: Arbeiterfrau	150	125,9	+	147	128,2	+	31	30,3	.	195	174,4	+

[a] Erwartungswerte jeweils aus den Gesamtzahlen der Kinder berechnet

Entsprechend der einleitend vorgenommenen Einteilung werden nur Einflußfaktoren auf das Untergewicht der Kinder auf Häufungen geprüft.

Die aufgeführten Einflußgrößen sind durchweg mit Kindern unter 2500 g (A) korreliert, wie es auch schon bei den Frühgeborenen und den unreifen Kindern der Fall war. Jedoch zeigen die zum Vergleich daneben gestellten weiteren Gewichtsvariablen wesentlich weniger Häufungen.

Die relativ untergewichtigen Kinder der zweiten Gruppe (relatives Untergewicht unterhalb der 10%-Geraden; B) zeigen keine Assoziationen mit früheren ungünstigen Schwangerschaftsausgängen und mit Blutungen. Diese Assoziationen, die bei den Kindern unter 2500 g und bei den Unreifen gefunden wurden, beziehen sich offenbar speziell auf die untergewichtigen Frühgeborenen (C), wie bei der nächsten Kindergruppe zu erkennen ist.

Die letzte Kindergruppe (D) zeigt sehr deutlich Häufungen bei den exogenen Einflußfaktoren, die bei den Kindern unter 2500 g nur schwach waren, so bei stärkerem Zigaretten- und häufigem Kaffeekonsum, ferner bei Untergewicht der Mutter. Demgegenüber treten soziale Unterschiede zurück.

5.2.3 Ungleichmäßige Reife

Um gleichmäßige und ungleichmäßige Reifung der Kinder hinsichtlich Länge, Gewicht, Tragzeit, Kopfumfang und klinische Reifezahl zu unterscheiden, wurden sowohl für alle fünf Merkmale Perzentilgrenzen bestimmt (vgl. Abschn. 3.7.1.3) als auch die Über- oder Unterentwicklung einer der fünf Maßzahlen im Vergleich zu den vier anderen durch multiple Regressionsrechnungen beurteilt. In Tabelle 5.2.3-1 sind die markantesten dieser Werte mit den schon in den vorangegangenen Tabellen benutzten Einflußmerkmalen zusammengestellt.

Die allgemeine Unreife ist hier dadurch charakterisiert, daß alle fünf Merkmale in den untersten 5-Perzentil-Bereichen liegen. Dies trifft selbstverständlich in hohem Maße bei Tragzeiten bis 250 Tage zu. Im übrigen ähnelt das Assoziationsspektrum der allgemeinen Unreife sehr den untersten 5% der Reifezahl, die die allgemeine Unreife ja auch mitbestimmen, und dem der klinischen Unreife. Die exogenen Faktoren und das Untergewicht der Mutter spielen keine Rolle.

Die vier weiteren Gruppen sind aus den 5% äußersten negativen Regressionsresiduen gebildet (vgl. Abschn. 3.7.1.3). Diese Extremgruppe bedeutet bei

der klinischen Reifezahl eine Unterentwicklung der klinischen Reifemerkmale – Lanugo, Fingernägel, Fettpol-

ster, Genitale, evt. Mazeration – gegenüber der Tragzeit und den äußeren Meßwerten.

der Tragzeit eine gegenüber den klinischen und metrischen Reifemaßen zu geringe Tragzeit, was allerdings nicht selten durch eine unzutreffende Tragzeitberechnung p.m. bedingt ist, aber auch eine im Verhältnis zum Gestationsalter schnellere Reifung anzeigen kann.

dem Geburtsgewicht eine spezielle Untergewichtigkeit gegenüber den anderen Reifemerkmalen, auch gegenüber Tragzeit, Körperlänge und Kopfumfang, so daß diese Gruppe besonders dürre Kinder kennzeichnet.

der Körperlänge besonders kleinwüchsige Kinder im Verhältnis zu den anderen Reifemerkmalen.

Die Regressionsresiduen des Kopfumfanges werden in Abschn. 5.3.10 im Zusammenhang mit Mikro- und Makrozephalie behandelt.

Die negativen Residuen der Tragzeit zeigen ein Assoziationsmuster, das dem der allgemeinen Unreife weitgehend entspricht. Das war nicht zu erwarten. Offenbar besteht aber keine Parallelität zwischen der Reifeentwicklung der klinischen und metrischen Merkmale und dem Gestationsalter. Dies kommt z.B. schon dadurch zum Ausdruck, daß das Körpergewicht gegen Ende der Schwangerschaft nicht mehr ansteigt (vgl. auch Abb. 12 und 13). Diese Nichtlinearität ist allerdings in dem linear angesetzten multiplen Regressionsmodell nicht berücksichtigt, so daß dadurch bei den unreifen Kindern eine Häufung der negativen Residuen der Tragzeit entstanden sein kann.

Die negativen Residuen des Geburtsgewichts kennzeichnen „dürre" Kinder. Sie sind – überraschend – bei den Kindern von Erstgraviden besonders gehäuft. Obwohl Erstgravide deutlich weniger Frühgeburten, wenig unreife und wenig Kinder mit einem Geburtsgewicht unter 2500 g haben, bleibt das Gewicht hinter anderen Maßen zurück, z.B. schon gegenüber der Tragzeit (Tabelle 5.2.2-1) und auch gegenüber allen anderen Reifemaßen insgesamt. Weitere Häufungen dürrer Kinder bestehen bei Spätblutungen und Kaffeetrinkerinnen.

Die negativen Residuen der Körperlänge zeigen nur einige schwache Häufungen. Bemerkenswert ist im Vergleich zu den Gewichtsresiduen, daß bei den Erstgraviden die negativen Längenresiduen verringert sind. Diese Kinder sind also vergleichsweise lang und dürr.

Zur ungleichmäßigen Reifung gehört schließlich auch eine Diskrepanz in der Entwicklung von Plazenta und Kind. Da für beide Reifeskalen aufgrund detaillierter Einzelbefunde aufgestellt wurden, kann man die Extrema auf Assoziationen mit anderen Befunden, z.B. Einflußgrößen prüfen.

Dabei wurde die Reifestufe des Kindes festgehalten und geprüft, ob die Reifestufe der Plazenta besondere Assoziationen zeigt. Dabei ergaben sich keine wesentlichen neuen Erkenntnisse:

a) Reife Kinder (Reifezahl 16–18) mit unreifer Plazenta (Reifezahl 5–22).

Diese Gruppe, die z. T. der Maturitas retardata placentae entspricht, wurde mit reifen Kindern mit höheren Plazentareifezahlen verglichen. Dabei zeigte sich durchweg eine deutliche Häufung der kleinen Körpermaße (Kopf, Länge, Gewicht/ absolut und auf die Tragzeit bezogen). Die unreife Plazenta bewirkt offenbar ein Zurückbleiben der kindlichen Größenentwicklung trotz gleicher Tragzeit und gleicher klinischer Reife.

An sonstigen gehäuften Merkmalen fanden sich frühere Sterilitätsbehandlungen, Nasenseptumdeviationen und Naevi an Stirn und Lidern; aber im Hinblick auf die Zahl der gegenübergestellten Merkmale könnte es sich um Zufallshäufungen handeln.

b) Unreife Kinder (Reifezahl 6–12) mit reifer Plazenta (Reifezahl 26–32).

Diese Gruppe, die z. T. der maturitas praecox placentae entspricht, wurde mit unreifen Kindern mit niedrigerer Plazentareifezahl verglichen. Dabei ergab sich eine Häufung der höheren Kindesmaße. Die perinatale Sterblichkeit war schwach verringert. Sonst fanden sich keine bemerkenswerten Assoziationen.

Tabelle 5.2.3-1 Assoziationen mit allgemeiner Unreife und partiell unterentwickelten Reifemerkmalen als Zielgrößen

Var.-Nr.	Einflußmerkmal	Allgem. Unreife[a]			Negative Regressionsresiduen (äußerste negative 5%)										
					Klin. Reifezahl			Tragzeit			Körpergewicht			Körperlänge		
		beob.	erw.	Diff.	beob.	erw.	Diff.	beob.	erw.	Diff.	beob.	erw.	Diff.	beob.	erw.	Diff.
9/2	Tragzeit 197–250 Tage	91	4,3	+ + +	41	13,3	+ + +	139	11,3	+ + +	11	9,8	.	26	8,4	+ + +
9/3	Tragzeit 251–260 Tage	16	5,1	+ + +	29	15,8	+ + +	100	13,4	+ + +	12	11,6	.	6	10,0	.
7/5	Alter: 35 Jahre u. mehr	15	8,7	+	37	29,5	.	42	25,0	+ + +	29	21,7	.	17	18,6	.
11/1	frühere Schwangerschaften: 0	33	44,1	–	147	132,5	.	83	112,1	– – –	133	97,6	+ + +	67	83,9	–
11/4	frühere Schwangerschaft: 3 u. mehr	31	16,1	+ + +	49	57,1	.	80	48,3	+ + +	37	42,0	.	48	36,1	+
12/3	frühere neonatale Sterbefälle	14	4,4	+ + +	13	12,4	.	37	13,8	+ + +	5	7,6	.	13	19,6	.
13/2	frühere Totgeburten	8	5,3	.	22	16,4	.	28	13,9	+ + +	13	12,1	.	15	10,4	.
14/3	frühere Fehlgeburten: 2 u. mehr	26	9,9	+ + +	30	30,5	.	42	25,9	+ + +	24	22,5	.	29	19,3	+
326/2	Blutungen bis 4. Monat	53	23,8	+ + +	82	74,4	.	91	63,2	+ + +	52	54,9	.	56	47,3	.
326/3	Blutungen ab 5. Monat	14	6,2	+ +	24	19,4	.	29	16,5	+ +	24	14,3	+ +	16	12,3	.
472/2	Abortus imminens	31	9,3	+ + +	34	28,9	.	40	24,6	+ + +	20	21,4	.	19	18,4	.
36/2	Shirodkar-Eingriff	21	4,7	+ + +	22	14,8	+	35	12,6	+ + +	10	10,9	.	16	9,4	+
336/1	Untergewicht	33	28,3	.	89	88,9	.	55	71,3	–	59	63,5	.	58	57,0	.
31/4, 5	Zigaretten über 5 tgl.	16	11,8	.	43	36,5	.	30	30,9	.	34	26,4	.	28	23,2	.
121/3	Kaffee häufig	60	54,4	.	160	168,6	.	147	142,8	.	140	121,5	+	111	107,5	.
130/5	Soziale Stellung: Arbeiterfrau	35	30,7	.	106	88,0	+	86	75,1	.	74	63,7	.	71	61,1	.

[a] Alle 5 Reifemerkmale im untersten 5-Perzentil

5.2.4 Nord-Süd-Unterschiede

In Abschn. 3.7.1.1 war auf eine anthropologische Besonderheit beim Vergleich der Körperlängen und Gewichte der Neugeborenen hingewiesen worden. In den vier norddeutschen Kliniken in Kiel, Hamburg, Hannover waren die Neugeborenen deutlich länger und schwerer als in den drei süddeutschen Kliniken München, Tübingen, Ulm. Daraus ergibt sich die Frage, ob überhaupt eine gleichmäßige metrische Beurteilung der Neugeborenen in Nord- und Süddeutschland möglich ist oder ob unterschiedliche Grenzsetzungen zur einheitlichen Beurteilung erforderlich sind. Für diese Prüfung wurden die beiden genannten Klinikgruppen und die restlichen miteinander hinsichtlich einer Reihe relevanter Maße verglichen. Da es hierbei weniger auf die Beurteilung der Unterschiede von Beobachtungs- und Erwartungszahlen ankommt, als auf die Darstellung der Häufigkeitsunterschiede, wurden keine Erwartungswerte, sondern nur Prozentzahlen angegeben, sowie ein Gesamt-χ^2 für die Prüfung der jeweiligen Tabelle auf Unabhängigkeit der gegenübergestellten Merkmale.

In Tabelle 5.2.4-1 werden zunächst die Schwangeren selbst verglichen. Es zeigt sich ein eklatanter Unterschied der Schwangeren in der Körperlänge. Frauen unter 160 cm haben in den Nord-Kliniken nur einen Anteil von 15,1%, in den Süd-Kliniken von 22,2%. Entsprechend sind Frauen mit 170 cm und darüber im Norden mit 25,5% vertreten, im Süden mit 17,4%. Dagegen sind die Unterschiede im Relativgewicht anders. Sowohl Untergewichtige als auch Übergewichtige (Definition vgl. Abschn. 3.4.1) sind in den Süd-Kliniken etwas, aber nicht viel häufiger als in den Nord-Kliniken. Die Unterschiede liegen im Zufallsbereich.

Tabelle 5.2.4-1 Nord-Süd-Unterschiede in Länge und Relativgewicht der Schwangeren

	Nord-Kliniken %	Süd-Kliniken %	übrige Kliniken %	Durch-schnitt %	χ^2	Frei-heits-grade	Asso-ziation
Körperlänge d. Schwangeren							
unter 160 cm	15,1	22,2	18,4	18,6			
160–169 cm	59,5	60,4	61,7	60,9			
170 u. mehr	25,3	17,4	19,9	20,5	36,7	4	***
Relativgewicht d. Schwangeren							
Untergewicht	25,2	28,1	25,3	25,9			
mittl. Gewicht	58,2	52,9	55,5	55,5			
Übergewicht	16,7	19,0	19,2	18,6	8,9	4	.

Die nächste Tabelle gibt eine Übersicht über einige ausgewählte Merkmale der Kinder in den geographisch gegenübergestellten Klinikgruppen.

Tabelle 5.2.4-2 Nord-Süd-Unterschiede in Reife und Körpermaßen der Kinder

Merkmal		Nord	Süd	Rest	Durch-schnitt	χ^2	Zahl d. Frei-heits-grade	Asso-ziation
Geburtsgewicht								
unter 2500 g		5,9	7,7	5,0	5,8			
2500–2999 g		13,2	14,4	16,6	15,4			
3000–3499 g		35,1	38,8	38,5	37,8			***
3500 g. u. mehr		45,8	39,0	40,0	41,0	33,7	6	
Geburtsgewicht (Perzentile[a])								
unterste	5%	4,4	6,3	3,9	4,5			
bis	10%	5,2	5,1	5,5	5,3			
bis	25%	12,1	15,8	16,7	15,5			***
über	25%	78,4	72,8	73,8	74,6	26,9	6	
Körperlänge (Perzentile[a])								
unterste	5%	3,6	7,7	3,2	4,3			
bis	10%	2,5	5,4	2,5	3,2			
bis	25%	9,7	18,4	10,2	11,9			***
über	25%	84,2	68,6	84,2	80,6	154,6	6	
Reifeurteil (klinisch)								
reif		87,8	80,1	83,8	83,9			
untere Grenze d. Reife		4,8	5,2	7,9	6,6			
unreif		5,4	7,9	4,9	5,7			***
überreif		2,0	6,8	3,4	3,9	84,7	6	
Reifezahl (Perzentile[a])								
unterste	5%	2,8	6,4	4,0	4,3			
bis	10%	4,3	4,7	4,9	4,7			
bis	25%	8,1	11,0	8,9	9,2			***
über	25%	84,8	78,0	82,3	81,8	29,9	6	
Relatives Untergewicht (lineare Abgrenzg.)								
unterste	5%	4,4	4,8	4,5	4,6			
nächste	5%	3,7	5,0	4,7	4,5			
Rest		91,9	90,2	90,8	90,0	2,9	4	.
Relatives Untergewicht (10%-Kurve)								
unter 10% ausgetragen		8,1	9,2	8,6	8,6			
über 10% ausgetragen		83,3	80,8	81,6	81,8			
unter 10% frühgeboren		1,5	2,0	1,2	1,4			
über 10% frühgeboren		7,2	8,1	8,6	8,2	8,0	6	.
Tragzeit (Regressionsre-siduum[a])								
negativ letzte 5%		5,5	3,7	5,4	5,0			
negativ vorletzte 5%		3,6	3,1	4,3	3,9			
mittlere Werte		82,7	83,6	83,0	83,1			
positiv vorletzte 5%		3,8	5,0	3,9	4,1			
positiv letzte 5%		4,4	4,7	3,5	4,0	16,3	8	*

[a] Nur Kinder, für die alle klinischen Reifemaße vorliegen

In den Nord-Kliniken gibt es weniger Kinder mit geringer Körperlänge und geringem Gewicht. Die Unterschiede in der Länge sind am deutlichsten. Das war anthropologisch zu erwarten. Überraschend ist aber der Unterschied bei der klinischen Beurteilung der Reife. In den Nord-Kliniken werden weniger Kinder vom Arzt als unreif bezeichnet. Dies bestätigt sich auch bei der aus den klinischen Einzelbefunden zusammengesetzten Reifezahl. Auch hiernach gibt es in den Nord-Kliniken weniger Kinder mit niedrigen Reifezahlen, also mehr „reife" Kinder. Länge, Gewicht und Reife verhalten sich – einzeln betrachtet – gleichsinnig.

Das Bild schwächt sich jedoch ab, wenn man mehrere metrische Merkmale in Kombination betrachtet. Das relative Untergewicht (unter der linearen 10-Perzentile gemäß der Tragzeit) umfaßt im Norden 8,1 %, im Süden 9,8 %. Beim relativen Untergewicht der Ausgetragenen (unter der 10-Perzentil-Kurve über 260 Tagen) stehen sich 8,1 % und 9,2 % gegenüber. Beidemal liegen die Unterschiede im Zufallsbereich.

Die Gesamtheit der Reifemerkmale, die mittels der multiplen Regressionsrechnung zu einem Schätzwert der Tragzeit zusammengefaßt wurde, zeigt in den Regressionsresiduen gegenüber der wirklichen Tragzeit auch noch schwache Nord-Süd-Unterschiede: In den Nord-Kliniken sind die negativen Residuen mit 9,1 % gegen 6,8 % im Süden häufiger, d.h. daß die Tragzeit im Norden häufiger kürzer ist, als den Reifemerkmalen entspricht, daß also die Kinder reifer sind als der Tragzeit entspricht.

Es ergibt sich also aus zahlreichen, z.T. voneinander unabhängigen Vergleichen, daß in den Nord-Kliniken nicht nur höhere Werte für die Körpermaße gefunden werden, sondern daß auch die Reifebeurteilung einen höheren Anteil an reifen Kindern ergibt. Während man bei der subjektiven Reifebeurteilung des Arztes noch vermuten könnte, daß Länge und Gewicht des Kindes mitberücksichtigt werden, trifft dies bei der Reifezahl nicht zu, die aus den Einzelbeobachtungen an Fingernägeln usw. zusammengesetzt ist und trotzdem noch eine deutliche Nord-Süd-Differenz aufweist.

Die anthropologischen Nord-Süd-Unterschiede kann man dadurch weitgehend eliminieren, daß man die Vergleiche nur innerhalb von Müttergruppen gleicher Körperlänge vornimmt. Dann ergibt sich für den Nord-Süd-Vergleich:

Tabelle 5.2.4-3 Nord-Süd-Unterschiede der Geburtsgewichte bei gleicher Körperlänge der Mutter

Körperlänge d. Mutter cm		Klinikgruppe	Anzahl	Gewicht der Kinder (%)				χ^2	Assoziation
				unter 2500 g	2500– 2999 g	3000– 3499 g	3500 g u. mehr		
150–159		Nord	191	7,9	18,3	36,6	37,2	2,6	·
		Süd	300	11,7	17,0	38,7	32,7		
160–169		Nord	819	6,5	12,3	36,4	44,8	5,3	·
		Süd	821	6,8	12,9	40,9	39,3		
170–174		Nord	283	4,2	14,1	32,2	49,5	2,5	·
		Süd	201	6,0	17,4	33,3	43,5		
Summe	Nord	beob.	1293	80	176	459	578	8,2	*
		erw.[a]		87,9	180,8	481,3	543,0	11,5	**
		erw.[b]		90,5	182,0	483,6	537,0		
	Süd	beob.	1322	103	192	519	508		
		erw.[a]		95,1	187,2	496,7	543,0		
		erw.[b]		92,5	186,0	494,4	543,0		

[a] Summe der Erwartungswerte aus den 3 Teilgruppen der Körperlänge der Mutter
[b] Erwartungswerte ohne Berücksichtigung der Körperlänge der Mutter

In Tabelle 5.2.4-3 sind zur Verbesserung des Vergleichs die in Nord- und Südkliniken ungleich besetzten Randklassen der mütterlichen Körperlänge (unter 150 cm, sowie 175 cm und mehr) weggelassen worden. Dadurch unterscheiden sich die Zahlen von denen der Tabelle 5.2.4-2. Innerhalb jeder Längenklasse der Mutter zeigt die Gewichtverteilung der Kinder zwar noch schwache Unterschiede in der früher festgestellten Richtung; aber diese liegen noch weit im Zufallsbereich.

Wenn man im Sinne der indirekten Standardisierung die Erwartungswerte aus den drei Untergruppen addiert, so ergibt die χ^2-Rechnung zwar eine deutliche Senkung auf 8,2 gegenüber dem unkorrigierten Wert von 11,5. Aber dieser χ^2-Wert deutet doch noch verbleibende Unterschiede im Nord-Süd-Vergleich an. Möglicherweise sind diese durch die nicht ausgeschalteten Unterschiede der Körperlänge der Väter bedingt, deren Berücksichtigung in noch weiteren Untergliederungen auf zu kleine Zahlen geführt hätte und deshalb nicht vorgenommen wurde.

Mit diesen anthropologischen Überlegungen ist aber nicht geklärt, warum sich eine Nord-Süd-Differenz auch bei den klinischen Reifemerkmalen gefunden hat. Hier verbleiben die Nord-Süd-Unterschiede fast unverändert, wenn man Untergruppen mit gleicher Körperlänge der Mutter bildet.

Tabelle 5.2.4-4 Nord-Süd-Unterschiede der Reifezahlen der Kinder bei gleicher Körperlänge der Mutter

Körperlänge der Mutter cm	Klinik-Gruppe	Anzahl	Reifezahl-Perzentil der Kinder (%)				χ^2	Assoziation
			unterste 5%	5–10%	10–25%	über 25%		
unter 160	Nord	176	5,1	3,4	9,1	82.,4	3,1	.
	Süd	277	10,1	3,6	11,2	75,1		
160–169	Nord	693	2,5	5,1	8,5	84,0	11,2	*
	Süd	753	5,2	4,5	11,2	79,1		
170 u. mehr	Nord	295	2,4	3,1	6,4	88,1	11,3	*
	Süd	217	6,0	6,5	10,1	77,4		
Summe Nord	beob.	1 164	35	50	94	987		
	erw.[a]		52,7	52,6	110,4	948,3		
	erw.[b]		54,6	52,1	111,5	945,8	21,8	***
Süd	beob.	1 247	80	58	137	972	25,5	***
	erw.[a]		60,3	55,4	120,6	1 010,7		
	erw.[b]		58,4	55,9	119,5	1 013,2		

[a] Summe der Erwartungswerte aus den 3 Teilgruppen der Körperlänge der Mutter
[b] Erwartungswerte ohne Berücksichtigung der Körperlänge der Mutter

Der anthropologische Hintergrund, gemessen an der Körperlänge der Mutter, spielt also bei diesen Nord-Süd-Unterschieden keine wesentliche Rolle. Man könnte nun noch fragen, ob bei gleicher Körperlänge der Kinder Nord-Süd-Unterschiede im Gewicht und in der Reifebeurteilung vorhanden sind.

Das Ergebnis erscheint überraschend: Bei gleicher Körperlänge sind die Neugeborenen in den süddeutschen Kliniken erheblich schwerer als die der norddeutschen Kliniken. Der Unterschied beginnt bei der Körperlänge von 46 cm und geht bis zur Länge von 54 cm.

Tabelle 5.2.4-5 Nord-Süd-Unterschiede der Gewichtsverteilung gleichlanger Neugeborener

Länge d. Kindes (cm)	Ort	unter 2 500 g %	2 500– 2 999 %	3 000– 3 499 %	3 500– 3 599 %	4 000 und mehr %	Anzahl	mittleres Gewicht g
46	N	78,9	21,1	–	–	–	19	2 350
	S	41,2	50,0	8,8	–	–	34	2 590
47	N	37,9	55,2	6,9	–	–	29	2 590
	S	21,2	54,5	22,7	1,5	–	66	2 770
48	N	16,2	52,9	27,9	2,9	–	68	2 830
	S	4,1	53,7	40,5	1,7	–	121	2 950
49	N	3,7	57,9	32,7	5,6	–	107	2 950
	S	1,1	31,9	59,5	7,6	–	185	3 120

Tabelle 5.2.4-5 (Fortsetzung)

Länge d. Kindes (cm)	Ort	unter 2500 g %	2500– 2999 %	3000– 3499 %	3500– 3599 %	4000 und mehr %	Anzahl	mittleres Gewicht g
50	N	0,5	20,3	63,8	14,5	1,0	207	3220
	S	–	10,0	63,7	25,6	0,7	289	3330
51	N	0,4	8,9	61,4	27,5	1,7	236	3350
	S	–	3,7	53,3	38,6	4,4	272	3470
52	N	–	2,7	39,3	51,8	6,2	257	3560
	S	–	1,0	25,6	60,4	13,0	207	3670
53	N	–	0,5	25,1	57,1	17,2	203	3700
	S	–	–	18,1	57,6	24,3	144	3780
54	N	–	0,7	11,6	51,4	36,2	138	3860
	S	–	–	12,3	37,0	50,7	73	3940

Die Tabelle zeigt die Unterschiede sehr deutlich. In der Abb. 34 sind die Prozentsummen für Kinder von 47, 49, 51, 53 cm dargestellt, bei denen ebenfalls die Verschiebung nach rechts bei den süddeutschen Kliniken klar zutage tritt. Die (interpolierte) 50%-Marke der Verteilungen liegt bei folgenden Werten:

Länge	Gewicht, unter dem 50% der Kinder liegen	
	Nord	Süd
47	2600	2770
48	2850	2940
49	2930	3120
50	3230	3330
51	3360	3470
52	3560	3680
>52	3710	3790

Im Gegensatz zu den erheblichen Gewichtsunterschieden gleichlanger Neugeborener in den Nord- und Süd-Kliniken sind die klinischen Reifezahlen praktisch gleich und weisen nur Zufallsunterschiede auf.

Die Reifebeurteilung der Neugeborenen erfolgt also unabhängig von der Länge der Neugeborenen in Nord und Süd gleichmäßig.
Das wichtigste Ergebnis ist der Nord-Süd-Gewichtsunterschied im Neugeborenenalter: Kinder in den Nord-Kliniken sind bei gleicher Körperlänge leichter, Kinder in den Süd-Kliniken schwerer. Damit kehrt sich das anfängliche pauschale Ergebnis um, daß in den Süd-Kliniken weniger schwere Kinder waren. Erst die mehrdimensionale Betrachtung zeigt die wirklichen Verhältnisse. Die Geschwindigkeit der Gewichtszunahme in den ersten 6 Wochen (vgl.

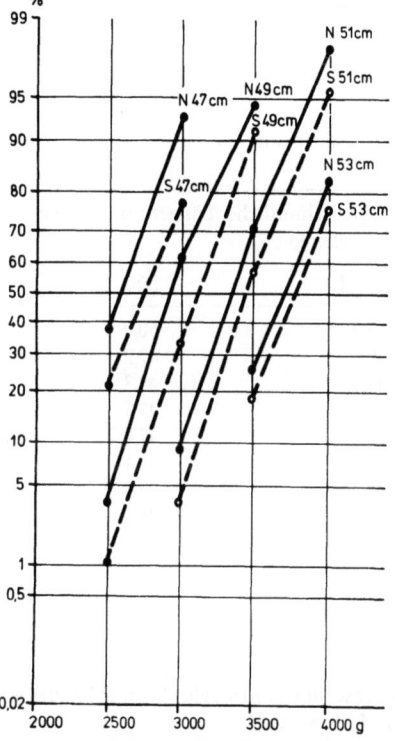

Abb. 34. Gewichte gleichlanger Kinder in 4 norddeutschen (N) und 3 süddeutschen (S) Kliniken (Summenhäufigkeiten)

Regressionsresiduen in Abschn. 5.4.1) ist in den Nord-Kliniken in der höchsten Zunahmeklasse erhöht, in den Süd-Kliniken verringert. In den niedrigen Zunahmeklassen findet sich kein wesentlicher Unterschied.
In der weiteren individuellen Entwicklung stellt sich für das Längenwachstum heraus, daß die bei der Geburt kleineren Kinder stärker wachsen (Tabelle 5.2.4-7)

Tabelle 5.2.4-6 Nord-Süd-Vergleich der klinischen Reifezahlen gleichlanger Neugeborener

Länge des Kindes (cm)	Ort	Reifezahl-Perzentile			Anzahl
		unterste 10% (%)	10%–25% (%)	über 25% (%)	
48	N	11,3	17,0	71,7	53
	S	20,9	15,6	63,5	115
49	N	15,5	10,3	74,2	97
	S	9,7	17,0	73,3	176
50	N	8,2	8,2	83,6	183
	S	4,9	10,4	84,7	268
51	N	3,0	7,0	90,0	200
	S	3,9	9,0	86,3	255
52	N	2,3	6,8	91,0	222
	S	4,2	7,4	88,4	189
53	N	3,4	7,4	89,2	176
	S	2,3	6,2	91,5	130

Tabelle 5.2.4-7 Längenwachstum bis zu 3 Jahren, Nord-Süd-Unterschiede

Länge bei der Geburt (cm)	Durchschnittlicher Längenzuwachs (cm) bis zu 3 Jahren	
	Nord	Süd
46	51,2	50,0
47	49,8	47,2
48	49,7	48,3
49	48,2	47,7
50	47,7	47,0
51	48,3	47,1
52	47,4	46,8
53	47,1	46,2
54	46,7	46,4

Tabelle 5.2.4-8 Durchschnittsgewicht gleichlanger Kinder mit 3 Jahren. Nord-Süd-Unterschiede

Länge mit 3 Jahren (cm)	Durchschnittliches Gewicht (kg) mit 3 Jahren	
	Nord	Süd
– 90	12,50	12,28
91– 92	13,01	13,18
93– 94	13,84	13,71
95– 96	14,38	14,30
97– 98	15,11	14,92
99–100	15,58	15,38
101–102	16,25	15,97
103–104	17,15	16,84
105–106	16,84	17,00
107 u. mehr	18,42	18,23

Dieser Trend findet sich in den Nord- und Südkliniken gleichmäßig; die Zunahme ist im Norden etwas stärker. Auch hier ist wiederum (vgl. Abschn. 3.8.1) darauf hinzuweisen, daß diese „Regression" zwangsläufig bei dieser Art der streifenweisen Mittelwertbildung auftritt und damit zwar wahr ist, aber in erster Linie nur die Tatsache der korrelativen Variabilität der beiden Längenmaße beinhaltet.

Die durchschnittliche Gewichtszunahme in den ersten 3 Jahren beträgt

	Nordkliniken	Südkliniken	Differenz
Knaben	12,05 kg	11,59 kg	0,46 kg
Mädchen	11,80 kg	11,24 kg	0,56 kg

Mit drei Jahren weist das zur Körperlänge gehörende Gewicht nur noch ganz geringe Nord-Süd-Unterschiede auf (Tabelle 5.2.4-8). Da jedoch die 3-Jahres-Gewichte ebenso wie die Längen in ihrer absoluten Höhe im Norden deutlich höher sind als im Süden (vgl. Abschn. 3.8.1), ist offenbar die größere Körperlänge im Norden dafür verantwortlich. Es ist nur eigenartig, daß bei jeweils gleicher Körperlänge im Neugeborenenalter ein deutlicher Gewichtsunterschied von Nord zu Süd besteht, aber mit 3 Jahren fast verschwunden ist.

Die anfangs gestellte Frage, ob man für Deutschland einheitliche Beurteilungsgrundlagen für die Körpermaße der Neugeborenen verwenden kann, muß demnach verneint werden, wenn es sich nicht nur um ganz grobe Einstufungen handelt. Umfangreiche koordinierte Analysen, z. B. auf der Basis der Vorsorgeuntersuchungen, erscheinen zweckmäßig.

5.3 Mißbildungen und morphologische Auffälligkeiten

Die Zusammenstellung von Merkmalen der Schwangeren und des Schwangerschaftsverlaufes, die mit Mißbildungen und morphologischen Auffälligkeiten des Kindes assoziiert sind, erfordert besondere Sorgfalt bei der Interpretation der Befunde. Obwohl die Grundsätze der Interpretation von Assoziationen schon mehrfach dargestellt wurden (vgl. z. B. Abschn. 4.1.2), sollen sie mit speziellem Bezug auf kindliche Anomalien kurz wiederholt und dann durch die Erörterung spezieller Auffälligkeiten im zeitlichen und örtlichen Zusammentreffen ergänzt werden.

5.3.1 Arten der Assoziation mit kindlichen Anomalien

5.3.1.1 Interpretation von Assoziationen mit kindlichen Anomalien

Mit Statistik können bekanntlich keine kausalen Zusammenhänge „bewiesen" werden. Andererseits bedingen etwaige kausale Zusammenhänge, daß in statistischen Zusammenstellungen Häufungen, d.h. Assoziationen auftreten, wenn die einander gegenübergestellten Merkmale entweder selbst im Verhältnis von Ursache und Wirkung stehen oder mit der Ursache einerseits und der Wirkung andererseits mehr oder weniger eng statistisch zusammenhängen.

So sind auch bei Assoziationen zwischen Einflußgrößen und Mißbildungen/Anomalien die „Einflußgrößen" meist nur Indikatoren für wirkliche Einflußgrößen und die Assoziation mit Anomalien legt auch nur den Rückschluß auf irgendwelche Störungen zu bestimmten Zeitpunkten der Foetal- oder Embryonalzeit nahe. Wegen dieses meist indirekten Charakters der Assoziationen werden z.B. auch genetisch klar fixierte Merkmale nicht von der Assoziationsbetrachtung ausgeschlossen. Selbst beim Geschlecht des Kindes könnten Assoziationen auf selektives frühzeitiges Absterben männlicher oder weiblicher Früchte hinweisen. Oder es könnten beim Morbus Down durch Assoziationen Hinweise auf Einflüsse gefunden werden, die zur Trisomie D oder zum Überleben ihrer Träger geführt haben. Wir haben solche nicht gefunden, wollen aber die Suche danach verteidigen, weil die Bearbeitung von Assoziationen mit diesen Merkmalen in manchen Diskussionen als überflüssig kritisiert worden war.

Die heute für viele pathologische Erscheinungen, auch für morphologische Normalabweichungen, angenommene multifaktorielle Bedingtheit bedeutet für die statistische Analyse,

a) daß man zahlreiche Assoziationen mit „Einflußgrößen", bzw. mit Indikatoren für Einflußgrößen finden kann,

b) daß jede Einflußgröße von der Konstellation der anderen Einflußgrößen abhängt, daß es also bei mehrdimensionaler statistischer Gliederung Untergruppen mit unterschiedlich starken, auch fehlenden oder sogar gegensinnigen Assoziationen geben kann,

c) daß eine mehrfaktoriell zusammengesetzte Risikomessung für den Eintritt eines Schadens am besten zutrifft, wenn eine einheitliche, z.B. additive Wirkungszusammensetzung der einzelnen Faktoren besteht, die dem Prinzip nach auch in allen Untergruppen erhalten ist und heterogene Unter-

gruppen anderer Wirkungszusammensetzungen ausschließt. Bei anderen Konstellationen kann die Risikomessung ineffektiv werden.

Die Zahl der gefundenen Assoziationen ist nicht unbedingt ein Maß für die mehrfaktorielle Bedingtheit einer Anomalie. Wenn z.B. eine Mißbildung stark altersabhängig ist, z.B. die D-Trisomie, so wird sie bei hinreichend großen Zahlen auch mit vielen anderen Faktoren, die ihrerseits mit dem Alter korreliert sind, Assoziationen aufweisen. Deshalb sind auch die Assoziationen der Einflußfaktoren untereinander von Bedeutung (KLEINEBRECHT u.a. 1981).

Mit dem Umfang der Daten, der Zahl der einbezogenen Merkmale und mit der Häufigkeit der bearbeiteten Mißbildung steigt unvermeidlicherweise auch die Zahl der Zufallsassoziationen. Bei sehr kleinen Erwartungswerten sind zufällige deutliche Häufungen bzw. Verminderungen seltener zu erwarten als bei größeren Zahlen.

Wenn bei einer Diskriminanzanalyse an einem vorgegebenen umfangreichen Datenkomplex mit vielen Variablen eine gute Trennung der Kinder mit einer Mißbildungsform von den übrigen Kindern aufgrund der Konstellation von Einflußmerkmalen gelingt, so ist dies eine Feststellung explorativer Art, die einer Bestätigung an anderen Daten bedarf. Die besondere logische Schwierigkeit einer Bestätigung besteht darin, daß das Denkmodell einer multifaktoriellen Bedingtheit auch die Möglichkeit einschließt, daß bei zeitlich, örtlich und klinikspezifisch anderen Daten sich auch eine andere Faktorenkonstellation bei der Diskriminanzanalyse ergeben kann.

In den späteren Abschnitten dieses Kapitels (ab 5.3.8) werden leichte morphologische Auffälligkeiten an den einzelnen Körperregionen behandelt. Die Feststellung dieser Merkmale ist weitgehend von der Erfahrung des Untersuchers und von seiner persönlichen Abgrenzung der biologischen Variabilität und der Übergangszone zwischen der normalen unauffälligen Ausprägung eines Merkmals und einer auffälligen Abweichung abhängig. Auch von Klinik zu Klinik wechseln die Auffassungen über diese Grenzbereiche – oft ohne daß diese Unterschiede zum Bewußtsein kommen. Erst an den statistischen Zahlen treten sie hervor. So ist es nicht verwunderlich, daß Merkmale wie z.B. tiefsitzende Ohren, Epikanthus, Lidachsenstellung, überstreckbare Gelenke, Klinodaktylie, Pigmentanomalien der Haut beim Säugling von Klinik zu Klinik erhebliche Häufigkeitsunterschiede aufweisen. Wenn diese nun mit Schwangerschaftsmerkmalen statistisch zusammengestellt werden, die ebenfalls erhebliche Unterschiede zwischen den Kliniken aufweisen, so können bei der Gesamtanalyse aller Kliniken irreführende, nur durch Klinikheterogenitäten zustande gekommene künstliche Assoziationen auftreten, wie es schon im methodischen Einführungskapitel beschrieben wurde. Dort wurde dargestellt, wie durch indirekte Standardisierung der klinische Heterogenitätseffekt ausgeschaltet werden kann. Aber bei so labilen Merkmalsdefinitionen, wie sie z. T. in den Abschn. 5.3.8 bis 5.3.11 auftreten, werden die Assoziationsuntersuchungen dadurch fast gegenstandslos, daß die Zielvariable selbst verschwimmt. Auch bei einer – statistisch möglichen – Ausschaltung der Klinik-Heterogenitäten wüßte man nicht mehr, welches Merkmal man dann noch vor sich hat. Deshalb wird von der Assoziationsanalyse dieser besonders labilen Merkmale Abstand genommen.

Die Suche nach Einflußfaktoren ist natürlicherweise auf diejenigen Merkmale begrenzt, die überhaupt erfaßbar sind und in einer Studie erfaßt wurden. Die Abschnitte 5.3.2 ff. beziehen sich auf solche Merkmale. Daß man aber bei bestimmten, sehr allgemein gehaltenen Fragestellungen auch darüber hinaus kommen kann, zeigen die folgenden Ausführungen.

5.3.1.2 Örtlich-zeitliche Häufungen unbekannter Art

Anlaß zu diesem Abschnitt war eine kasuistisch auffällige Beobachtung: Unter den schweren Mißbildungen gab es zwei mit einem seltenen, aber ähnlichen multiplen Mißbildungsmuster. Es sind die in Abschn. 3.7.3.3 aufgeführten Fälle

Nr. 21: Rektumaplasie, rudimentäre Hoden, Blasenspalte, Syndaktylie, Spaltfuß, Bauch-Darmspalte, Spaltbecken, Meningomyelozele, solitäre Nabelschnurarterie

Nr. 83: Analatresie, Ureterstenose, Genitalspalte, Syndaktylie, Brustwirbelspalte, Bauch-Darmspalte, Spaltbecken.

Dabei war besonders auffallend, daß beide in Düsseldorf beobachtet wurden, und zwar etwa zu derselben Zeit. Die letzten Perioden waren am 5. 5. 65 und am 7. 7. 65. Bei der durchlaufenden Zählung hatten sie die Nummern 102 und 106. In der Mißbildungssystematik in Tabelle 3.7.3.3-1 sind sie allerdings verschiedenen Gruppen zugeteilt, weil bei Nr. 21 die Meningomyelozele die Zuteilung zu den ZNS-Mißbildungen bewirkte.

Dieses eigenartige Zusammentreffen, für das auch nach Rücksprache mit dem Obduzenten (Prof. MÜNTEFEHRING) keine Erklärung gefunden werden konnte, führte auf die Frage, ob es vielleicht spezielle Störeinflüsse in der Atmosphäre (etwa Wolken nach Nuklear-Explosionen), im Erd-Untergrund, im Wasser, in den Nahrungsmitteln o. a. geben könnte,

die örtlich-zeitlich begrenzte Mißbildungshäufungen auslösen. Im Schrifttum wurden derartige Möglichkeiten für die Entstehung des Down-Syndroms erörtert (COLLMANN u. STOLLER nach LECK 1976). Als methodische Möglichkeit, etwaige unbekannte Effekte dieser Art aufzuspüren, bot sich in der PU die statistische Prüfung der Nummernfolge von Mißbildungen ähnlicher Art an. Solche Effekte wären zu vermuten, wenn es in der Nummernfolge der Mißbildungen Häufungen gibt.

Was „Häufungen" sind, ist zunächst nicht definiert. Um sich dem Problem überhaupt zu nähern, sei willkürlich eine Spanne von zehn Nummern angenommen. Es wird also in jeder Anomaliegruppe, wie sie den Ergebnistabellen des Kap. 4 zugrunde liegen, ausgezählt, wie oft nach einer Fallnummer die nächste auf eine der zehn folgenden Nummern fällt. Das wird für jede Klinik festgestellt, wobei nur die Schwangerschaften mit ausgetragenen Kindern zählen (Tabelle 5.3.1-1; Spalte 1–4).

Die Wahrscheinlichkeit, daß der nächste auf Fall i mit der Nummer n_k folgende Fall im Bereich n_{k+1} bis n_{k+10} liegt, hängt von der Gesamtnummernzahl nach n_k und der Zahl der Mißbildungsfälle nach n_k ab. Ist $n_{(z-k)}$ die weitere Nummernzahl und $(m-i)$ die weitere Zahl der Mißbildungsfälle, so läßt sich die gesuchte Wahrscheinlichkeit w aus der Gegenwahrscheinlichkeit berechnen, daß der nächste Mißbildungsfall nicht eine der Nummern n_{k+} bis n_{k+1} hat.

$$1 - w = \left(1 - \frac{m-i}{n_{(z-k)}}\right) \cdot \left(1 - \frac{m-i}{n_{(z-k-1)}}\right) \cdot \left(1 - \frac{m-i}{n_{(z-k-2)}}\right) \quad \ldots$$
$$\left(1 - \frac{m-i}{n_{(z-k-9)}}\right)$$

Für den nächsten Mißbildungsfall $(m+1)$ gilt – entsprechend seiner Fallnummer – statt $n_{(z-k)}$ eine andere Zahl weiterer Nummern. So wäre die gesuchte Wahrscheinlichkeit aus zahlreichen Berechnungsschritten zu gewinnen.

Statt dieser umständlichen Rechnungen wurde ein zu den Ausgangszahlen passendes Parallelmodell aus Zufallszahlen gebildet. Wenn es in einer Klinik n Fallnummern gibt und m Mißbildungsfälle, so wurden m Zufallszahlen in einer Tabelle der Zufallszahlen herausgesucht, die im Bereich von 1 bis n lagen. Bei diesen m Zufallszahlen wurde gezählt, wie oft auf eine Nummer eine andere im Abstand bis zu 10 Nummern folgte. Als Beispiel werden die Herz-Kreislauf-Anomalien ausführlich dargestellt.

In Klinik 1 sind unter 419 Fall-Nummern mit 343 ausgetragenen Kindern 5 mit Herz-Kreislauf-Anomalien. Ihre Fallnummern sind: 25 – 144 – 310 – 354 – 397. Die Abstände der Nummern sind stets größer als 10, auch wenn man die Nummernlücken und Aborte berücksichtigt. In einer Zufallszahlentabelle finden sich unter den Nummern, die kleiner als 344 sind, folgende Zahlen:

302 – 229 – 161 – 215 – 214   Kontrollreihe 1
 78 – 104 – 230 – 197 – 126   Kontrollreihe 2
323 – 302 – 192 – 342 – 269   Kontrollreihe 3
 16 – 104 – 238 – 182 – 187   Kontrollreihe 4
 76 – 202 – 59 – 220 – 241   Kontrollreihe 5

Nach Umordnung in aufsteigende Reihen erkennt man in den Kontrollreihen 1 und 4 je einen Nummernabstand zwischen 1 und 10. Insgesamt ergeben sich die Zahlen der Tabelle 5.3.1-1.

Tabelle 5.3.1-1 Im 10-Nummern-Bereich aufeinanderfolgende Fallnummern bei Herz-Kreislauf-Anomalien mit Kontrollreihen aus Zufallszahlen

Klinik	Ausgetragene Kinder	Herz-Kreislauf-Anomalien	davon im 10-Bereich	10-Bereich in Kontrollreihen					
				1	2	3	4	5	zusammen
1	343	5	–	1	–	–	1	–	2
2	283	1	–	–	–	–	–	–	–
3	869	6	–	–	1	–	–	1	2
4	124	1	–	–	–	–	–	–	–
5	436	3	1	1	–	–	–	1	2
6	243	–	–	–	–	–	–	–	–
7	368	7	1	1	–	1	1	–	3
9	494	7	1	1	1	–	2	1	5
10	296	3	1	–	–	–	–	–	–
11	362	3	1	–	–	–	1	–	1
12	40	–	–	–	–	–	–	–	–
13	198	2	–	–	–	–	1	–	1
14	945	5	1	–	–	–	–	–	–
15	370	3	–	–	–	–	–	–	–
16	1020	19	4	2	3	2	1	5	13
17	178	1	–	–	–	–	–	–	–
18	291	2	–	–	1	–	–	–	1
19	36	–	–	–	–	–	–	–	–
20	144	–	–	–	–	–	–	–	–
21	80	1	–	–	–	–	–	–	–
zusammen	712	69	10	6	6	3	7	8	30

In keiner der Vergleichsreihen wird die bei den Anomalien festgestellte Zahl 10 erreicht. Das spricht für eine Überhöhung der Beobachtungszahl (p = 1:2⁵; +). In gleicher Weise wurden die anderen Mißbildungen/Anomalien behandelt. Tabelle 5.3.1-2 zeigt die Ergebnisse.

In der folgenden Tabelle sind für die in den Übersichtstabellen des Kap. 4 aufgeführten Mißbildungen/Anomalien die im 10-Nummern-Bereich aufeinander folgenden Fälle angegeben und je 5 entsprechend dem Beispiel ausgezählten Kontrollreihen aus Zufallszahlen hinzugefügt.

Tabelle 5.3.1-2 Im 10-Nummern-Bereich aufeinander folgende Fallnummern bei Mißbildungen/Anomalien mit je 5 zugehörigen Kontrollreihen aus Zufallszahlen

Art der Mißbildungen/Anomalien	Zahl der Kinder	davon im 10-Bereich	Zahlen im 10-Bereich in Kontrollreihen					
			1	2	3	4	5	zus.
ZNS	50	7	8	9	4	4	2	27
Herz-Kreislauf	69	10	6	6	3	7	8	30
Faziale Spalten	38	4	2	1	5	2	3	13
Sonst. schwere Mißbildungen	54	8	3	3	2	3	5	16
Syndaktylien	52	6	3	3	6	6	2	20
Hüftgelenksdysplasie	133	25	29	26	24	32	23	134
Klumpfuß	32	2	3	3	2	3	3	14

Nur bei Herz-Kreislauf-Anomalien und in der heterogenen Mischgruppe der „sonstigen schweren Mißbildungen"[8] liegen die 5 Zahlen der Kontrollreihen unter der Beobachtungszahl. In den anderen Zeilen schwanken die Kontrollzahlen um die beobachteten.

Zusammenfassend kann man die Ergebnisse als schwachen Hinweis darauf auffassen, daß eine örtlich-zeitlich gebundene Häufung von Anomalien vorhanden sein könnte. Dabei muß man freilich auch die Möglichkeit einer beobachtungs-technischen Fehlerquelle in dem Sinne zugeben, daß bei Vorkommen einer Anomalie in einer Klinik der PU-Arzt vielleicht bei den nächsten Kindern, deren Nummernspanne bei der Entbindung allerdings größer ist als bei der Aufnahme in die PU, mit erhöhter Aufmerksamkeit auf ähnliche Besonderheiten achten könnte.

Bei der Mißbildungsdublette, die im Anfang dieses

---

[8] Die Mißbildungsarten innerhalb des jeweiligen 10-Nummern-Bereichs zeigten keine Übereinstimmung

Abschnittes geschildert wurde, waren die Besonderheiten so groß, daß eine Erklärung durch erhöhte Aufmerksamkeit nicht in Frage kommt.

5.3.2 Schwere Mißbildungen insgesamt

Die 122 schweren Mißbildungen, die in Abschn. 3.7.3.3 einzeln aufgeführt sind, wurden in Kap. 4 allen dort behandelten Einflußfaktoren gegenübergestellt. Die dort gefundenen Assoziationen werden in Tabelle 5.3.2-1 in der Reihenfolge der Abschnitte des Kap. 4 zusammengestellt, wobei zur

Übersicht auch Fehlen von Assoziationen neu aufgeführt ist.

Bei den etwa 250 Einflußmerkmalen, die allerdings vielfach untereinander korreliert sind, fanden sich nur 14 Assoziationen, die über die 5% Grenze hinausgehen. Dabei sind die Assoziationen mit dem Alter und mit Diabetes der Mutter zweifellos sachlich begründet. Mit Diabetes hängt auch die Assoziation mit der Krankheitsbelastung und mit Diäternährung zusammen. Auch die starke Assoziation mit früheren Behandlungen in der mitarbeitenden Frauenklinik, unter denen frühere Sterilitätsbehandlungen eine Rolle spielen, ist zu beachten. Die Häufung der

Tabelle 5.3.2-1 Assoziationen etwaiger Einflußmerkmale mit schweren Mißbildungen

Abschn.	Var.-Nr.	Einflußmerkmal	Schwere Mißbildungen		
			beob.	erw.	Diff.
4.2.1		Analgetika, Sulfonamide usw. im 1. Trimenon	keine Assoziationen		
		Fieberhafte Infekte	keine Assoziationen		
	98/7, 8	Einzelbefund: Leukozyten üb. 9000	8	15,6	—
4.2.2		Hormone, hormonale Störungen:			
	386/1	Antidiabetika im 1. Trim.	5	0,8	+ +
	15/2	Diabetes in Anamnese	5	1,2	+
4.2.3		Antiemetika; Übelkeit; Erbrechen; Allergien	keine Assoziationen		
4.2.4		Psychopharmaka; vegetative Beschwerden	keine Assoziationen		
	380/1	Barbiturate im 1. Trim.	7	2,3	+
4.2.5		Magen-, Darm-Mittel u. Krankheiten	keine Assoziationen		
4.2.6		Herz-Kreislauf-Mittel u. Krankheit.	keine Assoziationen		
	396/4	Einzelbefund: „Kreislaufschwäche ohne Medikamente"	9	4,7	+
4.2.7		Sonstige Medikamente u. Krankheitsangaben:			
	375/1	Mineralstoffpräparate im 1. Trim.	19	11,8	+
		Krankheitsbelastung (einschl. Diab.)	62	50,2	+
4.3.1		Alter, Schwangerschafts- u. Abortanamnese, Aufnahmegründe			
	7/5	Alter: 35 Jahre u. mehr	14	8,5	+
	10/2, 3	Aufnahmegrund: frühere Behandlung in Aufnahmeklinik	32	16,6	+ + +
4.3.2		Frühere Totgeburten, Mißbildungen	keine Assoziationen		
4.3.3		Erwünschtheit d. Kindes; seel. Belastungen	keine Assoziationen		
4.3.4		Menstruationsanamnese	keine Assoziationen		
4.3.5		Schwangerschaftsblutungen	keine Assoziationen		
4.3.6		Gynäkologische Befunde	keine Assoziationen		
4.3.7		Anämie, Blutgruppen			
	475/1	ABO-Inkompatibilität	16	10,3	+
4.3.8		Körpergewicht	keine Assoziationen		
4.3.9		Genußgifte			
	133/4	Zigarettenrauchen d. Mannes: über 10 tgl.	43	33,9	+ +
4.3.11		Impfungen	keine Assoziationen		
4.3.12		Strahlenexpositionen	keine Assoziationen		
4.3.13		Toxoplasmose, Röteln usw.	keine Assoziationen		
4.3.14		Ernährung:			
	400/4	Diät	9	4,4	+
	401/1	Zitrusfrüchte bevorzugt	74	84,3	—
4.4.1		Soziale Stellung, Berufstätigkeit: schwere Gegenstände tragen	5	11,0	—
4.4.2		Hausarbeit, Freizeit	keine Assoziationen		
4.4.3		Haustiere	keine Assoziationen		
4.4.4		Schädlingsbekämpfungsmittel, Düngemittel	keine Assoziationen		

Mißbildung bei stärkerem Zigarettenrauchen des Mannes ist an anderen Daten zu prüfen. Unter den übrigen Assoziationen sind überwiegend Zufallsassoziationen zu vermuten.

Im Schrifttum (GARDINER u. a.) wurde auf die Möglichkeit hingewiesen, daß sich Mißbildungen häufen könnten, wenn kurz nach einer mit Abort – also meist mit Abrasio – endenden Schwangerschaft eine neue Gravidität beginnt. Unter 759 Kindern, die in den ersten 21 Monaten nach einer mit Abort geendeten Schwangerschaft geboren sind, fanden sich 17 schwere Mißbildungen (2,2%), während es nach ausgetragenen Schwangerschaften derselben Zeitspanne ebenfalls 17 (2,1% von 797) waren. Auch bei sehr kurzen Abständen fand sich kein Unterschied. Bei noch weiterem Abstand (22–33 Monate) waren die Mißbildungsziffern dagegen deutlich niedriger (0,6% nach Abort; 1,0% nach Geburt gegenüber 1,7% insgesamt (*). Wenn auch die Deutung aller dieser Befunde als Zufallseffekt naheliegt, empfehlen sich weitere Analysen an großen Zahlenreihen.

Die Durchsicht aller Assoziationstabellen mit schweren Mißbildungen ergibt weitere Häufungen, die aber überwiegend durch die Mißbildungen selbst bedingt sind: Frühgeburten, Beckenendlagen, Schnittentbindungen, Unreife, niedrige Apgar-Werte, hohe perinatale Sterblichkeit (25%) usw. Diese Fakten sollen hier nur erwähnt, aber nicht im einzelnen analysiert werden.

5.3.3 Mißbildungen/Anomalien des Zentralnervensystems

In Kap. 4 sind 50 Kinder mit Mißbildungen bzw. Anomalien im ZNS, bei denen außer den „schweren" Formen auch weitere dorsale Spaltbildungen, z. B. Spina bifida occulta enthalten waren, auf Assoziationen mit möglichen Einflußfaktoren geprüft. In Tabelle 5.3.3-1 sind – in der Reihenfolge der Abschnitte des Kap. 4 – die mit Plus- oder Minuszeichen gekennzeichneten Assoziationen aufgeführt; durch Vergleich mit vollständigeren Tabellen, z. B. Tabelle 5.3.2-1, sieht man leicht, bei welchen Themengruppen keine Assoziationen vorliegen.

Tabelle 5.3.3-1 Assoziation etwaiger Einflußmerkmale mit ZNS-Mißbildungen/Anomalien

Abschn.	Var.-Nr.	Einflußmerkmal	ZNS-Anomalien		
			beob.	erw.	Diff.
4.2.3	19/4	Übelkeit und Erbrechen +	30	22,6	+
	334/1	Allergien	3	11,0	–
4.2.7	375/1	Mineralstoffpräparate im 1. Trim.	9	4,3	+
4.3.1	405/3	1 frühere Schwangerschaft (Abort)	9	4,0	+
4.3.6	92/1	Geschlechtsverkehr weniger als 1 × /Wo.	9	2,8	+ +
4.3.9	121/3	Kaffee häufig	14	22,2	–
4.4.1	130/1	Soziale Stellung; Mann selbständ.	10	4,2	+ +

In dieser Aufstellung sind nur sieben Assoziationen enthalten. Diese kleine Zahl und die Art der Merkmale lassen vermuten, daß es sich – mindestens überwiegend – um Zufallsassoziationen handelt, die sich bei einer Nachprüfung an anderen Daten wohl nicht bestätigen werden.

Gravierende Assoziationen mit dem Schwangerschaftsausgang und dem Zustand der Neugeborenen sind z. B. Häufungen von Frühgeburten, Beckenendlage, Unreife, Hydramnion, niedrige Apgarwerte, hohe perinatale Sterblichkeit (20%).

5.3.4 Mißbildungen/Anomalien des Herz-Kreislaufsystems

Die in Kap. 4 bearbeiteten 66 Kinder mit Herz-Kreislauf-Mißbildungen/Anomalien zeigten bei der Gegenüberstellung mit potentiellen Einflußfaktoren folgende Assoziationen:

Die 17 hier aufgeführten Assoziationen zeigen deutliche Schwerpunkte: Diabetes, Varicosis und die Schwangerschaftsanamnese. Es sind Kinder älterer Frauen mit mehreren früheren Geburten ohne Fehlgeburten. Frühere neonatale Sterbefälle deuten auf eine familiäre Häufung hin, deren Ursache möglicherweise in der Person der Mutter liegen könnte, bei der nicht nur Diabetes, sondern auch Menstruationsbesonderheiten und Varizen vermehrt vorkommen.

Zweifellos sind unter den aufgeführten Assoziationen aber auch zufallsbedingte, so z. B. mit Phenacetin, die in der amerikanischen Studie negativ war. Dort ist eine Assoziation mit Barbituraten bemerkenswert, die in der PU nur angedeutet ist.

Die in den meisten Fällen schwerwiegenden Herz-Kreislauf-Anomalien haben – ähnlich wie bei ZNS – viele ungünstige Assoziationen mit den vitalen Merkmalen der Kinder: Frühgeburten und Unreife. Die perinatale Sterblichkeit beträgt bei den hier aus-

Tabelle 5.3.4-1 Assoziationen etwaiger Einflußmerkmale mit Herz-Kreislauf-Mißbildungen/Anomalien

Abschn.	Var.-Nr.	Einflußmerkmal	Herz-Kreislauf-Anomalien		
			beob.	erw.	Diff.
4.2.1	365/1	Phenacetinhaltige Medikamente im 1. Trim.	15	9,1	+
	140/1	BSG: bei Aufnahme unter 6	15	6,9	+ +
4.2.2	386/1	Antidiabetika im 1. Trim. (= Diabetes in Anamnese)	3	0,5	+
	333/2	Glukosurie im 1. Trim.	5	1,3	+
4.2.6	373/1	Mittel gegen Varicosis	8	3,3	+
	327/3	Varizen im II/III Trim.	16	8,4	+ +
4.2.7		Antikonvulsiva im 1. Trim.	2	0,2	+
4.3.1	7/5	Alter: 35 Jahre u. mehr	9	4,7	+
	11/2	Graviditäten: 1 frühere	10	21,3	– –
	316/3	Parität: 2 u. mehr früh. Geburten	21	12,5	+ +
	405/4	mehrere frühere Schwangerschaften ohne Abort	18	8,3	+ + +
	88/2	frühere Frühaborte: 1	2	11,4	– –
4.3.2	12/3	frühere Kinder: neonatal gestorben	7	2,6	+
4.3.4	83/6	Menarche: 16 Jahre u. später	11	6,2	+
	84/2	Periode unregelmäßig	16	9,6	+
4.3.6	92/1	Geschlechtsverkehr weniger als 1 × /Wo.	8	3,4	+
4.3.7	332/7, 8	Hb-Abnahme in Schwangerschaft > 2 g%	16	9,5	+

gewählten Kindern 13%; für die schweren Herz-Kreislauf-Mißbildungen ist sie noch höher; die Todesfälle sind in Tabelle 3.7.3-1 einzeln angegeben, wobei auffällt, daß viele dieser Kinder erst nach der Neonatalperiode sterben.

Bei engerer Abgrenzung der schweren Herz-Kreislauf-Mißbildungen ändert sich das Spektrum der Assoziationen auch hinsichtlich der Einflußgrößen. Es ist jedoch nicht gelungen, für typische Mißbildungsformen spezielle Assoziationsspektren zu finden. Dazu ist allerdings auch der Datenumfang zu gering.

5.3.5 Spaltbildungen

Die dorsalen Spalten sind bereits bei den ZNS-Mißbildungen mitbehandelt worden.

Die *fazialen Spalten* von schweren Lippen-Kiefer-Gaumenspalten bis zu leichten Einkerbungen und zu Uvulaspalten sind in Abschn. 4 in den Ergebnistabellen enthalten. Dort fanden sich aber nur wenige Assoziationen, die in der folgenden Tabelle zusammengestellt sind. Die geringe Zahl von 35 Spalten würde nur bei sehr starken Zusammenhängen deutliche Assoziationen erwarten lassen.

Tabelle 5.3.5-1 Assoziationen etwaiger Einflußmerkmale mit fazialen Spalten

Abschn.	Var.-Nr.	Einflußmerkmal	Faziale Spalten		
			beob.	erw.	Diff.
4.3.1	7/2	Alter: 20–24 Jahre	15	9,2	+
4.3.4	85/6	Periodendauer 7 Tage u. mehr	11	5,3	+
4.3.9	132/2	Mann: Rauchen regelmäßig	21	15,3	+
	133/4	Mann: Zigaretten 10 u. mehr tgl.	19	11,2	+ +
4.3.14	401/1	Bevorzugtes Obst: Zitrusfrüchte	17	24,2	–

Diese heterogenen Merkmale mit meist nur schwachen Assoziationen erwecken den Verdacht auf Zufälligkeit. Ihre Anzahl ist sogar auffällig gering. Eine spezielle Durchsicht zeigte dann aber, daß eine Reihe weiterer Merkmale Assoziationen aufwies, die gerade unterhalb der Grenze für ein Plus- oder Minuszeichen liegen. Dazu gehören z. B.

- Hypotonie bei mehreren Untersuchungsterminen
- Berufsarbeit im Sitzen
- frühe Blutungen
- Blutungen außerhalb des Rhythmus ohne Angabe eines Abortus imminens.

Die Kinder haben gehäuft einen Hydrozephalus, mongoloide Lidachsenstellung. Das neurologische

Urteil ist überzufällig oft sicher oder fraglich patho-
logisch. Die perinatale Sterblichkeit ist erhöht.
Die Plazenta hat gehäuft kollagenisierte Zotten, die
Nabelschnur nur eine Arterie.
Die deutliche Assoziation mit starkem Zigarettenrauchen des Vaters erfordert weitere Prüfungen an
anderen Daten.
Bei den *urogenitalen Spalten* hatte, wie schon in
Abschn. 3.7.3.9 angegeben, eine fachpädiatrische
Durchsicht der Befundbeschreibungen ergeben, daß
etwa die Hälfte der in den Assoziationstabellen zu-
grundegelegten Fälle nicht sicher als wirkliche Spal-
ten (Epispadie, Hypospadie) anzusehen waren. Des-
halb sind auch die Assoziationsergebnisse unsicher;
sie sollen daher auch nicht im einzelnen zahlenmäßig aufgeführt werden, sondern nur in Form von
Stichworten, die zu anderen Untersuchungen anre-
gen könnten: Positive Assoziationen fanden sich bei
– Fehlen von Übelkeit und Erbrechen
– Scheidenabstrich mit Soor-Befund
– Frauen mit Nierenkrankheit in der Anamnese
– Einnahme von Expektorantien und Schnupfenmitteln im 1. Trim.
Die Kinder sind klein, haben gehäuft mongoloide
Lidachsenstellung, Hydrozele, Mikrogenie, Anomalien der Ohrstellung und anderes.
Bei allen drei angeführten Spaltenarten fehlt gehäuft
eine Nabelschnurarterie (insges. 4:0,68).
Schwere Spalten in den inneren Organen, die nicht in
den bisher behandelten drei Gruppen enthalten
sind, können der Einzelaufstellung der schweren
Mißbildungen in Abschn. 3.7.3.3 entnommen werden. Ihre Zahl reicht jedoch nicht zur systematischen Suche nach Assoziationen aus.

5.3.6 Morbus DOWN und sonstige schwere Mißbildungen

In den Übersichtstabellen von Kap. 4 ist als besondere Mißbildungsgruppe eine Sammelposition
„sonstige schwere Mißbildungen" angegeben worden, in die diejenigen 54 Mißbildungen aufgenommen wurden, die in Abschn. 3.7.3.3 aufgeführt sind,
aber nicht zu den ZNS- oder Herz-Kreislauf-Mißbildungen und auch nicht zu den fazialen Spalten gehören. In dieser heterogenen Gruppe sind u. a. enthalten:
10 Kinder mit Morbus DOWN
 5 Kinder mit Klinefelter-Syndrom
 2 Kinder mit anderen chromosonalen Mißbildungen
 3 Kinder mit Morbus Potter
 7 Kinder mit Mißbildungen der Verdauungsorgane
 7 Kinder mit Mißbildungen des Urogenitalsystems
 8 Kinder mit Mißbildungen am Auge
 5 Kinder mit Mißbildungen an Extremitäten
 6 Kinder mit Mißbildungen Rumpf; Chondrodys-
   trophie
Diese Heterogenität macht es fast unmöglich, die in
Kap. 4 gefundenen Assoziationen von „Einflußfaktoren" mit dieser Mißbildungsgruppe sinnvoll zu
verwerten. Sie werden in Tabelle 5.3.6-1 zusammengestellt, um daraus Anregungen für weitere Analysen zu gewinnen.

Tabelle 5.3.6-1 Assoziationen etwaiger Einflußmerkmale mit „sonstigen schweren Mißbildungen"

Abschn.	Var.-Nr.	Einflußmerkmal	„Sonstige schwere Mißbildungen"		
			beob.	erw.	Diff.
4.2.6	327/2	Varizen im 1. Trim.	3	12,1	– –
4.3.1	10/2	Aufnahmegrund: frühere Sterilitätsbe-handlung	5	2,1	+
	10/3	Aufnahmegrund: andere frühere Behand-lungen in Aufnahmeklinik	14	5,1	+ + +
	7/5	Alter: 35 J. und mehr	8	3,8	+
4.3.3	21/2, 3, 4	Seelische Belastung	24	16,4	+
4.3.14	116/3	Häufiger Verzehr scharf gebratener Spei-sen	13	7,3	+
4.4.1	130/4	Soziale Stellung: Mann Angestellter	27	18,7	+

Die Häufung im höheren Alter ist auf die bekannte
Alterszunahme des Morbus DOWN zurückzuführen. Von 8 DOWN-Müttern mit Altersangaben sind
alle über 30 Jahre, sechs sogar 35 Jahre und darüber
(erwartet: 0,6; + + +). Unter den Aborten mit

Chromosomenuntersuchung waren zwei D-Triso-
mien, beide in der höchsten Altersklasse.
Die auffälligste Assoziation ist die mit früheren gynäkologischen Behandlungen, die als Aufnahmegrund angegeben werden. Dabei handelt es sich um

frühere Sterilitätsbehandlungen, die als solche unmittelbar genannt wurden.

Die in Abschn. 4.3.6 bearbeitete Frage nach früheren Sterilitätsbehandlungen (ohne Verbindung mit der Frage nach dem Aufnahmegrund), die dort für zwei getrennte Zeitabschnitte gestellt wurde und bei keinem eine deutliche Assoziation zeigte, ergibt auch bei Zusammenfassung beider Zeiten nur eine leichte Erhöhung (9:5,2; ·), die aber noch in den Zufallsgrenzen liegt. Diese Angaben bleiben im folgenden außer Betracht.

Von den 54 Schwangeren mit diesen kindlichen Mißbildungen hatten 19 (erwartet 7,2) frühere Behandlungen (nicht: derzeitige Beschwerden) als Aufnahmegrund angegeben. Bei diesen Behandlungen handelt es sich fünfmal um Fehlgeburten, zweimal um eine kurz vor der LP aus anderen Gründen vorgenommene Abrasio, zweimal um extrauterine Graviditäten, viermal um andere gynäkologische Erkrankungen (Ovarialcyste, Myom, Portio-Ektopie, Portio-Erosion, Zervixpolyp). Zweimal hatten frühere Kinder Mißbildungen (jetziges Kind: M. POTTER, früheres Kind Nierenmißbildungen; jetziges Kind: Nieren-Becken-Mißbildungen, früheres Kind: multiple Mißbildungen an Auge, Ohr, Wirbelkörpern (GOLDENHAAR-Syndrom)).
Eine auffällige Zuordnung der anamnestischen Behandlungs- bzw. Krankheitsangaben zu den einzelnen Mißbildungsformen ist nicht erkennbar. Immerhin sei darauf hingewiesen, daß von den zehn DOWN-Kindern nur ein Kind zur Gruppe mit früheren gynäkologischen Behandlungen der Mutter gehört, dagegen von fünf KLINEFELTER-Kindern drei und von den drei POTTER-Kindern alle drei.
Bei der Suche nach weiteren Häufungen fiel auf, daß alle fünf Mütter von fünf KLINEFELTER-Kindern Antiemetika erhalten hatten.
Bei den Chromosomenanomalien kann es von Bedeutung sein, ob die Schwangere selbst aus einem Ei stammt, in dem vielleicht schon Strahlenschäden kumuliert waren, d.h. ob ihre eigene Mutter bei der Geburt der Schwangeren schon in höherem Alter stand. Dieser denkbare Risikofaktor ist nun nicht für alle Frauen statistisch ausgewertet worden, sondern nur für einige Gruppen, und zwar für die Frauen mit

Tabelle 5.3.6-2 Chromosomenbefunde bei Aborten in Verbindung mit dem Alter der Mutter der Schwangeren bei deren Geburt

Alter der Mutter der Schwangeren bei deren Geburt	Karyotypus				
	normal	anomal		andere	zusammen
		Triso-mie	Mono-somie		
unter 30 J.	61	12	–	11	84
30 J. u. darüber	44	9	9	4	66
zusammen	105	21	9	15	150

Aborten, bei denen Chromosomenuntersuchungen durchgeführt wurden. Es ergab sich Tabelle 5.3.6-2 Die Häufung der älteren „Großmütter" bei den Monosomien ist evident (+ +). Diesem Befund sollte Beachtung geschenkt werden.

5.3.7 Hüftgelenksdysplasie

Aussagekraft der Frühindikatoren
Schon bei der Planung der PU wurde besonderer Wert darauf gelegt, Frühindikatoren für eine sich später manifestierende Hüftgelenksdysplasie bzw. Hüftgelenksluxation systematisch zu erheben. Bei der pädiatrischen Neugeborenenuntersuchung wurde auf Gesäßfaltensymmetrie und Abspreizbehinderung geachtet und das Ortolani-Schnapp-Phänomen geprüft. Bei den 6-Wochen-Untersuchungen stand die Feststellung von Abspreizbehinderungen und Faltendifferenzen im Untersuchungsprogramm. Positive und negative Ergebnisse wurden dokumentiert. Um eine möglichst gleichmäßige Beurteilung zu erreichen, wurden Schulungen der klinischen Mitarbeiter durchgeführt. Da eine ausführliche Veröffentlichung der Ergebnisse vorliegt (MAU H.; MICHAELIS H.; KOLLER S., MICHAELIS H. 1983), sollen hier nur die wichtigsten Tabellen und Schlußfolgerungen wiedergegeben werden.
Für die Neugeborenenzeit liegen vollständige Angaben über die drei Befunde bei 5 338 Kindern vor, die in voll durchkombinierter Aufgliederung in Tabelle 5.3.7-1 angegeben sind. Da die positiven Befunde Frühindikatoren für dasselbe pathologische Phänomen sind, sollte man deutliche Übereinstimmungen im Befundmuster erwarten. Rechnet man die Nullhypothese, daß es sich nur um zufälliges Zusammentreffen der drei Befunde handelt, durch, so zeigt sich diese Übereinstimmung zwar statistisch deutlich (+ + +), aber nicht sehr eindrucksvoll. Das isolierte Vorkommen jedes der drei Befunde ist etwas seltener als bei Zufallskombination errechnet. Das Zusammentreffen von zwei oder drei positiven Befunden ist mit 90 gegenüber einer Zufallserwartung von 44,9 nur gerade verdoppelt.
Beim Durchdenken möglicher Fehlerquellen muß man allerdings auch an die Möglichkeit denken, daß der untersuchende Arzt bei positivem Ausfall eines der Symptome auch die beiden anderen genauer prüft und bei Grenzfällen dann eher zu einem positiven Urteil neigen könnte. Unter diesem Gesichtspunkt erscheinen die beobachteten Häufungen erst recht zu schwach.
Bei 4 169 Kindern liegen vollständige Befunde der Neugeborenenzeit und der 6-Wochen-Untersuchung vor. In der folgenden Tabelle sind sie vollständig aufgegliedert.

Tabelle 5.3.7-1 Hüftbefunde in der Neugeborenenzeit

Befunde bei Neugeborenen			beobachtet		erwartet bei zufälligem Zusammentreffen		Differenz
Falten-differenz	Ortolani	Abspreizbe-hinderung	Anzahl	%	Anzahl	%	
–	–	–	4456	83,5	4405,6	82,5	·
–	–	+	121	2,3	154,6	2,9	– –
–	+	–	109	2,0	137,2	2,6	– –
+	–	–	562	10,5	595,7	11,2	·
–	+	+	16	0,30	4,8	0,09	+ + +
+	–	+	38	0,71	20,9	0,39	+ + +
+	+	–	30	0,56	18,5	0,35	+ + +
+	+	+	6	0,11	0,7	0,01	+ + +
636 11,9%	161 3,0%	181 3,4%	5338	100	5338	100	

Tabelle 5.3.7-2 6-Wochen-Befunde in Beziehung zu den Befunden der Neugeborenenzeit ( )
Prozentzahlen bei Grundzahlen unter 50 im Nenner

Befunde in der Neugeborenenzeit			6-Wochen-Befunde					
Falten-differenz	Ortolani	Abspreizbe-hinderung	Abspreizbehind.: Faltendiff.:	– –	+ –	– +	+ +	zusammen
–	–	–	Anz. %	2726 77,8	282 8,0	389 11,1	107 3,1	3504 100
–	–	+	Anz. %	57 54,8	25 24,0	7 6,7	15 14,4	104 100
–	+	–	Anz. %	55 58,5	23 24,5	9 9,6	7 7,4	94 100
+	–	–	Anz. %	232 57,1	31 7,6	123 30,3	20 4,9	406 100
–	+	+	Anz. %	7 (47)	7 (47)	– –	1 (7)	15 100
+	–	+	Anz. %	6 (29)	4 (19)	6 (29)	5 (24)	21 100
+	+	–	Anz. %	14 (64)	3 (14)	3 (14)	2 (9)	22 100
+	+	+	Anz. %	3 (100)	–	–	–	3 100
zusammen			Anz. %	3100 74,4	375 9,0	537 12,9	157 3,8	4169 100

Die Gruppe, bei der alle drei Symptome der Neugeborenenzeit negativ waren, zeigt auch beim 6-Wochen-Befund den höchsten Anteil negativer Befunde; immerhin haben noch 22,2% nach 6 Wochen ein positives Symptom. In den nächsten Zeilen der Tabelle zeigt sich eine deutliche Konsistenz der Symptomatik. Kinder mit Faltendifferenzen bei der Erstuntersuchung haben auch bei der Zweituntersuchung einen besonders hohen Anteil (35,2%) an Faltendifferenzen. Kinder mit anfänglichen Abspreizbehinderungen behalten diese zu 38%. Kinder mit positivem Ortolani haben in der Zweituntersuchung, in der dieser Test nicht mehr vorgenommen wird, gehäufte Abspreizbehinderungen (32%), dagegen keine Häufung von Faltendifferenzen. Faßt man alle Kinder mit zwei oder drei Symptomen in der Neugeborenenzeit zusammen, so haben 51% mindestens ein Symptom bei der Zweituntersuchung; das ist mehr als bei den Kindern mit nur einem anfänglichen Symptom (43%).

Eine endgültige Klärung der diagnostischen Leistung kann erst durch die Gegenüberstellung mit den röntgenologisch bzw. operativ erhärteten Dysplasien erfolgen. Die Tabelle 5.3.7-3 enthält die gesicherten Dysplasien in derselben Aufgliederung nach Vorbefunden, wie sie in Tabelle 5.3.7-2 für die Vorbefunde vorgenommen wurde.

Tabelle 5.3.7-3 Diagnostische gesicherte Hüftdysplasien in Beziehung zu den Vorbefunden

Befunde in der Neugeborenenzeit			6-Wochen-Befunde				
Falten-differenz	Ortolani	Abspreizbe-hinderung	Abspreizbehind.: − Faltendifferenz: −	+ −	− +	+ +	zusam-men
			Diagnostisch gesicherte Dysplasien				
−	−	−	43	12	11	8	74
−	−	+	1	1	1	1	4
−	+	−	1	1	2	2	6
+	−	−	4	1	7	1	13
−	+	+	−	2	−	−	2
+	−	+	−	−	−	1	1
+	+	−	2	2	−	1	5
+	+	+	1	−	−	−	1
zusammen			52	19	21	14	106

Man erkennt bereits aus den absoluten Zahlen, daß 43 von 106 gesicherten Dysplasien (41%) weder in der Neugeborenenzeit noch bei der 6-Wochen-Untersuchung irgendwelche Befunde hatten. Bezogen auf die große Zahl der Nullbefunde machen diese 43 Negativen allerdings nur 1,6% aus. Bei den positiven Befunden finden sich erheblich mehr sichere Dysplasien, wie Tabelle 5.3.7-4 zeigt, in der die kleinen Zahlen der Mehrfachbefunde zusammengefaßt sind. Zur Prozentberechnung sind die Zahlen der Tabelle 5.3.7-3 auf die gleichartig gegliederten Befundzahlen der Tabelle 5.3.7-2 bezogen.

Tabelle 5.3.7-4 Sichere Hüftdysplasien in vH. der Vorbefunde Vorhersagewerte: Trefferquoten für positive Befunde. ( ): Bezugszahl im Nenner unter 50

Befunde in der Neugeborenenzeit	6-Wochen-Befunde		zusam-men
	kein positiver Befund	mindestens 1 positiver Befund	
keine	1,6%	4,0%	2,1%
nur Faltendifferenzen	1,7%	5,2%	3,2%
nur Ortolani	1,8%	12,8%	8,1%
nur Abspreizbehinderung	1,8%	6,4%	3,8%
mehrere positive Befunde	(10,0%)	19,4%	14,8%
insgesamt	1,7%	5,1%	2,5%

Die Befunde der Neugeborenenzeit haben für sich allein fast keine Aussagekraft, wenn bei der 6-Wochen-Untersuchung nicht mindestens eine Faltendifferenz oder eine Abspreizbehinderung gefunden wird. Lediglich die gemeinsame Feststellung von mindestens zwei Befunden in der Neugeborenenuntersuchung ergibt eine erhöhte Trefferquote; allerdings reichen die Zahlen (3 von 30 = 10%) nur zu einer schwachen Häufungsaussage (+) gegenüber

dem Durchschnittswert 1,7% aus. Bei mindestens einem positiven 6-Wochen-Befund steigt die Trefferquote überall an. Die höchsten Werte von fast 20% ergeben sich, wenn in der Neugeborenenzeit mehrere Befunde vorliegen und auch mindestens ein positiver 6-Wochen-Befund festgestellt wird. Bei 6 Treffern von 31 mit solchen Befundkombinationen ergibt sich 19,4% mit den 95%-Vertrauensgrenzen 7,5% und 37,5%.

Unterschiedliche diagnostische Strategien der Kliniken

Bei der Durchsicht der Ergebnisse fällt auf, daß das Ortolani-Zeichen nur bei einer Klinik (Nr. 16 Tübingen) mit 10,7% häufig ist, bei den anderen dagegen mit nur 0,9% selten vorkommt. Aus Tübingen stammen zwei Drittel aller Ortolani-Befunde, obwohl diese Klinik nur 14% aller Kinder des hier bearbeiteten PU-Teils umfaßt. Im Gegensatz hierzu wurden in den Kliniken 2, 14, 15, 21 überhaupt keine positiven Ortolani-Befunde mitgeteilt. In Klinik 11 ist die Abspreizbehinderung relativ häufig (8%); in 1, 2, 12 gibt es überhaupt nur Faltendifferenzen. Diese Feststellungen erklären zum Teil die vorhin gefundene Tatsache, daß das Zusammentreffen der diagnostischen Symptome in der Neugeborenenzeit nicht deutlicher zum Ausdruck gekommen ist, weil nämlich einige Kliniken nur einen diagnostischen Schwerpunkt haben.
Die Verteilung der Befunde der Neugeborenenzeit in den verschiedenen Kliniken ergibt zwanglos eine Einteilung in vier Gruppen (Tabelle S. 5.3.7-5).
Die Abstufung der Häufigkeit positiver Befunde bei der 6-Wochen-Untersuchung, bei der der Ortolani-Test fortfällt, ist: A: 46%, B: 25%, C: 26%, D: 19% und entspricht etwa der der Neugeborenenzeit.
Bei den auffallenden Unterschieden zwischen den vier Klinikgruppen kann man wohl unterstellen, daß die Verteilung der positiven Befunde der einzelnen diagnostischen Tests im großen ganzen die Durchführungspräzision dieser Tests in den Kliniken widerspiegelt. Zwar sind auf den Dokumentationsformularen auch in den Klinikgruppen A und B die Ortolani-Tests durchweg als durchgeführt und mit negativem Befund angekreuzt. Aber wegen der (fast) ausschließlichen Negativität muß man annehmen, daß dieser Test zu zögernd durchgeführt wurde oder daß das Anerkennungsniveau eines positiven Er-

Tabelle 5.3.7-5 Kliniken nach ihrer diagnostischen Strategie

	Isolierte Feststellung von			Mehrere Befunde
	Faltendifferenzen %	Ortolani %	Abspreizbehinderung %	%
A: 3 Kliniken mit (fast) ausschließlichen häufigen Faltendifferenz-Befunden	24	0	1	1
B: 5 Kliniken mit Falten- und Abspreizbefunden	12	0	4	2
C: 2 Kliniken mit häufigen Ortolani-Befunden	6	8	3	2
D: 10 Kliniken ohne Vorzugsbefunde mit geringen Befundhäufigkeiten	6	1	1	1

gebnisses hierbei, sowie in Gruppe A auch bei der Abspreizbehinderung zu hoch lag. Jedenfalls erscheint es berechtigt, aus den Befunden auf eine – vielleicht unbewußte – diagnostische Strategie der Klinik zu schließen.

Wegen der unterschiedlichen Befundverteilung erscheint es nun etwas fragwürdig, in Tabelle 5.3.7-4 die Aussagekraft der einzelnen diagnostischen Tests zu vergleichen, die wegen der Klinikunterschiede wenig besagen.

In der Veröffentlichung von KOLLER und MICHAELIS wurden für die vier Klinikgruppen eingehende Gegenüberstellungen ihrer diagnostischen Effizienz hinsichtlich Sensitivität und Spezifität vorgenommen. Hier sollen lediglich in Analogie zur Tabelle 5.3.7-4 die Trefferquoten verglichen werden. Dabei geht es nicht mehr um die Art der Befunde, sondern lediglich darum, ob bei einem Kind mindestens ein positiver Befund erhoben wurde.

Tabelle 5.3.7-6 Vorhersagewert mindestens eines positiven Befundes nach Klinikgruppen unterschiedlicher diagnostischer Strategie für gesicherte Hüftdysplasien

Vorhersagewert mindestens eines positiven Befundes für gesicherte Hüftdysplasien	Klinikgruppe				Alle Kliniken
	A	B	C	D	
Neugeborenenuntersuchung	1,7%	1,7%	6,3%	7,0%	4,8%
6-Wochen-Untersuchung	3,3%	4,5%	6,7%	5,4%	5,1%
beide Untersuchungen gemeinsam	2,6%	3,8%	5,2%	5,4%	4,4%

Der Vorhersagewert (Trefferquote) eines positiven Befundes ist bei den „Faltendifferenz-Kliniken" am geringsten und bei den „Ortolani-Kliniken" relativ hoch. Aber auch die vorsichtigen Kliniken, die nur wenige Befunde insgesamt haben, haben mit diesen Befunden einen relativ günstigen Vorhersagewert. Insgesamt gesehen sind jedoch alle Vorhersagewerte ziemlich niedrig.

Bemerkenswert ist noch, daß auch in der Gruppe C die Häufigkeit der gesicherten Hüftdysplasien trotz regelrechter Vornahme des Ortolani-Tests nicht erhöht ist, was von Gegnern dieses Tests manchmal befürchtet wurde. Die Dysplasie-Häufigkeiten in den Gruppen sind: A: 3,1%, B: 2,8%, C: 2,5%, D: 2,2%; Durchschnitt: 2,5%.

Assoziationen mit Hüftdysplasien

Die in Kap. 4 gefundenen Assoziationen mit den 133 gesicherten Hüftdysplasien sind in Tabelle 5.3.7-7 zusammengestellt.

In dieser Aufstellung sind zwangsläufig einige Zufallsassoziationen enthalten. So kann man vermuten, daß es eine günstige Wirkung einer Hausarbeit von 8 oder 9 Stunden nicht gibt, bei 10 und mehr Stunden sind es 23:21,1. Auf jeden Fall sind einige Assoziationen dabei, denen weiter nachgegangen werden sollte.

In Einzelanalysen wurde geprüft, ob Hypotonie und Milchgenuß der Frauen, Einnahme von Mineralstoff- und Vitaminpräparaten, sowie Rauchen des Mannes in der Merkmalsstruktur der Eltern überzufällig kombiniert sind und in der Kombination besondere Häufungen bei der Hüftdysplasie bewirken. Dies war nicht der Fall. Dadurch verstärkt sich die Vermutung, daß auch hierbei Zufallshäufungen eine Rolle spielen.

Eine gegenseitige Bestätigung bilden die eigenartigen negativen Assoziationen mit dem Tragen schwerer Gegenstände im Beruf und im Haushalt, wobei nur zwei Frauen zu beiden Kategorien gehörten. Möglicherweise wirkt sich hierin indirekt ein Erblichkeitseinfluß aus: Frauen mit völlig intakten Hüftgelenken können schwere Lasten besser tragen als Frauen mit Gelenksanomalien. Deshalb haben Frauen, die oft schwere Lasten tragen, weniger Kinder mit Hüftgelenksdysplasien.

Bemerkenswert ist auf jeden Fall die schon in Abschn. 4.3.2 hervorgehobene starke Häufung von Mißbildungen in der Familienanamnese des Vaters, wobei u.a. viermal Hüftdysplasie aufgetreten war. – In der Familienanamnese der Mutter fand sich keine Häufung. Einmal hatte eine Schwester der Mutter keine Hüftschüssel.

Bei der Einzelanalyse wurde auch darauf geachtet,

Tabelle 5.3.7-7 Assoziationen etwaiger Einflußfaktoren mit Hüftdysplasien

Abschn.	Var.-Nr.	Einflußmerkmal	Hüftdysplasien		
			beob.	erw.	Diff.
4.2.2	315/1, 2, 3	Corticoide im 2. u. 3. Tr.	9	3,3	+ +
	337/3	Schilddrüse vergrößert	25	17,1	+
4.2.6	137/1	Hypotonie (systol.)	30	18,4	+ +
4.2.7	375/1	Mineralstoffpräp. 1. Tr.	24	13,7	+ +
	376/1	Vitamin-Eisenpräp. 1. Tr.	40	30,5	+
	354/1	Hauterkrankungen	7	2,4	+
4.3.1	10/2	Aufnahmegrund: frühere Sterilisations-behdlg.	12	5,1	+ +
4.3.2	23/4	Familienanamnese: Mann: Mißbildungen	8	1,8	+ +
4.3.6	317/3	Sterilitätsbehandlung vor mehr als 6 Mon.	15	9,3	+
4.3.9	133/4	Mann: Zigaretten über 10 tgl.	26	38,9	−
4.3.14	123/1	Frau lehnt Milch trinken ab	47	31,0	+ +
	123/3	Frau trinkt oft Milch	44	61,4	− −
4.4.1	102/2	Frau: Akkordarbeit	12	6,7	+
	106/2	Frau: trägt im Beruf schwere Gegenstände	4	11,7	−
4.4.2	108/2	Frau: trägt im Haushalt schwere Gegenstände	12	20,1	−
	107/5	Frau: Hausarbeit 8 oder 9 Stunden	4	11,4	−
4.4.3	114/2	Chem. Präparate im Haushalt/Garten	75	63,9	+
	114A/1	organ. Phosphorverbindung	8	3,6	+

ob an der familiären Häufung diejenigen Hüftdysplasien besonders beteiligt waren, die Teile von multiplen Mißbildungen waren. Es waren drei Fälle mit Meningomyelozele und Hydrozephalus und ein Fall mit Totalskoliose der Wirbelsäule. Aber in keinem dieser Fälle waren familiäre Belastungen angegeben.

Unter den Hüftdysplasie-Kindern überwogen, wie üblich, die Mädchen (K:M = 38:95 = 40:100). Das legt die Frage nahe, ob die Assoziationen der letzten Tabelle vielleicht nach Geschlecht unterschiedlich sein könnten, so z.B. falls eine Assoziation selektiv über Frühaborte zustande kommen könnte. Die Prüfung hat jedoch keine wesentlichen Anhaltspunkte für Geschlechtsbevorzugung ergeben; lediglich bei der Hypotonie der Mutter waren männliche Hüftdysplasie-Kinder überzufällig häufig (14 m : 16 w).

5.3.8 Auffälligkeiten an den Extremitäten

In diesem Abschnitt werden die in den Übersichtstabellen von Kap. 4 gefundenen Häufungen von Einflußmerkmalen bei Syndaktylien und beim Klumpfuß behandelt. Die wenigen Reduktionsmißbildungen an den Extremitäten, die in Abschn. 3.7.3.3 aufgeführt wurden, sind bei den „sonstigen schweren Mißbildungen" in Abschn. 5.3.6 enthalten. Ihre geringe Zahl verhindert Assoziationsanalysen.

Syndaktylie, Klumpfuß

In Tabelle 5.3.8-1 sind die wenigen in Kap. 4 festgestellten Assoziationen mit Syndaktylien (52) und Klumpfuß (32) zusammengestellt.

Die geringe Zahl der Assoziationen ist einerseits auf die kleinen Beobachtungszahlen zurückzuführen, die die Feststellung von Assoziationen erschweren, andererseits sollten schon aus Zufallsgründen mindestens so viele Zufalls-Assoziationen erwartet werden.

Der im Zusammenhang mit *Klumpfuß* erörterte Fruchtwassermangel ist zwar gehäuft angegeben, aber die Häufung liegt mit 6:2,9 noch im Zufallsbereich.

Die Häufung früherer Behandlungen als Aufnahmegrund ist kasuistisch einzeln durchgesehen worden. Es haben sich dabei dreimal gehäufte Aborte ergeben, ein einzelner Abort, eine Totgeburt, ein Kind mit multiplen Mißbildungen, ein Kind mit redressierbarer Klumpfußhaltung, zweimal Ovarialerkrankungen. Das Ergebnis der Einzeldurchsicht entspricht den bei der entsprechenden Häufung bei den „sonstigen schweren Mißbildungen": gehäufte frühere Aborte und weitere heterogene Behandlungsanlässe. Dabei ist beachtenswert, daß die Häufung früherer Aborte bei diesen Anomalien nicht bei der direkten Gegenüberstellung mit der Zahl früherer Aborte erkennbar ist, sondern erst bei der Assoziation mit dem Aufnahmegrund „frühere Behandlungen in der aufnehmenden Klinik". Ein Klinikeffekt

Tabelle 5.3.8-1 Assoziationen etwaiger Einflußfaktoren mit Syndaktylien und Klumpfuß

Abschn.	Var.-Nr.	Einflußmerkmal	beob.	erw.	Diff.
		Syndaktylie			
4.3.9	133/4	Mann, Zigaretten über 10 tägl.	23	15,2	+
4.4.2	109/2	Frau: Rauchbelästigung im Haus	9	3,8	+
		Klumpfuß			
4.2.2	395/3	weibl. Geschlechtshormone (außer Duogynon)	11	5,6	+
	337/3	Schilddrüse vergrößert	8	4,1	+
4.2.7	375/1	Mineralstoffpräparate im 1. Trim.	7	3,3	+
4.3.1	10/3	Aufnahmegrund: frühere Behandlungen in Aufnahmeklinik (außer Sterilitätsbehandlung)	10	3,1	+ +
4.3.14	116/3	häufiger Verzehr scharf gebratener Speisen	10	4,3	+
5.1.7.3	54/3	Fruchtwassermangel	6	2,9	·

(Klinik 2 ist sowohl bei diesem Aufnahmegrund als auch bei Klumpfußfeststellung überdurchschnittlich beteiligt) scheidet aus, da dort diese Kombination nicht gehäuft auftritt. Es bleibt danach nur der Hinweis auf eine unklare Assoziation.

Die Angaben über Fuß-Auffälligkeiten, insbesondere über *Senk-, Knick-, Hacken- und Sichelfuß* sind in den Kliniken sehr unterschiedlich. Sichelfuß-Angaben stammen zu 57% aus Klinik 16, die sonst 15% beisteuert, Hackenfuß zu 90% aus den zwei Berliner Kliniken Nr. 2 und 3 mit sonst 16% Anteil; Knickfuß aus zwei Kliniken 3 und 10 mit 35% gegenüber sonst 16%. Auch die orthopädisch-fachlichen Diskussionen der Berater ließen erhebliche Zweifel an der Verwertbarkeit der Angaben über Fuß-Auffälligkeiten aufkommen. Deshalb wird von Assoziations-Analysen Abstand genommen.

Unter den sonstigen verschlüsselten Arm- und Bein-Auffälligkeiten überwiegen die *überstreckbaren Gelenke,* deren Feststellung jedoch auf wenige Kliniken konzentriert ist; 45% dieser Angaben entfallen auf Klinik 7, die im ganzen 5% der Daten beisteuert. Deshalb wird auf eine Assoziations-Analyse auch dieses Merkmals verzichtet.

Weitere Befunde an den Extremitäten werden in Abschn. 5.4.3.1 unter den „potentiellen Geburtsschäden" behandelt.

5.3.9 Auffälligkeiten an der Haut

Unter den Auffälligkeiten an der Haut sind Hämangiome und Naevi flammei, ferner Pigmentauffälligkeiten, Tumoren, zusätzliche Mamillen und Ichthyosis die Merkmale, die im folgenden auf Assoziationen mit etwaigen Einflußmerkmalen geprüft werden sollen. In Kap. 4 sind sie nicht behandelt worden.

Tabelle 5.3.9-1 Assoziationen etwaiger Einflußmerkmale mit Hämangiomen

Var.Nr.	Einflußmerkmal	Hämangiome		
		beob.	erw.	Diff.
7/1	Alter der Mutter: unter 20 Jahre	14	25,9	−
9/2	Tragzeit bis 250 Tage	26	17,2	+
12/3	frühere neonatal gestorb. Kinder	13	21,5	−
24/3	Totgeburten – Aborte in Familien-Anamnese der Mutter	71	89,5	−
17/2	frühere Nierenkrankheiten	76	93,1	−
358/1	Narkose im 1. Trimenon	24	13,6	+ +
52/4, 5	Nabelschnuransatz: randständig, häutig	62	41,6	+ + +
65/8	Blasensprung frühzeitig: vor 24 Std. u. vorher	47	34,8	+

Unter den Kindern mit *Hämangiomen* überwiegen die Mädchen. Das Geschlechtsverhältnis ist 216 : 362 = 59,7. Kleine und leichte Kinder sind – entsprechend der schwachen Häufung kurzer Tragzeiten – etwas vermehrt. Die perinatale Sterblichkeit entspricht dem Durchschnitt. Der Schluß der Fontanelle erfolgt langsam; mit 6 Wochen sind die Kinder mit einer Fontanellengröße von 40 mm und darüber überdurchschnittlich häufig (59 : 45,8; +).

Eine vielleicht wesentliche Assoziation besteht zum Ansatz der Nabelschnur, die sehr deutlich ist und Einflußmechanismen möglich erscheinen läßt.

Bemerkenswert ist die angedeutete Häufung des Fehlens einer Nabelschnurarterie mit 6 : 2,9. Die Differenz liegt zwar noch im Zufallsbereich, aber wegen der engen Verbindung dieser Gefäßanomalie der Nabelschnur zu schweren Mißbildungen ist jede solche mögliche Assoziation dringend beachtenswert.

In Tabelle 5.3.9-2 werden Assoziationen mit den 2248 Naevi flammei zusammengestellt. Bei der 6-Wochen-Untersuchung wurde nach der Lokalisation (Nacken, Stirn, Augenlider usw.) gefragt, bei späteren Untersuchungen nicht mehr. Im folgenden wird keine Unterscheidung nach der Lokalisation und dem Alter bei der Feststellung getroffen, sondern nur das Vorhandensein der Naevi flammei auf Assoziationen untersucht.

Tabelle 5.3.9-2 Assoziationen etwaiger Einflußmerkmale mit Naevi flammei

Var.Nr.	Einflußmerkmal	Naevi flammei		
		beob.	erw.	Diff.
80/2	Schwangerschaft unerwünscht	626	553,7	+ + +
81/1	Konzeptionsverhütung bei dieser Schwangerschaft	142	125,2	+
82/3	Verhütungsart: Coitus interruptus	76	55,6	+ +
88/3	frühere Frühaborte: 2 und mehr	135	118,5	+
21/3, 4	seelische Belastung: Ärger in Familie und Beruf	638	603,7	+
34/2, 3, 4	Durenat-Behandlung	210	190,4	+
336/3	Übergewicht d. Mutter	406	373,2	+ +
321/1	Portio-Ektopie	282	259,8	+
31/5	Zigarettenrauchen der Mutter	79	92,8	−
30/4	Röntgen: Zähne	52	65,3	−
391/1	barbituratfreie Sedativa im 1. Trim.	95	80,5	+
314/1	Wehenhemmer im 2. Trim.	17	10,2	+

In der bearbeiteten Gruppe sind Knaben und Mädchen mit fast gleichen Zahlen vertreten (1126: 1121).

Die Kinder mit *Naevi flammei* entsprechen in ihren Reifemerkmalen etwa dem Durchschnitt. Die Naevi-Kinder haben gehäuft überstreckbare Gelenke (72:60,5; +) und sind anämisch (496:437,4; + + +).

Die Assoziationen in Tabelle 5.3.9-2 für Naevi flammei zeigen ein völlig anderes Bild als die mit Hämangiomen. Bei den Naevi stehen psychologische Faktoren im Vordergrund: Ablehnung der Schwangerschaft; Probleme um den Coitus interruptus, seelische Belastungen, frühere Frühaborte, bei denen somatische und psychische Einflüsse zusammenkommen können.

Es ist eigenartig, daß gerade bei den Naevi flammei, bei denen im alten Volksglauben Schreckerlebnisse angeschuldigt wurden, in den Assoziationen psychische Streß-Situationen gefunden wurden. Selbstverständlich mußte hier eine sorgfältige Analyse der Fehlerquellen erfolgen.

Zunächst wurde geprüft, ob die Häufung der unerwünschten Schwangerschaften auf Klinikunterschieden beruhen könnte. Dazu wurden die Erwartungswerte für jede Klinik einzeln errechnet und dann addiert (indirekte Standardisierung). Dabei rückte der Erwartungswert merklich näher an den Beobachtungswert 626 heran, und zwar von ursprünglich 553,7 auf 585,0; aber der Unterschied blieb noch deutlich (+ +).

Dagegen erwies sich die Klinikheterogenität als entscheidend für die Assoziation mit dem Coitus interruptus. Von den 76 Fällen der Tabelle 5.3.9-2 sind 57 aus nur zwei Kliniken (Nr. 7 und 16); bei allen war die Schwangerschaft unerwünscht. Der Erwartungswert in beiden Kliniken ist 52,2; der Unterschied liegt ganz im Zufallsbereich. − Bei den seelischen Belastungen ist es insofern etwas anders, als nur bei 47%, nämlich 297 Fällen die Schwangerschaft unerwünscht war. Nur bei ihnen lag eine Erhöhung der Naevi flammei vor (297:273,7; + +). Errechnet man die Erwartungswerte für jede Klinik einzeln, so wird die Summe der Erwartungswerte 290,6, was gegenüber 297 keinen Unterschied mehr bedeutet.

Somit bleibt lediglich die Assoziation mit der Nicht-Erwünschtheit der Schwangerschaft bestehen. Spezielle Untersuchungen über mögliche Auswirkungen der Nicht-Erwünschtheit einer Schwangerschaft hat P. NETTER (1982) durchgeführt.

Pigmentauffälligkeiten sind weitere Befunde, die auf Assoziationen zu bearbeiten wären, wenn sie einigermaßen einheitlich in den Kliniken festgestellt worden wären. Hier trifft zu, was in der Kapiteleinleitung 5.1.1 gesagt wurde. Deshalb sollen hier lediglich für einen groben Überblick einige der positiven und negativen Assoziationen stichwortartig ohne Zahlen genannt werden, die nicht deutlich nach Klinikheterogenität vorgetäuscht sind.

Positive Assoziationen mit Pigmentauffälligkeiten haben:
- Tragzeit über 270 Tage
- Schwangerschaft erwünscht
- Wenig Fruchtwasser
- Hypotonie
- Psychoprophylaktische Geburtsvorbereitung
- Mann: gelegentlich viel Alkohol
- Einnahme von Wehenhemmern im 2./3. Trimenon.

Auge

Tabelle 5.3.10-1 Assoziationen etwaiger Einflußmerkmale mit Auffälligkeiten am Auge (Text S. 294)

Var.Nr.	Einflußmerkmal	beob.	erw.	Diff.
	Strabismus			
	Mutter			
7/1, 2	Alter unter 25 Jahre	169	205,8	– –
84/2	Periode unregelmäßig	116	92,3	+ +
86/1	Wegen Zyklusstörungen in Behandlg.	132	110,8	+
336/1	Untergewicht	172	151,3	+
388/1	Antibiotika im 1. Trim.	57	42,1	+
94/3, 4	Scheidenabstrich: Soor	41	28,5	+
390/1	Vaginalstoffe im 1. Trim.	35	18,9	+ + +
	Kind			
40/4	Klinisches Urteil: überreif	36	25,8	+
	Tränennasengangstenose			
	Mutter			
97/1, 2, 3	Gewichtsabnahme zum Vorjahr um 3 kg und mehr	23	10,1	+ + +
398/1	Valium	20	12,3	+
24/2	Totgeburt/Abort-Familienanamnese des Mannes	17	10,4	+
9/2	Tragzeit bis 250 Tage	1	6,3	–
60/4	Geburt: Max. Temp. 37,5° u. mehr	16	8,9	+
429/1	operat. Entbindung bei protrahierter Geburt	14	7,9	+
412/3	Plazenta: mittelgroß mit Unreifezeichen	8	2,8	+ +
	Kind			
67/1	O$_2$-Atmung	44	29,1	+ +
455/3, 5, 7	Schädelverformung mit evt. Hirnschaden	24	16,0	+
176/2	Hautausschlag	63	45,9	+ +
271/3	Pendelhoden beiderseits	12	4,9	+ +
264/2, 3	Strabismus	17	9,8	+
	Epikanthus			
	Mutter			
10/2	Aufnahmegrund: frühere Sterilitätsbehandlung	35	21,3	+ +
18/2	Anamnese: Herz-Kreislauf-Krankh.	61	46,1	+
21/2, 3, 4	Anamnese: Seelische Belastung	193	165,2	+
137/1	Hypotonie im 1. Trim.	92	75,0	+
87/1	frühere Konzeptionsverhütung	261	211,3	+ + +
82/3	Verhütungsart: Coitus interrupt.	24	14,5	+ +
92/5, 6	Geschlechtsverkehr vor LP: 4mal je Woche u. mehr	77	58,6	+ +
114/2	Chem. Präparate in Haushalt u. Garten	300	262,3	+ + +
130/5	Soziale Stellung: Mann Arbeiter	203	172,9	+ +
324/1	Deszensus uteri	12	3,4	+ + +
357/8	Angegebene Krankheiten im 1. Trim.: 7 u. mehr	19	6,9	+ + +
377/1	Antiemetika im 1. Trim.	122	100,2	+
372/2	Mittel geg. periph. Zirkulationsstörungen im 1. Trim.	13	3,2	+ + +
308/1, 3	Tetracycline im 2. Trim.	11	5,4	+
314/1, 2, 3	Wehenhemmer, 2., 3. Trim.	17	6,7	+ + +
66/1	Narkose bei der Geburt: lokal	151	97,6	+ + +
44/1	Plazenta: Zotten kollagenisiert	29	19,6	+
409/1	Plazenta: viele unreife Zotten	90	69,8	+ +

5.3.10 Auffälligkeiten am Kopf (Auge, Ohr, Nase, Mund, Schädel)

Auch dieser Abschnitt enthält viele Auffälligkeiten, deren diagnostische Feststellung deutlich von der Aufmerksamkeit des Untersuchers abhängt. Die besonders stark klinik-abhängigen Merkmale werden nur pauschal behandelt. Die Assoziationen mit Merkmalen der Schwangeren und der Schwangerschaft stehen im Vordergrund; in einigen Tabellen werden auch Assoziationen mit anderen kindlichen Merkmalen einbezogen.

Der *Strabismus* hat einige Assoziationen, die sich gegenseitig bestätigen: unregelmäßige Periode der Schwangeren und Behandlung wegen Zyklusstörungen, ferner einen pathologischen Abstrichbefund und lokale Therapie – möglicherweise in Verbindung mit einem erhöhten Antibiotikagebrauch.

Bei der *Tränennasengangstenose* ist unter den Assoziationen zu Merkmalen der Mutter die zur erheblichen Gewichtsabnahme im letzten Jahr hervorzuheben. Bemerkenswert erscheinen Hinweise auf Komplikationen bei der Geburt, wobei die Möglichkeit mechanischer Kopfdeformationen eine Rolle spielen könnte. Beim Kind bestehen noch weitere Assoziationen, z. B. Thoraxdeformitäten, Handanomalien, Fovea coccygea, auf die hier nicht eingegangen werden soll.

Die Dokumentation eines *Epikanthus* wird nicht durch Ankreuzen einer vorgegebenen Frage vorgenommen, sondern gehört zu den freien Antworten auf die Frage nach Auffälligkeiten in der Augenregion. Diese Diagnose ist mit vielen anderen kindlichen Auffälligkeiten assoziiert (vgl. Abschn. 3.7.3.4 und 5.3.9). Außerdem ist die Feststellung sehr stark klinikabhängig (besonders gehäuft in Klinik 7 und 11, besonders selten in 14); dadurch ist z. B. die Häufung der Mittel gegen periphere Zirkulationsstörungen bedingt. Das Assoziationsmuster mit Merkmalen der Schwangeren und der Schwangerschaft ist vielseitig und reicht von anamnestischen Krankheitsbelastungen und Besonderheiten im Geschlechtsverkehr bis zu Medikamenten, zur Narkose bei der Geburt und Plazentamerkmalen. Vermutlich wird sich ein erheblicher Teil von ihnen als zufällig herausstellen.

Tabelle 5.3.10-2 Assoziation mit mongoloider und antimongoloider Lidachsenstellung

Var.Nr.	Assoziationsmerkmale	beob.	erw.	Diff.
	Mongoloide Lidachsenstellung			
	Mutter			
11/1	frühere Schwangerschaften: 0	44	33,6	+
76/8	Letzte Schwangerschaft vor mehr als 7 Jahren	7	3,3	+
32/2–7	Berufstätigkeit	71	58,7	+
82/9	Verhütungsart: intravagin.-chem. Mittel	3	0,5	+
98/1, 2	Leukozyten/bei Aufnahme bis 5000	15	7,8	+ +
334/1	Allergie	30	21,4	+
308/1, 2, 3	Tetracycline im 2., 3. Trim.	7	1,8	+ +
	Kind			
291/4	Makroglossie	8	0,6	+ + +
293/5	Kurzhals	5	0,9	+ +
298/1	Obstipation	5	1,1	+ +
301/4	Sichelfuß	3	0,6	+
303/5	Morbus Down	8	0,1	+ + +
432/1	Atemstörungen	16	7,5	+ +
444/6–9	Reflexe u. Funktionsstörungen: 5 u. mehr (6. Woche)	8	0,8	+ + +
458/1	Spalten dorsal	4	0,5	+ +
458/2	Spalten fazial	5	0,6	+ +
478/3	Untergewicht bei Tragzeit 261–275 Tg.	7	2,4	+
	Antimongoloide Lidachsenstellung			
	Mutter			
116/3	Speisen oft scharf gewürzt	7	2,3	+ +
153/9, 10	1. Blutung 33. Wo. u. später	3	0,3	+ +
	Kind			
465/1	numer. Aberrat. Extrem.	3	0,1	+ + +
302/2	Handauffälligkeiten	5	0,7	+ + +
264/2, 3	Strabismus	4	1,2	+
273/3	axillare Lymphknoten beiderseits	6	2,5	+
288/4, 6	Ohr: Stellungs- u. Formanomalien	8	1,6	+ + +
173/2	Mikrogenie	3	0,4	+

Lidachsenstellung

Die *mongoloide* Lidachsenstellung ist eine besonders bei Morbus Down vorkommende Auffälligkeit, die dieser Krankheit früher den Namen „Mongolismus" bzw. „mongoloide Idiotie" gegeben hat. Diese schräg nach außen oben verlaufende Stellung der Augenlider kommt jedoch auch außerhalb dieses Syndroms nicht selten vor; in der PU wurde sie 97mal bei 7120 Kindern (1,4%) dokumentiert, die entgegengesetzte *antimongoloide* Stellung der Lidspalte 17mal (0,2%). Die Lidspaltenstellung gehört zu den Merkmalen, die bei besonderer Aufmerksamkeit des Untersuchers häufiger dokumentiert werden und weist daher auch Klinikunterschiede auf. In Klinik 14 wurden 10 Fälle weniger als im Durchschnitt festgestellt (3 gegen 13,0), in Klinik 16 dagegen 13 mehr (27 gegen 14,3).

In der folgenden Übersicht werden zunächst die Assoziationen mit etwaigen Einflußgrößen der Schwangerschaft angegeben, dann die bemerkenswertesten Assoziationen mit anderen Merkmalen des Kindes, die z.T. zum Symptombild des Down-Syndroms gehören (vgl. die Bemerkungen in Abschn. 3.7.3.4 über „Mini-Down"), z.T. aber völlig außerhalb davon auftreten.

Auffällig ist die Häufung mongoloider Lidachsenstellungen bei Kindern mit dorsalen und fazialen Spalten. Infolge der sehr kleinen Zahlen ist die Aussagekraft der meisten Assoziationen gering.

Ohr

Am Ohr sind *Stellungs*- und *Formanomalien* in einigen Kliniken stark gehäuft, so daß unübersichtliche Assoziationen zu anderen kindlichen Merkmalen, z.B. zum Epikanthus entstehen. Wegen dieser klinikspezifischen Ähnlichkeit wird kein spezielles Assoziationsmuster aufgestellt.

Die bei 20 Kindern aufgetretene *Mikrotie* ist kaum von Klinikunterschieden betroffen. Eine auffällige positive Assoziation besteht zu später Menarche ab 16 Jahren; für diese Gruppe ist die Mikrotiezahl 7 gegen 1,9 erwartete (+ +). Kleinzahlige Erhöhungen (+) finden sich bei Polioimpfung von Haushaltsangehörigen 3:0,6, Duogynon-Einnahme im 1. Trimenon mit 4:0,9 und Muskelhypotonie mit ebenfalls 4:0,9 und Naevi im Nacken mit 11:4,2.

Tabelle 5.3.10-3 Assoziationen mit Nasenseptumdeviation

Var.Nr.	Assoziationsmerkmale	beob.	erw.	Diff.
	Nasenseptumdeviation			
	Mutter			
15/2	Anamnese Diabetes	1	5,6	–
18/2	Herz-Kreislaufkrankheiten	33	48,7	–
106/2	schwer Heben im Beruf	68	45,6	+ + +
137/1	Blutdruck Hypotonie[a]	108	80,2	+ + +
114/2	Chemische Präparate in Haushalt und Garten	311	277,6	+
317/2, 3	frühere Sterilisationsbehandlung	70	52,6	+ +
322/1	Portio-Erosion	40	28,2	+
340/1, 2, 3	Grippe bis 6. Woche	28	15,8	+ +
363/1	Verdauungsenzyme 1. Trim.	44	31,9	+
66/2	Geburt: Narkose lokal	156	103,2	+ + +
66/4	Geburt: Narkose i. v. + lokal	13	4,5	+ +
66/7	Geburt: Narkose i. v. + Inhalat.	76	49,1	+ + +
45/3	Plazenta: Gefäßlumen regional verschieden	41	65,3	– –
409/1, 2	unreife Zotten	180	150,8	+ +
	Kind			
9/1, 2, 3	Tragzeit bis 260 Tage	40	56,0	–
164/7	Kopfumfang 37 cm u. mehr	33	48,2	–
261/7	Schädel: plagiozephal	6	1,1	+ + +
261/8	Schädel: oxyzephal	4	0,7	+ +
261/9	Schädel: caput quadratum	13	5,8	+ +
261/11	Schädel: vorspringende Nähte	4	0,9	+
173/2	Mikrogenie	26	17,4	+
173/3	Mikrognathie	9	4,1	+
264/2, 3	Strabismus	61	43,4	+ +
285/6	Pigmentanomalien	51	34,0	+ +
285/7	Nagelauffälligkeiten	31	13,4	+ + +
302/2	Handauffälligkeiten	52	23,7	+ + +
273/3	Lymphknoten axill. beiderseits	109	86,6	+ +
185/2	Durchfall	95	74,4	+

[a] durch Häufung in Klinik 16 beeinflußt

Nase

Die am häufigsten angegebene Auffälligkeit an der Nase ist die *Nasenwanddeviation*. Freilich gehört auch sie zu den Befunden, die von der Aufmerksamkeit und der Dokumentationsfreudigkeit der untersuchenden Ärzte abhängen und daher starke Klinikunterschiede aufweisen, die etwa denen bei Epikanthus, Handanomalien, Lidachsenstellung, Stellungs- und Formanomalien des Ohres u. a. entsprechen.

Die fast wirr zu nennende Vielfalt von Assoziationen ist sicher zum Teil durch Klinikheterogenitäten be-

dingt (starke Häufungen bei Klinik 16, sehr geringe Häufigkeiten bei 5 und 14). Bemerkenswert sind die Assoziationen zu den abnormen Schädelformen, die sonst an keiner Stelle ähnlich stark sind.

Mund

Hier wurden Zahnanomalien, Makroglossie, hoher Gaumen und Auffälligkeiten an Zunge und Lippen (z. B. Zungenbändchen) unterschieden. Mit potentiellen Einflußmerkmalen sowie einigen kindlichen Merkmalen finden sich folgende Assoziationen:

Tabelle 5.3.10-4 Assoziationen mit Auffälligkeiten am Mund

Var.Nr.	Assoziationsmerkmal	beob.	erw.	Diff.
	Zahnanomalien			
	Mutter			
137/1	Hypotonie[a]	21	9,6	+ + +
115/3, 4	Alkohol tägl.	7	3,4	+
	Kind			
39/7, 8	Geburtsgewicht 4000 g u. mehr	14	7,2	+ +
173/2	Mikrogenie	10	1,6	+ + +
468/1	Schiefhals	4	0,5	+ +
297/3	Pylorus	4	0,5	+ +
261/6	Schädel platyzephal	2	0,04	+ +
164/1, 2	Kopfumfang unter 33 cm	1	6,1	−
44/1	Plazenta: Zotten kollagenisiert	8	2,7	+ +
	Makroglossie			
	Mutter			
76/8	Letzte Schwangerschaft (vor mehr als 7 Jahren)	6	1,6	+
	Kind			
261/3	Schädel mikrozephal	4	0,1	+ + +
303/5	Morbus Down	5	0,1	+ + +
275/3	Muskeltonus hypoton (36 Mon.)	5	0,3	+ +
223/3	Fettpolster vermehrt (9 Mon.)	12	6,3	+
432/1	Atemstörungen	7	3,3	+
45/2	Plazenta: Gefäßlumen überwiegend weit	11	4,3	+ +
	Hoher Gaumen			
	Mutter			
405/6	mehrere frühere Aborte ohne Geburten	10	4,9	+
19/2	Übelkeit, Erbrechen (vor Aufnahme)	15	8,2	+
21/2, 3, 4	seelische Belastung	62	45,3	+ +
36/2	Shirodkar-Eingriff	12	5,9	+ +
97/1	Gewichtsverlust im letzten Jahr: 5 kg u. mehr	12	5,9	+ +
114/2	Chemische Präparate in Haushalt und Garten	89	72,8	+ +
323/1	Uterus: Lageanomalie	25	15,1	+ +
339/1	Fiebererkrankung im 1. Trim.	66	49,2	+ +
364/1	Analeptika im 1. Trim.	32	20,3	+ +
387/1	Sulfonamide im 1. Trim.	21	11,7	+ +
388/1	Antibiotika im 1. Trim.	20	10,5	+ +
358/1	Narkose im 1. Trim.	8	3,7	+
	Kind			
6/1	Geschlecht: Knabe	99	78,5	+ + +
37/2	Beckenendlage	13	6,3	+ +
261/5	Schädel dolichozephal	4	0,8	+
418/1	Reifezahl in untersten 5%	13	6,1	+ +
164/1, 2	Kopfumfang unter 33 cm	21	12,8	+
173/2	Mikrogenie	12	3,4	+ +
225/2, 3	Strabismus	29	11,8	+ + +
432/1	Atemstörungen	20	11,8	+

Tabelle 5.3.10-4 (Fortsetzung)

Var.Nr.	Assoziationsmerkmal	beob.	erw.	Diff.
43/1	Plazenta: Maturitas praecox	4	0,7	+ +
459/4	Reifezahl: Plazenta mittel; Kind niedrig	21	13,1	+
	Zunge, Lippen			
	Mutter			
29/5	Nierenkrankheiten	16	9,1	+
137/1	Hypotonie	35	23,6	+
375/1	Mineralstoffpräparate im 1. Trim.	28	18,6	+
	Kind			
6/1	Geschlecht: Knabe	108	90,9	+ +
173/3	Mikrognathie	5	0,9	+ +

[a] durch Häufung in Klinik 16 beeinflußt

In den vier Gruppen bestehen unterschiedliche Assoziationsmuster, unter denen zweifellos zahlreiche zufallsbedingte sind. Bei den *Zahnanomalien* stehen Assoziationen mit dem Kopfskelett im Vordergrund. Die *Makroglossie* ist bei Morbus Down häufig.

Beim *hohen Gaumen,* der die meisten Assoziationen – und die meisten Klinikunterschiede – aufweist, sind fieberhafte Infekte und deren Medikamente gehäuft, ferner mehrere Aborte und Shirodkar-Eingriffe. Bei den Kindern überwiegen Knaben; Strabismus ist deutlich gehäuft, aber auch klinikabhängig. Andere Merkmale mit gleicher Klinikspezifität sind hier nicht angegeben.

Die wenigen Assoziationen mit Zungen-Lippen-Merkmalen erbringen nichts Besonderes.

Schädel

Unter den Größen- und Formvarianten des Schädels sollen hier nur Mikro- und Makrozephalie ausführlicher behandelt werden. Die Formvarianten sind in diesem Abschnitt in ihren Assoziationen zu Nase und Mund erwähnt. Die Kieferanomalien Mi-krogenie und Mikrognathie sind bei zahlreichen Assoziationen des Kap. 5 erwähnt worden.

Die Ossifikation ist mit 18 Monaten durch Angaben über die Größe der Fontanelle und ein Urteil darüber dokumentiert worden, ob die Schließung altersentsprechend oder verzögert erfolgt. Ferner wurde mit 9 Monaten auf Craniotabes geprüft.

Die statistische Auswertung dieser Angaben ergab, daß keine Unterschiede dieser Angaben hinsichtlich der Schwangerschaftsdauer, des Geburtsgewichtes und des Alters der Mutter bestanden.

Mikro- und *Makrozephalie* sind im Rahmen der vorliegenden Auswertung deshalb interessant, weil für sie einerseits eine Diagnose des Kinderklinikers vorliegt, andererseits auch ein statistischer Regressionsvergleich, bei dem der Kopfumfang im Vergleich zur Tragzeit, Länge, Gewicht und Reifezahl als entsprechend, zu klein oder zu groß gekennzeichnet wird (Abschn. 3.7.1.3). Klinische und statistische Größenbeurteilung sind in der folgenden Tabelle gegenübergestellt.

Tabelle 5.3.10-5 Beurteilung der Kopfgröße nach klinischer Diagnose und Regressionsresiduen für Kopfumfang

Klinische Schädelbeurteilung	Regressions-Residuen für Kopfumfang					Zusammen
	deutlich negativ		Mittelgruppe	deutlich positiv		
	unterste Stufe	nächste Stufe		zweithöchste Stufe	höchste Stufe	
Mikrozephalie	4	3	10	–	1	18
Makrozephalie	1	–	53	5	6	65
andere Varianten	10	12	203	10	9	244
unauffällig	130	177	3750	177	152	4386
zusammen	145	192	4016	192	168	4713

Von den 18 Kindern, die klinisch als mikrozephal bezeichnet wurden, gehören 4 (22%) zu der untersten Residuenstufe, die meisten liegen im Mittelbereich. Ein Grund für die Unterschiedlichkeit der Beurteilung kann allerdings darin liegen, daß das ärztliche Urteil „Mikrozephalie" oft erst am Ende der dreijährigen Beobachtungszeit gestellt wurde. Noch diskrepanter ist es bei der klinisch bezeichneten Makrozephalie. Hier gehören nur 6 von 65 zur höchsten Residuenstufe (9%). Nun wird beim klinischen Urteil nicht nur der Umfang berücksichtigt,

sondern der Gesamteindruck. Aber es ist doch auffallend, daß bei der Regressionsbeurteilung die anderen Körpermaße, die Tragzeit und die klinische Reifezahl dazu führen, die meisten klinisch Mikro- und Makrozephalen in der Neugeborenenzeit in die Mittelklasse des Kopfumfanges einzuordnen.

Die Übereinstimmung zwischen den Meßwerten des Kopfumfanges und den Regressionsresiduen ist zwangsläufig größer, weil der Meßwert auch in die Regressionsresiduen eingeht (Tabelle 5.3.10-6).

Tabelle 5.3.10-6 Kopfgröße der Neugeborenen als Meßwert und als Regressionsresiduum

Kopfumfang	Regressions-Residuen für Kopfumfang							zusammen
	deutlich negativ		Mittel-klasse	deutlich positiv				
	unterste Stufe	nächste Stufe		zweithöchste Stufe	höchste Stufe			
	abs. %	abs.	abs.	abs.	abs. %			
unter 33 cm	113 22,6	81	301	2	2 0,4			499
33–33,9	56 6,1	87	774	4	1 0,1			922
34–34,9	30 1,9	63	1456	14	8 0,5			1571
35–35,9	1 0,1	12	1552	50	25 1,5			1640
36–36,9	– –	1	893	89	66 6,3			1049
37 u. mehr	– –	–	271	82	143 28,8			496
zusammen	200 3,2	244	5247	241	245 4,0			6177

Aber auch hier fallen sowohl bei den kleinsten als auch bei den größten – gemessenen – Kopfumfängen bei der Regressionsbeurteilung die meisten in die Mittelklasse. Es gibt sogar einige wenige Kontrastfälle, bei denen ein Kopfumfang unter 33 cm im Hinblick auf die anderen sehr niedrigen Maßzahlen als sehr groß eingestuft worden ist.

Diese Vergleiche in den beiden Tabellen zeigen die große Schwierigkeit der Beurteilung des Kopfum-

fanges, wenn man nicht die übrigen Reifemaße adäquat mit heranzieht.

In der folgenden Tabelle werden die Assoziationen der beiden Extremgruppen der Kopfumfangsresiduen mit anderen Merkmalen zusammengestellt. Daß die beiden Extremgruppen nicht die theoretisch zugrunde gelegten 5% umfassen, sondern etwas weniger (3,2% und 4,0%), ist für den Zweck der Assoziationsanalyse sogar günstig.

Tabelle 5.3.10-7 Assoziationen mit relativ kleinem und relativ großem Kopfumfang

Var.Nr.	Assoziationsmerkmal	beob.	erw.	Diff.
	äußerste negative Stufe der Regressionsresiduen, statistisch auffallend kleiner Kopfumfang			
	Mutter			
12/3	frühere neonatale Sterbefälle	13	7,2	+
14/3	frühere Aborte: 2 u. mehr	24	16,0	+
102/2	Akkordarbeit	17	8,9	+ +
130/5	Mann: Arbeiter	81	60,3	+ +
326/2	Blutungen bis 4. Mon.	50	38,9	+
36/2	Shirodkar-Eingriff	14	7,7	+
313/1	Valium im 2. Trim.	18	11,0	+
451/1	Hamster, Meerschweinchen in Wohnung	10	3,5	+ +
124/3	trinkt häufig Cola	12	5,7	+
	Kind			
9/1, 2	Tragzeit bis 250 Tage	23	7,3	+ + +

Tabelle 5.3.10-7 (Fortsetzung)

Var.Nr.	Assoziationsmerkmal	beob.	erw.	Diff.
40/3	klinisch unreif	25	7,5	+ + +
432/1	Atemstörungen	33	14,3	+ + +
422/1	Untergewicht (unter 10%-Gerade)	20	9,5	+ + +
261/3	Schädel klinisch mikrozephal	4	0,6	+ +
261/8	Schädel klinisch oxyzephal	3	0,2	+ +
174/1	Hirnblutung	5	1,6	+
264/2, 3	Strabismus	21	11,1	+ +
306/2	Rachitis	5	1,2	+
45/2	Gefäßlumen überwiegend weit	31	19,3	+ +
407/3	wenige makroskopische Infarkte	14	6,6	+ +
478/1	Relatives Untergewicht bei Tragzeit bis 260 Tage	11	2,8	+ +
478/3	Relatives Untergewicht bei Tragzeit 261–275 Tage	5	3,1	.
	äußerst positive Stufe der Regressionsresiduen, statistisch auffallend großer Kopfumfang			
	Mutter			
96/1, 2, 3	Körperlänge unter 160 cm	57	41,9	+ +
12/3	frühere neonatale Sterbefälle	19	10,1	+ +
22/3	Familienanamnese: Schwachsinn, Nervenkrankheiten	11	5,8	+
83/1	Menarche unter 12 J.	29	19,9	+
78/1	letzte Schwangerschaft: 1. Blutung danach unter 4 Wochen	10	3,9	+
94/2	Scheidenabstrich: Trichomonaden	10	4,8	+
92/1	Geschlechtsverkehr vor LP: weniger als einmal wöchentl.	21	11,9	+ +
31/4, 5	Zigaretten: über 5 tägl.	35	23,4	+ +
21/2, 3, 4	seelische Belastung	90	71,2	+
115/2, 3	Alkohol tägl.	18	11,1	+
119/1	ißt keine Eier	21	13,3	+
27/2, 4, 6, 8	Blutgruppe Rh−	77	55,9	+ +
35/2	Rh-Antikörper vor Entbindung	16	4,6	+ + +
177/2	Austauschtransfusion	16	5,5	+ + +
474/1	Rh-Inkompatibilität	28	22,1	.
142/2	Proteinurie 1. Trim.	8	2,4	+ +
365/1	Phenacetinhalt. Medikamente 1. Trim.	42	31,7	+
375/1	Mineralstoffpräparate 1. Trim.	13	25,7	− −
376/1	Vitaminpräparate 1. Trim.	44	56,8	−
377/1	Antiemetika 1. Trim.	31	44,1	−
	Kind			
6/2	Geschlecht: Mädchen	135	118,4	+
9/1, 2	Tragzeit: bis 250 Tage	20	9,0	+ + +
37/2	Beckenendlage	24	8,6	+ + +
38/1	Entbindungsart: Manualhilfe	17	5,8	+ + +
38/3	Entbindungsart: Sectio	30	15,9	+ + +
38/9	Entbindungsart: Vakuum	28	15,4	+ + +
39/4	Geburtsgewicht 2 500–2 999 g	62	38,2	+ + +
40/2, 3	klinisch unreif oder an unterer Grenze der Reife	39	24,4	+ +
261/2	klinisch Makrozephalie	6	2,3	(+)
170/3, 4, 5, 6	Bilirubin Neugeb., Max. Wert	54	39,7	+ + +
165/1, 2	Ödeme Neugeb.	24	15,7	+
169/1, 2	Hb Neugeb.	6	3,1	.
163/1, 2	Hb 6.–14. Woche	22	13,8	+

Bei *kleinem Kopfumfang* gibt es einige Assoziationen mit mütterlichen Belastungen durch Anamnese, Blutungen, sozialen und häuslichen Faktoren, deren Gewicht – oder Zufälligkeit – schwer zu beurteilen ist. Die Kinder sind oft unreif, untergewichtig, schielen und haben Rachitis.

Mütter von Kindern mit relativ *großem Kopfumfang* sind häufig kleinwüchsig, haben oft Auffälligkeiten im gynäkologischen Bereich, ferner persönliche Belastungen. Auffallend ist, daß die drei Medikamentengruppen (Mineralstoffpräparate, Vitamine, Antiemetika), die mit niedrigen Abortziffern assoziiert sind, hier mit einer geringen Zahl von Kindern mit zu großem Kopfumfang verbunden sind.

Die deutlichste Assoziation betrifft den Rh-Komplex. Mütter mit Rh− sind bei Kindern mit zu großem Kopfumfang gehäuft. Rh-Antikörper und Austauschtransfusionen sind deutlich vermehrt. Rh+ Kinder sind insgesamt nicht vermehrt, aber die Vermehrung der Rh-Inkompatibilität liegt noch im Zufallsbereich. Bei Neugeborenen sind die Bilirubinwerte deutlich vermehrt, Ödeme und Hb-Werte nur schwach.

5.3.11 Auffälligkeiten an Hals und Rumpf

Für die Körperregionen Hals und Rumpf gibt es in den Dokumentationsunterlagen der Kinderuntersuchungen und der mütterlichen Fragebogen vielerlei Mitteilungsmöglichkeiten für pathologische oder an das Pathologische grenzende Befunde. Im Untersuchungsbogen wird topographisch schrittweise nach Auffälligkeiten gefragt, wobei die meisten Besonderheiten vorgedruckt sind und nur angekreuzt zu werden brauchen, z. B. „Schilddrüse vergrößert", „Hoden nicht tastbar". Gelegentlich sind im Kleindruck Beispiele für die jeweils möglichen Besonderheiten angegeben, z. B. „Kurzhals", „Trichterbrust". Es kann nicht ausbleiben, daß trotzdem die einzelnen Befunde von Klinik zu Klinik unterschiedlich häufig auftreten, wobei weniger regionale Besonderheiten als vielmehr Aufmerksamkeitsunterschiede verantwortlich sein dürften. Ein extremes Beispiel dafür ist die kindliche Struma, die 107mal beobachtet wurde, aber davon 92mal in Tübingen (86%), während bei den Müttern eine vergrößerte Schilddrüse nur unterdurchschnittlich, nämlich mit 10% aus Tübingen berichtet wird. Wegen dieser örtlichen Besonderheit wird die kindliche Struma in der folgenden Assoziationsanalyse der Gesamtdaten nicht mitgeführt.

Die folgende Aufstellung enthält:

Hals: Schiefhals, nicht ausgleichbar (46), Kurzhals (63), Hypothyreose (11)

Thorax: geschwollene Brustdrüsen (bei 6-Wochen-Untersuchung) (279)

Deformitäten (Trichterbrust, Einziehung des Sternums, Formabweichungen) (853)

Wirbelsäule: Kyphose (89), Skoliose (74)

Bauch: Pylorusstenose (sicher und fraglich) (45) Leistenbruch, -pforte (115; 235)

Genitalien: Testes (Pendelhoden, Kryptorchismus (18-Monate-Untersuchung) (386)

Tabelle 5.3.11-1 Assoziationen mit Merkmalen der Hals- und Rumpf-Regionen

Var.Nr.	Assoziationsmerkmal	beob.	erw.	Diff.
	Schiefhals			
	Mutter			
33/2	Toxoplasma-Titer SFT bis 1:256, KBR stets negativ	20	13,5	+
73/2, 3	Zytomegalie-Titer bei Aufnahme 1:4 oder 1:8	10	4,6	+
106/2	schwer Heben im Beruf	9	4,0	+
108/2	schwer Heben zu Haus	13	6,8	+
118/3	Ißt oft rohes Fleisch	6	1,7	+
78/5	Nach letzter Schwangerschaft: Wiedereintritt d. Periode spät, nach 13 Wochen und mehr	6	2,0	+
79/5	Nach letzter Schwangerschaft: Stillzeit 13 Wochen und mehr	9	4,1	+
394A/1	Spalttabletten im 1. Trim.	5	1,7	+
450/1	Sittiche in Wohnung	8	3,1	+
37/2	Beckenendlage	6	1,8	+
38/1	Entbindungsart: Manualhilfe	5	1,2	+
	Kind			
269/2, 3, 4, 5	Leistenbruch, -bruchpforten tastbar	12	5,4	+
261/10	Schädel: Kleine Auffälligkeiten (Rundschädel, abgeflachter Hinterkopf o. a.)	6	0,8	+ +
217/4, 5	Widerwillen gegen Fleisch u. Fisch	4	0,6	+ +

Tabelle 5.3.11-1 (Fortsetzung)

Var.Nr.	Assoziationsmerkmal	beob.	erw.	Diff.
	Kurzhals			
	Mutter			
99/1	Übelkeit: nein	43	31,4	+ +
398/1	Valium 1. Trim.	16	5,6	+ +
313/1, 3	Valium 2. Trim.	13	7,0	+
401/2	Bevorzugtes Obst: Äpfel	22	14,0	+
2/3	Blutdruck: diast. Hypertonie vor Geburt	22	13,7	+
470/7	Gestose: H + P − E −	10	4,6	+
472/2	Abortus imminens	12	4,9	+ +
	Kind			
475/1	AB0-Inkompatibilität	11	3,6	+ + +
37/3	Beckenendlage	10	2,6	+ + +
160/2	Lidachsenstellung mongoloid	5	0,8	+ +
181/6	Nicht gestillt	14	7,0	+
173/2	Mikrogenie	5	1,4	+
264/2	Strabismus	7	2,9	+
261/3	Mikrozephalie (klin.)	2	0,2	+
458/2	Faziale Spalten	4	0,4	+ +
456/1	Schwere Mißbildungen insgesamt	6	1,1	+ +
	Hypothyreose			
	Mutter			
337/3	Schilddrüse vergrößert	5	1,4	+
	Kind			
290/1	Lidachsenstellung mongoloid	2	0,2	+
291/2, 3, 4, 5	Mund: Auffälligkeiten bei Zähnen, Zunge, Gaumen	6	0,7	+ + +
	Geschwollene Brustdrüsen			.
	Mutter			
80/2, 3	Schwangerschaft nicht klar erwünscht	113	92,1	+
81/1	Konzeptionsverhütung	29	17,9	+ +
82/3	Verhütungsart: Coitus interruptus	19	7,4	+ + +
87/1	Konzeptionsverhütung früher	131	108,2	+
89/1	frühere Spätaborte	10	23,6	− −
321/1	Portio-Ektopie	43	29,8	+
98/1, 2	Leukozyten bis 5 000	34	22,7	+ +
114/2	Chemische Präparate in Haus und Garten	156	133,1	+ +
314/1, 2, 3	Wehenhemmer II, III	8	3,4	+ +
315/2	Cortison III	7	2,6	+
372/1	Mittel gegen periphere Zirkulations-störungen I	5	1,6	+
399/1	Mann: Untergewicht	70	51,5	+ +
23/3	Mann: Familienanamnese: Nervenkrh., Schwachsinn	15	5,3	+ + +
470/4	Gestose: H − E + P +	10	3,9	+ +
470/5	Gestose: H − E − P +	13	7,3	+
470/7	Gestose: H + E − P −	8	20,5	− −
	Kind			
6/2	Mädchen	157	134,9	+ +
9/5	Tragzeit über 270 Tage	244	215,9	+ + +
39/1, 2, 3	Geburtsgewicht bis 2 500 g	5	16,5	− −
40/3	Klinisch unreif	1	15,7	− − −
50/1	Nabelschnurgefäße: 1 Arterie fehlt	4	1,5	.
165/1, 2	Ödeme	46	28,6	+ + +
176/2	Hautausschlag	136	93,6	+ + +
273/3	Lymphknoten axillar beiderseits	49	32,7	+ + +
268/1	Kyphose	17	3,7	+ + +
301/5	Klumpfuß	4	1,3	+
	Thoraxdeformitäten			
	Mutter			
10/2	Aufnahmegrund: früh. Sterilitätsbhdlg.	42	31,6	+
88/3	frühere Aborte: 2 u. mehr	30	48,5	− −
19/3	Übelkeit +, Erbrechen − bei Aufnahme	224	198,2	+

Tabelle 5.3.11-1 (Fortsetzung)

Var.Nr.	Assoziationsmerkmal	beob.	erw.	Diff.
28/4	Übelkeit +, Erbrechen + von Aufnahme bis 20. Wo.	435	393,4	+ +
137/1	Hypotonie bei Aufnahme	135	112,6	+
31/4, 5	Zigaretten über 5 tgl.	60	79,7	–
114/2	Chemische Präparate in Haus und Garten	443	393,8	+ + +
143/7–10	Toxoplasma-Titer bei Aufnahme: SFT über 1:1000	118	95,6	+
33/4	Toxoplasma-Titer bei Aufnahme: SFT über 1:1000, KBR anfangs negativ, später positiv	57	41,6	+ +
93/2, 3, 4, 5	Fluor	63	48,8	+
323/1	Uterus, Lageanomalie	101	82,7	+
326/2	frühe Blutungen bis 4. Mon.	161	193,8	– –
472/2	Abortus imminens	53	82,2	– – –
378/1	Tranquilizer I	78	103,6	– –
308/1, 2, 3	Tetrazykline II, III	26	15,5	+ +
314/1, 2, 3	Wehenhemmer II, III	20	10,5	+ +
400/4	Krankendiät	15	29,8	– –
449/1	Kanarienvogel in Wohnung	35	20,8	+ + +
	Kind			
6/1	Geschlecht: Knabe	523	424,0	+ + +
413/12, 13	Reifezahl hoch (17, 18)	54	35,3	+ + +
	Potentielle Geburtsschäden			
454/1	periphere Nervenschäden	17	9,4	+ +
454/3	Blutungen	74	53,8	+ +
455/3, 4	Hirnschäden	70	44,2	+ + +
455/7	Schädelverformung	92	69,4	+ +
281/3, 4	Erkältungskrankheiten häufig (4mal und mehr)	315	279,1	+
282/2, 3	Magen-Darm-Krankheiten häufig (2mal und mehr)	160	135,6	+
284/4	Kinderkrankheiten: Windpocken	51	38,6	+
	Kyphose			
	Mutter			
21/2	Seelische Belastung (Tod von Angehörigen)	6	1,3	+ +
314/1, 2, 3	Wehenhemmer II, III	7	1,2	+ + +
345/1	Kopfschmerzen I	10	4,6	+
118/2, 3	Ißt rohes Fleisch (selten oder häufig)	50	37,3	+ +
130/3	Mann: Beamter	22	13,9	+
	Geburt			
404/1	Tragzeit bis 260 Tage	14	6,2	+ +
37/2	Beckenendlage	8	2,9	+
38/1	Entbindungsart: Manualhilfe	7	1,8	+ +
62/5, 6	Eröffnungszeit 15 Stunden u. mehr	12	4,5	+ +
63/3, 4	Austreibungszeit über 20 Min.	41	28,6	+ +
65/8	Blasensprung vor mehr als 24 Std.	11	4,8	+
	Kind			
165/2	Ödeme	27	8,0	+ + +
264/2	Strabismus	13	5,5	+ +
275/2	Muskeltonus, hyperton.	3	0,2	+ +
275/3	Muskeltonus, hypoton.	3	0,8	.
289/5	Epikanthus	18	9,2	+ +
438/2, 3	Primit. Reflexe pathol.	33	15,4	+ + +
277/2	Neurol. Urteil 36 Mon.: sicher pathol.	4	0,4	+ +
	Skoliose			
	Mutter			
21/2	Seelische Belastung (Tod von Angehörigen)	5	1,1	+
17/2	Nierenkrankheiten in Anamnese	5	12,4	–
103/3	Berufsarbeit im Umhergehen	6	2,2	+
94/2, 4	Scheidenabstrich: Trichomonaden	6	1,7	+
123/1	Trinkt keine Milch	30	17,4	+ + +
376/1	Vitaminpräparate I	27	17,7	+

Tabelle 5.3.11-1 (Fortsetzung)

Var.Nr.	Assoziationsmerkmal	beob.	erw.	Diff.
394A/1	Spalttabletten I	10	2,9	+ +
	Kind			
275/3	Muskeltonus hypoton.	4	0,7	+ +
260/3	Fettpolster vermindert	12	6,0	+
254/2	Neurolog. Gesamturteil (18 Mon.) sicher	3	0,2	+ +
464/1, 2	Hüftdysplasie	7	2,3	+
467/1	Hämangiom	13	6,6	+
	Pylorusstenose			
	Mutter			
339/1	Fieberhafte Krankheiten I	22	14,6	+
102/2	Akkordarbeit	6	1,8	+ +
78/4, 5	Erste Periode nach letzter Geburt/Fehlgeburt: 10 Wo. u. mehr	10	4,5	+
92/5, 6	Geschlechtsverkehr vor L.P.: 4mal u. mehr wöchentl.	12	4,7	+ +
33/3	Toxoplasmose SFT höchstens 1:256; KBR positiv	10	4,6	+
4/2	Ödeme vor Geburt	5	11,5	–
	Kind			
6/1	Geschlecht: Knabe	31	23,3	+
163/4, 5	Hb 6.–14. Wo.: 130 g% u. mehr	14	7,5	+ +
269/2, 3, 4, 5	Leistenbruch oder Bruchpforte tastbar	12	5,3	+ +
469/1, 2	Gewichtszunahme bis 6. Wo.: negative Regressionsresiduen	12	3,6	+ + +
	Hoden; Pendelhoden			
	Mutter			
14/3	Frühere Aborte: 2 und mehr	42	28,4	+ +
89/2	Frühere Spätaborte	39	28,1	+
91/2	Nahrungsmittelallergie	39	28,6	+
143/7–10	Toxoplasmose I SFT: 1:1024 u. mehr	47	36,1	+
352/1	Herzbeschwerden I	6	2,3	+
133/4	Mann: Zigaretten über 10 tgl.	106	90,2	+
	Kind			
9/1, 2, 3	Tragzeit bis 260 Tage	39	25,8	+ +
39/1, 2, 3	Geburtsgewicht unter 2500 g	25	12,4	+ + +
40/3	Klinisch unreif	20	11,3	+ +
418/1, 2	Reifezahl unter 10 Perzentile	35	22,2	+ +
165/2	Ödeme lokal	40	29,5	+
167/1	Kephalhämatom	23	15,7	+
270/3	Phimose	52	39,7	+
267/2, 5	Leistenbruch, -bruchpforte tastbar	123	87,3	+ + +
441/2	Kopfheben fehlt bei 6 Monaten	14	7,4	+
212/11	Sauberkeit mit 3 Jahren noch nicht	161	123,0	+ + +
	Kryptorchismus einseitig			
313/2	Valium III	9	3,7	+
166/2, 3	Erbrechen, Spucken bis 6 Wo.	12	5,3	+
418/1, 2	Reifezahl unter 10 Perzentile	10	3,5	+ +
427/1, 2	Reifezahl-Residuum negativ	17	5,4	+ + +
269/2–5	Leistenbruch, -bruchpforte tastbar	23	14,3	+
212/11	Sauberkeit mit 3 Jahren noch nicht	29	19,8	+ +
	Kryptorchismus beiderseitig			
418/1, 2	Reifezahl unter 10 Perzentile	4	1,4	·
427/1, 2	Reifezahl-Residuum negativ	9	1,9	+ + +
212/11	Sauberkeit mit 3 Jahren noch nicht	9	3,9	+

Tabelle 5.3.11-1 (Fortsetzung)

Var.Nr.	Assoziationsmerkmal	Bruch			Bruchpforte tastbar		
		beob.	erw.	Diff.	beob.	erw.	Diff.
	Leistenbruch, -pforte						
	(bis 6-Wochen-Untersuchung beobachtet)						
	Mutter						
10/1	Aufnahmegrund: Abortus imminens	7	2,8	+	1	5,7	−
100/1	kein Erbrechen	71	53,7	+ +	104	107,0	·
21/2, 3, 4	Seel. Belastung	27	33,8	·	87	71,0	+
31/5	Zigaretten über 10 tgl.	9	4,7	+	12	9,6	·
35/2	Rh-Antikörper vor Geburt	7	2,5	+	3	5,1	·
74/5, 6, 7	Mumps-Titer 1:32 u. mehr	4	6,2	·	29	12,6	+ + +
78/5	Erste Periode nach letzter Geburt/Fehlgeburt: über 12 Wochen	8	6,2	·	29	14,4	+ + +
84/1	Konzeptionsverhütung: ja	6	7,1	·	24	15,3	+
130/5	Mann: Arbeiter	34	35,9	·	91	72,5	+ +
138/1	Blutdruck diast. hypoton.	48	50,6	·	136	103,1	+ + +
327/2	Varizen I	23	23,9	·	66	48,4	+ +
387/1	Sulfonamide I	16	8,6	+ +	23	17,5	·
398/1	Valium I	18	10,3	+	23	21,0	·
314/2, 3, 4	Wehenhemmer II, III	–	1,4	·	10	2,8	+ +
9/2, 3	Tragzeit bis 260 Tage	31	10,0	+ + +	21	21,0	·
37/2	Beckenendlage	10	4,6	+	6	9,6	·
38/3	Sectio	16	7,9	+ +	15	16,1	·
64/4	Geburtsdauer: 15 Std. u. mehr	5	7,2	·	25	15,3	+
66/2	Geburt bei lokaler Narkose	32	20,0	+ +	56	40,8	+ +
52/1	Nabelschnuransatz: zentral	4	5,6	·	20	12,8	+
	Kind						
6/1	Geschlecht: Knabe	98	59,4	+ + +	224	121,4	+ + +
40/3	klinisch unreif	25	6,4	+ + +	9	13,3	·
177/2	Austauschtransfusion	10	3,0	+ +	5	6,1	·
179/1, 2, 3, 4	Körperlänge bei Geburt unter 48 cm	29	8,3	+ + +	11	17,3	·
39/1, 2, 3	Geburtsgewicht unter 2500 g	27	6,8	+ + +	11	13,9	·
432/1	Atemstörungen	25	8,9	+ + +	19	18,2	·
438/2, 3	Primit. Reflexe mindest. 1 patholog.	16	20,4	·	85	46,4	+ + +
459/6	Reifezahl Kind hoch, Plazenta mittel	11	10,8	·	45	25,8	+ + +
175/2	Durchfall (bis 16. Wo.)	31	14,7	+ + +	40	30,1	+
212/11	Sauberkeit mit 3 Jahren: noch nicht	48	29,9	+ + +	89	63,1	+ + +

Bei der Kommentierung der Tabellen ist zunächst darauf hinzuweisen, daß die meisten der hier behandelten Auffälligkeiten ein breites Ausprägungsspektrum haben und daß daher die Feststellung der Befunde an die Aufmerksamkeit und Interessenlage des untersuchenden Arztes gebunden ist. Dies wirkt sich besonders bei den Assoziationen der kindlichen Merkmale untereinander aus. Die Klinik-Unterschiede sind in Tabelle 3.7.3-3 angegeben.

Bei *Schiefhals* findet sich eine Reihe schwacher heterogener Assoziationen mit Merkmalen der Mutter. Gleichartig ist die Häufung der Angaben über schweres Heben im Haushalt und im Beruf. Entbindungen in Beckenendlage – und dementsprechend Manualhilfe – sind gehäuft.

Die Assoziationen mit *Kurzhals* sind etwas deutlicher. Valium-Einnahme ist sowohl im 1. als auch im 2. Trimenon gehäuft, wobei es möglicherweise z.T. dieselben Frauen sein können. Außer fehlender Übelkeit und Abortus imminens fällt die Häufung der AB0-Kompatibilität auf.

Blutdruckerhöhungen – auf die mit einem vagen Gedanken an den Hals beim Status apoplecticus geachtet wurde, weil über die Halsform der Eltern keine Angaben vorliegen – fanden sich erst bei der letzten Messung vor der Geburt und bei der Zusammenfassung der Gestosekriterien.

Beim Kind trifft der Kurzhals oft mit schweren Mißbildungen zusammen.

Wenn beim Kind *Hypothyreose* angegeben wurde, fand sich bei der Mutter gehäuft eine vergrößerte Schilddrüse.

Geschwollene Brustdrüsen sind bei Mädchen gehäuft. Die Angaben sind klinikspezifisch erhöht (Kliniken 2, 7, 14). Damit hängen – wie bei den Naevi – klinikspezifische Befunde über Konzeptionsverhütung zusammen.

An der Schwangerschaftsanamnese findet sich nichts Bemerkenswertes; frühere Spätaborte sind sogar selten. Untergewicht beim Mann und neurologische Familienanamnese sind unverständliche, vielleicht zufällige Assoziationen.

Beim Kind sind lange Tragzeiten gehäuft; Unreife ist selten. Axillare Lymphknoten und Ödeme sind stark gehäuft. Zusammentreffen mit Kyphose ist ebenfalls besonders häufig. Bei den Nabelgefäßen ist das Fehlen einer Arterie erhöht, allerdings gerade noch im Zufallsbereich (4:1,5).

Kinder mit *Thoraxdeformitäten* sind klinikweise gehäuft (Klinik 7, 16, 20, 21). Trotzdem sind einige Assoziationen bemerkenswert. Blutungen und Abortanamnesen sind selten, dementsprechend auch Tranquilizer. Chemische Präparate werden häufig benutzt. Dabei liegt die Häufung speziell in der Grupper organische Phosphorverbindungen mit 45: 25,9; +++). Allerdings tragen klinikspezifische Verzerrungen hierzu bei. Hohe Toxoplasmoseiter sind gehäuft, ebenso auch Wehenhemmer und Kanarienvögel in der Wohnung.

Bei Müttern von Kindern mit *Kyphose* finden sich nur wenige, aber deutliche Assoziationen ohne erkennbare Interpretationsgrundlage. Kurze Tragzeiten, Beckenendlage und lange Geburtsdauern sind häufig.

Bei Kindern mit *Skoliose* findet sich eigenartigerweise dieselbe seelische Belastung der Mütter durch Tod von Angehörigen wie bei der Kyphose. Die anderen Assoziationen unterscheiden sich jedoch. Viele Mütter trinken keine Milch; die Einnahme von Vitaminpräparaten ist schwach gehäuft, die von Spalttabletten deutlich. Bei Aspirin besteht derselbe Trend (2:0,7; ·) noch im Zufallsbereich. Dabei ist aber bemerkenswert, daß Kopfschmerzen, die sonst bevorzugt zur Einnahme von Spalttabletten führen, nicht vermehrt angegeben wurden.

Bei den Kindern ist der Muskeltonus herabgesetzt, das Fettpolster vermindert. Hüftdysplasien, Hämangiome sowie pathologische neurologische Befunde im Gesamturteil sind vermehrt.

Bei *Pylorusstenose* des Kindes gibt es nur wenige Assoziationen mit mütterlichen Merkmalen, die jedoch nicht interpretierbar erscheinen. Knaben sind gehäuft. Die Gewichtszunahme bis zur 6-Wochen-Untersuchung ist – was bei der Pylorusstenose zum Krankheitsbild gehört – gering. Die negativen Regressionsresiduen der Gewichtszunahme sind gehäuft. Thoraxdeformitäten sind überdurchschnittlich häufig.

Bei der Verschlüsselung der Befunde in der *Leistengegend* wurde zwischen einseitigen und doppelseitigen Brüchen und tastbaren Bruchpforten sowie nach dem Zeitpunkt der erstmaligen Erwähnung unterschieden. In der Tabelle wurden nur die bis zur 6-Wochen-Untersuchung dokumentierten eigentlichen Brüche und die tastbaren Bruchpforten ohne Seitendifferenzierung gegenübergestellt. Dabei stellten sich typische Unterschiede im Assoziationsspektrum heraus.

Kinder mit *früh ausgebildeten Brüchen* sind in starker Häufung frühgeboren, unreif, haben kleine Körpermaße und häufig Atemstörungen. Es sind überwiegend Knaben. Durchfall ist stark gehäuft; sie sind mit drei Jahren vielfach noch nicht sauber. Bei den Müttern ist Erbrechen selten, sonst sind nur wenige Assoziationen vorhanden.

Kinder, bei denen nur *Bruchpforten* (einseitig oder doppelseitig) tastbar waren, sind ebenfalls überwiegend Knaben. Sie sind normal ausgetragen, reif und haben normale Körpermaße. Demgegenüber sind die Plazenten weniger reif. Pathologische primitive Reflexe sind deutlich vermehrt.

Die Mütter dieser Kindergruppe haben auffallend häufig hohe Mumpstiter bei der Erstuntersuchung, frühe Varizen, Hypotonie. Wenn sie Geburten oder Fehlgeburten hatten, war nach dem letzten Schwangerschaftsende die erste Regelblutung oft erst spät eingetreten. Wehenhemmer im 2. oder 3. Trimenon waren gehäuft.

Danach unterscheiden sich Kinder mit ausgebildeten Brüchen durch allgemeine Unreife von den Kindern mit nur tastbaren Bruchpforten, die normal entwickelt sind, bei denen aber die Mütter einige deutliche Assoziationen aufweisen, von denen jedoch wohl nur die Häufung der Hypotonie auf Klinikheterogenitäten zurückgehen dürfte.

Bei Knaben mit Auffälligkeiten an den *Hoden* (3-Jahres-Untersuchung) finden sich zahlreiche Assoziationen beim Befund von Pendelhoden, dagegen nur wenige beim gewichtigeren Befund von Kryptorchismus. Das hängt in gewissem Maße mit den Beobachtungszahlen 318 – 52 – 24 zusammen, die in der letzten Gruppe zur Assoziationserkennung zu klein sind. Die klinische Heterogenität ist bei den Hodenbefunden nicht stark ausgeprägt.

Die Tabelle zeigt deutlich, daß Kinder mit *Pendelhoden* oft frühzeitig, unreif und mit niedrigen Körpermaßen geboren werden. Eine Häufung von Leistenbefunden ist sehr deutlich, wobei es sich allerdings um den schwächsten Befund handelt, nämlich eine tastbare Bruchpforte, die erst bei späteren Untersuchungen nach den 6-Wochen-Untersuchungen festgestellt wurde. Phimosen sind leicht gehäuft (kein klinischer Verzerrungseffekt). Die Kinder werden erst spät sauber.

Bei *Kryptorchismus* geht – bei insgesamt geringen Assoziationsbefunden – die starke Häufung besonders niedriger klinischer Reifezahlen aus der Tabelle hervor. Die niedrigen Reifezahlen sind eine selbstverständliche Folge der Tatsache, daß der Hoden-Deszensus in die Ermittlung der Reifezahl eingeht (vgl. Abschn. 3.7.1.2).

Deshalb sind bei Kryptorchismus auch die Regressionsresiduen der Reifezahl gegenüber den anderen Reifezeichen negativ. Die Mittelwerte der klinischen Reifezahlen sind bei Knaben mit
- normal deszendierten Hoden   15,0
- Pendelhoden   14,8
- einseitigem Kryptorchismus   14,0
- beiderseitigem Kryptorchismus   13,8

Dagegen müßte bei Kryptorchismus nach der Reifezahl-Definition die Reifezahl um 3 Punkte verringert sein. Daß sie das nicht ist, bedeutet vielleicht eine gewisse Kompensation durch bessere – jedenfalls nicht reduzierte – Reifung der anderen Reifezeichen.

5.4 Kindliche Entwicklung

5.4.1 Wachstum

Eine ausgefeilte Wachstumsstudie ginge über die Zielsetzung dieses PU-Buches hinaus. Es wird lediglich das Wachstum in den ersten 6 Wochen analysiert und mit Einflußfaktoren während der Schwangerschaft in Verbindung gebracht. Körperlänge und Körpergewicht mit 6 Wochen spiegeln noch weitgehend die Werte bei der Geburt wider; deshalb lohnen die Analysen dieser Meßgrößen nicht. Statt dessen sollen Unterschiede in den Wachstumsgeschwindigkeiten in den ersten 6 Wochen auf Assoziationen untersucht werden.

Um zu einer sinnvollen Zielgröße zu gelangen, wurde eine multiple (lineare) Regressionsgleichung aufgestellt, mittels derer aus dem Geburtsgewicht G, der Tragzeit D und dem wirklichen „6-Wochen"Untersuchungstermin T das Gewicht H zu diesem Termin geschätzt ($H_{Regr.}$) wird.
Es ist

$$H_{Regr.} = a + b_1 \cdot G + b_2 \cdot D + b_3 \cdot T$$
$$= -540,6 + 0,9379 \cdot G + 2,096 \cdot D + 199,82 \cdot T$$

die Regressionsgleichung[9]. Die Differenz ($H - H_{Regr.}$) gibt die Abweichung des wirklichen Wertes vom Schätzwert an. Dividiert man diese Differenzen durch ihre Standardabweichung 394,69, so erhält man standardisierte Regressionsresiduen, die in Anlehnung an die äußeren 5%-Bereiche der Normalverteilung in 5 Klassen eingeteilt werden:

Sollabweichungen:	beobachtet:	
äußerste negative 5% :	265	(5,9%)
nächste negative 5% :	187	(4,2%)
Mittelbereich :	3 625	(80,6%)
vorletzte positive 5% :	208	(4,6%)
äußerste positive 5% :	211	(4,7%)
Fallzahl mit den erforderlichen Daten	4 496	

Die negativen Residuenklassen haben gegenüber dem Durchschnitt eine verlangsamte, die positiven Klassen beschleunigte 6-Wochen-Gewichtszunahme.

Zunächst zeigt sich erwartungsgemäß, daß die Gewichtszunahme bei den Knaben erheblich größer ist als bei den Mädchen. In den beiden positiven Abweichungsklassen liegen 306 Knaben gegen 215 erwartete (+ + +). Nach dem Alter der Mutter wachsen die Kinder jüngerer Mütter mehr als die der Älteren (unter 25 Jahren: 82:64,3 (+ +) in der äußersten positiven Klasse). Die beste Gewichtszunahme nach der Graviditätszahl haben die Kinder der zweiten Schwangerschaft (äußerste positive Klasse 87:71,1; +); jedoch sind die Unterschiede nicht erheblich. Frühere perinatal gestorbene Kinder sowie frühere Aborte sind ohne deutlichen Einfluß. Einige weitere Assoziationen zeigt die Tabelle 5.4.1-1.

Bei den extremen Geburtsgewichtsklassen sind trotz der Regressionsrechnung ungenügend erfaßte Reste übrig geblieben. Die Kinder mit Geburtsgewicht unter 2 000 g haben einen Überschuß an geringer Gewichtszunahme; die schweren Kinder mit 4 000 g und darüber haben Häufung von starken Zunahmen. Dies kann auch als Ausdruck dafür aufgefaßt werden, daß der lineare Regressionsansatz zu einfach war und eine andere Funktion besser geeignet wäre. Etwas anderes ist es mit der Feststellung, daß Kinder mit einem Geburtsgewicht, das gegenüber den anderen Reifemaßen zu hoch war (positive Regressionsresiduen des Geburtsgewichtes), in den ersten 6 Wochen langsamer wachsen. Wenn bei der Geburt der Kopfumfang gegenüber den anderen Maßen zu klein war (negative Regressionsresiduen des Kopfumfanges), so deutet dies auf ein langsameres Tempo der Gewichtszunahme hin.

---

[9] Nach Abschn. 3.8.1 sollte man erwarten, daß das D-Glied ein negatives Vorzeichen erhält. Dort war gefunden worden, daß Kinder mit kurzer Tragzeit in den ersten 6 Wochen etwas mehr an Gewicht zunehmen als länger getragene Kinder mit gleichem Geburtsgewicht. Da hier aber alle Untersuchungstermine einbezogen sind und die Kinder mit sehr kurzer Tragzeit relativ spät zur Nachuntersuchung vorgestellt wurden (großes T), kommt der Befund von Abschn. 3.8.1 in der Formel nicht zum Ausdruck

Tabelle 5.4.1-1 Assoziationen etwaiger Einflußmerkmale mit der Gewichtszunahme in den ersten 6 Wochen (Regressions-Residuen)

Var.Nr.	Einflußmerkmal	Regressionsresiduen der Gewichtszunahme in den ersten 6 Wochen		
		beob.	erw.	Diff.
		äußere negative 10%		
	Mutter			
83/6	Menarche: 16 J. u. später	57	41,2	+ +
84/2	Periode unregelmäßig	86	65,8	+ +
31/5	Zigaretten > 10 tgl.	30	19,3	+ +
109/2	Rauchbelästigung in Wohnung	44	32,1	+
317/1	Ovulationshemmer über LP hinaus	6	2,4	+
338/6	Rötel- u. Mumpstiter beide hoch	75	59,1	+
36/2	Shirodkar-Eingriff	26	17,8	+
	Kind			
39/1, 2	Geburtsgewicht unter 2000 g	19	5,5	+ + +
50/1	Nabelschnurgefäße: eine Arterie fehlt	6	2,3	+
432/1	Atemstörungen bei Geburt oder später	51	32,3	+ + +
175/2	Durchfall	101	78,9	+ +
424/1, 2	Negat. Residuum Kopfumfang	44	25,0	+ + +
425/4, 5	Posit. Residuum Geburtsgewicht	65	31,3	+ + +
		äußere positive 10%		
	Mutter			
80/2	Schwangerschaft unerwünscht	83	101,8	–
328/3	Ödeme erst im 2., 3. Trim.	133	112,8	+
383/1	weibl. Geschlechtshormone, 1. Tr.	115	90,7	+ +
	Kind			
39/7, 8	Geburtsgewicht 4000 g u. mehr	58	43,4	+
261/2	Makrozephalie	16	6,3	+ + +
161/1	Hydrozele	78	56,3	+ + +
163/5	Hb 6.–14. Wo.: über 15 g%	41	25,1	+ + +
444/1	Reflexe beim Neugeborenen: alle o. B.	85	68,8	+
284/3	Keuchhusten	13	5,5	+ +
	Plazenta			
45/2, 3	Gefäßlumen überwiegend weit, regional verschieden	65	89,5	– –

Daß bei Frauen mit später Menarche und unregelmäßiger Periode ein verlangsamtes Kinderwachstum registriert wird, ist schon deshalb schwer verständlich, weil keine entsprechenden deutlichen Unterschiede beim Geburtsgewicht und bei der Tragzeit selbst gefunden wurden (Abschn. 4.3.4).

Im zweiten Teil der Tabelle bedeuten Pluszeichen besonders *starke Gewichtszunahme in den ersten 6 Wochen*. Hier ist auf eine positive Assoziation zur Verabreichung von weiblichen Geschlechtshormonen im 1. Trimenon hinzuweisen. Die Pluszeichen bei Kindern mit Hydrozelen sind nur ein Begleiteffekt zur stärkeren Gewichtszunahme bei Knaben.

Die Assoziationen mit dem Übergewicht der Mutter sind zwiespältig. Sowohl die äußerste negative als auch die äußerste positive Klasse sind erhöht (58 : 40,9; + + und 48 : 33,8; + +).

Die übrigen Assoziationen werden ohne Interpretationsversuch mitgeteilt. Auch Zufallseffekte sind dabei zweifellos enthalten.

Die Unterschiede zwischen den vier norddeutschen und den drei süddeutschen Kliniken (vgl. Abschn. 5.2.4) wirken sich auch bei Gewichtszunahme-Residuen aus. Die positiven 10%-Residuen sind in den Nordkliniken erhöht (60 : 45,5; + +), in den Südkliniken entsprechend erniedrigt (36 : 50,5; – –).

5.4.2 Statomotorische Entwicklung

In Abschn. 3.8.2 ist dargestellt, wie aus den Angaben über Sitzen, Stehen und Gehen 5 Gruppen gebildet wurden, deren Extremgruppen als „Frühentwickler" bzw. „Spätentwickler" bezeichnet werden können. Es galt

	als früh	mittel	spät
beim freien Sitzen	bis 7 Monate	bis 10 Monate	nach 10 Monaten
beim freien Stehen	bis 9 Monate	bis 13 Monate	nach 13 Monaten
beim freien Gehen	bis 11 Monate	bis 15 Monate	nach 15 Monaten

Frühentwickler waren Kinder, die alle drei Leistungen früh oder nur eine als mittel erreicht hatten (n = 420). *Spätentwickler* (n = 312) waren dreimal spät oder einmal mittel und zweimal spät. Die anderen Gruppen lagen dazwischen. Hier sollen nur die beiden Extremgruppen auf Assoziationen durchgearbeitet werden. Um eine Überlagerung mit Assoziationen durch Frühgeburten zu vermeiden, wurden nur Kinder mit Tragzeiten über 270 Tage einbezogen. Da die Assoziationen nicht komplementär sind, werden sie nacheinander wiedergegeben.

Tabelle 5.4.2-1 Assoziationen mit statomotorischen Früh- und Spätentwicklern

Var. Nr.	Assoziationsmerkmal	beob.	erw.	Diff.
	Statomotorische Frühentwickler			
	Mutter			
11/1	frühere Schwangerschaften: 0	190	156,3	+ + +
32/2–7	berufstätig	288	256,6	+ + +
9/5	Eheschließung in Beobachtungszeit	47	28,6	+ + +
77/2	letzte Schwangerschaft: Abort	93	72,7	+ +
114/2	Chemische Präparate in Haus und Garten	182	213,4	– –
	Kind			
40/4	klinisch überreif	35	21,5	+ +
54/3	wenig Fruchtwasser	71	52,6	+ +
75/.	Geburtsmonat Oktober–März	251	204,8	+ + +
211/1	Geschwister: nur ältere	100	132,1	– – –
211/2	Geschwister: nur jüngere	67	53,2	+
211/4	Geschwister: keine	129	104,6	+ +
255/1–5	1-2-Wort-Sätze bis 16. Mon.	147	107,5	+ + +
212/1, 2	völlige Sauberkeit vor dem 21. Mon.	55	33,0	+ + +
	Statomotorische Spätentwickler			
	Mutter			
7/4, 5	Alter: 30 Jahre u. mehr	98	79,4	+
11/2, 3, 4	frühere Schwangerschaften: 1 u. mehr	226	195,9	+ + +
81/1	Konzeptionsverhütung	30	16,1	+ + +
130/3	Mann: Beamter	63	45,0	+ +
380/1	Barbiturhaltige Medikamente	11	5,4	+
401/1	Bevorzugte Früchte: Zitrus	180	211,2	– –
401/2	Bevorzugte Früchte: Äpfel	99	72,5	+ + +
330/4	Gewichtszunahme in Schwangerschaft: über 15 kg	20	33,5	– – –
	Kind			
34/3	Geburtsgewicht unter 2500 g	7	2,7	+ +
40/3	klinisch unreif	4	0,8	+ +
478/3	Untergewicht bei Tragzeit von 270–275 Tagen	11	4,1	+ +
181/6	nicht gestillt	50	33,9	+ +
185/2	nicht lebhaft	37	13,0	+ + +
211/1	Geschwister: nur ältere	132	98,7	+ + +
211/2	Geschwister: nur jüngere	27	39,7	–
211/4	Geschwister: keine	56	78,2	– – –
255/9	1-2-Wort-Sätze: mit 18 Mon. noch nicht	144	97,8	+ + +
212/11	völlige Sauberkeit noch nicht mit 3 Jahren	131	92,8	+ + +

Frühentwickler stammen bevorzugt von Erstgraviden, während keine Altersgruppe deutlich bevorzugt ist. Auch wenn die vorangegangene Schwangerschaft mit einem Abort endete, führt die beobachtete Schwangerschaft häufig zu Frühentwicklern. Da Erstgravide meist berufstätig sind, ist auch dieses Merkmal gehäuft, ebenso hängt auch die frische Eheschließung während der Schwangerschaft damit zusammen.

In der Reihe der gehäuften kindlichen Merkmale sind, wenn die Mutter keine Erstgravide war, die Unterschiede im Hinblick auf die Geschwisterreihe[10] von besonderer Bedeutung. Einzelkinder werden oft Frühentwickler, ältere Geschwister hemmen dagegen die Frühentwicklung. Mit der statomotori-

---

[10] Angaben über die Geschwister stammen aus dem 4. Tagebuch der Mütter, das bei der 3-Jahres-Untersuchung des Kindes abgegeben wird und also auch Angaben über bis dahin geborene jüngere Geschwister enthält. Die angegebenen Geschwisterzahlen sind für die hier behandelte statomotorische Entwicklung, die auch die Zeit bis 36 Monate umfaßt, gültig

schen Frühentwicklung geht auch eine Frühentwicklung in der Beherrschung körperlicher und geistiger Funktionen einher (Sauberkeit und Sprechenlernen).

Bei den statomotorischen *Spätentwicklern* sind viele Assoziationen konträr zu denen bei Frühentwicklern. Die Mütter sind älter, sie hatten meist schon Schwangerschaften. Konzeptionsverhütung war gegenüber dem Durchschnitt gehäuft, aber Angaben über Unerwünschtheit dieser Schwangerschaft waren nicht gehäuft. Die Bevorzugung von Obstsorten dürfte nur schwach mit der Häufung bestimmter Jahreszeiten zusammenhängen, denn die letzte Periode war nur in den Monaten Mai bis September gehäuft (170:143,6; + +), was nur zum Teil mit der Apfelsaison übereinstimmt.

Die Kinder selbst waren etwas häufiger unreif und untergewichtig, die Zahlen hierfür sind allerdings gering, weil bei dieser Analyse nur Kinder mit mehr als 270 Tagen Tragzeit einbezogen wurden. Sie wurden häufig nicht gestillt. Der Einfluß der Geschwisterreihe ist dem bei den Frühentwicklern deutlich entgegengesetzt. Bei älteren Geschwistern sind Spätentwickler gehäuft, ohne Geschwister verringert. Dies ist jedoch kein kompensatorischer Zahleneffekt, weil die betrachteten Extremgruppen nur 15% bzw. 12% ausmachen.

Auch bei den statomotorischen Spätentwicklern bestätigt sich die Feststellung, daß die Entwicklung der Beherrschung körperlicher und geistiger Funktionen zur Statomotorik parallel verläuft. In dieser Gruppe sind die Kinder stark gehäuft, die mit 36 Monaten noch nicht völlig sauber sind, sowie die, die mit 18 Monaten noch keine 1-2-Wort-Sätze zustande bringen.

5.4.3 Krankheiten und krankhafte Befunde der frühen Kindheit

5.4.3.1 Potentielle Geburtsschäden

Als potentielle Geburtsschäden sind in einer speziellen Durcharbeitung der Dokumentationsunterlagen von der Geburt bis zur 6. Woche durch einen Gynäkologen (W. SCHMITT) folgende kindliche Befunde zusammengestellt worden:
- periphere Nervenschäden (81), auch hängender Mundwinkel
- Frakturen (55), z. B. Schlüsselbein, Schultergelenk
- Blutungen (466), z. B. Petechien, Hämatome im Gesicht, nicht Kephalhämatom
- Verletzungen (148), auch Druckmarken von Zange, Saugglocke
- Befunde am kindlichen Schädel (72), z. B. Impressionsfraktur, Brillenhämatom (383)
- Hirnschäden, Diagnosen, Symptome (früh und deutlich), z. B. Diagnose Hirnschäden, auch Krämpfe, Paresen, Apathie, neurologisches Gesamturteil pathologisch
- Frühsymptome (unsicher) für Hirnschäden (816), Tonus-Reflex-Anomalien, Tremor, Schreien
- Schädelverformung (ohne eine der drei vorangehenden Befunde, 601)

Außerdem wurde nach den Dokumentationsunterlagen vom 9., 18., 36. Monat eine erneute Feststellung des Verdachtes auf Hirnschäden vorgenommen, wobei die bis dahin aus der PU Ausgeschiedenen, z. B. die Verstorbenen nicht mehr enthalten sind.

Tabelle 5.4.3-1 Assoziationen mit potentiellen Geburtsschäden

Var. Nr.	Assoziationsmerkmal	beob.	erw.	Diff.
	Periphere Nervenschäden			
	Mutter			
317/2, 3	frühere Sterilitätsbehandlung	11	5,0	+
343/1	Verstopfung im 1. Trim.	30	17,5	+ +
361/1	Laxantien im 1. Trim.	30	18,4	+ +
364/1	Analgetika im 1. Trim.	18	10,7	+
387/1	Sulfonamide im 1. Trim.	12	6,1	+
376/1	Vitamine im 1. Trim.	10	19,9	–
38/1	Entbindungsart: Manualhilfe	6	2,4	+
	Kind			
165/1	Ödeme	22	7,9	+ + +
172/2	Hautblutungen	18	9,2	+ +
458/1	dorsale Spalten	4	0,4	+ +
.	sonstige schwere Mißbildungen	3	0,6	+
	Frakturen			
	Mutter			
80/2	Schwangerschaft unerwünscht	22	14,7	+ +

Tabelle 5.4.3-1 (Fortsetzung)

Var.Nr.	Assoziationsmerkmal	beob.	erw.	Diff.
330/4	Gewichtszunahme in Schwangerschaft: 15 kg u. mehr	12	5,4	+ +
342/1	Magenbeschwerden im 1.Trim.	9	4,3	+
362/1	Antacida im 1.Trim.	8	3,6	+
38/7, 8, 9	Entbindungsart: Vakuum-Extr.	10	3,5	+ +
429/1	Indikation: protrahierter Geburtsverlauf	7	3,0	+
	Kind			
40/7, 8	Geburtsgewicht 4000 g u. mehr	17	5,6	+ + +
172/2	Petechien	4	1,1	+
	Blutungen			
	Mutter			
11/3, 4	frühere Schwangerschaften: 2 u. m.	173	149,3	+
316/2, 3	frühere Geburten: 1 u. mehr	280	246,3	+
81/1	Konzeptionsverhütung	42	29,5	+
82/5	Verhütungsart: Knaus-Ogino	13	5,9	+ +
102/2	Akkordarbeit	30	18,3	+ +
123/3	Trinkt oft Milch	187	213,8	−
130/1, 2	Mann: Selbständiger, Mithelf. Familienangehöriger	73	47,7	+ + +
336/3	Übergewicht	98	81,7	+
330/4	Gewichtszunahme in Schwangersch.	61	43,5	+ +
337/3	Schilddrüse vergrößert	37	59,5	− −
37/2	Beckenendlage	40	19,4	+ + +
38/1	Entbindungsart: Manualhilfe	38	13,5	+ + +
38/3	Entbindungsart: Sectio	10	32,6	− − −
38/8	Entbindungsart: Zange + Vakuum	6	1,7	+
	Kind			
6/1	Geschlecht: Knabe	266	240,8	+
165/1	Ödeme	82	45,2	+ + +
39/7, 8	Geburtsgewicht 4000 g u. mehr	84	47,2	+ + +
417/1	Reifezahl: unterste 5%-Bereich	29	19,2	+
	Verletzungen			
	Mutter			
7/1, 2	Alter unter 25 Jahre	63	46,9	+ +
11/1	frühere Schwangerschaft: 0	83	52,7	+ + +
316/1	frühere Geburten: 0	113	69,6	+ + +
32/2–7	berufstätig	119	89,1	+ + +
77/2	letzte Schwangerschaft: Abort	32	19,5	+ + +
81/1	Konzeptionsverhütung	1	9,4	− −
84/2	Periode unregelmäßig	32	21,3	+
336/1	Untergewicht	49	35,7	+ +
322/1	Portio-Erosion	13	7,2	+
37/2	Entbindung: Beckenendlage	1	6,2	−
38/2	Entbindung: spontan	31	120,3	− − −
38/7	Entbindung: Zange	8	2,1	+ +
38/9	Entbindung: Vakuum	94	9,4	+ + +
38/8	Entbindung: Zange + Vakuum	4	0,5	+ +
429/1	Indikation: protrahierter Geburtsverlauf	66	8,0	+ + +
430/1	Indikation: fetal distress	66	8,0	+ + +
56/1	primäre Wehenschwäche	23	13,7	+ +
	Kind			
64/4	Geburtsdauer insges. 15 Stunden und mehr	46	12,5	+ + +
6/1	Geschlecht: Knabe	89	76,5	+
	Befunde am kindlichen Schädel			
	Mutter			
11/4	frühere Schwangerschaften: 3 u. mehr	21	10,8	+ +
12/3	frühere neonatale Sterbefälle	10	3,1	+ +
14/3	frühere Aborte: 2 u. mehr	18	6,6	+ + +
88/3	frühere Frühaborte: 2 u. mehr	9	4,2	+
326/2	frühere Blutungen: 1.–4. Mon.	34	16,0	+ + +
317/2, 3	frühere Sterilitätsbehandlung	13	6,8	+

Tabelle 5.4.3-1 (Fortsetzung)

Var.Nr.	Assoziationsmerkmal	beob.	erw.	Diff.
123/1	trinkt keine Milch	31	18,9	+
130/5	Mann: Arbeiter	34	25,1	+
36/2	Shirodkar-Eingriff	14	3,1	+ + +
71/1	Zeichen vorzeitiger Lösung der Plazenta	8	0,8	+ + +
37/2	Beckenendlage	12	3,4	+ + +
38/1	Entbindungsart: Manualhilfe	11	2,3	+ + +
38/2	Entbindungsart: spontan	49	65,5	–
38/8	Entbindungsart: Zange + Vakuum	3	0,3	+
	Kind			
39/1	Geburtsgewicht unter 1 500 g	22	1,1	+ + +
39/2, 3	Geburtsgewicht 1 500 bis unter 2 499	20	3,7	+ + +
40/3	klinisch unreif	40	4,5	+ + +
9/2	Tragzeit bis 250 Tage	34	3,7	+ + +
41/1, 2	Apgar 1. Min.: 1–5	41	6,1	+ + +
·	Herz-Kreislauf-Mißbildungen/Anomalien	5	0,7	+ + +
·	sonstige schwere Mißbildungen	3	0,5	+
	Potentielle Hirnschäden			
	Mutter			
7/4	Alter 35–39 Jahre	102	77,4	+ +
102/2	Akkordarbeit	30	18,4	+ +
103/2	Arbeit im Stehen	36	23,8	+ +
115/2, 3	Alkohol tägl.	33	17,8	+ + +
123/1	trinkt keine Milch	112	88,2	+ +
326/2	Blutungen bis 4. Mon.	92	76,7	+
317/2, 3	frühere Sterilitätsbehandlung	45	33,8	+
36/2	Shirodkar-Eingriff	31	14,8	+ +
130/5	Mann: Arbeiter	144	118,2	+ +
135/3, 4	Mann: Alkohol tägl.	119	92,2	+ +
	Kind			
6/1	Geschlecht: Knabe	237	195,8	+ + +
9/2	Tragzeit bis 250 Tage	33	17,4	+ + +
39/1	Geburtsgewicht unter 2 500 g	46	22,4	+ + +
40/3	klinisch unreif	50	21,6	+ + +
41/1, 2	Apgar 1. Min.: 1–5	45	29,6	+ +
173/2	Mikrogenie	27	8,6	+ + +
165/1, 2	Ödeme	69	36,1	+ + +
·	Mißbildungen/Anomalien			
·	ZNS	13	2,7	+ + +
·	Herz-Kreislauf	11	3,6	+ +
·	Sonstige schwere Mißbildung.	10	2,9	+ + +
·	Syndaktylien	9	2,8	+ +
·	Klumpfuß	5	1,7	+
44/1	Plazenta: Zotten kollagenisiert	25	13,3	+ + +
54/1	Hydramnion	15	6,4	+ + +

Die Assoziationen in den Gruppen sind unterschiedlich: Bei *peripheren Nervenschäden* bestehen keine Assoziationen zur Kindslage und nur eine schwache Häufung der Manualhilfe als Entbindungsart. Die Assoziationen mit mütterlichen Merkmalen sind unklar. Mißbildungen sind bei diesen Kindern gehäuft.

Bei *Frakturen* handelt es sich gehäuft um schwere Kinder und protrahierten Geburtsverlauf sowie um Vakuumextraktionen.

Bei *Blutungen* als potentiellen Geburtsschäden sind mehrere Schwangerschaften vorausgegangen, die Mutter ist oft übergewichtig mit besonders starker Gewichtszunahme in der Schwangerschaft. Die sozialen Besonderheiten sind unverständlich! Die Schwangere ist häufig mit Akkordarbeit berufstätig; der Mann ist oft Selbständiger oder mithelfender Familienangehöriger, z.B. Kaufmann im eigenen Geschäft oder im Geschäft eines Familienangehörigen. Eine Häufung dieser Gruppe tritt in der PU sonst an keiner Stelle auf; Zufälligkeit ist nicht auszuschließen.

Gehäuft sind Beckenendlage, damit auch Manualhilfe, Sectio ist selten.

Verletzungen finden sich gehäuft bei Erstgraviden, bei jungen, berufstätigen Schwangeren. Wenn frühere Schwangerschaften vorlagen, so endete die letzte oft mit Abort. Die Entbindung erfolgte selten spontan, dagegen extrem gehäuft mit Vakuumextraktion bei protrahiertem Geburtsverlauf und fetal distress. Bei der Häufung von Verletzungen bei Vakuumextraktion ist allerdings die einleitend genannte Definition zu beachten, daß Druckmarken der Saugglocke zu den Verletzungen gerechnet wurden, so daß hier eine definitionsbedingte, also triviale Assoziation vorliegt.

Die Befunde am *kindlichen Schädel* sind bei Frauen mit mehreren Schwangerschaften mit Aborten, neonatalen Sterbefällen gehäuft. Frühe Schwangerschaftsblutungen, Shirodkar, Zeichen vorzeitiger Lösung der Plazenta und Frühgeburt sind ungünstige Vorzeichen. Die Kinder sind extrem untergewichtig. Mißbildungen sind deutlich gehäuft.

Die Gruppe der Kinder mit *potentiellen Hirnschäden* weist weder mit der Kindslage noch mit der Entbindungsart Assoziationen auf. Häufungen liegen bei kurzer Tragzeit und Unreife des Kindes vor. Knaben sind stärker betroffen als Mädchen. Bei den mütterlichen und väterlichen Merkmalen sind soziale Faktoren wie Akkordarbeit der Frau, Alkoholgenuß bei beiden Eltern bemerkenswert. Frühere Sterilitätsbehandlungen und frühe Blutungen sowie Shirodkar-Eingriffe sind gehäuft. Besonders auffällig sind

Häufungen verschiedenartiger Mißbildungen. Dies alles deutet darauf hin, daß es sich um bereits bei der Geburt vorgegebene und nicht bei der Geburt entstandene Hirnschäden handelt.

5.4.3.2 Krankheiten und Symptome des Zentralnervensystems

Unter den Krankheiten und sonstigen pathologischen Entwicklungen in der Kindheit ohne Mißbildungscharakter (5.3.3) und ohne Geburtsschäden (5.4.3.1) stehen die des Zentralnervensystems an Bedeutung an erster Stelle. Die Assoziationen mit Merkmalen der Schwangeren und der Schwangerschaft werden in 4 Gruppen vorgenommen, wobei die Beurteilung nach Befunden zwischen dem Alter von 6 Wochen und 3 Jahren vorgenommen wurde.

- Enzephalitis, Meningitis (21), darunter 2 dorsale Spalten
- Spastik, Krämpfe (auch Affektkrämpfe), Cerebralschäden (77)
- Stark retardierte geistige Entwicklung (32)
- Pathologisches EEG, Fazialisparese, Zehengang, kleinere neurologische Auffälligkeiten (96)

In der folgenden Übersicht über die Assoziationen mit etwaigen Einflußmerkmalen werden diese Gruppen nur mit einem Stichwort gekennzeichnet.

Tabelle 5.4.3-2 Assoziationen etwaiger Einflußfaktoren mit ZNS-Krankheiten und -Symptomen

Var.Nr.	Einflußmerkmal	beob.	erw.	Diff.
	Meningitis			
33/5	Toxoplasmose: SFT bei Aufnahme > 1 000; KBR stets positiv	4	1,0	+
108/2	schweres Heben zu Hause	7	3,1	+
452/1	Papagei im Haus	2	0,1	+
	Krämpfe			
	Mutter			
88/23	frühere Frühaborte	9	17,9	−
405/2	eine frühere Schwangerschaft, kein Abort	30	19,0	+ +
111/2, 3	Sport	8	17,4	−
326/2	frühe Blutung (bis 4. Mon.)	28	15,4	+ + +
334/1	Allergie	26	17,3	+
341/5	Mehrfach-Impfung d. Schwangeren	4	0,5	+ +
384/1	Cortison-Präparate im 1. Trim.	6	2,0	+
	Kind			
9/2	Tragzeit bis 250 Tage	8	2,4	+ +
39/1, 2	Geburtsgewicht unter 2 000 g	6	0,9	+ +
40/3	klinisch unreif	10	2,8	+ +
478/1	untergewichtiges Frühgeborenes	4	1,1	+
415/1, 2	Kopfumfang im untersten 10%-Bereich	9	4,3	+
	Geistig retardiert			
	Mutter			
7/4, 5	Alter: 30 J. u. mehr	17	8,8	+ +
12/3	früheres Kind neonatal verstorben	5	1,2	+
89/2	früherer Spätabort ab 5. Mon.	7	2,7	+
390/1	Vaginalstoffe im 1. Trim.	4	1,0	+

Tabelle 5.4.3-2 (Fortsetzung)

Var.Nr.	Einflußmerkmal	beob.	erw.	Diff.
	Kind			
415/1, 2	Kopfumfang in untersten 10%	5	1,7	+
	Kleinere neurologische Auffälligk.			
	Mutter			
22/2	Familienanamnese: Diabetes	15	7,3	+
86/1	Zyklusstörungen behandelt	28	17,0	+ +
102/2	Akkordarbeit	12	4,7	+ +
111/2, 3	Sport	32	22,0	+
368/1	Halsschmerztabletten im 1. Trim.	10	5,0	+
370/1	Schnupfenmittel im 1. Trim.	15	6,7	+ + +
38/7, 8	Entbindungsart: Zange	6	1,7	+
40/4	Kind klinisch überreif	9	3,8	+
66/7, 8	Narkose bei Geburt: i.v. u. Inhal.	21	8,9	+ + +
432/1	Atemstörungen	13	6,3	+

In der zweiten Gruppe der Assoziationen mit *Spastikern und Krampfkindern* gibt es einige mit gravierend erscheinenden Zahlenverhältnissen. So ist die Häufung bei den wenigen (45) Frauen, die im 1. Trimenon eine Mehrfach-Impfung (z.B. gegen Keuchhusten, Tetanus, Diphtherie) erhalten haben, beachtenswert. Nur 0,5 Kinder in dieser Krankheitsgruppe waren zu erwarten; 4 wurden beobachtet. Trotz der kleinen Zahlen muß diesem Befund an anderen Daten nachgegangen werden.

Auffallend ist außerdem die Assoziation mit frühen Schwangerschaftsblutungen, aber nicht mit früheren Aborten.

Die Kinder sind frühgeboren und unreif mit geringem Kopfumfang.

Bei den *geistig retardierten Kindern* überwiegen ältere Mütter, auch mit ungünstiger Schwangerschaftsanamnese.

Bei der Restgruppe mit *kleineren neurologischen Auffälligkeiten* ist die Assoziation mit Schnupfen- und Halsschmerzmitteln eigenartig; bemerkenswert die mit der Entbindung verknüpften Risikofaktoren Zange, Narkose.

Die Kinder aller 4 Gruppen treten stark gehäuft bei der Dokumentation eines *zusammenfassenden neurologischen Gesamturteils*, das sich auf Fremd- und Eigenreflexe und auf die Sensibilitätsprüfung bezieht, als pathologisch auf. Mit 36 Monaten ergibt sich folgendes Bild (Tabelle 5.4.3-3).

Tabelle 5.4.3-3 Neurologisches Gesamturteil mit 36 Monaten bei Kindern mit ZNS-Krankheiten und -Symptomen

Befunde	neurologisches Gesamturteil				
	fraglich pathologisch	sicher pathologisch	zus.	erw.	Diff.
Meningitis	1	1	2	0,24	+
Krämpfe	3	6	9	0,87	+ + +
Retardierung	2	1	3	0,43	+
Kleinere neurologische Auffälligkeiten	4	4	8	1,15	+ + +
Kombinationen	3	3	6	0,31	+ + +
zusammen	13	15	28	3,00	+ + +

5.4.3.3 Erkältungskrankheiten

In den Tagebüchern der Mutter war für jeden Monat, später für jedes Vierteljahr nach Fieber, Husten, Schnupfen, sowie – was in späteren Abschnitten behandelt wird – nach Erbrechen, Durchfällen, Blähungen, Hautausschlag und Krämpfen gefragt. Die Antwort sollte durch Ankreuzen von Ja oder Nein, sowie Angabe der Zeitdauer erfolgen. Außerdem waren spezielle Diagnosen einzeln anzugeben; Diagnosen (Angina, Otitis) in den ärztlichen Unterlagen wurden hinzugenommen.

Dieser Abschnitt bezieht sich auf „Erkältungskrankheiten" in der Altersspanne von 6 Wochen bis zu

Tabelle 5.4.3-4 Assoziationen mit häufigen kindlichen Erkältungskrankheiten (6 Wochen bis 3 Jahre)

Var.Nr.	Assoziationsmerkmal	Kinder mit mindestens 6 Erkältungskrankheiten		
		beob.	erw.	Diff.
	Mutter			
7/4, 5	Alter: 30 Jahre u. mehr	250	222,3	+
11/2, 3, 4	frühere Schwangerschaften: 1 u. m.	565	520,2	+ + +
472/2	Abortus imminens	83	63,4	+ +
15/2	Anamnese: Diabetes	13	7,3	+
24/3	Familienanamnese: Totgeburten, Aborte	157	133,8	+
32/1	nicht berufstätig	350	313,6	+ +
130/5	Mann: Arbeiter	225	247,2	−
19/3	Übelkeit + Erbrechen b. Aufnahme	229	204,2	+
119/3	Ißt oft Eier	355	322,4	+
118/3	Ißt oft rohes Fleisch	43	28,0	+ +
139/6–9	Hb b. Aufnahme: 12,9 u. mehr	422	382,7	+
140/1	BSG b. Aufnahme: 5 u. weniger	135	109,2	+ +
145/1	Blutdruck im 2. Trim.: hypoton	172	142,8	+ +
317/2, 3	frühere Sterilitätsbehandlung	96	78,0	+
318/1, 2	Ovulationshemmer länger als bis 2 Mon. vor LP, auch über LP hinaus	49	33,7	+ +
327/2, 3	Varizen	315	274,4	+ +
334/1	Allergie	203	180,5	+
337/3	Schilddrüse vergrößert	132	104,7	+ +
341/7	Grippeimpfung im Haushalt, 1. Trim.	7	2,9	+
354/1	Hautkrankheiten im 1. Trim.	27	16,3	+ +
357/7, 8	Krankheitsangaben (6 u. mehr) im 1. Trim.	44	23,3	+ + +
363/1	Verdauungsenzyme im 1. Trim.	64	46,5	+ +
368/1	Halsschmerztabletten im 1. Trim.	63	44,9	+ +
378/1	Tranquilizer im 1. Trim.	123	93,0	+ + +
386/1	Antidiabetika im 1. Trim.	10	5,1	+
393/1	Herzmittel im 1. Trim.	40	25,7	+ +
394/3	Analgetika (außer Aspirin, Spalttabletten) im 1. Trim.	214	188,3	+
313/1, 3	Tranquilizer im 2. Trim.	119	89,7	+ + +
35/2	Rh Antikörper vor Geburt	5	14,6	−
66/3	Narkose bei Geburt: i. v.	147	122,5	+
409/1	Plazenta: viele unreife Zotten	139	104,1	+ + +
	Kind			
6/1	Geschlecht: Knabe	480	419,1	+ + +
211/1	Geschwister: nur ältere	315	275,9	+ +
211/2	Geschwister: nur jüngere	85	109,0	−
282/2, 3	Magen-Darm-Krankheiten bis 3 J.	236	133,8	+ + +
283/1, 2	Harnwegsinfekte	47	32,6	+ +
284/1	Kinderkrankheiten: Masern	99	77,8	+ +
284/4	Kinderkrankheiten: Windpocken	55	38,1	+ +
284/5	Kinderkrankheiten: Mumps	26	14,2	+ +
286/2	Hautkrankheiten	593	503,6	+ + +
.	Syndaktylie	13	7,0	+
.	Hüftdysplasie	29	19,0	+
292/2	Stomatitis	36	26,2	+
292/4	Landkartenzunge	12	6,7	+
306/2	Rachitis	15	6,4	+ +
306/3	Anämie	19	10,3	+ +
287/2	Nasenseptumdeviation	106	83,3	+ +
302/2	Handauffälligkeiten	56	41,5	+
295/2	Croup, Pseudocroup	28	15,7	+ + +
295/3, 5	Pneumonie	32	18,0	+ + +
295/4	spastische Bronchitis	57	27,1	+ + +
240/2, 3	Krankenhausaufenthalte	137	90,5	+ + +

3 Jahren. Bei etwa der Hälfte der Kinder lagen alle für diesen Zeitraum vorgesehenen drei Tagebücher vor. Bei Kindern, für die nicht alle Tagebücher da sind, ist die Zahl der angegebenen Krankheiten zwangsläufig geringer. Im folgenden soll es sich darum handeln, diejenige Gruppe von Kindern als typisch herauszustellen, die besonders häufig an Erkältungskrankheiten gelitten haben, und nach Assoziationen mit Merkmalen der Mutter und des Schwangerschaftsverlaufes sowie mit anderen Merkmalen des Kindes zu suchen. Dazu wurden diejenigen Kinder (806) ausgewählt, für die sechsmal oder noch häufiger Erkältungskrankheiten in den Tagebüchern oder in den Arztberichten angegeben waren.

Die Assoziationstabelle ist ungewöhnlich vielseitig. Allerdings ist anzunehmen, daß Mütter, die so viele Erkältungskrankheiten ihres Kindes berichten, auch sonst die Fragen sorgfältig beantworten oder allgemein mitteilungsfreudig sind. Aber offenbar sind nicht alle Assoziationen so zu klären. Auffallend ist z. B. die besonders hohe Assoziation mit der Einnahme von Tranquilizern. Nun ist auch eine der Hauptindikationen für diese Medikamente bei Schwangeren, nämlich der Abortus imminens, erhöht. Auch Schilddrüsenvergrößerungen, bei denen Valiumgaben häufig sind, sind bei den Müttern von Erkältungskindern erhöht. Da die Schilddrüsenvergrößerungen, ebenso wie die drohende Fehlgeburt vom Arzt festgestellt werden, können sie nicht durch die Mitteilungsbereitschaft der Schwangeren bedingt sein. Somit muß man annehmen, daß häufige Erkältungskrankheiten des Kindes doch in irgend einer Weise mit Einflüssen der Schwangeren bzw. der Schwangerschaft zu tun haben. Dabei ist Rauchen von Müttern und Vätern offenbar nicht beteiligt.

Bei den Kindern findet man auch andere Krankheiten gehäuft, nicht nur Bronchitiden und Pneumonien, sondern auch insbesondere Magen-Darm-Krankheiten; aber das mag durch die intensivere Berichterstattung zu erklären sein. Daß sich das aber auch auf die Häufung der Kinderkrankheiten wie Masern, Windpocken, Mumps beziehen sollte, ist kaum anzunehmen. Eine solche Häufung ist bei anderen Mütter- oder Kindervariablen nicht aufgetreten. Jedenfalls erscheint die Gruppe der Kinder mit vielen Erkältungskrankheiten, bei denen Knaben überwiegen, auch in anderer Hinsicht besonders anfällig zu sein.

Die Häufung von Syndaktylien und Hüftdysplasien steigert diese wohl unerwartete Feststellung noch weiter.

5.4.3.4 Magen-Darm-Krankheiten

Magen-Darm-Krankheiten treten in dem hier behandelten Alter von 6 Wochen bis zu 3 Jahren bei etwa der Hälfte der Kinder auf, für die Angaben aus allen drei Tagebüchern vorliegen. In dem der Assoziationsanalyse zugrunde liegenden Profil sind auch die Kinder enthalten, bei denen nicht alle Tagebücher vorliegen, aber Angaben über Vorliegen oder Nicht-Vorliegen von Magen-Darm-Krankheiten vorhanden sind, wie es schon in Abschn. 5.4.3.2 für die Erkältungskrankheiten gehandhabt wurde.

Um nicht gelegentliche Durchfälle in die Analyse einzubeziehen, wurden Assoziationen nur für die 244 Kinder mit mindestens viermaligen Magen-Darm-Krankheiten in Gegenüberstellung mit allen übrigen Kindern – mit Angaben – aufgestellt.

Die Assoziationen zeigen insofern eine gewisse Ähnlichkeit mit dem Assoziationsmuster der häufigen Erkältungskrankheit, als beidemale eine deutliche Mitteilungsbereitschaft der Mutter in Erscheinung tritt. Dies geht einerseits aus der starken Assoziation der beiden Kinder-Krankheitsgruppen hervor, andererseits auch aus der hohen Zahl der Krankheitsangaben der Mütter selbst. Das Assoziationsspektrum ist in seinen Einzelheiten jedoch ganz anders als das des vorigen Abschnittes. Bei Kindern mit häufigen Magen-Darm-Erkrankungen sind folgende Assoziationskomplexe bemerkenswert, die im vorigen Abschnitt nicht vorhanden waren:

- Menstruationszyklus
- Zigarettenrauchen der Mutter, Zigarren-Pfeifenrauchen des Vaters
- hohe Virologie-Titer bei negativem Toxoplasmose-Befund.

Bei den Kindern sind zahlreiche Krankenhausaufenthalte hervorzuheben. Im Gegensatz zu den Erkältungskindern seien zwei eigenartige Assoziationen erwähnt: frühzeitiges Trotzverhalten (schon bis 15 Monate) ist gehäuft, ebenso die Angabe der Mütter, daß das Kind nie fernsehen darf.

Bei diesen Zusammenstellungen ist es wiederum sehr schwer zu vermuten, welche Assoziationen rein zufällig zustande gekommen sein könnten. Bei einigen Assoziationen war der Vergleich mit der Kindergruppe mit 2–3maligen Angaben über Magen-Darm-Krankheiten hilfreich. Bei kompensatorischem Verhalten, also wenn diese Nachbargruppe in der Profil-Übersicht keine Häufung, sondern eine Verminderung zeigte, wurde die Häufung als zufällig angesehen und weggelassen.

5.4.3.5 Harnwegsinfekte

Als dritte Krankheitsgruppe werden die Harnwegsinfekte auf Assoziationen untersucht. Hier sind bekanntlich besonders Mädchen betroffen. Die statistische Bearbeitung ist insofern ungünstig, als es

Tabelle 5.4.3-5 Assoziationen mit häufigen kindlichen Magen-Darm-Krankheiten (6 Wochen bis 3 Jahre)

Var.Nr.	Assoziationsmerkmal	Kinder mit 4 oder mehrmaligen Magen-Darm-Krankheiten		
		beob.	erw.	Diff.
	Mutter			
7/1, 2	Alter: unter 25 J.	61	74,9	−
32/6	Beruf: Studentin	11	5,7	+
83/1	Menarche unter 12 J.	29	18,9	+
84/2	Periode unregelmäßig	47	35,2	+
85/5, 6	Periodendauer: 6 u. mehr Tage	97	77,7	+ +
86/2	Zyklusstörungen behandelt	68	43,2	+ + +
112/2	Schlaf unruhig	47	31,9	+ +
137/1	Blutdruck hypoton	47	34,1	+
97/1, 2, 3	Gewichtsabnahme im letzten Jahr: 3 kg u. mehr	26	17,8	+
31/4, 5	Zigaretten: 6 u. mehr tägl.	35	23,0	+ +
339/1	Fiebererkrankungen im 1. Trim.	99	80,2	+ +
342/1	Magenbeschwerden	35	19,9	+ + +
345/1	Kopfschmerzen	23	12,4	+ +
354/1	Hautkrankheiten	11	4,9	+ +
357/7, 8	Zahl d. Krankheitsangaben: 6 u. mehr im 1. Trim.	20	7,1	+ + +
362/1	Antazida im 1. Trim.	28	17,2	+ +
394/1, 2, 3	Analgetika im 1. Trim.	95	68,1	+ + +
378/1	Tranquilizer im 1. Trim.	40	29,1	+
313/1, 2, 3	Tranquilizer im 2., 3. Trim.	63	45,2	+ +
98/1	Leukozyten bei Aufnahme: 4000 u. weniger	12	5,2	+ +
33/1	Toxoplasmose-Titer immer neg.	99	82,5	+
72/8–13	Rötel-Titer b. Aufnahme 1:256 u. mehr	60	47,9	+
73/4–9	Zytomegalie-Titer b. Aufn. 1:16 u. mehr	37	28,2	+
74/3–7	Mumps-Titer b. Aufn. 1:8 u. mehr	94	78,1	+
130/5	Mann: Arbeiter	57	72,2	−
134/3	Mann: starker Zigarren- u. Pfeifenraucher	8	3,1	+
135/2	Mann: gelegentl. viel Alkohol	26	17,7	+
66/3	Geburt: Narkose i.v.	49	37,4	+
45/2	Plazenta: Gefäßlumen überwiegend weit	34	23,1	+
	Kind			
281/3, 4	Erkältungskrankheiten: 4 u. mehr	145	83,4	+ + +
283/1, 2	Harnwegsinfekte	16	9,8	+
286/2	Hautkrankheiten	179	152,4	+
284/5	Kinderkrankheiten: Mumps	9	4,3	+
223/3	Fettpolster vermindert	36	18,5	+ + +
187/2, 3	Appetit: schlecht oder mittel	44	24,2	+ + +
190/3	Stuhlgang: 3mal od. mehr tägl.	40	22,6	+ + +
240/2, 3	Krankenhausaufenthalte	55	27,4	+ + +
206/1, 2	Trotzverhalten früh bis 15 Mon.	30	16,5	+ + +
200/3	Fernsehen: nie	48	31,5	+ +

hierbei 187 Kinder mit einmaliger Krankheitsangabe und nur 41 mit mehrmaliger Krankheitsangabe zwischen 6 Wochen und 3 Jahren gibt. Eine Beschränkung auf eine „typische" Gruppe, wie bei den beiden vorangegangenen Krankheiten auf die mehrmals Erkrankten würde wegen der kleinen Zahlen die Assoziationssuche fragwürdig machen; deshalb werden alle Kinder mit Harnwegsinfekten zusammengefaßt.

Bei den mütterlichen Assoziationen ist die mit Allergien besonders bemerkenswert. Dabei stehen die gegen Medikamente gerichteten Allergien mit 47:28,6 (+ + +) im Vordergrund; bei Allergien gegen Nahrungsmittel ist zwar auch eine ähnliche Tendenz zu erkennen, der Unterschied liegt aber noch im Zufallsbereich (27:19,8; ·).

Die Kinder mit Harnwegsinfekten sind offenbar ebenfalls eine besonders anfällige Gruppe, wie das Zusammentreffen mit anderen Krankheiten zeigt. Dabei ist allerdings die Mitteilungsfreudigkeit der Mütter auch besonders groß, denn die auf sie selbst bezogenen Angaben über eigene Krankheiten, die

Tabelle 5.4.3-6 Assoziationen mit kindlichen Harnwegsinfekten

Var.Nr.	Assoziationsmerkmal	Kinder mit Harnwegsinfekten		
		beob.	erw.	Diff.
	Mutter			
19/3	Übelkeit ohne Erbrechen bei Aufnahme	72	57,8	+
85/5, 6	Periodendauer 6 Tage u. mehr	100	74,0	+ +
86/1	Zyklusstörungen – Behandlung	53	40,3	+
334/1	Allergie	74	51,1	+ + +
104/2	Strahlenexposition	6	1,9	+
114/2	Chemische Präparate in Haus und Garten	139	113,2	+ +
339/1	Fieberhafte Infekte im 1. Trim.	91	74,9	+
	Kind			
6/2	Geschlecht: Mädchen	167	109,6	+ + +
285/4	Ichthyosis	3	0,6	+
285/5	Pigmentauffälligkeiten	39	28,6	+
281/4	Erkältungen: 6mal u. mehr	47	32,6	+ +
282/3	Magen-Darm-Krankheiten: 3 u. mehr	16	9,8	+
240/2, 3	Krankenhausaufenthalte	44	25,6	+ + +
284/1	Masern	34	22,1	+ +
·	Hüftluxation	10	5,4	+

bei den Müttern von Kindern mit vielen Erkältungs- und Magen-Darm-Krankheiten stark erhöht waren, sind es auch hier. Aber für Krankheiten wie Masern dürfte das nicht ausschlaggebend sein.

5.4.3.6 Kinderkrankheiten

Das Auftreten der verbreiteten Kinderkrankheiten wurde in der Studie bei der Befragung der Mutter re-gistriert. Eine weitere Bearbeitung war jedoch ur-sprünglich nicht vorgesehen, da interessante Asso-ziationen nicht erwartet wurden. Jedoch hat die Durchsicht der auch für diese Krankheiten routine-mäßig erstellten Profile einige mitteilenswert er-scheinende Assoziationen ergeben, die nachstehend für Masern, Röteln, Keuchhusten, Windpocken und Mumps für die Zeit von 9 bis 36 Monaten zusam-mengestellt werden.

Tabelle 5.4.3-7 Assoziationen mit Kinderkrankheiten

Var.Nr.	Assoziationsmerkmal	beob.	erwart.	Diff.
	Masern			
	Mutter			
11/3	frühere Schwangerschaft: 2 u. mehr	204	174,9	+ +
316/1	frühere Geburten: keine	192	261,8	– – –
77/2	Letzte Schwangerschaft: Abort	95	127,0	– –
10/2	Aufnahmegrund: frühere Sterilitäts-behandlung	11	23,3	– –
32/1	Berufstätigkeit: keine	251	215,4	+ +
107/4–7	Häusliche Arbeitszeit: 6 Std. u. m.	228	187,4	+ + +
102/2	Akkordarbeit	31	21,3	+
104/2	Strahlenexposition	9	4,2	+
130/3	Mann: Beamter	62	84,6	– –
133/4	Mann: Rauchen 10 Zig. u. mehr tgl.	186	156,8	+ +
143/2	Toxoplasmose: SFT negat. I	140	180,2	– – –
149/2	Toxoplasmose: SFT negat. II	128	160,1	– –
151/2	Toxoplasmose: SFT negat. III	120	145,6	– –
73/6–8	Zytomegalie-Titer 1:64 u. mehr	12	6,5	+
313/1, 2, 3	Valium II/III	84	103,6	–
	Kind			
211/1	Geschwister: nur ältere	196	156,2	+ + +
234/3	Muskeltonus vermindert	21	12,9	+
222/4	Windpocken (bis 9 Mon.)	11	5,5	+
239/2	Operationen (bis 3 Jahre)	62	46,4	+
281/4	Erkältungskrankheiten: 6 u. mehr	99	79,5	+
283/2	Harnwegsinfekte	9	4,0	+

Tabelle 5.4.3-7 (Fortsetzung)

Var.Nr.	Assoziationsmerkmal	beob.	erwart.	Diff.
	Röteln			
	Mutter			
76/7, 8	letzte Schwangerschaft vor 6 Jahren u. mehr	20	10,8	+ +
334/1	Allergie: allgemein	57	42,3	+ +
90/2	Allergie: gegen Medikamente	34	23,67	+
91/2	Allergie: gegen Nahrungsmittel	29	16,5	+ +
370/1	Schnupfenmittel I	22	14,8	+
375/1	Mineralstoffpräparate I	30	21,1	+
385/1	Schilddrüsenhormone I	9	2,4	+ +
308/2	Tetracycline III	7	2,0	+ +
	Kind			
292/4	Landkartenzunge	5	1,6	+
306/3	Anämie	8	2,4	+ +
434/1	Pylorusspasmus (sicher)	4	1,0	+
	Keuchhusten			
	Mutter			
337/1	Hyperthyreose	5	1,2	+
328/2, 3	Ödeme 1., 2., 3. Trim.	39	26,2	+ +
4/2	Ödeme vor Geburt	34	22,2	+ +
35/2	Rh-Antikörper vor Geburt	5	1,4	+
341/2	Pockenimpfung im 1. Trim.	3	0,6	+
108/2	Heben schwerer Gegenstände im Haushalt	22	12,9	+ +
130/3	Mann: Beamter	4	13,2	– –
38/3	Entbindung: Sectio	15	6,1	+ + +
66/1	Entbindung: Narkose: keine	53	39,5	+
	Kind			
469/5, 6	Gewichtszunahme bis 6 Wo. posit. Regressionsresiduen	13	6,5	+ +
	Windpocken			
	Mutter			
7/4, 5	Alter: 30 J. u. mehr	106	73,4	+ + +
11/3, 4	frühere Schwangerschaften: 2 u. m.	111	83,8	+ +
316/1	frühere Geburten: keine	75	125,7	– – –
14/3	frühere Aborte: 2 u. mehr	33	22,4	+
77/2	letzte Schwangerschaft: Abort	52	66,9	–
32/1	Berufstätigkeit: keine	135	102,8	+ + +
107/4–7	Häusliche Arbeitszeit: 6 Std. u. m.	117	92,4	+ +
10/2	Aufnahmegrund: frühere Sterilitäts-behandlung	2	11,3	– –
327/2	Varizen im 1. Trim.	68	52,3	+
323/1	Uterus: Lageanomalie	40	27,4	+
35/2	Rh-Antikörper vor Entbindung	11	5,0	+
37/2	Entbindung: Beckenendlage	15	8,9	+
64/1	Geburtsdauer insges.: unter 5 Std.	135	105,7	+ +
54/1	Hydramnion	9	4,1	+
	Kind			
40/3	Klinisch unreif	21	9,9	+ + +
9/1, 2	Tragzeit bis 250 Tage	15	8,6	+
164/1, 2	Kopfumfang unter 33 cm	32	21,0	+
268/1	Kyphose	10	4,9	+
281/4	Erkältungskrankheiten: 6 u. mehr	55	38,1	+ +
293/3	Trichterbrust	14	7,9	+
305/2	allgemein retardiert	4	0,8	+
211/1	Geschwister: nur ältere	114	78,6	+ + +
	Mumps			
	Mutter			
316/1	frühere Geburten: keine	29	46,8	– – –
77/2	letzte Schwangerschaft: Abort	15	25,0	–
336/1	Untergewicht	34	23,8	+
32/1	Berufstätigkeit: keine	52	38,6	+
107/4–7	Häusliche Arbeitszeit: 6 Std. u. m.	53	34,9	+ + +

Tabelle 5.4.3-7 (Fortsetzung)

Var.Nr.	Assoziationsmerkmal	beob.	erwart.	Diff.
118/3	ißt häufig rohes Fleisch	9	3,4	+
130/3	Mann: Beamter	23	15,0	+
74/5, 6, 7	Mumps-Titer 1. Trim.: 1 : 32 u. mehr	11	6,2	+
151/2	Toxoplasmose: SFT negat. III	17	10,5	+
45/3	Plazenta: Gefäße regional verschied.	20	11,0	+ +
	Kind			
281/4	Erkältungskrankheiten: 6 u. mehr	26	14,2	+ + +
282/3	Magen-Darm-Krankheiten: 4 u. mehr	9	4,3	+
175/2	Durchfall (bis 9 Monate)	25	15,1	+ +
298/5	azetonäm. Erbrechen	3	0,3	+ +
211/1	Geschwister: nur ältere	43	29,4	+ +

Die Assoziationen der fünf Krankheiten stimmen nur in wenigen Punkten überein. Bei *Masern, Windpocken* und *Mumps* haben die Kinder besonders häufig *ältere Geschwister;* es ist plausibel, daß der Übertragungsweg oft über diese Geschwister verläuft. Mit der hohen Zahl älterer Geschwister sind einige andere Merkmale verknüpft, z.B. die geringe Zahl von Erstparae, die geringe Zahl von Aborten bei der letzten Schwangerschaft, viele „Nur"-Hausfrauen usw. Dieser Komplex findet sich aber nicht beim *Keuchhusten* und bei den *Röteln,* auch nicht angedeutet. Demnach wäre zu vermuten, daß der übliche Infektionsweg bei Keuchhusten und Röteln anders verläuft. Das gleiche Assoziationsspektrum mit den Geschwistern findet sich schon bei den im früheren Alter vor 9 Mon. aufgetretenen Kinderkrankheiten.

Bei *Masern* fällt die niedrige Zahl von negativen Toxoplasma-SFT-Befunden auf, die sich in allen drei Hauptuntersuchungen findet; die kompensatorisch erhöhte Zahl positiver verteilt sich auf die einzelnen Titerstufen, so daß dort keine spezielle Häufung erkennbar ist. Bei den Masern-Kindern sind auch die Erkältungskrankheiten, die Harnwegsinfekte und frühkindliche Windpocken gehäuft. (Das Zusammentreffen der hier bearbeiteten Kinderkrankheiten miteinander in der Zeit vom 9. bis 36. Monat läßt sich nicht beurteilen, weil die Verschlüsselung dieser Krankheiten auf derselben Speicherstelle erfolgte und daher nur eine Angabe möglich war).

Bei *Röteln* fällt die Assoziation mit Allergien der Mutter auf. Dabei sind die getrennt verschlüsselten Medikamenten- und Nahrungsmittelallergien beide erhöht. Mit einem hohen Röteln-Titer der Mutter besteht nur eine ganz knappe positive Assoziation (11 : 6,9; ·).

Die Mütter der *Keuchhusten*-Kinder haben oft Ödeme. Die Entbindung erfolgt gehäuft durch Sectio; Narkosen sind jedoch insgesamt bei den Entbindungen eher selten. Beim Kind findet sich gehäuft eine überdurchschnittliche Gewichtszunahme in den ersten 6 Wochen.

Bei *Windpocken*-Kindern wird eine größere Zahl von Assoziationen beobachtet. Bei ihnen ist die Zahl älterer Mütter stark gehäuft, damit einerseits auch die Kinderzahl und besonders die der älteren Geschwister, andererseits auch die Hausfrauenarbeit, Varizen und Lageanomalien des Uterus. Die Kinder sind oft Frühgeburten, unreif, haben niedrige Körpermaße, von denen in der Tabelle nur der Kopfumfang angegeben ist. Auch Erkältungskrankheiten sind bei ihnen gehäuft.

Die *Mumps*-Assoziationen enthalten – außer den älteren Geschwistern und damit zusammenhängenden Merkmalen – eine schwache Häufung hoher Mumps-Titer bei der Mutter. Die Kinder zeigen erhöhte Anfälligkeit gegen andere Krankheiten.

Masern, Windpocken und Mumps stimmen nicht nur in der Häufung bei Vorhandensein älterer Geschwister überein, sondern gleichzeitig auch in der Häufung von Erkältungskrankheiten.

5.4.3.7 Karies

Die in letzter Zeit diskutierte Möglichkeit, daß die Grundlagen für eine Kariesentwicklung bereits in utero gelegt werden könnten, regte dazu an, in der PU eine Assoziationssuche für die Gruppe der Kinder durchzuführen, die besonders frühzeitig mehrere kariöse Milchzähne hatten. Bei der Drei-Jahresuntersuchung wurde die Zahl der durchgebrochenen Zähne und ihr Zustand im Zahnschema dokumentiert. Zur Auswertung wurden die Fälle mit mindestens 16 Zähnen herangezogen; dabei wurde die Zahl der Zähne mit Karies oder Schmelzdefekten in der Gliederung: 0 – 1 – 2 – 3, 4 – 5 und mehr auf Assoziationen mit anderen Merkmalen geprüft. In der nachfolgenden Tabelle werden die zwei letzten Gruppen mit ihren Häufungen dargestellt.

Tabelle 5.4.3-8 Assoziationen mit starker kindlicher Karies

Var.Nr.	Assoziationsmerkmal	Kinder mit 3 oder mehr kariösen Zähnen		
		beob.	erw.	Diff.
	Mutter			
19/4	Übelkeit, Erbrechen + vor Aufnahme	124	104,1	+
106/2	Schwer Heben im Beruf	23	15,5	+
108/2	Schwer Heben zu Hause	55	33,9	+ + +
103/1	Berufsarbeit im Sitzen	43	32,9	+
119/3	ißt oft Eier	65	89,8	– –
124/3	trinkt oft Cola	13	6,45	+ +
130/5	Mann: Arbeiter	109	70,0	+ + +
135/4	Mann: Alkohol mehrmals tgl.	16	6,3	+ + +
359/1	Reisen im 1. Trim.	59	82,5	– –
327/2	Varizen im 1. Trim.	61	46,0	+
344/1	Kreislaufstörungen im 1. Trim.	2	11,0	– –
383/1	weibl. Geschlechtshormone im 1. Trim.	66	47,8	+ +
448/1	Katze im Haushalt	24	9,6	+ + +
	Kind			
40/4	Klinisch überreif	18	8,9	+ + +
39/6, 7, 8	Geburtsgewicht 3 500 g u. mehr	125	96,4	+ + +
54/3	Fruchtwasser: wenig	39	25,5	+ +
55/4, 5	Fruchtwasser: Farbe erbsbrei, braun	16	8,1	+ +
194/3	Daumenlutschen im Schlaf: nie	80	64,5	+
195/4	Schnuller: nie	54	77,0	– –

Die Assoziationstabelle bringt einige deutliche Häufungen und Verringerungen. Zunächst fallen soziale Faktenhäufungen auf. Der Vater ist Arbeiter, trinkt täglich mehrmals Alkohol, Reisen sind selten, Eier werden wenig gegessen, die Mutter trinkt öfter Cola. Ihre Berufsarbeit findet gehäuft im Sitzen statt; sie muß oft schwer heben und tragen, sowohl zuhause als auch im Beruf. Sie erhält gehäuft Geschlechtshormone. Eine Assoziation der frühkindlichen Karies zur Einnahme von Mineralstoffpräparaten in der Schwangerschaft – allerdings nur im 1. Trimenon ausgewertet – findet sich nicht.

Besonders gehäuft sind Katzen im Haushalt. In diesem Zusammenhang soll die Tierhaltung in der Wohnung noch näher erörtert werden. Bei Hunden besteht nur in einer Kariesklasse (2 Zähne) eine deutliche Erhöhung (18:10,7), in den anderen Kariesklassen ist sie unwesentlich. Insgesamt ist die Karies mit 52:39,1 (+) schwach erhöht. Bei Hamstern und Meerschweinchen liegt eine Erhöhung in der höchsten Kariesklasse vor, die gerade noch in die Zufallsgrenze fällt (5:1,8); für alle Kariesklassen gleichen sich die Unterschiede aus. Nur bei den *Katzen* findet sich eine einheitliche starke Erhöhung in allen Kariesklassen:

kariöse Zähne	1	2	3, 4	5 u. mehr
beob. : erw.	10:7,7	12:6,5	10:5,1	14:4,5

Insgesamt sind es 46 Kinder mit kariösen Zähnen gegenüber einer Erwartungszahl von 23,8 (+ + +).

Diese Erhöhung ist statistisch so extrem, daß ein zufälliges Zustandekommen zwar nicht auszuschließen ist, aber praktisch nicht ernstlich in Betracht kommt.

Die im Zusammenhang mit der Karies besonders wichtige Frage „Lutscht Ihr Kind Bonbons" mit den anzukreuzenden Antworten „täglich – selten – nie" konnte bisher nur in einer Sonderauswertung von vier Kliniken (Nr. 2, 3, 7, 16) bearbeitet werden. In den Tagebüchern wurden allerdings nur von 45% der Mütter Antworten gegeben, und zwar davon 7% „nie", 68% selten, 25% „täglich". Überraschenderweise ergab sich keine Assoziation zur Karies:

Tabelle 5.4.3-9 Assoziation zwischen Bonbongabe und Karies (36 Mon.) 4 Kliniken

	Kariöse Zähne				erwartet	
	0	1, 2	3 und mehr	zus.	1, 2	3 und mehr
Bonbons nie	77	4	4	85	6,3	3,6
selten	765	73	36	874	65,2	36,7
täglich	295	19	14	328	24,5	13,8
zusammen	1 137	96	54	1 287		

Auch bei den wenigen (9%) Kindern, bei denen die Mutter die Gabe von Süßigkeiten vor dem Schlafengehen zugaben, war der Kariesbefall nicht erhöht. Diese negativen Befunde sind jedoch nur als unsicher zu bewerten, weil die Ausfallquote so hoch war.

Die Assoziation zur Katzenhaltung fand sich in diesen vier Kliniken bei Vorhandensein einer Antwort auf die Bonbonfrage ähnlich wie im Gesamtmaterial:

Tabelle 5.4.3-10 Assoziation zwischen Katzenhaltung und Karies (36 Mon.) 4 Kliniken

Katzen	Kariöse Zähne				erwartet	
	0	1, 2	3 und mehr	zus.	1, 2	3 und mehr
ja	45	9	6	60	4,5	2,5
nein	1 092	87	48	1 227	91,5	51,5
zusammen	1 137	96	54	1 287		

Bei Katzenhaltung ist die Bonbongabe nicht erhöht. Eine andere naheliegende Erklärung für einen Zusammenhang zwischen Katzenhaltung und kindlicher Karies und die dahinter stehenden Drittfaktoren drängt sich nicht auf. Daher sollten unbedingt weitergehende Untersuchungen erfolgen.

Die Kinder sind gehäuft überreif und schwer. Bemerkenswert erscheint unter den Angaben über die kindlichen Verhaltensweisen die ganz unterschiedliche Rolle von Daumenlutschen und Schnullern. Da sich hier möglicherweise Einflußfaktoren für die Begünstigung einer Kariesentwicklung andeuten, seien die zugehörigen Tabellen ausführlich angegeben.

Beim Daumenlutschen tagsüber ist in allen Kariesklassen die Tendenz zu erkennen, daß bei Kindern, die – nach mütterlicher Angabe – nie Daumen lutschen, die Karieszahlen etwas erhöht sind. Die Unterschiede liegen noch im Zufallsbereich.

Tabelle 5.4.3-11 Assoziationen zwischen der Zahl kariöser Zähne (36 Mon.) mit Daumenlutschen und Schnuller (18 Mon.)

Var. Nr.	Einflußfaktor (mit 18 Monaten erfragt)	Kariöse Zähne										zus.	χ^2	Frei-heits-grade	Assozia-tions-stufe
		0		1		2		3, 4		5 u. mehr					
		beob.	erw.	beob.	erw.	beob.	erw.	beob.	erw.	beob.	erw.				
193	Daumenlutschen tagsüber														
	selten	565	542,0	13	18,9	11	18,7	12	14,1	5	12,3	606			
	häufig	198	195,9	6	6,8	6	6,8	4	5,1	5	4,4	219			
	nie	1618	1643,1	64	57,3	65	56,6	46	42,8	44	37,3	1837			
	zusammen	2381		83		82		62		54		2662	15,0	8	
194	vor od. im Schlaf														
	selten	87	85,4	4	2,9	2	2,9	1	2,1	1	1,8	95			
	häufig	1061	1031,5	30	34,5	23	34,5	22	25,1	11	21,5	1147			
	nie	1396	1427,1	51	47,7	60	47,7	39	34,8	41	29,7	1587			
	zusammen	2544		85		85		62		53		2829	21,3	8	**
195	Schnuller tagsüber														
	selten	367	385,7	20	13,5	20	13,3	9	10,0	15	8,5	431			
	häufig	110	115,4	3	4,0	4	4,0	6	3,0	6	2,5	129			
	nur vor d. Schlafen	420	438,5	19	15,3	19	15,2	15	11,4	17	9,6	490			
	nie	1649	1606,4	47	56,2	45	55,5	36	41,6	18	35,3	1793			
	zusammen	2546		89		88		66		56		2845	44,0	12	***

Beim Daumenlutschen nachts sind die Unterschiede deutlicher. Kinder, die nie Daumenlutschen, haben mehr Karies in allen Klassen. Die wichtigste Gegengruppe sind die Kinder, die häufig Daumen lutschen. Bei ihnen ist die Karieshäufigkeit – mehr oder weniger in allen Kariesklassen – verringert.

Das Bild wird erst klar, wenn man dem Daumenlutschen das Schnullerlutschen gegenüberstellt. Hier sind die Verhältnisse umgekehrt. Kinder, die von der Mutter – nach ihrer Angabe – nie einen Schnuller bekommen, haben deutlich weniger Karies. Dagegen scheint es unerheblich zu sein, wann und wie oft die Kinder einen Schnuller erhalten; die Karieshäufigkeit ist mehr oder weniger erhöht (***). Durch Klassenzusammenfassungen können die Unterschiede statistisch noch deutlicher zum Ausdruck gebracht werden.

Dieser Befund ist vielleicht am ehesten hygienisch zu deuten. So schmutzig ein Daumen auch sein mag, er ist wohl immer noch sauberer als der mehr oder weniger „sauber" gehaltene Schnuller. Katzenhaltung und Daumen- bzw. Schnullerlutschen sind nicht assoziiert. Die Befunde sollten in weiteren Untersuchungen ergänzt werden.

6.1 Einleitung

In der prospektiven Untersuchungsreihe der Deutschen Forschungsgemeinschaft („PU") sind in den Jahren 1964 bis 1972 in 21 Frauenkliniken 14774 Schwangere in den ersten drei bis vier Monaten erfaßt worden. Die Kinder wurden in benachbarten Kinderkliniken bis zum Alter von 3 Jahren betreut.

Das Schema der ärztlichen Untersuchungen und der Tagebücher der Schwangeren bzw. Mütter über die Zwischenzeiten ist in Abb.1 dargestellt. Eine ausführliche Dokumentation auf umfangreichen Vordrucken, oft mit vorverschlüsselten Antworten, sorgte für Einheitlichkeit. Die Prinzipien des EDV-Einsatzes sind in Abschn.1.4 angegeben.

6.2 Methodische Grundprobleme der Auswertung

Die Durchführung des Untersuchungsprogramms ist nicht überall gleichmäßig gelungen. Die Mängel werden unbeschönigt dargestellt. Trotz der Schulung der mitarbeitenden Ärzte in speziellen Untersuchungstechniken waren verschiedentlich erhebliche Unterschiede in den Befundhäufigkeiten festzustellen, die nicht durch regionale Besonderheiten bedingt waren. Die Unterschiede zwischen den Kliniken betrafen auch klinische Routinetechniken.

Die Diskrepanzen wurden – z.T. provokatorisch – dargestellt, um die Kliniken zu größerer Einheitlichkeit in der Durchführung der üblichen Untersuchungstechniken zur Qualitätssicherung anzuregen.

Das Ziel der im Buch dargestellten Analyse von 7870 Einlingsschwangerschaften besteht in der Suche nach *Zusammenhängen zwischen Merkmalen der Schwangeren, des Schwangerschaftsverlaufes und der Kinder*. Das Fernziel ist die Vorbereitung der Aufdeckung von Ursache-Wirkungs-Beziehungen; aber bei den vorherrschenden multifaktoriellen Zusammenhängen ist die gegenseitige Position zweier Variabler und ihres Zusammenhanges im Netz der Verflechtungen nicht ohne weiteres erkennbar. Des-

halb wird bei der tabellarischen Gegenüberstellung zweier Merkmale – meist eines potentiellen „Einflußmerkmals" mit einem „Zielmerkmal" – zunächst geprüft, ob das Zusammentreffen häufiger ist als durch Zufall zu erwarten. „Zusammenhang" ist durch Häufigkeitsunterschiede definiert. Als übergeordnete Bezeichnung wird „Assoziation" gebraucht. In den meisten Tabellen werden die Häufigkeitsunterschiede durch Vergleich der beobachteten Zahlen mit den aus dem Durchschnitt berechneten Erwartungswerten dargestellt.

An die Beeinflussung von Häufigkeitsunterschieden durch störende Drittgrößen ist stets zu denken, wobei das Alter der Schwangeren, die Schwangerschaftsdauer, der Grund zur Aufnahme in die PU, die Untersuchungs- und Befragungsgewohnheiten der Kliniken sowie weitere von Thema zu Thema wechselnde Störfaktoren eine wesentliche Rolle spielen. Deshalb ist die Entzerrung der Assoziationstabellen durch rechnerische Ausschaltung der Störvariablen eine wichtige Aufgabe, deren Prinzipien in Abschn.2.3 dargestellt werden.

In 2.4 wird die Position der vorliegenden Auswertung im statistischen System präzisiert. Es handelt sich um eine *explorative Datenanalyse"*, bei der ein systematisches Suchen („Durchkämmen") der beobachteten Merkmale nach Zusammenhängen erfolgt. Es werden alle auffälligen Häufungen des Zusammentreffens zweier Merkmale mitgeteilt. Sie sind entweder

- trivial oder
- durch Drittvariable bedingt, wozu auch Klinikheterogenitäten gehören oder
- durch zufällige, nicht sachlich begründete Häufungen oder
- durch erklärbare – oder nicht erklärbare – sachliche Zusammenhänge

entstanden, wobei der Sachzusammenhang nicht für die assoziierten Größen selbst gelten muß, sondern auch andere mit ihnen wiederum in Zusammenhang stehende Größen betreffen kann.

Das *Suchen* nach Zusammenhängen bedeutet zwingend, daß ein gefundener Zusammenhang auch ohne sachliche Bedeutung auftreten kann, so wie man beim Kartenspielen zufällig „gute Karten" haben kann. Bei der großen Zahl von durchsuchten Assoziationstabellen müssen zwangsläufig auch zahlreiche zufällig positive oder negative Assoziationen vorkommen, die man im allgemeinen nicht erkennen und von den sachlich begründeten nicht unterscheiden kann. Da in diesem Buch nach Zusammenhängen gesucht wird, können daraus nur Hypothesen entwickelt werden, deren Prüfung an den verwendeten Daten logisch nicht möglich ist, sondern an anderen Daten erfolgen muß, z. B. an dem hier noch nicht verwendeten Datenteil II der PU. Wenn im Buch χ^2-Berechnungen durchgeführt werden, so haben sie nicht den Charakter eines statistischen Tests mit Wahrscheinlichkeiten für die Überschreitung von bestimmten Grenzwerten. Sie dienen lediglich der groben Abstufung von Zusammenhängen im Sinne von „schwach – deutlich – sehr deutlich" ohne die Möglichkeit von Wahrscheinlichkeitsaussagen; deshalb wird dabei auch der Begriff „signifikant" nicht gebraucht, weil dieser der Testtheorie vorbehalten ist. Die Aufgabe des Suchens erlaubt andererseits das bewußte Herausgreifen von einzelnen Besonderheiten der Tabellen, was bei Testverfahren unzulässig wäre.

Der nur an Sachergebnissen interessierte Leser kann die Details der Kapitel 1 und 2 überschlagen, wenn ihm diese Ausführungen klar genug sind.

6.3 Statistische Übersichten

Die Datengewinnung ist zwangsläufig mit einer gewissen Selektion verbunden. Die erfaßten Schwangeren haben bestimmte Kliniken in bestimmten Städten in einem frühen Stadium der Schwangerschaft aufgesucht, sind zu regelmäßigen weiteren Untersuchungen für sich selbst und ihr Kind bereit und sind in der Lage, ausführliche Dokumentationsunterlagen zu verstehen und auszufüllen. Weiterhin hat sich herausgestellt, daß Frauen mit früheren Fehlgeburten, mit einer drohenden Fehlgeburt und mit früheren Behandlungen in der jeweiligen Aufnahmeklinik übererfaßt sind. Dies stört die Übertragung der Häufigkeit bestimmter Merkmale auf die Gesamtbevölkerung. Dies ist aber nicht das Ziel der Studie, sondern das Auffinden von Zusammenhängen; Zusammenhänge werden aber durch diese Art der Selektion nicht (genauer: nur unwesentlich) verzerrt, so daß die Daten trotz der Selektion für die Lösung der Aufgabe tauglich sind.

In Kap. 3 wird die Zusammensetzung der erfaßten Schwangerengruppe nach Lebensalter, Schwangerschaftsanamnese, Kinderwunsch, Kontrazeption, ferner nach sozialen, beruflichen und häuslichen Verhältnissen dargestellt. Besonders wichtig sind die Lebens- und Verbrauchsgewohnheiten, die gesund-

heitlichen Verhältnisse der Schwangeren und die Medikamente, die im 1. Trimenon ausführlich verschlüsselt wurden, während im späteren Schwangerschaftsverlauf nur einige wenige Medikamente bearbeitet wurden. Dabei wurde nur die Tatsache der Einnahme des Medikaments erfaßt. Rund 80% der Schwangeren nahmen damals im 1. Trimenon irgendwelche Medikamente ein. Dosierungen, Applikationsform und Anwendungsdauer wurden nur bei Einzelproblemen bearbeitet, insbesondere auch weil die Angaben darüber nicht ausführlich und gleichmäßig genug waren. Sehr informativ ist dabei u. a. die Tab. über das Zusammentreffen mehrerer Medikamentengruppen im 1. Trimenon, so z. B. nicht nur daß Tranquilizer und weibliche Geschlechtshormone gehäuft gemeinsam auftreten, sondern auch barbiturhaltige und barbiturfreie Sedativa und Hypnotika u. v. a.

In 3.6 wird der Ausgang der Schwangerschaften statistisch dargestellt. Wegen der frühen Erfassung der Schwangeren konnte die Häufigkeit spontaner Fehlgeburten genau erfaßt werden. Durch eingehende methodische Bearbeitung wurden Wahrscheinlichkeiten dafür gewonnen, daß eine in der i-ten Woche bestehende Schwangerschaft durch Spontanabort endet. Tabellen und Graphiken hierzu in Abschn. 3.6.2.

Eine wesentliche Besonderheit der PU ist eine gleichmäßige makroskopische und mikroskopische Befundung der Plazenta nach fest vorgegebenem Untersuchungs- und Dokumentationsschema. Eine Übersicht über die Befunde ist in 3.6.5.1 enthalten. Dann wurde aus den für den Ausreifungszustand der Plazenta wesentlichen Befunden eine Maßzahl (Plazenta-Reifezahl) entwickelt. In einer Variante dieser Maßzahl wurde ein Reife-Diskrepanz-Maß der Plazenta entwickelt, in dem Reife-Diskrepanzen zwischen den Gewicht- und Haftflächenmaßen einerseits und den histologischen Reifekriterien andererseits quantitativ erfaßt wurden.

Die kindliche Reife wird nach Tragzeit, Länge, Gewicht, Kopfumfang und klinischen Reifemerkmalen im einzelnen behandelt. Aus diesen fünf Merkmalen werden verschiedenartige Maßzahlen entwickelt, die die verschiedenen Aspekte der Reifeentwicklung erfassen. Auch die Gegenüberstellung zur Reifezahl der Plazenta ist aufschlußreich. Leider sind die moderneren Entwicklungen der Beobachtungstechnik z. B. mit Ultraschall u. a. nicht in den Daten verfügbar, da das Untersuchungsprogramm den Methodenstand von 1963/64 widerspiegelt.

Die perinatale Sterblichkeit entspricht dem damaligen relativ hohen Stand (2,9%). Die Todesursachen der neonatalen Todesfälle werden mit denen der amtlichen Statistik verglichen. Die Todesursachen der Totgeborenen sind eine weitergehende Information, die wegen der hohen Obduktionsquote (80% aller neonatal verstorbenen Kinder) eine besondere Zuverlässigkeit besitzt.

Besonders ausführlich wurden die bei den Kindern gefundenen Mißbildungen und morphologischen Auffälligkeiten dargestellt. Die Abgrenzung der Anomalien von den Grenzfällen, die noch in den Bereich der normalen Variabilität gehören, ist nicht einheitlich möglich und nicht von Studie zu Studie vergleichbar. In der PU wurden bei 122 von 7 120 Kindern (1,7%) „schwere Mißbildungen" festgestellt, die in 3.7.3.3 im Detail, besonders auch für Mehrfachmißbildungen, dargestellt wurden. Die Fülle der sonstigen Auffälligkeiten ist in 3.7.3.4 aufgeführt. Die Vergleichsschwierigkeiten werden an den verschiedenen Meldesystemen und an der amerikanischen Perinatal-Studie demonstriert.

Die kindliche Entwicklung – Wachstum, Statomotorik, Verhaltensweisen, Krankheiten bis zum 3. Lebensjahr – bilden den Abschluß der Merkmalsübersicht, die in dieser Fülle bei einer einheitlich untersuchten großen Gruppe vielfältiges Interesse finden wird.

6.4 Untersuchung von Zusammenhängen, gegliedert nach Einflußgrößen und Indikatoren für Einflußgrößen

Die Kapitel 4 und 5 enthalten die Ergebnisse der Suche nach Zusammenhängen. Kap. 4 hat ein festes Grund-Tabellenprogramm, das in 25 doppelseitigen Übersichtstabellen dargestellt und kommentiert wird. Jede Tabelle bezieht sich auf eine zusammenhängende Gruppe möglicher Einflußfaktoren, z.B. auf bestimmte Krankheiten der Schwangeren und die dabei verwendeten Medikamente, auf den Ausgang früherer Schwangerschaften, auf das Rauchverhalten der Schwangeren und ihres Mannes, auf Haustiere, auf den Gebrauch von Insektiziden usw.

Im Ergebnisteil der Übersichtstabellen wird der Schwangerschaftsausgang (Frühabort, Spätabort, Frühgeburt, perinatale Sterblichkeit, Untergewicht der Kinder) sowie die Häufigkeit bestimmter Mißbildungen bzw. Anomalien bei den Kindern der Frauen mit dem jeweiligen Einflußfaktor nachgewiesen. Außerdem werden auf den linken Seiten der Tabellen wichtige Hintergrund-Informationen über die Frauen mit den einzelnen Einflußfaktoren gegeben, z.B. ob es sich gehäuft um junge oder ältere Frauen handelt, um Erstgravide, um Frauen mit Abortanamnese, um Berufstätige, Über- oder Unterge-

wichtige, ob sie gehäuft Blutungen oder fieberhafte Infekte hatten und ob sie bestimmte Medikamente, wie Tranquilizer, Geschlechtshormone, Analgetika erhielten. Dieses statistische „Profil" der betrachteten Frauengruppen gibt eine lebendige Vorstellung von der jeweiligen Eigenart der Frauen mit dem gerade betrachteten Einflußfaktor. So wird z.B. bei der Gruppe der Frauen mit Varizen klar in Erinnerung gerufen, daß es sich vorwiegend um ältere Frauen handelt, mit mehreren früheren Schwangerschaften, mit mehreren Aborten, mit Übergewicht, um Arbeiterfrauen, deren jetzige Schwangerschaft häufig unerwünscht ist und die überdurchschnittlich oft weibliche Geschlechtshormone erhielten. Ein solches Profilbild wird für jeden der zahlreichen behandelten Einflußfaktoren angegeben und kann das Interesse jedes Arztes erwecken.

Häufungen von ungünstigen Ausgängen oder von den ausgewählten Mißbildungen/Anomalien bei den Frauen mit den einzelnen Einfluß- und Risikofaktoren können schnell tabellarisch durch Pluszeichen erkannt werden. Sie sind dann auch im begleitenden Text erwähnt und kommentiert. Wie schon erwähnt, ist es unausbleiblich, daß eine erhebliche Zahl der Konstellationen mit Plus- oder Minuszeichen nur zufällig außerhalb der Grenzen des üblicherweise zu erwartenden Variationsbereiches liegt und keine Sachbedeutung hat; dies gilt insbesondere für die Tabellenfelder mit nur einem Plus- oder Minuszeichen. In Tabellenfeldern ohne jeden formalen oder sachlichen Zusammenhang der beiden zusammengestellten Merkmale sind in 5% einfache Zeichen, mit 1% zweifache und in 0,1% dreifache Zeichen zu erwarten. Aber wieviele und welche Tabellenfelder im Buch nur zufällig solche Kennzeichnungen erhalten haben, ist nicht erkennbar.

Einige bemerkenswerte Ergebnisse des Kapitels 4, unter denen sich auch belanglose Zufallshäufungen befinden, sind:

6.4.2.1[a] Analgetika, Antipyretika; Allgemeinbefunde

Bei Frauen mit fieberhaften Infekten im 1. Trimenon sind die Frühaborte vermindert – auch nach rechnerischer Berücksichtigung der PU-Aufnahmezeiten, bei „Grippe" in den ersten 6 Wochen p.m. jedoch erhöht. Herz-Kreislauf-Mißbildungen sind bei Frauen mit einer niedrigen BSG bei der Aufnahmeuntersuchung erhöht. Sie sind ebenfalls erhöht bei Frauen, die phenacetinhaltige Medikamente erhielten, was durch Gegenüberstellung mit den amerikanischen Befunden als offenbar zufällig anzusehen ist.

---

[a] Hinter der Kapitelnummer 6 werden die Abschnittsnummern der Kapitel 4 und 5 angegeben

6.4.2.2 Hormone

Unter den Hormonen sind die weiblichen Geschlechtshormone von zentraler Bedeutung. Sie werden bei Blutungen und drohender Fehlgeburt und sonst gefährdeter Schwangerschaft verabreicht. Sie sind deshalb bei Aborten, Frühgeburten und perinatalen Sterbefällen gehäuft, ohne daß – auch nach detaillierter Analyse – negative Schlüsse zu ziehen sind. Über Duogynon liegen keine negativen Erfahrungen vor. – Bei Frauen mit Strumektomie ist die perinatale Sterblichkeit erhöht, was durch eine hohe Frühgeburtenzahl bedingt ist. – Bei Diabetikerinnen sind Frühgeburten – meist ärztlich herbeigeführt – gehäuft, wobei die perinatale Sterblichkeit dieser Frühgeborenen günstig ist. Bei den Kindern sind Herz-Kreislauf-Anomalien gehäuft.

6.4.2.3 Antiemetika; Übelkeit, Erbrechen

Übelkeit und Erbrechen sind deutliche Indikatoren für einen günstigen Verlauf der Schwangerschaft. Bei Fehlen beider Beschwerden ist die Häufigkeit der Frühaborte auf etwa das Doppelte erhöht. Spätaborte und Frühgeburten sind nicht betroffen. Die Gabe von Antiemetika ist mit noch geringeren Frühabortzahlen verknüpft, ohne daß ein Kausalschluß möglich ist.

Das Auftreten von Übelkeit und Erbrechen muß bei allen Untersuchungen über Frühaborte als wichtiges Symptom mit berücksichtigt werden.

6.4.2.4 Psychopharmaka, Sedativa, Hypnotika

Da Tranquilizer bei Frauen mit Blutungen und drohendem Abort zur Ruhigstellung verabreicht werden, ist die Häufigkeit von Frühaborten bei Gabe von Tranquilizern erheblich erhöht. Die Assoziationen entsprechen denen bei der Einnahme weiblicher Geschlechtshormone. Therapieeffekte und Behandlungsindikationen sind – auch bei Beschränkung auf geeignet erscheinende Teilgruppen, z. B. Frauen, die mit Abortus imminens aufgenommen wurden – nicht zu trennen, so daß keine Sachaussage über etwaige therapeutische Effekte gemacht werden kann, was auch von einer explorativen Studie nicht zu erwarten ist.

Auch die hohe perinatale Sterblichkeit der Kinder von Müttern mit Valium-Einnahme – auch im 2. Trimenon – kann durch selektive Indikationsstellung bedingt sein. Ungünstige Effekte sind nicht erkennbar.

6.4.2.5 Magen-Darm-Mittel und -krankheiten

Frauen mit Magenbeschwerden und Antacida-Nehmerinnen haben verringerte Zahlen von Frühaborten.

6.4.2.6 Herz-Kreislauf-Mittel und -Erkrankungen

Bei Hypertonie, Ödemen, Proteinurie sind die Frühgeburten im Zusammenhang mit einer Vorverlegung der Entbindungen bei Gestose erhöht.

Bei Frauen, die im 1. Trimenon Mittel gegen periphere arterielle Gefäßstörungen erhalten haben, ist die Häufigkeit der Spätaborte und Frühgeburten erhöht. Herz-Kreislauf-Mißbildungen sind bei den Kindern von Frauen mit Varizen im 2./3. Trimenon erhöht.

Kindliche Hüftdysplasien sind bei Hypotonikerinnen gehäuft.

6.4.2.7 Sonstige Medikamente und Krankheiten

6.4.2.8 Aborte nach Risikogruppen, Prophylaxe von Frühaborten

Der auffälligste Befund ist die deutlich erniedrigte Ziffer von Frühaborten bei Frauen, die Mineralstoffpräparate oder Vitamin-/Eisenpräparate genommen haben. Dies gilt speziell für Schwangere in der Risikogruppe mit Blutungen und mit Übelkeit/Erbrechen. Bei eingehenden statistischen Vergleichen stellte sich heraus, daß die genannten Präparate (fast) nicht zur Behandlung dieser Beschwerden eingesetzt wurden, sondern lediglich zur allgemeinen Kräftigung der Schwangeren. Nach eingehenden Analysen möglicher Fehlerquellen wurde der Kausalschluß für zulässig gehalten, daß die Gabe dieser Medikamente prophylaktisch zu einer Senkung der Frühabortziffern führt. Auffallend ist die analoge Erniedrigung der Frühabortziffern bei anderen mineralstoffreichen Mitteln (Antacida, reichlicher Milchgenuß).

Bei diesen Medikamentengruppen findet sich eine Erhöhung der Hüftgelenksdysplasien, bei den Mineralstoffpräparaten auch eine schwache Steigerung der ZNS-Mißbildungs- und der Klumpfußzahlen.

Die Befunde fordern zu weiteren Untersuchungen über die Zusammenhänge zwischen den Emesis-Reaktionen, den beiden Medikamentengruppen und der Schwangerschaftsphysiologie in der Frühgravidität heraus. Auch geplante randomisierte klinische Studien bei Abortus imminens zur Erhaltung der Schwangerschaft mit diesen Medikamenten sind gerechtfertigt.

6.4.3.1 Lebensalter der Schwangeren, Schwangerschaftsanamnese, Aufnahmegründe

Die ungünstige Prognose von Schwangerschaften im Alter von 35 und mehr Jahren ist deutlich. Sie betrifft Frühaborte, Spätaborte, Frühgeburten, die perinatale Sterblichkeit sowie verschiedene schwere Mißbildungen der Kinder. Die perinatale Sterblichkeit ist schon bei Frauen zwischen 30 und 35 Jahren stark erhöht. Untergewichtige Kinder sind bei jüngeren Frauen bis 24 Jahre und bei Erstgraviden gehäuft.

Frühere Frühaborte geben erst dann eine schlechte Abortprognose, wenn es zwei oder mehr Frühaborte waren. Ein früherer Frühabort ist ohne Belang; eigenartigerweise sind in dieser Gruppe die Herz-Kreislauf-Anomalien sogar reduziert (Zufall?). Hohe Schwangerschaftszahlen, frühere Spätaborte und mehrere Aborte ohne ausgetragene Schwangerschaften sind ungünstige Risikofaktoren.

Von den Frauen, die mit Abortus imminens aufgenommen wurden, haben 62% die Schwangerschaft ausgetragen und 55% haben Kinder geboren, die die erste Lebenswoche überlebt haben.

6.4.3.2 Belastungen durch ungünstigen Ausgang früherer Schwangerschaften

Frühere Totgeburten und frühere neonatale Sterbefälle sind gravierende Risikofaktoren für den Ausgang einer späteren Schwangerschaft. Vorzeitige Beendigungen und hohe perinatale Sterblichkeit sind damit verknüpft. Bemerkenswert ist die zeitliche Spezifität zwischen Belastungen und Schwangerschaftsausgang, z.B. sind Frühgeburten in der Anamnese nicht mit Früh- oder Spätaborten in der laufenden Schwangerschaft, sondern wiederum mit Frühgeburten verknüpft.

Mißbildungen in der Familienanamnese des Mannes sind bei Hüftdysplasien gehäuft.

6.4.3.3 Erwünschtheit des Kindes; seelische Belastungen

Unerwünschte Kinder sind in den hier behandelten Merkmalen nicht benachteiligt. Seelische Belastungen durch familiären Ärger sind mit erhöhten Abort- und Frühgeburtenzahlen verbunden.

6.4.3.4 Menstruation

Herz-Kreislauf-Mißbildungen sind bei später Menarche und unregelmäßiger Periode gehäuft, faziale Spalten bei überlanger Periodendauer.

Für Frauen, die angeben, nur eine einzige Kohabitation in dem infrage kommenden Zeitraum gehabt zu haben, wurde die Abhängigkeit der Abortzahlen, der Knaben-Mädchen-Relation und der Mißbildungen vom Zeitpunkt der Kohabitation im Zyklus untersucht. Es fanden sich keine deutlichen Unterschiede; immerhin war die Abortquote bei nicht-optimalen, insbesondere bei späten Zyklustagen etwas erhöht, wie es auch in anderen Studien gefunden wurde.

6.4.3.5 Blutungen

6.4.3.6 Gynäkologische Befunde

Blutungen sind hoch mit frühzeitigen Beendigungen der Schwangerschaft und perinataler Sterblichkeit verknüpft. Dasselbe gilt für Abortus imminens und Shirodkar-Eingriffe. Blutungen in Fortsetzung des bisherigen Menstruationsrhythmus haben keinerlei ungünstige Folgen. Bei Frauen mit Portio-Ektopie sind Spätaborte und Frühgeburten verringert. Bei Trichomonadenbefund sind untergewichtige Kinder gehäuft.

Selteneren Geschlechtsverkehr ist mit hohen Frühabortziffern assoziiert; auch ZNS- und Herz-Kreislauf-Mißbildungen sind erhöht. Höheres Alter der Eltern als möglicher gemeinsamer Hintergrundfaktor reicht anscheinend nicht zur Erklärung aus.

6.4.3.7 Anaemie, Blutgruppen

Hohe Hb-Werte bei der Aufnahmeuntersuchung der Mutter sind schwach mit erhöhten Frühabortziffern assoziiert.

Bei Rh-Inkompatibilität und Nachweis von Rh-Antikörpern vor der Entbindung sind Frühgeburten, d.h. frühzeitig eingeleitete Entbindungen erwartungsgemäß gehäuft. Die perinatale Sterblichkeit dieser Frühgeborenen entsprach dem Durchschnitt.

Der Verlauf der Hb-Werte in der Schwangerschaft erlaubt eine weitere Differenzierung: Hb-Abnahmen sind günstiger als Hb-Zunahmen.

6.4.3.8 Körpergewicht

Die Kinder von unter- und übergewichtigen Müttern haben etwa dieselbe Verteilung der Tragzeiten und der Reifezahlen, dagegen sind die Kinder untergewichtiger Mütter deutlich leichter und kleiner und haben geringeren Kopfumfang.

Übergewicht der Mutter führt hingegen nicht zu einer besonders geringen Zahl von untergewichtigen Kindern, nur die übergewichtigen sind vermehrt. Die Relationen der Körpermaße untereinander, ausgedrückt durch Regressionsresiduen einer multiplen Regressionsrechnung, stimmen dagegen in beiden Gruppen weitgehend überein. Hat die Mutter im letzten Jahr besonders stark zugenommen, ist die perinatale Sterblichkeit erhöht.

6.4.3.9 Genußgifte; Rauchen, Alkohol, Kaffee

6.4.3.10 Kombinierte Effekte

Bei normaler Schwangerschaftsdauer sind die Kinder von Raucherinnen etwas kleiner und leichter. Dies ist nicht von der Körperlänge der Mütter abhängig, denn bei jeder Körperlänge der Mutter sind die Kinder von Raucherinnen kleiner als die der Nichtraucherinnen; beim Geburtsgewicht findet sich dieselbe Tendenz, nur etwas weniger deutlich. Unterscheidet man bei Kindern mit derselben Körperlänge, ob die Mutter Raucherin oder Nichtraucherin ist, bestehen nur geringe, uneinheitliche Unterschiede im Körpergewicht. Der Zigaretteneffekt ist am deutlichsten bei der Körperlänge der Kinder und bei Tragzeiten zwischen 260 und 275 Tagen.

Alkoholgenuß der Schwangeren wird in der PU nur bei geringen Trinkmengen erfaßt; Alkoholikerinnen sind schon deshalb nicht in der PU, weil die Aufnahmevoraussetzungen für sie zu streng sind. Frühaborte, Frühgeburten und untergewichtige Kinder sind bei Frauen, die täglichen Alkoholgenuß angeben, etwas, aber noch innerhalb der Zufallsgrenzen erhöht.

Häufiger Kaffeegenuß ist mit einer deutlichen Erhöhung der Zahl der untergewichtigen Kinder verbunden, wiederum besonders in der Tragzeitspanne zwischen 260 und 275 Tagen. Bei Frauen, die angaben, keinen Kaffee zu trinken, ist die perinatale Sterblichkeit der rechtzeitig Geborenen deutlich verringert.

Bei starkem Zigarettenkonsum des Vaters ist die Häufigkeit untergewichtiger Kinder ebenfalls erhöht, aber auch die perinatale Sterblichkeit. Auch wenn die Frau nicht raucht, haben die Kinder stark rauchender Väter dieselben ungünstigen Häufungen. Mit dem Zigarettenrauchen des Vaters sind faziale Spalten des Kindes und schwere Mißbildungen überhaupt assoziiert.

Wegen der starken Korrelation der Konsumgewohnheiten von Zigaretten, Kaffee und Alkohol sowohl bei den Müttern als auch zwischen Müttern und Vätern wurden die kombinierten Effekte ausführlich untersucht. Zum Abschluß wurde eine Punkteskala aufgestellt, bei der jedes Ja bei einer dieser Gewohnheiten bei der Mutter und beim Zigarettenrauchen des Vaters einen Risikopunkt gab. In den Abbildungen 29 und 30 ist die Abstufung der Häufigkeit von Frühgeburten, untergewichtigen Kindern, der perinatalen Sterblichkeit insgesamt und der der Frühgeborenen in Abhängigkeit von der Zahl der Risikopunkte dargestellt. Bei jeder der vier Maßzahlen steigt die Gefährdung der Kinder ausnahmslos mit jedem Risikopunkt deutlich an. Vermeidung dieser Risikofaktoren führt zu optimalen Chancen für das Kind.

Die Abstufung nach Risikopunkten hat sich auch bei der Anwendung in verschiedenen Teilgruppen (soziale Stellung, Berufstätigkeit, Kliniken) als konsistent bewährt.

Gelegentliches Rauchen ist verschiedentlich mit prognostisch günstigen Zahlen verknüpft.

6.4.3.11–14 Impfungen, Strahlenexpositionen, Virologie, Ernährung

In den Übersichtstabellen über diese Einflußfaktoren traten nur vereinzelt Pluszeichen für Häufungen auf. Eigenartig ist die erhöhte Häufigkeit von Frühaborten bei Frauen, die angaben, keine Milch zu trinken; bei dieser Gruppe sind auch die Hüftgelenksdysplasien bei den Kindern vermehrt. Ferner ergaben sich auch in Kapitel 5 bei anderen Zielgrößen weitere ungünstige Assoziationen, die nur zum Teil durch höheres Alter erklärbar sind.

Grippeimpfungen im 1. Trimenon bei Angehörigen haben Assoziationen zu Spätaborten. Nachprüfungen sind wichtig.

Die Toxoplasma-Titer-Bestimmungen zeigen bei bestimmten hohen Werten Häufungen in der perinatalen Sterblichkeit der Frühgeborenen. Die virologischen Titer gegen Röteln, Zytomegalie und Mumps ergaben keine Assoziationen in der Übersichtstabelle.

Bei Strahlenexpositionen sind einige, allerdings auf kleinen Zahlen beruhende Häufungen nachprüfungswert.

6.4.4.1 Soziale Stellung, Berufstätigkeit

Die Auswirkung sozialer Unterschiede auf die Säuglingssterblichkeit ist lange bekannt. Auch in der PU ist die perinatale Sterblichkeit in Arbeiterfamilien etwas – noch im Zufallsbereich – erhöht, dagegen ist die Frühgeburtlichkeit deutlich gesteigert, die perinatale Sterblichkeit der Frühgeborenen ist durchschnittlich. Auch die Häufigkeit der Untergewichtigen unter den Ausgetragenen ist bei Arbeiterkindern erhöht. ZNS-Mißbildungen sind bei Kindern von Selbständigen vermehrt (Zufall?).

Bei Hausfrauen ohne eigene Berufstätigkeit ist die Häufigkeit der Frühgeburten und der untergewichtigen Kinder verringert.

6.4.4.2 Hausarbeit, Freizeit

Wenn häufiges Tragen schwerer Gegenstände bei der Hausarbeit angegeben wird, ist damit eine Erhöhung der Frühgeburtenzahl verbunden, bei entsprechenden Angaben in der Berufsarbeit liegt die Erhöhung noch im Zufallsbereich. Eigenartig ist die niedrige Zahl der Hüftdysplasien bei den Angaben über schweres Heben (indirekter selektiver Erbeinfluß?).

Bei Müttern, die intensive sportliche Betätigung angaben, sind Frühaborte schwach gehäuft. Reisen im 1. Trimenon sind typisch selektiv wirkende Faktoren, da insbesondere Frauen mit Blutungen und mit belastender Anamnese nicht reisen. Aber auch langzeitig wirkende stimulierende Effekte sind nicht auszuschließen. Jedenfalls ergeben sich niedrige Werte für Aborte, Frühgeburten und perinatale Sterblichkeit.

6.4.4.3 Haustiere

Es gibt eine Reihe ungünstiger Häufungen bei Frauen mit Tierhaltung. Bei Hundehaltung ist sogar die perinatale Sterblichkeit deutlich vermehrt, bei Katzen sind es Frühgeburten und untergewichtige Ausgetragene, bei Sittichen Frühgeburten, ferner auch ZNS-Mißbildungen. Soziale Einflüsse mögen einige der Assoziationen überlagern. In Kapitel 5 kommen noch weitere eigenartige Häufungen dazu, z. B. Häufung von Kindern mit kariösen Zähnen in Familien mit Katzenhaltung. Einflüsse der Tierhaltung sollten weiter analysiert werden.

6.4.4.4 Chemische Präparate in Haus und Garten

Fliegen-, Mücken-, Ungeziefer- und Unkrautbekämpfungsmittel werden bei etwa der Hälfte der Haushalte angewandt. Einige Häufungen in den Übersichtstabellen und bei späteren Vergleichen sind zahlenmäßig nur schwach. Dagegen fand sich eine bemerkenswerte Häufung von Angaben über frühere Sterilitätsbehandlungen. Eine sehr eingehende weitere Analyse nach chemischen Substanzgruppen ergab, daß diese Assoziation auf die organischen Phosphorverbindungen beschränkt war. Eine kausale Interpretation würde voraussetzen, daß diese Frauen auch in früheren Jahren diese Mittel angewendet haben, was plausibel erscheint. Falls diese Mittel bei Gebrauch durch Mann oder Frau mit Sterilität oder Infertilität in Verbindung gebracht werden, besteht die weitere Schwierigkeit, daß in der PU nur die zustandegekommenen Schwangerschaften zur Beobachtung kommen konnten. Obwohl also aus der Assoziation keine unmittelbaren Schlüsse gezogen werden können, müssen sie als Anlaß für weitere Analysen beachtet werden.

6.5 Untersuchung von Zusammenhängen, gegliedert nach Zielgrößen

Kap. 5 enthält Aufstellungen von Assoziationen in der systematischen Ordnung nach möglichen Zielgrößen im Schwangerschaftsverlauf und beim Kind. Dabei werden über die Zielgrößen von Kap. 4 hinaus weitere Merkmale beachtet.

6.5.1.1 Beginn der Schwangerschaft

Bei Schwangerschaften mit – angeblich – nur einer Kohabitation in der infrage kommenden Zeitspanne liegen 17% außerhalb des Intervalls vom 9. bis 20. Zyklustag. – Schwangerschaftsverhütung durch die Zeitwahl-Methode nach Knaus-Ogino ist – wie bekannt – sehr unzuverlässig.

6.5.1.2 Verlauf der Schwangerschaft

6.5.1.2.1 Blutungen. Gehäufte Blutungen treten bei älteren Mehrgraviden mit mehreren früheren Aborten auf. Übelkeit und Erbrechen fehlen oft. Es gibt zahlreiche Assoziationen zu Medikamenten und dem weiteren Schwangerschaftsverlauf, insbesondere zu Fehlgeburten.

6.5.1.2.2 Übelkeit, Erbrechen (vgl. 4.2.3). Das ungünstige Fehlen von Übelkeit und Erbrechen ist mit Blutungen, gehäuften Frühaborten, insbesondere solchen infolge von Chromosomenaberrationen und sekundär mit allen weiteren Assoziationen dieser Ereignisse verbunden.

6.5.1.2.3 Infektionskrankheiten. Infektionskrankheiten im 1. Trimenon haben zahlreiche, oft unklare Assoziationen.

6.5.1.2.4 Gestose. Eklampsie, Präeklampsie wurden als ärztlich gebrauchte Begriffe verschlüsselt, außerdem als EPH-Gestose aus den zugehörigen Befunden und Befundmustern. Die Assoziationsspektren unterscheiden sich erheblich und können zur Klärung der Begriffe beitragen.
Anhangsweise wurden aus den Häufigkeitsstrukturen der E-P-H-Befunde Modellrechnungen mittels „log-linearer" Modelle durchgeführt, wobei eine bestimmte Fragestellung bearbeitet wurde: Ergibt sich bei verschiedenen Definitionen von Hypertonie, Proteinurie und Ödemen aus den drei bis vier vorliegenden Untersuchungen stets ein bestimmtes Modell als optimal angepaßt? Dies war der Fall; das Modell bedeutet, daß je zwei der drei Symptome für die Krankheit kennzeichnend sind; das Zusammen-

treffen aller drei Symptome hat keinen übergeordneten Erkenntniswert. Das Auftreten eines Einzelsymptoms kann nicht als Torsoform des Syndroms gelten.

6.5.1.2.5 Zervixinsuffizienz. Zahlreiche Relationen mit den verfügbaren Indikatoren für eine Zervixinsuffizienz (Shirodkar-Eingriff, geöffneter Muttermund, Anwendung von Wehenhemmern) können fachspezifische Anregungen geben. Insbesondere finden sich bei der Gabe von Wehenhemmern viele sehr deutliche Assoziationen (+ + +), insbesondere mit ungünstiger Schwangerschaftsanamnese.

6.5.1.3 Aborte, Frühgeburten

Der wichtigste Einflußfaktor für Frühaborte ist eine Chromosomenaberration, die besonders bei Erstgraviden vorkommt. Bei der Zusammenstellung aller in Kap. 4 gefundenen Assoziationen zu Früh- und Spätaborten und Frühgeburten erkennt man eine deutliche Verschiedenheit der Assoziationsmuster. Z.B. sind perinatale Sterbefälle früherer Kinder mit Frühaborten gar nicht, mit Spätaborten deutlich (+ +) und mit Frühgeburten sehr deutlich (+ + +) assoziiert. Grippe in den ersten 6 Wochen ist nur mit Frühaborten assoziiert. Dagegen sind bei Frauen mit Antazida-Einnahme im 1. Trimenon alle drei Stufen der frühzeitigen Beendigung der Schwangerschaft günstig reduziert. – Dies nur als Beispiel für die vielseitigen Assoziationen. – Möglichkeiten zur Prophylaxe von Frühaborten vgl. 4.2.8, zusammengefaßt in 6.4.2.8.

6.5.1.4 Schwangerschaftsdauer

Die verschiedenartigen Bestimmungsmethoden der Schwangerschaftsdauer werden miteinander verglichen. Die Bezugnahme auf den Tag vor dem Anstieg der Basaltemperatur, die leider nicht oft bestimmt worden war, ermöglichte bei Frauen mit unregelmäßigen sehr langen Zyklusintervallen die Feststellung der Dauer. Bei den häufigeren Angaben über den einzig infrage kommenden Konzeptionstermin ließ sich feststellen, daß bei 28-tägigem Zyklus die durchschnittliche Dauer (ohne Frühgeburten) 280 Tage p.m. ist und daß für jeden Tag einer kürzeren oder längeren Zyklusdauer ein Tag ab- oder zuzuzählen ist, also bei 26-tägigem Zyklus 278 Tage p.m. Bezogen auf die nächste – nicht mehr erfolgte – Menstruationsblutung wäre die Durschnittsdauer gleich, was mit der Konstanz der postovulatorischen Phase übereinstimmt.

Eine etwaige Abhängigkeit der Tragzeit vom Zyklustag der Kohabitation war nicht klar zu erkennen. Da vermutlich eine immerhin erhebliche Zahl von Konzeptionen außerhalb der rhythmusgesteuerten Optimalzeit erfolgt, müßte sich für diese Fälle eine Abweichung von der allgemeinen Tragzeit p.m. ergeben. Tatsächlich haben die Fälle der späten Zyklustage eine längere Tragzeit p.m., aber die Unterschiede liegen noch im Zufallsbereich.

Ein Vergleich mit dem Reife-Index dieser Kinder zeigt, daß auch die Kinder der frühen und der späten Zyklustage gleichmäßig wie alle anderen gereift sind; eine Benachteiligung war nicht zu erkennen.

Besonders lange Tragzeiten fanden sich gehäuft bei Erstgraviden, jungen, berufstätigen sowie bei übergewichtigen Frauen.

6.5.1.5 Perinatale Sterblichkeit

Die Einflußfaktoren auf die perinatale Sterblichkeit werden – gegliedert nach Totgeborenen, neonatal Verstorbenen und perinatal verstorbenen Frühgeborenen – dargestellt. Blutungen und Abortus imminens betreffen nicht die Totgeburten, dagegen sind bei starker Gewichtszunahme der Schwangeren im letzten Jahr nur die Totgeburten erhöht.

Die schwerste anamnestische Belastung ist der perinatale Tod eines früheren Kindes, die nächstschwere sind mehrfache Aborte.

Bei Vorliegen von Gestose-Symptomen liefert die Hypertonie den deutlichsten Beitrag für eine Sterblichkeitserhöhung.

Bei Frauen, die im 1. Trimenon Magenbeschwerden oder starkes Erbrechen haben, ist die perinatale Sterblichkeit günstig. Ferner sind Frauen, die im 1. Trimenon verreisen oder die im letzten Drittel an der psychoprophylaktischen Geburtsvorbereitung teilnehmen, in allen drei Sterblichkeitsgruppen mit außerordentlich günstigen Zahlen vertreten. Dabei handelt es sich allerdings sicher in erster Linie um Selektionseffekte.

6.5.1.6 Geschlecht des Kindes

Die Knabenziffer ist verringert, wenn die Frauen täglich mehrmals erbrechen, daher auch bei Antiemetika-Einnahme.

Auch an der Plazenta gibt es Unterschiede zwischen Knaben- und Mädchen-Schwangerschaften (Stammzottengefäße).

Unter den Kindern, die einen Abortus imminens überlebt haben, sind etwas mehr Knaben; der Unterschied liegt noch im Zufallsbereich. Bei spätem Blutungsbeginn überwiegen Knaben.

Die Geschlechtsbestimmung bei zytogenetisch untersuchten Aborten ergab ein Überwiegen der Mädchen vor der 20. Woche. Bei histologischen Untersuchungen überwogen stets Knaben. Doppelbestimmungen bei denselben Aborten ergaben Übereinstimmung. Der Grund für die Diskrepanz liegt darin, daß stets nur „sichere" Urteile abgegeben werden, aber ein sicheres Urteil histologisch bei Knaben früher als bei Mädchen möglich ist. Der zytogenetische Befund der hohen Mädchenquote bei frühen Aborten ist daher gültig.

6.5.1.7 Plazenta, Nabelschnur, Fruchtwasser

Der Reifeindex der Plazenta zeigt bei ungünstiger Schwangerschaftsanamnese und frühen Blutungen niedrige Werte. Die Assoziationen stimmen nur teilweise mit denen bei Frühgeburten überein; so sind bei älteren Schwangeren Frühgeburten, aber auch sehr große reife Plazenten gehäuft.

Die Diskrepanz zwischen histologischen Reifezeichen und der Größenentwicklung der Plazenta wurde besonders beachtet. Eine große, aber unreife Plazenta ist kennzeichnend für anamnestische Belastungen durch perinatale Sterbefälle, für Frühgeburten, hohe Bilirubin-Werte, Antidiabetika. Kleine reife Plazenten finden sich gehäuft bei steigenden Hb-Werten, bei Cerebralschäden u.a.

Als Beispiel für andere Plazentamerkmale wurde die Zahl der jugendlichen Zotten (vereinzelte – viele) auf Assoziationen bearbeitet. Die beiden Gruppen haben völlig verschiedene Assoziationsmuster. Die Vereinzelten haben keine Assoziationen zu Risikofaktoren der Schwangerschaft, nur zu anderen Plazentabefunden.

Die Plazenta praevia tritt vorwiegend bei älteren Müttern auf und ist mit ungünstigen Ausgängen früherer Schwangerschaften assoziiert. Die vorzeitige Lösung der normalsitzenden Plazenta hat dagegen keinen Bezug zur Schwangerschaftsanamnese und ist mit der Beckenendlage assoziiert. Die perinatale Sterblichkeit ist bei beiden Plazentastörungen sehr hoch.

Bei der Nabelschnur ist die Zahl der Arterien von hoher Bedeutung. Fehlt eine der beiden normalerweise vorhandenen Arterien, so hat dies Mißbildungs-Charakter. Von 37 Fällen hatten 5 schwere multiple Mißbildungen. Überzeugende Hinweise auf wichtige Einflußfaktoren ergaben die Assoziationen nicht.

Randständiger und häutiger Ansatz der Nabelschnur findet sich gehäuft bei Erstgraviden, frühen Blutungen, Frühgeburten, Beckenendlage. Ungünstige Schwangerschaftsanamnesen sind deutlich seltener als erwartet. Nabelschnurumschlingungen, die im Entbindungsprotokoll erwähnt wurden, haben eine erhöhte perinatale Sterblichkeit.

Fruchtwassermangel findet sich gehäuft bei überreifen Kindern und einigen Mißbildungsarten. Hydramnion bei ZNS-Mißbildungen, Frühgeburten, Müttern mit höherem Alter, Diabetes usw.

6.5.2 Klinisch unreife Kinder

Geringe Schwangerschaftsdauer, hohes Alter der Mutter, hohe Schwangerschaftszahlen, ungünstige Ausgänge früherer Schwangerschaften, Blutungen bestimmen das Assoziationsbild klinisch unreifer Kinder. Risikofaktoren aus dem Umweltbereich treten zurück.

6.5.2.2 Untergewichtige Kinder

Kinder mit Geburtsgewicht unter 2 500 g und Kinder mit relativem Untergewicht, die im untersten 10%-Bereich der für die jeweilige Tragzeit ermittelten Gewichte liegen – small-for-date-babies – haben ganz verschiedene Assoziationsspektren. Bei niedrigem Absolut-Gewicht ist ungünstige Schwangerschaftsanamnese gehäuft, ebenso bei den relativ untergewichtigen Frühgeborenen. Dagegen sind bei niedrigem Relativgewicht der Ausgetragenen die Erstgraviden, die untergewichtigen Mütter, die Raucherinnen und die Kaffeetrinkerinnen gehäuft.

6.5.2.3 Ungleichmäßige Reife

Die multiple Regressionsrechnung der Reife-Merkmale erlaubt die Herausstellung derjenigen Kinder, die in einem der Merkmale gegenüber den anderen besonders niedrige Werte aufweisen. Die klinische Reife ist nur bei den kurzen Tragzeiten spezifisch vermindert, das Körpergewicht bei den Kindern der Erstgraviden und bei späten Schwangerschaftsblutungen. Die Körperlänge ist nur bei den ganz kurzen Tragzeiten unter 250 Tagen verringert. Die im Vergleich zu den anderen Reifemerkmalen besonders kurze Tragzeit kennzeichnet die Fälle, in denen die Reife weiter fortgeschritten ist als es der Tragzeit entspricht. Die Assoziationen dieser Kindergruppe sind zahlreich und betreffen fast alle anamnestischen ungünstigen Faktoren.

6.5.2.4 Nord-Süd-Unterschiede

Die Kinder der norddeutschen Kliniken sind länger, schwerer und werden häufiger als reif beurteilt als die der süddeutschen. Vergleicht man die Gewichte gleichlanger Kinder, so sind die Süd-Kinder deutlich schwerer – im Gegensatz zur ursprünglichen pauschalen Feststellung über die Gewichte; der Unterschied ist durch die größere Häufigkeit langer

Kinder im Norden bedingt. Damit wird die gleichmäßige Gewichtsbeurteilung der Kinder in Deutschland in Frage gestellt.

6.5.3 Mißbildungen und morphologische Auffälligkeiten

6.5.3.1.1 Interpretation von Assoziationen mit kindlichen Anomalien. Wiederholung der Hinweise, daß Kausaldeutungen nicht zulässig sind. Manche Merkmale, die im Grenzbereich zwischen „unauffällig" und „auffällig" liegen, haben starke Häufigkeitsunterschiede von Klinik zu Klinik und entziehen sich dann einer aussagekräftigen Analyse. – Unter den gefundenen Assoziationen sind viele „nur zufällige" zu vermuten.

6.5.3.1.2 Örtlich-zeitliche Häufungen unbekannter Art. Es war bei der Bearbeitung aufgefallen, daß gelegentlich ähnliche Mißbildungen in einer Klinik kurz nacheinander auftraten, während dann kein ähnlicher Fall mehr oder erst in sehr langem Abstand wieder vorkam. Da örtlich-zeitlich konzentrierte schädigende Einflüsse denkbar sind, wurde – ohne den Versuch einer Definition solcher Ereignisse – die Nummernfolge ähnlicher Mißbildungen zur Prüfung des Vorhandenseins solcher Sequenzen herangezogen. Ohne völlige Ausschöpfung der Problematik wurde nur geprüft, ob unter den auf eine Mißbildung folgenden 10 Nummern eine ähnliche Mißbildung vorkam. Diese Klumpungen waren durchaus häufig (15%). Prüfungen auf Zufalls-Charakter dieses Ergebnisses wurden mit analog zu den Nummernfolgen behandelten Zufallszahlen vorgenommen (11%). Das Ergebnis kann als statistisch schwacher Hinweis auf die Existenz solcher örtlich-zeitlichen Häufungen aufgefaßt werden.

6.5.3.2 Schwere Mißbildungen insgesamt

Assoziationen mit schweren Mißbildungen ohne Unterscheidung der Art finden sich bei höherem Alter, Diabetes, früheren Behandlungen in der Aufnahmeklinik, ferner bei Barbituraten und Mineralstoffpräparaten im 1. Trimenon, ABO-Inkompatibilität und Zigarettenrauchen des Mannes. Vielleicht sind alle zuletzt aufgeführten Assoziationen Zufallseffekte; mindestens so viele wären auch theoretisch zu erwarten.

6.5.3.3 Zentralnervensystem

6.5.3.4 Herz-Kreislauf

6.5.3.5 Spaltbildungen

Die meisten Assoziationen mit diesen Mißbildungslokalisationen sind schwach (+). Bei den Herz-Kreislauf-Mißbildungen sind außer der Diabetes-Häufung auch die der Varizen hervorzuheben; Aborte in der Anamnese sind eigenartigerweise selten. Bei den fazialen Spalten ist die Häufung stark rauchender Väter hervorzuheben.

6.5.3.6 Morbus Down und sonstige schwere Mißbildungen

Bei den Chromosomenanomalien der Aborte wurde geprüft, ob die Schwangere selbst aus einem „alten Ei" stammt, d. h. ob ihre Mutter bei der Geburt der Schwangeren schon in höherem Alter stand. Dabei zeigte sich, daß bei allen 9 Monosomien, also XO-Konstellationen die Mutter der Schwangeren über 30 Jahre alt war, während dies bei den anderen Typen nur in 44% der Fall war.

6.5.3.7 Hüftgelenksdysplasien

Hier wurde die Aussagekraft der Frühindikatoren Gesäßfaltendifferenz, Ortolani-Schnapp-Phänomen und Abspreizbehinderung in bezug auf die spätere Feststellung einer röntgenologisch gesicherten Dysplasie geprüft. Die Trefferquote war mit durchschnittlich 4,4% gering; sie stieg auf 19%, wenn in der Neugeborenenuntersuchung mehrere und in der 6-Wochen-Untersuchung mindestens ein positiver Befund festgestellt wurde. 41% der Dysplasien hatten bei beiden Untersuchungsterminen keinerlei positive Befunde. Ortolani-Befunde wurden nur in zwei Kliniken in größerer Zahl erhoben; in diesen Kliniken war die Häufigkeit gesicherter Dysplasien nicht erhöht.
In der Anamnese fiel auf, daß die Angabe von Mißbildungen in der Familie des Vaters deutlich erhöht war. Frühere Sterilitätsbehandlungen sind gehäuft, Ablehnung des Milchtrinkens, hypotoner Blutdruck, Corticoide und Mineralstoffpräparate im 1. Trimenon.

6.5.3.8 Extremitäten

Bei Klumpfuß und Syndaktylien fanden sich nur wenige Assoziationen. Die weiteren dokumentierten Arm- und Bein-Auffälligkeiten, insbesondere an den Füßen, sind für weitere Analysen nicht gleichartig genug erfaßt.

6.5.3.9 Haut

Bei den Hämangiomen ist nur eine Assoziation sehr deutlich: Die Häufung eines randständigen oder häutigen Nabelschnuransatzes.

Naevi flammei sind außer mit Übergewicht der Mutter deutlich mit der Unerwünschtheit der Schwangerschaft assoziiert; das Ergebnis bleibt auch nach Ausschaltung der klinikspezifischen Heterogenität erhalten.

6.5.3.10 Kopf

Augen: Zyklusstörungen und Vaginalbefunde sind mit Strabismus assoziiert. Epikanthus ist nicht gleichmäßig erfaßt; die Assoziationen betreffen Konzeptionsverhütung und häufigen Geschlechtsverkehr, chemische Präparate und einige Medikamente.
Die mongoloide Lidachsenstellung kommt auch außerhalb des Morbus Down nicht selten vor (1,4%), aber die Feststellung ist von der Aufmerksamkeit des Untersuchers und der Großzügigkeit der Abgrenzung abhängig, ebenso wie der Epikanthus, die Vierfingerfurche und andere zum Morbus Down gehörige Symptome. Viele Assoziationen zwischen solchen kindlichen Merkmalen wurden erwähnt, aber hinsichtlich ihrer Aussagekraft nicht gewertet.
Nase: Septumdeviationen haben Assoziationen zur Narkoseform bei der Geburt, bei den Kindern zur Schädelform, sowie zu Hand- und Nagelauffälligkeiten.
Mund: Zahnanomalien, Makroglossie, hoher Gaumen und Zungenanomalien haben unterschiedliche, z. B. deutliche Assoziationen, deren Bedeutung nicht zu erkennen ist.
Schädel: Für die Beurteilung des Kopfumfanges wurde die multiple Regressionsrechnung verwendet; ein im Verhältnis zu den anderen Reifemerkmalen zu kleiner Kopfumfang wurde mit Mikrozephalie, ein zu großer Umfang mit Makrozephalie in Verbindung gebracht. Jedoch stimmt die klinische Diagnose mit der statistischen Umfangseinstufung nicht gut überein. Die statistisch als klein beurteilten Kopfumfänge sind z. B. assoziiert mit früheren Aborten, neonatalen Sterbefällen, Blutungen, Tierhaltung; die Kinder sind oft unreif und untergewichtig. Bei Kindern mit relativ großem Kopfumfang sind die Mütter oft kleinwüchsig, haben Auffälligkeiten im gynäkologischen Bereich und deutliche Assoziationen im Rh-Komplex.

6.5.3.11 Hals und Rumpf

Deutliche Assoziationen mit mütterlichen Merkmalen betreffen unter anderem: Wehenhemmer bei Ky-phose, Ablehnung des Milchtrinkens bei Skoliose, hohe Mumpstiter bei tastbaren Bruchpforten, Insektizide und Kanarienvögel bei Thoraxdeformitäten.
Assoziationen mit anderen kindlichen Merkmalen sind häufiger, aber zum Teil klinikbedingt. Es finden sich die bekannten Geschlechtsunterschiede, Deutliche Unreife findet sich bei Knaben mit Pendelhoden und Kindern mit tastbaren Bruchpforten, dagegen nicht bei den Kindern mit den schweren Ausprägungen Kryptorchismus und Leistenbruch. Bei Kindern mit Kurzhals sind schwere Mißbildungen gehäuft.

6.5.4.1 Kindliche Entwicklung. Wachstum

Die Gewichtszunahme bis zu 6 Wochen wurde mit einer multiplen Regressionsrechnung besser analysierbar gemacht, in der das Geburtsgewicht, die Tragzeit und der Zeitpunkt der Wochen-Untersuchung berücksichtigt sind. Besonders geringe Gewichtszunahmen sind z. B. assoziiert mit später Menarche, unregelmäßiger Periode, Zigarettenrauchen.
Die durchschnittliche Gewichtszunahme bis zu 3 Jahren hängt nicht mehr vom Geburtsgewicht ab, der Geschlechterunterschied der Zunahme ist gering.
Nord-Süd-Unterschiede bestehen auch in der Gewichtszunahme in den ersten 3 Jahren; in den Nordkliniken nehmen die Kinder bei gleicher Körperlänge (bei der Geburt) stärker zu.

6.5.4.2 Statomotorische Entwicklung

Nach den Zeiten der Erreichung freien Sitzens, freien Stehens und freien Gehens wurden Früh- und Spätentwickler unterschieden. Frühentwickler sind oft erste Kinder, die Mütter berufstätig. Sie sind gehäuft Einzelkinder. Spätentwickler haben ältere Mütter; Konzeptionsverhütung war häufig. Die Kinder selbst waren unreif und untergewichtig. Sie haben sehr häufig nur ältere Geschwister (!).
Die statomotorische Früh- und Spätentwicklung geht weitgehend parallel zur Beherrschung körperlicher und geistiger Funktionen.

6.5.4.3 Krankheiten und krankhafte Befunde der frühen Kindheit

6.5.4.3.1 Potentielle Geburtsschäden. Unter diesem Stichwort wurden alle Befunde gesammelt, bei denen eine Beeinflussung durch die Geburt allenfalls denkbar sein konnte. Es wurden Assoziationsmuster aufgestellt, um festzustellen, wie deutlich Zusammenhänge mit Geburtsvorgängen im Vergleich zu anderen potentiellen Einflußfaktoren sind. Es ergeben sich einige typische geburtshilflich klare Assoziationen, z. B. bei Blutungen und Verletzungen, aber auch zahlreiche andere. Bei den potentiellen Hirnschäden fanden sich weder mit der Kindslage noch mit der Entbindungsart Assoziationen, sondern nur mit der Unreife und mit sozialen und persönlichen Merkmalen der Eltern.

6.5.4.3.2 Sonstige Krankheiten und Symptome des Zentralnervensystems.
Krämpfe und Spastik sind mit frühen Blutungen der Schwangeren sehr deutlich assoziiert, mit Mehrfach-Impfungen sowie mit Unreife des Kindes. Geistige Retardierung findet sich z. B. bei höherem Alter der Mutter.

6.5.4.3.3 Erkältungskrankheiten.
Die Assoziationen werden für Kinder mit häufigen Erkältungskrankheiten (mindestens sechsmalige Angaben bis zu 3 Jahren) dargestellt. Besondere Häufungen sind: ältere Mütter mit Kindern ohne Berufstätigkeit, Blutdruck und BSG niedrig, Varizen, Schilddrüsenvergrößerung, Einnahme von Tranquilizern. Die Kindern sind häufiger Knaben, haben auch Magen-Darm- und Hautkrankheiten. Einige dieser Häufungen sind zweifellos durch eine besonders hohe Mitteilungsbereitschaft dieser Mütter zu erklären, aber nicht die durch ärztliche Feststellung erhärteten, so auch gehäuftes Auftreten von Masern, Windpocken und Mumps. Ferner sind auch Syndaktylien und Hüftdysplasien gehäuft. Offenbar ist diese Kindergruppe in mehrfacher Hinsicht anfällig. Assoziationen mit dem Rauchen der Eltern bestehen nicht.

6.5.4.3.4 Magen-Darm-Krankheiten.
Hier betreffen die Assoziationen die Kinder mit mindestens viermaligen Angaben von Durchfall, Dyspepsien u.a. Es zeichnen sich drei Assoziationskomplexe ab: a) Besonderheiten des Menstruationszyklus, b) Zigarettenrauchen der Mutter und Zigarren-Pfeife-Rauchen des Vaters, c) hohe Virologie-Titer bei negativem Toxoplasmose-Titer-Befund. Diese Kinder haben öfter auch andere Krankheiten; auffällig ist ein frühzeitiges Trotzverhalten.

6.5.4.3.5 Harnwegsinfekte.
Bei den Müttern sind Zyklusstörungen und Allergien bemerkenswert, auch chemische Präparate. Bei den Kindern – meist Mädchen – sind andere Krankheiten gehäuft, auch Masern, ferner Hüftluxationen.

6.5.4.3.6 Kinderkrankheiten.
Bei Masern, Windpocken und Mumps haben die Kinder häufig zahlreiche Erkältungskrankheiten, ferner ältere Geschwister, von denen vermutlich die Krankheit übertragen wurde. Sekundäre Assoziationen bestehen mit der Paritätszahl der Mütter, mit Nicht-Berufstätigkeit u. a. Dieses Assoziationenmuster fand sich nicht bei Keuchhusten und Röteln. Bei Röteln sind Allergien der Mutter gehäuft, bei Masern positive Toxoplasma-SFT-Titer. Windpocken-Kinder sind oft Frühgeburten und unreif. Bei Röteln und Mumps des Kindes ist eine Häufung hoher Titer bei der Mutter nur schwach vorhanden.

6.5.4.3.7 Karies.
Über Karies an den Milchzähnen wird bei der Drei-Jahres-Untersuchung berichtet. Bei den Assoziationen finden sich soziale Hinweise: der Vater ist Arbeiter, trinkt täglich mehrmals Alkohol; die Mutter ist berufstätig und muß oft schwer heben und tragen, auch bei der häuslichen Arbeit. Bemerkenswert sind Feststellungen über die Tierhaltung: bei Hundehaltung ist die Karies schwach erhöht; bei Katzenhaltung sind alle Kariesklassen (nach der Zahl der kariösen Zähne) einheitlich erhöht. Ein Zufallseffekt ist bei der Stärke der Erhöhung (46 gegen 23,8 erwartet) kaum denkbar. Weitere Untersuchungen über die dahinter stehenden Drittfaktoren erscheinen wichtig, da gehäuftes Bonbonlutschen als Drittfaktor ausscheidet.
Die Karies-Kinder sind gehäuft überreif, schwer und hatten wenig Fruchtwasser. Bemerkenswert ist, daß Kinder, die zum Lutschen einen Schnuller erhalten, deutlich erhöhte Karieszahlen haben, während Kinder, die vor oder im Schlaf am Daumen lutschen, weniger Karies haben. Dies kann nur ein Hinweis auf weitere Forschungen sein.

6.6 Rückblick

In der Prospektiven Untersuchung wurden – erfreulicherweise – keine neuen schweren Medikamentenschäden festgestellt. Es ergaben sich neue Erkenntnisse zu bekannten Schäden, z. B. durch Zigaretten, Kaffee, Alkohol und ihre Kombinationen sowie zu zahlreichen weiteren in der Diskussion stehenden Krankheiten und Medikamentenwirkungen auf die Schwangerschaft. Neben persönlichen und sozialen Faktoren wurden z. B. Risiken bei der Tierhaltung, bei Schädlingsbekämpfungsmitteln u. a. behandelt. Es fanden sich z. T. neuartige Zusammenhangsvermutungen, für die Basisinformationen zu weiteren Forschungen gegeben wurden.
Zu den besonders günstigen Verhaltensweisen der Schwangeren gehören außer der Vermeidung der genannten Genußmittel auch das Trinken von Milch und die Einnahme von Vitamin- und Mineralstoffpräparaten speziell zur Erhaltung der Frühschwangerschaft.

Durch die ausführliche Angabe der Beobachtungs- und Erwartungszahlen für das Zusammentreffen von potentiellen Einfluß- und Zielmerkmalen ist ein Nachschlage- und Quellenwerk entstanden, das für viele alltägliche Fragestellungen von Ärzten und Schwangeren darüber Auskunft gibt, wie sich der jeweilige Sachverhalt bei 8 000 Schwangeren tatsächlich ausgewirkt hat.

Für die wissenschaftliche Analyse ist die Teilung der PU-Auswertung in einen Suchteil für Zusammenhänge – Aufgabe dieses Buches – und einen Prüfteil für die beim Suchen gefundenen Assoziationen hervorzuheben.

7 Literatur

BARRETS, J.C., MARSHALL, J.: The risk of conception on different days of the menstrual cycle. Population studies **23**, 455–461 (1969)

BECKER, V.: Plazentainsuffizienz (Pathogenese, Diagnostik, Einteilung). Arch. Gynaekol., **214**, 50–70 (1973)

BECKER, V., SCHIEBLER, Th.H., KUBLI, F.: Die Plazenta des Menschen. Thieme Stuttgart, 1981

BENDER, H.-G., BECKER, V., MAU, G.: Analysis of factors possibly influencing the absence of one umbilical artery. Internat. Conf. Birth Defects, Wien 1973 Excerpta Medica, Internat. Congr. Ser.297, Abstract 73

BERG VAN DEN, B.J.: Epidemiologic observations of prematurity: Effects of tobacco, coffee and alcohol. In: Reed, Stanley (Hrsg.): The epidemiology pf prematurity, 157–176, Baltimore 1977

BERGER, J.: Zur Infektionskinetik bei Toxoplasmose, Röteln, Mumps und Zytomcgalic. Zbl. Bakt. IIyg. I A **224**, 503–522 (1973)

BERGER, J., PIEKARSKI, G.: Epidemiologisch-serologische Beobachtungen über die Infektion mit Toxoplasma gondii anhand einer prospektiven Untersuchungsreihe. Zbl. Bakt. Hyg. I A, **224**, 391–411 (1973)

BERGER, J.: Zur Epidemiologie prä- und perinataler Virusinfektionen. Der pränatale und perinatale Virusinfekt, (Mskr. 1981)

BERGER, J., MICHAELIS, H.: Infektionskrankheiten und fieberhafte Krankheiten in der Frühschwangerschaft. Arch. Gynaekol., **219**, 264–266 (1975)

BERGER, J., PIEKARSKI, G.: Die Bedeutung der Toxoplasma-Infektion für Schwangerschaftsverlauf und Kindesentwicklung. Geburtsh. Frauenheilk. **35**, 89–97 (1975)

BERGER, J.: Zusammenhangsanalyse zwischen Virusinfektion und Schadensfolgen aus der Sicht des Biostatistikers. In: Deutsches Grünes Kreuz (Hrsg.): Viruslebendimpfungen unter Berücksichtigung der Schwangerschaft, 27–36, Marburg (1976)

BERLE, P., BUDENZ, M., MICHAELIS, J.: Besitzt die Hormontherapie bei der Behandlung des Abortus imminens noch eine Berechtigung? Zschr. Geburtsh. u. Perinat., **184**, 353–358 (1980)

BLANC, W.A.: Pathology of the placenta and of perinatal deaths. In: Niswander u. Gordon (l.c.)

BOCK, H.H.: Explorative Datenanalyse. Med. Inform. u. Stat. **26**, 6–37 (1980)

BUTLER, N.R., GOLDSTEIN, H., ROSS, E.M.: Cigarette smoking in pregnancy; its influence on birth weight and perinatal mortality. Brit. Med. J. 1972, 127–130

BUTLER, N.R., GOLDSTEIN, H.: Smoking in pregnancy and subsequent child development. Brit. Med. J., **4**, 573–575 (1973)

BUTLER, N.R.: Risk factors in human intrauterine growth retardation. In: Elliot, Knight (Hrsg.): Size of birth. 379–382, Amsterdam 1975

CHUNG, C.S., MYRIANTHOPOLOUS, N.C.: Factors effecting risks of congenital malformations. I Epidemiologic analysis II Effect of maternal diabetes In: Bergsma (Hrsg.): Birth defects, **XI**, Nr. 10, 1975

COMMITTEE UGDP: Committee of assessment of biometric aspects for controled trials of hypoglycaemic agents. Report of the Committee. JAMA, **231**, 583–608 (1975)

COPELAND, K.T., CHEKOWAY, H., MCMICHAEL, A.J., HOLBROOK, R.H.: Bias due to misclassification in the estimation of relative risk. Am. J. Epidemiolog., **105**, 488–495 (1977)

CROMBIE, D.L., PIMENT, R.J., FLEMING, D.M., RUMEAU-ROUQUETTE, C., GONJARD, H., AUEL, G.: Fetal effects of tranquilizers in pregnancy. N. Engl. J. Med. **198** (1975)

DAWES, G.: Schlußdiskussion: Size a birth. In: Elliott, Knight (Hrsg.): Size at birth. 383–397, Amsterdam 1975

DEGENHARDT, K.-H.: Definition, Häufigkeit, Ätiologie und Pathogenese von Mißbildungen. In: Opitz, Schmidt (Hrsg.): Handbuch der Kinderheilkunde I/1, 601–624 Berlin: Springer 1971

DEGENHARDT, K.-H., MICHAELIS, H., GEISLER, M.: Catamnestic factors associated with cytogenetic abnormalities in spontaneous abortions: A prospective study. 4th Internat. Conf. Birth Defects, Wien 1973. Excerpta Medica, Internat. Congr. Ser.297, Abstract 249

DEGENHARDT, K.-H.: Congenital malformations in the prospective study on pregnancy course and child development in the Federal Republic of Germany. Teratology **10**, 4 (1974) Abstract

DEGENHARDT, K.-H.: Chromosomal aberrations. Bull. schweiz. Akad. med. Wiss. (Hrsg.): Evaluation of drugs and other chemical agents for teratogenicity, Suppl. **30**, 15–21, Schwabe Basel (1974)

DEGENHARDT, K.-H., MICHAELIS, H.: Virusinfekt und Schwangerschaft (Rubella, Cytomegalie, Mumps). In: Deutsches Grünes Kreuz (Hrsg.): Viruslebendimpfungen unter Berücksichtigung der Schwangerschaft, 37–48, Marburg, 1976

DEGENHARDT, K.-H.: Teratogene Wirkungen von Pharmaka beim Menschen. Gynäkol., **11**, 112–118 (1978)

DEUTSCHE FORSCHUNGSGEMEINSCHAFT: Forschungsbericht „Schwangerschaftsverlauf und Kindesentwicklung – Bisherige Ergebnisse eines seit 1964 geförderten Schwerpunktprogramms (Stand Mai 1976), im Auftrag der Senatskommission für Teratologische Fragen. Boldt Verlag, Boppard, 1977 (zitiert als „Vorbericht")

DOCUMENTA GEIGY: Wissenschaftliche Tabellen, 6.Aufl., Basel 1960, 8.Aufl. 1979

DÖRING, G.K.: Über die Tragzeit post ovulationem. Geburtsh. u. Frauenheilk., **22**, 1191–1193 (1962)

DÖRING, G.K.: Rhythmusmethoden zur Empfängnisverhütung. Dt. Ärztebl., **79**, H.6, 29–33, (1982)

FLEISS, J.L.: Statistical methods for rates and proportions. New York: Wiley 1973

FRIEDBERG, V.: Schwangerschaftserbrechen. In: Käser-Friedberg (Hrsg.): Geburtshilfe und Gynäkologie, **II/1**, 8. 179–182, Stuttgart: Thieme 1981

FRIEDBERG, V.: Spätgestosen. In: Käser-Friedberg (Hrsg.): Geburtshilfe und Gynäkologie, **II/1**, 8. 183–188, Stuttgart: Thieme 1981

FRIEDEL, B., NETTER, P.: Spezielle Forschungsvorhaben. In: Koller, Wagner (Hrsg.): Handbuch der Dokumentation, 561–575, Stuttgart: Schattauer 1975

GARDINER, A., CLARKE, C., COWEN, J., FINN, R., MCKEN-

DRICK, O.: Spontaneous abortion and fetal abnormality in subsequent pregnancy. Brit. Med. J., **1**, 1016–1018 (1978)

GASSINGER, C.: Morphologische und funktionelle Merkmale an Zwillingen in Beziehung zu ihren Plazenta-Verhältnissen. Inaug. Diss., Frankfurt 1976

GLOWINSKI, J.: Die Rauchgewohnheiten der Berliner Bevölkerung. Berliner Statistik, **22**, H. 12, 1–20 (1968)

GÖLTNER, E.: Korpuskuläre Elemente des Blutes. In: Friedberg u. Rathgen (Hrsg.): Physiologie der Schwangerschaft, 44–67, Stuttgart: Thieme 1980

GREENBERG, G., INMAN, W. H. W., WEATHERALL, J. A. C., ADELSTEIN, A. M., HANSKEY, J. C.: Maternal drug histories and congenital abnormalities. Brit. Med. J., **2**, 853–856 (1977)

GUERRERO, R., ROJAS, O.: Spontaneous abortion and aging of human ova and spermatozoe. N. Engl. J. Med., 573–575 (1975)

HAAS, R., KRAINICK-RIECHERT, C. M., SCHMITZ, C. M.: Zytomegalie und Schwangerschaft – Ergebnisse serologischer Untersuchungen, Dtsch. Med. Wschr. **97**, 1330–1334 (1972)

HARLAP, S., SHIONO, P., RAMCHARAN, S., BERENDES, A., PELLEGRIN, F.: A prospective study of spontaneous fetal losses after induced abortions. N. Engl. J. Med., 677–681 (1979)

HARLAP, S., SHIONO, P. H., RAMCHARAN, S.: A life table of spontaneous abortions and the effects of age, parity and other variables, Int. J. Epidem. 64–71 (1980)

HARTZ, St. C., HEINONEN, O. P., SHAPIRO, S., SISKIND, V., SLONE, D.: Antenatal exposure to meprobramate and chlordiazepoxide in relation to malformations, mental development and childhood mortality. N. Engl. J. Med., 726–728 (1975)

HEINECKE, D.-G.: Statistische Untersuchung über 6640 Plazenten in Beziehung zu Reifungsstörungen. Inaug.-Diss. (med.) Erlangen-Nürnberg (1974)

HEINONEN, D. P., SLONE, D., SHAPIRO, S.: Birth defects and drugs in pregnancy. Littleton, 1977

HEINONEN, P., SLONE, D., MONSON, M. D., HOOK, E. B., SHAPIRO, S.: Cardiovascular birth defects and antenatal exposure to female sex hormones. N. Engl. J. Med., **296**, 67–70 (1977)

HIENZ, H. A.: Chromosomenfibel, Stuttgart: Thieme 1971

HOC, S.: Karies ist mehr als ein Hygieneproblem. Selecta, **24**, 1738–1755 (1982)

HOHENAUER, L.: Intrauterine Wachstumskurven für den deutschen Sprachraum. Z. Geburtsh. u. Perinat. **184**, 167–179 (1980)

HÖHN, C.: Entwicklung der Säuglingssterblichkeit und ihre Einflußgrößen. Ergebnis einer Sonderauszählung für das Jahr 1973. Wirtschaft u. Statistik, 30–37, 1978

HORBACH, L., GUNSELMANN, W., JUST, H., SCHICKETANZ, K. H., SCHMIDT, W.: Verlaufsindizes bei Herzinfarkten. In: Klinisch-Statistische Forschung (Hrsg. Koller, Berger), 271–287, Stuttgart 1976

HOSEMANN, H.: Normale und abnorme Schwangerschaftsdauer. In: Seitz: Biologie und Pathologie des Weibes. 2. Aufl., Urban u. Schwarzenberg, Bd. VII, 828–867, 1952

HÜLLER, H. G., JAHRIG, K., STEINHOFF, R., TRAEGER, A.: Arzneimittel in der Schwangerschaft und Stillperiode. Berlin 1980

IBRAHIM, M. A. (Hrsg.): The case-control study. Consensus and controversy, J. Chron. Dis., **32**, H. 1/2. Pergamon Press, 1979

IHM, P.: Explorative und konfirmatorische Datenanalyse – Gegensatz oder Ergänzung. In: Med. Inform. u. Stat., **26**, 38–53 (1980)

IMMICH, H.: Klinischer Diagnosenschlüssel. Stuttgart 1966

INDUSTRIEVERBAND PFLANZENSCHUTZ: Wirkstoffe in Pflanzenschutz- und Schädlingsbekämpfungsmitteln. Physikalisch-chemische und toxikologische Daten. Offenbach, 1982

JICK, H., HOLMES, L. B., HUNTER, J. R., MADSEN, S., STERGACHIS, A.: First-trimester drug use and congenital disorders. JAMA, **246**, 343–346 (1981)

JUNG, H., LAMBERTI, G.: Die normale und abnorme Tragzeit. In: Käser-Friedberg: Gynäkologie u. Geburtshilfe **II/1**, 9.1–34 (1981)

KÄSER, O., FRIEDBERG, V. (Hrsg.): Gynäkolgie und Geburtshilfe. Bd. II/1: Schwangerschaft und Geburt, Stuttgart: Thieme 1981

KELLER, W., WISKOTT, A.: Lehrbuch der Kinderheilkunde (Hrsg.: Wiskott, Netke, Künzer) Stuttgart: Thieme 1977

KLEINEBRECHT, J., MICHAELIS, H., KOLLER, S., MICHAELIS, J.: Factors associated with malformations of heart and great vessels. Teratology, **24**, 43 A (1981)

KLEINEBRECHT, J., GEISLER, M.: Chromosomenaberrationen als Ursache des Spontanabortus. Z. Allgemeinmed. **51**, 22. 974–977 (1975)

KLEINEBRECHT, J.: Arzneimittel in der Schwangerschaft. Stuttgart 1982

KLIMMER, O. R.: Pflanzenschutz- und Schädlingsbekämpfungsmittel, 2. Aufl., Hattingen; Hundt-Verlag 1971

KLOOS, K. T., VOGEL, M.: Pathologie der Perinatalperiode. Stuttgart: Thieme 1974

KNÖRR, K., BELLER, F. K., LAURITZEN, CH.: Lehrbuch der Gynäkologie. Heidelberg: Springer 1972

KNÖRR, K.: Blutungen, Sexualhormongaben und chromosomal gestörte Aborte. In: Perinatale Medizin V, 27 (Hrsg.: Dudenhausen u. Saling) Stuttgart: Thieme 1974

KNÖRR, K., MÜLLER, C.: Blutungen in der Frühschwangerschaft. Arch. Gynaekol., **219**, 261 (1975)

KNÖRR, K.: Enviroment and reproduction. Epidemiological studies in man: German study. In: Proceedings of the 8th Worlds Congress of Gynecology and Obstetrice 1976. Excerpta Medica Congress Series **412**, 55–60

KNÖRR, K., KNÖRR-GARTNER, H.: Das Geschlechtsverhältnis. In: Käser, Friedberg (Hrsg.) „Geburtshilfe und Gynäkologie", II/1. 1.26–29, Stuttgart: Thieme 1981

KNÖRR, K., KNÖRR-GÄRTNER, H.: Umwelteinflüsse auf die Kinderentwicklung. In: Käser, Friedberg (Hrsg.) „Geburtshilfe und Gynäkologie", II/1, 1.30–65, Stuttgart: Thieme 1981

KOLLER, S.: Fruchtbarkeitsstatistik. Studium generale, **12**, 321–343 (1959)

KOLLER, S.: Einführung in die Methoden der ätiologischen Forschung – Statistik und Dokumentation. Med. Dok., **2**, 1–13 (1963)

KOLLER, S.: Methoden der ätiologischen Forschung. Statistik und Dokumentation. Biometr. Zschr. **5**, 270–274 (1963)

KOLLER, S.: Neue graphische Tafeln zur Beurteilung statistischer Zahlen. Darmstadt, 1969

KOLLER, S.: Mögliche Aussagen bei Fragen der statistischen Ursachenforschung. Metrika, **17**, 30–42 (1971)

KOLLER, S.: Die Kooperativ-Studie „Schwangerschaftsverlauf und Kindesentwicklung". In: Perinatale Medizin, III, (Hrsg.: Saling u. Dudenhausen) 608–613. Stuttgart, 1972

KOLLER, S., NETTER, P., MAU, G.: Methodological problems in analysing relationships between bleeding in early pregnancy and fetal malformations. 4th Internat. Conf. Birth Defects, Wien, 1973 Excerpta Medica, Internat. Congr. Series 297, Abstract 260

KOLLER, S., WERMUTH, N.: Systematik multivariater Korrelationsmuster, angewandt auf die Symptomenkorrelation von Krankheiten. In: Klinisch-statistische Forschung (Hrsg.: Koller, Berger) Stuttgart 111–114 (1976)

KOLLER, S.: Sind klinische und epidemiologische Großstudien künftig noch vertretbar? In: Med. Inf. u. Stat, **16**, 746–763 Heidelberg: Springer 1979

KOLLER, S.: Plazenta-Reifezahl. In: Die Plazenta des Menschen (Hrsg.: Becker, Schiebler, Kubli), Stuttgart: Thieme
1980

KOLLER, S.: Selektionsaspekte des Spontanaborts. HOMO,
31, H.2, 105–112 (1980)

KOLLER, S.: Erfahrungen bei der prospektiven Mehrklinik-
Studie „Schwangerschaftsverlauf und Kindesentwicklung"
In: Klin. Pharmakol. u. experim. Med.VI. (Hrsg.: Vogt,
Bock) 101–113, Aulendorf 1980

KOLLER, S.: Cohort study on pregnancy and child development. In: Proceedings of the 3rd Hungarion Biometric Con-
ference on Statistical Analysis of Observational (non-exper-
imental) Data, 73–70, Budapest 1981

KOLLER, S.: Probleme und Ergebnisse der Statistik der
Schwangerschaftsabbrüche. In: H.Schubnell (Hrsg.) „Alte
und neue Themen der Bevölkerungswissenschaft". Schrif-
tenreihe d. Bundesinstit. f. Bevölkerungsforschung, Bd.10,
Boppard, 1981

KOLLER, S.: Chancen der Abortprophylaxe in der Frühschwangerschaft. Geburtsh. u. Frauenheilk., **42**, 204–212
(1982)

KOLLER, S., MICHAELIS, J., MICHAELIS, H.: Epidemiologische
Ergebnisse der DFG-Studie „Schwangerschaftsverlauf und
Kindesentwicklung". In: Kriegel, Schmahl, Kistner, Stieve
(Hrsg.): Entwicklungsstörungen nach pränataler Bestrah-
lung. Stuttgart, 345–352 (1982)

KOLLER, S., MICHAELIS, H.: Weitere statistische Analysen der
Hüftbefunde. Zschr. f. Orthop. u. Grenzgebiete (im Druck)

KOMMISSION § 218: Kommission zur Auswertung der Erfahrungen mit dem reformierten § 218 des Strafgesetzbuches;
Bericht: Bundes-Drucks.8/3630 vom 31.Jan. 1980

LANGE, H.-J., REITER, R., WELZEL, G., NEISS, A.: Das Alters-
äquivalent – Ein Verfahren der Datenverdichtung bei der
Auswertung multivariater epidemiologischer Studien.
Meth. Inf. Med., **12**, 61–67, 1973

LECK, J.: Descriptive epidemiology of common malformations. Brit. Med. Bull., **32**, 45–52 (1976)

LENZ, W.: Medizinische Genetik. Stuttgart: Thieme 1975

LEVINE, R.J., SIMONS, M.J., BALOGH, S.A., MILBY, T.H.,
WHORTON, M.D.: A method for monitoring the fertility of
workers. I J. Occup. Med., **22**, 781–791 (1980) II J. Occup.
Med., **23**, 183–188 (1981)

LUBCHENCO, L.D., MAUSMAN, CH., DRESSLER, M., BOYD, E.:
Intrauterine growth as estimated from liveborn birth-weight
data at 24 to 42 weeks of gestation. Pediatrics **32**, 793–800
(1963)

MANTEL, N., HAENSZEL, W.: Statistical aspects of the analysis
of data from retrospective studies of disease. U.S. Dep. of
Health, Education and Welfar, 719–748 (1959)

MANZKE, H., MAU, G.: Korrelation schwangerschaftsanam-
stischer und klinischer Befunde in dem Auftreten von Naevi
flammei bei Neugeborenen. Mschr. Kinderheilk., **123**,
124–127 (1975)

MARTIUS, G.: Lehrbuch der Geburtshilfe, 8.Aufl., Stuttgart
1974

MAU, G.: Die Bedeutung der Cervix-Cerclage für das Kind. Z.
Geburtsh. Perinatol., **176**, 331–342 (1972)

MAU, G.: Mehrdimensionale Häufigkeitsanalysen verschiedener kindlicher Reifemerkmale. In: Perinatale Med.IV,
398–400 (Dudenhausen u. Saling (Hrsg.). Stuttgart: Thieme
1973

MAU, G.: Zur Definition der Neugeborenenreife. In: Compu-
terunterstützte ärztliche Diagnostik, (Lange u. Wagner
(Hrsg.). 359–362, Stuttgart: Schattauer 1973

MAU, G., NETTER, P.: Blutungen in der Frühschwangerschaft
– ein Hinweis auf kindliche Mißbildungen? Z. Kinderheilk., **117**, 79–88 (1974)

MAU, G.: Nahrungs- und Genußmittelkonsum in der Schwangerschaft und seine Auswirkungen auf perinatale Sterblichkeit, Frühgeburtlichkeit und andere perinatale Faktoren.
Monatsschr. Kinderheilk., **122**, 539 (1974)

MAU, G., NETTER, P.: Auswirkungen des väterlichen Zigaret-
tenkonsums auf die perinatale Sterblichkeit und Mißbil-
dungshäufigkeit. Dtsch. Med. Wschr., **99**, 1113–1118
(1974)

MAU, G., NETTER, P.: Kaffee- und Alkoholkonsum – Risikofaktoren in der Schwangerschaft? Geburtsh. u. Frauenheilk., **34**, 1018–1022 (1974)

MAU, G., NETTER, P., KNÖRR, K.: Socio-ökonomische Faktoren in der Schwangerschaft und ihre Auswirkungen auf perinatale Sterblichkeit, Frühgeburtlichkeit und andere perinatale Größen. Perinat. Med.V, **16–17**, Stuttgart: Thieme
1974

MAU, G.: Somatogramme für westdeutsche Neugeborene.
Klin. Pediatr. **188**, 42–50 (1976)

MAU, G.: Entwicklung reifegestörter Kinder. Med. Welt, **28**,
1423–1426 (1977)

MAU, G., VON SCHNAKENBURG, K.: Maldescent of the testes –
an epidemiological study. Europ. J. Pediatr., **126**, 77–84,
(1977)

MAU, G.: Hemoglobin changes during pregnancy and growth
disturbances in the neonate. J. Perinat. Med. **5**, 172–177
(1977)

MAU, G.: Moderate alcohol consumption during pregnancy
and child development. Europ. J. Pediatrics **133**, 233–237
(198-)

MAU, H., MICHAELIS, H.: Zur Häufigkeit und Entwicklung
auffallender Hüftbefunde (Dysplasie-Komplex) bei Neugeborenen und Kleinkindern. Zschr. f. Orthop. u. Grenzgebiete (im Druck)

MAU, J., WELLEK, S.: Ein Markow-Ketten-Modell für den Vergleich von Fehlgeburtenhäufigkeiten in verschiedenen Teil-
kollektiven einer Schwangerschaftsverlaufs-Studie. In: Klinisch-statistische Forschung (Hrsg.: Koller u. Berger)
289–299. Stuttgart: Schattauer 1976

MICHAELIS, J., MICHAELIS, H., GLÜCK, E., KOLLER, S.: Prospective study of suspected associations between certain
drugs administered during early pregnancy and congenital
malformations. Teratology, **27**, 57–64 (1983)

MIKAT, B., BOLLERT, G.: Frühgeborene, Überlegungen über
eine Definitionsänderung. Dt. Ärztebl. **61**, 305–308 (1964)

MÜLLER, W.CH.: Über eine selten beobachtete isolierte kindliche Kopfmißbildung. Münchn. Med. Wschr., **115**,
599–600 (1973)

MURKEN, J., STENGEL-RUTKOWSKI, S.: Pränatale Diagnostik
genetisch bedingter Defekte. Regelm. Informationsbl. München. (Bericht v. 15.7. 1982 über 10431 dokumentierte Fälle)

MYRIANTHOPOULOS, N.C., CHUNG, CH.S.: Congenital malformations in singletons: Epidemiologic Survey, In: Bergsma
(Hrsg.) Birth Defects. Bd.X, Nr.11 (1974)

MYRIANTHOPOULOS, N.C.: Congenital malformations in
twins. Epidemiological survey. In: Bergsma (Hrsg.) Birth
Defects, Bd.XI, Nr.8 (1975)

NAUMANN, K., V. RECHENBERG, H., TRAMPISCH, H.J.: Ein
Tool-Lit-Konzept für statistische Datenauswertungen. Vor-
trag bei Frühjahrstagung 1980 d. GMDS. Nicht veröffentlicht

NETTER, P., MAU, G.: Mögliche Bedingungsfaktoren für das
Auftreten von Blutungen in der Frühschwangerschaft.
Arch. Gynaekol., **219**, 262–263 (1975)

NETTER, P., WERMUTH, N.: Psychosomatic complaints as re-
lated to desire of pregnancy, contraceptive practice and frequency if intercourse. In: Hirsch, H. (Hrsg.) The Family.

4. Int. Congr. Psychosomatic of Obstetrics and Gynecology, 189–196, Basel 1975

NETTER, P., MAU, G.: Erfassung der Wirkung therapeutischer Maßnahmen und anderer Einflußfaktoren auf Schwangerschaftsverlauf und Kindesentwicklung. In: Klinisch-statistische Forschung (Hrsg.: Koller, Berger) 83–100, Stuttgart: Schattauer 1976

NETTER, P.: Psychosomatic complaints and patterns of reproductive history. J. Psychosomatic Res., 21, 105–113 (1977)

NETTER, P.: Konfigurationsfrequenzanalyse (KFA) von funktionellen Beschwerden bei Spontanangabe und standardisierter Befragung. In: Festschrift für G. A. Lienert. 393–420 (1980)

NETTER, P.: Pränatale und perinatale Einflüsse auf das Kind. In: Schindler, S.: Geburt. Eintritt in eine neue Welt. Göttingen 1981

NETTER, P.: Unerwünschte Schwangerschaft als Ursache für kindliche Verhaltensstörungen. Geburtsh. u. Perinatal., 186, 256–262 (1982)

NISWANDER, J. H., GORDON, M. (Hrsg.): The women and their pregnancies. The collaborative perinatal study of the National Institute of Neurological Diseases and Stroke. Saunders 1972

NOCKE, W.: Sind weibliche Sexualsteroide teratogen? Gynäkologie, 11, 119–141 (1978)

OFFICE OF POPULATION, CENSUSES AND SURVEYS: OPCS-Monitor: Congenital malformations, MB3, London, viertelj.

Pawlowitzki, I. H.: Frequency of chromosome abnormalities in abortions. Humangenetik, 16, 131–136 (1972)

PERKOW, W.: Wirksubstanzen der Pflanzenschutz- und Schädlingsbekämpfungsmittel. Berlin-Hamburg: Parey 1971

PETZOLDT, R., NETTER, P., ROSINUS, A., BEYER, J., KOLLER, S., SCHÖFFLING, K.: Diabetes and pregnancy – first results of a propective study on more than 8000 pregnancies. 8. Congr. Internat. Diab. Féd. Brüssel 1973 Excerpta Medica, Internat. Congr. Series 280, Abstract 331

POETTGEN, H. (Hrsg.): Die ungewollte Schwangerschaft. Dt. Ärzteverlag 1982

PRINS, G. H., KLEINEBRECHT, J., DEGENHARDT, K.-H., NETTER, P.: Analysis of many minor factors in human malformations: A prospective study. 4th Internat. Conf. Birth Defects, Wien 1973 Excerpta Medica, Internat. Congr. Series 297, Abstract 38

RATHGEN, G. H., BROCKERHOFF, P., SCHICKETANZ, K. H., FRIEDBERG, V.: Klinisch-chemische und hämatologische Parameter. In: Friedberg u. Rathgen: Physiologie der Schwangerschaft, 302–314 Stuttgart 1980

RAUTAKALLIO, P.: Groups of risk in low birth weight infants and perinatal mortality. A prospective study of the biological characteristics and socio-economic circumstances of mothers in 12000 deliveries in North Finland 1966. A discriminant function analysis. Acta pediatr. Scandin., Supplement 193 (1969)

REED, D. M., STANLEY, F. J.: The epidemiology of prematurity. Baltimore, München, 1977

ROHRMOSER, G., LINDENLAUB, E. (Hrsg.): Fortschritt und Sicherheit (Symposium 1979). Stuttgart: Schattauer 1980

ROYSTON, J. P.: Basal body temperature, ovulation and the risk of conception, with special reference to the lifetimes of sperm and egg. Biometrics, 38, 397–406 (1982)

RUMEAU-ROUQUETTE, C., GOUJARD, J., ETIENNE, C.: Relation entre les métrorragies du début de la grossesse et les malformations congénitales. Gyn. Obst. (Paris), 70, no 5, 557–562 (1971)

RUSSELL, C. S., TAYLOR, R., LAW, C. E.: Smoking in pregnancy, maternal blood pressure, pregnancy outcome, baby weight and growth. A prospective study. Brit. J. Prevent. and Soc. Med., 22, 119–126 (1966)

SACKETT, D. L.: Bias in analytic research. J. Chron. Dis., 32, 51–63 (1979)

SAXEN, L., KLEMETTI, A., HÄRÖ. A. S.: A matched-pair register for studies of selected congenital defects. Am. J. Epidemiol. 100, 297–306 (1974)

SAXEN, L., LACTI, A.: An epidemiological study of cleft lip and palate in Finland. I Teratology, 9, 217–233 (1974)

SCHERING AG: Epidemiologie und Arzneimittelsicherheit. Symposium Berlin 1977

SCHMIDT, F.: Tabakrauch als wichtigste Luftverschmutzung in Innenräumen und als pathogene Noxe für Passivraucher. Med. Welt, 25, 1824–1832 (1974)

SCHWARTZ, D., GONJARD, J., KAMINSKI, M., RUMEAU-ROUQUETTE, C.: Smoking and pregnancy. Results of a prospective etudy of 6989 women. Revue Européenne d'Etudes Cliniques et Biologiques. 17, 867–879 (1972)

SCHWARTZ, D., MACDONALD, P. D. M., HENCHEL, V.: Fecundability, coital frequency and the viability of ova. Popul. Studies, 34, 397–400 (1980)

SCHWARTZ, F. W., SCHWEFEL, D.: Diagnosen in der ambulanten Versorgung. Aussagefähigkeit und Auswertbarkeit. Expertenumfrage. Dt. Ärzteverlag, 1978

SCHWARTZ, F. W., SELBMANN, H. K. (Hrsg.): Qualitätssicherung ärztlicher Leistungen. Dt. Ärzteverlag, 1981

SCOTT, A., MOAR, V., OUNSTED, M.: The relative contributions of different maternal factors in small-for-gestational-age-pregnancies. Europ. J. Obstetr., Gynecol., Reprod. Biol., 12, 157–165 (1981)

SELBMANN, H. K., BRACH, M., HÖFLING, H. J., JONAS, R., SCHREIBER, M. A., ÜBERLA, K.: Münchener Perinatalstudie 1975. Dt. Ärzteverlag 1977

SELBMANN, H. K.: Qualitätskontrolle in der Perinatologie. Münchn. Med. Wschr., 120, 595–598 (1978)

SELBMANN, H. K.: Nutzen und Übertragbarkeit der Münchener Perinatalstudie. In: Schwartz, F. W. u. Selbmann (Hrsg.): Qualitätssicherung ärztlicher Leistungen, 48–52 (1981)

SENFTLEBEN, H. K.: Die Qualität ärztlicher Verrichtungen im ambulanten Versorgungsbereich. Dt. Ärzteverlag, 1980

SHAPIRO, S., LEVINE, H. S., ABRAMOWICZ, M.: Factors associated with early and late fetal loss. Advances in Planned Parenthood, 6, 45–63 (1971)

SIMPSON, W. J.: A preliminary report on cigarette smoking and the incidence of prematurity. Amer. J. Obstetr. and Gynecology, 73, 808–815 (1957)

SOCIETY OF ACTUARIES (Hrsg.): Build and blood pressure study, Bd. 1, Chicago (1959), S. 16. (Werte in Geigy-Tafeln übernommen)

STAFFELDT, K., HARTUNG, U.: Schwangerschaft und Geburt bei Frauen mit latentem Diabetes mellitus. In: Perinatale Medizin IV, 94–97, Stuttgart: Thieme 1973

STARK, G.: Problematik der Qualitätssicherung in der Gynäkologie, Verh. Dt. Ges. f. Gynäk. u. Gebh., 43, 574–584 (1981)

STARK, G., BECK, L., SCHMIDT, H.: Qualitätssicherung in der operativen Gynäkologie. Dt. Ärzteblatt, 79, H. 45, 37–40 (1982)

STATISTISCHES BUNDESAMT bis 1974:

Fachserie A Bevölkerung und Kultur
            Reihe 2 Natürliche Bevölkerungsbewegung
            Reihe 7 Gesundheitswesen

ab 1975:

Fachserie 1 Bevölkerung und Erwerbstätigkeit
            Reihe 2 Bevölkerungsbewegung

Fachserie 12 Gesundheitswesen
  Reihe 1 Ausgewählte Zahlen des Gesundheitswesens
  Reihe 3 Schwangerschaftsabbrüche
  Reihe 4 Todesursachen
Handbuch der Internationalen Klassifikation der Krankheiten, Verletzungen und Todesursachen (ICD)
  8. Revision Stuttgart und Mainz 1968
  9. Revision Wuppertal 1979
Die Säuglingssterblichkeit. Ergebnisse einer Sonderuntersuchung über die Säuglingssterblichkeit der 1960 geborenen Kinder. Wirtschaft u. Statistik, 737–748 (1966)

TAYLOR, W.F.: On the methodology of measuring the probability of fetal death in a prospective study. Human Biology, **36**, 86–103 (1964)

TUKEY, J.W.: Exploratory data analysis. Reading, 1977

ÜBERLA, K.: Zur wissenschaftlichen Bestimmung von Sicherheit und Risiko. In: Rohrmoser u. Lindenlaub (Hrsg.), 1980

ÜBERLA, K.: Long-term-studies. A challange to medical informations. Meth. Inform. Med., **20**, 200–201 (1981)

U.S. DEPT. OF HEALTH, EDUCATION AND WELFARE: Smoking and Health, Washington 1964 PHS Publ. 1103

U.S. DEPT. OF HEALTH, EDUCATION AND WELFARE: Smoking and Health, Washington 1979 DHEW Publ. (PHS) 79 – 50066

U.S. DEPT. OF HEALTH, EDUCATION AND WELFARE: Directory of on-going Research in Smoking and Health, Rockville 1974, 76, 78, 80

U.S. DEPT. OF HEALTH AND HUMAN SERVICES: The Health Consequences of Smoking for Women, Rockville 1980

U.S. DEPT. OF HEALTH AND HUMAN SERVICES: Smoking and Health Bulletin. Vierteljährliche Literaturübersicht

U.S. DEPT. OF HEALTH AND HUMAN SERVICES: Bibliography on Smoking and Health. Jährliche Zusammenfassung der Bulletins (seit 1968)

VICTOR, N.: Explorative und konfirmatorische Datenanalyse – Gegensatz oder Ergänzung. Med. Inform. Stat., **26**, 38–53 (1980)

VICTOR, N., LEHMACHER, W., VAN EIMEREN, W.: Explorative Datenanalyse. Med. Inform. Stat., **26**, Heidelberg: Springer 1980

WEATHERALL, J., HASKEY, J.C.: Surveillance of malformations. Brit. Med. Bull. **32**, 39–49 (1976)

WERMUTH, N.: Das Zusammenwirken einiger Risikofaktoren in der Schwangerschaft. Meth. Inform. Med. **15**, 251–259 (1976)

WERMUTH, N., KOLLER, S.: Systematik multivariater Korrelationsmuster, angewandt auf die Symptomenkorrelation von Krankheiten. In: Klin.-stat. Forschung (Hrsg.: Koller, Berger) Stuttgart: Schattauer 1976 S. 111–120

WERMUTH, N.: Zusammenhangsanalysen medizinischer Daten. Med. Inform. Stat., **5** (1978)

WERMUTH, N., YUN, B.K., GÖNNER, H.: Hintergrundfaktoren bei qualitativen Variablen – ein Computerprogramm. EDV in Med. u. Biol. **7**, 104–110 (1976)

WIECZOREK, V.: Chromosomenanomalien als Ursache von Fehlgeburten. Wiss. Taschenb. Goldmann München 1971

WORLD HEALTH ORGANIZATION: Manual of the International Classification of Diseases, Injuries and Causes of Death. 8. Revision 1965 I Genf 1967 II Genf 1967 9. Revision 1975 I Genf 1977 II Genf 1978 Deutsche Ausgaben s. Statistisches Bundesamt

WORLD HEALTH ORGANIZATION: Manual of mortality analysis. Genf 1977

YERUSHALMY, J.: Mother's cigarette smoking and survival of the infant. Am. J. Obst. Gynecol., **88**, 505–518 (1969)

YERUSHALMY, J.: The relationship of parent's cigarette smoking to outcome of pregnancy – Implications as to the problem of inferring causation from observed associations. Am. J. Epidem. **93**, 443–456 (1971)

ZENTGRAF, R., NOWAK, H.: Voraussetzungen und Grenzen der explorativen Datenanalyse. Med. Inform. Stat., **26**, 54–66 (1980)

Weitere Literatur über PU-Ergebnisse im „Vorbericht" der Deutschen Forschungsgemeinschaft (dort zitiert).

Abhängigkeit Nichtzutreffen der Unabhängigkeitshypothese in einer Kontingenztafel. (Nur „Unabhängigkeit" ist statistisch definierbar.) Abhängigkeit = Zusammenhang = Assoziation.

Abort Fehlgeburt bis 196 Tage Tragzeit p.m. Keine Lebenszeichen. Grenzfälle s. Abschn. 3.6.4.

Alternativmerkmal Merkmal, das nur in zwei Ausprägungen (ja – nein oder Plus – Minus o.a.) vorkommt.

Anomalie Oberbegriff für leichte und schwere Mißbildungen sowie deutliche Auffälligkeiten. S. Abschn. 3.7.3.

Assoziation Zusammenhang = Abhängigkeit = Häufigkeitsunterschied.
a) „Zusammenhang" zwischen zwei in einer Kontingenztafel zusammengestellten Merkmalen, erschlossen aus der Größe der Unterschiede zwischen den Beobachtungs- und Erwartungswerten. Eine zusammenfassende Wertung der Unterschiede ist das Ziel vieler statistischer Methoden, z.B. des χ^2-Verfahrens.
b) Situation, in der die Annahme der Unabhängigkeit zweier Merkmale unbefriedigend ist.
c) Situation, in der in Kontingenztafeln ein oder mehrere Sternchen, auch Plus- oder Minuszeichen angebracht werden.

Auffälligkeit Deutliche und geringe Auffälligkeiten sind alle strukturellen und funktionellen Abweichungen von der biologischen Norm (s. Abschn. 3.7.3).

Ausfallquote Anteil (%) der Fälle ohne Angabe zu einer Frage (Merkmalsfeststellung), bezogen auf alle Befragten (Untersuchten).

Bereinigung (Standardisierung) Direkte Standardisierung: Man schaltet für den Vergleich eines Zielmerkmals z in zwei Reihen Unterschiede in einer Strukturvariablen (z.B. Altersgliederung) dadurch aus, daß man in beiden Reihen die altersspezifischen z-Häufigkeiten ermittelt und auf eine Standardstruktur bezieht.
Indirekte Standardisierung: Man ermittelt innerhalb jeder Strukturklasse die bei Unabhängigkeit der Zielmerkmale in beiden Reihen geltenden Erwartungswerte. Die Addition der Erwartungswerte ergibt entzerrte Erwartungswerte für den Vergleich der Reihen.

Bias Verzerrung, die – oft – die Zahlenstruktur so ändert, daß Vergleiche und Interpretationen unmöglich werden. Manche Verzerrungen lassen sich durch „Bereinigung" oder „Standardisierung" ausschalten.

Chi-Quadrat-Verfahren (χ^2) Zusammenfassender Vergleich zwischen Beobachtungs- und zugehörigen Erwartungszahlen in Kontingenztafeln.

$$\chi^2 = \sum_{ij} (n_{ij} - e_{ij})^2 : e_{ij}$$

Die χ^2-Werte steigen mit der Anzahl der Zeilen (r) und Spalten (s) in einer Tabelle. In einer zweidimensionalen Tabelle ist die „Zahl der Freiheitsgrade" $(r-1) \cdot (s-1)$.
Bei Unabhängigkeit von Zeilen- und Spaltenmerkmal werden mit mathematisch berechenbaren Wahrscheinlichkeiten zufällig bestimmte χ^2-Grenzen überschritten, z.B. $\chi^2 = 3,84$ bei einem Freiheitsgrad (Vierfeldertafel) mit der Wahrscheinlichkeit von 5% (vgl. Abschn. 2.3.1). Die Überschreitung der 5%-Grenze wird mit *, die der 1%-Grenze mit **, die der 0,1%-Grenze mit *** bezeichnet.
Bei Hypothesenprüfungen bedeutet z.B. **, daß die zugrundegelegte Unabhängigkeitshypothese abgelehnt und ein Zusammenhang angenommen wird. Übliche Bezeichnung: Unterschiede sind auf dem 1%-Niveau signifikant.
Bei explorativer Statistik – wie in diesem Buch – bedeutet ** eine empirisch vorhandene deutliche Assoziation. Ihr kann zugrunde liegen, daß die betreffende Merkmalskombination
entweder zu den 1% Konstellationen gehört, in denen ohne Sachzusammenhang nur zufällig so große Differenzen auftreten,
oder irgendeine Beziehung aufweist, die durch Drittvariable, durch Verzerrungen bei der Datengewinnung oder durch echte sachlich deutbare Beziehungen bedingt sind.
Eine Entscheidung zwischen diesen Möglichkeiten kann nicht an der Tabelle selbst getroffen werden.

Bei explorativer Statistik wird die Bezeichnung „signifikant" nicht gebraucht; die Sternchenskala bedeutet lediglich eine Graduierung der „Deutlichkeit einer Assoziation", d.h. eines Häufigkeitsunterschiedes.

Deutlichkeit einer Assoziation s. Chi-Quadrat-Verfahren.

Dystrophie Bei Neugeborenen: Mangelgeburt. Uneinheitlich gebrauchte Bezeichnungen für untergewichtige Kinder.

Einflußmerkmal Merkmal, das in einem kausalen Variablennetz möglicherweise zum Zustandekommen eines Zielmerkmals beiträgt, oder mit solchen Merkmalen assoziiert ist.

Erwartungswert Im Tabellenfeld (ij) einer Kontingenztafel wird der Erwartungswert e_{ij} der Beobachtungszahl n_{ij} gegenübergestellt. Hypothetische Berechnungsgrundlage: Die beiden in der Kontingenztafel kombinierten Merkmale sind voneinander unabhängig und treffen nur „zufällig" zusammen.

$e_{ij} = n_{i.} \cdot n_{.j} : n$

Erwartungswerte hängen von der Definition der Gesamtheit ab, innerhalb deren die Vergleiche erfolgen. Daher kann es gegebenenfalls mehrere Erwartungswerte für eine Beobachtungszahl geben.

explorative Statistik Deskriptiv-analytische Statistik ohne vorgegebene Prüfhypothesen. Durchsuchen zahlreicher Tabellen auf Assoziationen (deutlichen Unterschieden zwischen Beobachtungs- und Erwartungswerten). Geeignet zur Aufstellung von Zusammenhangshypothesen, deren Prüfung an anderen Daten erfolgen muß. S.a. Chi-Quadrat-Verfahren.

Fehlgeburt Bis 196 Tage Tragzeit (p.m.). Keine Lebenszeichen. Grenzfälle s. Abschn. 3.6.4.

Freiheitsgrade S. Chi-Quadrat-Verfahren.

Friedman-Test Nicht-parametrischer Test zum Vergleich mehrerer verbundener Reihen mittels einer aus Rangzahlen ermittelten Prüfgröße V, die näherungsweise einer χ^2-Verteilung folgt.

Frühabort Fehlgeburt bis Ende des 4. Monats p.m.

Frühgeburt Geburt (Lebend- oder Totgeburt) bis zum 260. Tag p.m. Ohne Fehlgeburten.

Häufigkeit (absolute) Anzahl der Fälle in einer Teilgruppe.

Häufigkeit (relative) Anzahl der Fälle in einer Teilgruppe dividiert durch die Gesamtzahl der Fälle in einer Gesamtheit, zu der die Teilgruppe gehört. Bezeichnung: Häufigkeit, Frequenz, Anteil, Prozentsatz. Symbole: P, p, Q, q mit entsprechenden Indizes. Bei Merkmalskombinationen sind mehrere Häufigkeiten für ein Tabellenfeld berechenbar, z.B. in einer Vierfeldertafel $n_{11} : n_{1.}$ und $n_{11} : n_{.1}$ mit unterschiedlichen Sachbedeutungen.

Häufigkeitsvergleich In der Vierfeldertafel wird z.B. die Häufigkeit von (B+) bei den (A+)-Fällen mit der (B+)-Häufigkeit bei den (A−)-Fällen verglichen. Einzelheiten dazu unter „Erwartungswert", „Chi-Quadrat-Verfahren", „Signifikanztest", „Deutlichkeit einer Assoziation".

Hauptuntersuchung Bei Aufnahme, im II. und III. Trimenon mit ausführlicherem Untersuchungsprogramm, z.B. auch mit virologischen Blutuntersuchungen.

Heterogenität Ungleichartigkeit insbesondere klinikspezifische Unterschiedlichkeit der Befunderhebung und Diagnostik zwischen den Kliniken.

Hypergeometrische Verteilung Mathematische Grundlage der Auswertung einer Vierfeldertafel bei kleinen Zahlen. (Exakter Test; Fisher-Verfahren s. Lehrbücher der Statistik).

Hypothesenprüfung Prüfung einer vorgegebenen Hypothese an einer vorliegenden Tabelle, s.a. Chi-Quadrat-Verfahren.

HHT Hämagglutinations-Hemmungs-Test.

ICD International Classification of Diseases, Injuries and Causes of Death. In 10-jährigen Revisionen von der WHO herausgegeben und in zahlreiche Sprachen übersetzte Systematik der Krankheiten mit international gleichartig übernommenen Schlüsselnummern.

Kausalität Wenn X Ursache oder Teilursache von Y ist, müssen X und Y einen statistischen Zusammenhang (Assoziation, Korrelation) aufweisen. Umgekehrt darf aus einem statistischen Zusammenhang zwischen X und Y nicht auf einen Kausalzusammenhang geschlossen werden.

Deutung einer Assoziation zwischen Einfluß- und Zielmerkmalen als Ursache-Wirkungs-Beziehung nur nach Ausschaltung aller (!) Störfaktoren.

KBR Komplement-Bindungs-Reaktion.

Klassifikation Systematische Gliederung der zu einer Fragestellung möglichen Antworten, Sachverhalte, Meßwerte, o.ä.

Klinik-Verzerrung-Index Maßzahl zur Beurteilung der Verzerrung einer Assoziation durch klinikspezifische Heterogenität.

Kohortenstudie Longitudinale Studie. Epidemiologischer Begriff für die Anlage einer Studie, bei der zunächst eine geeignete – nicht notwendigerweise repräsentative – Personengruppe (Kohorte) erfaßt, dann auf potentielle Einflußmerkmale und später auf Zielmerkmale untersucht wird.

Kollektiv Gesamtheit: Personengruppe, aus

der durch bestimmte Merkmale definierte Teilgruppen für Vergleiche ausgewählt werden. Bezugsgesamtheit für Vergleiche.

Konfidenzbereich Bereich um einen beobachteten Mittelwert oder eine Häufigkeit, innerhalb dessen der wahre Wert mit einer bestimmten Irrtumswahrscheinlichkeit, z.B. 95%, vermutet wird.

Kontingenztafel Tabelle mit Mehrfachgliederung. Erweiterung der Vierfeldertafel auf die Kombination zweier Merkmale mit mehr als zwei Ausprägungen. (Abschn. 2.3.2.3). n_{ij} ist der Beobachtungswert im Tabellenfeld der i-ten Zeile und j-ten Spalte.

Mehrdimensionale Kontingenztafeln sind nach mehr als zwei Merkmalen gegliedert.

Korrelation Zusammenhang zweier quantitativer Merkmale. Maß: Korrelationskoeffizient r.

Lebendgeburt Geburt eines Kindes mit Lebenszeichen. Keine untere Begrenzung der Tragzeit.

log-lineares Modell Systematik statistischer Abhängigkeitsstrukturen für drei und mehr Variable.

Mehrfachgliederung S. Kontingenztafel.

Multifaktorielle Bedingtheit Zustandekommen eines – z.B. pathologischen – Merkmals durch Zusammenwirken zahlreicher Einflußfaktoren.

Mikrozensus Jährliche Stichprobenerhebung (an 1% aller Haushalte) im Bundesgebiet mit bevölkerungs- und erwerbsstatistischem Grundprogramm und wechselnden Zusatzprogrammen durch Statistische Landesämter und Statistisches Bundesamt.

Mißbildung Schwere, das Leben beeinträchtigende Mißbildung, einzeln in Abschn. 3.7.3.3 aufgeführt.

Neonatale Sterblichkeit Am Tag der Geburt und den 6 folgenden Tagen gestorbene Kinder (%), bezogen auf Lebendgeborene.

Nullhypothese Annahme des Fehlens von Unterschieden bei statistischen Vergleichen; s.a. Unabhängigkeit. Die Nullhypothese wird bei Vergleichen so lange beibehalten, bis die Abweichungen bestimmte Grenzen überschreiten, die zufällig nur mit geringen Wahrscheinlichkeiten erreicht werden können.

Parität Geburtennummer der jeweiligen Geburt (ohne Fehlgeburten). Primipara = Frau in fortgeschrittener Schwangerschaft ohne frühere Geburt.

Perinatale Sterblichkeit Totgeborene und neonatal Verstorbene (%); bezogen auf Lebend- und Totgeborene.

Perinatalstudie, amerikanische National Collaborative Perinatal Project. Datensammlung 1958–1964 im Institute for Neurological Diseases and Stroke (im Verbund der National Institutes of Health, Bethesda).

Perinatalstudie, Münchener (jetzt Bayerische) Datensammlung 1975 zur Risikobeurteilung von Schwangerschaft und Geburt im Großraum München in 26 geburtshilflichen Kliniken. Bis 1978 fortgeführt. Seit 1979 in 70% aller bayerischen Kliniken.

p.m. post menstruationem. Tage oder Wochen seit dem ersten Tag der letzten Menstruation.

Perzentile 10-Perzentil: Linie im Korrelations-Diagramm von Tragzeit und Geburtsgewicht, durch die für jede Tragzeit die untersten 10% der Geburtsgewichte abgegrenzt werden.

Profil Systematische Übersicht über alle zweidimensionalen Kontingenztafeln, deren eine Variable einheitlich das Profilmerkmal ist, z.B. alle Kontingenztafeln mit den Gewichtsklassen der Frauen. Dabei entsteht z.B. das sozialmedizinische „Gruppenprofil" der Frauen mit Übergewicht. Die Profiltabellen bilden die Basis aller Auswertungen im Buch.

Prospektiv Epidemiologischer Begriff für die Anlage einer Studie, bei der man zunächst Personen mit den potentiellen Einflußmerkmalen sowie Vergleichspersonen und später die Zielmerkmale erfaßt.

PU Prospektive Untersuchungsreihe = Mehrklinikstudie „Schwangerschaftsverlauf und Kindesentwicklung" der DFG. Teil I mit 7870 Schwangerschaften in diesem Buch bearbeitet.

Regression Bei korrelierten Variablen gibt es zwei Regressionslinien, die jeweils den Mittelwerten einer Variablen bei vorgegebenen Werten der anderen Variablen entsprechen. Bei einer Korrelation von x (Abszisse) und y (Ordinate) wird meist die Regressionsgerade $y = a + bx$ bestimmt, die den y-Mittelwert zu jedem x optimal schätzt.

Multiple Regression: y sei von mehreren Variablen $x_1, x_2 \ldots$ abhängig. Die multiple Regressionsgerade $y = a + b_1 x_1 + b_2 x_2 + \ldots$ gibt die optimale lineare Schätzung des y-Wertes zu jeder Kombination von $x_1, x_2, \ldots$

Regressionsresiduen Im Einzelfall stimmen die beobachteten y-Werte mit dem Regressionsschätzwert nicht überein. Diese Differenz – zur Standardisierung dividiert durch die Standardabweichung aller Differenzen dieser Art – ist das Regressionsresiduum. Es gibt an, wie sehr das individuelle y über oder unter dem Schätzwert liegt, der – massenstatistisch – aus den individuellen Werten von $x_1, x_2, \ldots$ abgeleitet wird.

Reifezahl	Kind: Maßzahl zur Zusammenfassung klinischer Reifezeichen des Neugeborenen. Werteskala 5-18. Definition Abschn. 3.7.1.2. Plazenta: Maßzahl zur Zusammenfassung metrischer und histologischer Reifezeichen der Plazenta. Werteskala 5-32. Definition Abschn. 3.6.5.3.	Unabhängigkeit	zweier Merkmale voneinander. Gleiche Häufigkeitsverteilung in allen Zeilen einer Kontingenztafel; gleiche Häufigkeitsverteilung in allen Spalten einer Kontingenztafel; dabei Zulassung von Zufallsabweichungen; Grundlage für Berechnung von Erwartungswerten.
Retrolektiv	Epidemiologischer Begriff für nachträgliche Datenerhebung.	Untergewicht bei Frauen	Abgrenzung nach Durchschnittsgewicht (Geigy-Tafeln) in Abhängigkeit von Körperlänge und Alter (Abschn. 3.4.1).
Retrospektiv	Epidemiologischer Begriff für die Anlage einer Studie, bei der man zunächst Personen mit den – z.B. pathologischen – Zielgrößen und vergleichbare (!) Kontrollpersonen erfaßt und dann rückblickend die potentiellen Einflußfaktoren erhebt (= Fall-Kontroll-Studie).	Untergewicht bei Neugeborenen	Bezeichnung wird nur für relatives Untergewicht in bezug auf die Tragzeit gebraucht. Definitionen in Abschn. 5.2.2. „Geburtsgewicht unter 2500 g" wird als Variable nur mit dieser Bezeichnung gebraucht.
Risikoquotient	Häufigkeit der pathologischen Ausgänge bei den Trägern (Kindern der Träger) eines Einflußmerkmals, dividiert durch die entsprechende Häufigkeit in der Gegengruppe der Merkmalsfreien.	Variable	Umfassend gebraucht für Merkmal, Faktor, Einflußgröße, Zielgröße.
		Varianzanalyse	Vergleich der Mittelwerte mehrerer Gruppen unter Zugrundelegung der Variabilität der Einzelwerte innerhalb der Gruppen.
Schwangerschaftsdauer	Meist: Tage p.m. Andere Definitionen in Abschn. 5.1.4.	Vergleichbarkeit	von Beobachtungsreihen besteht bei Beobachtungsgleichheit, Strukturgleichheit, Repräsentationsgleichheit.
Score	Punkteskala für Zusammenfassung mehrerer gleichsinniger – meist alternativer – Variabler.		
SFT	Sabin-Feldman-Test (gegen Toxoplasma gondii).	Verschlüsselung	Zuordnung von Zahlen zu den Klassen einer Klassifikation. Vergabe der Schlüsselzahlen für die einzelnen Fälle.
Signifikanz	S. Chi-Quadrat-Verfahren.		
Small-for-date-baby	Kind mit relativem Untergewicht in Bezug auf die Tragzeit.	Verteilung	Häufigkeitsverteilung. Aufeinanderfolge für die Klassen eines Merkmals (Summe: 100%).
Spätabort	Fehlgeburt ab Anfang des 5. Monats p.m.	Vertrauensbereich	s. Konfidenzbereich.
		Verzerrung	S. Bias. Störfaktor, klinikspezifische Heterogenität.
Standardabweichung	$s_x = \sqrt{\dfrac{1}{n-1} \sum\limits_i (x_i - \bar{x})^2}$	Vierfeldertafel	Stellt die Häufigkeiten des Zusammentreffens zweier Alternativmerkmale A und B jeweils mit den Ausprägungen + und – dar.
Standardisierung	S. Bereinigung.		
Störfaktor	Einflußfaktor, der eine Assoziation erheblich verzerrt und – wenn möglich – rechnerisch ausgeschaltet werden muß.		

		B		zusam-
		+	–	men
A	+	n_{11}	n_{12}	$n_{1.}$
	–	n_{21}	n_{22}	$n_{2.}$
		$n_{.1}$	$n_{.2}$	n

Tagebuch der Mutter	Monatlich auszufüllender Vordruck über Krankheiten, Medikamente sowie berufliche und häusliche Besonderheiten in der Schwangerschaft.		
Tagebuch über das Kind	Altersspezifisch angepaßter Fragebogen über Gesundheitsverhältnisse und Entwicklung des Kindes.		
Testverfahren	Statistische Verfahren zur Durchführung von Hypothesenprüfungen, s.a. Chi-Quadrat-Verfahren.	Vorbericht	Forschungsbericht der Deutschen Forschungsgemeinschaft „Schwangerschaftsverlauf und Kindesentwicklung", Boppard 1977.
Thesaurus	Sammlung der bei der Beantwortung einer Frage vorgekommenen Begriffe zum Zweck der Entwicklung einer geeigneten Klassifikation.	Vorverschlüsselung	Vordruck der möglichen Antworten mit einer Schlüsselnummer und Ankreuzung der zutreffenden.
Totgeburt	Geburt nach Tragzeit über 196 Tage. Keine Lebenszeichen. Grenzfälle s. Abschn. 3.6.4.	WHO	World Health Organization = Weltgesundheitsorganisation in Genf mit Regionalbüros.
Totgeburtenziffer	Totgeborene (%); bezogen auf Lebend- und Totgeborene.	Zielmerkmal	Merkmal, dessen Zustandekommen in Abhängigkeit von (potentiellen) Einflußmerkmalen untersucht wird.
Tragzeit	s. Schwangerschaftsdauer.		
Trimenon der Schwangerschaft	= drei Lunarmonate.	Zufallsbereich	Bereich, in dem die Abweichungen zwischen Beobachtungs- und Erwar-

tungswerten bei Gültigkeit der Nullhypothese (Unabhängigkeitsannahme) meist liegen. Übliche Grenze: 95%. Zwar können in diesem Bereich auch echte, sachlich bedingte Unterschiede nicht ausgeschlossen werden, aber es ist vom Standpunkt der wissenschaftlichen Arbeitstechnik nicht rationell, Unterschiede im Zufallsbereich interpretieren zu wollen.

Auch bei Überschreitung des Zu-

Zufallszahlen

fallsbereichs können Unterschiede, Assoziationen usw. zufällig, d.h. ohne Sachzusammenhänge zustande gekommen sein.

Tabellen mit Zahlen von 0 bis 9 in zufälliger Reihenfolge, die entweder durch Ziehen aus Lostrommeln oder durch Computerprogramme komplizierter Rechenoperationen mit regellosen Zahlenpositionen gewonnen werden.

9 Sachverzeichnis

Legende: Die Abkürzung „Übersichtstab. 4a, b" bedeutet, daß das Merkmal
als Spaltenmerkmal in den doppelseitigen Übersichtstabellen des Kap. 4 vorkommt. Die linksseitigen Tabellen „a"
stehen auf den Seiten 136, 138, 140, 146,
148, 152, 158, 160, 164, 176, 178, 180,
184, 188, 190, 192, 194, 198, 216, 218,
220, 224, 226, 228; die rechtsseitigen Tabellen „b" auf den Seiten 137, 139, 141,
147, 149, 153, 159, 161, 165, 177, 179,
181, 185, 189, 191, 193, 195, 199, 217,
219, 221, 225, 227, 229.
*Kursiv-Druck: Merkmale, die das Kind
betreffen.*
(M): Merkmale, die den Mann betreffen.

Legende: Die Abkürzung „Übersichtstab. 4a, b" bedeutet, daß das Merkmal als Spaltenmerkmal in den doppelseitigen Übersichtstabellen des Kap. 4 vorkommt. Die linksseitigen Tabellen „a" stehen auf den Seiten 136, 138, 140, 146, 148, 152, 158, 160, 164, 176, 178, 180, 184, 188, 190, 192, 194, 198, 216, 218, 220, 224, 226, 228; die rechtsseitigen Tabellen „b" auf den Seiten 137, 139, 141, 147, 149, 153, 159, 161, 165, 177, 179, 181, 185, 189, 191, 193, 195, 199, 217, 219, 221, 225, 227, 229.
Kursiv-Druck: Merkmale, die das Kind betreffen.
(M): Merkmale, die den Mann betreffen.

Legende: Die Abkürzung „Übersichtstab. 4a, b" bedeutet, daß das Merkmal
als Spaltenmerkmal in den doppelseitigen Übersichtstabellen des Kap. 4 vorkommt. Die linksseitigen Tabellen „a"
stehen auf den Seiten 136, 138, 140, 146,
148, 152, 158, 160, 164, 176, 178, 180,
184, 188, 190, 192, 194, 198, 216, 218,
220, 224, 226, 228; die rechtsseitigen Tabellen „b" auf den Seiten 137, 139, 141,
147, 149, 153, 159, 161, 165, 177, 179,
181, 185, 189, 191, 193, 195, 199, 217,
219, 221, 225, 227, 229.
*Kursiv-Druck: Merkmale, die das Kind
betreffen.*
(M): Merkmale, die den Mann betreffen.

T. Öney, H. Kaulhausen

Früherkennung und Prävention von hypertensiven Komplikationen in der Schwangerschaft

1983. 12 Abbildungen. Etwa 128 Seiten
DM 62,–
ISBN 3-540-12647-3

Die erhöhte Ansprechbarkeit der Arteriolen und damit des Blutdrucks gegenüber vasopressorischen Substanzen wie Angiotensin II ist in den letzten Jahren als möglicherweise wichtiger pathogenetischer Mechanismus bei der Entstehung der schwangerschaftsbedingten hypertensiven Komplikationen (Gestose, Praeklampsie) in den Vordergrund der Überlegungen gerückt.

Die hypersensiven Schwangerschaftskomplikationen stellen weiterhin eine der Hauptursachen der Müttersterblichkeit und der perinatalen Mortalität dar. Nach einer ausführlichen Darstellung der Nomenklatur und der Einteilung der hypertensiven Schwangerschaftskomplikationen sowie der bis 1983 veröffentlichten Literatur werden im ersten Teil dieses Buches vier verschiedene Methoden zur Früherkennung und damit zur sekundären Prävention der Gestose anhand einer prospektiven Untersuchungsreihe dargestellt und die Ergebnisse diskutiert. Im zweiten Teil folgen dann weitere eigene Untersuchungen zur medikamentösen Beeinflussung der Angiotensin-Empfindlichkeit in der Spätschwangerschaft. Mit diesem Buch erhält der Frauenarzt in Praxis und Klinik die Möglichkeit, ein erhöhtes Risiko einer später im Verlauf der Schwangerschaft auftretenden Gestose frühzeitig zu erkennen. Durch rechtzeitige Erkennung einer leichten schwangerschaftsbedingten Hypertonie ist es möglich, die schweren Formen der Gestose und folglich auch die Müttersterblichkeit sowie die perinatale Mortalität und Morbidität zu senken. Ferner wird durch die Untersuchungen zur Angiotensin-Empfindlickeit ein Einblick in die Pathophysiologie der Gestose ermöglicht.

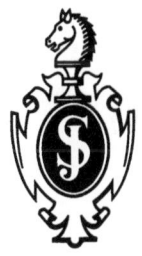

Springer-Verlag
Berlin
Heidelberg
New York
Tokyo

Fertilization of the Human Egg in Vitro

Biological Basis and Clinical Application
Editors: H. M. Beier, H. R. Lindner
1983. 231 figures. XXVI, 424 pages
Cloth DM 98,-. ISBN 3-540-11896-9

P. J. Keller
Hormonale Störungen in der Gynäkologie

Diagnostik und Behandlung
2., korrigierte Auflage. 1980. 89 Abbildungen, 9 Tabellen.
XI, 148 Seiten. (Kliniktaschenbücher)
DM 26,-. ISBN 3-540-09791-0

Lehrbuch der Geburtshilfe und Gynäkologie

Physiologie und Pathologie der Reproduktion
Von K. Knörr, H. Knörr-Gärtner, F. K. Beller, C. Lauritzen
Unter Mitarbeit von R. Schuhmann
2., völlig überarbeitete und erweiterte Auflage. 1982. 335 Abbildungen,
88 Tabellen. XVI, 693 Seiten
Gebunden DM 98,-. ISBN 3-540-10444-5

U. Lorenz
Antepartale Lungenreifebestimmung durch Fruchtwasseranalyse

1982. 46 Abbildungen. VIII, 84 Seiten
DM 40,-. ISBN 3-540-11088-7

Prostaglandine in Gynäkologie und Geburtshilfe

Herausgeber: H. Hepp, B. Schüssler
1982. 103 Abbildungen, 111 Tabellen. X, 269 Seiten
DM 64,-. ISBN 3-540-11221-9

Proteins and Steroids in Early Pregnancy

Editors: H. M. Beier, P. Karlson
1982. 153 figures. XI, 346 pages
Cloth DM 82,-. ISBN 3-540-10457-7

T. Rabe, B. Runnebaum
Kontrazeption

Methoden, Indikation, Kontraindikation
1982. 138 Abbildungen, 172 Tabellen. IX, 395 Seiten
(Heidelberger Taschenbücher, Band 213)
DM 29,80. ISBN 3-540-11132-8

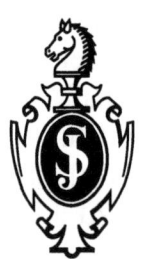

Springer-Verlag
Berlin
Heidelberg
New York
Tokyo

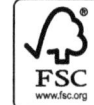